Essentials of Aesthetic Surgery

美容外科精要

原著 [美] Jeffrey E. Janis

主译 李 丹

主审 郭树忠 崔海燕

中国科学技术出版社

·北京·

图书在版编目（CIP）数据

美容外科精要 /（美）杰弗里·E.贾尼斯（Jeffrey E. Janis）原著；李丹主译 . — 北京：中国科学技术出版社，2020.7

ISBN 978-7-5046-8663-3

Ⅰ.①美… Ⅱ.①杰… ②李… Ⅲ.①美容术 Ⅳ.① R625

中国版本图书馆 CIP 数据核字 (2020) 第 081418 号

著作权合同登记号：01-2018-8045

策划编辑	王久红　焦健姿
责任编辑	王久红
装帧设计	佳木水轩
责任印制	李晓霖

出　　版	中国科学技术出版社
发　　行	中国科学技术出版社有限公司发行部
地　　址	北京市海淀区中关村南大街 16 号
邮　　编	100081
发行电话	010-62173865
传　　真	010-62179148
网　　址	http://www.cspbooks.com.cn

开　　本	889mm×1194mm　1/16
字　　数	1193 千字
印　　张	43.5
版　　次	2020 年 7 月第 1 版
印　　次	2020 年 7 月第 1 次印刷
印　　刷	天津翔远印刷有限公司
书　　号	ISBN 978-7-5046-8663-3 / R·2539
定　　价	398.00 元

（凡购买本社图书，如有缺页、倒页、脱页者，本社发行部负责调换）

译者名单

主　审　郭树忠　崔海燕

主　译　李　丹

副主译　许莲姬

译　者（以姓氏笔画为序）

马晓婧　解放军总医院第一医学中心麻醉手术中心

王克明　中国医学科学院整形外科医院

甘　承　中国医学科学院整形外科医院

田　怡　重庆医科大学附属第二医院整形美容科

朱　琳　北京协和医院整形美容外科

刘艳红　解放军总医院第一医学中心麻醉手术中心

许莲姬　首都医科大学附属北京同仁医院整形外科

李　丹　解放军总医院第一医学中心整形修复科

李在郁　北京艺星医疗美容医院

张　诚　联合丽格第一医疗美容医院

陈召阳　解放军总医院第一医学中心整形修复科

徐伯扬　中国医学科学院整形外科医院

韩愚弟　解放军总医院第七医学中心烧伤整形科

曾　玮　北京梅颜医疗美容诊所

曾　昂　北京协和医院整形美容外科

简　丹　中南大学湘雅医院皮肤科

潘柏林　北京大学附属第三医院成形外科

内 容 提 要

　　本书引进自世界知名的 Thieme 出版社，是一部新颖、独特、全面的实用医疗美容指南。全书分九部分，涵盖了美容外科从皮肤护理到无创治疗、外科手术方法的全部内容，采用简洁的文字条目＋清晰的图表形式编写，各章基本均由一位年轻的整形外科医生和一位临床经验丰富的整形医生共同撰写，前者的观点与后者的经验紧密结合，为读者带来宝贵的阅读视角，同时还给出专家提示、小贴士、注意、专家评论等多维信息帮助读者加深理解。本书观点明确，贴近临床，信息全面，既可作为医疗美容相关从业人员的培训教材，又可作为美容外科医师的案头必备参考书。

原书著者与参编者

Jeffrey E. Janis, MD, FACS

Professor of Plastic Surgery, Neurosurgery, Neurology, and Surgery

Executive Vice Chairman, Department of Plastic Surgery

Chief of Plastic Surgery, University Hospitals

President-Elect, American Society of Plastic Surgeons

The Ohio State University Wexner Medical Center, Columbus, Ohio

---

Paul N. Afrooz, MD
Aesthetic Surgery Fellow, Dallas Plastic Surgery Institute, Dallas, Texas

Patricia Aitson
Medical Photography Supervisor, Department of Plastic Surgery, University of Texas Southwestern Medical Center, Dallas, Texas

Amy Kathleen Alderman, MD, MPH
Private Practice, Alpharetta, Georgia

Tyler M. Angelos, MD, FACS
Columbus Aesthetic and Plastic Surgery, Columbus, Ohio

Molly Burns Austin, MD
Dermatologist, Dermatology Consultants of North Dallas, Dallas, Texas

James L. Baker, Jr., MD, FACS
Clinical Professor of Plastic Surgery, University of South Florida, Tampa; Professor of Surgery, College of Medicine, University of Central Florida, Orlando, Florida

Alfonso Barrera, MD, FACS
Clinical Assistant Professor of Plastic Surgery, Baylor College of Medicine, Houston, Texas

Daniel O. Beck, MD
Private Practice, Dallas Plastic Surgery Institute, Dallas, Texas

Amanda Behr, MA, CMI, CCA, FAMI
Interim Chair and Program Director, Clinic Director and Anaplastologist, Department of Medical Illustration, Augusta University; Augusta University Clinic for Prosthetic Restoration, Augusta, Georgia

J. Byers Bowen, MD, MS
Independent Resident, Department of

Plastic and Reconstructive Surgery, The Ohio State University Wexner Medical Center, Columbus, Ohio

George Broughton II, MD, PhD, FACS
Regional Health Command Europe, Assistant Chief of Staff, Warrior Transition Faculty, Plastic and Reconstructive Surgery, Landstuhl Regional Medical Center, Landstuhl, Germany

Joseph M. Brown, MD
Plastic Surgeon and Medical Director, Tampa Aesthetic and Plastic Surgery, Lutz, Florida

Alton Jay Burns, MD
Dallas Plastic Surgery, Dallas, Texas

Michael R. Bykowski, MD
Resident, Department of Plastic Surgery, University of Pittsburgh Medical Center, Pittsburgh, Pennsylvania

Jeff Chang, MD
Resident, Division of Plastic and Reconstructive Surgery, Stanford University Medical Center, Palo Alto, California

Wendy Chen, MD, MS
Resident Physician, Department of Plastic Surgery, University of Pittsburgh Medical Center, Pittsburgh, Pennsylvania

William Pai-Dei Chen, MD
Clinical Professor of Ophthalmology, UCLA School of Medicine, Los Angeles; Harbor UCLA Medical Center, Irvine, California

Christopher T. Chia, MD
Surgical Director, bodySCULPT; Clinical Attending, Manhattan Eye, Ear, and Throat Hospital, New York, New York

Jeffrey R. Claiborne, MD
Plastic Surgeon, Private Practice, Sieveking and Claiborne Plastic Surgery, Nashville, Tennessee

Sydney R. Coleman, MD
Clinical Assistant Professor of Plastic Surgery, Hansjörg Wyss Department of Plastic Surgery, New York University School of Medicine, New York University Langone Medical Center, New York, New York

Mark B. Constantian, MD, FACS
Adjunct Clinical Professor, Department of Surgery, Division of Plastic and Reconstructive Surgery, University of Wisconsin School of Medicine, Madison, Wisconsin; Visiting Professor, Department of Plastic Surgery, University of Virginia School of Medicine, Charlottesville, Virginia

Michelle Coriddi, MD
Plastic Surgeon, Memorial Sloan Kettering Cancer Center, Plastic and Reconstructive Surgery Service, New York, New York

Melissa A. Crosby, MD, PLLC
Plastic Surgeon, Private Practice, Sugar Land, Texas

Lily Daniali, MD
Burn and Reconstructive Centers of Colorado, Englewood, Colorado

Edward H. Davidson, MA (Cantab), MD
Assistant Professor, Division of Plastic Surgery, Montefiore Medical Center/Albert Einstein, College of Medicine; The Atrium, Montefiore Medical Center, New York, New York

Zoe Diana Draelos, MD
Consulting Professor, Department of Dermatology, Duke University School of

Medicine, Durham, North Carolina

Dino R. Elyassnia, MD, FACS
Marten Clinic of Plastic Surgery, San Francisco, California

Maristella S. Evangelista, MD, MBA
Assistant Professor, The Ohio State University, Columbus, Ohio

Steve Fagien, MD, PA
Physician, Private Practice, Boca Raton, Florida

Jordan P. Farkas, MD
Plastic Surgeon, Private Practice, Paramus, New Jersey

Darrell Wayne Freeman, MD
Department of Plastic Surgery, The Ohio State University, Columbus, Ohio

Brian H. Gander, MD
Assistant Professor, Division of Plastic Surgery, University of Wisconsin, Madison, Wisconsin

Ashkan Ghavami, MD
Assistant Clinical Professor, David Geffen UCLA School of Medicine, Los Angeles; Private Practice, Ghavami Plastic Surgery, Beverly Hills, California

Grant Gilliland, MD
Physician, Baylor University Medical Center, Waco; Texas A&M College of Medicine, Dallas, Texas

Mark Gorney, MD†
Plastic Surgeon, Napa, California

Miles Graivier, MD
Plastic Surgeon, The Graivier Center for Plastic Surgery, Roswell, Georgia

James Christian Grotting, MD, FACS
Clinical Adjunct Professor, The University of Alabama at Birmingham; Private Practice, Grotting Plastic Surgery Birmingham, Alabama; The University of Wisconsin, Madison, Wisconsin

Jeffrey A. Gusenoff, MD
Associate Professor of Plastic Surgery, Co-Director, Life After Weight Loss Program, Department of Plastic Surgery, University of Pittsburgh School of Medicine, Pittsburgh, Pennsylvania

Bahman Guyuron, MD, FACS
Emeritus Professor, School of Medicine, Case Western Reserve University, Lyndhurst, Ohio

Richard Y. Ha, MD
Dallas Plastic Surgery Institute, Dallas,

Texas

Elizabeth Hall-Findlay, MD
Private Practice, Banff Plastic Surgery, Banff, Alberta, Canada

Adam H. Hamawy, MD, FACS
Plastic Surgeon, Princeton Plastic Surgeons, Princeton, New Jersey

Dennis C. Hammond, MD
Partners in Plastic Surgery, Grand Rapids, Michigan

Christine Hamori, MD
Cosmetic Surgery and Skin Spa, Duxbury, Massachusetts

Bridget Harrison, MD
Hand Surgery Fellow, UCLA School of Medicine, Los Angeles, California

Ahmed M. Hashem, MD
Professor of Plastic Surgery, Cairo University, Kasr Al-Ainy, Faculty of Medicine, Cairo University, El Manial, Cairo, Egypt

William Y. Hoffman, MD
Professor and Chief, Division of Plastic and Reconstructive Surgery, Stephen J. Mathes Endowed Chair in Plastic Surgery, Division of Plastic Surgery, University of California, San Francisco, San Francisco, California

Ronald E. Hoxworth, MD, MBA, FACS
Chief of Plastic Surgery, University Hospitals, University of Texas Southwestern Medical Center, Dallas, Texas

John H. Hulsen, MD
Plastic Surgeon, Associated Plastic Surgeons, Leawood, Kansas

Joseph Hunstad, MD, FACS
President, The Hunstad Kortesis Center for Cosmetic Plastic Sugergy; President, The Internatonal Consortium of Aesthetic Plastic Surgeons; Member, Board of Directors, The American Society for Aesthetic Plastic Surgery; Associate Consulting Proessor, Division of Plastic Surgery, The University of North Carolina, Chapel Hill; Section Head of Plastic Surgery, Department of Surgery, Carolinas Medical Center, University Hospital, Charlotte, North Carolina

Cedric L. Hunter, MD
Stanford University Medical Center, Palo Alto, California

Jeffrey E. Janis, MD, FACS
Professor of Plastic Surgery, Neurosurgery, Neurology, and Surgery; Executive Vice Chairman, Department of Plastic Surgery; Chief of Plastic Surgery, University

Hospitals; President–Elect, American Society of Plastic Surgeons; The Ohio State University Wexner Medical Center, Columbus, Ohio

Rishi Jindal, MD
Fellow, University of Pittsburgh Medical Center, Pittsburgh, Pennsylvania

Glyn Jones, MD, FRCS(Ed), FCS(SA), FACS
Visiting Professor of Surgery, Plastic and Reconstruction, Illinois Cosmetic and Plastic Surgery, Peoria, Illinois

Girish P. Joshi, MBBS, MD, FFARCSI
Professor of Anesthesiology and Pain Management, University of Texas Southwestern Medical Center, Dallas, Texas

Evan B. Katzel, MD
University of Pittsburgh Medical Center, Pittsburgh, Pennsylvania

Phillip D. Khan, MD
Plastic Surgeon, Lead Clinician, Coastal Plastic Surgery, Supply, North Carolina

Sami U. Khan, MD, FACS
Associate Professor of Plastic Surgery, Stony Brook Medicine, Stony Brook, New York

Ibrahim Khansa, MD
Resident, Department of Plastic Surgery, The Ohio State University Wexner Medical Center, Columbus, Ohio

Rohit K. Khosla, MD
Division of Plastic and Reconstructive Surgery, Stanford University, Palo Alto, California

Kuylhee Kim, MD
Aesthetic and Reconstructive Breast Surgery Fellow, Partners in Plastic Surgery in West Michigan, Grand Rapids, Michigan

Janae L. Kittinger, MD
One Health Plastic and Reconstructive Surgery, Owensboro, Kentucky

David M. Knize, MD
Associate Clinical Professor of Surgery, Department of Plastic Surgery, University of Colorado Health Sciences Center, Colorado Springs, Colorado

Michael Larsen, MD
Department of Plastic Surgery, The Ohio State University Medical Center, Columbus, Ohio

Michael R. Lee, MD
Assistant Professor, Department of Plastic Surgery, University of Texas Southwestern Medical Center, Dallas, Texas

Jason E. Leedy, MD
Cleveland Plastic Surgery Institute, Mayfield Heights, Ohio

Joshua Lemmon, MD
Private Practice, DFW Metroplex, Richardson, Texas

Jerome H. Liu, MD, MSHS
Liu Plastic Surgery, Los Gatos, California

Deborah Stahl Lowery, MD
Assistant Professor, Anesthesiology, The Ohio State University Wexner Medical Center; Ear and Eye Institute Outpatient Surgery Center, Columbus, Ohio

Raman C. Mahabir, MD
Chair, Division of Plastic, Reconstructive, and Cosmetic Surgery, Mayo Clinic Arizona, Phoenix, Arizona

Alexey M. Markelov MD
Private Practice, Coos Bay, Oregon; Clinical Assistant Professor, The Ohio State University, Columbus, Ohio

Constantino G. Mendieta, MD
Surgeon, Private Practice, Miami, Florida

Joseph Meyerson, MD
Resident, The Ohio State University Wexner Medical Center, Columbus, Ohio

Cecilia Alejandra Garcia de Mitchell, MD
Division Chief, Plastic Surgeon, The Children's Hospital of San Antonio; Affiliate Faculty Department of Surgery, Baylor College of Medicine; Adjunct Assistant Professor, Department of Surgery, Division of Plastic Surgery, University of Texas Health Science Center, San Antonio, Texas

Girish S. Munavalli, MD, MHS
Medical Director, Dermatology, Laser, and Vein Specialists of the Carolinas, Charlotte; Assistant Professor, Department of Dermatology, Wake Forest University School of Medicine, Winston Salem, North Carolina

Purushottam A. Nagarkar, MD
Assistant Professor, Department of Plastic Surgery, University of Texas Southwestern Medical Center, Dallas, Texas

Foad Nahai, MD, FACS
Maurice Jurkiewicz Chair in Plastic Surgery and Professor of Surgery, Division of Plastic and Reconstructive Surgery, Department of Surgery, Emory University School of Medicine, Atlanta, Georgia

Christopher J. Pannucci, MD, MS
Assistant Professor, Division of Plastic Surgery, University of Utah, Salt Lake City, Utah

Thornwell H. Parker III, MD
Volunteer Faculty, Department of Plastic Surgery, University of Texas Southwestern Medical Center; Staff, Department of Plastic Surgery, Texas Health Presbyterian Hospital of Dallas, Dallas, Texas

Harlan Pollock, MD, FACS
Instructor, Retired, University of Texas Southwestern, Dallas, Texas

Todd A. Pollock, MD, FACS
Surgeon, University of Texas Southwestern Medical Center, Dallas, Texas

Jason K. Potter, MD, DDS
Dallas Plastic Surgery Institute, Dallas, Texas

Smita R. Ramanadham, MD
Attending Surgeon, Division of Plastic Surgery, Boston Medical Center; Assistant Professor of Surgery, Boston University School of Medicine, Boston, Massachusetts

Neal R. Reisman, MD, JD, FACS
Clinical Professor, Plastic Surgery, Baylor College of Medicine, Houston, Texas

Juan L. Rendon, MD, PhD
Clinical Instructor Housestaff, The Ohio State University Wexner Medical Center, Columbus, Ohio

Luis M. Rios, Jr.
Adjunct Clinical Professor, Department of Surgery, University of Texas Health Science Center, Edinburg, Texas

Edward J. Ruane, Jr., MD
Resident, Department of Plastic Surgery, University of Pittsburgh, Pittsburgh, Pennsylvania

Christopher J. Salgado, MD
Professor of Surgery and Interim Chief, Division of Plastic Surgery, Section Chief, University of Miami Hospital; Medical Director, LGBTQ Center for Wellness, Gender and Sexual Health, University of Miami/Miller School of Medicine, Miami, Florida

Renato Saltz, MD
Saltz Plastic Surgery, Salt Lake City, Utah

Robert K. Sigal, MD
President, Austin-Weston, The Center for Cosmetic Surgery, Inova Fairfax Hospital, Reston, Virgnia

Sammy Sinno, MD
TLKM Plastic Surgery, Chicago, Illinois

Wesley N. Sivak, MD, PhD
Resident, Department of Plastic Surgery,

University of Pittsburgh, Pittsburgh, Pennsylvania

Christopher Chase Surek, MD
Aesthetic Surgery Fellow, Department of Plastic Surgery, Cleveland Clinic, Cleveland, Ohio

Sumeet Sorel Teotia, MD
Associate Professor, Plastic Surgery, University of Texas Southwestern Medical Center, Dallas, Texas

Edward O. Terino, MD
CEO and President, Plastic Surgery Institute, Agoura Hills, California

Spero J. Theodorou, MD
Instructor, Aesthetic Plastic Surgery Fellowship, Manhattan Eye, Ear, and Throat Hospital, New York, New York

Charles H. Thorne, MD
Chairman, Department of Plastic Surgery, Lenox Hill Hospital; Manhattan Eye, Ear, and Throat Hospital, New York, New York

Dean M. Toriumi, MD
Professor, Department of Otolaryngology, University of Illinois at Chicago, Chicago, Illinois

Derek Ulvila, MD
Aesthetic Plastic Surgery Fellow, Manhattan Eye, Ear, and Throat Hospital, New York, New York

Simeon H. Wall, Jr., MD, FACS
Private Practice, The Wall Center for Plastic Surgery; Assistant Clinical Professor, Department of Plastic Surgery, University of Texas Southwestern Medical Center, Dallas, Texas; Assistant Clinical Professor, Division of Plastic Surgery, Louisiana State University Health Sciences Center at Shreveport, Shreveport, Louisiana

Ted H. Wojno, MD
Director, Oculoplastic and Orbital Surgery, Department of Ophthalmology, The Emory Clinic; Professor of Ophthalmology, Emory University School of Medicine, The Emory Clinic, Atlanta, Georgia

Vernon Leroy Young, MD
Private Practice, Washington, Missouri

James E. Zins, MD
Chairman, Department of Plastic Surgery, Cleveland Clinic, Cleveland, Ohio

Terri A. Zomerlei, MD
Resident, Department of Plastic Surgery, The Ohio State University, Columbus, Ohio

中文版序

好书一定要与人分享！

Essentials of Aesthetic Surgery 无疑就是这样一部值得分享的优秀著作。这部由美国整形外科学会前任主席 Jeffrey E.Janis 教授撰写，国际著名整形外科专家、*Aesthetic Surgery Journal* 主编 Foad Nahai 教授作序的美容外科著作，在国际美容外科领域有着广泛的影响力和传播力。

如今 *Essentials of Aesthetic Surgery* 中文版（《美容外科精要》）即将隆重出版，这是中国美容学界读者的福音。在这里，要郑重感谢圆满完成本书翻译工作的李丹教授及其伙伴。

李丹教授，北京协和医学院整形外科博士毕业，美国哈佛大学医学院整形外科博士后，美国斯坦福大学医学院整形外科及约翰•霍普金斯医学院访问学者，学贯中西，专业素养深厚，有着淡泊宁静、清新脱俗的优雅气质，自然流露出丰富的艺术人文内涵。更难得的是，她还是一位艺术家，她创作的20 岁、40 岁、60 岁自身头像雕塑，神形兼备，栩栩如生，打动了无数同道。由李丹教授来主持翻译 *Essentials of Aesthetic Surgery* 这部大师之作非常令人期待。

全书共九篇，涵盖了美容外科基本考虑、麻醉、安全、皮肤护理、无创和微创治疗、美容外科附属技术、面部手术、乳房整形手术、身体塑形等方面。本书语言简洁、精练，对于初学者和资深专家，都称得上一部案头必备的参考书。翻译过程中，李丹教授在忠于原著、语言流畅、风格恰当、精准专业等方面倾注了大量心血，确保本书成为独具特色的高水准译著精品。

医学美容有三重境界。第一重是掌握基本理论、基本知识、基本解剖、基本技术方法、基本产品和设备，解决基本问题。第二重是熟练使用不同技术、产品、设备解决复杂问题，有效预防和处理并发症。第三重是把医学美容看成是医学限制条件下的艺术创作，去发掘创造求美者潜在的个性化的美。本书在这三重境界上都有很好的呈现。

总而言之，本书是一部有高度、有深度，同时又深入浅出的经典大师之作，我们不仅能够从中学到专业知识和技术，还能学到大师的治学之道、大师的思想和大师的方法，而且后者比前者更为重要。

感谢李丹教授给我们带来这样一部好书！愿与朋友们一起分享。

同济大学附属同济医院整形美容外科主任

中国整形美容协会医美与艺术分会会长

中华医学会整形外科分会人文艺术学组组长

中华医学会整形外科分会微创美容学组副组长

IMCAS（International Master Course on Aging Science）学术委员

Aesthetic Surgery Journal 中文版主编

崔海燕

原书序

我第一次见到 Janis 医生时，他正在进行临床培训。从那时起我们就成了朋友，我一直很钦佩他，同时关注着他的事业发展。作为一名临床医生，Janis 医生致力于教学和学术，还颇具领导才能，最重要的是他真的是一名非常优秀的医生，并很快成长为教育家和创新者，他出版的作品及在国际领域的各大演讲都为他曾经的教学承诺做出了证明，最近他担任了美国整形外科学会主席，至此他的领导才能也得到了认可。

Essentials of Aesthetic Surgery 一书背后的理念已酝酿多年，我高兴看到这些理念汇集成书而最终出版。本书的初衷是以与 *Essentials of Plastic Surgery, 2e* 一书相同的编写形式，为读者提供指导。尽管 *Essentials of Plastic Surgery* 中有一些章节涵盖了美容外科，但本书对美容外科的描述更深入、广泛、全面，与 *Essentials of Plastic Surgery* 中的十几章相比，本书设置了六十几章，全方位涵盖了面部和身体的美容外科手术。本书经过精心构思，最大限度地采用了简洁的条目文字和清晰的图表形式进行编写，是一部阅读性优越的出版物，可供读者随时查阅使用。

本书的独特之处还在于，本书的大多数章节都是由一位年轻的整形外科医生和一位临床经验丰富的整形医生共同撰写的。年轻作者能更清楚地意识到哪些内容是在早期实践及培训中需要的。具有多年工作经验的资深作者对所讨论的手术操作有更长远的看法，简单来说，就是更能确认哪种手术操作更好、更安全且效果持续时间最长久。将年轻整形外科医生的观点和资深外科医生的经验相结合，为读者带来了新的宝贵视角，也令本书从同类书中脱颖而出。

美国整形外科学会（American Board of Plastic Surgery，ASAPS）的统计数据显示，美容外科的发展势头持续增长，在过去十年中，患者的手术量增长了 19%[①]。正如 ASAPS 数据显示的那样，越来越多有志于从事美容外科工作的人员，选择以美容部分来获得整形执照的认证。本书为那些求真务实的医生提供了由 Janis 博士及其团队提炼出来的知识精华。我非常荣幸地推荐本书作为美容外科领域的入门参考书，并真诚感谢 Janis 博士编写了本书。

美国佐治亚州亚特兰大埃默里大学医学院

Maurice Jurkiewicz 整形外科主席

整形与修复重建外科教授

Foad Nahai，MD，FACS

[①] Cosmetic Surgery National Data Bank Statistics. Aesthet Surg J 37 (Suppl 2):1,2017

原书前言

编写本书的想法实际上是在 2007 年 *Essentials of Plastic Surgery* 出版后产生的。当时，我希望将 *Essentials* 这一理念再向前推进一步，把重点放在美容外科方面再写一本书，它的风格将与 *Essentials of Plastic Surgery* 一脉相承，具有最新的与临床密切相关的明确观点和浓缩内容，以条目形式呈现，并配有丰富的图表，同时参考经典文献和相关数据，进行了全方位阐述和展示。本书于 2008 年初步成形，邀请了全新作者与资深作者共同参与，以全面且简洁的形式呈现，同时给出资深专家提示、评论等多维信息，将经验丰富医生的已知经验传达给读者。本书凝聚了许多人的心血，编写历时长达 10 年，现在它就在你手中，希望能够成为一部非常实用的医疗美容指南。

本书分九部分六十余章，涵盖了美容外科从皮肤护理到无创治疗、外科手术方法的全部内容。为方便读者阅读、理解，每一章都采用相同的编写形式。不但对除皱、颈部提升、眼睑成形、鼻整形、隆胸、脂肪抽吸、腹壁成形、大腿内侧上提等常见话题进行具体讨论，还对泪沟畸形矫正、外眦成形术、亚洲眼睑成形术、鼻整形修复术和鼻唇沟整形术、隆唇、非手术年轻化操作、隆胸、隆臀、会阴手术、性别明确手术等操作细节进行了深入探讨，以帮助读者加深了解，并真正掌握这些技术。此外，我们还对全面实用的整形美容手术方法进行了介绍，如适当的患者选择、安全考虑、美容手术的艺术性、麻醉考虑、多模式镇痛及摄影技术等。

本书配有丰富的图表，有助于向读者直观传达相关信息。每章末尾还设置了本章精要，以快速总结回顾本章内容重点。

尽管我对本书的内容充满信心，但对其学术价值的真正考验在于，你会将它束之高阁还是随时翻阅查看。我真诚希望本书能够成为你不可或缺的伙伴，在你查房、出诊、手术、会议或急诊时陪伴你，一起照顾你的患者。尽管本书历经 10 年时间才编写完成，但你依旧会发现它是与时俱进的、与临床密切相关的，在同类精要著作中质量出众。

Jeffrey E. Janis

致　谢

自 2008 年以来，为了本书的出版，许多人做出了巨大贡献。实际上，这本书在出版前曾与 3 家出版商接触过，先是 Quality Medical Publishing，随后是 CRC Press，最后是 Thieme Publishers，这表明本书得到了很多认可，在此要衷心感谢大家。

毫无疑问，我要感谢来自各地的作者，他们在繁忙的临床工作和生活之余抽出宝贵的时间，仔细梳理和回顾文献，写出这些高质量的内容。他们关注细节并保持耐心，经历了漫长且严格的审订修改过程，对每个用语和每张插图进行了仔细审阅。作者们用毅力和决心，一丝不苟地关注细节并注重学术质量及准确性。我非常感谢他们在本书中倾注的时间和精力。

我还要感谢 2008 年与本书签订合约的 Quality Medical Publishing 的 Karen Berger、Michelle Berger、Andrew Berger 和 Amy Debrecht，CRC Press 的 Makalah Boyer 和 Suzanne Wake，还有做出重要贡献的 Thieme Publishers。要特别感谢 Thieme Publishers 的编辑部主任 Sue Hodgson 和 Judith Tomat，他们在编辑过程中付出了巨大努力，并一直坚持到最终出版。没有他们的辛勤工作，这本书是永远不可能出版的。还要特别感谢 Brenda Bunch 及其插画团队，他们依照其丰富的经验绘制了本书的全部插图，这令本书色彩丰盈、图解清晰且独具风格。

更重要的是，我深深地感谢我的妻子 Emily 和我们的三个孩子 Jackson、Brinkley 和 Holden。孩子们都是在本书的编写出版过程中出生的。因为有家人们多年的理解和陪伴，特别是他们无条件的爱与支持，才促成了本书的出版。

献给我的妻子 Emily，还有我的三个孩子，Jackson、Brinkley 和 Holden，他们是我的生命和全部世界的中心，正是他们给我的爱、支持、理解和激励，让我每天都做得更好一点。

目　录

第一部分　基　础

第二部分　麻　醉

第三部分　安　全

第四部分　皮肤护理

第八部分　乳房手术

第九部分　体形雕塑

第一部分
基　础
PART I　Basic Considerations

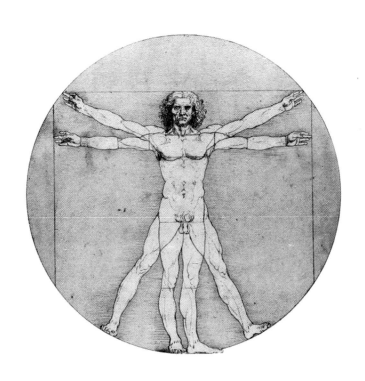

第 1 章　美容手术患者

The Aesthetic Surgery Patient

Adam H. Hamawy, Foad Nahai　著

李 丹　译

专家提示　美容整形手术是选择性手术，很少解决医疗问题，但它可以恢复或改善患者的身体特征。虽然美容手术的诉求最常见的都与老化有关，但仍有部分患者为美化外观而改善正常解剖结构。

一、人口学统计 [1, 2]

- 在美国，人们对美容手术的兴趣持续增加，每年在联合手术和非手术治疗方面的花费增长均超过 1500 万美元。
- 这其中 91% 是女性，9% 是男性。
- 大约 25% 的美容手术患者是少数族裔。
- 大约 40% 的美容手术患者年龄在 35—55 岁之间。
- 大约 50% 的患者做过多个手术。
  - > 50% 的美容手术患者会后续再回来做其他手术。
  - 47% 的患者同时进行多个手术。

二、美容外科医生角色

- 首先是医生，其次才是美容整形医生。
- 作为医生、治疗师和艺术家。
  - 医师：评估患者以确定手术的可行性和医疗合理性。
  - 治疗师：意识到可以通过手术放大对心理的影响。
  - 艺术家：考虑审美目标，不会违背审美意识。
- 在手术前必须清楚了解患者的动机和期望。
- 从患者的利益出发。

- 一个有经验的美容外科医生应该能够识别体像障碍和严重抑郁。许多寻求美容手术的患者都是优秀的候选人，尽管服用了抗抑郁药，但手术后表现仍然良好 [3]。
- 见识广博的患者会是快乐的患者。

三、患者特点

- 消费者：在做决定之前咨询了几位外科医生，比较了诸如价格、人员、可行性、声誉、网站和网络评价等因素。
- 倾诉者：在咨询过程中花费了大量的时间，可能会对多个问题有很多疑问。
- 规划者：已经确定了自己想要什么，并正在寻找合适的外科医生看是否能做到。
- 倾听者：不多说话，希望外科医生解释一切并做出决定。

四、患者咨询

（一）初次见面与第一印象

- 患者可能对自己的外表感到紧张和不安全。
- 咨询开始时的私人谈话有助于放松患者，以及建立融洽的关系。
- 在初次交流过程中，外科医生应立即开始评估患者的外观、行为举止。
- 初诊还应该确定患者为什么要去看整形医生。他们的美学需求是什么。
- 从第一印象开始就要做心理和身体评估 [4]。

专家提示 近年来，很多来看诊的患者都会先在网络上检索咨询或先看过其他几个医生。经过介绍和"简短谈话"让患者安静下来后，我会询问患者对他们所感兴趣的操作有多少了解。等他们回答后，我会给他们补充那些我认为对于做决定非常关键的信息。

（二）健康史

- 健康状态、并发症、吸烟史、手术史和生育史。
- 根据病史和期望进行的手术操作来进行仔细的术前风险评估。
- 美容手术要求的健康标准至少应该和修复重建病例的要求一样严格，具有严格的筛选特质。
- 一般认为手术不适合于不健康的患者和有并发症高风险的高危患者。

专家提示 患者经常问我他们是否年纪太大而不能做面部除皱。我告诉他们，没有什么"年龄太大不宜手术"；重要的不是年龄，而是身体一般健康状况。问题应该是："我有健康到可以做面部除皱吗？"我还被问到，"我是不是太年轻了，不适合面部除皱？"我的回答是没有固定的年龄。如果我认为患者经过整形会使容貌得到改善，我会排除年龄问题而推荐做面部除皱术。

专家提示 我发现有些患者因为害怕被拒绝，所以总是回避谈及健康问题。为进行面部年轻化手术，我通常询问吸烟史。如果他们说"我不吸烟"，我会问他们过去是否吸过烟，如果是，吸多久，吸多少。我会反复询问有关高血压的问题，因为我相信未经治疗或未被诊断的高血压是面部年轻化手术后血肿的主要原因。当患者被问及手术史时，大多数患者可能不会列出整形美容手术。我会特别询问每位患者，他们以前是否做过整形美容治疗。

（三）心理评估[4]

- 有相当大比例的希望做整形美容手术的患者，可能存在一些精神问题。
  - 整形美容手术可以改善一些心理疾病患者的抑郁或神经衰弱等症状。
  - 这类人群在美容整形治疗之后往往效果不佳。
- 美容整形医生应能够识别出心理上不合适的患者并提出适当的建议[5]。必要时可以进行精神专科咨询。
- 美容整形医生来确定患者的自我体像与实际体像的匹配程度，并决定在实际体像的基础上进行手术是否能够改善患者的自我体像[6]。

专家提示 我喜欢明确手术诉求背后的动机。患者是为自己做这件事吗？是否有隐藏的目的，如挽救失败婚姻，希望取悦配偶或父母？我建议我的患者，他们应该为自己，而不是为任何其他人而寻求手术。即使没有发现隐藏的目的，成功的手术结果可能仍会导致患者失望。更年轻的脸或身材匀称的身体可能无法挽救失败的婚姻或促使男友或女友求婚。为什么患者寻求美容整形和他们想通过手术取悦于谁，可能不那么显而易见，但手术医生知道这一点很重要。

（四）心理指标

- 积极指数（绿灯）
  - 患者有解剖上的缺陷，患者和医生都能看得到。
  - 患者没有专注于缺陷，并且已经计划做美容整形很久。
  - 患者通常对自己感觉良好，正在衰老，希望看起来更年轻。
- 负面指标（小红旗）
  - 患者抱怨美容整形医生没有察觉的解剖学缺陷。
  - 患者试图通过手术矫正外表来解决社会问题。

➤ 患者一时冲动地决定做美容手术，并认为这
一过程只是很短的一段时间。

➤ 患者做过多种美容整形治疗，总是对结果不
满意。

➤ 过度"购买"整形医生的咨询服务，但见过
三个或更多医生后，仍然不能明确要怎么做
的患者，往往是很麻烦的，并且术后容易不
满意。

➤ 患者正在接受多种精神疾病的治疗，和（或）
有接受精神疾病治疗的病史。

（五）动机

■ 动机强度与满意度和快速恢复呈正相关，与术
后疼痛呈负相关。

■ 寻求美容整形手术的患者受到内部或外部压力
的驱使。

➤ 具有内在动机的患者通常比那些具有外部动
机的患者更适宜手术。

➤ 具有内在动机的患者渴望改变自己，通常对
身体的缺点感到不满意并愿意接受身体的
变化。

➤ 心理状态仅次于明显的身体缺陷。纠正缺陷
可以减轻焦虑。

➤ 自我感觉的身体缺陷可能很难与真正的缺陷
相鉴别。

警告 如果自我感觉的缺陷是主要问题，并且与
真正的缺陷不相符，那么患者在手术矫正后可能
会找到另一个引起焦虑的问题。

➤ 有外在动机去取悦他人的患者，认为身体的
改变会改善社会关系（例如，改善关系，挽
救婚姻，促进事业）。

• 社会目标常常得不到满足，导致对手术不
满意。

• 也许对手术感觉压力大，被动手术。

• 动机水平较弱，如果不是也有内在动机的

话，可能预示着术后遇到更大困难。

（六）心理状况

■ 抑郁 [7-9]

➤ 美容整形患者最常遇到的心理障碍。

➤ 可以短暂地作为对悲伤或持续病理过程的反
应。患者少有快乐、缺乏动机并且经常显得
很疲劳。

➤ 当治疗恢复或控制良好时，抑郁患者也会是
手术的合适受术者，并且可以通过美容手术
使症状得到进一步改善。

专家提示 我的许多面部美容患者服用抗抑郁
药。他们手术顺利，恢复得很快，和那些不服
用抗抑郁药的人一样愉快。虽然有人担心选择
性 5- 羟色胺再摄取抑制药（SSRI）抗抑郁药可
能增加血肿的风险，但在我的临床实践中没有出
现过。

■ 人格障碍

➤ 人格障碍通常表现为行为问题。有些人格障
碍不太适合整形手术，在进行手术前可能需
要进行精神评估。

➤ 自恋患者细心照料自己的外表，沉迷于微妙
的或未察觉的缺陷。他们过分自信地看待自
己，常常是"吹嘘者"。他们容易出现术后抑
郁和不满情绪。

➤ 表演型人格的患者情绪化，有很强的被注意
的需求。情绪多变，很容易笑或哭。他们用
情绪化的表现来控制他人。通常不服从指示
和门诊迟到，与员工很难相处。在评估过程
中，一个有表演型人格的患者会寻求赞扬、
认可和安慰。

➤ 精神分裂症患者在社交上孤僻古怪。他们无
法保持眼神交流，情感匮乏，无法在评估过
程中放松，很少发表评论，也不详细说明他
们的反应。他们表达含混不清，无法给予希

望美容手术达到的具体目标。例如，患者可能会解释想要手术的原因是："我只想看上去像那样。"

- ➤ 偏执型人格的患者总是充满猜疑，对他人无理指责。他们把自己当作受害者，把任何不幸都归咎于别人。他们看上去神神秘秘的，爱争论和好说教。在评估过程中，他们可能是非常谨慎和一本正经，难以放松。
- ➤ 神经症患者的特征是过度操心或焦虑，有躯体症状。他们通常会问多个重复的问题，并期待详细的技术方面的回复。他们常常思维刻板并反复阅读所有可能的并发症。如果不认真对待神经质患者，他们就会变得自我防卫性非常强。但是，通过安慰和适当的术前咨询，他们通常是很好的手术候选人，并对结果感到满意。

- ■ BDD 体像障碍
  - ➤ 特点是
    - ● 专注于外观上的轻微缺陷或想象中的缺陷。
    - ● 过度耗时。
    - ● 导致他们的生活受到严重破坏。
  - ➤ 估计发病率为总人口中的 0.2%，但在要求美容手术中的患者中要高得多（2% ～ 7%）。
  - ➤ 全身或特定解剖部位，如面部、鼻子、耳朵、乳房或生殖器被认为存在缺陷。
  - ➤ 经常认为别人特别注意自己的想象中的或非常微小的缺陷。
  - ➤ 采取持续的预防措施，隐藏他们对衣服、化妆和身体姿势的关注。
  - ➤ 可能伴有其他疾病，包括抑郁症、强迫症和饮食失调。

警告　BDD 体像障碍患者很少满意，并且症状可能会随着美容手术而加重。因此，此类患者忌行美容手术，应该转诊至精神科进行治疗。

专家提示　如前所述，对患者的动机和精神状态进行全面的评估是至关重要的，并且是术后患者行为的预测因素。在我的临床实践中，很少拒绝或推荐患者进行心理评估。必须谨慎处理转诊评估，患者可能会认为是我觉得他或她不稳定。拒绝患者也要非常小心。我告诉少数我拒绝的患者，我知道他们的担心，但我认为我不能满足他们的要求。

（七）身体评估

- ■ 患者的体貌必与健康史相关。
- ■ 对相关区域进行重点体检，客观记录任何偏离美学规范的情况，并进行适当测量。
- ■ 对相邻的解剖区域进行检查，以确定它们是否导致了美学上的缺陷。
- ■ 需要进行乳房或身体美容手术的患者应适当地脱去衣物，以完善整体检查。外科医生应该谨慎对待那些不脱衣服不配合检查的患者。

小贴士　在身体敏感区域体检中，陪护者应该一直在房间里。

任何身体畸形、瘢痕、瑕疵或不对称都清楚地给患者指出并记录在案。

（八）拒绝

- ■ 在心理和身体评价之后，可以确定是否适合手术（图 1-1）。
- ■ 如果存在以下情况，美容整形外科医生应该拒绝手术。
  - ➤ 对于手术医生来说美学缺陷是不可见的。
  - ➤ 手术不能纠正美学缺陷。
  - ➤ 失败的风险大于成功的风险。
  - ➤ 手术目标尚不清楚。
  - ➤ 患者有不切实际的期望。
  - ➤ 患者的疾病使他们认为择期手术是不安全的。
- ■ 美容整形医生应该听从他们的直觉，如果他们对患者或手术感到不安，就不要继续进行手术。

■ 对于那些目标不切实际的患者，外科医生应该试图澄清这些结果是不可能实现的。

小贴士 为了防止冲突，如果一个固执的患者坚持进行手术，外科医生可以明确地说明他或她不能达到预期的结果。

（九）手术准备

■ 有效的沟通是预防术后不满意的关键。

■ 以患者容易理解的语言给出为实现预期目标所建议的具体手术方案。

■ 患者被告知手术后会发生什么。

 ➢ 对操作的所有风险进行彻底的咨询。

 ➢ 清楚地描述预期瘢痕的位置和长度。

 ➢ 恢复和停工的实际时间段。

 ➢ 不应明确做任何保证。

 ➢ 所有讨论的文书，都要有详细的知情同意书。

■ 照片是术前计划和记录手术改变的重要文件。

 ➢ 这是用于比较的唯一记录患者术前外观的记录。

 ➢ 照片可以用来从多个角度显示患者的美学缺陷，这不可能在镜子中观察到。

警告 外科医生应该小心那些不允许手术前拍照的患者。

■ 如前所示，安排术前成像、测试、和（或）医疗许可。

■ 如果合适的话，可能需要在手术前再次见到患者，以确保理解、核对术前检查和咨询门诊结果，并回答额外的关注点或问题。

专家提示 患者喜欢在手术前列出要做什么和不要做什么的清单。视频资料在我的临床实践中被证明是一个有用的工具，不仅显示患者预期结果可能是什么，而且还告诉我患者的期望。

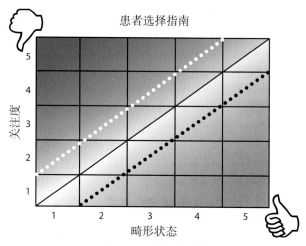

▲ 图 1-1 适合手术指南

垂直轴表示患者对问题的关注程度，从 1（最小）到 5（最大）。横轴代表外科医生对投诉性质的客观评价，从 1（最小）到 5（最大）。大多数申请人被分类在斜线虚线之间的区域内。越靠近左上角，无论结果质量如何，患者的不满意可能性越大。在右下角分类的患者是相反的。根据经验，在第一次就诊时，我们建议将该方案以简单的图表形式保留在每个患者病历的背面，无须书面解释。如果患者在研究其他外科医生和网站后返回，这张记录将帮助外科医生或同事记住原始印象。经验表明，这有助于我们避免麻烦

大多数患者认为整形手术和美容手术不会留下瘢痕！我会强调瘢痕的长度和位置，同时解释我们的目标是把瘢痕放在最不明显的位置。

五、手术及随访护理

（一）手术当日

■ 在等待区

 ➢ 对患者进行术前检查并标记

 • 在患者镇静前做标记。

 • 有一个带有镜子的私人房间，患者可以看到并确认标记是有帮助的。

 • 标记的附加照片可能会有帮助。

 ➢ 回答有关手术过程和恢复的最后问题。

 ➢ 患者和陪伴家属都放心。对他们来说，紧张和最后一刻还有疑问都是正常的。

 ➢ 重述所有的手术目标。

专家提示 在再次解释手术过程后，描述瘢痕的情况，并为患者画线，我总是问我们有何疏漏。我们添加了什么吗？很多患者在苏醒时认为自己的变化比要求的要少，有些人在手术前做准备时，要求我们去除痣或进行单独的美容手术。

我总是告诉家属，我会亲自出来和他们谈话或打电话给他们。我还补充说，如果我们在预计时间前完成，并不意味着勿忙操作，如果需要更长的时间，也不意味着患者或我遇到了麻烦。对于长时间手术，或者需要较长时间手术，我请巡回护士给家属打电话使其得知最新消息。

■ 在手术室
  ➤ 患者盖着手术单以保持得体和保温。
  ➤ 柔和的音乐可以有镇静的效果，并且可以帮助患者在麻醉诱导前放松。
  ➤ 等待中的家人经常得到手术进展报告。
  ➤ 小心地将干净清洁敷料覆盖手术部位。

专家提示 我总是喜欢在手术室里，如果合适的话，当患者麻醉时，握住患者的手。超时是所有手术都可能遇到的，美容手术也不例外。

■ 手术后
  ➤ 在恢复室中安慰患者和与其交谈非常重要。
  ➤ 手术医生应会见等待中的配偶或家属，或者他们还没准备好的话也可以致电。
  ➤ 出院前或如果患者在医院留观的话，当天晚上在病房再次看望患者。
  ➤ 给出具体的书面和口头说明。与患者和家属重复这些说明是必要的。
  ➤ 晚上给在家或医院病房的患者致电。

（二）术后护理

■ 术后 1 或 2d 内要探视患者或术后在家中电话回访，并做术后记录。
■ 如果可能的话，手术医生应该在场并进行第一

次换药。
■ 再次让患者确认伤口愈合正常。
■ 如无并发症的话，患者通常术后 1 个月、3 个月、6 个月、12 个月复诊，此后是每年复诊。
■ 术后 6 ～ 12 个月复诊并照片。
■ 对远期恢复的结果进行解释。

（三）美容术后恢复

■ "愈合曲线"
  ➤ 患者不会立即看到他们的最终结果。
  ➤ 根据手术操作，在一周内（注射填充剂）到最多一年（鼻整形）效果开始明显。
  ➤ 患者被告知手术前和术后每次随访的预期时间（图 1-2 和图 1-3）。
  ➤ 水肿和瘀斑在任何手术后都是可以预期的。
  ➤ 手术医生应该给予保证，效果会随着时间的推移持续改善。
  ➤ 情绪反应。

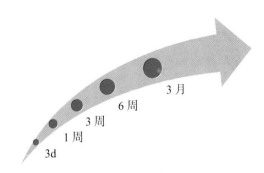

▲ 图 1-2 身体恢复

恢复时间可能会因手术而不同

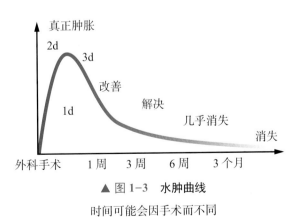

▲ 图 1-3 水肿曲线

时间可能会因手术而不同

- 患者的情绪随着从美容手术中不断恢复会有可预计的不同情绪。
- 倾听患者的顾虑，保持冷静对他们恢复正常至关重要。
- 患者通常在术后期间感受到各种情绪，以下是常见特征性评价
  - 第1周："我希望是现在已经过去了一个月。"
    - 第1～3天："我被打败了。"患者筋疲力尽，昏昏欲睡。
    - 第4～7天："我做了什么？"患者悲伤、恼怒、愤怒。
  - 第2周："你本应该告诉我会……"患者很挑剔，害怕，不耐烦，抱怨。
  - 第3周："还不错……"患者开始正常，并看到结果。
  - 第4～5周："你看起来很棒。"患者注意到别人的反应和恭维，开始对手术感觉良好。
  - 第6～8周："但是其他呢……"由于大多数肿胀和瘀青已恢复，一些重点区域可能恢复滞后，或者可能恢复得不像预期的那样。
  - 第8～12周："哇，我喜欢。"
  - 3～6个月后："下一步是什么？"

专家提示 手术医生应该帮助那些有并发症或恢复慢的患者，经常看望和致电，在问题逐步解决过程中，向他们解释医疗过程。安慰有并发症的患者，我们会陪伴他们经历一切，且不会影响最终的效果。

（四）维养咨询

- 维养咨询将提高患者长期满意度，并使患者成为美容整形操作过程的合作者。
- 保持健康的生活方式和保持良好的习惯会使美容手术的效果超出手术所能达到的水平。
- 如有需要，提供体育锻炼和营养咨询信息。
- 面部手术的皮肤护理对于保持效果至关重要。

（五）修复

- 应在手术前明确并记录修复方案。
- 考虑修复前，允许有足够的时间愈合和缓解水肿。以下是一些有效的恢复时间。
  - 身体轮廓：等待至少6个月。
  - 鼻整形术：等待至少12个月。
  - 眼睑成形术：3～6个月。
  - 面部除皱：等待6～12个月。
  - 乳房：等待至少3个月。
- 手术医生应该"看"和清楚地了解需要修复的内容和预期目标。
- 患者应对修复可达到的目标有实际的期望。

本章精要

❖ 与大多数患者的看法相反，美容外科和美容医学不是一种商品。这是一个非常个性化的私人服务，基于患者和手术医生之间的专业关系，建立在相互信任、相互尊重和共同目标基础上的伙伴关系。

❖ 作为手术医生，我们有不同的个性、临床方法、经验、手术技能和审美意识。

❖ 我们的患者也和我们一样，有着不同的个性和不同的期望。

❖ 大多数患者都是根据价格、声誉、临床方法和资历来挑选手术医生，通常是按这样的顺序进行的。简而言之，他们选择了一个"顺眼"的手术医生。同样，如果术前我们感觉不太舒服或没有建立融洽关系的医患关系，术后一旦出现问题，就会引起麻烦。

参考文献

[1] 2016 Cosmetic Surgery National Databank Statistics. American Society for Aesthetic Plastic Surgery. Available at *http://www.surgery.org/sites/default/files/ASAPS-Stats2016.pdf*.

[2] 2015 Plastic Surgery Statistics Report. American Society of Plastic Surgeons. Available at *https://d2wirczt3b6wjm.cloudfront.net/News/Statistics/2015/plastic-surgery-statistics-full-report-2015.pdf*.

[3] Rohrich RJ. Streamlining cosmetic surgery patient selection—just say no! Plast Reconstr Surg 104:220, 1999.

[4] Rohrich RJ. The who, what, when, and why of cosmetic surgery: do our patients need a preoperative psychiatric evaluation? Plast Reconstr Surg 106:1605, 2000.

[5] Gorney M. Recognition and management of the patient unsuitable for aesthetic surgery. Plast Reconstr Surg 126:2268, 2010.

[6] Ferraro GA, Rossano F, D'Andrea F. Self-perception and self-esteem of patients seeking cosmetic surgery. Aesthetic Plast Surg 29:184, 2005.

[7] Nahai F. Evaluating the cosmetic patient on antidepressants. Aesthet Surg J 34:326, 2014.

[8] Nahai F. What is aesthetic surgery, anyway? Aesthet Surg J 30:874, 2010.

[9] Nahai F, ed. The Art of Aesthetic Surgery: Principles and Techniques, ed 2. New York: Thieme Publishers, 2010.

第 2 章　整形外科艺术
The Artistry of Plastic Surgery

Sumeet Sorel Teotia, Mark B. Constantian　著
李　丹　译

大自然的生存之道遵循美的概念。从根本上说，进化需要一个物种、动物或植物通过自然自身的美丽法则成功生存：和谐、平衡和对称。对美的全面研究，有助于在哲学层面理解美学，这是致力于艺术，理解美及审美品位的领域。因此，通过科学方法来研究美，是在对美进行阐释。

一、美学及其相关联系

- 常指审美与品味的研究和哲学。
- 起源于希腊语，aisthetikos，表示"敏感，与知觉有关的感觉"，而这又源于 aisthánomai，表示"我感知和感觉"。
- 美学领域：我们对美的理解在人类文明和进化的各阶段都发生了变化。
  - 什么是可接受的"理想"美已经演变。
  - 古典女性美不同于"封面女郎"的现代女性审美观念，在当今时代，这种新的观念在影响着美容医学。
- 美容医学包括多个学科，其目标是改善患者的外貌使其更加美观。
  - 现代美容医学和美容外科的兴起与美学医学相关的科学和侵入及非侵入手术的安全性有着密切的联系。
  - 社会对美容手术的接受在性别和各种文化中不断演变。
  - 临床和心理研究表明，寻求美容手术的患者总体健康[1-3]。

二、美及其概念

（一）古代美的概念

- 古代美的象征可以从早期文明中发现，如埃及和特洛伊，在研究西方美学时是必定提及的内容。
  - 可以说，一些现代的美学概念在古代埃及也被认为是美丽的。
  - 西方两个最强大和无处不在的美的象征源于两个古代皇后：埃及艳后克莉奥帕特拉七世 Cleopatra 和纳芙蒂蒂 Nefertiti。
  - 自从罗马征服埃及以来，克莉奥帕特拉七世 Cleopatra 就被称为美女的典范。
  - 纳芙蒂蒂 Nefertiti 的彩绘半身像于 1912 年被发现。
    - 她是法老 Pharaoh Akhenaten 的妻子。
    - 美国美容整形外科协会（ASAP）的标志就是纳芙蒂蒂 Nefertiti（图 2-1）。
  - 古埃及人提供的大量资料，表明两性都渴望改善自己的外貌。
  - 古埃及墓中和木乃伊周围遗留下来的非常常见的美容产品。
    - 古埃及应用眼影粉 Kohl 做眼部化妆，可能延续成为现代的眼部烟熏妆。
    - 眼影粉 Kohl 是一种含铅的矿物，可能有抗菌性能。

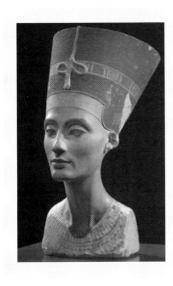

○ 也许两性使用眼影粉 Kohl 是为了减少来自太阳的眩光，从而兼具功能和美学的双重功效。

➢ 在古代，人们所说的"美"，其象征意义也许比美本身更为强大。

• 普鲁塔克 Plutarch（古希腊哲学家）形容 Cleopatra 克莉奥帕特拉七世有很粗的嗓音并且非常活泼，不一定是美女。

• 在古钱币上，Cleopatra 克莉奥帕特拉七世被描绘成一个鼻子大，下巴突出，充满皱纹的脸，在任何时代几乎都不被称为美女。

• 然而，我们已经确定 Cleopatra 克利奥帕特拉是力量美的象征。

■ 古希腊人描述了我们所知道的最早的西方美学理论。

➢ 苏格拉底之前的哲学家，例如 Pythagorus，用数学术语表达了美的概念。

➢ 毕达哥拉斯人看到了美与数学之间的内在联系。

• 他们指出，"黄金比例"体现的比例被认为是美丽的。

➢ 早期希腊建筑依据对称和比例，呈现和谐和美丽，亚里士多德曾说美是一种美德。

➢ 希腊数学家欧几里得在他的论著《几何原本》中记录了黄金比率的定义。

• 他描述了用"中末比"（extreme and mean ratio）来切割一条线——我们现在称之为黄金比例。

（二）黄金比例

■ 又称 golden mean 或 golden proportion。

■ 数学上的解释为，两个数之比，等于它们的和与两个数中较大者的比，那么这个比就是黄金比率。

➢ 在代数中，对于 a > b > 0 的任何数 a 和 b，黄金比率为

$$(a+b)/a = a/b = \phi$$

黄金比例可以使用黄金矩形几何描述，因此更容易理解（图 2-2）。

➢ 在十进制系统中，黄金比率表述为 1.618033 988 798948 482……

➢ 20 世纪的数学家 Mark Barr 提出了用 φ 代表基于建造了帕特农神庙的希腊雕塑家 Phidias 提出的黄金比例。

➢ 柏拉图立体（立方体、四面体、八面体、十二面体和二十面体）与黄金比例有一定的相关性。

➢ 斐波那契数也反映出与黄金比例密切相关。

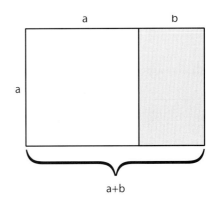

▲ 图 2-2　黄金矩形产生黄金比例，phi（φ）

黄金矩形由一个正方形和一个长方形组成。正方形（白色）有四个边，边长为"a"。矩形（红色）有两个边，长边为"a"，短边为"b"。矩形位于正方形旁边，"a"的长度相邻，这两个形状放在一起形成一个黄金矩形。在黄金矩形，边"a+b"和边"a"生成 phi（φ）

- 斐波那契 Fibonacci，又称比萨的列奥纳多，意大利数学家，他在 1202 年的书中介绍了以他命名的数列。
- 斐波那契数是下列序列中的整数，称为斐波那契数列。
  ○ 0，1，2，3，5，8，13，21，34，55，89，144……
  ○ 这些数字由以下递归关系定义：

  $$F_n = F_{n-1} + F_{n-2}$$

- 斐波那契数除了在理论数学中的应用外，还与黄金比例相结合，极受欢迎，已被广泛应用于艺术、音乐、雕塑和建筑等各个领域。
- 斐波那契数列在自然界中有如下体现（图 2-3 ）。
  ○ 茎上排列的叶子。
  ○ 菠萝。
  ○ 成熟的洋蓟。
  ○ 松果的排列方式。
- ➤ 文艺复兴时期的意大利数学家卢卡·帕西奥利，列奥纳多·达·芬奇的同事，探讨了黄金分割率与艺术的关系。
  - 1509 年出版的《De Divina 比例》（神圣比例）；将黄金比例定义为"神圣比例"[4]。
  - 列奥纳多·达·芬奇是这本书的插画家。
  - 对维特鲁威人比例的解释描述了黄金比例

（图 2-4 ）。

（三）维特鲁威人

- ■ 列奥纳多·达·芬奇的维特鲁威人灵感来自于古罗马建筑师和工程师维特鲁威 Marcus Vitruvius Pollio 的作品。
  - ➤ 维特鲁威用钢笔画的关于人体比例的画作，创作于 1490 年（图 2-4）。
  - ➤ 达·芬奇为维特鲁威·帕西奥利的书做了很多配图，他们经常合作。
- ■ 许多人把这幅画称为"人的比例"。
- ■ 尽管画作与黄金比例有关，但实际数字的比例与 1.618033……并不匹配，且达·芬奇只提到了整数比。
- ■ 这幅画是与维鲁特威在其涉猎广泛的专著《建筑设计论》中所概述的几何原理有关的理想的人体的比例[5]。
- ■ 他认为人体是古典主义建筑中比例的重要来源。
  - ➤ 维特鲁威认为，结构必须具有 *firm itas utilitas and venustas* ——坚固、实用和美观，称为维特鲁威三要素。
  - ➤ 维特鲁威把维特鲁威人定义为理想的比例，因为希腊人认为人体的形态是最伟大的艺术作品。
  - ➤ 维特鲁威关于人的比例描述如下。

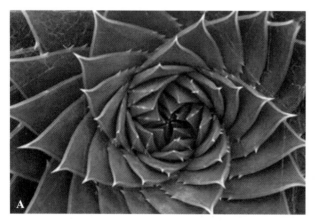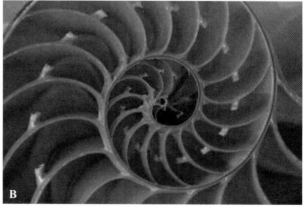

▲ 图 2-3　自然界中的斐波那契数列

A. 自然界中叶子的斐波那契排列模式；B. 描绘斐波那契螺旋的鹦鹉螺横截面

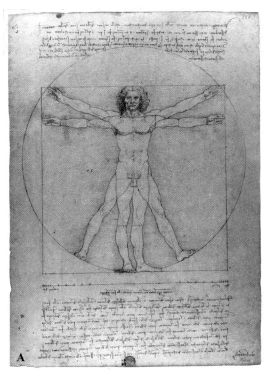 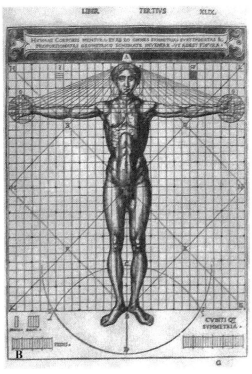

▲ 图 2-4　维特鲁威人

- "正因为如此，庙宇的各个部分应该相互协调，并与整体一致。脐部自然地位于人体的中心，如果一个人仰面躺着，他的手和脚以脐为中心向外伸展，末端是他的手指和脚趾，形成一个圆。并非只有圆可以限定人体，正如看到的那样，也可以把人体放在一个正方形中。或者从脚到头测量，然后通过完全展开的手臂，我们发现后一种测量方法等于前者，这样，线与线相互垂直，包围着人体，就会形成一个正方形。"

■ 下面的文字是对达·芬奇绘画的上、下文说明。

  ➢ 上文：建筑设计师维特鲁威在他关于建筑学的著作中，描述了对人体的测量是下述这样自然分布。

  - 手掌等于 4 指。
  - 1 只脚等于 4 只手掌。
  - 1 肘等于 6 掌。
  - 4 肘造就 1 个人。
  - 1 步等于 4 肘。

- 1 个人等于 24 个手掌。
- 这些测量体现在他的建筑物里。

➢ 下文包括以下内容。

- 伸展手臂的长度等于 1 个人的身高。
- 从发际线到额底部是男性身高的 1/10。
- 从额部到头顶是男性身高的 1/8。
- 从胸部到头顶的高度是男性身高的 1/6。
- 从胸部以上到发际线是男性身高的 1/7。
- 肩的最大宽度是男性身高的 1/4。
- 从乳房到头顶是男性身高的 1/4。
- 从肘部到手指尖的距离是男性身高的 1/4。
- 从肘部到腋窝的距离是男性身高的 1/8。
- 手的长度是男性身高的 1/10。
- 阴茎根部位于男性身高的中段。
- 脚长是男性身高的 1/7。
- 从脚到膝盖以下是男性身高的 1/4。
- 从膝盖以下到阴茎根部是男人身高的 1/4。
- 从额部到鼻子、眉毛和发际线的距离等于耳朵和脸部的 1/3。

■ 达·芬奇所画的人体和对维特鲁威作品的诠释启发了后来的古典画家们找到大自然中完美比例的代表。文艺复兴时期画家理想化的人体代表了希腊与人体有关的理想的对称、和谐和形式。

（四）美的经典概念

■ 文艺复兴时期重新发现了古希腊哲学家所描写的理想的人类之美。

■ 古典美的定义源于这一点的重现。

■ "古典理想"是指对古希腊理想主义的解读和对自然的研究。

> 通过模仿古希腊男性和女性雕塑来做研究和重新定义。

■ "古典美女"是一个符合古希腊理想标准的女性，具有自然理想的比例和对称性，但不一定是"人类理想的"。

■ 一个这样的理想古典女性雕像是著名的米洛斯的维纳斯 Venus de Milo（图 2-5）。

> 米洛斯的维纳斯雕像是由大理石雕刻而成，陈列于法国巴黎卢浮宫。

> 在希腊被称为米洛的阿芙罗狄蒂；被认为是公元前 100 年左右由安提俄克的亚历山德罗斯雕刻而成。

● 阿芙罗狄蒂：希腊的爱与美之神。

> 1820 年在米洛斯岛阿芙罗狄蒂雕像被一位农民发现。

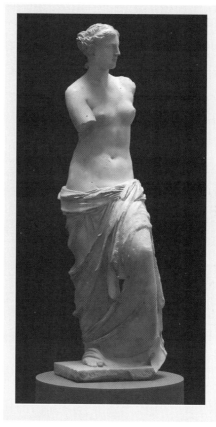

◀ 图 2-5　米洛斯的维纳斯

> 以前为整形与修复重建外科杂志的标志和美国整形外科医师协会 ASPS[6] 的印章。

● 由 Gustave Aufricht 的朋友，艺术家 Charles Liedl 设计。

● 米洛斯的维纳斯在 Aufricht 做美国整形外科医师协会主席期间（1944—1946 年）成为美国整形外科医师协会 ASPS 的一部分。

专家评论　"正是如此，庙宇的各个部分应该相互协调，并与整体一致。"

　　这个由维特鲁威表述和上面所引用的原则是非常关键的，因为它依赖于内在美学（即，一个部分与另一个部分的关系）而不是外部的（即，一个部分与外部绝对的关系）。在临床实践中，手术医生可以用上述的每一个原则来指导工作，但某些时候，必须在期望和可实现之间做出折中。我们不是在面对我们想要的解剖结构，而是我们在处理患者给出的解剖结构。手术医生很难把新古典主义的原则带进手术室。

　　事实上，大多数证据表明，这些原则在艺术领域以外并不经常适用。Farkas 和他的共同作者[7-10]在白人、黑人和中国人中评价了这些理想的美学原则，发现他们很少存在[11]。Farkas 在北美人群中测试有"吸引力"和"平均"面孔时，没有一个符合他们的标准。

　　事实上，面部吸引力有 3 个关键组成部分：平均性、对称性和年轻态（成年人的年少特征）。

平均性表明与一个群体的典型表型相似，由此显示的遗传多样性（并可能更健康和抗病能力更强）。

对称性作为吸引力的一个特征是显而易见的，事实上，对许多物种的研究表明，不对称性波动越小（即更对称）与适应能力和生育能力有关。

值得注意的是，这不是简单的年轻，而是年轻态，特别是与面部吸引力相关。婴儿的特征（大眼睛、小鼻子、圆圆的脸颊、光滑的皮肤、光滑的头发和较浅的肤色）与更大的吸引力、更多的父母关爱、甚至儿童时期更低的虐待发生率有关。无论性取向如何，不同种族人群对儿童面部特征的偏好都是一致的 [9-10]。

吸引力也与两性的二形性有关，也就是说，某一特定面孔在多大程度上与他或她的性别原型相似。对男性来说，这意味着更大的下颌骨和眶上嵴，更突出的颧骨，更小的眼睛，更薄的嘴唇，更宽、更大的鼻子。在女性中，二形性意味着突出的颧骨，光滑、无毛的皮肤，更大的眼睛，更高、更细的眉毛，更小的下巴，更丰满的嘴唇，以及更短、更小的鼻子。因此，虽然面部吸引力可能并不总是符合黄金分割比例 phi 或其他数学比例，但它仍然源于物种特有的心理适应 [11]。

我最喜欢的一个新古典原则前面没有提到的是，"眼睛之间的距离等于鼻子的宽度。"法卡斯和共同作者 [7, 8] 确定这一理想容貌实际上只发生在 41% 的白色人种和 35% 的汉族人，而黑色人种只有 3%。我已经治疗过许多患者，他们遇到的好心医生试图遵循这一规则，结果反而使患者的鼻子变低，且鼻尖或鼻骨穹窿的宽度不相称的变窄。

因此，当面对患者的鼻翼宽度超过他或她的内眦间距，且缩窄鼻翼宽度会产生不美观的结果时，以下是手术医生的可行选择。

（1）不管怎样都缩窄鼻翼基底，并接受变形的结果。

（2）眶部外移。

（3）忽略美学规则。

我总是选择最后一个。

理想比例和指标对于画家和雕塑家来说是和谐和美好的。患者解剖条件限制了手术医生调整的空间，应由我们的患者本身决定什么是正常的，哪些是他们想要改变的，而不是医生。手术医生的右脑仍然可以引导他们达到符合患者标准的最佳比例和形态，这才是真正有价值的工作。

本章精要

❖ 美的概念存在于自然界生存的个体中。

❖ 美学是理解美的领域。

❖ 历史上的学者给予我们黄金比例作为研究自然、艺术、数学和美的手段。

❖ 整形外科医生要调整自身以适应人体的形态和功能，并全身心致力于在美容医学和修复重建医学领域改善患者的美学效果。

❖ 整形外科的艺术来自整形外科医生毕生的努力、学习和沉浸于改善结果，创造和谐。

参 考 文 献

[1] Saariniemi KM, Helle MH, Salmi AM, et al. The effects of aesthetic breast augmentation on quality of life, psychological distress, and eating disorder symptoms: a prospective study. Aesthetic Plast Surg 36:1090, 2012.

[2] Saariniemi KM, Salmi AM, Peltoniemi HH, et al. Does liposuction improve body image and symptoms of eating disorders? Plast Reconstr Surg Glob Open 3:e461, 2015.

[3] Saariniemi KM, Salmi AM, Peltoniemi HH, et al. Abdominoplasty improves quality of life, psychological distress, and eating disorder symptoms: a prospective study. Plast Surg Int 2014:197232, 2014.

[4] O'Connor JJ, Robertson EF. "Luca Pacioli." School of Mathematics and Statistics. University of St Andrews, 1999.

[5] Rowland I, Howe TN, eds. Vitruvius. Ten Books on Architecture. Cambridge, UK: Cambridge University Press, 1999.

[6] Brent B. The reconstruction of Venus: following our legacy. Plast Reconstr Surg 121:2170, 2008.

[7] Farkas LG, Forrest CR, Litsas L. Revision of neoclassical facial canons in young adult Afro-Americans. Aesthetic Plast Surg 24:179, 2000.

[8] Farkas LG, Hreczko TA, Kolar JC, et al. Vertical and horizontal proportions of the face in young adult North American Caucasians: revision of neoclassical canons. Plast Reconstr Surg 75:328, 1985.

[9] Bashour M. History and current concepts in the analysis of facial attractiveness. Plast Reconstr Surg 118:741, 2006.

[10] Bashour M. An objective system for measuring facial attractiveness. Plast Reconstr Surg 118:757, 2006.

[11] Constantian MB. Rhinoplasty: Craft and Magic. New York: Thieme Publishers, 2009.

第 3 章　美容外科医师摄影技术

Photography for the Aesthetic Surgeon

Amanda Behr, Patricia Aitson, William Y. Hoffman　著

李　丹　译

一、临床标准化摄影

　　摄影是整形外科医生最有用的工具之一，但它也是最容易出错的工具之一。高质量的临床摄影需要组织和遵守一套标准的方案。镜头放大、照明、患者准备和定位必须一致，以确保摄影的准确性用于比较。以下指南有助于保持照片文档的一致性。

小贴士　标准化程序节省时间：决策很大程度上是由现有的一套规则预先制定的[1]。标准化需要计划、系统方法、遵守设置和注意细节[2, 3]。

二、临床标准化患者摄影要素

- 焦点与距离的定义如下。
  - 焦点（用毫米计算）决定镜头如何选择物体来聚焦。
    - 长焦＝高倍放大。
    - 短焦＝低倍放大。
  - 焦距是从照相机到被拍目标的距离。
  - 参考 Cardiff 标准[4]作为指南。
- 照明一致。
  - 在临床上应用双频闪光灯。
- 标准化系列（每个操作会有一套既定的照片）。
  - 确保患者每次拍摄的图像相同。

- 注意细节。
  - 去除首饰、眼镜并卸妆。
  - 保持照相区域清洁。
  - 使用背景。
- 拍照之前必须获得知情同意。

三、焦距和距离

注意　在传统胶片摄影中，常用 35mm 的图像平面。在数码照相中，相机有各种不同尺寸的传感器。大多数传感器胶片的尺寸都小于 35mm，因此过去用于确定距离和放大率的标准需要为数码相机做出调整。

- Cardiff 再现比例[2]主张使用镜头的焦距至少等于图像平面对角线的 2 倍以上，以防止图像出现不必要的失真。
  - 用 Cardiff 标准控制患者照片的放大和透视。
  - 确保不同医生和（或）摄影师拍摄的照片均使用同一标准。
- 为防止图像变形，表 3-1 列举了不同尺寸传感器和推荐焦距。
  - 生产商会在说明书中提供传感器的尺寸。
- 不同焦距会产生巨大的差异，特别是在拍摄对比照方面（图 3-1）。
  - 纠正这种差异以防止不必要的变形至关重要[4]。

表 3-1　传感器和推荐的焦距

传感器类型	宽（mm）	高（mm）	对角线（mm）	镜头（mm）
0.941cm	5.270	3.960	5.270	10
1.270cm	6.400	4.800	8.000	20
1.693cm	8.800	6.600	11.000	20
3.387cm	18.000	13.500	22.500	50
3.500cm 胶卷	36.000	24.000	43.300	50

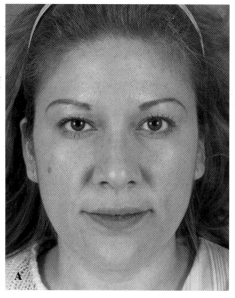 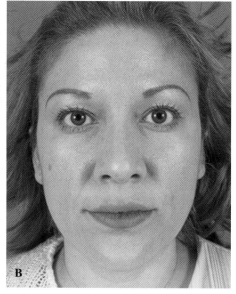

▲ 图 3-1　面部特征的焦距变形

A. 用 1∶10 的 105mm 镜头拍摄的照片；B. 用 1∶10 的 50mm 镜头拍摄的照片，这导致的镜头变形称为桶状变形

- 临床摄影推荐使用数码单反照相机。这些相机的镜头和传感器质量比"自动对焦"普通相机好。
- 本章标准化系列提供的焦距和距离放大倍数旨在使用高端数码单反相机 [带 2/3 英寸电荷耦合器件（CCD）传感器] 进行拍照。

专家提示　对于普通的数码单反相机，光学放大倍率约为 1.5×，因此我建议面部摄影使用 50～60mm 焦段的镜头，身体摄影使用更长焦距的镜头。

四、面部或颈部系列中要考虑的变量

除了标准化的面部提升和颈部提升系列外，本章中的所有面部系列都要拍照。然而，根据外科手术的不同，每个面部系列中都存在一些变量。这些变量在每个部分中都有记录。应考虑在标准的面部提升和颈部提升系列中的以下变量。

- 头部定位。
- 倾斜变量。
- 真性侧位。

（一）头部定位（图 3-2）

- 法兰克福平面 Frankfort plane 被用作放射线照片中正确定位头部的参考线。

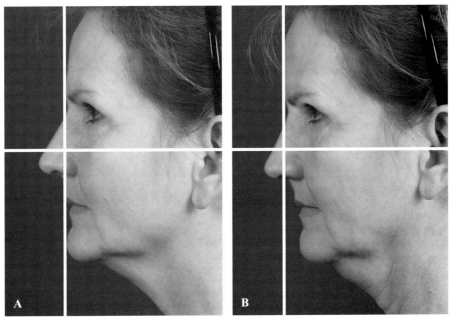

▲ 图 3-2　头部定位

A. 患者位于法兰克福平面，颈部回缩会使颏下软组织看上去更加明显；B. 患者在面部自然水平面上

- ➤ 一些医生在拍照面部时将其作为头部定位的标准。
- ➤ 经眶下缘横穿耳屏（外耳道）顶部的水平面[5]。
- ➤ 可导致下颌和颏下软组织的显著变化[6]。
- ■ 一些医生选择使用面部自然水平面进行校准[5]。
- ➤ 当患者直视前方时，好像在眼睛水平观察镜子[7]。
- ➤ 适合整形手术摄影。
- ➤ 用于低位耳患者[7]。

（二）斜位拍摄

- ■ 拍摄斜位照片时，参数选择有所不同。
- ➤ 有些人选择鼻尖触及对侧脸颊进行鼻整形系列拍照。
- ➤ 有些人选择鼻背视觉上触及内眦。
- ■ 两个图如图 3-3 所示，但一旦选择了适合的拍摄方法，即可排除另一个。

（三）真正的侧面照

- ■ 在侧面照（图 3-4）中，头部拍摄旋转不足或旋转过度，是常见的错误。

- ■ 通过直接查看两侧口角连线，可纠正错误[8]。

五、标准面 / 颈系列

- ■ 该系列是用 2/3 英寸传感器的数码相机在垂直位拍摄的，距离为 1m，焦距为 80mm。
- ■ 面部照片通常为患者坐位拍摄。

小贴士　在墙上放置一个目标让患者在拍侧位像时观看，对齐眼睛与鼻根有助于拍摄标准化。

（一）目标

- ■ 所有整形美容操作的基础。
- ■ 显示整个面部的解剖关系。
- ■ 显示骨骼 / 肌肉 / 皮肤的解剖结构。
- ■ 显示下颌和颈部周围松弛的皮肤。
- ■ 显示颞区的体积损失 / 凹陷。

（二）关键点（图 3-5）

- ■ 根据头部和肩部的位置，颈部轮廓会有很大的变化。

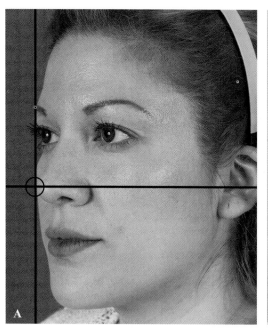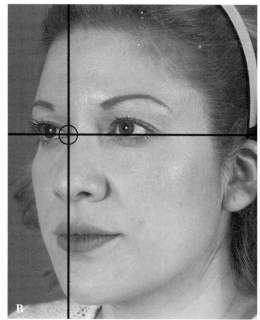

▲ 图 3-3　斜位拍摄的方法

A. 鼻尖触及另一侧脸颊进行鼻整形系列拍摄；B. 鼻背触及内眦

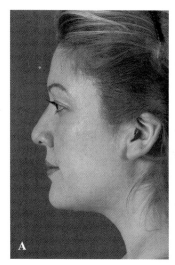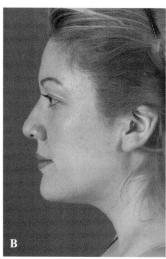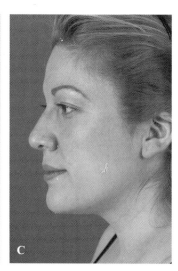

▲ 图 3-4　侧面照

A. 侧旋不足；B. 真正的侧面；C. 侧旋过度

➢ 任何程度的颈部屈曲或头部回缩都可以使颏下脂肪 / 下颌线变明显，颈部前伸可以改善下颌线[6]。

■ 确保头部处于标准解剖位置，患者坐直。

■ 使患者放松，但不要微笑。

■ 让患者移除分散注意力的珠宝和（或）浓妆。

■ 将高领毛衣的领子折下来，露出颈部。

■ 让患者用中性色的发带把头发向后捋。

■ 斜面照片时，经鼻根处画一条线，触及对侧眼睛的内眦（图 3-3 A）。

■ 头部的任何轻微倾斜有时都会造成变形。在拍摄前从正面检查耳垂对称性，以确定头部位于垂直位[7]。

➢ 通过口角连线来检查是否处于真正的侧位。

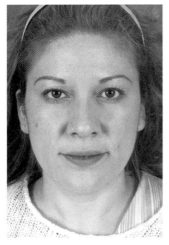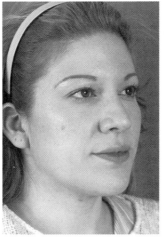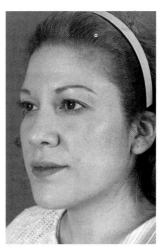

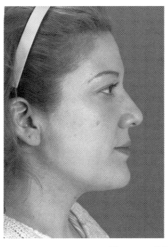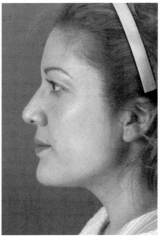

▲ 图 3-5 标准面部系列摄影

根据进行的特定手术，可以去除某些照片

➤ 使用面部自然水平平面进行定位。

（三）面部 / 颈部补充照片（图 3-6）

■ 在为颈部和（或）面部系列拍照时，可以添加视角以显示特定的情况。

➤ 颈阔肌带（咬紧牙）。

➤ 阅读角度（头朝下），使颈下脂肪更为明显[1]。

六、标准眉眼睑系列

■ 这个系列是在标准人脸系列之外增加的拍摄。

■ 使用水平放置的 2/3in 传感器数码相机拍摄患者，距离为 0.5m，焦距为 80mm。

（一）目标

■ 显示眉 – 眼与面部的解剖关系。

■ 显示上下眼睑皮肤松弛或皮肤过多。

■ 显示外翻 / 上睑臃肿。

■ 显示脂肪堆积。

■ 显示前额和眉间皱纹。

（二）关键点（图 3-7）

■ 水平拍摄。

■ 眉毛的特写应延伸到略高于发际线，向下方延伸至下眼睑下皱褶。

■ 让患者在向上凝视时放松眉毛。

■ 确保所有照片中的瞳孔间线都是水平的。

■ 让患者向下看，看是否有多余的下睑脂肪。

021

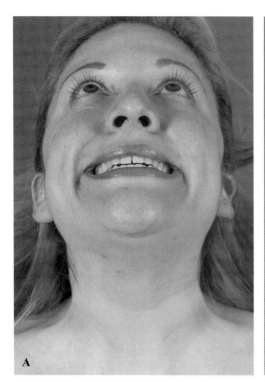
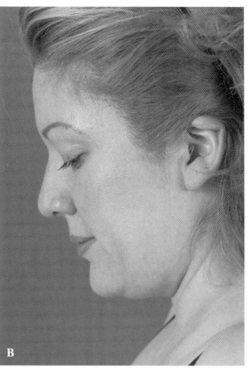

▲ 图 3-6 面部 / 颈部补充照片

A. 显示颈阔肌带角度（咬紧牙）；B. 阅读角度强调了颏下脂肪

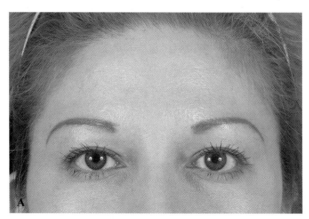

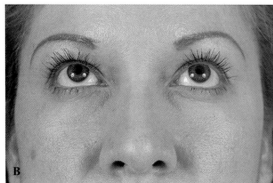
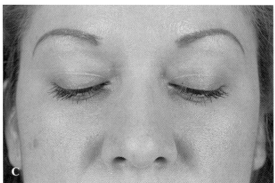

▲ 图 3-7 眼睛和眉毛照片拍摄关键点

图像 A 在 0.8m 处拍摄；图像 B 和图像 C 在 0.6m 处用 105mm 镜头水平拍摄

七、标准激光／化学剥脱系列

- 这个系列是在标准人脸系列之外拍摄的。
- 使用带有 2/3in 传感器的垂直放置数码相机拍摄患者，位于 0.5m 处，焦距为 80mm。

（一）目标

- 显示重睑皱褶的深度。
- 显示不同区域皮肤颜色的变化。
- 显示皮肤纹理质地的细微差别。

（二）关键点（图 3-8）

- 卸去浓妆。
- 拍摄面颊垂直位置和下颌线的特写斜视图，略高于眉毛 0.5m。
- 在 1m 处拍摄侧面照片，以显示皮肤的颜色变化（如有），从脸颊到下颌到颈部。
- 对于胸部区域的化学剥脱，在水平 1m 处拍摄

额外的照片。

八、标准唇整形系列

- 患者使用垂直和水平放置的传感器为 2/3in 的数码相机拍摄，特写距离为 0.5m，全脸摄影距离为 1m，焦距为 80mm。

（一）目标

- 显示与面部的比例关系。
- 显示现有容量缺失。
- 显示突起和尺寸。
- 显示红唇边界不规则／不对称。
- 显示人中嵴。
- 通过动态微笑照片显示容量缺失和牙龈外露。

（二）关键点（图 3-9）

- 请患者擦去口红和唇线。
- 在斜位照片，人中嵴下段与丘比特弓应与对侧

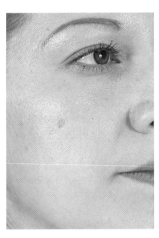 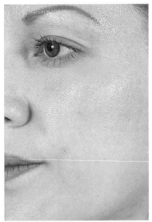 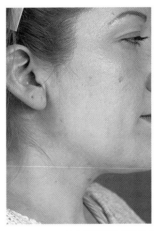 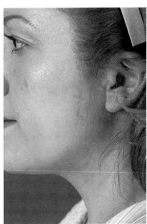

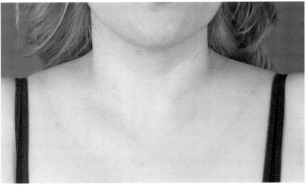

▲ 图 3-8　激光／化学剥脱系列

这些照片是在标准面部／颈部提升系列之外拍摄的。特写镜头拍摄距离 0.6m 和 0.8m，镜头为 105mm

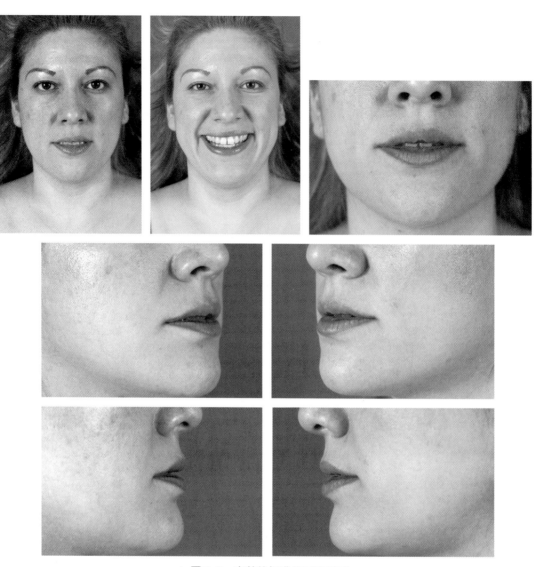

▲ 图 3-9　完整的标准化唇形系列

嘴唇的特写镜头是在 0.7m 处用 105mm 的镜头拍摄的，而全脸拍摄是在距离 1m 处

脸颊相交。

■ 嘱患者口唇微张，放松嘴唇。

九、标准鼻整形系列

■ 这个系列是在标准人脸系列之外拍摄的。

■ 使用水平放置的 2/3in 传感器的数码相机拍摄患者，距离为 0.5m，焦距为 80mm。

■ 鼻整形系列是最专业的摄影系列。

■ 由于解剖角度的原因，鼻子常常是最难拍摄的系列。

　➤ 根据鼻的类型，通常需要对系列进行小调整，

如图 3-11 所示的斜位照。

　➤ 拍摄前必须确定倾斜的偏好。

■ 该系列还可用于面部骨折和使用前额皮瓣和（或）鼻唇沟皮瓣进行 Mohs 重建手术。

（一）目标

■ 显示鼻与面部的比例关系。

■ 在正面照中显示所有鼻背部美学线条的异常。

■ 显示存在的不对称。

■ 在侧面照中显示驼峰的侧影。

■ 在侧面照中显示鼻根位置。

（二）关键点（图 3-10）

- 水平拍摄特写镜头。
- 确保相机与拍摄对象平行，聚焦于中点（鼻）。一条水平线直行穿过下外侧眼睑，垂直于鼻背。
- 在全基底照中，鼻尖位于眉毛间的连线上。此视角可能需要调整，尤其是当患者的鼻尖突出度极低或上唇较大时。这可能会遮挡鼻翼区域。
- 在半基底照（图 3-10B），将鼻尖置于眼睛下方线。
- 让患者放松脸部肌肉而不是微笑。
- 让患者摘掉分散注意力的珠宝。
- 让患者用中性色的发带把头发向后捋。

（三）鼻整形补充摄影位置（图 3-11）

- 如果患者要做降鼻中隔肌松解，则额外拍摄患者微笑时的侧面照和正面照。
- 头侧照片（图 3-10C）也有助于显示鼻部偏曲[9]。

专家提示　我主张无论是否做降鼻中隔肌松解，都要拍一张侧面微笑的照片。

十、标准身体系列

- 使用垂直放置 2/3in 传感器的数码相机拍摄患者，距离 5ft 和焦距 35mm。
- 身体系列在患者站立位时垂直拍摄。
  - 身体中点应位于取景框中央。
  - 镜头轴的位置应始终与患者平行。
  - 应避免向上或向下拍照，因为这样会导致失真和很难拍出标准化的照片。
- 注意足部的位置。
  - 身体和肌肉结构的轮廓可能会随着足的位置发生很大变化。
  - 为了便于定位，将剪出的脚印贴纸放在地板上，作为患者的站立位参考，如图 3-12 所示。

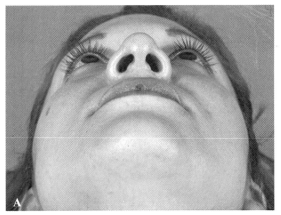
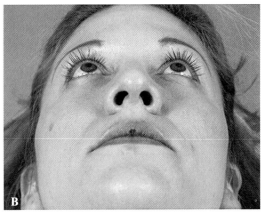
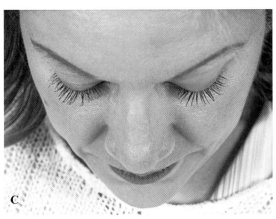

▲ 图 3-10　标准化鼻整形系列

这些照片是在标准面部 / 颈部提升系列之外拍摄的。在距离 0.8m 和 0.6m 处用 105mm 镜头拍摄特写镜头

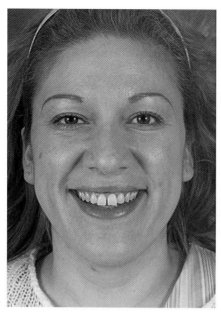
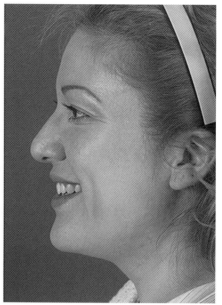

▲ 图 3-11　正面照和侧面照

如果患者要做降鼻中隔肌松解，则需要额外拍摄正面照和侧面照

（一）目标

- 显示身体的比例关系。
- 显示体积和尺寸。
- 显示皮肤松弛和肌肉张力。
- 显示轮廓不规则 / 不对称性。

（二）关键点（图 3-13）

- 两足平行，分开间距为臀部宽度。
- 重量分布均匀。

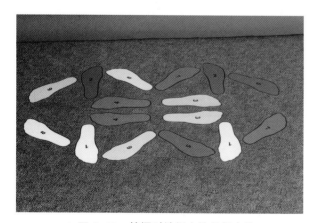

▲ 图 3-12　拍摄时地板上的足部定位

为了便于定位，将剪好的脚印贴纸贴在地板上，作为患者的站立参考

- 膝盖朝前。
- 照相机应与拍摄对象平行，并位于身体的中点（通常是腹部）。
- 请患者腹部放松。
- 请患者穿普通款式内衣。

（三）身体轮廓系列的补摄影（图 3-14）

- 拍摄 "潜水员" 体位来评估皮肤松弛情况[10]。
  ➤ 患者在放松腹部的同时向前弯曲的斜位照片。
- 如果要拍摄背部，则额外需要拍摄从肩膀上方到臀部下方的照片。

专家提示　我会选择给患者拍摄斜位照时，再拍一组 "潜水员" 体位照片。

十一、标准上臂系列

关键点（图 3-15）

- 拍摄时手臂水平，手肘弯曲成 90°，双手向前。
- 请患者摘掉手表和（或）珠宝。

十二、标准男性身体系列

- 用垂直放置的 2/3in 传感器的数码相机在 5ft 的距离、35mm 的焦距拍摄。

（一）目标

- 显示身体的比例关系。

- 显示体积和尺寸。
- 显示皮肤松弛和肌肉张力。
- 显示轮廓不规则 / 不对称。

（二）关键点（图 3-16）

- 垂直拍摄。
- 拍摄从肩膀上方到腹股沟的正上方。

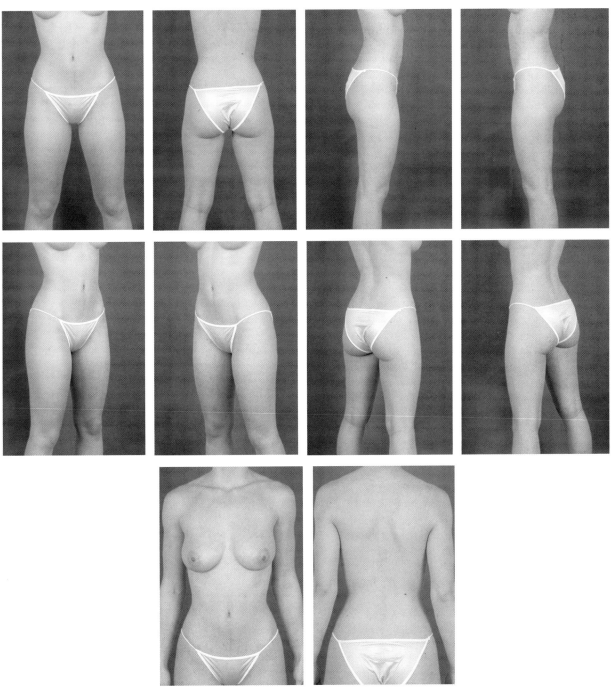

▲ 图 3–13　标准身体系列

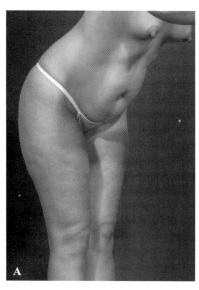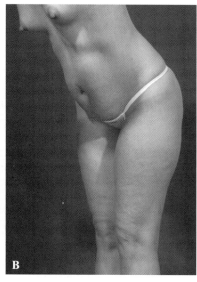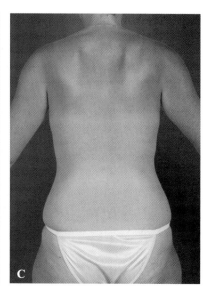

▲ 图 3-14　身体轮廓补充拍摄

A 和 B. "潜水员"体位需要拍摄斜位照片，嘱患者在放松腹部的同时弯腰；C. 后视图

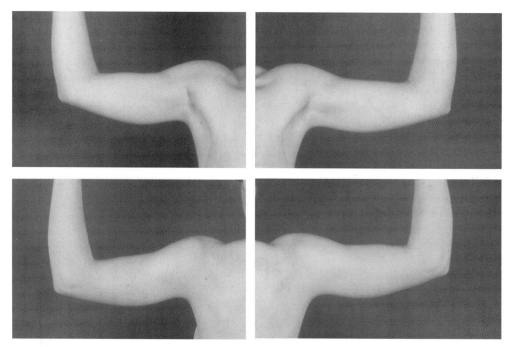

▲ 图 3-15　标准上臂系列

- 将相机与拍摄对象平行且位于身体中点的位置。
- 请患者放松肩膀。
- 在所有照片中让患者将手臂放在身体后面，正前方和正后方摄影除外。
- 在后斜位拍照中，让患者将手臂放在身体前方并远离身体。
- 使用普通材料覆盖内衣。

十三、标准大量减重系列

- 用垂直放置的 2/3in 传感器数码相机，距离 5ft 和 35mm 的焦距拍摄患者。

（一）目标

- 显示身体的比例关系。

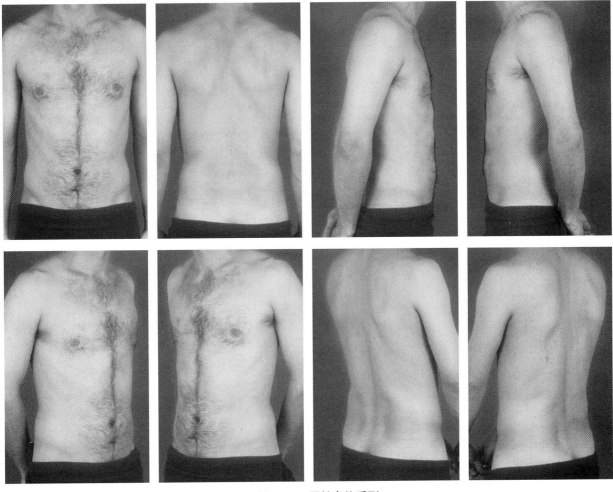

▲ 图 3-16 男性身体系列

- 显示体积和尺寸。
- 显示皮肤松弛和肌肉张力。
- 显示轮廓不规则 / 不对称。
- 显示皮肤炎症和（或）磨损纹。

（二）关键点（图 3-17）

- 两足平行，分开臀部宽的距离（如果大腿内侧碰在一起，可以让患者两足之间分开得再稍微宽一些）。
- 重量分布均匀。
- 膝盖朝向正前方。
- 将相机平行于拍摄对象，放置在身体中点。
- 请患者将手交叉于胸部，但不要高于胸部（如果乳房过大，患者将其提起以显示腹部）。
- 请患者在前正面照和侧面照中抬起腹部，以显

示皮肤状况。

十四、标准的大量减重臂部成形术和侧胸切除系列

关键点（图 3-18）

- 手肘水平弯曲成 90°，双手向前。
- 手臂伸直，手掌朝下。
- 对于侧胸壁切除，拍摄患者背部和斜面图。手臂抬高并弯曲成 90°。
- 斜位图中拍摄乳房下方照片。

十五、标准隆胸系列

- 用水平放置的 2/3in 传感器数码相机在 5ft 距离用 35mm 的焦距拍照。

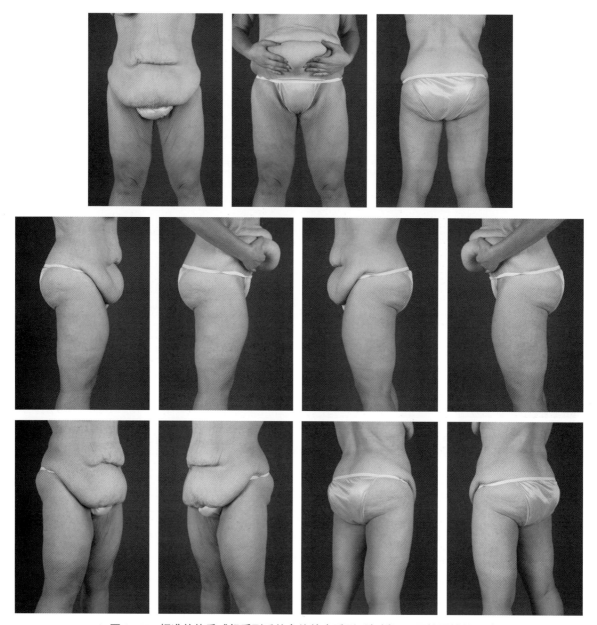

▲ 图 3-17　标准的体重减轻系列后的身体轮廓系列（包括记录原始区域的照片）

（一）目标

- 显示乳房与胸部的比例关系。
- 显示乳房松弛情况 / 皮肤质地。
- 显示所有不对称。
- 显示乳头和乳晕比例及其与乳房的关系。

（二）关键点（图 3-19）

- 水平拍摄。
- 拍摄肩膀以上到肚脐以下作为参考和比例。

- 将相机与拍摄对象平行，放置在身体的中点。
- 请患者放松肩膀。
- 请患者摘掉首饰，包括手表。

（三）隆胸补充摄影

- 如果患者有包膜挛缩，则需拍摄手臂上举的照片。
  - ➢ 有助于拍摄手术后的切口和标准系列。

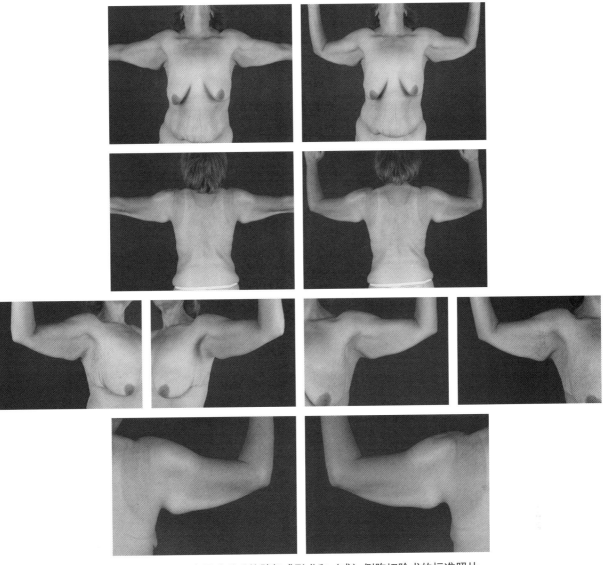

▲ 图 3-18　大量减重后的臂部成形术和（或）侧胸切除术的标准照片

十六、标准乳房缩小术 / 乳腺切除术系列

（一）关键点（图 3-20）

- 水平拍摄。
- 拍摄从肩膀以上到肚脐以下作为参考和比例。
- 在斜位和侧位时，手臂位于患者后方。
- 将相机与拍摄对象平行放置在身体的中点。
- 请患者放松肩膀。
- 请患者摘掉所有首饰，包括手表。

（二）乳房缩小术 / 乳房切除术补充摄影

- 除拍摄标准系列，还要拍摄手术后的切口。

十七、临床环境中的照明

- 给患者拍照应使用闪光灯系统或摄影室闪光灯。
- 首选双闪光灯。
  - ➤ 来自一个光源的光线会产生明显阴影，并会漏掉很多细节和皮肤纹理。
  - ➤ 可使用指向背景的附加灯（远离患者），这有助于消除阴影投射，并将背景与患者分开。

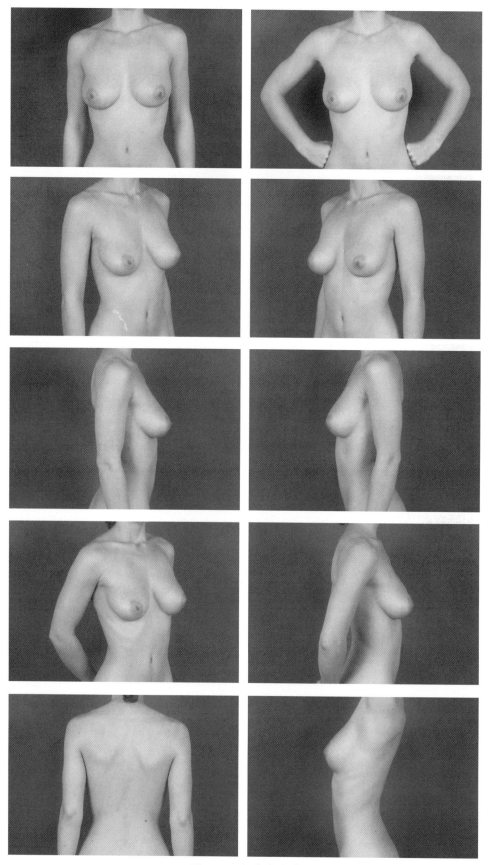

▲ 图 3-19　标准隆胸系列

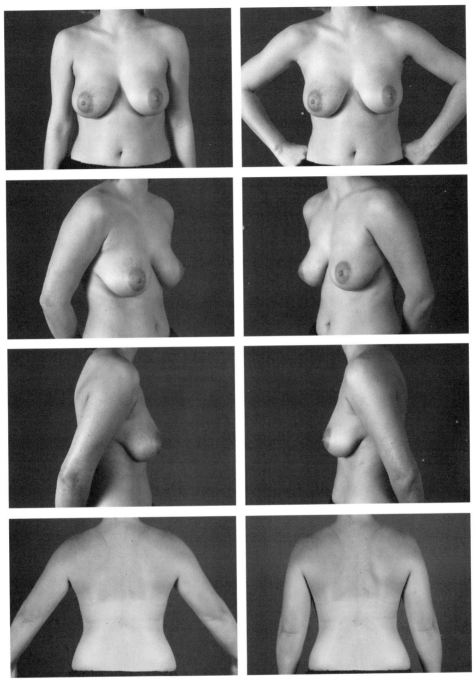

▲ 图 3-20　标准的乳房缩小系列

➤ 为了保持自然的外观，阴影应该向下投射。

十八、患者准备

- 请患者移除分散注意力的物品。
- 浓妆、眼镜和体积大的首饰会降低拍摄效果。
- 购买一次性医疗服，确保所有患者在照片中呈现一致的标准。

面部表情

- 轻微的面部表情可以"牵动"面部的解剖结构，会使拍摄结果变形。
- 患者应放松面部，眼睛直视前方。

十九、背景

- 患者背后的中性色背景用于消除任何可能会影响效果的不必要物品。
  - 有助于显示患者轮廓。
  - 通常使用中蓝色背景，因为它与各种肤色形成对比。

二十、知情同意书[11-13]

以下是拍摄患者和获得照片内容遵照 HIPAA（健康保险携带和责任法案）标准摄影许可的基本指南。私人和（或）小型诊所可能有不同和（或）附加要求。

（一）治疗用摄影

- 医疗服务提供者可以为治疗目的拍摄和（或）制作患者的音频或视频记录，而无须患者书面授权。

（二）非治疗用摄影

- 如果患者同意为非治疗目的的拍照或记录，则医疗服务提供者或职员必须获得患者的书面授权。一些需要患者授权的"非治疗"目的的示例如下。
  - 针对医疗专业人员（如 CME）的教育讲座和演讲。
  - 科学出版物，如期刊或书籍，其另一项授权尚未存档。
  - 患者教育材料。
  - 为教育或公共利益目的，用于广播、印刷或互联网媒体。
- 根据健康保险携带和责任法案 HIPAA，如果所有患者信息的照片或记录完全不能识别出本人，则无须授权。
- 所有正面照片和任何可对比的图像即使无法识别，也需要授权。
- 如果照片或电子复制品显示了患者的全脸或对比图像，尽管没有出现受保护的 19 项健康信息要素中的任何一个，仍认为该照片或电子复制品可以识别患者。这 19 项健康信息要素描述如下。
  - 姓名。
  - 出生日期。
  - 地址。
  - 电话号码。
  - 传真号码。
  - 电子邮件地址。
  - 社会保障号。
  - 病历编号。
  - 账号。
  - 驾驶执照编号。
  - 信用卡号。
  - 亲属姓名。
  - 顾主名称。
  - 健康计划福利编号。
  - 车辆或其他设备序列号。
  - Web 虚拟资源定位器（URL）。
  - Internet 协议（IP）地址号码。
  - 手指或声纹。
  - 治疗日期和时间。
- 仅用黑色块遮挡患者眼睛是不够的。
  - 识别出一名患者不仅仅靠眼睛，还有其他面部明显的可识别特征[1]。
  - HIPAA 并未明确强调遮挡眼睛的作用，但在将面部的任何部分用于治疗以外的目的时，强烈推荐应获得同意书。
- 标准的做法是即使已有患者"照片内容用于治疗以外目的"的文件，在可能用于印刷和互联网出版之前都要积极与患者联系。

小贴士 文身、瘢痕和胎记都是在摄影中可以识别的人物特征，并且可以成功地应用于法律诉讼。

本章精要

❖ 一致性和标准化是拍摄准确的摄影文档的关键。

❖ 质量缺陷会使临床实际情况出现变形，导致图像失真。

❖ 应特别注意获得摄影知情同意书。

❖ 标准化的相机、镜头、距离和拍摄体位将拍出能够后续比较的照片。

❖ 了解照像机传感器的再现 / 放大比例；确保与患者的距离以防止变形（尤其是面部照片）。

❖ 数码摄影需要完善备份，并有 HIPAA 标准保护。

❖ 照片是合法记录！每位患者都应签署同意书；另外出版或互联网使用必须征得同意。

参考文献

[1] Grom RM. Clinical and operating room photography. Biomed Photogr 20:251, 1992.

[2] Roos O, Cederblom S. A standardized system for patient documentation. J Audiov Media Med 14:135, 1991.

[3] DiBernadino BE, Adams RL, Krause J, et al. Photographic standards in plastic surgery. Plast Reconstr Surg 102:559, 1998.

[4] Young S. Maintaining standard scales of reproduction in patient photography using digital camera. J Audiov Media Med 24:162, 2001.

[5] Williams AR. Positioning and lighting for patient photography. J Biol Photogr 53:131, 1985.

[6] Sommer D. Pitfalls of nonstandardized photography in facial plastic surgery patients. Plast Reconstr Surg 114:10, 2004.

[7] Galdino GM, DaSilva D, Gunter JP. Digital photography for rhinoplasty. Plast Reconstr Surg 109:1421, 2002.

[8] Davidson TM. Photography in facial plastic and reconstructive surgery. J Biol Photogr Assoc 47:59, 1979.

[9] LaNasa JJ Jr, Smith O, Johnson CM Jr. The cephalic view in nasal photography. J Otolaryngol 20:443, 1991.

[10] Gherardini G. Standardization in photography for body contour surgery and suction-assisted lipectomy. Plast Reconstr Surg 100:227, 1997.

[11] Williams AR. Clinical and operating room photography. In Vetter JP, ed. Biomedical Photography. Boston: Focal Press, 1992.

[12] Department of Health and Human Services. Standards for privacy of individually identifiable health information: final rule. 45 CFR Parts 160 and 164. Federal Register 65, no. 250 (December 28. 2000).

[13] Roach WH Jr, Hoban RG, Broccolo BM, et al, eds. Medical Records and the Law. Gaithersburg, MD: Aspen Publishers, 1994.

第 4 章 美容外科相关法律问题
Medicolegal Considerations in Aesthetic Surgery

Mark Gorney, Neal R. Reisman 著

李 丹 译

- 医疗美容外科医生是第五位最常被起诉的医生，平均每两年半有一次索赔[1]（图 4-1）。
- 通过良好的患者选择、牢固的患者关系和适当的医疗文档来防止医疗诉讼。

一、患者选择[2]

- 超过一半的针对整形美容医生的医疗事故索赔是可以预防的；预防索赔的第一步是选择患者。

（一）期望过高

- 有不切实际和理想化期望的患者，或那些期望因为手术会对生活产生巨大变化的患者，即便手术效果非常成功，他们依然很有可能失望。
  - 对手术效果失望的患者更有可能寻求法律顾问的帮助。
- 不了解手术操作的相关风险的患者更容易失望。
  - 患者必须了解可能出现的与手术相关的并发症风险。

（二）过分苛刻的患者

- 要非常谨慎的对待来面诊的带照片、画图和需要调整精确尺寸的患者。这些患者证明如下情况。
  - 对恢复过程出现的各种变化知之甚少。
  - 对择期手术本身存在的误差大小的认识不足。

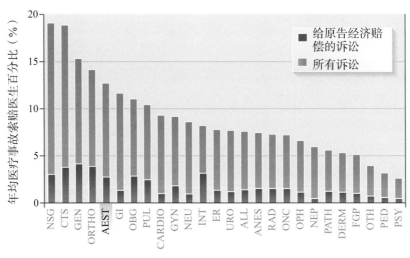

▲ 图 4-1　各专科医疗事故诉讼发生率

NSG. 神经外科；GYN. 妇科学；OPH. 眼科；CTS. 心胸外科；NEU. 神经内科；NEP. 肾内科；GEN. 普通外科；INT. 内科；PATH. 病理科；ORTHO. 骨科；ER. 急诊科；DERM. 皮肤科；AEST. 美容外科；URO. 泌尿外科；FGP. 家庭医生；GI. 胃肠外科；ALL. 全体医生；OTH. 其他专科；OBG. 妇产科；ANES. 麻醉科；PED. 儿科；PUL. 呼吸内科；RAD. 放射诊断科；PSY. 精神科；CARDIO. 心内科；ONC. 肿瘤科

➤ 对手术可能出现的失败接受度低。

（三）优柔寡断的患者

专家提示　我一直对因为"患者希望这样做"而决定选择一个择期手术持怀疑态度。我认为患者不会做出随意的决定。也就是说，如果所选择的操作不符合可接受的预期，并且不容易实现，医生就有责任不接受患者做该项择期手术。如果患者的要求并不合适，则不能仅因为患者要求做什么就去做什么。

问题："医生，你认为我应该做这个吗？"

回答："我不能替你做这个决定，如果你有任何疑问，我强烈建议你重新考虑。"

■ 决定接受手术的动机包括两类。

➤ 动机强的患者更容易对结果感到满意。

警告　永不向患者"销售"手术或其他操作。

➤ 向患者销售可能导致"买方后悔"引起诉讼。

（四）不成熟的患者

■ 年轻和不成熟的患者可能有过于浪漫的期望。

■ 成熟度与年龄并不总是相关的。

（五）行事诡秘的患者

■ 对要求偷偷进行手术或要求采取详细措施以防止手术被别人知道的患者要谨慎。这意味着患者对做整形手术感到不好意思。

➤ 对做手术感到不好意思的患者更容易不满意。

➤ 不满意的患者更有可能起诉。

（六）家人不支持

■ 家庭支持不是必要的，但家人不支持则是相对禁忌证。

➤ 欠理想的结果可能会造成家人说："我告诉过你的"。

➤ 而这种反应可能加深患者的内疚和不满。

（七）医生不喜欢的患者（或不喜欢的人）

■ 手术医生不应该接收让他们感到不舒服的患者。

➤ 性格冲突可能影响治疗结果和（或）术后护理。

■ 手术医生不应该接收一个不喜欢他们的患者。

➤ 即使结果良好，也有可能会出现感觉效果不好。

➤ 患者更有可能起诉他们不喜欢的医生。

（八）"手术癖"

■ 警告：曾多次行美容手术的患者不是很好的候选者，原因如下。

➤ 性格问题：患者很可能在弥补自身形象不佳，此前多次手术造成解剖复杂。

➤ 与以前的手术医生进行不利比较的风险。

专家提示　不值得为有手术癖的患者冒险做手术。

（九）体像障碍

■ 当心那些身体特征在正常范围的却又过分注意自己的患者。体像障碍患者从不坦诚说明此类诊断。

➤ 把控对利益的诱惑。

● 一张有效的信用卡是择期美容手术的最低标准。

➤ 做好对手术的判断。

● 即使手术效果良好，对于微小瑕疵过分重视的患者仍可能会抱怨。

二、患者沟通[3]

■ 忙碌的医生不太可能全神贯注地倾听，而不能有效地倾听容易让人产生傲慢和冷漠的感觉，从而引发诉讼。

■ 知情同意是一个必需的过程，有时甚至在多次面对面诊疗之后也无法实现。

（一）避免十种倾听行为 [4]

1. 认为这个内容没什么意思

- 手术医生不得对他们以前听过多次的相同抱怨感到厌烦。耐心是一种美德，避免形成"单方对话"的情况。

2. 假装注意

- 患者往往会意识到他们的医生只是"表现出在参与"。

3. 对冗长的解释失去兴趣

- 患者对其症状的解释往往冗长而无条理。
- 医生必须积极听取患者的解释，以适当的综合信息，便于实施合理的治疗。
- 无组织的患者陈述无法对诉讼进行辩护。
- 倾听是医生的职责。

4. 注意力被打断

- 应避免中断对话（对话过程中避免使用电话、对讲机、寻呼机）。

5. 被叙述者分心

- 医生应该听取患者的意见，即使是那些行为举止或身体特征让人分心的患者。

6. 只听事实

- 医生被科学训练以专注于客观观察和定量数据。而患者不是客观或定量思维，医生必须理解同样重要的患者情绪上的弦外之音和行为。

7. 因患者叙述而分心

- 手术医生不应注重患者的说话方式或举止，因为这可能会使他们错过患者所说的内容。

8. 让有情绪的言语引起对立

- 应避免对患者评论出现愤怒或防御反应。
- 用"我们"，而不是"你"。

9. 做笔记

- 做笔记对于医疗文档来说是必不可少的，但可能会分散注意力。
- 手术医生应倾听并与患者眼神交流，在面诊后立即记录关键词来重建谈话。

10. 浪费思维语速的优势

- 人们每分钟可以讲 150 个单词，但每分钟吸收 500 个单词；思考患者所说的其他事情，不应该做额外的事情；积极倾听、关注患者所说的内容。

（二）运用良好的倾听技巧

- **反馈**
  - 提出问题，说明清晰，并提供有助于理解的视觉提示。
- **沉默**
  - 沉默是金；专注于患者所说的话。
- **姿势**
  - 不要显得过于放松（显得冷漠）。
  - 不要交叉双臂（显得有防御性）。
  - 避免坐在桌子后面（表面上的障碍）。
  - 试着稍微前倾——是一种非语言交流，表明"我感兴趣"。

（三）养成良好的说话习惯

- 使用平静的语速和语调。
  - 说话要慢而清楚：用一种能恢复平静和同理心的语调。
- 停顿吸收一会儿并给出反馈。
  - 频繁地停顿：说话时停顿会让患者有时间消化词义并对有不清楚的地方及时提问。
  - 反复提出问题：良好的对话增强了患者参与治疗的意识。
  - 让患者重复：重复可以强化重点。
- 不要说得过于高深。
  - 使用简单的医学术语（例如，"割开 cutting out"而不是"切除 excise"）。
  - 手术医生的职责不仅在于手术，而且要确保患者理解手术过程；如果他们没能理解，手术医生就没尽到责任。
- 多使用重复。
  - 平均患者只会理解被告知内容的 35%；重复可以提高患者的理解，从而防止过高的期望和减少诉讼。

- 要求患者记录下他们的问题。
  - ➤ 门诊咨询后，患者经常会想起他们忘记问的问题。
  - ➤ 鼓励患者在面对面诊疗前写下他们的问题。尽量周全地回答他们的问题也许可以避免一次诉讼。
- 注意体态语言。
  - ➤ 从友好的握手开始。眼神交流很重要，能吸引患者的注意力。皱眉、扬眉、叹气或简单的"嗯……"都会加重患者的焦虑。相反，微笑，加上自信的关怀态度，将有助于建立牢固的医患关系，这对避免诉讼至关重要。

三、病历记录

小贴士　很多诉讼不是因为医疗效果不佳，而是因为病历记录不清！病历记录不好的好医生仍有可能被起诉和败诉。

而医术一般的医生可以通过良好的病历记录来阻止诉讼，即使他们被起诉，他们也可以获胜。

在当今的诉讼环境中，成为一名好医生不仅意味着要行好医，而且同样重要的是，对医疗行为良好的记录。

小贴士　以防御性的医疗文书。数字时代带来了许多新问题。用笔记本电脑互动而不是与患者互动会干扰医患关系。研发新的方法，使医生能够建立一个健康的医患关系，并做适当的医疗文件记录是至关重要的。还要注意默认响应的"智能文本"条目。检查以确保输入准确。

- 原告律师提出的墨菲定律包括以下内容。
  - ➤ 如果在病历记录中未出现，则没有执行。
  - ➤ 如果医生没有将其写在病历记录中，则医生没有考虑到这个问题。
  - ➤ 如果医生在病历记录中书写错误，则医生并不理解所做的操作。

- ➤ 如果医生没有开出正确的药物或治疗方案，那么医生不知道自己在做什么。

专家提示　误区：医生应尽可能少记录；如记录太多，那么律师会歪曲你写的东西。

事实：缺乏证据就是有力的证据。一位原告律师的梦想就是外科医生的现实：由于繁忙的生活方式，缺乏文件记录。如果医疗文件不足或记录仓促，原告律师会指称患者的治疗也同样不足和仓促。记住，医生对患者的责任不仅包括对患者良好的治疗，还包含此类治疗的相关医疗文件。

（一）了解法律辩护

小贴士　了解现有法律辩护有助于更好地通过医疗记录文件来支持这些辩护。以下是三种常见的法律辩护。

1. 第一类辩护：标准医疗辩护

如果一名医生的治疗在适用于该情况的治疗标准之内，那么该医生的治疗不一定是疏忽大意的。

- 这意味着不需要完善。
  - ➤ 医生是人；他们会做判断。
  - ➤ 判断不够完美；发生错误。
  - ➤ 错误不一定是疏忽。
- 注释：医生可以犯合理的错误，但不能疏忽大意。
  - ➤ 医疗文件推理。

专家提示　法官和陪审团不愿发现对好医生不利的医疗过失。他们知道人们总是会事后诸葛亮；他们不求全责备。他们所期望的是一个有人道主义精神，关心照顾病患的医生。医生们在5次陪审团庭审中会赢4次：医疗文书记录良好和富有同情心的治疗可以让陪审团找到他们想要的答案。

2. 第二种辩护：治疗分歧辩护

凡有多于一种公认的诊断或治疗方法，而所有有良好声誉的医生均没有采用其中任何一种方法，则执业医生在尽其最大努力进行判断时，如选择其中一种获批准的方法但其结果被证实是错误的，或是选择一种未得到其他从业者认可的方法，也不属于疏忽。

➢ 当医生面临多重医疗选择时，他们会记录下为什么他们向左而不是向右。一般来说，对方律师很容易让专家证人作证，事后回顾性分析认为向左走是错误的选择，但医生的律师也同样容易让专家作证向左走是合理的。作为对专家证词的补充，陪审团将调查医生是否善良和富有同情心，努力照顾患者。

3. 第三种辩护：原告过错辩护

医生只不过是提供给他们客观的信息。

➢ 患者提供的信息应在事件发生时提交，或在事件发生后不久提交，而不是之后提交。

- 经历过心理或身体创伤的患者有时会记得，并会在法庭上作证那些从未发生过的医生与他们的谈话或事件。
- 医生需要保护自己，并立即记录谈话内容，以及他们与患者之间发生的事件。

小贴士 一张照片胜过千言万语。一份在事件发生时记录的医疗文件在法律上是无价的！

（二）清晰的重要性

专家提示 误区：医生应该写得不清楚，这样律师就看不懂，所以不会起诉。

事实：写得不清楚的医生更有可能被起诉，如果他们被起诉，他们更有可能输，即使不是因为疏忽大意。

- 字迹模糊容易使审判结果发生戏剧性的变化。
  ➢ "文案记录草率意味着操作也是草率的。"

- 优秀的审判律师在整个审判过程中都有吸引人的主题或戏剧化的策略，例如，"如果手套不合适，你必须脱掉"。
- 其中一个医疗事故的主题是："文案记录草率意味着操作也是草率的。"好的原告律师会在去陪审团休息室的路上向陪审团反复强调这些话。

框 4-1 "文书草率意味着临床操作也是草率的"：这句话如何在审判中奏效

> 当我们进入电子病历时代，这句话大多是没有意义的。然而，"标准手术记录"可能表明医生做了相同的事情，但没有精心照顾患者，甚至可能会出现诸如"没有癌"而不是"腺癌"的错误条目。
>
> 在签署文件之前，阅读并更正所有输入的内容。原告律师会仔细检查病历和医生最糟糕的日程，比如他或她以潦草的字迹匆匆写下照护记录，可能上面还留有不小心蘸到的咖啡痕迹。律师会扫描这页照护记录，将其投影到法庭的屏幕上，要求一个毫无戒心的护士（或一个经常查看医生记录来照顾患者的工作人员）读出记录；显而易见，护士无法读出上面的文字。原告律师将指向屏幕显示的那张照护记录说，"医生到底多忙碌，才会写下如此潦草的字迹"，"这些都是照顾那些可怜的受伤患者的记录"（同情地向律师的委托人示意）。"如果这位医生连照顾患者的记录都没有时间写，那他或她肯定没有时间对精心照顾患者。"
>
> 然后，他们将把这些话与医生潦草的照护记录联系到一起："照护记录草率意味着照顾患者的操作也是草率的。"
>
> 律师会反复重复这一主题，并在结案陈述中多次强调。

（三）防御性记录

小贴士 医疗文档最初是保护患者所必需的；但在当今的法律环境中，医疗文档是保护您的！保护您自己：以防御的方式记录。

- 一定要做好病史和体格检查！

如果医生没有进行良好的体格检查和病史采集，原告将声称他们对患者的了解不足以提供相应治疗。

小贴士　医生不应该仅仅在每一页的底部签名，因为陪审团不会认为他们什么都读。

问：是否可以使用护士或医师助理制作的病历模板？或者我是否必须为每个患者完整记录病史和体检？

答：病历模板是可以接受的，但医生应该圈出由他们的护士或医生助理记录的不正确的地方，并标注日期。

- 懂得咨询顾问的重要性。
  - 如有不清楚的地方，咨询顾问。
    - 有顾问比没顾问更容易辩护。

小贴士　在临床实践中，由于经济激励，咨询很容易；但是在住院医实习期，则很难做到咨询，因为不是每次住院医的咨询都会收到付费，而且几乎没有报酬。当被咨询的住院医师回避咨询时，医师必须正确记录此事；否则，他或她可能有责任。必须写下咨询医师的姓名和所传递的信息（例如，"实验室检查、病理报告和完整的 MRI 报告结果"）。如果医生没有记录他们报告的信息，在审理中，被咨询的医生会发誓他们没有做："她没有告诉我相关实验室检查结果！如果她说了，我会很快就到的！"

- 不要攻击其他医生（尤其是在病历中）。
  - 如可能，作为一个团队进行诉讼。
  - 切勿误导 / 遮遮掩掩 !!!
- 记录有问题的患者。
  - 律师不喜欢惹麻烦的客户，就像医生不喜欢惹麻烦的患者一样；专业地记录患者的麻烦性质，好的律师自会得出印象。
    - "这个患者今天早上辱骂护理人员。"
    - "患者要求的镇痛药远远超过根据患者病情所需的合理剂量。"
- 不要修改病历。
  - 墨汁就像 DNA：专家可以在原始文件中看出墨汁的年代、生产厂家等信息。如果病历被

修改，律师看得出。

- 始终记录建议在家庭医生处就诊。
  - 患者认为所有医生都是通才而不是专家，因此重要的是，始终告诉患者在其家庭医生或妇产科医生处进行随访，以解决您专业领域之外的所有医疗问题。

（四）知情同意 [2]

专家提示　医生有明确的责任详细介绍各种手术或手术的好处、风险、替代方案、可能的并发症和令人不快的不良反应。

未经同意，他们可能会因并发症承担法律责任，即使他们不是疏忽大意；理论上，他们甚至可能被指控为"人身攻击"，即非法触摸他人（记住，如果病历中没有记录，则意味着没有发生这种情况）。

然而，知情同意提供了证据，证明患者有足够的信息来做出明智的决定。法官将告知陪审团，如果患者是一个讲理谨慎的人，持有知情同意信息，并愿意接受治疗，则医生不承担任何责任。

（五）拒绝权

- 记录患者拒绝该项治疗，以及患者理解拒绝该项治疗的后续影响。
  - 始终记录时间、日期以及签名。
- 合适的知情同意书包括以下要素。
  - 诊断或拟诊断。
  - 拟进行治疗或操作的性质、目的、预期效果。
  - 风险、并发症或不良反应。
  - 基于患者条件的治疗成功的可能性。
  - 如不遵循治疗建议可能产生的后果。

小贴士　美容、实验性手术或具有危险性的手术，或可能改变患者性能力的手术，都需要对可预见的风险、可能的不良后果和潜在的令人不快的不良反应进行更全面的记录。整形美容外科医生必须比普通医生更全面地记录他们的知情同意。

（六）没有一种病历是"万无一失的"

- 有些同意书太长（不容易理解）；有些则太短。
- 使用含通用内容的知情同意书，并在表格中添加手写笔记。
- 注意！在添加知情同意时，要判断什么是重要的和什么是不重要的。

四、一般索赔[2]

（一）普通瘢痕

- 每个患者都应该知道的一点：没有瘢痕就没有愈合。
  - ▷ 愈合需要形成瘢痕，没有瘢痕就没有愈合。
  - ▷ 愈合质量有个体差异（基因决定）并且无法预测；每个个体愈合（瘢痕）都有不同。
  - ▷ 瘢痕形成是患者不满意的主要原因。

（二）巨乳缩小术

- 不满意瘢痕。
- 乳头或乳房皮肤部分坏死。
- 不对称或"有缺陷"太小或太大。

（三）隆乳术：44%

- 一般来说，讨论自身免疫性疾病及其相关诉讼。
- 包膜挛缩。
- 尺寸不佳（过小、过大）。
- 感染。
- 再次手术和护理费用。
- 神经损伤伴有感觉丧失。

（四）除皱术和眼睑成形术：11%

- 去皮过多（"瞪眼"）。
- 干眼症；闭合不全。
- 神经损伤，导致表情变形。
- 皮肤坏死，导致过度瘢痕和额外需要手术修复。
- 失明。

小贴士 一家医生公司对眼睑成形术合并失明的调查发现了两个共同的特征：第一，患者在手术后立即出院；第二，每例患者在家中都做过导致血压突然升高的动作（大便、突然咳嗽、弯腰系鞋带等）。

小贴士 门诊手术机构在术后至少 3h 内不得出院，直到所有局部麻醉效果的症状均已消失。

医生如果在操作中破坏了大量血管组织，应严格叮嘱患者，避免任何突然的血压升高动作。

（五）鼻中隔整形术：8%

- 不满意的结果：指控操作不当。
- 持续呼吸困难。
- 不对称。

小贴士 鼻整形术具有高度不可预测性。避免不恰当地使用仅包含漂亮结果的"方法"，或严格建议患者但却不能总是获得这样的结果。

（六）腹壁成形术：3%

- 瘢痕愈合不佳造成的皮肤缺失（负压辅助脂肪抽吸操作时的可能性更大）。
- 神经损伤。
- 操作不当。
- 术后感染处理不当。

（七）皮肤剥脱

- 有明显瘢痕的起疱/烧伤。
- 感染/术后管理不当。
- 术后永久性色素脱失。

（八）负压辅助脂肪抽吸术

- 轻度指控
  - ▷ 缺陷和轮廓不规则。
  - ▷ 麻木。
  - ▷ 失望/不满。
- 重大指控
  - ▷ 未识别的腹部穿孔，导致无法实施二次手术或死亡。

➤ 利多卡因过量，有致命后果。

➤ 过度水合引起的肺水肿。

➤ 肺栓塞和死亡。

警告　吸脂是美国最多的择期美容手术。最常见的是在门诊（外部监管）和各种从业者（其中许多人不具备执业资质）中进行[5,6]。当吸脂整形术与其他手术相结合时，或当患者接受麻醉时间大于 6h[5]，死亡率显著增加。无论执行多少操作，在美容整形诊所，吸脂总量上限是 5000ml。使用肿胀技术时，注意防止液体过量。将利多卡因限制在 7mg/kg 体重。利多卡因中毒表现为头晕、躁动、嗜睡、耳鸣、金属味、口周麻痹和口齿不清[5]。

小贴士　吸脂可有极高的患者满意度（90% 以上）[7]。一通过饮食和锻炼保持体重的患者通常对手术和手术医生更为满意。告诉患者，最终能够控制手术满意度的是患者自己，而不是医生（图 4-2）。

（九）其他零星普通索赔项目

- 对药物或麻醉的不良反应。
- 术前或术后照片使用不当。
- 不当性行为（医生或雇员）。
- 缺乏充分的信息告知（根据患者的理解程度定制解释）。
- 一般性不满意（患者的期望没有得到满足。）

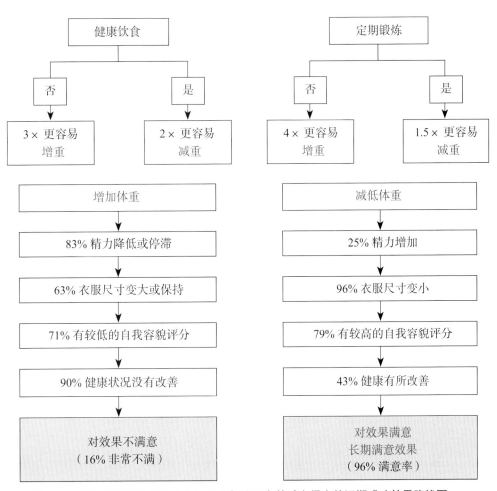

▲ 图 4-2　209 名患者在术后 6 个月至 2 年的调查基础上得出的远期成功效果路线图

本章精要

❖ 本章提供了一个良好的、全面的路线图，以明确对患者治疗中的责任。

❖ 数字时代带来了新的问题，可能会使问题复杂化并增加责任。

❖ 保护患者隐私，尤其是照片，必须有所遮挡。如果医生出于任何广告目的使用患者照片，应签署专门的 HIPAA 商业同意书，并在照片上遮挡可以识别身份特征的部分。

❖ 建议提供患者沟通同意书，说明如何与患者互动，如手机、工作电话、常规邮件、短信或社交媒体。应定期审查并适时更新。

❖ 电子病历记录分散了医生发展良好医患关系的注意力。一般情况下，医生专注于笔记本电脑，而不是倾听和与患者互动。

❖ 因为患者通常不会对他们喜欢的医生提起诉讼，所以明智的做法是建立一种与患者直接互动的关系并适当地输入信息。

❖ 电子病历记录中的条目本身可能存在问题。建议开发可加快数据输入速度的智能文本。默认条目必须准确反映检查和讨论。电子病历记录可以是大量的，医生的责任是在数字签名文件之前阅读、更正和批准。

❖ 患者选择是成功行医和避免额外风险的一个关键点。

❖ 在可能的情况下，医生应该接受他们喜欢的患者，和能够达到其合理目标和期望的患者。

❖ 医生应该知道自己的局限性。不能因为患者要求这样做，而对他们进行手术。

❖ 医师有责任和义务保护潜在患者，确保选择合理和适当的治疗。这意味着医生花了足够的时间倾听患者的意见，并且医生理解患者的目标和期望，回答所有问题，并改进讨论的选择。这在手术前仅进行一次面对面的诊疗很难完全实现。

❖ 知情同意是一个可能需要多次面谈和多次讨论的过程。

❖ 有人说，医生靠治疗患者谋生，但靠对患者诊疗以外的事情来获得声誉。

参考文献

[1] Jena AB, Seabury S, Lakdawalla D, et al. Malpractice risk according to physician specialty. N Engl J Med 365:629, 2011.

[2] Gorney M. Medical liability in plastic and reconstructive surgery. In Anderson RE, ed. Medical Malpractice: A Physician's Sourcebook. Totowa, NJ: Humana Press, 2005.

[3] Gorney M. Communication and patient safety. In Anderson RE, ed. Medical Malpractice: A Physician's Sourcebook. Totowa, NJ: Humana Press, 2005.

[4] Nichols R. Are You Listening? New York: McGraw Hill, 1957.

[5] Horton JB, Reece EM, Broughton G II, Janis JE, Thornton JF, Rohrich RJ. Patient safety in the office-based setting. Plast Reconstr Surg 117:61e, 2006.

[6] Iverson RE. Patient safety in office-based surgery facilities: I. Procedures in the office-based surgery setting. Plast Reconstr Surg 110:1337; discussion 1343, 2002.

[7] Rohrich RJ, Broughton G II, Horton B, et al. The key to long-term success in liposuction: a guide for plastic surgeons and patients. Plast Reconstr Surg 114:1945; discussion 1953, 2004.

第二部分
麻　醉
PART II　Anesthesia

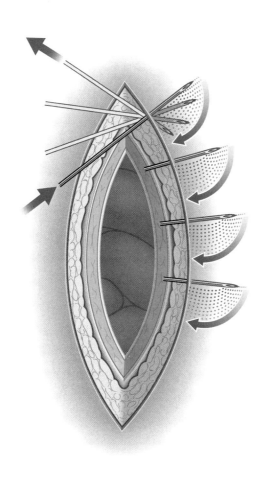

第 5 章　美容手术患者的麻醉基础
Basics of Anesthesia for the Aesthetic Surgery Patient

Deborah Stahl Lowery, Jeffrey E. Janis　著

刘艳红　马晓婧　译

一、一般原则 [1, 2]

- 完全择期的美容外科手术患者的麻醉面临以下特殊挑战。
  - ➢ 患者选择。
  - ➢ 手术地点选择（门诊手术中心、办公室、医院）。
  - ➢ 麻醉技术的选择。
  - ➢ 人员要求。
  - ➢ 术后护理和疼痛管理。
  - ➢ 离院标准。
  - ➢ 患者满意度。
- 手术医生和麻醉医生相互之间须高度理解、沟通和合作，以保证最佳手术预后和患者体验。
- 管理机构应在美容外科手术环境中建立最低监护标准。
  - ➢ 卫生保健鉴定委员会（AAAHC）。
  - ➢ 联合委员会（TJC），曾用名为保健机构联合鉴定委员会（JCAHO）。
  - ➢ 美国门诊手术机构协会（AAAASF）。
  - ➢ 根据机构状态和类型不同，规定可能会有所不同。
- 行业协会依据循证医学制定的专家共识、指南、建议、实践指导和建议，用于指导门诊手术中心和诊所医疗行为。
  - ➢ 美国麻醉医师协会（ASA）。
  - ➢ 门诊麻醉协会（SAMBA）。
  - ➢ 美国区域麻醉和疼痛医学协会（ASRA）。
  - ➢ 美国心脏病学会和美国心脏协会（ACC/AHA）。
  - ➢ 美国外科医师学会（ACS）。
  - ➢ 美国整形外科协会（ASPS）。
  - ➢ 美国美容整形外科协会（ASAP）。

（一）麻醉目标 [3]

- 解除焦虑。
- 遗忘。
- 镇痛。
- 镇静。
- 无意识或催眠。
- 制动，包括肌肉松弛或麻痹。
- 患者清醒时维持安静，无干扰的工作环境。
- 减少对伤害性刺激的自主反应。
- 维持重要器官功能。

（二）美容外科手术患者的麻醉目的 [2]

- 安全实施所选择的操作技术。
- 满足快通道手术要求，须快速起效和苏醒。
- 方法具有可预测性和可靠性。
- 预防不良反应。
- 达到可接受的出院标准。
- 达到患者接受择期、通常为自费项目的手术操作的预期满意度。

（三）技术方法 [2-8]

1. 全身麻醉

- "平衡"麻醉技术结合了多种静脉麻醉药物（镇静催眠药、麻醉性镇痛药、肌肉松弛剂），以及

挥发性 / 吸入性麻醉药（地氟醚、七氟醚，以及不常用的异氟醚和氧化亚氮）。

- 挥发性麻醉药
  - 更容易调整麻醉深度，苏醒较迅速，恢复较快。
  - 术中知晓的风险较低。
  - 使用简便。
  - 通常维护费用较低。

2. 全凭静脉麻醉（Total Intravenous Anesthesia，TIVA）

- 包括镇静 - 催眠药物的持续泵注（丙泊酚、氯胺酮、右美托嘧啶）。
  - 复合静脉推注或持续输注其他药物，如咪达唑仑、麻醉性镇痛药或肌肉松弛药。
  - 辅助给予手术区域的局部麻醉或浸润阻滞。
- 术后恶心呕吐发生率低。
- 患者满意度高。
- 操作流程较复杂。
- 费用较高。
- 不需要气体输送系统以及废气处理装置。
- 避免触发恶性高热的危险因素（见本章"恶性高热"部分）。
- 常用 TIVA 方案有多种[5, 6, 8]。
  - 丙泊酚：镇静、催眠。
  - 咪达唑仑：抗焦虑及遗忘。
  - 氯胺酮：分离麻醉及镇痛。
  - 阿片类药物（芬太尼、阿芬太尼、瑞芬太尼）：镇痛。
  - 罗库溴铵：肌肉松弛。
  - 右美托嘧啶：抗焦虑、镇静、镇痛、减少肾上腺素分泌。
  - 对乙酰氨基酚：非阿片类镇痛药。
  - 酮咯酸：非甾体类抗炎药（NSAIDS）。
- 通常需监测"麻醉深度"或"意识水平"。
- 提取大脑皮层脑电图信号进行运算后得到与睡眠深度相关的"指数"。
- 美国通常使用脑电双频指数（Bispectral Index，BIS，Medtronic）。
  - 气道可保持自然通气或控制通气状态（气管内插管或声门上气道），机械通气或自主呼吸均可。

3. 区域阻滞麻醉

- 椎管内阻滞（腰麻或硬膜外麻醉）。
- 神经阻滞麻醉：神经丛、外周神经、椎旁神经、肋间神经、神经束、腹横肌平面（transversus abdominal plane，TAP）、神经干等。
- 静脉镇静：多种方法，维持不同深度。
- 局部浸润麻醉。
- 麻醉的选择取决于以下方面。
  - 手术的类型、大小及持续时间。
  - 患者或手术医生要求。
  - 麻醉医生的经验。
  - 患者健康状况和（或）心理预期。
- 麻醉方式可为以上单一或多种方式组合。

二、麻醉过程的要点[9]

- 非医院环境的护理标准应与医院内标准相同。
- 必须满足 ASA 的基础麻醉监测[10]（2011 年最新版）。
- 必须建立急救流程，记录并进行演习。
- 必须与附近 / 相关医院签订应急收治协议。
- 必须完善术前评估，包括实验室检查及特殊会诊[11]。
- 选择有相应监测手段的麻醉方式。
- 选择合适的人员提供麻醉。
  - 独立或以团队工作的麻醉医师，及注册麻醉护士（CRNA）或麻醉助理医师。
  - 外科医师指导的注册麻醉护士。
  - 外科医师指导的注册护士，仅可监测患者及按医嘱给药。
- 所有从业人员都应受过合格的教育、训练及认证。
- 手术的时长及困难程度，尤其是多个手术操作需同时或分期完成。

- 术前药物及术后镇痛方案。
- 出院标准及术后随访。

三、术前评估及患者选择 [12, 13]

（一）目标

- 了解并控制患者的基础疾病。
- 评估在门诊手术中心或诊所手术的安全性。
- 根据麻醉需要和患者意愿确定麻醉方案。
- 最大限度减少围术期风险。
- 减少推迟手术或取消手术的风险。
- 评估安全且及时出院的可能性。
- 患者教育，安慰患者以增强患者信心。

（二）方法

- 核对单形式的患者问卷。
- 家庭医生的评估。
- 必要时须专科医师会诊。
- 过去手术的麻醉记录。
- 麻醉医师或护士的门诊评估或电话评估。
- 视频通话。

（三）时机 [14]

- 根据以下情况决定。
  - 患者一般情况。
  - 患者临床状况。
  - 手术的侵袭度。
  - 医疗卫生体系。
- 如果患者健康状况良好，手术侵袭性小，可在手术当天进行；否则应提前评估。

四、麻醉医生须了解的内容

- 患者最新的病史及体格检查。
- 相关疾病。
- 现在应用的药物及治疗。
- 已有疾病的控制状况。
- 相关疾病会诊意见。
- 相关疾病病历。
- 相关心理状态。

- 外科诊断及手术计划。
- 是否有困难插管史。
- 是否有术后恶心呕吐（PONV）病史或出院后恶心呕吐（PDNV）病史。
- 是否发生过麻醉并发症，如苏醒延迟，非预期再住院，恢复室（PACU）滞留时间延长。
- 是否有恶性高热的个人或家族史。
- 由于美容外科手术患者特有的消费型心理，应考虑可能影响到患者满意度的细节。

五、危险因素

- 门诊手术中心或诊所内全身麻醉的禁忌或危险因素 [2, 5, 9, 12]。
  - 不稳定型心绞痛。
  - 3 ~ 6 个月内的心肌损伤。
  - 严重的心肌病。
  - 心功能不全失代偿期。
  - 主动脉瓣狭窄（中至重度）或有症状的二尖瓣狭窄。
  - 未控制或控制差的高血压。
  - 高级别心律失常。
  - 心脏植入设备（起搏器或除颤器）。
  - 3 个月内新发脑梗死。
  - 终末期肾病（end-stage renal disease, ESRD）/透析患者。
  - 严重肝病。
  - 等待重要器官移植的患者。
  - 镰状细胞贫血。
  - 有症状的或活动期多发性硬化症。
  - 重症肌无力。
  - 严重的阻塞性肺疾病（chronic obstructive pulmonary disease, COPD）。
  - 畸形 / 困难气道。
  - 严重的阻塞性睡眠呼吸暂停（obstructive sleep apnea, OSA）。
  - 病理性肥胖。
  - 精神状态不稳定、痴呆。

➢ 急性中毒。

➢ 运动耐量差，低于 4 代谢当量（metabolic equivalents，METs）（本章后面讨论）。

➢ Mathis 团队[15]2013 年曾提出增加门诊手术后 72h 内发病率及死亡率的 7 个独立危险因素。

1. BMI 超重。

2. BMI 肥胖。

3. COPD。

4. 短暂脑缺血发作或脑卒中病史。

5. 高血压。

6. 心脏外科手术史。

7. 手术时间延长。

六、术前实验室检查 [5, 9, 14, 16]

■ 不需要常规实验室检查的观点正逐渐得到接受。

■ 根据现有疾病状况及手术类型，根据适应证选择化验检查。

■ 以下情况无须做常规实验室检查。

➢ 患者健康。

➢ 患者无严重系统性疾病（ASA Ⅰ 或 ASA Ⅱ）。

➢ 预估失血量很少。

➢ 手术风险低。

■ 术前检查指南可参考 ASA，SAMBA，ACC/AHA。

（一）妊娠试验（hCG 试验）

■ 0.3%～1.3% 的绝经前期月经期妇女妊娠试验可为阳性，导致这些患者的治疗方案全部发生改变，手术推迟或取消[14]。

■ 育龄期女性是否应常规行妊娠试验仍有争议。

■ 目前无明确相关证据表明麻醉可导致胎儿畸形或产生其他影响，如流产、宫缩、早产等。

■ 针对是否应行常规妊娠试验，或是根据临床月经周期判断，ASA 尚无相关共识。

➢ ASA 建议"推荐"患者行 hCG 试验而非"需要"患者行 hCG 试验。

➢ ASA 建议医生个人或医院自行设立相关标准[16]。

■ 许多医疗机构在手术当日提供常规 hCG 尿检。

■ 一些医疗机构考虑到尿检结果的不准确性，改用快速血清 hCG 定量检测。

（二）血色素 / 红细胞比容 (HGB/HCT) 与全血细胞计数 (CBC)

■ 预期出血＞ 500ml 时。

■ 肝病。

■ 高龄。

■ 术前贫血。

■ 血液疾病。

■ 凝血因子缺乏。

（三）生化

■ 患有严重心律失常；使用起搏器；心脏植入性电子设备（cardiac implantable electronic device, CIED），如除颤器。

■ 心功能不全病史。

■ 糖尿病。

■ 慢性肾功能不全（chronic renal insufficiency, CRI）或终末期肾病（ESRD）。

■ 肝病。

■ 控制不佳的高血压。

■ 吸收障碍 / 营养不良（进食障碍史或减肥手术史）。

（四）血糖

■ 糖尿病患者应于住院前实验室检查（preadmission testing, PAT）或手术当日抽血监测血糖水平。

■ 糖化血红蛋白（HbA1c）对于围术期血糖管理有意义。

（五）凝血检查（PT, PTT, INR）

■ 出血性疾病。

■ 肝病。

■ 凝血因子缺乏。

■ 化疗患者。

（六）心电图（ECG）[14, 17]（框 5-1）

框 5-1　术前行心电图检查的指征

> - 已有冠心病（CAD）或有冠心病危险因素
> - 高危（＞ 1%）手术
> - 已知心律不齐病史
> - 已有外周血管疾病或脑血管疾病
> - 已有器质性心脏病
> - 患者有心脏疾病症状，如胸痛、大汗、呼吸急促（shortness of breath，SOB）、劳力性呼吸困难（dyspnea on exertion，DOE）等
> - 糖尿病需要胰岛素或已有终末器官损伤
> - 肾功能不全

- 根据心脏风险行心电图检查。
- 无症状患者行低风险手术，无论年龄，都不需行心电图检查（ACC/AHA 2014）。
- 中等风险美容手术（腹壁成形，大容量脂肪抽吸手术，急剧减肥后塑形手术）伴有至少一个临床危险因素的患者，需要行心电图检查。
- 如患者病情稳定，心电图结果 6 个月内有效。
- 修订版心脏风险指数（Revised Cardiac Risk Index，RCRI）相关的临床危险因素包括以下内容。
  - ➢ 冠心病患者合并心肌梗死、冠状动脉搭桥（CABG）、经皮冠状动脉介入治疗（PCI）或植入冠状动脉支架等病史。
  - ➢ 脑血管疾病患者合并脑卒中或短暂性脑缺血发作。
  - ➢ 心力衰竭。
  - ➢ 需要胰岛素治疗、控制不佳或伴有终末器官损伤的糖尿病。
  - ➢ 肾功能不全，血清肌酐＞ 2.0mg/dl 或终末期肾衰（ESRD）。
- RCRI 重大心脏事件风险分 4 层。
  - ➢ 无危险因素：0.4%。
  - ➢ 合并 1 个危险因素：1.0%。
  - ➢ 合并 2 个危险因素：2.4%。
  - ➢ 合并 3 个以上危险因素：5.4%。
    风险分层指导意义有两个方面。

- ➢ 风险＜ 1.0% 为低危患者，不需进一步检验。
- ➢ 风险≥ 1.0% 为中高危患者，择期手术之前应行进一步检查，控制基础疾病。
- 需要进一步检查并应审慎选择手术或考虑放弃手术的高风险因素包括 5 个方面。
  - ➢ 近期心肌梗死。
  - ➢ 不稳定型心绞痛。
  - ➢ 心衰失代偿期。
  - ➢ 高级别心律失常。
  - ➢ 有血流动力学影响的瓣膜病，如主动脉瓣狭窄。
- 注意其他危险因素。
  - ➢ 病理性肥胖。
  - ➢ 控制不佳的高血压。
  - ➢ 高级别心律失常；植入起搏器；植入除颤仪。
  - ➢ 外周动脉病变病史。

（七）胸片

- 择期美容外科手术患者无明确行胸片检查的适应证。
- 活动性有症状的肺疾病。

（八）高级别心血管检查

- 专科医师指导下的负荷试验，ECG，颈动脉超声，外周血管检查。

七、ASA 身体状况分级（ASA Physical Status Classification, ASA PS）[5, 18-20]（表 5-1）

- 是一种基于患者病史、体检、实验室检查的国际通用的患者临床状态分级。
- 广泛用于指导术前评估。
- 整体风险的粗略预测，不包含手术相关风险评估[9]。
- 可简单预测术后发病率与死亡率。
- 验证有效，被纳入现有风险评估模型[18]。
- 其他指导价值包括指导麻醉资源分配及费用[19]。
- 为主观性评估，其结果有个体差异[18]。
- 最新版为 2014 年更新：定义未变，但对一些稳

定的慢性疾病的分级更加宽松，如稳定的需要透析的终末期肾病（ESRD）患者由Ⅳ级变为Ⅲ级。

表 5-1 美国麻醉医师协会（American Society of Anesthesiologists, ASA）身体状况分级

身体状况分级	定义
Ⅰ级	正常健康患者
Ⅱ级	轻微系统性疾病
Ⅲ级	严重系统性疾病
Ⅳ级	威胁生命的严重系统性疾病
Ⅴ级	濒死患者，需手术介入否则生命难以维持
Ⅵ级	脑死亡患者，拟行器官移植手术

急诊手术需特殊标注 E（如正常健康患者行急诊手术为 IE 级）

- 有多个问题需要多次行美容手术的患者为 ASA Ⅲ级。
- ASA Ⅲ级的患者由于较大的病理生理变化，应予特殊关注。

注意 合并疾病处于稳定状态且控制良好的 ASA Ⅲ级，不是择期手术的禁忌证。

八、禁食指导意见及误吸的预防（表 5-2）[21]

（一）禁食

表 5-2 ASA 术前禁食指南（成人，2011 版）

摄入食物	最低禁食时间（h）
清饮料	2
乳制品、不确定成分的饮品	6
轻食（吐司，清饮料）	6
难消化食物（油炸、油腻食物；肉类）	≥ 8

注意 此指南将黑咖啡及清茶列为"清饮料"，对于无误吸风险的健康患者而言，这样可有助于预防咖啡因戒断引起的头痛。

（二）酸性误吸的预防与注意事项

- 吸入性肺炎：胃内容物误吸入肺，常发生于全身麻醉诱导期、术中或术毕即刻。
- ASA 与 SAMBA 未推荐术前常规给予预防酸性误吸的药物。
- 以下情况可能影响或延迟胃排空，应给予药物治疗并延长禁食时间。
  - 肥胖。
  - 妊娠。
  - 糖尿病。
  - 胃食管反流病（gastroesophageal reflux disease，DERD）。
  - 食管裂孔疝。
  - 减肥手术史（尤其是开腹胃约束手术）。
  - 肠梗阻。
  - 急诊手术（如因血肿返回手术室，或由于进食导致伤口裂开）。
- 术前预防类药物包括以下几类。
  - 胃肠道兴奋剂（甲氧氯普胺）。
  - 两类胃酸抑制药。
    - H_2 受体拮抗剂（西咪替丁、雷尼替丁、法莫替丁）。
    - 质子泵抑制药 PPI（奥美拉唑、兰索拉唑）。
  - 非特异性抑酸药（枸橼酸钠）。
  - 止吐剂（昂丹司琼、奋乃静）单用或合用。

九、功能状态与代谢当量（METs）

（一）功能状态或运动耐量 [9, 17]

- 观察患者完成不同任务和日常活动的能力（activities of daily living, ADLs）。
- METs 评分：1MET=3.5ml O_2 摄入 /（kg·min）（坐位静息下氧气摄入）。

- 可用于评估心脏风险。
- 非美国美容整形医师协会（ASAPS）的常规评分，但应用于麻醉术前评估，表达为：< 4METs；=4METs；> 4METs。
- 用于 Gupta 心肌梗死及心搏骤停的围术期心脏风险评分（Gupta Myocardial Infarction and Cardiac Arrest，MICA）[22]。
- 用于美容整形手术学会国家手术质量控制项目的手术风险评分 [11]。
- 可协助评估 ASA Ⅱ～Ⅳ级患者，也可作为术后死亡率的独立预测因素 [23]。
- 患者分为 3 种。
  - 完全独立生活。
  - 部分依赖他人。
  - 完全依赖他人。

（二）功能状态低下

- 可协助指导 ASA PS 评分 [24]。
  - < 4METs 的患者一般功能状态低下，心肺并发症发生风险升高。

（三）METs 评分（图 5-1）

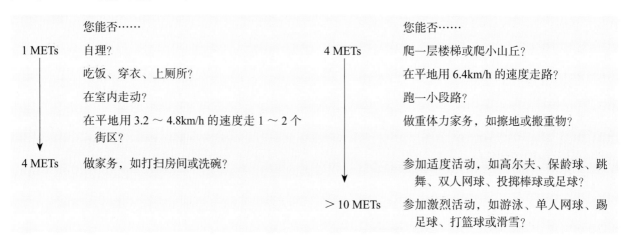

您能否……

1 METs	自理？
	吃饭、穿衣、上厕所？
	在室内走动？
	在平地用 3.2～4.8km/h 的速度走 1～2 个街区？
4 METs	做家务，如打扫房间或洗碗？

您能否……

4 METs	爬一层楼梯或爬小山丘？
	在平地用 6.4km/h 的速度走路？
	跑一小段路？
	做重体力家务，如擦地或搬重物？
	参加适度活动，如高尔夫、保龄球、跳舞、双人网球、投掷棒球或足球？
> 10 METs	参加激烈活动，如游泳、单人网球、踢足球、打篮球或滑雪？

▲ 图 5-1　METs 评分用于判断功能低下状况

十、监测麻醉（monitored anesthesia care, MAC）：麻醉深度

（一）监测麻醉 [1, 10, 25-28]

- 特殊的麻醉方法，实际上并不是一种麻醉。
- 用于多种诊断及治疗。
- 必须包含所有麻醉要素。
  - 术前评估。
  - 术中监测。
  - 术后管理。
- 只要不是最低程度的镇静，就应给予 ASA 标准监护，包括 ECG、无创血压（NIBP）、血氧（SpO_2）、呼气末二氧化碳（$EtCO_2$）；如有需要应监测体温。

（二）目标

- 镇静：降低患者意识水平。
- 镇痛：局部麻醉、区域麻醉和（或）全身用药。
- 抗焦虑。
- 遗忘。
- 生命体征平稳。

（三）给药途径

- 口服（PO）。
- 静脉滴注（IV）。
- 肌内注射（IM）。
- 经皮给药。

- 经鼻给药。

（四）给药方式

- 间断静脉单次用药。
- 持续输注。
- 患者自控装置。

（五）药物（表 5-3）

- 苯二氮䓬类（咪达唑仑、地西泮、劳拉西泮）。
- 麻醉性镇痛药（芬太尼、阿芬太尼、瑞芬太尼、舒芬太尼、哌替啶、吗啡）。
- 阿片受体激动 – 拮抗药（丁丙诺啡、布托啡诺、纳布啡）。
- α– 肾上腺素能激动药（右美托咪啶、可乐定）。
- 镇静 – 催眠药（丙泊酚、氯胺酮、美索比妥）。

（六）麻醉深度（表 5-4）

- 镇静深度的改变是难以预测的，需要麻醉医师持续关注。
- 对疼痛反应的完全消失不是镇静的目的。
- 镇静深度越高，越可能需要干预气道或给予通气（图 5-2）。
- 镇静转为全身麻醉可能带来不可预知的损伤，和心血管系统的不稳定。

注意　提供 MAC 麻醉的注册医生或注册麻醉护士须有资格行全身麻醉。

（七）拮抗药

- 苯二氮䓬类药物用氟马西尼拮抗
  - 氟马西尼 0.5mg/5ml (0.1 mg/ml)。
  - 初始剂量 0.2mg，15s 内静脉注射。
  - 每 60s 重复给 0.1 ～ 0.2mg，直至总量 1.0mg 为止。

小贴士　苯二氮䓬类药物半衰期长于氟马西尼；注意再次镇静。

表 5-3　监测麻醉常用药

药物	单次剂量或输注速度 *
短效阿片类药物	
阿芬太尼	5 ～ 7μg/kg 或 0.2 ～ 0.5μg/(kg·min)
芬太尼	0.3 ～ 0.7μg/kg 或 0.01 ～ 0.02μg/(kg·min)
瑞芬太尼	0.25 ～ 0.5μg/kg 或 0.025 ～ 0.1μg/(kg·min)
舒芬太尼	0.05 ～ 0.15μg/kg 或 0.1 ～ 0.5μg/(kg·h)
上一代阿片类药物（起效慢，作用时间长）	
哌替啶	0.2mg/kg，10 ～ 20mg
吗啡	0.02mg/kg，1 ～ 2mg
阿片受体激动 – 拮抗药	
丁丙诺啡	2 ～ 5mg/kg
布托啡诺	2 ～ 7mg/kg
纳布啡	0.07 ～ 0.1mg/kg
苯二氮䓬类	
地西泮	0.05 ～ 0.1mg/kg
劳拉西泮	0.01 ～ 0.02mg/kg
咪达唑仑	0.030 ～ 0.075mg/kg
α₂ – 肾上腺素能激动药	
右美托咪啶	1μg/kg 或 0.2 ～ 0.7mg/(kg·min)
烷基酚类	
丙泊酚	0.2 ～ 0.5mg/kg 或 10 ～ 75μg/(kg·min)
磷丙泊酚	6.5mg/kg
巴比妥类	
美索比妥	0.2 ～ 0.5mg/kg
苯环己哌啶类	
氯胺酮	0.2 ～ 0.5mg/kg

* 根据 70kg 体重成人计算。需根据年龄、性别、基础疾病和基础药物情况调节。

表 5-4　麻醉深度

镇静深度	患者对刺激反应	麻醉医生相应处理
最低限镇静	可对答 气道、通气、心血管功能不受影响	更低的镇静水平可以维持生命基本反射 保护气道 供氧下保持自主呼吸 保留患者吞咽与呕吐反射
中度镇静	可部分对答或有触觉反应 不需干预气道 通气、心血管功能不受影响	最低限镇静相比需要更好的急救措施，以免镇静进一步加深
深度镇静	反复或强刺激下有反应 可能需要干预气道 可能通气不足 心血管功能一般不受影响	当患者各种反应完全消失，不管是否给予气道干预，都转为全身麻醉
转为全身麻醉	—	当患者各种反应完全消失，不管是否给予气道干预，都转为全身麻醉

资料引自镇静深度 ASA 统一体：普通麻醉和镇静 / 镇静水平的定义。资料来源网址：www.asahq.org.

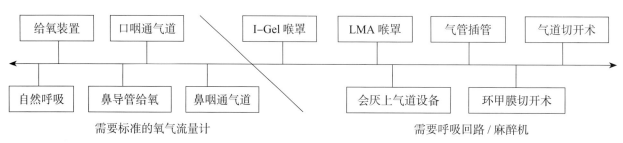

▲ 图 5-2　气道干预措施

- 镇痛药用纳洛酮拮抗。
  - ➤ 纳洛酮 0.4mg/ml。
  - ➤ 需要缓慢滴注，否则易出现阿片类药物快速逆转的不良反应（严重疼痛、癫痫、肺水肿、高血压及心力衰竭等）。
  - ➤ 初始剂量 0.1 ～ 0.2mg。
  - ➤ 常将 1 支纳洛酮用 10ml 盐水稀释为 0.04mg/ml 使用。
  - ➤ 每次给药 1 ～ 2ml（0.04mg/ml），根据呼吸抑制程度分次给药。

小贴士　镇痛药半衰期比纳洛酮长；注意再次镇静和再发呼吸抑制。

十一、气道管理原则与 ASA 困难气道处理流程

应配备简易气道及有创气道支持设备，以满足患者及外科手术需要。

（一）评估 [1, 29, 30]

- 病史可用于评估是否有困难气道。
  - ➤ 已知的喉镜暴露困难。
  - ➤ 已知的面罩通气困难。
  - ➤ 以往麻醉后患者明显的咽痛。
  - ➤ 所有既往麻醉病史。
  - ➤ 以下为已知的与困难气道相关疾病。
    - ● 肥胖。
    - ● OSA。
    - ● 关节炎或强直性脊柱炎。

- 纵隔肿瘤、甲状腺肿物、声门下狭窄、声带麻痹。
- 获得性疾病如放疗损伤。
- 先天性疾病如先天性小下颌 (pierre robin sequence)。

■ 体格检查可帮助评估气道状况。

> 开口度（门齿间距）小于 3 指。

> 颞下颌关节紊乱。

> 糟糕的牙齿情况：牙齿腐烂、牙齿松动、缺齿等。

> 咬合不正：龅牙、反颌。

> 假牙、牙冠、牙齿贴片、牙齿植入、正畸架等。

> 甲颏距离小于 3 指。

> 颈部过厚，"水牛颈"。

> 颈椎活动受限和（或）后展受限。

> 张口不可见悬雍垂。

> 腭穹过窄或过高。

（二）困难气道管理[30]

■ 按照 Mallampati 分级（MP）困难气道分为 3 级（图 5–3）。

> 可用于评估喉镜暴露困难程度。

> MP > 2 级需要关注。

> 不可单独应用 MP 评估气道。

> 各种检查结合（包括甲颏距离）可增加评估的准确性。

> ASA 指南指出术前检查多项气道评估可以有效预测困难气道的发生。

注意　避免在门诊手术中心进行"困难通气 – 困难插管"的全身麻醉，考虑收治入院。

十二、体位摆放 [31-34]

■ 外科医师、麻醉医师及护士共同负责[31]。

（一）不良体位导致的并发症 [32]

■ 压疮和肌肉坏死。

■ 脱发（局部的）[32, 33]。

> 常发生于长时间手术（ > 6h ）、术中低血压、应用血管收缩药物和术中大出血。

> 初始表现轻微（24h 内），继而头发脱落（术

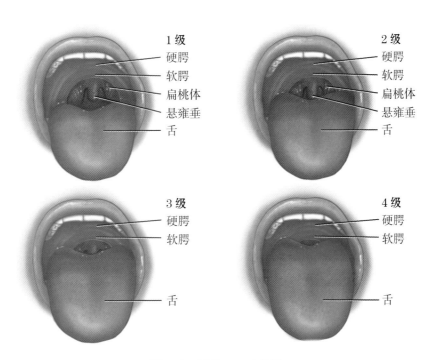

▲ 图 5–3 **Mallampati** 分级

1 级 . 软腭全部可见；2 级 . 悬雍垂全部可见；3 级 . 悬雍垂部分可见；4 级 . 软腭完全不可见

后几天），通常持续 1 个月。

➤ 大多数患者术后 3 个月头发再次生长。

➤ 有终身脱发的病例报道。

➤ 长时间手术应使用橡胶头圈，并定期调整头部位置。

■ 周围神经病变[31-35]。

➤ 机制有 5 个方面。

● 过度伸展（过度牵拉）。

● 压迫。

● 缺血。

● 代谢紊乱。

● 手术损伤。

➤ ASA 索赔事件的统计表明神经损伤是麻醉相关索赔中的第二高发事件[34]。

➤ 常出现在以下部位。

● 尺神经＞臂丛神经＞正中神经。

● 发生原因有时难以明确，可能与体位有关（＜10%）[31]。

● 体位无关因素包括男性、体型异常（病态肥胖或过瘦）、住院时间延长。

■ 筋膜室综合征，特别是截石体位或侧卧位[35]。

■ 烫伤常发生于应用温毯，暖风机，加温输液器等。

➤ 推荐设置温毯温度限制为 43.3℃。

➤ 暖风机必须与配套毯子合用，将热度分散于较大范围。

➤ 加温输液器常因为加温管道直接接触患者皮肤导致烫伤。

■ 角膜损伤[33, 36]。

➤ 是最常见的并发症[33]。

➤ ASA 统计指出 1990 年至今美国有 41 例角膜损伤导致的赔偿[36]。

➤ 大约 50% 的病例为全身麻醉。

➤ 不明原因的损伤占 58%。

➤ 50% 的病例平均赔偿 12 000 美元。

➤ 此损伤发生率在逐年下降。

➤ 预防措施有以下几个方面。

● 眼部贴膜或敷料覆盖。

● 无菌眼药润滑。

● 眼睑缝合。

● 护目镜。

● 角膜保护装置：金属/塑料；仅在手术关键时段短时间使用，避免长时间使用导致角膜缺血。

■ 术后视力丧失（postoperative vision loss, POVL）[33, 36, 37]。

➤ 发生率低，程度严重。

➤ 常发生于脊柱手术（俯卧位）、心脏手术和头颈部手术。

➤ 大多数的诉讼案例（1995—2011 年）中损害不可逆并较严重。

➤ 有一个案例发生于使用了护目镜和泡沫头垫的俯卧位手术中，很可能是由于压迫导致的损伤[38]。

（二）可导致体位相关性损伤的患者因素

■ 关节活动受限或颈椎强直（类风湿关节炎、强直性脊柱炎）。

■ 既往外伤、创伤或炎症性疾病史导致的关节活动受限。

■ 慢性退行性疾病导致的挛缩。

■ 高龄、激素应用或自身免疫性疾病患者的脆弱皮肤。

■ 体型异常患者，尤其俯卧位手术时。

（三）体位相关性并发症的管理[33]

■ 周围神经损伤是最常见且最难以发现的。

■ 术前应充分告知患者风险。

■ 医生应避免投机心理。

■ 详细记录术前情况、危险因素、体位摆放的限制等。

■ 拍照记录所有临床发现。

■ 早期会诊。

■ 早期对症治疗（筋膜室综合征需要急诊介入）。

■ 危机干预小组介入。

■ 随访。

十三、围术期低体温[39-41]（框 5-2）

框 5-2　术中低体温预防

- 术前准备区域使患者预保温 1h
- 手术间环境温度设为 22.8℃
- 监测核心体温（食管温度或鼻咽温度）
- 使用主动加温措施
- 通过覆盖术野暴露皮肤进行被动保温
- 减少暴露和体位调整时间，尽快恢复主动加温措施
- 静脉输注液体、浸润阻滞药液及灌洗液加温
- 术后给予主动升温措施并给予药物治疗术后寒战

- 低温会与多种外科并发症及不良生理学改变相关[39, 41]。
- 影响患者满意度。
- 正常体温应为 37℃左右。
- 体温变化应小于 1℃。
- 围术期低体温定义为 < 36.1℃。
- 轻度术中低体温范围为 34 ~ 36℃。
- 整形外科手术中易导致低体温发生的手术包括以下内容。
  - 脂肪抽吸术，特别是大容量脂肪抽吸术。
  - 腹壁成形术。
  - 皮瓣转移术。
  - 下肢提拉术。
  - 减肥后身体塑形手术。

（一）并发症

- 感染。
- 愈合延迟和（或）伤口裂开。
- 皮下积液[39]。
- 血肿。
- 血小板功能下降导致的凝血异常和血块形成异常[41]。
- 术后寒战导致的不适，住院延长及花费增加。

（二）相关因素

- 术前准备区域环境温度过低。
- 术前禁食导致的低代谢。

- 麻醉相关的体温调节机制异常（椎管内阻滞＞全身麻醉）。
- 术中手术室环境温度过低。
- 皮肤表面过多暴露。
- 手术切口蒸发与放射导致体温丢失。
- 使用了冷的静脉液、浸润液和灌洗液。
- 患者相关因素
  - 高龄。
  - 消瘦体型。
  - 代谢性疾病，包括糖尿病相关性自主神经功能障碍与神经病变。

（三）主动升温措施[41]

- 如果不给予主动升温措施，50% ~ 90% 的手术患者都会发生围术期低体温。
- 将手术室环境温度升至 22.8℃。
- 使用充气式升温装置（如 Bair Hugger, Arizant Healthcare, Inc.）是外科手术的护理常规。
- 应用温毯及温垫，如水暖或电暖温毯。
- 将所有灌洗液放至 40℃ 的升温箱中。
- 静脉输注液体加温至 37℃。
- 将脂肪抽吸术中所用浸润液加热至 37℃ 以减少体温丢失。
- 应用加热湿化的麻醉气体。
- 手术台辐射供暖。
- 有试验表明术中输注氨基酸可激活自体体温调节。

（四）被动保温措施

- 使用普通毯子或温毯覆盖患者。
- 尽量保存热量。
- 减少皮肤热量散发。
- 增加覆盖层数不是有效的手段。

注意　温毯并不比普通毯子更有效，但温毯用于清醒患者时可带来更舒适的感受。

- 填补"缝隙"，以及包裹患者头部（但是头部并不会引起大量热量丢失）。

- 应用反光隔热毯。

（五）PACU 恢复及复温

- 入 PACU 时发生的低体温可能需要 4h 才能得到纠正。
- 吸入麻醉导致的麻醉后寒战（postanesthetic shivering, PAS）发生率高达 40% ～ 65%。
  - 与手术持续时间及术中最低体温相关。
  - 年轻患者多见（＜ 60 岁）。
  - 会加重疼痛。
  - 导致心率、血压升高，儿茶酚胺释放，耗氧量增加（200% ～ 400%），心肌需氧量增加——可使已有心脏疾病加重。
  - 需要积极的给予主动升温措施。
  - 抗寒战药物哌替啶 12.5 ～ 50mg 可有效治疗寒战，但仍需给予积极的升温措施。

十四、术后恶心呕吐（postoperative nausea and vomiting, PONV）与出院后恶心呕吐（postdiscarge nausea and vomiting, PDNV）[8, 42-45]

- 患者关注度高，影响患者整体满意度。
- 麻醉相关最常见并发症之一。
- 美容手术患者高发。
- 恶心发生率为 50% ～ 80%。
- 呕吐发生率为 30%。
- 出院后症状持续或再发（PDNV）率为恶心 17%，呕吐 8%。

警告 PONV 处理不当可导致 PACU 滞留甚至非计划二次入院。

（一）呕吐发生机制 [42, 43]

- "呕吐中枢"位于脑干外侧的网状结构。
- 接受位于第四脑室"化学感受器触发区（chemoreceptor trigger zone, CTZ）"的信号。
- CTZ 受以下多种神经递质调控。
  - 5- 羟色胺。
  - 多巴胺。
  - 组胺。
  - 乙酰胆碱。
  - 神经激肽。
- 预防和治疗的药物可阻断其中一种或多种递质的受体。

（二）关注点 [8, 44, 45]（图 5-4，表 5-5）

- 识别高危患者。
- 制订麻醉方案，减少或控制危险因素。
- 根据最新指南选择合适的预防药物或其他措施及合适的应用时机，对其利弊及成本 – 效果进行分析 [45]。
- 提供有效的补救治疗措施。
- 与外科医生协商调整出院医嘱，特别是阿片类药物、非阿片类镇痛药物，以及口服止吐药。

危险因素	分值
女性	1
非吸烟者	1
PONY 病史	1
术后阿片类药物	1
总数	0 ～ 4

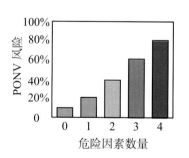

▲ 图 5-4　**PDNV 的危险因素**

表 5-5　成人 PONV 危险因素

证据	危险因素
支持证据	女性（B1） PONV 病史或晕动症病史（B1） 非吸烟者（B1） 年轻（B1） 全身麻醉（A1） 吸入麻醉及氧化亚氮麻醉（A1） 术后阿片类药物应用（A1） 麻醉时间（B1） 手术类型（胆囊切除，腹腔镜手术，妇科手术）（B1）
证据不一致	ASA 分级（B1） 经期（B1） 麻醉医师经验（B1） 肌松拮抗药（A2）
无证据支持或 证据有限	BMI（B1） 焦虑（B1） 鼻胃管（A1） 辅助给氧（A1） 围术期禁食（A2） 偏头痛（B1）

BMI. 体重指数；PONV. 术后恶心呕吐

（三）风险分层工具

- Apfel 简易风险评分是最常用且可靠的工具。
- Gan 团队[45] 通过 Meta 分析确认以下危险因素。
  - 女性。
  - 非吸烟者。
  - 年轻患者（＜ 50 岁）。
  - PONV 病史或晕动症病史。

（四）麻醉相关危险因素

- 全身麻醉较区域麻醉常见。
- 吸入麻醉，效果与吸入麻醉剂剂量相关。
- 氧化亚氮（笑气）。
- 术后阿片类药物应用，效果与剂量相关。
- 手术时长。
- 手术类型。

（五）减少基线风险的措施

- 充分补液，术前 3 ～ 4h 可允许患者摄入清水及

轻饮料。
- 尽可能应用区域麻醉。
- 尽可能应用丙泊酚输注（TIVA），避免吸入麻醉剂。
- 减少围术期阿片类药物应用
  - 应用多模式非阿片类镇痛。
  - 手术医师应用局部麻醉药。
  - 应用术后持续输注镇痛方案。
- 根据风险分层，积极给予多模式方案预防 PONV 发生。

（六）止吐药联合治疗（表 5-6）

- 尽量选用单一药物。
- 组合使用针对不同受体或不同位置靶点的药物。
- 药物效果可叠加。
- 小剂量多种类药物合用效果最好。
- 减少每种药物副反应。
- 现有文献已提供一些药物的推荐剂量和给药时间[45]。
- 进入 PACU 前应至少应用一种药物。

表 5-6　常用止吐药（分类 / 受体）

通用名	商品名
昂丹司琼（5- 羟色胺受体拮抗剂）	Zofran Ⅳ, PO 或舌下含服（ODT）
地塞米松（糖皮质激素）	Decadron Ⅳ
氟哌啶醇（丁酰苯 / 多巴胺受体拮抗剂）	Haldol Ⅳ（FDA 超适应证）
美克洛嗪（抗组胺 /H₁ 受体拮抗剂）	Antivert PO
东莨菪碱透皮贴剂（抗胆碱能）	TransDerm Scop
阿瑞匹坦（NK-1 受体拮抗剂）	Emend PO
异丙嗪（吩噻嗪 / 多巴胺受体拮抗剂）	Phenergan Ⅳ, 深部 IM, 或 PO

（七）非药物治疗

- P6- 穴位按压法或穴位电刺激法（ReliefBand, Abbott Laboratories），应用于腕部内侧正中神经走行部位。

- 多项研究推荐此法，有效且无并发症[8, 45]。

（八）PACU 补救措施

- 如果未使用预防性止吐药，应给予以下任一种或多种药物。
  - 昂丹司琼 1.0mg Ⅳ（低于预防剂量）。
  - 地塞米松 2 ～ 4mg Ⅳ。
  - 氟哌利多 0.625mg Ⅳ 或氟哌啶醇 0.5 ～ 2.0mg。
  - 异丙嗪 2.5 ～ 12.5mg Ⅳ /IM。
  - 丙泊酚 20mg Ⅳ（短效）。
  - 异丙醇芳香疗法（机制未知但应用广泛）。
- 如果给予预防性止吐药，应用预防方案里其他不同分类的药物。

注意 重复给予之前用过的药物，效果不能叠加。

- 如果在 PACU 停留时间＞ 6h，可以给予第二剂昂丹司琼或氟哌啶醇（无临床试验证据）。

警告 不要重复给予地塞米松，或经皮给予东莨菪碱或阿瑞匹坦！

十五、恶性高热（Malignant Hyperthermia, MH）[46-49]

- 药物遗传学疾病（常染色体显性），诱发因素包括两类。
  - 挥发性麻醉剂（地氟醚，七氟醚，异氟醚）。
  - 琥珀酰胆碱。
- 只影响骨骼肌。
- 导致肌浆网钙离子大量释放。
- 可出现于诱导后，术中或 PACU 内。
- 术后发生率低（1.9% 的病例）[49]。
- 具有 MH 易感基因的患者可能对一种或多种诱发因素产生反应。

（一）症状

- 初始表现可能不明显或不特异
  - 僵硬，广泛（咬肌、躯干肌肉、四肢肌肉）甚至累及全身的肌肉收缩。
  - 高代谢连锁反应。
  - 心动过速。
  - $EtCO_2$ 升高，且提高分钟通气量后无法得到改善。
  - 体温升高（可延迟出现）。
  - 高钾血症伴有 ECG 变化，心律失常。
  - 酸中毒。
  - 肌红蛋白尿。
  - 心搏骤停。
  - 死亡。
  - 高度怀疑 MH——尽快处理。
  - 丹曲林是唯一特效药。

（二）处理

- 必须同时快速完成多项任务。
- 呼叫帮助。
- 根据情况，暂停或放弃手术。
- 拨打全美恶性高热协会（MHAUS）热线电话：1-800-644-9737 或 1-800-MH-HYPER（译者注：国内目前尚未设立相关热线）。
  - 提供全天候的专家会诊。
  - 给予危机管理电话指导及支持。
- 获得恶性高热抢救车及丹曲林。
  - 推荐冲击剂量为 36 支丹曲林（每支 20mg）或同等剂量的新药丹曲洛林钠（Ryanodex）3 支（每支 250mg）。
  - 停用所有触发药物。
  - 吸入高流量纯氧，按 3 ～ 4 倍通气量给予过度通气。
  - 呼吸回路的两个管路均使用活性炭过滤器（Vapor-Clean，Dynathestics）以快速降低麻醉机回路内吸入麻醉剂气体浓度。
  - 不要浪费时间更换麻醉机。
  - 改为 TIVA（不含触发药物）。
  - 立即应用丹曲林！

- 传统用药（丹曲林）。
  - 每支丹曲林粉末 20mg 用无菌注射用水稀释至 60ml。
  - 工作量大：需要大量人员协助。
  - 2.5mg/kg 反复给药，直至 10mg/kg。
  - 每给予 20mg 丹曲林，给予 3g 甘露醇。
- 新药（丹曲洛林钠）用法。
  - 每支 250mg 丹曲洛林钠用无菌注射用水稀释到 5ml。
  - 给药快。
  - 1 支丹曲洛林钠 =12.5 支传统丹曲林。
  - 2.5mg/kg 反复给药，直至 10mg/kg。
  - 每支丹曲洛林钠含有 125mg 甘露醇（不需额外给甘露醇）。
  - 文献报道中使用该药的经验较少。

（三）其他处理

- 迅速给予主动降温（静脉输液，腋窝及腹股沟区冰袋，胃 / 膀胱冲洗）。
- 导尿。
- 纠正代谢 / 电解质失衡。
- 维持血流动力学稳定。
- 迅速联系转送 ICU 或三级医疗机构。
- 考虑行肌肉活检或分子遗传学检验。
- 事件上报至北美恶性高热登记中心（http://www.mhaus.org/registry）（译者注：仅限美国发生的事件）。

注意　全美恶性高热协会（MHAVS）支持具备足够的设施资源、计划和准备（包括转移能力）的门诊手术中心（ASCS）可接受高热易感患者。

- 其他相关信息可从美国恶性高热联盟获得（MHAUS—www.mhaus.org.）。

十六、术后麻醉恢复室（Postanesthesia Recovery Unit, PACU）[50-53]

（一）术后恢复过程

- Ⅰ阶段：恢复早期护理单元。
- Ⅱ阶段：康复期或出院前。
- 快速康复。
  - 常见于门诊手术。
  - 选择合适的麻醉方法及短效药物，缩短临床路径。
  - 越过Ⅰ阶段：在麻醉医师引导下，从手术室直接进入Ⅱ阶段恢复。
  - 离开手术间前需要达到Ⅰ阶段护理标准。
- Ⅰ阶段和Ⅱ阶段合并。
  - 很多门诊手术中心都选择将两个阶段的护理单元进行合并。
  - "一站式工作模式"，只需一名护士即可完成整个术后恢复期的护理。
  - 减少转运和交接。
  - 护理流程更加连续。
  - 更灵活，方便推进快速康复。
- Ⅲ阶段：出院后恢复阶段。
  - 持续至术后数日。
  - 直到患者恢复至术前状态为止。
  - 恢复日常生活。

（二）非计划入院

- 评审规定，所有实施美容外科手术的机构必须有向上级健康机构转院的预案。
- 美国发生率为 1%～2%。
- 患者疾病原因（心肺系统、呼吸系统、神经系统、恶性高热等）。
- 手术的原因（出血、术后后遗症）。
- 根据转院流程呼叫救护车。
- 与协议医院取得联系。
- 外科医师，麻醉医师和（或）注册麻醉护士或注册护士可护送患者转院。

本章精要

❖ 美容外科手术的实施环境应满足监管机构制定的最低护理标准。

❖ 必须达到ASA的基础麻醉监护标准（更新于2011年）。

❖ 美容手术患者为特殊的消费型群体，须关注各种细节和患者需求，以免影响患者的满意度和就医体验。

❖ 糖尿病患者应于入院前或手术当日抽血监测血糖水平。

❖ 镇痛药的半衰期比纳洛酮半衰期长，注意术后再次镇静或再发呼吸抑制。

❖ 如果不给予主动升温措施，50%～90%的手术患者都会发生围术期低体温。

参考文献

[1] Bennett GD. Anesthesia for aesthetic surgery. In Shiffman MA, Di Giuseppe A, eds. Cosmetic Surgery. Berlin Heidelberg: Springer, 2013.

[2] Desai M. General inhalation anesthesia for cosmetic surgery. In Friedberg BL, ed. Anesthesia in Cosmetic Surgery. New York: Cambridge University Press, 2007.

[3] Crowder CM, Palanca BJ, Evers AS. Mechanisms of anesthesia and consciousness. In Barash PG, Cullen BF, Stoelting RK, et al, eds. Clinical Anesthesia, ed 7. Philadelphia: Lippincott Williams & Wilkins, 2013.

[4] Gertler R, Joshi GP. General anesthesia. In Twersky RS, Phillip BK, eds. Handbook of Ambulatory Anesthesia, ed 2. New York: Springer Science, 2008.

[5] Raeder J, ed. Clinical Ambulatory Anesthesia. New York: Cambridge University Press, 2010.

[6] Blakely KR, Klein KW, White PF, et al. A total intravenous anesthetic technique for outpatient facial laser resurfacing. Anesth Analg 87:827, 1998.

[7] Friedberg BL. The dissociative effect and preemptive analgesia. In Friedberg BL, ed. Anesthesia in Cosmetic Surgery. New York: Cambridge University Press, 2007.

[8] Barinholtz D. Intravenous anesthesia for cosmetic surgery. In Friedberg BL, ed. Anesthesia in Cosmetic Surgery. New York: Cambridge University Press, 2007.

[9] Kataria K, Cutter TW, Apfelbaum JL. Patient selection in outpatient surgery. Clin Plast Surg 40:371, 2013.

[10] ASA standards for basic anesthetic monitoring. Available at www.asahq.org.

[11] ASC NSQIP Surgical Risk Calculator. Available at http://riskcalculator.facs.org/RiskCalculator/.

[12] Levin N. Preanesthetic assessment of the cosmetic patient. In Friedberg BL, ed. Anesthesia in Cosmetic Surgery. New York: Cambridge University Press, 2007.

[13] Ogunnaike B. Anesthesia. In Janis JE, ed. Essentials of Plastic Surgery, ed 2. New York: Thieme, 2014.

[14] Committee on Standards and Practice Parameters, et al. Practice Advisory for Preanesthetic Evaluation. An updated report by the American Society of Anesthesiologists Taskforce on Preanesthesia Evaluation. Anesthesiology 116:522, 2012.

[15] Mathis MR, Naughton NN, Shanks AM, et al. Patient selection for day case-eligible surgery. Anesthesiology 119:1310, 2013.

[16] Choosing wisely: an initiative of the ABIM Foundation. Available at www.choosingwisely.org.

[17] Cohn SL, Fleisher LA. Evaluation of cardiac risk prior to noncardiac surgery. Available at http:// www.uptodate.com/contents/evaluation-of-cardiac-risk-prior-to-noncardiac-surgery.

[18] Davenport DL, Bowe EA, Henderson WG, et al. National Surgical Quality Improvement Program (NSQIP) risk factors can be used to validate American Society of Anesthesiologists Physical Status Classification (ASA PS) levels. Ann Surg 243:636, 2006.

[19] Sankar A, Johnson SR, Beattie WS, et al. Reliability of the American Society of Anesthesiologists physical status scale in clinical practice. Br J Anaesth 113:424, 2014.

[20] Ansell GL, Montgomery JE. Outcome of ASA III patients undergoing day case surgery. Br J Anaesth 92:71, 2004.

[21] American Society for Anesthesiologists Committee. Practice guidelines for preoperative fasting and the use of pharmacologic agents to reduce the risk of pulmonary aspiration: application to healthy patients undergoing elective procedures: an updated report by the American Society for Anesthesiologists Committee on Standards and Practice Parameters. Anesthesiology 114:495, 2011.

[22] Gupta PK, Gupta H, Sundaram A, et al. Development and validation of a risk calculator for prediction of cardiac risk after surgery. Circulation 124:381, 2011.

[23] Dosluoglu HH, Wang JP, Defranks-Anain L, et al. A simple subclassification of American Society of Anesthesiology III patients undergoing peripheral revascularization based on functional capacity. J Vasc Surg 47:766, 2008.

[24] Visnjevac O, Davari-Farid S, Lee J, et al. The effect of adding functional classification to ASA status for predicting 30-day mortality. Anesth Analg 121:110, 2015.

[25] ASA position on monitored anesthesia care. Available at www.asahq.org.

[26] ASA continuum of depth of sedation: definition of general anesthesia and level of sedation/ analgesia. Available at www.

asahq.org.

[27] Urman RD, Ehrenfeld JM, eds. Pocket Anesthesia, ed 2. Philadelphia: Lippincott Williams & Wilkins, 2013.

[28] Distinguishing monitored anesthesia care ("MAC") from moderate sedation/analgesia (conscious sedation). Available at *www.asahq.org.*

[29] Amadasun FE, Adudu OP, Sadiq A, et al. Effects of position and phonation on oropharyngeal view and correlation with laryngoscopic view. Niger J Clin Pract 13:417, 2010.

[30] Apfelbaum JL, Hagberg CA, Caplan RA, et al. Practice guidelines for management of the difficult airway: an updated report by the American Society of Anesthesiologists Task Force on Management of the Difficult Airway. Anesthesiology 118:251, 2013.

[31] Washington SJ, Smurthwaite GL. Positioning the surgical patient. Anaesth Int Care Med 10:476, 2009.

[32] Dominguez E, Eslinger MR, McCord SV. Postoperative (pressure) alopecia: report of a case after elective cosmetic surgery. Anesth Analg 89:1062, 1999.

[33] Hansen J, Botney R. Safe patient positioning. In Young VL , Botney R, eds. Patient Safety in Plastic Surgery. New York: Thieme Publishers, 2009.

[34] Cheney FW, Domino KB, Kaplan RA, et al. Nerve injury associated with anesthesia: a closed claim analysis. Anesthesiology 90:1062, 1999.

[35] Warner MA, Warner DO, Harper CM, et al. Lower extremity neuropathies associated with lithotomy positions. Anesthesiology 93:938, 2000.

[36] Posner KL, Lee LA. Anesthesia malpractice claims associated with eye surgery and eye injury: highlights from the anesthesia closed claims project data request service. ASA Monitor 78:28, 2014.

[37] Kara-Junior N, Espindola RF, Valverde FJ , et al. Ocular risk management in patients undergoing anesthesia: an analysis of 309,4431 surgeries. Clinics 70:541, 2015.

[38] Roth S, Tung A, Ksiazek,S. Visual loss in a prone-positioned spine surgery patient with the head on a foam headrest and goggles covering the eyes: an old complication with a new mechanism. Anesth Analg 104:1185, 2007.

[39] Coon D, Michaels JM V, Gusenoff JA, et al. Hypothermia and complications in post-bariatric body contouring. Plast Reconstr Surg 130:443, 2012.

[40] Young VL, Watson ME. Hypothermia: prevention and consequences. In Young VL, Botney R, eds. Patient Safety in Plastic Surgery. New York: Thieme Publishers, 2009.

[41] Constantine RS, Kenkle M, Hein RE, et al. The impact of perioperative hypothermia on plastic surgery outcomes: a multivariate logistic regression of 1062 cases. Aesthet Surg J 35:81, 2015.

[42] Le TP, Gan TJ. Update on the management of postoperative nausea and vomiting and postdischarge nausea and vomiting in ambulatory surgery. Anesthesiol Clin 28:225, 2010.

[43] Watcha MF, White PF. Postoperative nausea and vomiting. Its etiology, treatment and prevention. Anesthesiology 77:162, 1992.

[44] Öbrink E, Jildenstål P, Oddby E, et al. Post-operative nausea and vomiting: update on predicting the probability and ways to minimize its occurrence, with focus on ambulatory surgery. Int J Surg 15:100, 2015.

[45] Gan TJ, Diemunsch P, Habib AS, et al; Society for Ambulatory Anesthesia. Consensus guidelines for management of postoperative nausea and vomiting. Anesth Analg 118:85, 2014.

[46] Young VL, Watson ME. Malignant hyperthemia. In Young VL, Botney R, eds. Patient Safety in Plastic Surgery. New York: Thieme Publishers, 2009.

[47] Kim TW, Rosenberg H, Nami N. Current concepts in the understanding of malignant hyperthermia. Anesthesiology News, Feb 2014. Available at *http://www.anesthesiologynews. com/ download/MalignantHyperthermia_AN0214_WM.pdf.*

[48] MHAUS. Managing an MH crisis. Available at *www.mhaus. org.*

[49] Litman RL, Flood CD, Kaplan RF, et al. Postoperative malignant hyperthermia: an analysis of cases from the North American Malignant Hyperthermia Registry. Anesthesiology 109:825, 2008.

[50] Pregler JL, Kapur PA. Postanesthesia care recovery and management. In Twersky RS, Philip BK, eds. Handbook of Ambulatory Anesthesia. New York: Springer Science and Business Media, 2008.

[51] Chung F, Lermitte J. Discharge process. In Twersky RS, Philip BK, eds. Handbook of Ambulatory Anesthesia. New York: Springer Science and Business Media, 2008.

[52] Chung F, Mezei G. Factors contributing to a prolonged stay after ambulatory surgery. Anesth Analg 89:1352, 1999.

[53] Apfelbaum JL, Silverstein JH, Chung FF, et al. Practice guidelines for postanesthetic care: an updated report by the American Society of Anesthesiologists Task Force on Postanesthetic Care. Anesthesiology 188:1, 2013.

资　源

American Society of Anesthesiologists (ASA). Available at *www.asahq.org.*

American Society of Regional Anesthesia and Pain Medicine (ASRA). Available at *www.asra.com.*

Anesthesia Patient Safety Foundation (APSF). Available at *www.apsf.org.*

LipidRescue Resuscitation. Available at *www.lipidrescue.org.*

Malignant Hyperthermia Association of the United States (MHAUS). Available at *www.MHAUS.org.*

Regional Anesthesia and Pain Medicine (RAPM). Available at *www.rapm.org.*

Society of Ambulatory Anesthesia (SAMBA). Available at *www.sambahq.org.*

第 6 章　美容手术患者的围术期麻醉要点
Perioperative Anesthesia Considerations for the Aesthetic Surgery Patient

Deborah Stahl Lowery　著

刘艳红　马晓婧　译

对于任何美容手术，麻醉都是一个重要因素。麻醉医师、手术医师和患者之间的充分交流是手术安全和成功的关键。通过风险分层，谨慎选择患者，优化患者健康状态等方式，减少手术并发症。

一、心血管疾病[1-6]

（一）高血压

- 手术当日继续服用 β 受体阻滞药。
- 手术当日停用利尿药。
- 手术当日停用血管紧张素转化酶抑制药（ACE Inhibitor, ACEI）（赖诺普利、雷米普利、贝那普利、卡托普利）和血管紧张素受体拮抗药（angiotensin-receptor blockers, ARBs）（坎地沙坦、氯沙坦、缬沙坦、厄贝沙坦），因其可导致全身麻醉诱导后血管过度扩张。

（二）冠状动脉疾病

警告　对 6 个月内新诊断冠心病的患者，应推迟择期手术。

- 血管成形术或血管支架术需要使用几根支架，何时手术，支架的类型，以及是否需要抗血小板或抗凝治疗，这些都非常重要！需要专科医师会诊或咨询患者家庭医生。

- 心肌病。
- 瓣膜病。
  - ➤ 关注主动脉瓣狭窄（了解轻度、中度、重度）。
- 心律失常[6-8]。
  - ➤ 关注是否有心内植入型电子装置（cardiac implantable electronic device，CIED），如起搏器或置入型心律转复除颤器（automated implantable cardioverter defibrillator，AICD）。

注意　术中仅应用双极电刀对 CIED 的干扰最小，诊所环境中应用也十分安全。

（三）充血性心力衰竭

- 只有稳定的，已代偿的慢性充血性心力衰竭才可认为是低风险手术。

（四）脑血管疾病

- 评估是否有短暂性脑缺血发作病史或脑血管意外病史，包括是否有后遗症。

（五）外周血管疾病

- 择期手术患者的起搏器应在 12 个月内检查过。
- 择期手术患者的除颤器应在 6 个月内检查过。
- 如果必须使用单极电刀，应在医院内而非诊所内实施手术。

二、肺脏疾病

（一）肺动脉高压

- 严重肺动脉高压的患者为高危人群，应避免任何择期美容手术。

（二）哮喘 [3, 9, 10]

- 美国患病率为 8.2%。
- 根据医疗索赔研究表明，哮喘患者术中支气管痉挛或喉痉挛的发生率仅为 2%，但其中 90% 的索赔是由于患者发生了严重的脑损伤或死亡。
- 研究表明控制良好的哮喘发生支气管痉挛的发生率低（1.7%）[10]。
- 控制良好的哮喘患者可实施门诊手术。

（三）慢性阻塞性肺疾病（chronic obstructive pulmonary disease, COPD）[3, 10-12]

- 围术期发病率及死亡率的独立危险因素，增加气管插管风险。
- 与其相关的最常见的术后并发症包括肺不张，肺炎，呼吸衰竭，COPD 恶化 [3]。
  - 应选择有长时间 PACU 监测或有术后 23h 监测的机构。
- 术后急性恢复期发生低氧血症和肺通气不足的风险极高。

（四）吸烟 [10, 13]

- 每日吸烟 1 ～ 2 包的患者，围术期发生呼吸系统并发症、伤口感染、皮瓣坏死的风险增加。
- 术前短期戒烟不能改善转归，相反，戒烟引起的分泌物增多及气道反应性增高可增加肺脏并发症的风险。
- 尽管相关文献有限，美国疾控中心（Centers for Disease Control, CDC）仍建议术前及术后应戒烟 30d 以上。

（五）术后肺脏并发症（postoperative pulmonary complications, PPCs）[10, 14]

- 最近的系统回顾显示，所有种类手术中发生率为 6.8%。
- 患有相关疾病的患者发病率增高。
- 临床严重并发症包括以下几方面。
  - 肺不张。
  - 感染、支气管炎、肺炎。
  - 可能需要气管插管或持续性机械通气的呼吸衰竭。
  - 现有慢性疾病恶化。
  - 支气管痉挛。
- 患者相关危险因素有如下几点。
  - 功能状态差。
  - 一般健康状况差
    - ASA PS 分级与风险有很好的相关性。
    - ASA ＞ Ⅱ级患者风险可增加为 5 倍。
  - 年龄大于 50 岁。
  - 吸烟。
  - 肥胖。
- 手术相关危险因素有如下几点。
  - 手术部位是独立且重要的危险因素。
    - 腹部手术（上腹部＞下腹部）或胸部手术。
    - 腹壁成形手术或大规模减肥手术。
  - 手术时间为 3 ～ 4h。
  - 麻醉方式，椎管内麻醉及区域麻醉可减少风险。
  - 残留肌松药拮抗。
- 术后肺脏并发症可增加患者死亡率，延长住院时间，增加医疗花销。

三、阻塞性睡眠呼吸暂停（obstructive sleep spnea, OSA）[15-17]

（一）背景

- 风险逐年增加。
- 男女比例为 3∶1。

065

- 与肥胖相关。
- 困难气道的高危因素。
- 80% 的患者未得到诊断。
- 一过性气道梗阻可导致睡眠中断，睡眠紊乱，白天过度嗜睡。
- 呼吸暂停的定义为经口或鼻的气流中断 ≥ 10s。
- 通气不足的定义为通气流量减少 50% 并导致呼吸减慢 ≥ 10s。
- 生理学改变包括以下内容。
  - 氧饱和度降低 / 低氧血症。
  - 高碳酸血症。
  - 酸中毒。
  - 红细胞增多症。
- 多导睡眠图是 OSA 的标准诊断性检查，可将呼吸暂停 – 低通气分为轻度、中度和重度。

（二）术前评估

- 美国麻醉医师协会（American Society of Anesthesiologists，ASA）强烈推荐麻醉医师和手术医师共同合作建立在手术日前对患者进行评估的流程，以更好的选择患者，做好准备和管理。
- STOP-BANG 问卷是最常用的筛查方式，也是 SAMBA（2014）阻塞性睡眠呼吸暂停及门诊手术专家共识推荐的方法[17]（图 6-1）。

1. 您的打呼声很大吗？	是 / 否
2. 您是否白天感觉累，疲惫或者想睡觉？	是 / 否
3. 曾有人发现您睡觉有停止呼吸的现象吗？	是 / 否
4. 您目前或曾经因为高血压接受过治疗吗？	是 / 否
5. 您的 BMI 指数超过 35 吗？	是 / 否
6. 您的年纪大于 50 岁吗？	是 / 否
7. 您的颈围大于 40cm 吗？	是 / 否
8. 您是男性吗？	是 / 否

▲ 图 6-1 STOP-BANG 问卷用于筛查 OSA 风险

小于 3 项回答是：低风险；3 项以上回答为是：高风险；5 ~ 8 项回答为是：很可能是中重度 OSA

四、门诊手术的患者选择的决策流程（图 6-2）

（一）一般治疗

- 尽量少用或慎用毒麻药物。
- 联合应用多模式镇痛方法，如对乙酰氨基酚、加巴喷丁、NSAIDs（或 COX-2 抑制药）、氯胺酮、地塞米松、中枢作用的 α 受体激动药。
- 应用局部麻醉药：周围神经阻滞、椎管内阻滞或其他神经阻滞；家用持续泵注装置。
- 彻底拮抗肌松药。
- 完全清醒后拔管。
- 高于最低镇静水平时应给予通气监测，如二氧化碳波形等。这已经是 ASA 标准监测的一部分[18]。
- 术后恢复室的护理应包括以下内容。
  - 持续供氧直至可维持氧饱和度 > 90%。
  - 避免平卧位，应予抬高床头至半坐位或侧卧位。
  - 继续给予包括 SpO_2 在内的监测，直至离院。
  - 应用患者自带 CPAP 或其他设备。
  - 离院前应重点做好以下护理工作。
    - 教育患者及陪同人员警惕 OSA 症状，特别是给予术后镇痛药时。
    - 鼓励患者睡眠时应用 CPAP 或其他设备辅助呼吸，避免平卧位。

（二）糖尿病[4, 19, 20]

- 在门诊美容手术患者中越来越常见。
- 在减重后身体塑形手术或大容量脂肪抽吸术患者中，2 型糖尿病非常常见。
- 美国糖尿病协会及美国内分泌医师协会的推荐仅适用于需要大手术的住院患者，不适用于门诊手术患者。
- 门诊手术前可咨询患者的家庭医生或内分泌医生的建议。
- 麻醉前评估或术前评估团队应协助进行患者选择及术前管理。

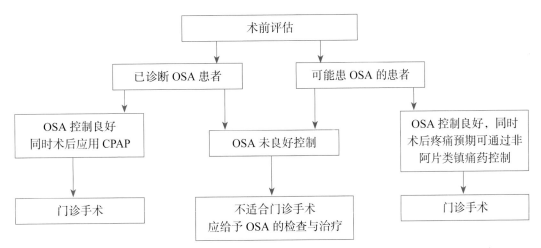

▲ 图 6-2　门诊美容手术患者术前评估及决策流程

- 择期美容手术前应尽可能将血糖控制良好。
- HbA1c ≤ 7.4 时，患者感染相关并发症发生率降低。
  - ➢ 现有指南推荐手术当日应停用口服降糖药和静脉非胰岛素降糖药，术后恢复进食后再继续用药。

（三）手术当日高糖血症

- 常见于以下情形。
  - ➢ 患者血糖控制不佳。
  - ➢ 术前不正确停药。
  - ➢ 应激反应。
- 以下情况应取消或推迟手术。
  - ➢ 严重脱水。
  - ➢ 酮症酸中毒。
  - ➢ 高渗性脱水。
- 如果有以下证据表明术前长期血糖控制良好，仅仅是手术当日血糖升高，可继续手术。
  - ➢ HbA1c ≤ 7.4%。
  - ➢ 餐前血糖水平 70 ～ 130mg/dl。
  - ➢ 餐后血糖水平＜ 180mg/dl。
- 注意以下事项。
  - ➢ 其他并发症。
  - ➢ 终末器官损伤水平，是否有自主神经功能障碍等。

- ➢ 术后伤口延迟愈合及伤口感染风险。
- ➢ 手术时长：短小手术可接受更高血糖水平。
- ➢ 手术侵袭度。
- ➢ 麻醉方式的选择：全身麻醉或深度镇静可掩盖高糖血症症状。
- ➢ 术后恢复降糖药的时机。

注意　没有门诊手术患者的理想血糖控制水平的推荐。

小贴士　围术期维持患者术前基础血糖水平，而不是刻意"控制"血糖。

（四）辅助药物及其他注意事项

- 积极预防术后恶心呕吐（postoperative nausea and vomiting，PONV），避免由于突发状况影响患者尽早恢复进食（见第 5 章）。
- 静脉应用地塞米松 4mg 可有效预防 PONV，且没有明确证据表明会明显升高血糖或影响预后。
- 如果围术期给予胰岛素，出院前应监测血糖水平，确保出院后无发生低糖血症的风险。
- 出院指导应根据手术预后、进食能力以及自我监测血糖的能力，制订逐步恢复降糖治疗的计划。

067

（五）肥胖

- 最新数据（2015）表明美国成人肥胖占人群 40%[21, 22]。
- BMI 是最常用的评估肥胖严重程度的工具（表 6-1）。

表 6-1　BMI 与肥胖程度

BMI (kg/m²)	分级
25.0～29.9	超重
30.0～34.9	Ⅰ级肥胖
35.0～39.9	Ⅱ级肥胖
40.0～49.9	Ⅲ级肥胖
≥50	严重病态肥胖

BMI 即身体质量指数（body mass index）

- 门诊手术麻醉可接受何种程度的肥胖。
  - 现有文献之间相互矛盾。
- 2013 年国家外科质量改进计划（NSQIP）的一项研究指出，超重和肥胖都是增加早期围术期发病率和死亡率风险的独立危险因素[23]。
- 门诊麻醉学会（Society for Ambulatory Anesthesia，SAMBA）实用指南中指出（2013），经过系统性文献回顾，未能制定出肥胖患者选择的相关指南[24]。
- 现有文献指出肥胖可能增加以下发生率。
  - 需要辅助吸氧的低氧血症。
  - 需要气道支持。
  - 喉痉挛及支气管痉挛。
  - PONV。
- 减肥手术相关文献指出，在充分告知并合理控制并发症后，肥胖患者可以进行门诊手术。
- 严重病态肥胖（BMI ≥ 50kg/m²）患者手术风险更高，需要完善评估，控制疾病，并考量是否适合门诊手术。
- BMI ≥ 50kg/m² 的患者可能不适于在诊所环境进行手术。
- BMI 40～50kg/m² 的患者在诊所进行手术之前需

要仔细评估 OSA、低通气综合征、肺动脉高压、未控制的高血压、心脏症状和糖尿病的风险。

注意　目前尚无足够的证据可以明确择期门诊手术患者的绝对体重上限[24]。

五、草药类营养剂 [4, 25-27]

- 常见，目前市面上拥有超过 5 万种膳食补充剂产品[25]。
- 美容手术患者服用营养剂更为普遍[26]。
- 产品缺少标准化规范。
- 不受 FDA 监管。
- 对疗效无要求。
- 文献报道超过 32% 的美国人日常服用营养剂。
- 多数患者（＞70%）不向医务人员说明自己服用营养剂[4]。
- 需注意以下副反应[26, 27]。
  - 药物之间相互作用。
  - 出血。
  - 高血压。
  - 心率增快。
  - 镇静。
  - 肝功能不全。
  - 对细胞色素系统的抑制或增强作用及其对药物代谢的影响。
- 常见的影响麻醉或手术的草药包括以下种类。
  - 紫锥花属植物。
  - 麻黄属植物。
  - 野柑橘。
  - 蒜。
  - 姜。
  - 银杏。
  - 人参。
  - 卡瓦胡椒。
  - 圣约翰草。
  - 缬草根。

小贴士　年轻超重女性很多应用麻黄属草药类营养剂。

小贴士　蒜、姜、银杏和人参为最流行的营养剂。

- ＞90% 的营养剂都会影响凝血，增加出血风险，可能影响 [25] 以下内容。
  - ➢ 术后镇痛所用神经阻滞。
  - ➢ 手术止血。

- ➢ 术后并发症的发生率，如血肿。
- 术前详细询问患者相关营养剂的应用。
- 目前缺乏研究和文献支持应该更为保守地应用营养剂。
- ASA 推荐术前停用草药类营养剂。
  - ➢ 一般于择期手术前至少 2 ～ 3 周停用草药类营养剂 [1, 13, 28]。

本章精要

- ❖ 高血压患者手术当日继续服用 β 受体阻滞药。
- ❖ 严重肺动脉高压的患者为高危人群，应避免任何择期美容手术。
- ❖ 每日吸烟 1 ～ 2 包的患者围术期呼吸系统并发症、伤口感染、皮瓣坏死的风险率高。
- ❖ ASA 推荐麻醉医师和手术医师共同合作建立在手术日前对患者进行评估的流程，以更好的选择患者，做好准备和管理。
- ❖ 对于 OSA 患者，应教育患者及陪同人员警惕 OSA 症状，特别是给予术后镇痛药时。
- ❖ 静脉应用地塞米松 4mg 可有效预防 PONV，且没有明确证据表明会导致血糖升高或影响预后。

参考文献

[1] Desai M. General inhalation anesthesia for cosmetic surgery. In Friedberg BL, ed. Anesthesia in Cosmetic Surgery. New York: Cambridge University Press, 2007.

[2] Raeder J, ed. Clinical Ambulatory Anesthesia. New York: Cambridge University Press, 2010.

[3] Kataria K, Cutter TW, Apfelbaum JL. Patient selection in outpatient surgery. Clin Plast Surg 40:371, 2013.

[4] Levin N. Preanesthetic assessment of the cosmetic patient. In Friedberg BL, ed. Anesthesia in Cosmetic Surgery. New York: Cambridge University Press, 2007.

[5] Cohn SL, Fleisher LA. Evaluation of cardiac risk prior to noncardiac surgery. Available at *http:// www.uptodate.com/ contents/evaluation-of-cardiac-risk-prior-to-noncardiac-surgery.*

[6] Lau WC, Eagle KA. Managing cardiovascular risk and hypertension. In Young VL, Botney R, eds. Patient Safety in Plastic Surgery. New York: Thieme Publishers, 2009.

[7] American Society of Anesthesiologists. Practice advisory for the perioperative management of patients with cardiac implantable electronic devices: pacemakers and implantable cardioverter-defibrillators: an updated report by the american society of anesthesiologists task force on perioperative management of patients with cardiac implantable electronic devices. Anesthesiology 114:247, 2011.

[8] Crossley GH, Poole JE, Rozner MA, et al. The Heart Rhythm Society (HRS)/American Society of Anesthesiologists (ASA) Expert Consensus Statement on the perioperative management of patients with implantable defibrillators, pacemakers and arrhythmia monitors: facilities and patient management this document was developed as a joint project with the American Society of Anesthesiologists (ASA), and in collaboration with the American Heart Association (AHA), and the Society of Thoracic Surgeons (STS). Heart Rhythm 8:1114, 2011.

[9] Woods BD, Sladen RN. Perioperative considerations for the patient with asthma and bronchospasm. Br J Anaesth 103(Suppl 1):i57, 2009.

[10] Cereda M, Neligan PJ. Managing the risk of perioperative pulmonary complications. In Young VL, Botney R, eds. Patient Safety in Plastic Surgery. New York: Thieme Publishers, 2009.

[11] Alvarez MP, Samayoa-Mendez AX, Naglak MC, et al. Risk factors for postoperative unplanned intubation: analysis of a national database. Am Surg 81:820, 2015.

[12] Snyder CW, Patel RD, Roberson EP, et al. Unplanned intubation after surgery: risk factors, prognosis, and medical emergency team effects. Am Surg 75:834, 2009.

[13] Bennett GD. Anesthesia for aesthetic surgery. In Shiffman MA, Di Giuseppe A, eds. Cosmetic Surgery. Berlin Heidelberg:

Springer, 2013.

[14] Smentana GW. Evaluation of preoperative pulmonary risk. Available at *www.uptodate.com.*

[15] Stephan PJ, Mercier D, Coleman J, et al. Obstructive sleep apnea: implications for the plastic surgeon and ambulatory surgery centers. Plast Reconstr Surg 125:652, 2009.

[16] American Society of Anesthesiologists Task Force on Perioperative Management of Patients with Obstructive Sleep Apnea. Practice guidelines for the perioperative management of patients with obstructive sleep apnea: an updated report by the American Society of Anesthesiologists Task Force on Perioperative Management of patients with obstructive sleep apnea. Anesthesiology 120:268, 2014.

[17] Joshi GP, Saravanan PA, Gan TJ, et al. Society of Ambulatory Anesthesia consensus statement of preoperative selection of adult patients with obstructive sleep apnea scheduled for ambulatory surgery. Anesth Analg 115:1060, 2012.

[18] ASA standards for basic anesthetic monitoring. Available at *www.asahq.org.*

[19] Braithwaite SS. Perioperative glucose control and diabetes management. In Young VL, Botney R, eds. Patient Safety in Plastic Surgery. New York: Thieme Publishers, 2009.

[20] Joshi GP, Chung F, Vann MA, et al. Society for Ambulatory Anesthesia consensus statement on perioperative blood glucose management in diabetic patients undergoing ambulatory surgery. Anesth Anal 111:1378, 2010.

[21] Levi J, Segal LM, Rayburn J, et al. The state of obesity: better policies for a healthier America 2015. Available at *http://stateofobesity.org/files/stateofobesity2015.pdf.*

[22] Ogden CL, Carrol MD, Fryar CD, et al. Prevalence of obesity among adults and youth: United States, 2011-2014. NCHS Data Brief No. 219, 2015.

[23] Mathis MR, Naughton NN, Shanks AM, et al. Patient selection for day case-eligible surgery. Anesthesiology 199:1310, 2013.

[24] Joshi GP, Ahmad S, Riad W, et al. Selection of obese patients undergoing ambulatory surgery: a systematic review of the literature. Anesth Analg 117:1082, 2013.

[25] Abe A, Kaye AD, Gritsenko K, et al. Perioperative analgesia and the effects of dietary supplements. Best Pract Res Clin Anesthesiol 28:183, 2014.

[26] Broughton G, Crosby MA, Coleman J, et al. Use of herbal supplements and vitamins in plastic surgery: a practical review. Plast Reconstr Surg 119:48e, 2007.

[27] Jalili J, Askeroglu U, Alleyne B, et al. Herbal products that may contribute to hypertension. Plast Reconstr Surg 131:168, 2013.

[28] Gertler R, Joshi GP. General anesthesia. In Twersky RS, Phillip BK, eds. Handbook of Ambulatory Anesthesia, ed 2. New York: Springer Science, 2008.

资 源

American Society of Anesthesiologists (ASA). Available at *www.asahq.org.*

American Society of Regional Anesthesia and Pain Medicine (ASRA). Available at *www.asra.com.*

Anesthesia Patient Safety Foundation (APSF). Available at *www.apsf.org.*

Regional Anesthesia and Pain Medicine (RAPM). Available at *www.rapm.org.*

Society of Ambulatory Anesthesia (SAMBA). Available at *www.sambahq.org.*

第 7 章　美容手术患者麻醉指南

Procedure–Specific Anesthesia Guidelines for the Aesthetic Surgery Patient

Deborah Stahl Lowery　著

刘艳红　译

一、面部整形手术麻醉（除皱术、颈部提拉等）[1, 2]

- 患者因素。
  - 年龄通常为中年或以上。
  - 并存疾病的风险较高，尤其是高血压。
  - 因心脏问题可能服用抗血小板药物、抗血栓药物或抗凝药物。
  - 如果需要停用或继续服用血液稀释剂，须与患者的保健医生或顾问沟通。
  - 在摆放体位及体位垫时须特别关注患者活动受限情况，包括颈椎。
- 通常是多个手术操作中的一部分，时间≥ 4h。
  - 考虑置入导尿管。
  - 使用阶梯式压力装置预防下肢静脉血栓形成。
  - 间歇性查看患者体位，检查四肢和受压部位的支撑和防护垫。
- 多种麻醉技术都可成功使用。
  - 不同深度的静脉镇静。
  - 全凭静脉麻醉（Total intravenous anesthesia，TIVA）（见第 5 章）。
  - 复合吸入麻醉的平衡麻醉技术。
- 麻醉方法的选择经常受术者的喜好影响。

（一）麻醉的目的 [2, 3]

- 维持理想的血流动力学稳定。

- 血肿是此类手术最常见的并发症。
- 术前收缩压＞ 150mmHg 是导致血肿的危险因素 [3]。
- 将抗焦虑、止吐及镇痛治疗作为循环调控的一部分。
- 对手术刺激强度改变可能导致血流动力学明显波动的情况须预防性的进行处理（了解手术操作内容及步骤）。
- 了解头部加压包扎敷料的位置、时间及耐受情况。
- 苏醒拔管过程平稳，避免呛咳和躁动。

（二）术前管理 [1, 4]

- 正在使用的抗焦虑药物不需要停用。
- 术前给予抗焦虑药物咪达唑仑 1 ～ 2mg 静脉注射，滴定给药，最大剂量不超过 0.7mg/kg。
- 正在使用的降压药不需要停用［除外利尿药、血管紧张素转化酶抑制药（ACEI 类）和血管紧张素受体抑制药（ARB 类）］。
- 明确患者的基础血压，如可能的话明确平素血压波动范围。
- 可考虑应用可乐定：术前 0.1 ～ 0.2mg 口服或 0.1 ～ 0.2mg/d 透皮贴剂。
- 优化术前多模式口服镇痛药物（塞来昔布、对乙酰氨基酚及加巴喷丁）。
- 优化术前预防性止吐方案［阿瑞吡坦（Aprepitant，

Emend ）、东莨菪碱贴剂]，尤其是对既往有术后恶心呕吐史的患者。

（三）术中管理

- 确保丙泊酚静脉诱导过程平顺。
- 根据 Apfel 评分，采取呕吐预防方案 [可加用异丙嗪、地塞米松、昂丹司琼和（或）氟哌啶醇]。
- 继续采用无阿片类药物的多模式镇痛方案（氯胺酮、静脉给予对乙酰氨基酚）。
- 改变头部位置或注射前，提前给予合适剂量的神经肌肉阻滞药。
- 切除术中血压维持在正常低限或适度的低血压水平。
- 手术中广泛应用局部浸润阻滞和神经阻滞。
- 静脉单次注射短效合成阿片类药物（芬太尼、舒芬太尼和阿芬太尼）以阻断以下内容。
  - 喉镜置入引起的血流动力学改变。
  - 局部麻醉药注射引起的一过性刺激。
  - 头部位置改变对气道的刺激。
- 减少阿片类药物用药总量，以降低包括术后恶心呕吐（PONV）在内的不良反应。
- 缝合前将血压调整至基础血压范围，以便术者评估是否存在渗血。
- 合理地进行静脉输液（维持量）以避免面部水肿。
  - 预计失血量很少。
  - 不存在明显的第三间隙液体丢失。
- 直至所有敷料包扎完毕后再唤醒患者。
- 拔管期间术者或助手可坐床旁持续按压。
- 尽早抬高床头至少 30° 以减少术后水肿。
- 平稳拔管至关重要，可预防因咳嗽或躁动引起的静脉回流增加、血压升高所导致的血肿。
- 必要时静脉应用利多卡因以降低气道反应。
- 必要时静脉推注艾司洛尔快速控制升高的血压。
- 术后恢复期间及时处理各种焦虑、血压升高、疼痛或恶心。

- 有研究报道，术后恢复室发生的高血压是引起血肿的显著危险因素 [2]。
- 除皱术中，须严格控制上述可能影响血压的因素，以使皮下出血及血肿发生风险降至最低。

（四）气道管理 [1, 5]

- 气管内插管控制通气。
  - 头部位置改变时可最大限度控制气道。
  - 减少自主呼吸时可能发生的体动。
  - 提供闭合的供氧环路，降低电凝术中发生火灾的风险。
  - 在保证足够的氧供同时可将吸入氧浓度降至最低水平。
  - 气管内导管固定于最方便术者操作的位置。
  - 固定气管内导管时避免使用胶带，建议使用缝线或牙线将导管固定于切牙或犬齿（告知患者可能发生牙龈刺激、咽喉疼痛或出血）。
  - 有些术者倾向于不固定气管内导管，以方便在术中根据需要左右移动导管位置。

小贴士　如果气管导管未固定，可使用不易擦除的记号笔在牙齿或口唇位置的导管刻度线上进行标记，以便于随时检查气管导管的置入深度！

  - 可以使用异形气管导管（经口或经鼻预铸直角弯形气管导管）。
  - 生物填塞敷料有助于将气管导管固定于下颌，减少胶布使用。
  - 明确外科医师所需要的肌肉松弛程度，避免不必要的面部松弛。
- 声门上气道装置（LMA、I-gel 喉罩）。
  - 在避免面部变形方面不够理想。
  - 评估头部位置改变的可能，以避免术中刺激气道或喉罩移位。
  - 适用于单独的眉毛提升术、睑袋成形术或眼睑手术（如无禁忌证），因以上手术中头部须保持正中位置。

> 苏醒期更平稳，较少发生呛咳或躁动。

- 自然气道保留自主呼吸。

（五）眼睛的保护

- 只能使用无菌眼药膏（Lacri-Lube）。

警告　不要将 Lacri-Lube 与 Surgilube（译者注：为手术中所用无菌润滑剂）混淆，后者用于角膜可引起严重的眼睛损伤，这可能与氯己定的毒性有关 [4]。

- 使用角膜保护剂。
  > 为避免患者不适的感觉以及清醒状态下清除的困难，须在麻醉苏醒前擦除。

二、面部激光换肤 [1, 6, 7]

- 二氧化碳激光治疗可引起疼痛，通常需要在术中和术后早期应用强效镇痛剂。
- 全凭静脉麻醉下保留自然气道，自主呼吸空气的技术曾报道可安全用于此类手术。
  > 非阿片类镇痛药物和局部神经阻滞技术相结合，使得循环呼吸抑制的药物需求量下降。
  > 避免了辅助供氧及辅助呼吸，手术区域更为宽松。
  > 缺点 [6] 包括最终仍然需要在离院前给予补救性的阿片镇痛药物（> 70%）和止吐药（32%）。
- 气管内插管平衡麻醉或全凭静脉麻醉 [1, 5] 可用于以下内容。
  > 通过控制呼吸应对药物引起的呼吸抑制。
  > 降低火灾风险。
    - 使用闭合式供氧环路。
    - 使用抗激光的气管导管。
    - 在保证足够的氧供同时可将吸入氧浓度降至最低水平。
    - 在使用激光前的核对中告知术者吸入氧浓度。
- 为方便术者在气管导管附近操作，导管位置可能需要重新固定，甚至不予固定。

- 使用角膜保护剂进行眼睛的保护，还需要生理盐水浸润的湿纱布。
- 在麻醉后恢复室需要注意以下事项。
  > 给予补充麻醉性镇痛药。
  > 面部吹冷空气。
  > 涂抹药膏。
  > 加湿面罩。

三、鼻整形术

- 控制气道的全身麻醉非常适用。
- 保留自然气道的中 - 深度的镇静可做备选方法，但是这种情况下给予供氧比较有难度。
- 气管导管固定于下颌。使用气管导管延长管，加强型气管导管，或经口预铸直角弯度（RAE）导管，以更好地暴露手术区域，方便操作，避免面部挤压变形。
- 声门上气道装置（LMA、I-gel 喉罩）也曾安全用于此类手术。
- 切开软骨时须注意血液可进入胃内，导致术后恶心呕吐、误吸及气道激惹的风险升高。

小贴士　使用喉罩的话，尽可能选择可进行胃吸引的喉罩型号。

- 喉部填充生理盐水浸润的纱布可减少血液流向胃，但可能引起黏膜损伤和术后咽喉疼痛。

警告　操作结束时务必取出喉部的填充纱布！（加到核对单上）。

- 在夹板成形、固定和敷料到位之前，患者一直处于麻醉状态。
- 苏醒期包括以下注意事项
  > 完全清醒，以避免误吸或喉痉挛，特别需要注意的是面罩正压通气可能导致新修复物受损。
  > 尽可能平稳，以避免呛咳和躁动引起出血。

- 由于术者施有局部浸润，因此术后疼痛并不明显。

四、乳腺及腹部操作麻醉

（一）隆胸术 [1]

- 患者较年轻（大多 < 40 岁）。
- 年轻女性，应用吸入麻醉剂和阿片类药物后 Apfel 术后恶心呕吐评分增高，因此通常需预防术后恶心呕吐。
- 肌下切除及假体植入可引起术后深部肌肉疼痛和痉挛。
- 应用多模式镇痛，包括初始剂量的对乙酰氨基酚、加巴喷丁、塞来昔布或其他非甾体类镇痛药物。
  - 可加用地西泮（安定）或卡昔洛尔（carisoprodol，卡立普多）使胸肌松弛 [8]。
- 术中需大幅度及频繁调整体位以观察假体的位置和对称性。
  - 所有体位均需考虑在内。
    - 受压部位的垫子。
    - 上肢外展的角度（≤ 90°）。
    - 固定的方式应能保证安全地在仰卧位与坐位之间变换。
    - 术前准备及铺单前应调整手术床至坐位进行测试。

警告 体位改变可导致血流动力学和循环改变。

- 苏醒时需考虑敷料、胸罩、弹性绷带包扎所用时间，以及包扎时患者处于坐位还是仰卧位。
- 尽管全身麻醉是该手术的主要麻醉方式，但单独使用区域麻醉技术进行麻醉或进行辅助术后镇痛也是很好的方法，包括硬膜外或胸椎旁神经阻滞 [9,10]。
- 术后疼痛管理可采取持续泵注局部麻醉药物、肋间神经阻滞、椎旁阻滞和（或）伤口局部麻醉药浸润阻滞，包括丁哌卡因脂质体。

- 建议出院后继续采用多模式镇痛。

（二）缩乳术及乳房固定术

- 大幅度调整体位的需求与隆胸术相同。
- 预计失血量和液体平衡与切除组织的量和手术时长相关。

（三）腹壁成形术 [1,11,12]

- 为中等风险的手术操作。
- 需进行充分的术前评估，以选择合适的患者和设备。
- 需关注的手术危险因素是主动吸烟和糖化血红蛋白 > 7.4。
- 有较高血栓栓塞风险。
  - 全身麻醉及手术时间 > 140min 可增加风险。[10]
  - 术前开始使用阶梯式压力装置，保证麻醉诱导阶段正常使用。（加到核对单上！）
  - 需注意给予充足的液体，维持体液平衡。
  - 根据风险评估（Caprini RAM，见第 11 章），可考虑给予低分子肝素——依诺肝素（Lovenox）进行药物预防。
  - 术前告知患者，一旦发生下肢静脉血栓或栓塞，可能需尽早截肢。
- 保温措施包括术前预保温、调整合适的手术间温度、主动保温装置（Bair Hugger, Arizant Healthcare, Inc.）、头部覆盖及静脉液体加温。

小贴士 术前准备时，务必在患者进入手术间前检查手术床的折转功能。

- 术前多模式镇痛可包括初始剂量的对乙酰氨基酚、加巴喷丁和（或）塞来昔布。
- 为避免呕吐对腹直肌的影响，术前应采取多模式措施预防术后及出院后恶心呕吐（见第 5 章）。
- 从手术床转移至推车的过程中应保持患者处于麻醉状态。麻醉苏醒前维持患者处于屈曲体位可有助于避免伤口敷料移位。
- 尽量使苏醒过程平顺，避免因呛咳和躁动导致腹压升高。

- 在术后恢复室须尽早地进行积极的疼痛管理，如果需要可给予充分的阿片类药物。
- 考虑出院后继续给予多模式的镇痛治疗，通常需要加用肌肉松弛剂，如环苯扎林（氟奋乃静）。

五、减重后体型雕塑手术的麻醉 [13-16]

- 手术时间＞ 6h，需进行手术分期。
- 体表暴露面积大，体温调控面临挑战。
- 复杂的、频繁的体位调整，包括俯卧位。
- 复杂困难的，须随时调整的静脉输液通路。
  - ➢ 术中可能需调整位置。
  - ➢ 可能需要下肢、颈外、甚至中心静脉通路。
- 出血量可能比较大。
- 术后恢复室的观察时间需适当延长。
- 术中管理比较复杂，需注意以下事项。
  - ➢ 可能由于患者体质原因发生困难插管。
  - ➢ 并存高血压、糖尿病、睡眠呼吸暂停。
  - ➢ 胃食管反流和（或）裂孔疝。
  - ➢ 误吸风险，尤其有胃束带时。
  - ➢ 既往心脏疾病和（或）肺动脉高压。
  - ➢ 肺储备量下降导致氧饱和度下降较快。
  - ➢ 营养缺失和贫血。
  - ➢ 对感染的易感性。
  - ➢ 血栓栓塞风险。

（一）用药的挑战 [14]

- 由于肥胖和病理性肥胖患者的脂肪和瘦体重（lean body weight，LBW）均有增加，因此药代动力学及药效学均有所不同。
- 根据理想体重（ideal body weight，IBW）计算的药物剂量可能不足。
- 根据总体重（total body weight，TBW）计算的药物剂量可能过量。
- 如患者无肥胖，则 TBW、IBW 和 LBW 相互接近，可使用 TBW。

（二）体位的挑战 [14, 16]

- 频繁调整并常需要特殊体位以满足手术需要。
- 需充分使用保护垫并安全固定患者。
- 可以让清醒的患者预先测试体位，以评估有无压痛、牵拉或挤压。
- 可以在清醒状态下尝试调整手术床的位置，检查其安全性、屈曲功能以及是否会发生滑移等。
- 应预先制订好体位调整计划。
- 俯卧位时需注意以下事项。
  - ➢ 需将患者移到推车上，再移回手术床。
  - ➢ 从仰卧位转换为俯卧位时需整体移动。
    - • 双上肢位于体侧。
    - • 之后将双上肢"扫"至头顶，抱住手术床的边缘。
    - • 然后安装支臂板，前臂与肩呈 90°。
    - • 手术结束后的体位翻转顺序相反。
  - ➢ 使用俯卧位胸垫或支架缓解体重对胸壁产生的压迫和限制，保证有效通气。
  - ➢ 使用腋窝垫以预防臂丛神经受压或牵拉，避免肩关节脱位。
  - ➢ 支臂板上需要有适当的保护垫。
  - ➢ 腕关节轻微背曲（15°～ 30°）。
  - ➢ 转身或改变体位时保持颈椎正中位。
  - ➢ 俯卧位头垫需要为眼睛、鼻子和气管导管预留合适的空隙，或者可使用商品化的镜像支撑装置（ProneView，Mizuho OSI）。
  - ➢ 由于可导致术后视觉丧失，应予避免眼球受压。
  - ➢ 定期（每隔 15min）检查眼睛并记录。
  - ➢ 头高足低 15° 的体位有助于缓解眼睛的压力。
  - ➢ 检查乳头、胸、腹及男性生殖器受压情况。
- 仰卧位时需注意以下事项。
  - ➢ 仰卧时胸部过重的压力可使清醒患者产生不适，并限制预氧合。
    - • 诱导期使患者处于半坐位可缓解。
  - ➢ 上肢外展≤ 90°，衬垫保护并固定，腕关节处于自然位置。

> 双下肢膝关节处略微屈曲。
> 脚踝处衬垫保护。

（三）术中注意事项[17]

- 一篇有关减重后体型雕塑手术的研究表明，术中低体温与皮下积液的形成有关，可增加失血量和输血机会。
  > 体温调节：术前准备区预先保温。
  > 提高手术间内温度（目标为 21.1℃）。
  > 使用主动保温措施，如充气式温毯，静脉或冲洗液加温。
  > 在长时间的体位调整过程中注意覆盖患者体表。
  > 持续保温措施至术后恢复室。
- 导尿管。
- 抗生素：别忘记在时间长的手术中追加给药。
- 须预防下肢静脉血栓或栓塞。

（四）术后注意事项

- 应考虑到术后恢复室停留时间会比较长。
- 由于手术复杂且时间较长，应降低 23h 观察或过夜观察的指征。
- 可能需延长辅助吸氧的时间。
- 延长美国麻醉医师学会（ASA）的标准监测和鼻导管呼气末二氧化碳监测时间。
- 持续正压通气 / 双水平气道内正压通气（CPAP/biPAP）（术前存在睡眠呼吸暂停的患者可携带本人的呼吸机）。
- 激励式肺量计（回家后继续使用）。

六、抽脂术的麻醉[18-23]

- 为中等有创操作。
- 预计手术时间较长，需提前计划以下内容。
  > 体位摆放及变动。
  > 体温保护措施及挑战。
  > 确定总抽吸量，定义为脂肪＋水的去除量之和。
  > 容量 / 液体管理和监测。
  > 常伴有其他操作，特别是一些需要额外注射利多卡因或其他局部麻醉药的操作。

警告 大量抽脂（总抽吸量＞5000ml）手术应在急诊护理医院或其他具备过夜观察监测资质的医疗机构进行。

（一）潜在的严重并发症

- 局部麻醉药毒性反应。
- 液体超负荷 / 肺水肿。
- 热损伤。
- 肺栓塞。
- 脂肪栓塞。
- 低体温。
- 稀释性凝血障碍。
- 代谢 / 电解质紊乱。
- 脏器 / 血管穿孔。

（二）液体管理[18, 21]

- 精确掌握静脉输液量和浸润药液量的关键是手术医师、麻醉医师及巡回护师之间良好的沟通——这一点至关重要。
- 可通过无创血流动力学监测 ± 导尿管评估容量状态。
- 抽吸量＜5L 时，静脉输液量可仅提供保守的维持量。
- 抽吸量＞5L 时，静脉输液量可包括维持量＋补充量：超过 5L 的抽吸物中每毫升抽吸物补充 0.25ml 晶体液（也有人建议从 4L 抽吸物开始计算补充量）。
- 大部分浸润注射的溶液（60%～70%）可被患者吸收。
- 过量输注液体可能增加肺水肿的风险。
- 抽吸量＜5L 时，使用紧身服装可减少第三间隙的丢失量。
- 抽吸量＞5L 时，随着抽吸量的增加，液体转移的量会有所增加，电解质紊乱风险也会增高，需要更密切地关注血红蛋白浓度和循环容量（包括使用导尿管），术后需过夜观察的概率也会增加。

（三）血栓栓塞的预防

- 术前须明确患者是否正在服用任何促进高凝的中草药并停止使用。
- 术前明确可导致高凝的疾病（如因子 V，即莱顿因子缺乏），口服避孕药和抽烟。
- 阶梯式充气压力装置（SCDs）用于全身麻醉（诱导前开始使用）和时间＞1h 的手术。
- 可以预防性使用或术后应用低分子肝素。

（四）维持中心体温

- 使用主动保温装置。
- 覆盖暴露的体表区域。
- 提高手术间的温度。
- 浸润注射溶液加温。
- 静脉输注液体加温。
- 减少大面积湿润皮肤表面挥发散热。
- 在术后恢复室继续主动保温措施，进一步提高患者舒适度。

（五）镇痛 [1]

- 由于"羽化技术"的应用，手术操作部位的组织可能未得到充分的肿胀浸润，因此可能需要给予麻醉性镇痛剂。
  - ➢ 苏醒期和恢复室早期疼痛比较明显。
- 尽早静脉注射芬太尼，每次 25μg 递增，对患者有益。

（六）利多卡因 [18, 20, 22]

- 酰胺类局部麻醉药。
- 湿化液中使用最为广泛的局部麻醉药。
- 90% 通过肝脏代谢，10% 以原形经尿液排出。
- 作用时间较短（10 ～ 30min）。
- 血浆半衰期为 8min。
- 消除半衰期为 90min。
- 毒性反应和最大剂量在下列情况下有所不同。
  - ➢ 皮下注射最大剂量
    - 未添加肾上腺素时为 4.5mg/kg，总量不超过 300mg。
    - 添加肾上腺素时为 7mg/kg，总量不超过 500mg。
- ➢ 肿胀浸润 [19]
  - 无标准化的配药方案；个体差异。
  - 常用"配方"有 3 种。
    - 1000ml 生理盐水或乳酸林格液。
    - 利多卡因 300mg（1% 原液 30ml）。
    - 肾上腺素 1000μg（1 : 1000 溶液，1ml）。
  - "Klein"（1987）[24] 配方有 4 种。
    - 1000ml 生理盐水。
    - 利多卡因 500mg（1% 原液 50ml）。
    - 肾上腺素 1000μg（1 : 1000 溶液，1ml）。
    - 8.4% 碳酸氢钠溶液 125ml（全身麻醉时可不添加）。
  - 利多卡因的用量根据总体重计算。
  - 可接受的最大剂量为 35.0mg/kg（ASPS 操作建议）。
  - 个别文献报道的最大剂量 55.0mg/kg 存在争议。
  - 超重患者或体积庞大的患者需要个体化调整；必要时降低浓度。

小贴士 全身麻醉或区域麻醉状态下可在药液中去除利多卡因。

- 血浆峰浓度（亚急性中毒）受以下因素影响可延迟发生，据报道常发生在 6 ～ 14h（最晚见于 23h）[22, 23]。
  - ➢ 浸润速度。
  - ➢ 患者体质。
  - ➢ 利多卡因与脂肪组织的高结合率。
  - ➢ 皮下组织的不均衡分布。

（七）利多卡因毒性反应的症状和体征

- 剂量依赖。
- 通常以中枢神经系统症状为首发症状（清醒患者）。
- 随血浆浓度升高逐渐出现心血管表现。
- 全身麻醉时病情进展过程不清晰。
- 预先给予苯二氮䓬类药物有助于提高惊厥阈值，

同时可能影响患者早期报告异常症状。

- 血浆水平 < 3μg/ml 不会产生毒性反应。
- 血浆水平为 5 ～ 10μg/ml 之间，常表现为以下较轻的主观症状（清醒患者）。
  - ➢ 口周麻木和（或）面部刺痛。
  - ➢ 烦躁、思维紊乱或嗜睡。
  - ➢ 金属味。
  - ➢ 眩晕。
  - ➢ 口齿不清。
  - ➢ 耳鸣。
- 血浆水平为 10 ～ 20μg/ml 之间，可出现以下更多客观症状，较严重。
  - ➢ 谵妄。
  - ➢ 惊厥。
  - ➢ 昏迷。
- 血浆水平 > 20μg/ml，产生心血管症状。
  - ➢ 低血压。
  - ➢ 房室传导阻滞，室性心律。
  - ➢ 心搏停止、心搏骤停、循环衰竭。
  - ➢ 见后续章节。

七、局部麻醉药的全身毒性（local anesthetic systemic toxicity, LAST）

（一）处置 [22, 25, 26]

- 优先考虑以下内容。
  - ➢ 气道管理。
  - ➢ 循环支持。
  - ➢ 缓解局部麻醉药的全身反应。
- 在最好的情况下也会很有挑战性，尤其是在诊所或门诊手术中心（ambulatory surgery center, ASC）。

- 呼叫帮助。
- 支持治疗。
  - ➢ 100% 吸入氧浓度。
  - ➢ 建立或维持气道。
  - ➢ 通过静脉输液和（或）升压药物维持血流动力学稳定。
  - ➢ 静脉给予苯二氮䓬类药物以控制惊厥（安定或咪达唑仑）。
  - ➢ 没有苯二氮䓬药物时，可以给予小剂量丙泊酚（注意可能引起心血管抑制）
    - • 避免苯妥英钠（Dilantin）。
  - ➢ 过度通气以纠正酸中毒（根据 ACLS 的指南应避免使用碳酸氢钠）。

（二）转运流程

- 救护车运送至距离最近的具备体外循环的医疗机构。
- 可能延后复苏的时间。
- 顽固性心搏骤停并对常规治疗无反应时，考虑给予静脉输注脂肪乳，20% 脂肪乳（Baxter）。

（三）20% 脂肪乳

- 体重 70kg（瘦体重）患者的推荐剂量。
  - ➢ 单次剂量 1.5ml/kg（约 100ml）。
  - ➢ 维持输注速度 0.25ml/(kg·min)（约 18ml/min）。
  - ➢ 继续给予初级生命支持 / 高级生命支持，胸外按压维持循环。
  - ➢ 每 3 ～ 5min 重复给予单次剂量直至循环恢复。
  - ➢ 维持循环稳定，输注速度可翻倍。
  - ➢ 最大剂量在文献报道中不尽相同；曾报道为 8 ～ 10ml/kg。

本章精要

❖ 手术当日早晨患者的日常用药应正常服用以维持平稳的状态。

❖ 术后恶心呕吐的危险因素包括女性、无抽烟史、术后恶心呕吐史、晕动病史、年轻及偏头痛史。

❖ 精确掌握静脉输液量和浸润药液量的关键是手术医师、麻醉医师及巡回护师之间良好的沟通——这一点至关重要。

❖ 术前须明确患者是否正在服用任何促进高凝的中草药并停止使用。

❖ 除局部麻醉或口服镇静可完成的操作外，其他手术均应在有资质的医疗机构进行。

参 考 文 献

[1] Desai M. General inhalation anesthesia for cosmetic surgery. In Friedberg BL, ed. Anesthesia in Cosmetic Surgery. New York: Cambridge University Press, 2007.

[2] Ramanadham SR, Costa CR, Narasimhan K, et al. Refining the anesthesia management of the facelift patient: lesson learned from 1089 consecutive face lifts. Plast Reconstr Surg 135:723, 2015.

[3] Lau WC, Eagle KA. Managing cardiovascular risk and hypertension. In Young VL, Botney R, eds. Patient Safety in Plastic Surgery. New York: Thieme Publishers, 2009.

[4] Sawyer W, Burwick K, Jaworski J, et al. Corneal injury secondary to accidental Surgilube exposure. Arch Ophthalmol 129:1129, 2001

[5] Raeder J, ed. Clinical Ambulatory Anesthesia. New York: Cambridge University Press, 2010.

[6] Blakely KR, Klein KW, White PF, et al. A total intravenous anesthetic technique for outpatient facial laser resurfacing. Anesth Analg 87:827, 1998.

[7] Friedberg BL. The dissociative effect and preemptive analgesia. In Friedberg BL, ed. Anesthesia in Cosmetic Surgery. New York: Cambridge University Press, 2007.

[8] Unger JG, Thornwell HP III, Decherd ME. Breast augmentation. In Janis JE, ed. Essentials of Plastic Surgery. New York: Thieme Publishers, 2014.

[9] Evans H, Steele SM. Regional anesthesia for cosmetic surgery. In Friedberg BL, ed. Anesthesia in Cosmetic Surgery. New York: Cambridge University Press, 2007.

[10] Tahiri Y, Tran DQ, Bouteaud J, et al. General anesthesia versus thoracic paraverterbral block for breast surgery: a meta-analysis. J Plast Reconstr Aesthet Surg 64:1261, 2011.

[11] Buck DW, Mustoe TA. An evidence-based approach to abdominoplasty. Plast Reconstr Surg 126:2189, 2010.

[12] Rios LM, Obaid SI. Abdominoplasty. In Janis JE, ed. Essentials of Plastic Surgery. New York: Thieme Publishers, 2014.

[13] Hoschander A, Strauch B, et al. Risk and safety considerations in body contouring after massive weight loss. Available at www.plasticsurgeryhyp erguide.com tutorial accessed 10/01/2014.

[14] Nostro A. Anesthesia for Reconstructive Surgery After Massive Weight Loss. Available at www. plasticsurgeryhyperguide.com tutorial accessed 10/01/2014.

[15] Whizar-Lugo VM, Cisneros-Corral R, Reyes-Alveleyra MA, et al. Anesthesia for plastic surgery procedures in previously morbidly obese patients. Anestesia en México 21:186, 2009.

[16] Ellsworth WA, Basu CB, Iverson RE. Perioperative considerations for patient safety during cosmetic surgery-preventing complications. Can J Plast Surg 17:9, 2009.

[17] Coon D, Michaels JM V, Gusenoff JA, et al. Hypothermia and complications in post-bariatric body contouring. Plast Reconstr Surg 130:443, 2012.

[18] Dorin AF. Lidocaine use and toxicity in cosmetic surgery. In Friedberg BL, ed. Anesthesia in Cosmetic Surgery. New York: Cambridge University Press, 2007.

[19] Constantine FC, Rios JL. Liposuction. In Janis JE, ed. Essentials of Plastic Surgery. New York: Thieme, 2014.

[20] Berry MG, Davies D. Liposuction: a review of principles and techniques. J Plast Reconstr Aesthet Surg 64:985, 2011.

[21] American Society of Plastic Surgeons. Practice advisory on liposuction: executive summary. Available at www.plasticsurgery.org.

[22] Gonzalez-Sotomayor JA, Alshaarawi AF. Safety considerations for different anesthesia techniques. In Young VL, Botney R, eds. Patient Safety in Plastic Surgery. New York: Thieme Publishers, 2009.

[23] Martinez MA, Ballesteros S, Segura LJ, et al. Reporting a fatality during tumescent liposuction. Forensic Sci Int 178:e11, 2014.

[24] Klein JA. The tumescent technique for liposuction surgery. AM J Cosmetic Surg 4:1124, 1987.

[25] Neal JL, Bernards CL, Butterworth JF IV, et al. ASRA practice advisory on local anesthetic systemic toxicity. Reg Anesth Pain Med 35:152, 2010.

[26] Weinberg G. LipidRescue™ Resuscitation. Available at www.lipidrescue.org.

资 源

American Society of Anesthesiologists (ASA). Available at www.asahq.org.

American Society of Regional Anesthesia and Pain Medicine (ASRA). Available at www.asra.com.

Anesthesia Patient Safety Foundation (APSF). Available at www.apsf.org.

LipidRescue Resuscitation. Available at www.lipidrescue.org.

Regional Anesthesia and Pain Medicine (RAPM). Available at www.rapm.org.

Society of Ambulatory Anesthesia (SAMBA). Available at www.sambahq.org.

第 8 章　美容手术患者的多模式镇痛
Multimodal Analgesia for the Aesthetic Surgery Patient

Girish P. Joshi, Jeffrey E. Janis　著

刘艳红　译

一、关于多模式镇痛管理

- 处方类阿片药物的滥用在美国十分广泛。在很多地方"如何应对这一现象正逐渐成为一个难题"[1]。
- 80% 的术后患者都曾有急性疼痛的经历。
- 美国 75% 的患者表示手术的疼痛程度达到 7 分或以上（评分标准为 1 ～ 10 分）。
- 59% 的患者担心手术后的疼痛[2]。

二、阿片类药物使用现状

- 2016 年 11 月：美国卫生部长报告了成瘾的流行病学现状——公共卫生危机[3]。
- 美国人口占全球总人口的 4.6%，阿片药物消耗量却占全球用量的 2/3。
- 1250 万人，或 4.7% 的美国人，违规使用处方类阿片药物[4]。
- 1% 的美国人对阿片类药物成瘾。
- 2015 年：28 647 人由于处方类阿片药物过量而死亡。
- 美国处方类阿片药物的滥用导致每年消耗约 534 亿美元。
- 海洛因复兴。
  - ➤ 更廉价。
  - ➤ 处方类阿片药物戒断不当。
- 4/5 的海洛因吸食者表示他们最初接触的阿片为处方类阿片药物[5]。

- 2007 年：处方类阿片药物过量导致的死亡人数远高于海洛因及可卡因引起的死亡人数之和[6]。
- 1996—2006 年：处方类阿片药物异常使用的比例升高了 167%[7]。
  - ➤ 比例仍在持续升高。

（一）用药情况与死亡

- 处方类阿片药物过量的患者，随着药物使用剂量的增加，死亡率逐渐升高[8]。
- 处方类阿片药物开药次数的增加与患者发生残疾或其他不良预后无明显相关[9]。

（二）统计学

- 美国每年意外死亡人数[10]主要来自以下情况。

    #1. 药物中毒

  - 40% 的药物中毒归咎于处方类阿片药物过量。

    #2. 交通事故

  - ➤ 2015 年：美国——5.4% 的高年级高中生在过去一年内曾有过滥用处方类阿片药物的经历[11]。
  - 其中 40% 表示很容易得到这些药。
  - ➤ 2016 年：加拿大——20.6% 的 12 年级高中生在过去一年内曾有过滥用处方类阿片药物的经历[12]。
  - 其中 70% 是从自己家里拿到这些药的。
  - ➤ 每天有 44 名美国人因处方类阿片药物过量而死亡[13]。

- 每一例死亡都存在。
  - 因药物滥用门诊就诊 10 次。
  - 因药物不当使用或滥用急诊就诊 32 次。
  - 130 人药物滥用或依赖。
  - 825 人非医疗用药。

（三）药品流通

- 常通过朋友或家人不正当获得处方类阿片药物。
- 2006—2010 年：市场可获得的处方类阿片药物逐渐增加。
- 2010 年：使用处方类阿片药物的 Medicaid（译者注：美国贫困者医疗救助保险）患者中有 40% 存在药物使用异常或药品流通的可能 [14]。

三、外科医师的角色

- 美国 9.8% 的处方类阿片药物是由外科医师开具的 [15]。
- 2004—2012 年期间，既往无阿片类药物使用史的患者行小手术后服用处方类阿片药物的比例逐渐升高 [16]。
- 外科医师在普及药物成瘾风险中可以发挥重要的作用，因为他们常给患者开具有潜在伤害性和成瘾性的阿片类药物，并使市场上流通的阿片类药物增加。
- 对患者进行非常简单的教育，告知其如何安全储存及处置阿片类药物即可取得显著的效果。
- 由外科医师介绍，并给予患者有关阿片类药物储存和处置的宣传单，或推荐其相关网站。

四、正确的储存和处置

- 阿片类药物应储存在带锁的柜子内。
- 术后疼痛缓解后，所有未使用的药物均应返还药房或予以销毁。

五、手术及成瘾

- 术前不使用阿片类药物的患者手术后长期使用阿片类药物的概率很高 [17]。

- 很多患者在使用阿片类药物控制术后疼痛后会继续长期使用阿片类药物。
- 术前长期服用阿片类药物的患者，与对照组患者相比，术后 1 年仍在服用阿片类药物的概率大大增加。

（一）阿片类药物与手术

- 一项 2016 年对择期外科手术的研究表明，13% 的患者在术后 90d 时仍在服用阿片类药物 [18]。
- 另一项研究发现接受小手术的患者中有 3.1% 的患者在术后 90d 时仍在服用阿片类药物 [19]。
- 全膝关节置换术：术后 1 年仍在服用阿片类药物的概率为 1.4% [20]。
  - 与未手术的对照组相比，优势比为 5∶1。
  - 另一项研究发现，老年患者（66 岁以上）接受低风险手术 1 年后长期服用阿片类药物的概率比对照组增加 44% [21]。

警告 手术是一个危险因素！围术期暴露于阿片类药物后可导致长期阿片类药物使用，即使患者之前并未使用过阿片类药物。

（二）阿片类药物滥用的危险因素

- 既往吸毒史。
- 并存心理健康问题（如焦虑、抑郁）。
- 男性。
- 社会经济地位较低。

（三）残余药及处置

- 择期外科手术（2012）：95% 的患者服用了阿片类药物，平均服药次数为 30 次 [22]。
- 急性疼痛缓解后有 19 个剂量的残余药。
- 泌尿外科：术后 92% 的患者未被告知如何处理残余的阿片类药物 [23]。
  - 67% 有残余的阿片类药物。
  - 有残余药的患者中 91% 的患者继续将这些药物保存在不上锁的柜子内 [24]。
- 口腔手术和儿科手术：类似上述情况。

- 胸科和妇产科手术：83% 的患者有残余阿片类药物。
  - 71% ～ 73% 的患者以不安全的方式保存这些残余药。

专家提示 大多数异常使用处方类阿片药物的患者是通过朋友或家人获取药物的，因此有理由认为，我们在术后镇痛中开具的处方药在非法供应的阿片类药物中占很大比重。

六、给外科医师的建议

- 充分认识患者发展为长期服用阿片类药或阿片类药物滥用的风险。
- 充分认识术后开具的处方药可能转变为非医学使用，并直接危害公共卫生安全。
- 识别以下危险因素。
  - 心理疾病。
  - 既往吸毒史，或因使用毒品被查出。
  - 与患者沟通过程不存在偏见，使之更谨慎地服用处方药物。
- 有明确或可疑吸毒史的患者，如果有可能应在术前请成瘾专家会诊[25]。
- 有明确吸毒史的患者，择期手术前须接受毒品使用的检测。
- 通过解释等途径，尽可能使用非阿片类药物控制疼痛。
- 除非存在明确原因病情需要，否则处方量应不超过 20 次的剂量，并选择低效能，快速释放的阿片类药物[26, 27]。

专家提示 限制阿片类药物在围术期的使用过程中我们可以发挥重要作用。通过与麻醉 / 疼痛的同行紧密协作，识别高危患者，预防术后阿片类药物滥用。

警告 术前无阿片类药物使用史的患者术后发生阿片类药物滥用为手术并发症之一。如果患者的家属（子女、家庭护工等）滥用了我们开具的处方药物，我们同样也有责任。

七、合理的疼痛管理

多个组织主张转变观念，使用非阿片类药物进行疼痛管理。

- JCAHO[27]
  - "应采取个体化的多模式方案进行疼痛管理——经评估最好的办法可能是开始使用无阿片方案。"[1]
- CDC[28]
  - "医务工作者应当在非阿片类处理措施不能满足镇痛需求时，对经过仔细筛查并可密切监测的患者谨慎使用阿片类药物。"[2]
- ASA[29]
  - "合适的情况下，多模式的疼痛管理方案应首选局部麻醉的方法。"[3]

（一）镇痛不足的影响[30]

- 不良生理及免疫影响。
- 影响手术预后。
- 增加再次住院的概率。
- 增加医疗费用。
- 患者满意度降低。
- 术后疼痛的强度与伤口延迟愈合相关。

（二）疼痛管理的方法

- 常用的镇痛方案以阿片类药物为主。
- 对新的文献了解较少。
- 不区分急性疼痛和慢性疼痛。
- 不根据患者及手术操作个体化调整。

（三）阿片类药物相关的不良事件[31]

- 术后多模式镇痛管理方案中最主要的构成部分。
- 以下症状与非预期的严重不良事件相关。
  - 恶心呕吐。
  - 瘙痒。

> 镇静和认知障碍。
> 尿潴留。
> 睡眠障碍。
> 呼吸抑制。

八、多模式镇痛的方法

- 局部麻醉技术包括以下内容。
  > 伤口浸润阻滞。
  > 区域阻滞（腹横筋膜阻滞）。
  > 外周神经和神经丛阻滞。
  > 椎管内阻滞。
- 静脉输注利多卡因。
- 对乙酰氨基酚。
- NSAIDs。
- COX-2 抑制药。
- 地塞米松。
- 氯胺酮。
- 加巴喷丁 / 普瑞巴林。
- 阿片类药物（作为补救）。

（一）优势 [32, 33]

- 改善术后疼痛管理。
- 较低的镇痛剂量。
- 减少术后疼痛管理中对阿片类药物的依赖。
- 联合使用多种镇痛药物和非药物干预的技术手段 [34]。
  > 使用不同作用机制的药物。
  > 作用于伤害性感受通路不同靶点。
  > 更少的药物，更大限度地缓解疼痛。
- 镇痛治疗的副反应更少。
- 可针对患者对疼痛的敏感性和镇痛药物代谢的差异调整方案。
- 避免漫无目的的"散弹枪"方法。
- 根据不同手术操作和患者情况，记录并对镇痛进行评分。
- 重点关注功能而不仅仅是疼痛评分。

（二）对乙酰氨基酚，NSAIDs 和 COX-2 抑制药复合物

- 对乙酰氨基酚，NSAIDs 和 COX-2 抑制药在节约使用阿片类药物方面的荟萃分析。
- 所有镇痛药均减少了 24h 吗啡的需求量（6 ～ 10mg）。
- 没有临床证据表明一种药优于另一种药。
- NSAIDs 与较多的出血量相关。
  > NSAIDs 与 COX-2 抑制药相比，主要表现在以下几方面。
    - 等效剂量的非选择性 NSAIDs 药物与 COX-2 抑制药的镇痛效果无明显差别。
    - COX-2 抑制药对血小板影响小，不增加围术期失血量。
    - 其他不良反应无差异（心血管、肾及胃肠道）。

（三）围术期地塞米松与疼痛

- 对发表文献中的 45 个研究 5796 例患者进行了系统回顾。
- 优势（通过系统回顾）有下述几个方面。
  > 术后 2h 和 24h 的疼痛评分降低。
  > 阿片类药物的需求量减少。
  > 因不可耐受的疼痛而需补救镇痛治疗的需求降低。
  > 第一次补救镇痛措施的时间延后。
  > 术后恢复室停留时间缩短。
- 不增加感染，不影响伤口愈合。
- 在节约阿片类药物方面无剂量相关关系。

（四）加巴喷丁 / 普瑞巴林用于术后疼痛 [35, 36]

- 降低术后疼痛，减少阿片类药物用量。
- 局限性：研究的样本量较小，随访时间较短。
- 不良反应：镇静、头昏，可能影响出院时间。
- 可选择性应用于有较高术后慢性疼痛风险的手术操作。
  > 纤维性肌痛、慢性疼痛的患者。

（五）氯胺酮静脉注射

- 系统回顾氯胺酮静脉注射（单次剂量或持续输注）与安慰剂相比的随机对照研究（*n*=47）。
- 研究具有明显的异质性。
- 所有研究均显示阿片类药物用量减少，第一次补救镇痛措施的时间延后。
- 疼痛评分降低。
- 术后恶心呕吐的减少仅发生于疼痛评分降低时。
- 轻度疼痛（视觉模拟评分 VAS < 4）的手术无明显效果。
- 氯胺酮有效时，幻觉及梦魇的发生率较高。

九、局部麻醉药浸润阻滞

（一）时机

- 阻滞的时机（切皮前或切皮后）无明显临床差异。
- 神经阻滞可改善术后镇痛效果。
- 局部麻醉药的总剂量，而不是容量或浓度，影响其作用效果。

（二）手术部位浸润阻滞：最佳临床方案[37]（图 8-1）

- 22 号 3.8cm 的穿刺针。
- 行扇形阻滞（移动针的方法）。
- 穿刺针进入组织平面 0.5 ～ 1cm 后边缓慢推针边推注局部麻醉药（减少血管内注射的风险）。

十、多模式镇痛方案

专家提示 以下为作者用于大量美容整形患者的围术期多模式镇痛方案，根据患者和具体的手术操作须个体化调整。在此仅作示范案例展示。

- 术前一天晚上
  - 口服加巴喷丁 300mg（Neurontin）。
    - 睡眠呼吸暂停病史者禁用。
- 到达手术中心或医院后
  - 对乙酰氨基酚口服液 1000ml（术前 2h）。
    - 过敏史、重度肝功能障碍或严重的肝病时禁用。

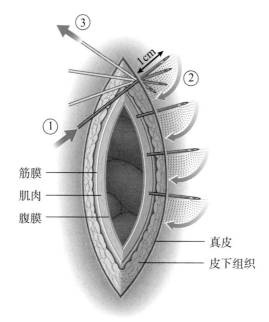

1. 穿刺针水平组织平面 0.5 ～ 1cm
2. 退针时行扇形阻滞
3. 退针时缓慢注药

筋膜
肌肉
腹膜

真皮
皮下组织

▲ 图 8-1　移动针技术行浸润阻滞使局部麻醉药液均匀扩散

➤ 口服加巴喷丁 300mg（术前 2h）。

● 睡眠呼吸暂停病史者禁用。

➤ 口服塞来昔布 400mg（术前 20min）。

● 用药前须评估患者风险（心血管并存疾病，胃十二指肠溃疡病史，肝肾功能）。

➤ 阿瑞吡坦 40mg（Emend）口服一粒，术前 2h*。

● *（仅在术前用于既往术后恶心呕吐史的患者，不用于术后）。

（一）NSAIDs 药物的注意事项

■ 根据患者的个体风险调整用药。

➤ 出血并发症。

➤ 心血管并存疾病。

➤ 明确的或近期胃十二指肠溃疡病史。

➤ 阿司匹林哮喘。

➤ 肾功能。

➤ 肝功能。

（二）术中

■ 使用加肾上腺素的 0.25% 丁哌卡因行多维区域阻滞。

➤ 如果可能也可使用丁哌卡因脂质体。

■ 静脉使用酮咯酸（30mg）。

➤ 或者静脉给予对乙酰氨基酚或布洛芬。

■ 静脉使用地塞米松（8mg）。

➤ 减轻疼痛，减少术后恶心呕吐，抗炎。

➤ 对血糖无明显影响。

（三）手术当天 / 术后当天

■ 塞来昔布 200mg，口服（早晨用药 12h 后）。

■ 对乙酰氨基酚片 1000mg，口服（每次间隔 6h，重复 3 次）。

■ 羟考酮 5mg：有镇痛需求时每 4h 口服 1 粒。

■ 多库酯钠 100mg（Colace）：便秘时口服 1 粒，每日 2 次。

■ 昂丹司琼舌下含服剂 8mg：恶心时含服 1 粒可溶性药片，每次间隔 8h。

（四）术后第 1 天及之后

■ 塞来昔布 200mg，口服，每天 3 次，持续使用 14d。

■ 对乙酰氨基酚片 1000mg，口服，每次间隔 6h，持续使用 14d（不使用其他含对乙酰氨基酚的药物）。

■ 羟考酮 5mg：有镇痛需求时每 4h 口服 1 粒。

■ 多库酯钠（Colace）100mg：便秘时口服 1 粒，每日 2 次。

■ 昂丹司琼舌下含服剂 8mg：恶心时含服 1 粒可溶性药片，每次间隔 8h。

（五）加巴喷丁

■ 适用于长期持续性疼痛高风险的情况。

■ 缓解疼痛并减少阿片类药物用量。

■ 改善围术期睡眠和焦虑。

■ < 65 岁

➤ 加巴喷丁 300mg，口服，每天 3 次，使用 7d。

■ > 65 岁

➤ 加巴喷丁 300mg，口服，每天 2 次，使用 7d。

● 根据肾功能调整用药。

（六）其他选择

■ 塞来昔布过敏或医疗保险不包括该药时，可应用美洛昔康 15mg，口服，每天 2 次。

■ 无法服用塞来昔布或美洛昔康的话，可以口服布洛芬 400mg，每隔 6h 服 1 次，或萘普生 440mg 口服，每隔 12h 服 1 次。

➤ 禁用于有消化道溃疡史的患者。不要同时服用两种药物，二选一即可。

本 章 精 要

❖ 我们正面临着阿片类药物的过量使用危机。医师 / 外科医师在其中具有重要作用。

❖ 合理使用阿片类药物，并对处方过量和药物流动予以关注。

❖ 多模式的镇痛应基于患者和手术操作调整。

参 考 文 献

[1] US Centers for Disease Control and Prevention. Press release. Opioid painkiller prescribing varies widely among states. July 1, 2014. Available at *http://www.cdc.gov/media/releases/2014/ p0701-opioid-painkiller.html.*

[2] Apfelbaum JL, Chen C, Mehta SS, et al. Postoperative pain experience: results from a national survey suggest postoperative pain continues to be undermanaged. Anesth Analg 97:534, 2003.

[3] Manchikanti L, Singh A. Therapeutic opioids: a ten-year perspective on the complexities and complications of the escalating use, abuse, and nonmedical use of opioids. Pain Physician 11:S63, 2008.

[4] Center for Behavioral Health Statistics and Quality. (2016). 2015 national survey on drug use and health. Substance Abuse and Mental Health Services Administration, Rockville, MD.

[5] Kolodny A, Courtwright DT, Hwang CS, et al. The prescription opioid and heroin crisis: a public health approach to an epidemic of addiction. Annu Rev Public Health 36:559, 2015.

[6] Manchikanti L, Kaye AM, Kaye AD. Current state of opioid therapy and abuse. Curr Pain Headache Rep. May, 2016. Available from *http://link.springer.com/10.1007/s11916-016-0564-x.*

[7] Dart RC, Surratt HL, Cicero TJ, et al. Trends in opioid analgesic abuse and mortality in the United States. N Engl J Med 372:241, 2015.

[8] Bohnert AS, Valenstein M, Bair MJ, et al. Association between opioid prescribing patterns and opioid overdose-related deaths. JAMA 305:1315, 2011.

[9] Sites BD, Beach ML, Davis MA. Increases in the use of prescription opioid analgesics and the lack of improvement in disability metrics among users. Reg Anesth Pain Med 39:6, 2014.

[10] Warner M, Chen LH, Makuc DM, et al. Drug poisoning deaths in the United States, 1980-2008. [cited 2016 Nov 16]; Available from *https://stacks.cdc.gov/view/cdc/13332/cdc_13332_DS1.pdf.*

[11] Johnston L, O'Malley P, Miech R, et al. Monitoring the future national survey results on drug use, 1975-2015. National Institute on Drug Abuse at the National Institutes of Health, 2016.

[12] Brands B, Paglia-Boak A, Sproule BA, et al. Nonmedical use of opioid analgesics among Ontario students. Can Fam Physician Med Fam Can 56:256, 2010.

[13] Centers for Disease Control and Prevention. Prescription drug overdose data. Available at *http:// www.cdc.gov/drugoverdose/ data/overdose.html.*

[14] Mack KA, Zhang K, Paulozzi L, et al. Prescription practices involving opioid analgesics among Americans with Medicaid, 2010. J Health Care Poor Underserved 26:182, 2015.

[15] Levy B, Paulozzi L, Mack KA, et al. Trends in opioid analgesic-prescribing rates by specialty, U.S., 2007–2012. Am J Prev Med 49:409, 2015.

[16] Wunsch H, Wijeysundera DN, Passarella MA, et al. Opioids prescribed after low-risk surgical procedures in the United States, 2004-2012. JAMA 315:1654, 2016.

[17] Mudumbai SC, Oliva EM, Lewis ET, et al. Time-to-cessation of postoperative opioids: a population- level analysis of the veterans affairs health care system. Pain Med 17:1732, 2016.

[18] Johnson SP, Chung KC, Zhong L, et al. Risk of prolonged opioid use among opioid-naive patients following common hand surgery procedures. J Hand Surg 41:947, 2016.

[19] Clarke H, Soneji N, Ko DT, et al. Rates and risk factors for prolonged opioid use after major surgery: population based cohort study. BMJ 348:g1251, 2014.

[20] Sun EC, Darnall BD, Baker LC, et al. Incidence of and risk factors for chronic opioid use among opioid-naive patients in the postoperative period. JAMA Intern Med 176:1286, 2016.

[21] Alam A, Gomes T, Zheng H, et al. Long-term analgesic use after low-risk surgery: a retrospective cohort study. Arch Intern Med 172:425, 2012.

[22] Rodgers J, Cunningham K, Fitzgerald K, et al. Opioid consumption following outpatient upper extremity surgery. J Hand Surg 37:645, 2012.

[23] Bates C, Laciak R, Southwick A, et al. Overprescription of postoperative narcotics: a look at postoperative pain medication delivery, consumption and disposal in urological practice. J Urol 185:551, 2011.

[24] Bartels K, Mayes LM, Dingmann C, et al. Opioid use and storage patterns by patients after hospital discharge following surgery. PLoS One 11:e0147972, 2016.

[25] Thorson D, Biewen P, Bonte B, et al. Acute pain assessment and opioid prescribing protocol. Inst Clin Syst Improv 2014 [cited 2016 Nov 16]; Available from *http://citeseerx.ist.psu.edu/ viewdoc/ download?doi=10.1.1.678.4784&rep=rep1&type=pdf.*

[26] O'Neill DF, Thomas CW. Less is more: limiting narcotic prescription quantities for common orthopedic procedures. Phys Sportsmed 42:100, 2014.

[27] The Joint Commission. Revisions to pain management standard effective January 1, 2015. *http://www.jointcommission.org/ assets/1/23/jconline.*

[28] Centers for Disease Control and Prevention. Vital signs: overdoses of prescription opioid pain relievers—United States, 1999-2010. MMWR Morb Mortal Wkly Rep 62:537, 2013.

[29] American Society of Anesthesiologists Task Force on Acute Pain Management. Practice guidelines for acute pain management in the perioperative setting: an updated report. Anesthesiology 116:248, 2012.

[30] Joshi GP, Beck DE, Emerson RH, et al. Defining new directions for more effective management of surgical pain in the United States: highlights of the inaugural Surgical Pain Congress. Am Surg 80:219, 2014.

[31] Dasta J, Ramamoorthy S, Patou G, et al. Bupivacaine liposome injectable suspension compared with bupivacaine HCl for the reduction of opioid burden in the postsurgical setting. Curr Med Res Opin 28:1609, 2012.

[32] Lovich-Sapola J, Smith CE, Brandt CP. Postoperative pain control. Surg Clin North Am 95:301, 2015.

[33] Golembiewski J, Dasta J. Evolving role of local anesthetics in managing postsurgical analgesia. Clin Ther 37:1354, 2015.

[34] Manworren RC. Multimodal pain management and the future of a personalized medicine approach to pain. AORN J 101:308, 2015.

[35] Adam F, Menigaux C, Sessler DI, et al. A single preoperative dose of gabapentin (800 milligrams) does not augment postoperative analgesia in patients given interscalene brachial plexus blocks for arthroscopic shoulder surgery. Anesth Analg 103:1278, 2006.

[36] Paech MJ, Goy R, Chua S et al. A randomized, placebo-controlled trial of preoperative oral pregabalin for postoperative pain relief after minor gynecological surgery. Anesth Analg 105:1449, 2007.

[37] Joshi GP, Janis JE, Haas EM, et al. Surgical site infiltration for abdominal surgery: a novel neuroanatomical- based approach. Plast Recon Surg Glob Open 4:e1181, 2016.

第三部分
安　全
PART III　Safety

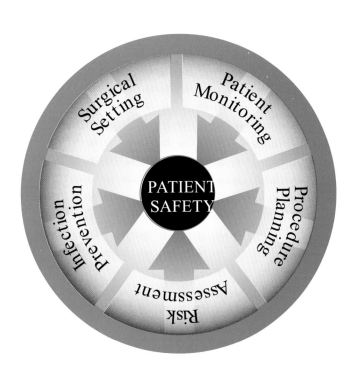

第 9 章　美容外科的安全
Safety Considerations in Aesthetic Surgery

Jeffrey E. Janis, Sumeet Sorel Teotia, J. Byers Bowen, Girish P. Joshi, Vernon Leroy Young　著

李　丹　译

"医生必须……对疾病有两个重要的认识，即，有益或无害。"[1]

——希波克拉底

一、医疗美容诊所的安全

- 20 年前，< 20% 的手术是在门诊进行的。
- 现在，> 80% 的手术是在门诊进行的[2]。
- 已做了大量有关医疗美容诊所手术设施的疗效和安全方面的研究。
- 研究显示，并发症发生率低于 0.33% ～ 0.7%，死亡率极低 0.002%[2-6]。
- 美国两大整形外科学会，美国整形外科医师学会（ASPS）和美国美容整形外科学会（ASAP），都认识到建立安全文化的重要性，建立了负责指导医疗美容诊所手术设施的专项工作小组。
- 在基于医疗美容诊所设置的患者安全审查中，Horton，Janis 和 Rohrich[7] 将这个主题分为 4 个方面。
  1. 行政管理。
  2. 临床问题。
  3. 脂肪抽吸术。
  4. 术后问题的处理，尤其是术后疼痛和术后恶心呕吐（postoperative nausea and vomiting, PONV）。

二、行政管理 [7]

- 管理：基于医疗美容诊所的管理政策概述包括员工责任、监督和患者权利。
- 医师资格：医疗执业人员必须获得与保持在医疗美容诊所中执行的所有操作 / 治疗充分的培训和认证，并应将其执业范围限制在认证委员会的范围内。
- 质量评估：建立一个以持续评估为中心的护理质量体系，以提高患者的护理 / 安全为中心。这包括维护设备、手术室 / 恢复室设备、人员评估和课程，以及协议和程序的开发及实施。
- 手术设备标准的鉴定与维护。
- 紧急情况管理协议。这包括到上一级医疗机构（如医院）的转院协议，一般手术医生有入院和执行与医疗美容诊所执行相同操作的优先权。
- 知情同意程序。
- 保存完整的病案记录。
- 患者出院指导。
- 不良事件报告制度。

三、核心原则

- 这些针对医疗美容门诊手术的核心原则已经得到美国外科医师协会、美国医学会和美国整形外科医师协会（ASPS）的批准，包括在局部麻醉程序之上的任何级别的麻醉[8]。
- ➢ 核心原则 1：根据美国国家麻醉局（ASA）在 1999 年 10 月 13 日的发布，镇静深度，在不包括局部麻醉或最小镇静的情况下，医疗美容诊所的麻醉分级应依据国家制定的核心

原则指导方针或条例。

> 核心原则 2：医师应根据标准选择患者，包括 ASA 患者身体状况分类系统。应该被记录在患者的术前评估中。

> 核心原则 3：在医疗美容诊所执业的手术医师，应将其设备获得医疗机构认证联合委员会、门诊医疗认证协会、美国门诊手术设施认证协会、美国骨科协会，或国家认可机构的认证，或州立质量机构，或该设施应该有州执照和（或）医疗保险认证。

> 核心原则 4：在医疗美容诊所执业的手术医师必须在附近医院有入院权，或与在附近医院有入院权的另一名医生签订转院协议，或与附近医院签订紧急转院协议。

> 核心原则 5：各州应遵循各州医疗委员会联合会关于知情同意的指导方针。

> 核心原则 6：各州应考虑由各州医疗委员会联合会推荐的有法律特权的不良事件报告要求，并同时进行定期同行评审和持续质量改进计划。

> 核心原则 7：在医疗美容门诊执业的手术医师必须在完成批准的住院医师培训 5 年内获得并保持由美国医学专业委员会、美国骨科协会或由州立医学委员会批准的具有同等标准的委员会之一颁发的认证。治疗操作必须在认证委员会公认的提供医疗服务的医师培训和执业范围内进行操作。

> 核心原则 8：医疗美容诊所执业医生可在许可医院或门诊手术中心进行手术以确认其在医疗美容诊所中具有同等操作能力。或医疗美容诊所管理机构根据国家认证标准对医生进行评审。

> 核心原则 9：必须至少有一名已完成复苏技术（创伤急救、心肺复苏或儿科急救）培训的医师在场，提供与年龄和大小适配的复苏设备，直到患者符合出院标准。此外，直接接触患者的其他医务人员，至少应接受基本生命支持的培训。

> 核心原则 10：医师执行或监督中度镇静 / 镇痛、深度镇静 / 镇痛或全身麻醉的核心原则应该有相应的教育和培训。

四、与医疗美容诊所有关的临床问题

- 术前评估：包括手术医生进行的完整病史采集和体格检查，考虑使用标准化表格来获取与患者病史相关的所有信息，这会帮助医生充分评估患者手术风险，并优化拟进行操作的结果。

- 麻醉评估：任何需要简单局部麻醉的操作（即镇静或全身麻醉），麻醉应由执业麻醉师根据手术设施所在的当前特定状态来进行。

- 对医疗美容诊所手术患者进行筛选，十分重要 [9, 10]。

- 根据美国麻醉医师协会（ASA）身体状况分级标准（表 9-1）对患者进行风险分类。

> ASA Ⅰ 和 ASA Ⅱ 患者对各类医疗美容诊所手术均为理想候选者。

> ASA Ⅲ 患者是可以使用局部麻醉剂加或不加镇静的合适候选者（见第 5 章）。

> ASA Ⅳ 型患者仅在医疗美容诊所进行局部麻醉操作。

> 这些是一般的指导原则，每个手术医生应与麻醉医生具体沟通。

五、监测和减少与手术相关的生理应激与低温

（一）体温过低

- 定义中心体温＜ 36℃。

- 发病率：手术患者 50% ～ 90%，未采取预防措施 [11]。

- 发病原因有以下 3 点。

> 体温调节机制麻醉损害。

> 麻醉后不久，中心到外周开始重新分布热量。

> 患者体温下降至 OR 的环境温度 [12]。

- 风险：失血，凝血障碍，心脏事件风险增加，

表 9-1　美国麻醉医师协会身体状况分级

身体状况	描　述	举　例
1 级	正常健康患者	健康、不吸烟、不饮酒或少量饮酒
2 级	有轻度系统性疾病患者	轻度疾病仅无实质性功能限制。例，包括（但不限于）目前吸烟者、饮酒者、怀孕、肥胖（BMI = 30 ～ 40）、良好控制的 DM/HTN、轻度肺部疾病
3 级	有严重系统性疾病患者	实质性功能限制；一个或多个中度至重度疾病。例如包括（但不限于）DM 或 HTN 控制不佳；COPD；病态肥胖（BMI=40）；活动性肝炎；乙醇依赖或滥用，植入起搏器，适度降低射血分数；ESRD 接受定期排查透析；早产儿 PCA ＜ 60 周；MI、CVA、TIA 或 CAD/ 支架的病史（＞ 3 个月）
4 级	严重的全身性疾病，对生命构成持续威胁的患者	例如（但不限于）近期 MI、CVA、TIA 或 CAD/ 支架的病史（＜ 3 个月）；持续的心脏缺血或严重瓣膜功能障碍；射血分数的严重降低；脓毒症；DIC；ARD 或 ESRD 不定期排查透析
5 级	危重患者，如不手术，患者不会存活	例如包括（但不限于）腹 / 胸动脉瘤破裂；大面积创伤；颅内出血伴血肿；严重心脏病或多器官 / 系统功能障碍时的缺血性肠病
6 级	已宣布脑死亡的患者，其器官已因捐献目的被移除	

添加 "E" 表示急诊手术。当患者延迟治疗会增加对生命或身体部位的威胁时，定义为紧急情况

手术部位感染风险增加，术后寒战，延长住院时间。

➤ 所有这些因素都会增加成本 [13]。

■ 预防：使用皮肤加温装置、充气式保湿毯和静脉输液保温器（见第 5 章）。

➤ 应用充气式保湿毯在术前 1h 对患者进行预保湿。

➤ 未进行预保湿的患者在麻醉诱导 30min 内容易发生体温过低（图 9-1）[12]。

■ 建议：如果没有抗低温设备，医疗美容诊所手术操作持续时间应小于 2h 和体表暴露面积 ＜ 20%[9]。

（二）失血

■ 如果预计失血 ＞ 500ml，则手术应在具备术后监测和血液替代品随时可用的场所中进行 [9]。

（三）手术持续时间

■ 手术总操作时长应限于 6h[9]。

■ 多项研究已涉及门诊手术安全性和有效性 [2-6]。

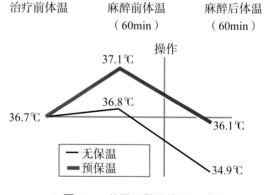

▲ 图 9-1　关于预保温的两组对照

■ 一些研究发现门诊手术时长与出院后再入院率增加相关 [14]。

■ 必须详细检阅美国各州法规，因为一些州有更严格的法规。

六、术后疼痛和恶心

■ 在医疗美容门诊，术后管理影响出院过程，影响患者对手术和设施的整体满意度，最终影响患者安全。

➤ 疼痛控制不足对所有器官系统均有生理影响[15]。

➤ 术后疼痛是门诊手术后延迟出院和再入院的主要原因[16]。

➤ 疼痛控制不足也会引起术后恶心和呕吐（PONV）。

➤ PONV 比疼痛管理更少受到关注，但实际上是患者不满最常见的原因。这也是延迟出院和非计划的术后住院的主要因素。

- 据统计高达 10% 患者在恢复室中经历过 PONV[15, 17]。

- PONV 的发病率在 24h 内增加到 30%，大多数患者在出院后出现 PONV，没有接受治疗[17]。

- 应避免使用长效麻醉剂和吸入麻醉剂以减少 PONV。

- 丙泊酚有止吐作用[18]。

➤ 建议在医疗美容诊所手术的术前、术中、术后阶段都进行多模式镇痛和 PONV 管理。

➤ 多模式 PONV 管理涉及治疗 5 种受体系统[19, 20]。

1. 5- 羟色胺（5-HT$_3$）：这些是目前最有效和最安全的药物[21]。

2. 多巴胺（DA）。

3. 组胺（H-1）。

4. 乙酰胆碱（ACh）。

5. 神经激肽（NK-1）。

有关详细信息，请参阅第 7 章和第 8 章。

七、脂肪抽吸术

■ 根据美国 2016 美容整形外科协会国家数据统计，脂肪抽吸术是美国最常见的美容手术[22]。大部分此类手术在医疗美容门诊进行。

（一）麻醉（参见第 5、7 章节）

■ 对于小容量脂肪抽吸术，在不需要辅助麻醉的情况下，使用含有局部麻醉剂的溶液进行抽吸是可行的，但在手术过程中建议进行术中监测。

■ 丁哌卡因（马卡因）不宜使用，因其副反应严重，半衰期长，无法逆转毒性。

■ 利多卡因最大剂量为 35mg/kg[23]。

■ 对于大容量吸脂，应减少利多卡因用量。

■ 使用超湿（1:1）技术而不是肿胀（3:1）技术来减少利多卡因用量和渗透量。

■ 如果使用局部或全身麻醉，应考虑不使用或减少使用利多卡因。

■ 肾上腺素的最大推荐剂量为 0.07mg/kg，尽管已安全使用过高达 10mg/kg 的剂量[24]。

■ 对于伴发：甲亢、严重高血压、心脏病、外周血管疾病和嗜铬细胞瘤的患者，避免使用肾上腺素。

■ 对于多部位脂肪抽吸术，分阶段进行浸润麻醉以减少肾上腺素效应[24]。

■ 患者选择：脂肪抽吸术通常对腹部、臀部、上臂、躯干和大腿脂肪堆积是安全的局部治疗方法。吸脂不是治疗肥胖症的方法。对于 BMI > 30 的患者一般不推荐使用[25]。

（二）吸脂量

■ 在医疗美容门诊，最大吸脂量为 5000ml[24]。大容量吸脂（> 5000ml）应在可监测液体需要的设施中进行。并最好夜间留院观察 / 住院。

（三）液体管理

■ 液体管理建议在框 9-1 中显示。

框 9-1 脂肪抽吸术液体管理

小容量吸脂（< 5L）	大容量吸脂（> 5L）
维持液 a	维持液 a
皮下浸润 b	皮下浸润 b
	0.25ml 晶体 / 每毫升静脉输液，吸脂量 > 5L

a. 术前、禁食水状态下需要的液体量
b. 70% 进入血管内

（四）联合手术

■ 研究表明，一次性结合多项手术，对并发症的发生率有累积效应。

■ 研究表明，在医疗美容诊所小容量吸脂可安全地与其他整形手术有效结合。

- 一些州最近限制了脂肪抽吸术与其他手术的结合。
- 在医疗美容诊所工作的外科医生必须了解当地和州的法规。

（五）死亡率

- 美国美容外科医师协会（ASAPS）成员的一项调查研究显示，近 500 000 例吸脂整形术中有 95 例死亡，死亡率为 1/5224（19.1/100 000 对选择性腹股沟疝修补术的 3/100 000）[26]（表 9-2）。

表 9-2 脂肪抽吸术的致死率

死因	死亡数	百分比（%）
脂肪栓塞	11	8.5
麻醉相关并发症	13	10.0
出血	6	4.6
血栓栓塞	30	23.1
心、肺功能不全	7	5.4
胃肠穿孔	19	14.6
严重感染	7	5.4
未知原因	37	28.5
总计	130	～100

- 肺栓塞（PE）是最常见的死亡原因（23%）。
- 总的吸脂整形术死亡率为 0.0021%～0.019%[26,27]。

八、联合手术

- 2000 年佛罗里达州暂停腹壁成形和脂肪抽吸联合手术后，人们更注重评估整形联合手术的安全性和有效性[28]。
- 许多州对医疗美容诊所允许的手术时长进行严格限制。
- 佛罗里达州规定，不得在医疗美容诊所内进行持续 > 6h 的手术，而宾夕法尼亚州和田纳西州则对医疗美容诊所手术设置上限为 4h。
- Balakrishnan 等[29]回顾了现有数据，并得出结论："由于他们（州）试图对医疗美容诊所手术实施监管，很明显，没有足够数据来立即制定

循证政策。"
- 文献回顾显示，大多数研究都涉及腹壁成形术与脂肪抽吸术或妇科手术的结合[30,31]。
- 与以往报道不同[30,31]，主要是回顾了腹壁成形术与妇科手术相结合的有效性，这些研究确立了在医疗美容门诊的腹壁成形术和与腹壁成形术同时进行美容手术的安全[32,33]。
  - Stevens 等（2006）[32]的研究显示，与单独接受腹壁成形术的对照组相比，接受乳房成形术组患者的并发症发生率没有统计学上的显著差异。
  - Melendez 等（2008）[33]：除了腹壁成形组中的一次 PE 事件（发生率 1.03%）外，两个研究组均未报告其他主要并发症或死亡率（即腹壁成形术 vs. 腹壁成形术结合另一项美容手术）。
  - 2006 年加拿大一项回顾性研究[34]比较了一组 37 例住院患者和 32 例门诊患者的腹壁成形术。大多数患者同时接受了美容手术。住院组与门诊组并发症无显著性差异。
- 尽管这些研究支持美容手术联合治疗的安全性，但腹壁成形术和大容量脂肪抽吸术已经被确定为导致静脉血栓的高风险手术[26,27,35]，对于手术医生而言，谨慎对待这两种手术的结合，并通过适当的静脉血栓栓塞预防最大限度地提高患者的安全性。对于高风险患者，这些联合手术应在医院进行，或应考虑避免进行联合手术。
- Gordon 和 Koch[36]回顾了在医疗美容诊所连续进行的 1200 次面部整形手术。
  - 1032 例（86%）手术时长 > 240min。
  - 手术时间 < 4h 的患者与长时间手术操作进行对照。
  - 手术持续 > 4h 的患者主要发病率没有增加。
- 由于缺乏客观的 1 级证据，没有建立明确循证的医疗美容诊所最佳手术时间标准[9,28]。
- 一般情况下，门诊手术的总手术时间应 < 6h，尤其是在医疗美容诊所条件下[9]。

九、静脉血栓栓塞（第 11 章）

- 发病率
  - ASPS 对现有数据的研究估计每年可能发生 18 000 例深静脉血栓（DVT）[37]。
  - 美国每年 DVT 的总发病率为 84/100 000 ～ 1550/100 000[38]。
  - 美国肺栓塞的发病率为每年 125 000 ～ 400 000 例 [39]。
  - 肺栓塞是术后死亡率的第三大常见原因，每年大约有 15 万人死亡。
  - 静脉血栓栓塞症（VTE）的发病率在内科和外科之间也有很大差异。在专业内部，取决于执行操作的类型 [40]（表 9-3）。
- McDevitt[41] 发现，在接受择期手术但未接受预防性治疗的患者中，致命性 PE 的发生率为 0.1% ～ 0.8%。
- 伴有以下并发症可能增加 VTE[42,43] 发病率的医学。
  1. 慢性静脉功能不全。
  2. 血栓性综合征家族史。
  3. 肥胖症。
  4. 创伤。
  5. 严重感染。
  6. 红细胞增多症。
  7. 中枢神经系统疾病。
  8. 恶性肿瘤。
  9. 高胱氨酸尿症。
  10. 骨盆或下肢放射病史。
  11. 使用避孕药物。
  12. 激素替代治疗（HRT）。
- 肥胖、使用避孕药和激素替代疗法在我们的美容手术患者中很常见。
- 许多身体轮廓手术是对那些试图改善外观，但可能出现临界肥胖体重指数，或以前有病理性肥胖，并接受了减肥手术的患者进行的，这增加了他们的 VTE 风险。
- 大多数美容手术患者是女性，尽管在不同的美容

表 9-3　住院患者深静脉血栓（DVT）的绝对风险

患者分组	DVT 发生率（%）
普外科	15 ～ 40
骨科	40 ～ 60
脊髓损伤	60 ～ 80
多处创伤	40 ～ 80
神经外科	15 ～ 40
脑梗死	20 ～ 50
妇产科	15 ～ 40
泌尿外科	15 ～ 40
护理患者	10 ～ 80
内科	10 ～ 20

手术人群中使用避孕药或激素替代疗法的发生率数据有限，但大多数患者可能使用这些药物。

- 《英国医学杂志》最近一篇综述和 Meta 分析对 8 项观察研究和 9 项随机对照试验进行了研究，结果显示，使用激素替代疗法的女性 VET 风险增加 2 ～ 3 倍。
  - 这项研究还证实，在使用 HRT 的第一年内的女性患 VTE 风险最高。
  - 这篇综述也证实了经皮 HRT 与口服给药途径相比降低了 VTE 的风险，在血栓风险方面相对安全 [44]。
- 接受雌激素治疗的前列腺癌患者也有较高的 VTE 风险。
- 吸烟会增加口服避孕药患者的 VTE 风险。
- 雌激素的促血栓形成机制与循环中雌激素水平提高相关的 S 蛋白水平降低有关。吸烟使这种情况恶化。
- 没有确切的数据表明手术前应停止口服避孕药物或激素，以降低 VTE 的风险，但也曾有建议，至少应该在手术前 2 周进行停药 [42]。
- 尽管最近人们对 VTE 的预防很感兴趣，但有证据表明美容手术领域内的 DVT 和 PE 发病率不高。
  - 整形外科文献中关于 VTE 发病率的最早报道

在 1977 年，Grazer 和 Goldwyn[45] 报道了在超过 10000 例腹壁成形术患者中 DVT 的发病率为 1.1%，PE 为 0.8%。

> Hester 等人[31] 报道了将腹壁成形术与其他手术联合增加了 PE 的发病率。

> Voss 等报道，当腹壁成形术与腹腔内妇科手术联合进行时会增加 6.6% 的 PE 发病率[46]。

> 一项对执业整形外科医生的调查研究回顾了 496 000 次脂肪抽吸术和 PE 占死亡人数最大百分比（23%）[26]。

> 据报道，DVT 和 PE 在大容量吸脂手术中，占 0% ～ 1.1%[26, 27, 44]。

> 当脂肪抽吸术与其他手术相结合时，死亡率从 1/47 415 增加到 1/7314，几乎增加了 7 倍。

十、风险评估（图 9-2）

■ 最近，Caprini 开发了一个数字风险评估模型，Davison 等[43] 对其进行了修改，使其适用于整形手术患者（表 9-4）。

■ Hatef 等[47] 对 Davison-Caprini 风险评估模型做了进一步的修正，在身体轮廓整形术中，特别是在腹部环吸成形术中，使用大剂量激素的整形手术患者，以及 BMI > 30 患者的 VTE 风险增加（表 9-5）。

表 9-4　暴露和诱发风险因素（Davison-Caprini）

暴露风险因素	诱发风险因素
1 风险因素（每项代表 1 个风险评分）	**1 风险因素**
小手术	年龄 40—60 岁；肥胖症 > 20% 理想体重；怀孕或产后 < 10 个月；口服避孕药 / 激素替代疗法
2 风险因素（每项代表 2 个风险评分）	**2 风险因素**
大手术；制动；患者卧床 > 72h；中央静脉置管	年龄 > 60 岁；恶性肿瘤
3 ～ 4 风险因素（每项代表 3 个风险评分）	**3 风险因素**
既往心肌梗死；充血性心力衰竭；严重败血症；游离皮瓣	DVT/PE 病史；任何遗传性高凝状态；狼疮抗凝血因子；抗磷脂抗体；骨髓增生疾病；肝素诱导血小板减少性高黏血症；同型半胱氨酸血症
> 5 风险因素（每项代表 5 个风险评分）	
髋部、骨盆或腿部骨折；脑卒中；多发伤；急性脊髓损伤	

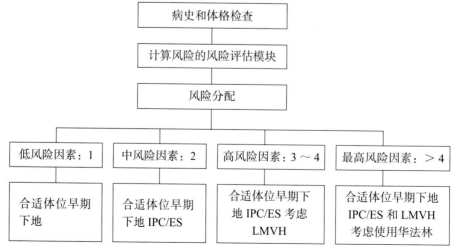

▲ 图 9-2　预防整形手术患者静脉血栓栓塞的流程

ES. 弹力袜；IPC. 间歇气动压缩袜；LMVH. 低分子肝素

十一、减重手术与静脉血栓栓塞

- 通常这些手术结合了大范围切除手术和广泛脂肪抽吸术,以实现身体轮廓塑形的目标。
- 腹部环吸成形术结合了环形剥离 / 切除术,增加了手术时间(通常为 6h),环形操作破坏了浅表静脉,且增加疼痛,导致术后早期活动困难。
  - ➤ Aly 等[48] 报道了 32 例脂肪带切除术的 PE 发生率为 9.4%。
  - ➤ Hatef 等[47] 根据危险因素、BMI、手术类型和低分子肝素对静脉血栓栓塞症的预防作用。
    - 环腹壁成形术患者的深静脉血栓总发生率为 7.7%。
    - BMI > 30 被指出在统计学上显著增加 DVT 风险,但不存在显著增加 PE 的趋势。
    - 接受激素替代疗法 / 避孕药物治疗患者在统计学上显著增加 DVT(8.6%)和 PE(7.5%)的风险。
    - 进行环腹壁成形术的患者检测是否应用低分子肝素依诺肝素(lovenox),接受依诺肝素

表 9-5 暴露和诱发风险因素 (Hatef 修订)

暴露风险因素	诱发风险因素
1 风险因素	**1 风险因素**
小手术	年龄 40—60 岁
2 风险因素	**2 风险因素**
大手术;制动;中央静脉置管	年龄 > 60 岁;目前患恶性肿瘤;肥胖症;非处方黄体酮;激素替代疗法
3 ~ 4 风险因素	**3 风险因素**
既往心肌梗死;充血性心力衰竭;严重败血症;游离皮瓣;环腹壁成形术	静脉血栓栓塞史;高凝状态
> 5 风险因素	
髋部、骨盆或腿部骨折;脑卒中;多发伤	

治疗的患者 DVT 发生率为 0,而未接受依诺肝素治疗的患者 DVT 发生率为 20%。

- 依诺肝素给药在高危组和 BMI > 30 的患者中,显著出降低 DVT 和 VTE 发生率的非显著趋势。
- 依诺肝素组的血肿形成率(7.3% vs. 0.5%)和需要输血的临床显著出血率(6.6% vs. 0.9%)有统计学意义。
- 在身体轮廓塑形手术操作中增加脂肪抽吸术增加了 VTE 的发生率(6.8% vs. 2.4%),接近统计学意义($P=0.083$)[47]。

十二、减肥后身体塑形(见第 62 章)

- 仅在 2015 年,根据美国减肥手术协会的数据,就有 19.6 万美国人接受了减肥手术[49]。
- 与许多相对健康的美容手术患者不同,大多数大体重减轻患者由于 BMI 升高而存在糖尿病或肺功能不全等既往疾病。
- 即使这些疾病在他们减肥手术后已解决,后遗症也会导致出现择期手术高风险患者。
- 这些患者的生理特征与典型的整容手术患者明显不同。
- 为了优化美学效果和提高安全性,手术医生必须在术前检查和计划阶段解决这些问题。
- 在大体重减重患者中,30% ～ 40% 显示缺乏维生素或矿物质。在常规评估中,50% 有贫血[50]。
- 这些营养缺乏症的出现是由于某些胃旁路手术后吸收不良,及患者在减肥后的饮食改变。
- 缺乏叶酸(在十二指肠和近空肠吸收),和维生素 B_{12}(与内因子相结合,维生素 B_{12} 需要在回肠末端吸收),这可能导致贫血[51]。
- 来自身体轮廓整形手术医生的观察数据显示,许多这类患者有低钾和低钙血症[52]。
- 低钙血症可增加全身麻醉风险,而低钾水平与持续呕吐有关,可导致术后恶心呕吐(PONV)。
- 这些患者贫血的评估和治疗非常重要,因为大

多数的身体轮廓整形术涉及广泛的切除手术，伴有中度失血。

■ 术前治疗贫血可以减少输血的需要及其相关风险。

■ ASPS/ASAPS 减肥后联合工作组建议在所有准备进行身体轮廓整形术的患者进行广泛术前实验室检查，以便对各种营养不良进行评估和术前治疗。

➤ 大体重减肥患者的常规术前实验室检查应包括[52]以下内容。

● 全血细胞计数。

● 全套生化检查。

● 肝功能检测。

● 酯类检查。

● 凝血功能检查。

● 铁含量。

● 维生素 B_{12}。

● 尿液检查。

■ 影响手术分期顺序和各期手术次数包括以下几个因素。

➤ 患者的 BMI。

➤ 手术设置（门诊与住院）。

➤ 手术团队的规模（单人手术与团队手术）。

➤ 手术医生的经验。

➤ 保险范围（保险与服务费）。

➤ 患者的目标 / 愿望。

➤ 最重要的因素是术前 BMI。

● 一般来说，BMI 越小，执行所有操作所需的分期就越少。

● 小型患者被定义为 BMI < 28。

● 中型患者的 BMI 为 28 ~ 32。

● 大型患者的 BMI > 32。

● 较高的 BMI 与减肥后的身体轮廓整形术的高并发症风险相关，特别是[53, 54]有患 DVT 下肢深静脉血栓的风险[55]。

■ 分期手术可以限制手术 / 麻醉时间，减少手术失血，从而减少手术医生疲劳，提高患者安全

和预后。

■ 使用多手术医生团队方法或使用医生助理团队也可以控制手术时间并允许联合手术。这意味着减少了患者需要恢复的手术步骤。

■ 通常，应至少每隔 3 个月执行分期手术，以留出足够的恢复时间（表 9-6）。

表 9-6 手术计划

分期	单人操作	团队操作
I	腹部	身体提升、大腿吸脂
II	蝴蝶袖切除	上肢提升
III	乳房	大腿提升，修整
IV	大腿及上臂	N/A
V	上臂和大腿	N/A
VI	面部	N/A

➤ ASPS/ASAPS 减肥后联合工作组对体重大幅度下降后的体形重塑进行了广泛的回顾，详细介绍了这一特殊人群的术前、围术期和术后护理[52]。

■ 框 9-2 总结了基于最近文献回顾的共识建议。

十三、手术区域感染

■ 如果采取适当措施，可以防止多达 60% 的 SSI 手术区域感染[56, 57]。

（一）伤口污染源

1. 内源性（即患者自身皮肤）[58]

■ 消毒皮肤是不可能的。

■ 20% 的皮肤菌群存在于皮肤附属物：皮脂腺、毛囊、汗腺。

■ 在仅有 2% 的病例，患者自己的皮肤是直接污染源。

■ 用白蛋白微球作示踪剂实验显示，100% 的手术伤口被远离手术伤口的微粒污染。

2. 外源性[58]

■ 手术室人员（手卫生不良、口罩松脱、葡萄球菌携带者、无菌操作技术差）。

框 9-2　共识原则

- 术前彻底减重并稳定体重
- 强烈建议术前戒烟
- 术前即开始静脉血栓栓塞预防和术后进行静脉血栓栓塞预防
- 除了物理预防外，还应考虑药物预防。第一剂低分子肝素应在手术 12h 内使用
- 根据患者病史和实验室检查评估者营养状况，以及时发现贫血和蛋白性营养不良
- 身体轮廓整形术只能在经官方认可的手术设施环境进行
- 术中使用充气式保温毯、静脉滴注或注射液体进行保湿，或升高室温，来防止体温过低
- 保证患者体位安全，防止压伤。俯卧位时，应将患者置于 15° 逆特伦堡位（reverse Trendelenburg position），以降低眼压

- 655 例分析显示 31% 手术手套在手术结束时破裂。
- 双手套可以减少内部手套破裂并减少污染风险。

（二）手术部位感染的预防

无菌技术基本操作 [59]

- 将计算机、平板电脑、收音机和手机带入或制造不必要的污染源。在这些设备中，44% ～ 98% 携带耐药微生物（革兰阴性杆菌和金黄色葡萄球菌）。
- 不将手术衣穿出手术室。
- 减少手术室出入次数。
- 手术室内人数控制在 5 ～ 6 个。

（三）手术台的准备 [60]

- 手术台准备应配合铺巾，这是污染风险重要的步骤。
- 将患者置于手术台上，准备和铺巾会导致空气污染增加 4 倍。
- 容器和仪器不使用时应盖上盖子。
- 器械托盘打开时间与污染率直接相关（30min 后 4%，1h 后 15%，4h 后 30%）。

（四）患者相关风险因素 [61]

- 年龄。

- 糖尿病 / 血糖控制。
  - 一些研究已经确定手术前后的高血糖（在糖尿病患者和非糖尿病患者中）与 SSI 增加 3 ～ 4 倍有关。
  - 更具体地，术前或术后血糖水平 > 125mg/dl 会使 SSI 的风险增加 4.7 倍。
- 肥胖症（BMI > 30）。
- 吸烟。
- 免疫抑制药物。
- 营养。
- 远位感染。
- 术前住院。

（五）操作相关风险因素

- 患者准备。
- 脱毛：剃毛会增加 2.4 倍的感染风险 [62]。
- 皮肤准备。
- 手术室工作人员 / 手术医生手卫生 [63]。
  - 用 75% 乙醇擦手和前臂与用 4% 泊替丁或 4% 氯己定擦洗一样有效。
- 手术室人员 / 手术医生手套 [64]。
  - 在对 655 例手术的分析中，31% 的手套出现穿孔。
  - 手套穿孔会增加 SSI 的风险（风险比 OR=2.0）。
  - 戴双手套与减少内手套穿孔有关（风险比 OR=0.1）。
- 抗菌预防。
- 低温。
- 氧合作用。

（六）抗生素预防

1. 有哪些病例需要预防性抗生素

- 污染病例。
- 涉及上呼吸道、消化道清洁污染病例。
- 涉及植入物的病例。
- 乳房手术，因为乳腺导管里有细菌。
- 对于其他清洁的病例，证据不支持预防性使用抗生素。

099

2. 预防性抗生素的使用时机 [65, 66]

- 应调整抗生素管理的时间，以最大限度地达到预防效果。

- 因此，预防性抗生素应在切开切口 1h（30～60min）内使用。

- 预防性抗生素（万古霉素、氨基糖苷类和氟喹诺酮除外）应在长时间手术或失血量为 1500ml 或以上时再次应用。

- 重新审视与 SSI 率的关系。
  - 欧洲数据 [65]（表 9-7）。
    - 3385 例患者前瞻性地应用。
    - 使用头孢呋辛。
    - 基线感染率 4.7%。
  - 美国数据 [66]（表 9-8）。

十四、手术区域感染的特殊考虑

葡萄球菌定植患者

1. 潜在携带者 [67]

- 运动员。
- 军事人员。
- 男同性恋。
- 囚犯。
- 静脉吸毒人员。
- 无家可归者。
- 近期住院。
- 近期应用抗生素。

2. 去定植 [58, 68]

- 1/3 的人口一直携带葡萄球菌；1/3，部分时间；1/3，从不携带。

- 检查术前去定植的研究一直没有定论。

表 9-7　SSI 率的相关因素：欧洲数据

时间控制	*RR*	*OR*	*P* 值
切开前 < 30min	2.0	2.0	0.02
切开前 30～59min	1.0	1.0	*
切开前 60～120min	1.8	1.7	0.05

　*. 切开前 59～30min 抗生素输注时间无 *P* 值，因为该时间的 SSI 风险最低，因此可作为与所有其他输注时间进行比较的参考或标准

　OR. 风险比；*RR*. 相对危险度

表 9-8　SSI 率的相关因素：美国数据

时间控制	*RR*	*OR*（95%*CI*）	*P* 值
切开前 > 120min 或无预防	2.54	2.11（0.68，6.59）	0.07
切开前 61～120min	1.49	1.25（0.74，3.00）	0.26
切开前 31～60min	1.48	1.74（0.98，3.08）	0.13
切开前 1～30min	1.0	1.0	*
切开后 1～30min	2.44	1.96（0.65，5.95）	0.09
切开后 > 31min	4.12	4.18（1.37，12.75）	0.02

　*. 切口前 0～30min 抗生素输注时间无 *P* 值，因为该时间的 SSI 风险最低，因此可作为与所有其他输注时间进行比较的参考或标准

　CI. 置信区间；*OR*. 风险比；*RR*. 相对危险度

■ 已知的携带者和高危人群可以用莫匹罗星和氯必定淋浴去定植。

3. 术前皮肤去定植 [69, 70, 71]

■ 在手术前夜和术晨用氯己定淋浴可减少皮肤定植。
■ 用 2% 氯己定浸渍布擦拭手术区比淋浴更有效。
■ 用氯己定淋浴未被证明可以预防 SSI。

4. 牙科手术 [72]

■ 隆胸患者在牙科手术中不需要预防性抗生素。

5. 外科引流管 [73, 74]

■ 引流管的细菌定植是 SSI 的独立预测因子。在发生感染的患者中，83% 的患者与引流液中记录的细菌种类相同。
■ 术后 7 ～ 14d，引流管细菌定植率由 33% 上升到 80.8%。
■ 尽管如此，引流相关感染率似乎很低，似乎与使用时间无关。
■ 目前文献没有任何证据表明术后全身抗生素可以降低与引流相关的 SSI 的发生率。
■ 用氯己定圆盘对引流管插入部位进行积极管理，用 Dakin 溶液冲洗引流管可能比全身使用抗生素预防引流相关 SSI 更为有效。

专家提示 整形手术患者的安全注意事项 [56]

要：

对于不涉及植入物或乳房的清洁手术病例，不使用预防性抗生素。

第一代头孢菌素（头孢唑啉）应是首选的抗生素。

对于 β-内酰胺过敏患者，克林霉素是一种比万古霉素预防更好的选择。

为了达到最佳效果，头孢唑啉必须在切开前 30 ～ 60min 给药。任何其他时间都会导致更大的 SSI 风险。

头孢唑啉治疗持续时间超过 3h 或估计失血量大于等于 1500ml 的病例应重新治疗。

只有在绝对必要的（MRSA，甲氧西林耐药全黄色葡萄球菌）携带者时才使用万古霉素预防。在清洁的情况下，考虑在伤口闭合后不使用预防性抗生素。双手套和良好的手卫生习惯。

保持常温（> 36℃）。

让患者在手术前和手术后至少戒烟 4 周（用可替宁试验进行对照）。

糖化血红蛋白 < 7，血糖 < 200mg/dl 的糖尿病患者应严格控制血糖。

手术当天早晨用氯己定淋浴。

要求患者在手术前去除假指甲。

考虑补充氧气（80% 的 FiO_2）

保持正常的血脂。

创造和维护一个协作环境，鼓励工作人员在他们感觉不对时表达关注。

保持专注：双重任务和分心会导致错误。

不要：

切勿使用广谱抗生素预防。

切口处不要用刮刀刮除毛发。

术前及术后 2 周停止剃须脱毛。

不能证明因引流管和植入物长期使用抗生素是合理的。

切勿对远位存在感染的患者进行手术。

在牙科手术中不给做过植入的患者使用抗生素。

不要把不必要的东西，如小箱子和背包带进手术室。

本章精要

❖ 建立一个持续评估、重点是改善患者护理质量 / 安全的医疗系统。
❖ 第一代头孢菌素（头孢唑啉）应该是首选预防性抗生素。
❖ 考虑在伤口闭合后不使用预防性抗生素。
❖ 让患者在手术前后至少戒烟 4 周。

参 考 文 献

[1] Hippocrates, ed. Epidemics, Bk. I, (translated by WS Jones). London: William Heinemann, 1923.

[2] Byrd HS, Barton FE, Orenstein HH, et al. Safety and efficacy in an accredited outpatient plastic surgery facility: a review of 5316 consecutive cases. Plast Reconstr Surg 112:636, 2003.

[3] Keyes GR, Singer R, Iverson RE, et al. Analysis of outpatient surgery center safety using an internet-based quality improvement and peer review program. Plast Reconstr Surg 113:1760, 2004.

[4] Hoefflin SM, Bornstein JB, Gordon M. General anesthesia in an office-based plastic surgical facility: a report on more than 23,000 consecutive office-based procedures under general anesthesia with no significant anesthetic complications. Plast Reconstr Surg 107:243, 2001.

[5] Bitar GB, Mullis W, Jacobs W, et al. Safety and efficacy of office-based surgery with monitored anesthesia care/sedation in 4778 consecutive plastic surgery procedures. Plast Reconstr Surg 111:150, 2003.

[6] Morello DC, Colon G, Fredricks S, et al. Patient safety in accredited office surgical facilities. Plast Reconstr Surg 99:1496, 1997.

[7] Horton JB, Janis JE, Rohrich RJ. MOCS-PS CME article: patient safety in the office-based setting. Plast Reconstr Surg 122:1, 2008.

[8] Rohrich RJ. Patient safety first in plastic surgery. Plast Reconstr Surg 114:201, 2004.

[9] Iverson RE; ASPS Task Force on Patient Safety in Office-Based Surgery Facilities. Patient safety in office-based surgery facilities: I. Procedures in the office-based surgery setting. Plast Reconstr Surg 110:1337, 2002.

[10] Iverson RE, Lynch DJ; ASPS Task Force on Patient Safety in Office-Based Surgery Facilities. Patient safety in office-based surgery facilities: II. Patient selection. Plast Reconstr Surg 110:1785, 2002.

[11] Young VL, Watson ME. Prevention of postoperative hypothermia in plastic surgery. Aesthet Surg J 26:551, 2006.

[12] Sessler, DI. Complications and treatment of mild hypothermia. Anesthesiology 95:531, 2001.

[13] Fortier J, Chung F, Su J. Unanticipated admission after ambulatory surgery: a prospective study. Can J Anaesth 45:612, 1998.

[14] Mingus ML, Bodian CA, Bradford CN, et al. Prolonged surgery increases the likelihood of admission of scheduled ambulatory surgery patients. J Clin Anesth 9:446, 1997.

[15] Iverson RE, Lynch DJ. Practice advisory on pain management and prevention of postoperative nausea and vomiting. Plast Reconstr Surg 118:1060, 2006.

[16] McGrath B, Elgendy H, Chung F, et al. Thirty percent of patients have moderate to severe pain 2. hr after ambulatory surgery: a survey of 5,703 patients. Can J Anaesth 51:886, 2004.

[17] Watcha MF. Postoperative nausea and emesis. Anesthesiol Clin North Am 20:709, 2002.

[18] Kim SI, Han TH, Kil HY, et al. Prevention of postoperative nausea and vomiting by continuous infusion of subhypnotic propofol in female patients receiving intravenous patient-controlled analgesia. Br J Anaesth 85:898, 2000

[19] Habib AS, Gan TJ. Evidence-based management of postoperative nausea and vomiting: a review. Can J Anaesth 51:326, 2004.

[20] White PF, O'Hara JF, Roberson CR, et al; POST-OP Study Group. The impact of current antiemetic practices on patient outcomes: a prospective study on high-risk patients. Anesth Analg 107:452, 2008.

[21] Buck DW, Mustoe TA, Kim JY. Postoperative nausea and vomiting in plastic surgery. Semin Plast Surg 20:249, 2006.

[22] American Society for Aesthetic Plastic Surgery. 2016 Cosmetic surgery national data bank statistics. Available at *http://www. surgery.org.*

[23] Fodor PB. Wetting solutions in ultrasound-assisted lipoplasty. Clin Plast Surg 26:289, 1999.

[24] Iverson RE, Lynch DJ; American Society of Plastic Surgeons Committee on Patient Safety. Practice advisory on liposuction. Plast Reconstr Surg 113:1478, 2004.

[25] Iverson RE, Pao VS. MOCS-PS CME article: liposuction. Plast Reconstr Surg 121:1, 2008.

[26] Grazer FM, DeJong R. Fatal outcomes from liposuction: census survey of cosmetic surgeons. Plast Reconstr Surg 105:436, 2000.

[27] Hughes CE III. Reduction of lipoplasty risks and mortality: an ASAPS survey. Aesthet Surg J 21:120, 2001.

[28] Clayman MA, Seagle BM. Office surgery safety: the myths and truths behind the Florida Moratoria—six years of Florida data. Plast Reconstr Surg 118:777, 2006.

[29] Balakrishnan R, Gill IK, Vallee JA, et al. No smoking gun: findings from a national survey of office-based cosmetic surgery adverse event reporting. Dermatol Surg 29:1093, 2003.

[30] Kryger ZB, Dumanian GA, Howard MA. Safety issues in combined gynecologic and plastic surgical procedures. Int J Gynaecol Obstet 99:257, 2007.

[31] Hester TR, Baird W, Bostwick J, et al. Abdominoplasty combined with other major surgical procedures: safe or sorry. Plast Reconstr Surg 86:997, 1989.

[32] Stevens WG, Cohen R, Vath SD, et al. Is it safe to combine abdominoplasty with elective breast surgery? A review of 151 consecutive cases. Plast Reconstr Surg 118:207, 2006.

[33] Melendez MM, Beasley M, Dagum AB, et al. Outcomes of abdominoplasty performed in an office based surgical setting. Plast Reconstr Surg 122(Suppl abstract):128, 2008.

[34] Spiegelman JI, Levine RH. Abdominoplasty: a comparison of outpatient and inpatient procedures shows that it is a safe and effective procedure for outpatients in an office-based surgery clinic. Plast Reconstr Surg 118:517; discussion 523, 2006.

[35] Kim J, Stevenson TR. Abdominoplasty, liposuction of the flanks, and obesity: analyzing risk factors for seroma formation. Plast Reconstr Surg 117:773; discussion 780, 2006.

[36] Gordon NA, Koch ME. Duration of anesthesia as an indicator of morbidity and mortality in office-based facial plastic surgery: a review of 1200 consecutive cases. Arch Facial Plast Surg 8:47, 2006.

[37] Rohrich RJ, Rios JL. Venous thromboembolism in cosmetic plastic surgery: maximizing patient safety. Plast Reconstr Surg 112:871, 2003.

[38] Hirsh J, Lee AY. How we diagnose and treat deep vein thrombosis. Blood 99:3102, 2002.

[39] Silverstein MD, Heit JA, Mohr DN, et al. Trends in the incidence of deep vein thrombosis and pulmonary embolism: a 25-year population-based study. Arch Intern Med 158:585, 1998.

[40] Young VL, Watson ME. The need for venous thromboembolism (VTE) prophylaxis in plastic surgery. Aesthet Surg J 26:157, 2006.

[41] McDevitt NB. Deep vein thrombosis prophylaxis. Plast Reconstr Surg 104:1923, 1999.

[42] Seruya M, Baker SB. MOC-PS CME article: venous thromboembolism prophylaxis in plastic surgery patients. Plast Reconstr Surg 122:1, 2008.

[43] Davison SP, Venturi ML, Attinger CE, et al. Prevention of venous thromboembolism in the plastic surgery patient. Plast Reconstr Surg 114:43e, 2004.

[44] Canonico M, Plu-Bureau G, Lowe GD, et al. Hormone replacement therapy and risk of venous thromboembolism in postmenopausal women: systematic review and meta-analysis. BMJ 336:1227, 2008.

[45] Grazer FM, Goldwyn RM. Abdominoplasty assessed by survey, with emphasis on complications. Plast Reconstr Surg 59:513, 1977.

[46] Voss SC, Sharp HC, Scott JR. Abdominoplasty combined with gynecologic surgical procedures. Obstet Gynecol 67:181, 1986.

[47] Hatef DA, Kenkel JM, Nguyen MQ, et al. Thromboembolic risk assessment and the efficacy of enoxaparin prophylaxis in excisional body contouring surgery. Plast Reconstr Surg 122:269, 2008.

[48] Aly AS, Cram AE, Chao M, et al. Belt lipectomy for circumferential truncal excess: the University of Iowa experience. Plast Reconstr Surg 111:398, 2003.

[49] American Society for Bariatric and Metabolic Surgery. Estimate of bariatric surgery numbers, 2011-2015. Available at *https://asmbs.org/resources/estimate-of-bariatric-surgery-numbers.*

[50] Rhode BM, Maclean LD. Vitamin and mineral supplementation after gastric bypass. In Deitel M, Cowan GM Jr, eds. Update: Surgery for the Morbidly Obese Patient: The Field of Extreme Obesity Including Laparoscopy and Allied Care. Toronto, Ontario: FD Communications, 2000.

[51] Brolin RE, Gorman JH, Gorman RC, et al. Are vitamin B12 and folate deficiency clinically important after roux-en-Y gastric bypass? J Gastrointest Surg 2:436, 1998.

[52] Rohrich RJ. Body contouring surgery after massive weight loss. Plast Reconstr Surg 117:S1, 2006.

[53] Arthurs ZM, Caudardo D, Sohn V, et al. Post-bariatric panniculectomy: pre-panniculectomy body mass index impacts the complication profile. Am J Surg 193:567, 2007.

[54] Nemerofsky RB, Oliak DA, Capella JF. Body lift: an account of 200 consecutive cases in the massive weight loss patient. Plast Reconstr Surg 117:414, 2006.

[55] Shermak MA, Chang D, Heller J. Factors affecting thromboembolism after bariatric body contouring surgery. Plast Reconstr Surg 119:1590, 2007.

[56] Mangram AJ, Horan TC, Pearson ML, et al. Guideline for prevention of surgical site infection, 1999. Centers of Disease Control and Prevention (CDC) Hospital Control Practices Advisory Committee. Am J Infect Control 2:97; discussion 96, 1999.

[57] Page CP, Bohnen JM, Fletcher JR, et al. Antimicrobial prophylaxis for surgical wounds. Guidelines for clinical care. Arch Surg 128:79, 1993.

[58] Anderson DJ. Surgical site infections. Infect Dis Clin North Am 25:135, 2011.

[59] Richard RD, Bowen TR. What orthopaedic operating room surfaces are contaminated with bioburden? A study using the ATP bioluminescence assay. Clin Orthop Relat Res 475:1819, 2017.

[60] Dalstrom DJ, Venkatarayappa I, Manternach AL, et al. Time-dependent contamination of sterile operating-room trays. J Bone Joint Surg Am 90:1022, 2008.

[61] Olsen Ma, Nepple JJ, Riew KD, et al. Risk factors for surgical site infection following orthopaedic spinal operations. J Bone Joint Surg Am 90:62, 2008.

[62] Seropian R, Reynolds BM. Wound infections after preoperative depilatory versus razor preparation. Am J Surg 121:251, 1971.

[63] Humphreys H. Preventing surgical site infection. Where now? J Hosp Infect 73:316, 2009.

[64] Alexander JW, Solomkin JS, Edwards MJ. Updated recommendations for control of surgical site infections. Ann Surg 253:1082, 2011.

[65] Weber WP, Mujagic E, Zwahlen M, et al. The timing of surgical antimicrobial prophylaxis. Ann Surg 247:918, 2008.

[66] Steinberg JP, Braun BI, Hellinger WC, et al; Trial to Reduce Antimicrobial Prophylaxis Errors (TRAPE) Study Group. Timing of antimicrobial prophylaxis and the risk of surgical site infections: results from the Trial to Reduce Antimicrobial Prophylaxis Errors. Ann Surg 250:10, 2009.

[67] Gould IM. Antibiotics, skin and soft tissue infection and methicillin-resistant Staphylococcus aureus: cause and effect. Int J Antimicrob Agents 34:S8, 2009.

[68] Bode LG, Kluytmans JA, Wertheim HF, et al. Preventing surgical-site infections in nasal carriers of Staphylococcus aureus. N Engl J Med 362:9, 2010.

[69] Webster J, Osborne S. Preoperative bathing or showering with skin antiseptics to prevent surgical site infection. Cochrane Database Syst Rev 2:CD004985, 2015.

[70] Atiyeh BS, Dibo SA, Hayek SN. Wound cleansing, topical antiseptics and wound healing. Int Wound J 6:420, 2009.

[71] Viega DF, Damasceno CA, Veiga-Filho J, et al. Randomized controlled trial of the effectiveness of chlorhexidine showers before elective plastic surgical procedures. Infect Control Hops Epidemiol 30:77, 2009.

[72] Little JW, Falace DA, Miller CS, et al. Antibiotic prophylaxis in dentistry: an update. Gen Dent 56:20, 2008.

[73] Chim JH, Borsting EA, Thaller SR. Urban myths in plastic surgery: postoperative management of surgical drains. Wounds 28:35, 2016.

[74] Phillips BT, Wang ED, Mirrer J, et al. Current practice among plastic surgeons of antibiotic prophylaxis and closed-suction drains in breast reconstruction: experience, evidence, and implications for postoperative care. Ann Plast Surg 66:460, 2011.

第 10 章 降低美容手术并发症
Decreasing Complications in Aesthetic Surgery

Edward H. Davidson, Zoe Diana Draelos, Bridget Harrison, Ibrahim Khansa, Jeffrey E. Janis 著

李 丹 译

■ 美容手术和非手术整容手术获得成功结果需要精心的准备和术后护理，以确保最佳结果和减少并发症风险。

■ 准备和术后护理方案通常依赖于操作、技术和医生，但一般原则和考虑因素也适用。

■ 在整容干预前后让患者参与自己的管理有助于增进理解，增益结果，管理预期。

一、减少并发症的术前措施

（一）并发症

■ 择期美容手术患者通常健康。存在慢性疾病（包括糖尿病、高血压、冠心病、慢性阻塞性肺病、肝或肾功能不全、癌症），需要患者的家庭医生或专家进行手术前再次医疗维护。

➤ 糖尿病：血糖控制不佳会增加糖尿病患者手术部位感染和伤口愈合延迟的风险[1, 2]。

➤ 高血压：高血压控制不佳会增加所有美容手术中出血和血肿的风险，以及眼睑成形术后视力丧失的风险[3]。

➤ 凝血功能障碍：对于有凝血障碍或静脉血栓栓塞（VTE）病史的患者，应考虑向血液科咨询。

➤ 在美国，大多数择期整形手术都是在白人女性中进行的。3% ～ 7% 的白人女性存在 V 因子莱顿基因杂合子突变，导致静脉血栓栓塞风险增加 6 倍。

➤ 如果与癌症、旅行、制动、口服避孕药、激素替代疗法和雌激素受体拮抗剂结合使用，静脉血栓栓塞风险会增加。

■ 在低风险整形外科门诊患者中，术前实验室检查成本高，临床收益有限，可控制在基础术前常规检查[4]。

■ 精神健康：有精神疾病患者在进行择期手术前，应进行术前评估和适当治疗[5]。患有精神疾病的患者——无论是精神失常，如体像障碍或诊断药物滥用——在做完美容手术后 30d 内需要医院紧急护理，比没有精神健康状况的患者多 3 倍（见第 1 章）。

■ 用药情况：必须仔细检查每个患者用药。表 10-1 列出了与术后并发症和（或）某些干扰麻醉的药物，可能需要停用或采取特殊预防措施。

（二）膳食补充剂[6, 7]（见第 6 章）

■ 在做美容手术人群中，草药和补充剂的使用比一般人群中更为普遍（分别为 49% 和 42%）。[6]

■ 一般不推荐用膳食补充剂代替健康、均衡的饮食。

■ 60% ～ 70% 的患者并不会被告知服用补充剂。

■ 许多草药和补充剂都会引起不良反应，手术前后 2 ～ 3 周都不应服用[8]（框 10-1），根据美国麻醉医师协会报道。

表 10-1　需要停药或采取特殊注意预防措施的药物

手术当日不可以服用的药物

阿卡波糖 Acabose	氯噻酮 Chlorthalidone	依普利酮 Inspra	D- 甘露醇 Osmitrol
喹那普利 Accupril	氯沙坦钾 COZAAR	胰岛素 Insulin	培哚普利 Perindopril
复方匹格列酮二甲双胍 Actoplus Met	托拉塞米 DEMADEX	#长效胰岛素（甘精胰岛素 Lantas、地特胰岛素 Levemir、甘精胰岛素 detemir、	匹格列酮 Pioglitazone
	缬沙坦 DIOVAN		泊利噻嗪 Polythiazide
吡格列酮 ACTOS	氯噻嗪 Diuril		瑞格列奈 PRANDIN
螺内酯 ALDACTONE	复方盐酸比格列酮 + 格列苯脲 Duetact	地特胰岛素 glargine）	阿卡波糖 Precose
雷米普利 ALTACE		西格列汀二甲双胍 Janumet	赖诺普利 PRINIVIL
格列苯脲 AMARYL	依他尼酸 EDECRIN	磷酸西洛列汀 JANUVIA	丙磺舒 Probalan
阿米洛利 Amiloride	依那普利 Enalapril	呋塞米 Lasix	喹那普利 Quinapril
谷赖胰岛素 Apidra	甲氯噻嗪 ENDURON	赖诺普利 Lisinopril	雷米普利 Ramipril
坎地沙坦酯 ATACAND	依普利酮 Eplerenone	赖脯胰岛素 - 氯沙坦 Lispro-PFC	泊利噻嗪 RENESE
复方马来酸罗格列酮 + 盐酸二甲双胍 Avandamet	艾塞那肽 Exenatide	氯沙坦 Losartan	瑞格列奈 Repaglinide
	福辛普利 Fosinopril	贝那普利 Lotensin	罗格列酮 Rosiglitazone
	呋塞米 Furocot	吲达帕胺 Lozol	西他列汀 Sitagliptin
罗格列酮 AVANDIA	呋塞米 Furomide	甘露醇 Mannitol	螺内酯 Spironolactone
复方马来酸罗格列酮和格列苯脲 Avandaryl	格列苯脲 Glimepiride	二甲双胍格列吡嗪 Metaglip	那格列奈 STARLIX
	格列吡嗪 glipiZIDE	甲氯噻嗪 Methyclothiazide	普兰林肽 SYMLIN
马来酸罗格列酮 Avandia	二甲双胍 GLUCOPHAGE	二甲双胍 Metformin	氯噻酮 Thalitone
	格列吡嗪 Glucotrol	美托拉宗 Metolazone	安拉磺脲 TOLAZamide
厄贝沙坦 AVAPRO	盐酸二甲双胍 Glumetza	替米沙坦 MICARDIS	妥拉磺脲 TOLINASE
丙磺舒 BENEMID	格列本脲 glyBURIDE	氢氯噻嗪 MICROZIDE	甲苯磺丁脲 TOLBUTamide
奥美沙坦 BENICAR	米格列醇 GLYSET	阿米洛利 MIDAMOR	拖拉塞米 Torsemide
贝那普利 Benazepril	氢氯噻嗪 HCTZ	米格列醇 Miglitol	群多普利 Trandolapril
布美他尼 Bumetanide	赖脯胰岛素 Humalog	莫西普利 Moexipril	氨苯蝶啶 Triamterene
布美他尼 Bumex	重组人胰岛素 Humulin R	福辛普利钠 MONOPRI	缬沙坦 Valsartan
艾塞那肽 BYETTA	氢化可的松 Hydrocort	那格列奈 Nateglinide	依那普利 Vasotec
卡托普利 Capoten	吲达帕胺 Indapamide	诺和灵 R NOVOLIN R	
卡托普利 Captopril		门冬胰岛素 Novolog	
氯噻嗪 Chlorothiazide			
氯磺丙脲 chlorproPAMIDE			

手术前夜需要停服的药物

非诺贝特 Antara	非诺贝特 Fenofibrate	烟酰胺 Niacinamide	考来烯胺 QUESTRAN
盐酸阿扑吗啡 Apokyn	非诺贝特 Fenoglide	烟酸肌醇 Niacinol	罗匹尼罗 REQUIP
阿扑吗啡 Apomorphine	吉非贝齐 LOPID	烟酸 Niacor	罗平尼咯 Ropinirole
溴隐停 Bromocriptine	吉非贝齐 Gemfibrozil	烟酸缓释片 Niaspan	罗替戈汀 Rotigotine
消胆胺 Cholestyramine	非诺贝特 Lipofen	烟酰胺 NICOMIDE-T	司来吉兰 Selegiline
考来维仑 Colesevelam	非诺贝特 Lofibra	烟碱 NICOTINE	斯洛伐克烟酸 SLO-NIACIN
考来替泊 COLESTID	吉非贝齐 Lopid	欧米伽 -3 脂肪酸乙酯 Omega-3- acid ethyl esters	非诺贝特 TRICOR
考来替泊 Colestipol	欧米伽 -3 脂肪酸乙酯 Lovaza		非诺贝特 TRIGLIDE
司来吉兰 ELDEPRYL		培高利特 Pergolide	缓释型烟酸 SLO-NIACIN
司来吉兰 EMSAM	罗替戈汀 Neupro	甲磺酸培高利特 Permax	司来吉兰 ZELAPAR
依折麦布 Ezetimibe	烟酸肌醇 Niacinol	普拉克索 Pramipexole	依折麦布 ZETIA
	速效烟酸 Niacor	消胆胺 Prevalite	

（续表）

需要与医生协商的药物，在术前 1～2 周停用

阿昔单抗 Abciximab	柯利西锭 Cortisone	丁内酯 / 羟基丁酸 GBL/GHB	甲灭酸 PONSTEL
酮洛芬 ACTRON	可的松 Cortisone	激素替代 Hormone replacement	达那肝素钠 ORGARAN
安贺拉 ACULAR	香豆素 COUMADIN	氢化可的松 Hydrocortisone	酮洛芬 ORUDIS
布洛芬 ADVIL	达肝素钠 Dalteparin	阿达木单抗 HUMIRA	酮洛芬 ORUVAIL
阿司匹林 + 双嘧达莫缓释 Aggrenox	肝素 Danaparoid	布洛芬 IBREN	奥沙普秦 Oxaprozin
奈普生 Aleve	丙氧芬 DARVON	布洛芬 Ibuprofen	反苯环丙胺 PARNATE
苏打水泡腾片 ALKA-SELTZER	（含阿司匹林）DASIN	吲哚美辛 INDOCIN	硫酸氢氯吡格雷 PLAVIX
水杨酸类 Amigesic	奥沙普嗪 DAYPRO	吲哚美辛 Indomethacin	苯乙肼 Phenelzine
阿司匹林 + 咖啡因 Anacin	氯吡格雷 Clopidogrel	英夫利昔单抗 Infliximab	吡罗昔康 Piroxicam
阿那白滞素 Anakinra	（含水杨酸盐或脂类药物）Cope	亭扎肝素钠 INNOHEP	泼尼松 Prednisone
萘普生钠 Anaprox	地塞米松 DECADRON	异卡波肼 Isocarboxazid	阿司匹林类 PRESALIN
氟比洛芬 Ansaid	地塞米松 Dexamethasone	华法林 JANTOVEN	布地奈德 PULMICORT
氟比洛芬 ANSAID	双氯芬酸 Diclofenac	酮洛芬 Ketoprofen	雷沙吉兰 Rasagiline
苯磺唑酮 ANTURANE	二氟尼柳 Difunisal	酮洛酸氨丁三醇 Ketorolac	阿昔单抗 RELAFEN
列洛西普 ARCALYST	双嘧达莫 Dipyridamole	阿那白滞素 KINERET	英夫利昔单抗 REMICADE
水杨酸制剂 ARGESIC	双水杨酸酯 DISALCID	[b] 来氟米特 LANORINAL	阿昔单抗 REOPRO
双水杨酸类 Arthra-G	水杨酸镁 DOANS	来氟米特 Leflunomide	雷诺考特 RHINOCORT
胆碱水杨酸酯 Arthropan	二氟尼柳 DOLOBID	依托度酸 LODINE	（含阿司匹林）SALATIN
阿司匹林 Ascriptin	（含阿司匹林）ECOTRIN	依诺肝素 LOVENOX	双水杨酸 SALSALATE
（含阿司匹林）Asper-buff	水杨酸镁 Efficin	水杨酸镁 MAGAN	选择性雌激素受体调节剂
阿司匹林 + 抗酸药混合制剂 Aspercin	含阿司匹林安匹林 Empirin	阿司匹林类 MARNAL	Selective estrogen receptor modulators
含阿司匹林口香糖 Aspergum	依那西普 ENBREL	异卡波肼 MARPLAN	琥钠甲强龙 SSOLUMEDROL
阿司匹林 Aspirtab	（含阿司匹林）Encaprin	甲泼尼龙 MEDROL	舒林酸 Sulindac
阿司匹林 Aspir-trin	（含阿司匹林）依诺肝素 Enoxaparin	美洛昔康 Meloxicam	盐酸噻氯匹啶 TICLID
硫代水杨酸钠 Asproject	麻黄 Ephedra	甲氨蝶呤 Methotrexate	噻氯匹定 Ticlopidine
苯并咪唑 Astropan	依替巴肽 Eptifibatide	甲泼尼龙片 methylPREDNISolone	亭扎肝素 Tinzaparin
甲磺酸雷沙吉兰 Azilect	依那西普 EQUAGESIC	[c] 马来酸吡拉敏 MIDOL	替罗非班 Tirofiban
含阿司匹林倍他米松 Bayer	依托度酸 Etodolac	莫比可 MOBIC	甲苯酰吡咯乙酸 TOLECTIN
倍他米松 Betamethasone	依那西普 Etanercept	水杨酸镁 MOMENTUM	甲苯酰吡酸 Tolmetin
（含阿司匹林）Buffaprin	[a] 埃克塞德林 EXCEDRIN	萘丁美酮 MOTRIN	酮咯酸 TORADOL
阿司匹林 + 抗酸药混合制剂 Bufferin	吡罗昔康 FELDENE	奈丁美酮 Nabumetone	曲安西龙 Triamcinolone
（含阿司匹林）Buffetts	吡罗昔康 Feldene	非诺洛芬钙 Nalfon	[a]TRIGESIC
（含阿司匹林）Buffex	非诺洛芬 Fenoprofen	萘普生钠 Naprelan	普通肝素 Unfractionated Heparin
（含阿司匹林）Cama	菲尔林那 FIORINAL	萘普生 Naprosyn	缬草 Valerian
塞来昔布胶囊 Celebrex	双氯芬酸依泊胺 FLECTOR	萘普生 Naproxen	[a]VANQUISH
塞来昔布 Celecoxib	氟氢可的松 Fludrocortisones	苯乙肼 Nardil	双氯芬酸 VOLTAREN
西洛他唑 Cilostazol	氟比洛芬 Flurbiprofen	曲安奈德 Nasacort	华法林 Warfarin
舒林酸 CLINORIL	法安明 FRAGMIN	布洛芬赖氨酸盐 NeoProfen	阿司匹林缓冲片 ZORPRIN
舒林酸 Clinoril		口服避孕药 Oral contraceptives	

#. 长效胰岛素用法：上午 10 点前到院：使用上午胰岛素剂量；上午 10 点后到院：使用常规剂量半量门冬胰岛素 aspart、谷赖胰岛素 glulisine、赖脯胰岛素 lispro；

a. 含对乙酰氨基酚、阿司匹林和咖啡因；b. 含阿司匹林、咖啡因、布他比妥；c. 对乙酰氨基酚 + 咖啡因

框 10-1　术前和术后 2 ～ 3 周应避免服用的草药和补充剂

欧洲越橘	瓜拉那
红辣椒（粉）	山楂
软骨素 *（术后出血）	卡瓦椒（kava kava）*d
当归	甘草根
紫雏菊 *a	麻黄
麻黄 *b	绣线菊
小白菊	褪黑素
鱼油	乳蓟 *（血容量耗竭）
大蒜 *c	烟酸
银杏 *c+d	红三叶
生姜	锯棕榈
人参 *c	圣约翰草
葡萄糖胺 *（低血糖）	姜黄（或姜黄根粉）
北美黄连 *d+e	缬草
绿茶	维生素 E
	育亨宾
	白柳

*. 美容手术患者使用的十大草药和补充药物[8]；a. 增强巴比妥酸盐和氟烷毒性，过敏反应，免疫抑制；b. 高血压和心脏不稳定；c. 围手术期出血；d. 术后镇静；e. 血容量减少、光敏

1. 菠萝蛋白酶
- 菠萝提取物。
- 据报道可减轻疼痛、水肿、炎症、瘀伤和血小板聚集和增强抗生素作用。
- 术前和术后 1 ～ 2 周分次服用 500 ～ 1500mg/d。
- 还需通过更多随机、对照临床试验来确定其临床应用潜力[9]。

2. 山金车草
- 据报道术后可减少瘀斑和水肿；矛盾证据[10]。
- 术后应用，可能相当于类固醇减少鼻整形术后水肿[11]。

3. 维生素 A
- 口服维生素 A（维 A 酸）可逆转类固醇对伤口愈合的损害，每天服用 15 000U，持续 7d；但这在外科临床中并不常见[12]。

4. 维生素 B
- 缺乏维生素 B_6（吡哆醇）、维生素 B_1（硫胺）或维生素 B_2（核黄素）的患者可能会出现伤口愈合问题，补充维生素会帮助改善[13]。

- 维生素 B 缺乏的患者可能有其他营养缺陷，手术风险也相对高。

5. 维生素 C
- 维生素 C 缺乏（坏血病）导致胶原纤维不能交联，伤口拉伸强度降低，补充维生素 C 可能会逆转这种情况[14]。
- 维生素 C 缺乏症极为罕见，健康状况不佳且不适宜手术。

（三）医患沟通
- 患者满意度很大程度上有赖于首次面诊。这种互动不仅会影响患者对医生的印象，还会影响对手术和整体结果的满意度[15]。
- 导致患者不向朋友和家人推荐手术医生的行为包括：未能充分解释医疗状况、未能表现出对患者的兴趣、未能询问患者是否有问题以及未能回答问题[16]。

（四）生活方式调节
- 对于在医疗美容诊所进行的美容手术，需要在手术前与患者一起明确相对和绝对禁忌证（框 10-2）。

框 10-2　在医疗美容诊所进行的美容手术，相对和绝对禁忌证

患者相关因素	操作相关因素
控制不良的全身疾病	吸脂＞ 5000ml
阻塞性睡眠呼吸暂停 *	肿胀液＞ 5000ml
病态肥胖	高容量吸脂，第二次手术
过去 6 个月心肌梗死	各种腹壁成形术
过去 3 个月脑血管意外	成人预期失血＞ 500ml
缺少成人陪同	手术时间＞ 6h
植入式除颤器或起搏器	
不稳定的心理疾病	
急性药物滥用	
恶性高热史 #	
终末期肾衰竭史，透析	
镰状细胞病	
重症肌无力	
3 岁以下	

*. 中度至重度；#. 如果计划使用诱发剂

1. 吸烟

- 吸烟对伤口愈合过程有明显的负面影响，导致组织缺氧和缺血[17]。
- 一般建议是在手术前后禁烟 4 周[18]。
- 应考虑药物（尼古丁替代品、安非他酮）和非药理学（咨询、行为疗法、催眠、心理疗法、电刺激）戒烟策略。
- 如果怀疑戒烟执行不严，建议术前进行尿可替宁（尼古丁代谢物）测试[19, 20]。
- 另外，血液测试可以测量多种尼古丁代谢物（可替宁、阿那巴辛、诺尼古丁），从而更清楚地了解主动吸烟、被动吸烟以及尼古丁替代疗法的使用情况。

小贴士 尿可替宁测试是一个简单、便宜的方法来确定患者是否在过去 4 天内吸烟。

2. 酒

- 酗酒可能导致肝脏、胰腺和神经系统紊乱。
- 酗酒也会影响心脏功能、免疫能力、止血和代谢应激反应，并诱发肌肉功能障碍。
- 可能与先前讨论的其他营养缺乏有关。
- 乙醇摄入与术后发病率增加之间的量效关系如下。
  - 每天饮酒 3 ~ 4 次比每天饮酒 0 ~ 2 次的患者并发症发生率大约高出 50%[21]。
- 建议术前和术后 1 ~ 2 周减少甚至戒酒，以降低围术期出血的风险[22]。

3. 饮食

- 以下食物可能会导致出血，一些医生建议在手术前、后 1 ~ 2 周减少摄入（框 10-3）。

（五）去定植和皮肤消毒

- 手术部位感染是美容手术的严重并发症，尤其是在植入假体材料（如隆胸）时。
- 金黄色葡萄球菌是导致手术部位感染的主要原因，耐甲氧西林金黄色葡萄球菌（MRSA）手术部位感染的患病率不断上升。
- 手术前的去定植和皮肤消毒已经被证明可以大大减少手术部位感染，特别是在心脏和骨科手术需要植入物时，并且在整形手术中类似的操作也得到了证实[23-25]。
- 去定植和皮肤消毒方案如下。
  - 手术前 2 ~ 4 周，对 MRSA 感染可能性增加的患者（如感染史、医护人员、免疫功能受损）进行筛查，为门诊手术患者进行金黄色葡萄球菌鼻腔携带情况检查，用一个拭子从两个鼻腔中拭取采集样本（已充分确定鼻腔携带金黄色葡萄球菌与继发的感染的相关性[26, 27]）。
  - 对金黄色葡萄球菌呈阳性的鼻腔培养患者，要求在计划手术前，每天 2 次将 2% 莫匹罗星鼻膏涂抹在鼻腔，并每天用氯己定（40mg/ml 洗液）冲洗，共 5d。
  - 有耐甲氧西林金黄色葡萄球菌感染史或青霉素 I 型过敏史的围术期抗生素预防使用患者和耐甲氧西林金黄色葡萄球菌携带者接受万

框 10-3 容易导致出血的食物

油梨	鱼（特别是三文鱼）	洋葱	根汁汽水
苹果	大蒜	橙子	贝类
杏	醋栗	桃	大豆
黑莓	西柚	胡椒	辛辣食物
樱桃	葡萄	西梅	草莓
黄瓜	柠檬	土豆	葵花籽
醋栗干	甜瓜	西梅干	红薯
露莓	油桃	葡萄干	西红柿
小红莓	小麦胚芽油		

古霉素治疗，手术前 60min 1g；所有其他患者在手术前 30 ~ 59min 使用头孢唑啉 2g。

（六）DVT 风险评估（见第 11 章）

- 2005 Caprini 风险评估模型，按风险对患者进行分类，并指导预防决策。高危患者（评分＞ 8）应考虑术后药物预防[28]。

- 总的来说，术后使用低分子肝素不会增加血肿再手术的发生率[12]。

二、减少并发症的术中措施

- 世界卫生组织制定了一项预防死亡和术后并发症的项目指南。这包括三个阶段（签到、超时和签退）（框 10-4）。

- 入室　在麻醉诱导前进行签署，包括确认患者、手术程序、手术部位和批准。标记正确的部位，复习过敏史，确定麻醉风险。

- 麻醉诱导后和手术切开前会暂停一下，所有团队成员必须参与，并自我介绍。患者身份、手术部位、手术程序和正确定位已确认。确定抗生素及输注时间，并确认患者影像资料已放置到位。

- 出室　需要确认所执行的程序、手术物品清点记录、手术标本标记以及调试设备使用中遇到的问题。

- 本检查表的使用，将不同医院组 16 岁及以上接受非心脏手术患者围术期死亡率由表格使用的 1.5% 降至使用后的 0.8%[29]。

（一）抗生素给药

- 术前抗生素（即第一代头孢菌素）的最佳给药时间为手术切开前 30 ~ 59min。

- 氟喹诺酮类和万古霉素的给药时间较长，应在切口前不少于 1h 开始给药。

- 患者大于体重 120kg 时，头孢唑啉剂量为 2g 或 3g，应每 4h 重新给药一次。

- 克林霉素给药量为 900mg，每 6h 应重新给药。

- 手术护理改进项目强调限制术后抗生素的使用；然而，在假体植入乳房重建术后不使用抗生素，

框 10-4　手术安全检查表的要素

第 1 阶段：入室
麻醉前，小组成员口头说明或确认以下事项：
- 患者已核实其身份，核实手术部位，核实手术程序，并表示同意。
- 手术部位已标记（如适用）。
- 脉搏血氧计附在患者身上，功能正常。
- 团队成员了解患者过敏史（如适用）。
- 已评估气道和吸入风险；可获得合适的设备和协助。
- 如果预计会有失血大于 500ml（或儿童体重 7ml/kg），则需保证足够的通道和液体。

第 2 阶段：术前暂停 – 进行核对
切开前，小组成员口头记录或确认以下内容：
- 所有团队成员按姓名和角色自我介绍。
- 患者已核实其身份，核实手术部位，核实手术程序，并表示同意。
- 团队完成对预期关键事件的审查。
- 手术医生叙述了关键或非常规步骤、预期手术持续时间，以及预期失血。
- 麻醉小组审查患者的具体问题。
- 护理团队确认仪器的无菌性、设备的可用性以及其他预期问题。
- 经证实，预防性应用抗生素已在切开前 60min 进行（如适用）。
- 所有必要的影像结果均已确认就位，且属于该患者无误。

第 3 阶段：出室
在患者离开手术室之前，团队成员口头说明或确认以下内容：
- 护理团队与整个团队一起审查以下所有内容：
  - 执行操作的名称
  - 对所有针、海绵和仪器点数确认（如适用）
  - 标签上有患者姓名
  - 需要解决的任何设备问题
- 手术医生、麻醉团队和护理团队都口头说明患者康复和护理的关键问题。

会增加手术部位感染的风险[30]。

- 鼻中隔成形术后不常规推荐预防性使用抗生素[31]。

（二）术区准备

- 在对常用皮肤消毒剂综述中，2% 的葡萄醋酸氯己定和 4% 的氯己定的抗菌活性弱于 70% 异丙醇（IPA）或 2% 的氯己定与异丙醇混合使用[32]。

- Cochrane 分析也表明 4% 氯己定结合 70% 异丙醇有效性最好[33]。醇基消毒剂比水基消毒剂更有效。

警告 含乙醇消毒剂有引起手术火灾可能，在手术铺巾前应让其充分挥发。

- 在术前清洁方面，氯己定优于聚维酮碘。

（三）患者体位

- 患者体位摆放欠佳会使各种手术操作更具挑战并导致不良结果。也能导致患者受伤，如压疮、周围神经损伤和脱发。

- 据报道，在术中剧烈搬动头部和颈部后，及俯卧位后，曾发生椎动脉夹层[34]。

- 俯卧位增加了膝盖、胸部和耻骨的压力。应使用凝胶卷、枕头或泡沫海绵。俯卧位还可能导致眼压升高，建议使用带衬垫的护目镜（图 10-1）[35]。

- 一项 1990 年的美国麻醉失误报告体系数据库显示 15% 的索赔与神经损伤有关。将手臂和肘部衬垫和弯曲小于 90° 可降低神经压迫的风险[36]。

（四）器械消毒（快速灭菌）

- 对于紧急需要和立即使用仪器，快速灭菌是安全有效的，但如果操作不当，可能导致感染风险增加。

- ANSI/AAMI ST79《卫生保健设施蒸汽灭菌和无菌保证综合指南》[37] 规定，只有在灭菌前对仪器进行适当清洁和检查，直接交付使用点，保持无菌转运，并在快速灭菌后立即使用，才能够使用快速蒸汽灭菌（快速灭菌）[38]。

（五）正常体温

- 低温的定义是人体中心温度小于等于 36℃。

- 麻醉药物破坏人体的自然体温调节机制并抑制颤抖、血管收缩和出汗。

- 低温可通过削弱免疫防御和降低局部氧分压增加伤口感染。

- 轻度低温也可能影响凝血、苏醒时间和围术期心肌事件的发生率[39]。

- 患者体温可以通过毯子、手术巾和湿化的吸入气体被动维持。主动加热包括使用辐射热灯、提高室温、充气毯和液体加热器（见第 5 章和第 6 章）。

- 手术护理改进项目的标准要求患者在记录麻醉结束时间之前 30min 或之后 15min 内至少有一个记录的温度为大于等于 36℃。

（六）缝线选择

- 带刺缝线可以加速伤口闭合，降低伤口张力。缝线倒刺可以是单向（V-Loc；美敦力）或双向（Quill；Angiotech Pharmaceuticals）（见第 28 章）。

- 带刺缝线与小伤口并发症发生率升高有关，可能导致切口部位红斑[40]。异物可能被缝线倒刺带入体内并引起免疫反应。因此，应避免直接接触手术纱垫或无菌手术铺巾。

- 尽管应用带刺缝合减少了皮肤闭合和麻醉时间，但目前的成本是薇乔 Vicryl 或 Biosyn 的 6～7 倍，是单乔 Monocryl 的两倍。

三、减少并发症的术后措施

（一）疼痛控制

- 术后疼痛控制不良会延迟恢复，导致非预期的

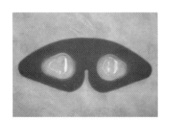

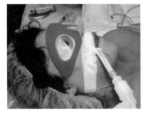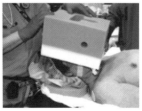

▲ 图 10-1 患者体位

再次入院，降低患者满意度。

- 丁哌卡因脂质体可延长镇痛效果。缓解乳房缩小整形术和腹壁成形术后的疼痛，但必须考虑额外成本。
- 酮咯酸 ketorolac 与血肿发生率增加无关，可安全用于美容整形手术[41]。
- 单剂量口服塞来昔布 celecoxib 对术后缓解疼痛有效。在面部提升术后的围术期疼痛管理中是有效的[42]。

（二）静脉血栓栓塞预防（见第 11 章）

- 美容手术中静脉血栓栓塞的发生率为 0.3% ～ 1.2%[43]。
- 与其他整形手术相比，体形重塑手术相对具有最高的静脉血栓栓塞（VTE）发生率，腹壁成形术患者的深静脉血栓栓塞（DVT）发生率为 1.1%，肺栓塞（PE）发生率为 0.8%。
  - ➤ 大量体重减轻的患者进行身体环形塑形手术的风险更大，静脉血栓栓塞的发生率为 5.7% ～ 9.6%。
- 每个医生和医疗机构都应采用正规、积极的策略来防止静脉血栓栓塞。
- 一级预防是降低静脉血栓栓塞风险最有效和最经济的策略。
- 早期下床活动和手术台上正确摆放体位是合理措施，应适用于所有接受手术的患者，无论其风险如何。
- 关于整形外科患者机械和药物预防的具体建议至今尚未得到验证，但表 10-2 给出了最新的建议[44]。

（三）风险因素

- 大手术。
- 促红细胞生成药物。
- 静脉功能不全。
- 中心静脉通路。
- 创伤。
- 阵发性夜间血红蛋白尿。
- 下肢瘫痪。
- 药物治疗期间。
- 癌症（皮肤除外）。
- 骨髓增生性疾病。

表 10-2 静脉血栓栓塞预防

低风险		
健康患者 做门诊手术	全身或局部麻醉过程短于 1h 或镇静过程短于 2h	合适的体位和早期下地活动
	全身或局部麻醉过程长于 1h 或镇静过程长于 2h	间歇气动加压或静脉足泵
中度风险		
有 0 ～ 4 个危险因素的患者需要 　在医院接受手术并恢复 腹部成形术患者	出血正常风险并有 3 ～ 4 个危险 因素	每日皮下注射依诺肝素 30mg，以及间歇气动加压或静脉足泵 术后 12h 第一次给药
	出血高风险或 0 ～ 2 危险因素 *	间歇气动加压或静脉足泵
高风险		
有大于 4 个危险因素的患者在医 　院接受手术需要住院和康复 行体形塑造手术并进行其他腹 　部或盆腔手术的患者	出血正常风险 出血高风险 *	每日皮下注射依诺肝素 40mg，以及间歇气动加压或静脉足泵 术后 12h 第一次给药 间歇气动加压或静脉足泵

*. 当出血高风险降低时，应将机械性血栓预防改为抗凝血栓预防

- 癌症治疗期间（化疗 / 放疗）。
- 肥胖。
- VTE 病史或家族史（莱顿因子 V 携带者中较高）。
- 血栓形成倾向。
- 年龄大于 40 岁。
- 肾病综合征。
- 妊娠 / 产后。
- 炎症性肠病。
- 口服避孕药（含雌激素）。
- 急性内科疾病。
- 激素替代疗法。
- 选择性雌激素受体。

（四）辅助疗法

1. 术后应用类固醇 [45]

- 围术期皮质类固醇减少面部肿胀和面部提升后瘀斑的证据仍未被证实，可能与增加费用和并发症风险有关，包括高血压恶化、血糖控制恶化、增加感染率和缺血性骨坏死可能 [46-48]。
- 对于鼻整形术，围术期使用皮质类固醇可以减少术后水肿和瘀斑。术前用药优于术后用药，持续用药优于单一用药 [11, 49-51]。

2. 淋巴按摩

- 清理主要淋巴收集管，有利于驱散水肿，显著改善面部、颈部和（或）四肢肿胀。
  - 在一些情况下，分级加压服可在术后替换或辅助淋巴按摩。
- 通常由训练有素的美容师或理疗师进行，并在面部提升术后特别受欢迎，通常提倡术后进行 1 ~ 3 次疗程 *。
- 与按摩非手术面部皮肤区域引流以促进腮腺、颌下腺和枕淋巴结引流的操作相反，在面部提升术后，按摩必须朝着相反的方向，即面部内侧，从那里到颈深淋巴结。

- 据报道，淋巴按摩可以放松副交感神经系统，使患者平静下来，减少术后焦虑 [52]。

（五）瘢痕管理 [53]

- 黏性、多微孔、低过敏纸胶带。
  - 应用于术后即刻切口，每 3 ~ 7d 更换一次，最多 12 周，对于低风险患者有助于改善瘢痕美观和防止增生性瘢痕形成 [54-56]。
- 硅胶片和硅凝胶。
  - 在高风险患者（即那些以前有过异常瘢痕或正在接受不良瘢痕发生率高的手术患者，如乳房手术）中使用，是针对增生性瘢痕的治疗和预防中最为公认的方法。
  - 应在手术结束后立即开始，当切口完全上皮化后再持续至少一个月。
  - 硅胶片每天至少要贴 12h，如果可能的话，每天带 24h 并清洗两次。
  - 较少证据表明硅凝胶（例如，Kelo-cote）能有效防止瘢痕形成，但它们可能更适合于头部和颈部 [27]。
- 局部应用维生素 E、可可脂、洋葱提取物乳膏（例如，Medma）、尿素 – 磺基多糖凝胶、糖胺聚糖凝胶和含有植物提取物如须尾草和积雪草的乳膏，在单一用药时并未显示出持续改善瘢痕外观。
  - 这些外用药物的好处都被认为是结合按摩的结果；因此，深部伤口按摩疗法是处理瘢痕的一种常见方式，但其有效性的科学证据也有限 [41, 43, 44]。
- 在一项前瞻、随机的多中心临床试验中，一种设计用于减少瘢痕张力的新装置（Embrace; Neodyne Biosciences）可显著改善瘢痕外观，有统计学差异 [57, 58]。

---

* 参考文献 [12, 14, 20, 21, 24, 27, 28, 33, 39]。

本章精要

❖ 在选择性的美容外科手术之前，必须控制好全身既有疾病。

❖ 生活方式：包括吸烟、饮酒和饮食习惯，会影响结果，应予以管理。

❖ 应考虑去定植和皮肤消毒以减少手术部位感染，特别是在假体植入手术时。

❖ 基础皮肤护理是成功实现美年轻化的基础，包括常规去角质、清洁、保湿、防晒和抗老化治疗（即局部使用维 A 酸）。

❖ 根据现行的治疗指南，可降低围术期静脉血栓栓塞 VTE 的风险。

❖ 辅助疗法，如淋巴按摩和分级加压服可以加速愈合和提高术后恢复效果。

❖ 减张胶带或硅胶片被证实可能是最行之有效的方法来调节瘢痕的成熟。

参考文献

[1] Guyuron B, Raszewski R. Undetected diabetes and the plastic surgeon. Plast Reconstr Surg 86:471, 1990.

[2] Harrison B, Khansa I, Janis JE. Evidence-based strategies to reduce postoperative complications in plastic surgery. Plast Reconstr Surg 137:351, 2016.

[3] Mejia JD, Egro FM, Nahai F. Visual loss after blepharoplasty: incidence, management, and preventive measures. Aesthet Surg J 31:21, 2011.

[4] Fischer JP, Shang EK, Nelson JA, et al. Patterns of preoperative laboratory testing in patients undergoing outpatient plastic surgery procedures. Aesthet Surg J 34:133, 2014.

[5] Wimalawansa SM, Fox JP, Johnson RM. The measurable cost of complications for outpatient cosmetic surgery in patients with mental health diagnoses. Aesthet Surg J 34:306, 2014.

[6] Broughton G II, Crosby MA, Coleman J, et al. Use of herbal supplements and vitamins in plastic surgery: a practical review. Plast Reconstr Surg 119:48e, 2007.

[7] Zwiebel SJ, Michelle L, Brendan A, et al. The incidence of vitamin, mineral, herbal, and other supplement use in facial cosmetic patients. Plast Reconstr Surg 132:78, 2013.

[8] Heller J, Gabbay JS, Ghadjar K, et al. Top-10 list of herbal and supplemental medicines used by cosmetic patients: what the plastic surgeon needs to know. Plast Reconstr Surg 117:436, 2006.

[9] Orsini RA. Bromelain. Plast Reconstr Surg 118:1640, 2006.

[10] Lawrence WT; Plastic Surgery Educational Foundation DATA Committee. Arnica. Plast Reconstr Surg112:1164, 2003.

[11] Totonchi A, Guyuron B. A randomized, controlled comparison between arnica and steroids in the management of postrhinoplasty ecchymosis and edema. Plast Reconstr Surg120:271, 2007.

[12] Ehrlich HP, Tarver H, Hunt TK. Effects of vitamin A and glucocorticoids upon inflammation and collagen synthesis. Ann Surg 177:222, 1973.

[13] Massé PG, Pritzker KP, Mendes MG, et al. Vitamin B6 deficiency experimentally-induced bone and joint disorder: microscopic, radiographic and biochemical evidence. Br J Nutr 71:919, 1994.

[14] Alcaín FJ, Burón MI. Ascorbate on cell growth and differentiation. J Bioenerg Biomembr 26:393, 1994.

[15] Ho AL, Klassen AF, Cano S, et al. Optimizing patient-centered care in breast reconstruction: the importance of preoperative information and patient-physician communication. Plast Reconstr Surg 132:212e, 2013.

[16] McLafferty RB, Williams RG, Lambert AD, et al. Surgeon communication behaviors that lead patients to not recommend the surgeon to family members or friends: analysis and impact. Surgery 140:616; discussion 622, 2006.

[17] Jensen JA, Goodson WH, Hopf H, et al. Cigarette smoking decreases tissue oxygen. Arch Surg 126:1131, 1991.

[18] Sørensen LT. Wound healing and infection in surgery: the pathophysiological impact of smoking, smoking cessation, and nicotine replacement therapy: a systematic review. Ann Surg 255:1069, 2012. 18a. Sørensen LT. Wound healing and infection in surgery. The clinical impact of smoking and smoking cessation: a systematic review and meta-analysis. Arch Surg 147:373, 2012.

[19] Krueger JK, Rohrich RJ. Clearing the smoke: the scientific rationale for tobacco abstention with plastic surgery. Plast Reconstr Surg 108:1063, 2001.

[20] Rohrich RJ, Coberly DM, Krueger JK, et al. Planning elective operations on patients who smoke: survey of North American plastic surgeons. Plast Reconstr Surg 109:350, 2002.

[21] Tønnesen H, Nielsen PR, Lauritzen JB, et al. Smoking and alcohol intervention before surgery: evidence for best practice. Br J Anaesth 102:297, 2009.

[22] Mayo Clinic: May Medical Laboratories. Available at *www.mayomedicallaboratories.com.*

[23] Chen AF, Wessel CB, Rao N. Staphylococcus aureus screening and decolonization in orthopaedic surgery and reduction of surgical site infections. Clin Orthop Relat Res 471:2383, 2013.

[24] Craft RO, Damjanovic B, Colwell AS. Evidence-based protocol for infection control in immediate implant-based breast reconstruction. Ann Plast Surg 69:446, 2012.

[25] Feldman EM, Kontoyiannis DP, Sharabi SE, et al. Breast implant infections: is cefazolin enough? Plast Reconstr Surg

126:779, 2010.

[26] Bode LG, Kluytmans JA, Wertheim HF, et al. Preventing surgical-site infections in nasal carriers of Staphylococcus aureus. N Engl J Med 362:9, 2010.

[27] Wenzel RP, Perl TM. The significance of nasal carriage of Staphylococcus aureus and the incidence of postoperative wound infection. J Hosp Infect 31:13, 1995.

[28] Pannucci CJ, Dreszer G, Wachtman CF, et al. Postoperative enoxaparin prevents symptomatic venous thromboembolism in high-risk plastic surgery patients. Plast Reconstr Surg 128:1093, 2011.

[29] Haynes AB, Weiser TG, Berry WR, et al. A surgical safety checklist to reduce morbidity and mortality in a global population. N Engl J Med 360:491, 2009.

[30] Clayton JL, Bazakas A, Lee CN, et al. Once is not enough: withholding postoperative prophylactic antibiotics in prosthetic breast reconstruction is associated with an increased risk of infection. Plast Reconstr Surg 130:495, 2012.

[31] Georgiou I, Farber N, Mendes D, et al. The role of antibiotics in rhinoplasty and septoplasty: a literature review. Rhinology 46:267, 2008.

[32] Hibbard JS. Analyses comparing the antimicrobial activity and safety of current antiseptic agents: a review. J Infus Nurs 28:194, 2005.

[33] Dumville JC, McFarlane E, Edwards P, et al. Preoperative skin antiseptics for preventing surgical wound infections after clean surgery. Cochrane Database Syst Rev 2015:CD003949, 2015.

[34] Bund M, Heine J, Jaeger K. [Complications due to patient positioning: anaesthesiological considerations] Anasthesiol Intensivmed Notfallmed Schmerzther 40:329, 2005.

[35] Shermak M, Shoo B, Deune EG. Prone positioning precautions in plastic surgery. Plast Reconstr Surg 117:1584; discussion 1589, 2006.

[36] Miller RD, ed. Miller's Anesthesia, ed 8. Philadelphia: Elsevier Saunders, 2015.

[37] AAMI/ANSI ST79. Comprehensive Guide to Steam Sterilization and Sterility Assurance in Health Care Facilities, ed 4. Arlington, VA: Association of Advanced Medical Instruments, 2013.

[38] Carlo A. The new era of flash sterilization. AORN J 86:58, 2007.

[39] Hernandez M, Cutter TW, Apfelbaum JL. Hypothermia and hyperthermia in the ambulatory surgical patient. Clin Plast Surg 40:429, 2013.

[40] Cortez R, Lazcano E, Miller T, et al. Barbed sutures and wound complications in plastic surgery: an analysis of outcomes. Aesthet Surg J 35:178, 2015.

[41] Stephens DM, Richards BG, Schleicher WF, et al. Is ketorolac safe to use in plastic surgery? A critical review. Aesthet Surg J 35:462, 2015.

[42] Aynehchi BB, Cerrati EW, Rosenberg DB. The efficacy of oral celecoxib for acute postoperative pain in face-lift surgery. JAMA Facial Plast Surg 16:306, 2014.

[43] Abboushi N, Yezhelyev M, Symbas J, et al. Facelift complications and the risk of venous thromboembolism: a single center's experience. Aesthet Surg J 32:413, 2012.

[44] Venturi ML, Davison SP, Caprini JA. Prevention of venous thromboembolism in the plastic surgery patient: current guidelines and recommendations. Aesthet Surg J 29:421, 2009.

[45] Pulikkottil BJ, Dauwe P, Daniali L, et al. Corticosteroid use in cosmetic plastic surgery. Plast Reconstr Surg 132:352e, 2013.

[46] Echavez MI, Mangat DS. Effects of steroids on mood, edema, and ecchymosis in facial plastic surgery. Archiv Otolaryngol Head Neck Surg 120:1137, 1994.

[47] Owsley JQ, Weibel TJ, Adams WA. Does steroid medication reduce facial edema following face lift surgery? A prospective, randomized study of 30 consecutive patients. Plast Reconstr Surg 98:1, 1996.

[48] Rapaport DP, Bass LS, Aston SJ. Influence of steroids on postoperative swelling after facial plasty: a prospective, randomized study. Plast Reconstr Surg 96:1547, 1995.

[49] Hatef DA, Ellsworth WA, Allen JN, et al. Perioperative steroids for minimizing edema and ecchymosis after rhinoplasty: a meta-analysis. Aesthet Surg J 31:648, 2011.

[50] Hoffmann DF, Cook TA, Quatela VC, et al. Steroids and rhinoplasty. A double-blind study. Arch Otolaryngol Head Neck Surg 117:990, 1991.

[51] Kargi E, Hoşnuter M, Babuccu O, et al. Effect of steroids on edema, ecchymosis, and intraoperative bleeding in rhinoplasty. Ann Plast Surg 51:570, 2003.

[52] Mottura AA. Face lift postoperative recovery. Aesthetic Plast Surg 26:172, 2002.

[53] Khansa I, Harrison B, Janis JE. Evidence-based scar management: how to improve results with technique and technology. Plast Reconst Surg 138:1655, 2016.

[54] Atkinson JA, McKenna KT, Barnett AG, et al. A randomized, controlled trial to determine the efficacy of paper tape in preventing hypertrophic scar formation in surgical incisions that traverse Langer's skin tension lines. Plast Reconstr Surg 116:1648, 2005.

[55] Mustoe TA, Cooter RD, Gold MH, et al. International clinical recommendations on scar management. Plast Reconstr Surg 110:560, 2002.

[56] Reiffel RS. Prevention of hypertrophic scars by long-term paper tape application. Plast Reconstr Surg 96:1715, 1995.

[57] Longaker MT, Rohrich RJ, Greenberg L, et al. A randomized controlled trial of the embrace advanced scar therapy device to reduce incisional scar formation. Plast Reconstr Surg 134:536, 2014.

[58] Havlik RJ. Vitamin E and wound healing. Plastic Surgery Educational Foundation DATA Committee. Plast Reconstr Surg 100:1901, 1997.

第 11 章　静脉血栓形成与美容手术患者

Venous Thromboembolism and the Aesthetic Surgery Patient

Christopher J. Pannucci, Amy Kathleen Alderman　著

李　丹　译

- 静脉血栓形成（VTE）是一种危及生命或肢体的并发症，可在手术后发生。
- 被疾病预防控制中心认定为最常见的可预防的院内死亡原因，由医疗保险核定。对于某些手术来说，这是一个"绝不会发生的事件"。
- 美国每年估计有 50 万例静脉血栓栓塞事件，10 万人死亡。
- VTE 在整形外科患者每年发生 18 000 例，且尽管罕见，但当发生在择期美容手术中时，会特别具有破坏性。
- 手术医生应将患者的 VTE 风险作为标准美容手术检查的一部分。
- 尽管对整形外科患者的研究已经清楚地表明，所有的 VTE 不可预防，但手术医生可以在术前、术中和术后将 VTE 风险降至最低。

指南如何说

- 美国整形外科学会（ASPS）（2012）和美国整形外科医师协会（AAPS）（2016）都发表了基于关于 VTE 风险分级和预防的循证共识声明[1, 2]。
- 两套建议都提倡使用 2005 Caprini 风险评估模型（RAM）进行个体化的 VTE 风险分层[3]。
- 这两套建议都以基线 VTE 风险为基础，以 Caprini 评分和操作类型为特征，推荐了不同的预防策略。
  - 不建议采用"一刀切"的方法。

（一）现行指南摘要

- ASPS VTE 工作组[1]对于在全身麻醉下进行手术的美容手术患者提供建议，直接引用 2012 年的内容。
  - 风险分层："应考虑完成 2005 Caprini RAM……根据患者的个体危险因素将其进行 VTE 危险分类"。
  - 对有 Caprini 评分≥ 7 的择期手术患者："应考虑使用风险降低策略，如控制手术时间、减轻体重、停止激素替代治疗和术后早期活动。"
  - 对于全身麻醉下进行身体塑形手术或腹壁成形术，操作时间＞ 60min。
    - Caprini 评分 3～ 6："应考虑术后使用低分子肝素或普通肝素"。
    - Caprini 评分≥ 3："应考虑使用机械性预防……对于不能活动的患者"。
    - Caprini 评分≥ 7："应强烈推荐术中及术后使用低分子肝素进行预防"。
- 2016 年，AAPS 发表了一份关于 DVT/PE 预防的系统性回顾 /Meta 分析和共识小组报告。数据来源主要来自住院手术，但有几个建议适用于美容手术人群[2]，直接引用他们的内容。
  - "我们建议在适当的时候使用非全身麻醉。在可能的情况下，应考虑使用麻醉监护局部麻醉加镇静或神经阻滞麻醉代替全身麻醉。"

➢ "我们建议在整形手术患者中使用间歇性气动加压来预防围术期 VTE 事件。……间歇气压加压优于弹力袜。"

➢ "我们建议所有整形和重建手术患者应使用 2005 Caprini 评分对围术期 VTE 风险进行分级。"

➢ "我们不建议在间歇性气动加压中加入预防药物，因为 VTE 预防是在一般的无风险分层整形手术人群中。"

➢ "我们建议手术医生考虑在 Caprini 评分 > 8 的患者中逐一进行药物预防。"

➢ "我们不建议在无风险的分层患者行身体轮廓塑形时添加常规药物预防 VTE。"

（二）理解 Caprini 风险评估模型 [3]

■ 这是一个 VTE 风险评估模型，已在 > 20 000 名患者中得到验证，包括整形、普外/血管/泌尿、妇科肿瘤和耳鼻喉头颈外科。

■ Caprini RAM 是一个一页的问卷，在患者的首次咨询或术前访视时很容易完成（图 11-1）。

➢ 根据患者个人病史和家族史，为各种危险因素分配不同的分值。

➢ 生成总风险因素得分，并与术后 VTE 风险值百分比相关联。

➢ 使用这些信息，医生可以做出关于药物预防和其他降低风险策略的决定。

■ 目前建议使用 2005 年 Caprini RAM，而不是 2010 版（使更多患者处于更高的风险类别，但不会增加预测 VTE 的敏感性）[4]。

（三）哪些美容患者风险最高

■ 在整形手术中，单独或与其他手术联合进行腹壁成形术的 VTE 风险最高。风险最大的手术类型是环形腹壁成形术，其相关的 VTE 频率为 3.4%[5]。

■ 医生集团发现涉及 VTE 的医疗事故索赔有所增加，其中一个主要问题是对风险高的患者预防不足。

➢ 在审查 12 项索赔时，有 8 项是腹壁成形术（其中 6 项是联合手术）。一半患者是全身麻醉，另一半是静脉镇静。死亡 9 例。

■ 为什么腹壁成形术会增加静脉血栓栓塞的风险？

➢ 多因素。原因包括手术时间（全身麻醉时静脉血聚集）、臀部吸脂俯卧位（髋关节侧翻引起的静脉压升高）、吸脂时体液转移、腹直肌折叠引起的腹内压升高、屈曲体位和术后腹壁粘连[6]、术后活动度降低。

（四）手术前可以做风险分层

■ 完成一个完整的病史和体格检查以及一个 VTE 风险评估工具，如 2005 Caprin RAM。这个工具提醒手术医生询问家族 VTE 病史（最易疏漏的危险因素），遗传高凝血症，目前雌激素的使用，以及其他经常漏掉的危险因素。

➢ 一项关于整形外科住院患者[7]和门诊手术患者[8]的研究发现，其 VTE 风险是全部手术人群的 18 ～ 20 倍。

➢ 个体化风险分层使手术医生能够定义和量化这种风险。

注意 没有 VTE 危险分层工具被证实对美容手术患者有效。

■ 未经药物预防的整形外科住院患者的数据可用于估计 VTE 风险[9]。

➢ Caprini 3 ～ 4：0.32% 60d VTE 风险。

➢ Caprini 5 ～ 6：1.22% 60d VTE 风险。

➢ Caprini 7 ～ 8：2.55% 60d VTE 风险。

➢ Caprini > 8：8.54% 60d VTE 风险。

■ 如果不使用风险分层工具，基于手术类型的风险估计可以在知情同意过程中提出并讨论[5, 10, 11]。

➢ 环形腹壁成形术：3.4%。

➢ 结合腹部手术的腹壁成形术：2.1%。

➢ 伴随腹壁成形术联合其他手术：0.67%。

➢ 单纯腹壁成形术：0.34%。

所有均适用

每个风险因素代表 1 分
□ 年龄 41—60 岁
□ 计划实行小手术
□ 曾有大手术史（＜ 1 个月）
□ 静脉曲张
□ 肠内疾病史
□ 腿部肿胀（当前）
□ 肥胖症（BMI ＞ 25）
□ 急性心肌梗死
□ 充血性心力衰竭（＜ 1 个月）
□ 败血症（＜ 1 个月）
□ 严重肺病，包括肺炎（＜ 1 个月）
□ 肺功能异常（COPD）
□ 目前卧床休息的患者
□ 其他风险因素

每个风险因素代表 3 分
□ 年龄 ＞ 75 岁
□ DVT/PE 史
□ 血栓症家族史 *
□ V 因子阳性
□ 凝血酶原阳性 20210A
□ 血清同型半胱氨酸升高
□ 狼疮抗凝剂阳性
□ 抗心磷脂抗体升高
□ 肝素诱导血小板减少症（HIT）
□ 其他先天性或后天性血栓性疾病（如有）类型：_____
* 最容易漏掉的危险因素

每个风险因素代表 2 分
□ 年龄 60—74 岁
□ 关节镜手术
□ 恶性肿瘤（现在或曾患）
□ 大手术（＞ 45min）
□ 腹腔镜手术（＞ 45min）
□ 患者卧床（＞ 72h）
□ 固定石膏（＜ 1 个月）
□ 中心静脉置管

每个风险因素代表 5 分
□ 选择性下肢大关节置换术
□ 髋部、骨盆或腿部骨折（＜ 1 个月）
□ 脑卒中（＜ 1 个月）
□ 多发伤（＜ 1 个月）

急性脊髓损伤（瘫痪）（＜ 1 个月）
□ 仅针对女性（每个风险因素代表 1 分）
□ 口服避孕药或激素替代疗法
□ 怀孕或产后（＜ 1 个月）
□ 不明原因死胎史；反复自然流产（≥ 3）；早产伴毒血症或生长受限婴儿

总风险因素评分 ☐

▲ 图 11-1　Caprini 风险评估模型

➢ 隆胸术：0.02%。

➢ 面部提升术：0.02%。

■ 如果患者有家属有 VTE 或其他显著危险因素，可考虑术前血液学会诊 [12]。

➢ 高凝试验可能受到许多药物和临床的影响。

➢ 高凝试验最好由血液科专家进行排序和解释。

➢ 血液科专家可以帮助估计 VTE 风险水平，并可以给高危患者 VTE 预防策略的建议。

➢ 美容手术是择期手术，完善全部检查后再进行。

（五）手术前可以做风险调节

■ 许多患者的风险水平可以在术前调节 [3]。

➢ 体重指数 BMI，中心静脉导管或植入式药泵，使用雌激素类避孕药的使用。

➢ 鼓励患者减肥，让普通外科医生移除植入式药泵，在两次手术中至少等待 30d，在手术前 3 ～ 4 周内停用雌激素产品和他莫昔芬，调节这些风险将从理论上降低 VTE 风险 [13]。

● 帮助患者了解他们的安全是第一位的。

■ 研究表明，手术次数和手术时长与 VTE 高风险有关 [5, 14-16]。两者相关，原因尚不清楚。

➤ 限制同期进行手术的数量，从而限制手术时间，可以调整风险因素。

• 为了方便美容手术患者（单次康复）、增加患者满意度、竞争性市场和患者成本，美容手术比任何其他外科专业更需要在联合手术中进行。

• ≤6h 应为美容手术的目标时间。

○ ASPS 建议："理想情况下，医疗美容门诊的手术应在 6h 内完成。……这可能涉及一名患者同时被进行多个操作[17]。"

○ 手术医生应了解基于各州要求对医疗美容门诊手术的手术时间和脂肪抽吸量的限制。

• 例如，与单纯腹壁成形术相比，腹壁成形术与腹部手术结合的风险增加（0.34% vs. 2.17%），腹壁成形术加其他手术的风险增加（0.34% vs. 0.67%）。

• 又如，跟踪整形外科医生手术和结果（TOPS）以及 Cosmet Assure 数据表明，与单次手术相比，联合手术中，隆胸患者的 VTE 风险增加了 5 倍，腹壁成形术者的 VTE 风险增加了 30%[10]。

■ 整形美容旅游 VTE 风险增加。

➤ 经济舱长时间飞行前后的多普勒超声检查显示，4.9% 的旅客在飞行中形成深部或浅部血栓。

➤ 这些无症状 DVT 的临床相关性尚不清楚。

➤ 膝下弹力袜显著降低下肢深静脉血栓形成率从 4.5% 降至 0.24%[18]。

➤ 对航空旅行和 VTE 的系统性回顾表明，弹力袜，而非阿司匹林或低分子肝素，可以预防 DVT[19]。

■ 对于高危患者，决定进行手术是风险调节的最后考虑因素。

➤ 手术医生可能认为有些患者的静脉血栓栓塞 VTE 风险太高，不能安全地行美容手术。

（六）手术中降低手术风险

■ 麻醉类型是术中可改变的危险因素。

➤ 与其他麻醉类型相比，全身麻醉增加了风险。

➤ 全身麻醉组腹壁成形术 VTE 明显高于静脉镇静组（OR 0.11，CI 0.03～0.43）[20]。

• 原因可能是小腿肌肉泵的丧失和静脉阻塞，以及其他机制。

➤ 非全身麻醉，如果对手术医生和患者可行，则是首选和安全的。

■ 机械预防包括弹力袜和间歇性气压加压。

➤ 弹性加压将血液从表浅系统分流到深层系统并减少停滞。

➤ 使用弹力袜比不使用弹力袜更有效地预防 VTE[21]。

➤ 间歇性气动加压将血液从尾侧泵送到头侧，重建小腿肌肉泵的作用，并激活体内内源性纤溶机制[22]。

➤ AAPS 共识声明建议间歇性气压加压优于弹力袜[2]。

■ 轻微膝关节屈曲（5℃）用枕头垫高可促进静脉回流。

■ 腹壁折叠术和手术床屈曲在腹壁成形术中增加腹内压[6, 23]，这可能导致下腔静脉和股静脉淤滞，易患 DVT。

➤ 手术医生应仅在临床需要时进行手术，而不是想当然进行手术。

（七）手术后减低风险

■ 早期活动和补液充足是关键。

■ 术后腹部包扎带和加压衣可压迫股总静脉，可能需要调整[24, 25]。

■ 机械预防（间歇性气动加压）可在手术后使用模拟小腿肌肉泵直至患者可以下地活动。

➤ 没有数据表明在出院后使用机械预防可降低 VTE 发生风险。

➤ 药物预防，包括普通肝素和依诺肝素 / 低分子肝素已在整形住院患者中得到了广泛的研究。

- 对于住院患者，在住院期间提供依诺肝素可降低高危患者中的 VTE 风险（Caprini 评分为 7～8 和 8），但在低风险患者中没有此作用（Caprini 评分为 3～4 和 5～6）[9]。
- 对于住院患者，术后依诺肝素预防应用不会显著增加出血风险[26]。
- 尽管依诺肝素是注射给药，但在美容手术中，依诺肝素能被患者耐受和愿意承担费用。
- 身体轮廓整形手术[27] 和面部提升术[28] 的术前或术中药物预防会明显增加出血。
- 对所有患者做药物预防可能有不利的风险 / 收益关系。[2]
  - ASPS 和 AAPS 推荐基于 Caprini 评分做预防措施，而不是对所有患者。
- 一些手术医生使用口服 Xa 因子抑制药来进行药物预防。
  - 仅有有限数据，并且目前，口服剂 Xa 抑制药未经 FDA 批准用于非骨科手术患者的药物预防。
  - 在腹壁成形术患者中，口服 Xa 抑制药有较低血肿再手术发生率（2.3%），但尚无疗效研究发表[29]。
- 目前指南明确不建议使用阿司匹林作为单一药剂预防 VTE[30]。
- 对所有患者推荐进行多普勒超声检查，而不是其他的机械和药物预防[31]。
  - 在 200 名美容手术患者中，无症状 DVT 的发生率为 0.5%。

专家提示　我不同意进行多普勒超声检查取代机械或药物预防的方法。

- 目前美国胸科医师学会指南明确建议，即使在高危患者中也不建议要筛查多普勒超声。

本章精要

❖ 围术期静脉血栓风险受患者因素和手术操作类型因素的影响。

❖ 根据患者的个体特点考虑患者的风险，将允许手术医生在术前、术中和术后设置中调整风险因素并实施 VTE 预防策略。

❖ 一般来说，医疗美容门诊手术时间应 < 6h；所有患者均应接受 VTE 风险评估；应采取适当措施降低风险；手术医生应倾向进行分期美容手术操作。

参考文献

[1] Murphy RX Jr, Alderman A, Gutowski K, et al. Evidence-based practices for thromboembolism prevention: summary of the ASPS Venous Thromboembolism Task Force Report. Plast Reconstr Surg 130:168e, 2012.

[2] Pannucci CJ, MacDonald JK, Ariyan S, et al. Benefits and risks of prophylaxis for deep venous thrombosis and pulmonary embolus in plastic surgery: a systematic review and meta-analysis of controlled trials and consensus conference. Plast Reconstr Surg 137:709, 2016.

[3] Caprini JA. Thrombosis risk assessment as a guide to quality patient care. Dis Mon 51:70, 2005.

[4] Pannucci CJ, Barta RJ, Portschy PR, et al. Assessment of postoperative venous thromboembolism risk in plastic surgery patients using the 2005 and 2010 Caprini Risk score. Plast Reconstr Surg 130:343, 2012.

[5] Hatef DA, Trussler AP, Kenkel JM. Procedural risk for venous thromboembolism in abdominal contouring surgery: a systematic review of the literature. Plast Reconstr Surg 125:352, 2010.

[6] Huang GJ, Bajaj AK, Gupta S, et al. Increased intraabdominal pressure in abdominoplasty: delineation of risk factors. Plast Reconstr Surg 119:1319, 2007.

[7] Pannucci CJ, Bailey SH, Dreszer G, et al. Validation of the Caprini risk assessment model in plastic and reconstructive surgery patients. J Am Coll Surg 212:105, 2011.

[8] Pannucci CJ, Shanks A, Moote MJ, et al. Identifying patients at high risk for venous thromboembolism requiring treatment after outpatient surgery. Ann Surg 255:1093, 2012.

[9] Pannucci CJ, Dreszer G, Wachtman CF, et al. Postoperative enoxaparin prevents symptomatic venous thromboembolism in high-risk plastic surgery patients. Plast Reconstr Surg 128:1093, 2011.

[10] Alderman AK, Collins ED, Streu R, et al. Benchmarking outcomes in plastic surgery: national complication rates for abdominoplasty and breast augmentation. Plast Reconstr Surg 124:2127, 2009.

[11] Santos DQ, Tan M, Farias CL, et al. Venous thromboembolism after facelift surgery under local anesthesia: results of a multicenter survey. Aesthetic Plast Surg 38:12, 2014.

[12] Pannucci CJ, Kovach SJ, Cuker A. Microsurgery and the hypercoagulable state: a hematologist's perspective. Plast Reconstr Surg 136:545e, 2015.

[13] Gupta V, Winocour J, Rodriguez-Feo C, et al. Safety of aesthetic surgery in the overweight patient: analysis of 127,961 patients. Aesthet Surg J 36:718, 2016.

[14] Kim JY, Khavanin N, Rambachan A, et al. Surgical duration and risk of venous thromboembolism. JAMA Surg 150:110, 2015.

[15] Howland WS, Schweizer O. Complications associated with prolonged operation and anesthesia. Clin Anesth 9:1, 1972.

[16] Gravante G, Araco A, Sorge R, et al. Pulmonary embolism after combined abdominoplasty and flank liposuction: a correlation with the amount of fat removed. Ann Plast Surg 60:604, 2008.

[17] Haeck PC, Swanson JA, Iverson RE, et al. Evidence-based patient safety advisory: patient selection and procedures in ambulatory surgery. Plast Reconstr Surg 124(4 Suppl):S6, 2009.

[18] Belcaro G, Geroulakos G, Nicolaides AN, et al. Venous thromboembolism from air travel: the LONFLIT study. Angiology 52:369, 2001.

[19] Philbrick JT, Shumate R, Siadaty MS, et al. Air travel and venous thromboembolism: a systematic review. J Gen Intern Med 22:107, 2007.

[20] Hafezi F, Naghibzadeh B, Nouhi AH, et al. Epidural anesthesia as a thromboembolic prophylaxis modality in plastic surgery. Aesthet Surg J 31:821, 2011.

[21] Sachdeva A, Dalton M, Amaragiri SV, et al. Elastic compression stockings for prevention of deep vein thrombosis. Cochrane Database Syst Rev 2010(7):CD001484.

[22] Comerota AJ, Chouhan V, Harada RN, et al. The fibrinolytic effects of intermittent pneumatic compression: mechanism of enhanced fibrinolysis. Ann Surg 226:306; discussion 313, 1997.

[23] Al-Basti HB, El-Khatib HA, Taha A, et al. Intraabdominal pressure after full abdominoplasty in obese multiparous patients. Plast Reconstr Surg 113:2145; discussion 2151, 2004.

[24] Berjeaut RH, Nahas FX, Dos Santos LK, et al. Does the use of compression garments increase venous stasis in the common femoral vein? Plast Reconstr Surg 135:85e, 2015.

[25] Clayburgh DR, Stott W, Cordiero T, et al. Prospective study of venous thromboembolism in patients with head and neck cancer after surgery. JAMA Otolaryngol Head Neck Surg 139:1143, 2013.

[26] Pannucci CJ, Wachtman CF, Dreszer G, et al. The effect of postoperative enoxaparin on risk for reoperative hematoma. Plast Reconstr Surg 129:160, 2012.

[27] Hatef DA, Kenkel JM, Nguyen MQ, et al. Thromboembolic risk assessment and the efficacy of enoxaparin prophylaxis in excisional body contouring surgery. Plast Reconstr Surg 122:269, 2008.

[28] Durnig P, Jungwirth W. Low-molecular-weight heparin and postoperative bleeding in rhytidectomy. Plast Reconstr Surg 118:502; discussion 508, 2006.

[29] Hunstad JP, Krochmal DJ, Flugstad NA, et al. Rivaroxaban for venous thromboembolism prophylaxis in abdominoplasty: a multicenter experience. Aesthet Surg J 36:60, 2016.

[30] Gould MK, Garcia DA, Wren SM, et al; American College of Chest Physicians. Prevention of VTE in nonorthopedic surgical patients. Antithrombotic Therapy and Prevention of Thrombosis, 9th ed. American College of Chest Physicians Evidence-Based Clinical Practice Guidelines. Chest 141(2 Suppl):e227S, 2012.

[31] Swanson E. Ultrasound screening for deep venous thrombosis detection: a prospective evaluation of 200 plastic surgery outpatients. Plast Reconstr Surg Glob Open 3:e332, 2015.

第四部分
皮肤护理
PART IV   Skin Care

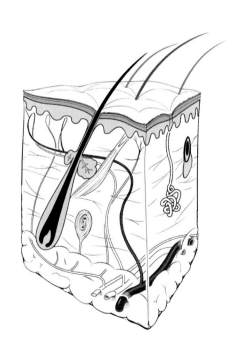

第 12 章　医疗 SPA 及机构相关问题
The Medi Spa and Institution-related issues

Rishi Jindal, Renato Saltz　著

李在郁　译

一、执业机构的基础内容

（一）什么是医疗 SPA 机构

- 设有或未设有一体化日间手术中心（ambulatory surgery center，ASC）并整合了健康水疗、沙龙、零售店和医疗诊所的机构。
  - 根据《美国联邦法规》定义，ASC 指专门为不需要住院的患者提供手术服务并且患者入院后预期服务时间不会超过 24h 的任何独立实体[1]。
  - 具体的定义因各组织和管辖区不同而有所不同，但一般（预期）不需要住院过夜。
- 机构的一部分通常提供水疗、沙龙和零售服务。
- 机构的另一部分是医学部门，整形 / 美容外科医生主要在此部门提供服务。
- 现场医生可以提供更先进的"医疗 SPA"服务，例如深层化学换肤术、激光疗法和注射剂（见"法律问题"）。
- 零售护肤品、遮瑕彩妆、机械设备或光电设备（表 12-1）。

小贴士　医疗 SPA 可以将零售服务、沙龙服务（美容美发）、水疗服务以及无创美容和外科美容手术集合成一个机构；具体取决于外科医生的兴趣、目标和资金状况。

（二）执业场所

- 单独营业的诊所（solo practice，亦称为单人医生集团）可以完全掌控执业机构或医疗 SPA 的所有方面。
- 与 ASC 相反，决策和财务完全由医生负责。
- 在医生因私人原因或专业相关活动而离岗时，单独营业的诊所中要确定由哪些人员照护患者，处理并发症和紧急情况。
- 团体执业机构（group practice）可以提供由值得信任的同事照护患者的便利性。
- 决定在单独营业的诊所工作还是在团体执业机构工作时个人目标、个性 / 性格和理念是需要考虑的重要因素。
- 医院附属机构与完全私人的诊所可能影响对执业机构规模的选择，要考虑"随时待命"（on-call）服务、间接成本（管理费用 / 经费开支），以及是否易于在特定地理位置的市场中立足。

（三）诊所（医生办公室）

- 考虑一个方便易寻的位置，同时还要保持和周围环境融洽，不要太明显。
- 确保有足够的停车位，遵守所有建筑法规和城市规范，以及认证机构的标准。
- 室内设计要有吸引力、优雅，并确保患者高效地流动，但应避免华丽、奢侈或浮华的装修布局和氛围。

表 12-1　综合性医疗 SPA 机构提供的服务范围

SPA、沙龙和零售服务	医疗 SPA（无创）服务	手术服务
化学剥脱	深层化学剥脱	身体
面部护理、皮肤管理和	真皮填充剂	腹壁成形术
医用护肤品	强脉冲光（IPL）	外形重塑（身体提升、上臂整形术、大腿提升）
手、足和指甲管理	光子嫩肤	手外科和手部嫩肤
毛发管理	Latisse（雅睫思睫毛生长液）	阴唇整形
激光疗法	（艾尔建 [Allergan]）	脂肪抽吸术
化妆	微晶磨皮术	瘢痕修复
按摩	神经毒素注射	乳房（增大、重建、缩小）
刷洗	术后皮肤护理	男性乳房发育症乳房缩小术
		乳房固定术
		面部拉皮术
		提眉术
		眼睑手术
		面部植入物
		植发
		耳整形术
		鼻整形术

- 内科 / 外科患者与零售、沙龙和接受水疗服务的消费者要保持分开管理。

（四）工作人员

- 确保所有员工都了解并拥护诊所的经营理念（文化）。
- 确保团队值得信赖、知识渊博、理智、充满好奇心、敬业。
- 聘用业务经理、患者协调员、行政助理；并随着诊所成长和业务增加，扩大职能范围，设立重点角色。
- 定期安排员工会议。
- 努力营造勤奋工作、创造业务并把患者的安全性放在各项服务的首要位置的氛围。
- 保持专业精神——始终以身作则！

小贴士　在实际工作中，一名训练有素、尽职尽责、值得信赖的员工可以成为医疗 SPA 机构和诊所最大的资产之一。相关机构应认真组织面试，花时间明智地招聘此类员工！

专家提示　在招聘之前，对于所有潜在雇员进行完整的财务和背景调查。

贪赃枉法是医疗 SPA 和医学美容机构中一个非常普遍的问题。了解员工可否会盗用公款，以及如何防止这种情况发生。

我建议员工会议要经常召开，至少每月一次。重点应放在患者安全性、新技术培训，以及解决和提高员工积极性问题上——不允许将会议戏剧化！

（五）营销与准备工作[2]

1. 营销

- 电话通常是患者第一次咨询 / 接触医疗 SPA 的方式，所以确保由热情、在行的人来接电话。
- 建立一个信息丰富的漂亮的网站；尽早开始准备，甚至在开业前几个月就开始，考虑聘请一个熟悉医疗 SPA 的网页设计师。
- 诊所外的交流必须有"流程标准"——一种预期的反应，最简单的是向转介来源（例如，介绍人等）、潜在患者和社区团体提供教育和联系方式。

■ 一旦患者进入诊所，则开始进行内部营销。

➤ 工作人员和医生主动与患者沟通是最有效的方式。

➤ 内部品牌化：配备包含服务项目和内容的手册、刻有诊所名称的笔和杯子、用于发放优惠或特价商品的电子邮件报名列表。

➤ 医疗 SPA 的独特方面是，对于接受水疗和无创美容操作的患者，若要想进入外科手术程序，可以直接转诊。

➤ 提出配套服务，例如，向拉皮术患者推荐换肤项目，或提供手术和非手术治疗相结合的套餐项目。

小贴士 医生应确立一个适合自己的岗位，发现社区的需求或者其他美容外科医师缺少哪些项目，并分析这些其他医生和他们的医疗 SPA 独特或新颖的原因。

■ 促使患者进入诊所的外部营销。

➤ 社区推广：医生在他们的职业生涯或执业早期应尽可能参加很多社区团体活动、演讲活动，以及当地的广播和电视节目。

➤ 与转介来源见面互动，包括向其发送教育材料，与当地医院的其他医生交谈、提供专业知识和技能（当被请求提供时），并在后期对他们的支持表示真诚的感谢。

2. 广告

■ 印刷材料：报纸和杂志广告；直接邮寄给患者、团体或转介医生；诊所里存放小册子或有活动时分发。

■ 电子材料：电子邮件；短信；广播和电视；网站和其他互联网站点（Facebook 和 Twitter）。

■ 来自相关网站的链接。

专家提示 我建议聘请一位全职营销总监和一位全职社交媒体经理。我还建议创建一个具有现代风格的漂亮网站，并且每 2～3 年更新一次。

专家提示 最少要每季度一次认真研究转介来源。

（六）资金 [3]

■ 医生应在财务增长、诊所规模扩张、患者管理和经验方面为自己和自己的诊所制定相关目标。

■ 制定规划是耗时的事情，而且试着计算实现目标所需要的成本会使人望而生畏、气馁的，但是如果不做这些准备工作，可能无法实现目标。

■ 资产包括技能和教育、员工和他们的知识、患者，以及有形资产，例如产品、材料、设备和房产。

■ 各项支出包括①直接费用，如工资、用品、操作设备的成本；②间接费用，如债务、贷款、税收、每月账单、设备租赁，以及贬值损失。

■ 仔细地规划并做一些研究可以使外科医生能够计划如何将他们的收入和资产与开支和未来的目标进行平衡。

■ 确定何时接受合作伙伴或非医生服务提供者可以增加收入，而不一定会使开支增加一倍。

二、门诊手术机构的认证与标准

（一）资格认证 [4]

■ 1980 年之前，关于门诊手术中心（ASC）、质量控制或患者安全性标准，没有具体的指导方针。

■ 整形外科医生们决定创建一个认证机构来监督安全、可靠的患者照护机构。

■ 他们成立了美国整形外科机构认证协会（American Association for Accreditation of Plastic Surgery Facilities）。

■ 该协会后来扩展到针对所有外科专业的机构，成为美国门诊手术机构认证协会（Association for Accreditation of Ambulatory Surgery Facilities, Inc., AAAASF）。

表 12-2　基于麻醉的门诊手术机构分类认证

A 类	B 类	C-M 类	C 类
允许	允许	允许	允许
表面或局部麻醉 产生最低或中等程度镇 　静效果的口服麻醉药 　品	A 类，加： 静脉和肠道外镇静 区域阻滞 解离型药物	A 类和 B 类，加： 静脉用异丙酚 脊髓或硬膜外麻醉	A 类、B 类、C-M 类，加：吸入式 喉罩（LMA）或气管插管
限制	限制	限制	限制
脂肪抽吸术 抽吸量不超过 500ml	异丙酚 气管插管和喉罩 吸入剂	异丙酚 气管插管和喉罩 吸入剂	异泊酚、吸入剂、脊髓和硬膜外麻醉 药必须由 CRNA、麻醉助理或麻醉 师给药

CRNA. Certified registered nurse anesthetist（认证的注册护士麻醉师）

- 全美超过 2000 家机构是 AAAASF 认证的，AAAASF 是全美最大的非营利性的 ASC 认证机构。
- 1996 年，加利福尼亚州第一个要求对提供镇静或全身麻醉的机构进行 AAAASF 认证（加州法案 AB595）。
- 大多数州的卫生部门认可的是认证，而不是州许可证。
- AAAASF 还可以提供 Medicare（美国老年和残障健康保险）证明。

（二）门诊手术机构分类认证 [5]（表 12-2）

- 根据每个机构实施的麻醉进行认证。
- 对于 A 类机构，要求少很多。
- 其他类别相似，随着麻醉方式更具侵入性，要求也增加。

（三）标准

- 1999 年，美国整形外科医师学会（ASPS）和美国美容整形外科学会（ASAPS）规定，整形手术中所使用的麻醉药超出局部麻醉或口服镇静药范围的学会成员应在具备以下条件的机构实施整形手术。
  - 获得州许可证。
  - Medicare 健康保险证明，或

  - 获得 AAAASF、门诊医疗保健认证协会（AAAHC）或医疗卫生机构认证联合委员会（JCAHO）等组织的认证 [6]。
- 美国医学会（American Medical Association，AMA）和美国医疗保险和医疗补助服务中心（Centers for Medicare and Medicaid Services，CMS）有这些机构或类似机构的认证要求 [1, 7]。
- 一般情况下，实施手术的医生必须要注意以下事项。
  - 确保在 ASC 实施的所有外科手术都是在具有医院资源使用授权（hospital privilege）的情况下实施的，即需要维持医院资源使用授权。
  - 确保获得并维持附近医院的入院授权或至少签订急诊转移协议。
  - 是美国医学专业委员会（American Board of Medical Specialties board，AMBS）成员。
- 在 ASC 进行的外科手术应遵循相应专业的执业范围指南。

小贴士　ASPS、ASAPS、AMA 和 CMS 要求门诊手术机构获得国家认证组织中某一组织的认证。

三、法律问题

（一）联邦法规 [1]

- 《联邦法规》要求 ASC 通过 CMS 参加 Medicare 健康保险。
- CMS 要求遵守所有有关认证或许可证的州法律。
- 先前列出的针对手术医生的医院资源使用授权和医学委员会认证标准用于申请 CMS 医疗保险。
- 将 Medicare 医疗保险范围内的手术限制在手术时间一般少于 90min 且术后恢复时间少于 4h 的手术，以及以下手术类型。
  - ➢ 一般不会导致大量失血。
  - ➢ 不需要大规模或长时间侵入体腔。
  - ➢ 不直接涉及大血管。
  - ➢ 性质上通常不紧急或危及生命。

（二）州法规

- 各州的法规因州而异，但通常符合联邦/CMS 规则。
- 包括加利福尼亚州、佛罗里达州、俄亥俄州和宾夕法尼亚州在内的许多州都有认证要求 [8]。
- 亚利桑那州和肯塔基州等州要求在相应州内注册或获得州许可证。
- 大多数其他州要求医生在没有附近医院资源使用特权的情况下进行认证，但有些州没有 ASC 限制。
- 佛罗里达州、宾夕法尼亚州、罗得岛州和田纳西州是目前唯一有手术时间限制的州（例如，宾夕法尼亚州 4h；超过这个时间，需要向州卫生部门提交违反规定的行为并附上说明）。
  - ➢ 较长时间的手术更容易引起恶心、呕吐和疼痛，导致更多的计划外的入院，尤其是下午 3 点后结束的手术 [9, 10]。
- 脂肪抽吸术抽吸量在许多州都有限制。

小贴士 熟悉具体的各州法律对避免失去资格认证的至关重要。大多数州的法律都可以通过各州卫生部网站在线了解。

（三）非医师服务提供者：优点、指南和注意事项

- 根据 ASAPS 报告，2016 年美国医学委员会认证的医生共实施 1300 万例以上美容操作 [11, 12]。
  - ➢ 非手术操作占总数的 85%。
  - ➢ 1 年增长 7%。
  - ➢ 美国人花费 150 亿美元；注射剂大约占总开支的 44%。
  - ➢ 注射用 A 型肉毒毒素 460 万次；透明质酸注射液 250 万次。
  - ➢ 2012 年的数据显示，如果包括那些由非医师注射人员实施的注射操作，注射操作数量则增加 20% [12]。
  - ➢ 对非手术型美容操作的需求明显增加，以至于仅靠医生无法满足快速增长的需求。
  - ➢ 生产力和收入可以随手术增多而大大增加，同时由合格的非医师服务提供者实施非手术型美容操作。

（四）指南

- 州法律的内容模糊不清晰，需要提供者给予合理解释 [13]。
- 大多数暗示，医生可以自行决定将任务和操作委派给有能力、受过训练、有执照的非医师服务提供者。
- 医疗顾问或医生监督员可能需要随时或偶尔在现场，或仅通过电子通信联系。
- 应与医生建立初步的咨询和治疗计划 [14]。
- 医生应确保对注射人员提供持续的培训以保证其操作能力。

小贴士 医生的判断是基本原则，最终责任也由他们担当！

（五）注意事项

- 随着其他提供者更熟练掌握注射剂的给药操作，原先由外科医生主导的诸多非手术操作转向了由非外科医生提供，对该情况的看法各不相同——医生需要认可他们社区中的文化。
- 一些患者可能会对非医生人员提供其大部分非手术治疗持谨慎态度。
- 各州的法律和建议差别很大（例如，在俄亥俄州，医生助理法律要求医生必须在 60min 以内到达执业机构，并且一名医生一次监督的医生助理数量不能超过 2 名）[13, 15]。
- 无论选择何种模式或员工结构，都是诊所的具体实践和声誉。

小贴士　各州有关非医生注射人员的法规有很大的不同，会根据每个非医生服务提供者的培训情况而有所不同。

四、患者选择与患者安全性 [16-21]

（一）患者选择

- 在制订治疗计划之前要考虑患者的并发症（见第 5 至第 7 章）。

（二）减少患者的不满

- 熟悉并始终遵循标准操作。
- 知情同意：详述文件，在签字前与每位患者进行口头讨论，内容包括诊断、建议的治疗及其益处，风险和并发症，成功治疗的可能性，建议计划的替代方案，拒绝治疗方案的后果等所有部分。
- 使用采光很好的、标准化的术前和术后照片（见第 3 章）。
- 倾听患者的抱怨，建立和谐的医患关系，了解他们为什么提出不满。
- 热情、自信，但从不傲慢；不要因患者提出问题或背诵他们在网上找到的事实而让他们感到沮丧；要让他们从进入诊所的那一刻开始就感到安心舒适。

（三）并发症及其预防

- 努力建立一种安全至上的文化，并向全体员工提出同样的要求。
- 发生并发症时进行内部审查，并且如有要求，上报给认证组织和州。
- 配备一个装有必需用品和丹曲落林的恶性高热治疗车（见第 5 章）。
- 配备一个装有必需用品和脂肪乳剂的局部麻醉药品全身毒性反应（LAST）治疗车 [22]。
- 下文中讨论了 ASC 中常见的并发症和减少其发生的策略。

（四）术后疼痛、恶心和呕吐

- 大多数计划外的入院是由恶心、呕吐、疼痛和头晕引起的 [16]。
- 脂肪抽吸术和乳房增大术是疼痛程度最大的美容外科手术 [23]。
- 术后止痛药的剂量应考虑患者的体重指数（BMI）。
- 37% 的患者出现恶心、呕吐。
- 年龄小于 50 岁、女性、非吸烟者以及围手术期使用阿片类药物是危险因素。
- 已知异泊酚、非麻醉性镇痛药（酮咯酸、静脉用对乙酰氨基酚）和使用局部麻醉和区域麻醉可降低术后恶心和呕吐的风险 [24]。

（五）感染 [25]

- 向 AAAASF 报告的所有并发症中 14% 是感染。
- 所有病例中总感染率为 0.7%。
- 腹壁成形术中感染率最高（0.16%），其次是乳房固定术、乳房增大术、脂肪抽吸术和面部拉皮术。
- 危险因素包括低体温、吸烟、肥胖、高血糖、酗酒和营养不良，但对于 ASC 的患者，没有确凿的数据。

- 围手术期抗生素、抗生素盐水冲洗、恢复正常体温以及术前备皮刮毛可有助于减少感染发生率[26]。

（六）血肿 [25]

- 向 AAAASF 报告的所有并发症中 36% 是血肿。
- 所有病例中总血肿率为 0.14%。
- 其中 41% 见于乳房手术中（2/3 例为增大术，其余为缩小术或乳房固定术），其次为眼睑成形术、腹壁成形术和脂肪抽吸术。
- 保持警惕，避免围手术期低血压，对于接受这些手术的患者，在他们离开麻醉后监护病房（Post-Anesthesia Care Unit, PACU）前对其进行评估。

（七）静脉血栓栓塞 [25]

- 向 AAAASF 报告的所有并发症中 1% 为深静脉血栓（DVT），肺栓塞占 1.2%。
- 所有病例中深静脉血栓率为 0.004%，肺栓塞率为 0.005%。

警告 腹壁成形术引起的静脉血栓栓塞与所有其他整形外科手术引起的静脉血栓栓塞的比值比为 5:5！

- 腹壁成形术与其他手术联合进行时风险更高（见第 11 章）。
- 遗传因素、抗磷脂综合征、同型半胱氨酸血症、避孕药或激素替代疗法诱发风险[16]。
- 对于风险较低的患者，考虑使用空气波压力治疗仪（sequential compression device），对于风险较高的患者，术前和术后给予化学预防[27]。

（八）死亡率 [25]

- 门诊手术中罕见。
- 所有的整形手术病例中发生率 0.0024%。
- 肺栓塞（PE）与 15% 的死亡率有关。
- 考虑腹壁成形术与任何其他手术联合实施时应谨慎[27]。

本章精要

❖ 在实际工作中，一名训练有素、尽职尽责、值得信赖的员工可以成为医院、诊所最大的资产之一。相关单位应认真组织面试，花时间明智地招聘此类人员。

❖ 有关非医师注射人员的州法规有很大的不同，可根据每个提供者的培训情况而有所不同。

❖ 各州的法律和建议差别很大。

❖ 危险因素包括低体温、吸烟、肥胖、高血糖、酗酒和营养不良。

参考文献

[1] U.S. Government Publishing Office. Electronic Code of Federal Regulations, Title 42, Part 416. Available at *www.ecfr.gov.*

[2] Nahai F, Colon GA, Lewis W, et al. The practice: models, management, and marketing. In Nahai F, ed. The Art of Aesthetic Surgery: Techniques and Principles, ed 2. New York: Thieme Publishers, 2010.

[3] Kuechel MC. The practice: staffing, services, and financial planning. In Nahai F, ed. The Art of Aesthetic Surgery: Techniques and Principles, ed 2. New York: Thieme Publishers, 2010.

[4] Pearcy J, Terranova T. Mandate for accreditation in plastic surgery ambulatory/outpatient clinics. Clin Plast Surg 40:489, 2013.

[5] American Association for Accreditation of Ambulatory Surgery Facilities. Regular Standards and Checklist for Accreditation of Ambulatory Surgery Facilities. Available at *www.aaaasf.org.*

[6] American Society of Plastic Surgeons and American Society for Aesthetic Plastic Surgery, Inc. Policy Statement on Accreditation

of Office Facilities. Available at *www.plasticsurgery.org.*

[7] American Medical Association. Office-based Surgery Core Principles. Available at *www. ama-assn.org.*

[8] American Society of Plastic Surgeons. Office-based surgery state requirements chart. Available at *www.plasticsurgery.org.*

[9] Fogarty BJ, Khan K, Ashall G, et al. Complications of long operations: a prospective study of morbidity associated with prolonged operative time (>6 h). Br J Plast Surg 52:33, 1999.

[10] Fortier J, Chung F, Su J. Unanticipated admission after ambulatory surgery: a prospective study. Can J Anaesth 45:612, 1997.

[11] American Society for Aesthetic Plastic Surgery. 2016 ASAPS statistics. Available at *www.surgery. org.*

[12] American Society for Aesthetic Plastic Surgery. News releases: cosmetic procedures increase in 2012. Available at *www. surgery.org.*

[13] American Academy of Physician Assistants. State Laws and Regulations. Available at *https:// www.aapa.org.*

[14] American Society of Plastic Surgeons. Guiding principles: supervision of non-physician personnel in medical spas and physician offices. Available at *http://www.plasticsurgery.org.*

[15] Ohio Laws and Rules. Ohio Revised Code, Title 47, Chapter 4730. Available at *codes.ohio.gov.*

[16] Iverson RE. Patient safety in office-based surgery facilities: I. Procedures in the office-based surgery setting. Plast Reconstr Surg 110:1337, 2002.

[17] Kataria T, Cutter TW, Apfelbaum JL. Patient selection in outpatient surgery. Clin Plast Surg 40:371, 2013.

[18] Warner MA, Shields SE, Chute CG. Major morbidity and mortality within 1 month of ambulatory surgery and anesthesia. JAMA 270:1437, 1993.

[19] Davenport DL, Bowe EA, Henderson WG, et al. National Surgical Quality Improvement Program (NSQIP) risk factors can be used to validate American Society of Anesthesiologists Physical Status Classification Levels. Ann Surg 243:636, 2006.

[20] Gorney M. Recognition of the patient unsuitable for aesthetic surgery. Aesthet Surg J 27:626, 2007.

[21] Blackburn VF, Blackburn AV. Taking a history in aesthetic surgery: SAGA—the surgeon's tool for patient selection. J Plast Reconstr Aesthet Surg 61:723, 2008.

[22] Young VL. Patient safety in aesthetic surgery. In Nahai F, ed. The Art of Aesthetic Surgery: Techniques and Principles, ed 2. New York: Thieme Publishers, 2010.

[23] Chung F, Ritchie E, Su J. Postoperative pain in ambulatory surgery. Anesth Analg 85:808, 1997.

[24] Keyes M. Management of postoperative nausea and vomiting in ambulatory surgery: the big little problem. Clin Plast Surg 40:447, 2013.

[25] Soltani AM, Keyes GR, Singer R, et al. Outpatient surgery and sequelae: an analysis of the AAAASF internet-based quality assurance and peer review database. Clin Plast Surg 40:465, 2013.

[26] Nazarian Mobin SS, Keyes GR, Singer R, et al. Infections in outpatient surgery. Clin Plast Surg 40:439, 2013.

[27] Iverson RE, Gomez JL. Deep venous thrombosis: prevention and management. Clin Plast Surg 40:389, 2013.

第 13 章　皮肤的解剖、生理和疾病
Anatomy, Physiology, and Disorders of the Skin

Thornwell H. Parker Ⅲ, Molly Burns Austin, Alton Jay Burns　著

李在郁　译

一、解剖[1]（图 13-1）

（一）表皮

■ 表皮由以下细胞组成。

> 角质形成细胞：表皮的 80%。

> 黑色素细胞：主要分布于基底层，是产生色素的细胞，色素有紫外线防护作用。

> 梅克尔（Merkel）细胞：主要分布于基底层，是机械刺激感受器，适应缓慢。

> 朗格汉斯细胞：表皮的抗原呈递细胞 /T 细胞活化细胞。

■ 表皮分为 5 层，每层厚约 100μm。

> 基底层：有丝分裂活跃的层，提供用于上层分化的细胞。

> 棘层：细胞间桥上的细胞边缘呈棘状外观。

> 颗粒层：含有形成皮肤屏障的原料的细胞内颗粒。

> 透明层：由无核的死亡细胞组成的透明的层，主要见于掌跖。

> 角质层：由颗粒层经程序性细胞死亡后的细胞组成的角质化细胞层，提供皮肤屏障。

（二）真皮

■ 构成大部分皮肤。

■ 使皮肤有力度、弹性和韧性。

■ 主要由胶原蛋白（Ⅰ型 / Ⅲ型胶原蛋白比值 4 : 1）和弹性纤维组成。

■ 由成纤维细胞维持结构。

■ 还有巨噬细胞和肥大细胞。

■ 真皮分为两层。

> 乳头层：浅层，厚度类似于表皮，约 100μm（所有层的厚度因身体部位而异）。

> 网状层：深层，构成大部分真皮（2000～2500μm）。在较深的真皮中胶原蛋白和弹性纤维更厚、更有组织。

（三）血管

■ 小血管从皮下组织渗入，在真皮深部网状层内形成水平血管丛。

■ 微动脉自该血管丛垂直向表皮延伸，在真皮乳头层和网状层的界面形成乳头下血管丛。

■ 各个毛细血管环随后从这些末梢微动脉向上延

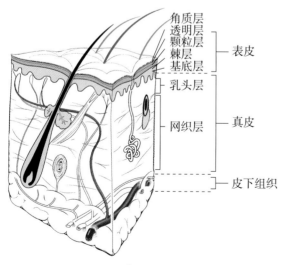

▲ 图 13-1　皮肤层次和附属器结构

角质层
透明层
颗粒层　　表皮
棘层
基底层

乳头层

网织层　　真皮

皮下组织

伸到真皮乳头层的每个乳头。

（四）淋巴

■ 淋巴管对调节间质液平衡、收集降解物质，以及采样以进行免疫功能检测有重要作用。

（五）神经

■ 神经的分布和走向类似于血管系统，有深部网状神经丛和乳头下神经丛。

（六）皮肤附属器

■ 毛囊，生长周期因身体部位而异。
  ➤ 生长期：2 年。
  ➤ 退行期：程序性细胞死亡，毛发脱落，2 周。
  ➤ 休止期：无发，无生长，2 个月。

（七）腺体

■ 皮脂腺、小汗腺、顶泌汗腺。

■ 维持皮肤的水合能力并协助热调节。

■ 提供表皮再生来源——面部密度增加可以进行换肤术，但在下颌轮廓线以下，密度减少会使表皮再生延迟，并可能导致瘢痕形成。

■ 受类维生素 A 的影响（受到异维 A 酸的破坏，异维 A 酸减少皮脂腺单位）。

二、皮肤生理

（一）正常皮肤功能

■ 调节体温：通过血液流动和小汗腺分泌物提供隔热和体温调节功能。

■ 机械性和化学性损伤的防护：抗损伤、抗感染和抗水分流失。

■ 代谢功能：转化维生素 D。

■ 感觉作用：感觉、温觉、压觉和振动觉。

■ 美学功能。

（二）正常的皮肤老化（图 13-2）

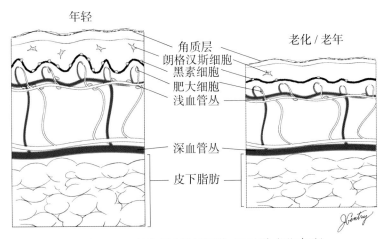

▲ 图 13-2　老化皮肤的组织学（右图为老化皮肤）

（三）组织学

■ 表皮变薄。
■ （血管或神经细胞网）网嵴的平坦化。
■ 真皮、胶原蛋白和弹性纤维变薄与变性（日光性弹力组织变性）。
■ 皮下组织萎缩。

（四）临床表现

■ 皮肤变薄。
■ 失去弹性。
■ 面部松弛。
■ 面部皱纹。
■ 面容容积丢失。

（五）创面愈合 [2, 3]

- 炎症期（第 1 天至第 6 天）
  - 血管收缩 → 凝血 → 血管舒张 / 毛细血管渗漏 → 趋化性 → 细胞迁移。
  - 中性粒细胞 → 巨噬细胞 → 淋巴细胞
    - 巨噬细胞对调节生长因子和伤口愈合最重要。
- 增生期（第 4 天至第 3 周）
  - 成纤维细胞占多数，胶原合成增加，血管生成。
- 成熟期（第 3 周至 1 年）
  - 胶原蛋白沉积与分解达到平衡。
  - 胶原组织增加，交联更强。
  - Ⅰ 型胶原替换 Ⅲ 型胶原，恢复 Ⅰ 型 / Ⅲ 型比值 4∶1。
  - 在大约第 60 天时，愈合力度开始进入平台期，维持原力度的 80%。
- 再上皮化
  - 动员：创面边缘的细胞失去接触抑制。
  - 迁移：细胞经创面迁移，直到它们接触另一侧的细胞。
  - 有丝分裂：随着边缘细胞迁移，远处的细胞增殖以支持迁移。
- 收缩
  - 肌成纤维细胞（特化的成纤维细胞）在第 3 天出现，并在第 10 ～ 21 天达到最大量，在全层皮肤缺损的创面 / 较深的创面中数量较多，创面收缩较大。

三、影响创面愈合的因素

（一）遗传性皮肤病

- 皮肤松弛症
  - 非功能性弹性蛋白酶抑制剂导致弹性纤维变性。
  - 皮肤质地粗糙，全身皮肤下垂，在新生儿期或儿童早期被诊断。

- 还可能出现充血性心脏病、肺气肿、气胸、动脉瘤和疝。
- 随着时间的推移，病情会慢慢加重，但手术矫正会有益。
- 弹力纤维性假黄瘤
  - 与皮肤松弛症相似，松弛皮肤继发于弹性纤维变性。
  - 同样可能从手术中受益。
- Ehlers–Danlos 综合征（又称先天性结缔组织发育不全综合征）
  - 胶原蛋白交联障碍。
  - 导致皮肤脆弱、弹性过强，关节活动过大，以及主动脉瘤。
  - 由于创面愈合不良，禁忌手术。
- 真皮弹力蛋白累积症（Elastoderma）
  - 原因不明。
  - 躯干和四肢皮肤下垂，最终累及整个身体的皮肤。
  - 禁忌手术。
- 早衰症（亦称为 Hutchinson–Gilford 综合征）
  - 童年发病，疾病进展迅速，寿命短。
  - 皮肤松弛，皮肤轮廓不规则，颅面畸形，心脏病，耳畸形和创面愈合不良。
  - 创面愈合不良，禁忌手术。

（二）并发症

- 糖尿病。
- 动脉粥样硬化病。
- 肾衰竭。
- 免疫缺陷。

（三）营养缺乏

- 维生素和矿物质（维生素 C、锌、铁）。
- 热量。
- 蛋白质（检查白蛋白、前白蛋白、转铁蛋白和结合珠蛋白）。

（四）药物

- 吸烟：血管收缩、氧供减少。
- 类固醇：损害创面愈合。
- 抗肿瘤药：损伤成纤维细胞增殖和创面收缩。
- 抗炎药：降低胶原合成 45%。
- 山黧豆素：防止胶原交联。

（五）局部创面因素

- 湿润：加速上皮化。
- 发热：张力增加。
- 不利的：氧供不良、感染、慢性创面、去神经支配、放射治疗、自由基。

四、皮肤分析[4]

（一）皮肤质量

- 皮肤类型[5]（表 13-1）。
- 皮肤质地。
- 厚度。
- 毛孔大小。
- 皮脂质量。
- 变色：色素沉着、日光性雀斑样痣 / 黑子（solar lentigo）、酒渣鼻、毛细血管扩张。
- 瘢痕形成：痤疮、手术、外伤。

小贴士　Fitzpatrick 皮肤分型为 V 型和 VI 型的患者其色素沉着过度的风险较高，但光老化征象较少。

（二）老化脸

- 松弛。
- 冗余。
- 皱纹。
  - 静态皱纹：静息状态即存在，给予换肤术、填充剂、手术治疗。
  - 动态皱纹：面部做表情时明显，对神经毒素有反应。
- 容积丢失。
- 容积位移（重力）。

（三）皮肤病变

许多患者会要求去除痣或修复其他手术留下来的瘢痕。外科医生需要区分常见皮肤病变的诊断特征与癌症的诊断特征，以便正确诊断和治疗这些患者。

1. 常见皮肤癌

- 基底细胞癌（BCC）[6]
  - 排在第一位的皮肤癌，所有非黑色素瘤皮肤癌（NMSC）中占 75%。
  - 30% 见于鼻部[7]。
  - 风险：白皙的皮肤、金发或红发、蓝色或绿色眼睛、紫外线照射使风险增加。
  - 外观：半透明，边缘卷曲，毛细血管扩张，中央溃疡。
  - 部位：最常见于头颈部。
  - 类型
    - 结节性：占 BCC 的 50%。

表 13-1　**Fitzpatrick 皮肤分型**

皮肤分型	特征	日光暴露史
I	淡白色，雀斑，蓝眼睛，金发或红发	总是灼伤，从不晒黑
II	白色，蓝色 / 绿色 / 淡褐色眼睛，金发或红发	通常灼伤，轻微晒黑
III	乳白色、头发或眼睛为任何颜色	有时灼伤，均匀晒黑
IV	中等褐色（地中海地区）	很少灼伤，总是容易晒黑
V	深褐色（中东地区）	很少灼伤，容易晒黑
VI	深褐色至黑色	从不灼伤，容易晒黑

- 浅表性：呈红斑，鳞状，湿疹样片状，好发于躯干。
- 色素性BCC：褐色色素沉着，与黑色素瘤相似。
- 硬化性：白色瘢痕状外观，有时萎缩或凹陷。

■ 鳞状细胞癌（SCC）[8]

➢ 排在第二位的皮肤癌。

➢ 大多数由光化性角化病（60%）或原位SCC（Bowen病）引起。

➢ 部位：好发于头部、颈部、手背和前臂。

➢ 外观：坚韧、肉色结节、中央角蛋白栓，也可呈红斑和斑块。

➢ 附加危险因素：免疫抑制和放射治疗后继发和侵袭性显著增加。

➢ 高危SCC：考虑评估淋巴结和偶尔放射治疗的优点。高危因素包括大小>2cm、分化差、复发、神经周围或血管周围浸润、唇部和口腔内病变。

➢ 变体

- 原位：缓慢增大的红斑，鳞状或略疣状表面；如果不治疗，可发展为侵袭性SCC。
- 角化棘皮瘤：快速生长（几周内）的火山口状结节，通常1～2cm大小，见于暴露日光的皮肤上，可能在几个月内缓慢消退。虽然角化棘皮瘤通常因自发消退而被人们所知，但它有时会转移，局部破坏力也很强。许多人认为它是SCC的变异体。

➢ 既往有一种SCC病史的患者其罹患另一种NMSC的风险为50%[9]。

■ 黑色素瘤（MM）[10]

➢ 第三个最常见的皮肤癌，所有皮肤癌中占5%。

➢ 据估计，美国每年有55 000例侵入性黑色素瘤，35 000例原位黑色素瘤。

➢ 男性：上背部，上肢。

➢ 女性：背部，下肢。

➢ 亚型：浅表扩散性50%～70%，结节性15%～30%，恶性雀斑痣样4%～10%（晒伤皮肤上的黑色素瘤，通常在颜面部）。

➢ 预后：深度（Breslow厚度）对分期和预后非常重要，如果<0.75mm，最佳；如果>4mm，最差；任何介于这两者之间的厚度，应考虑进行前哨淋巴结活检。

➢ 外观

- 不对称。
- 边缘不规则。
- 颜色变化。
- 直径>6mm。
- 演变或变化。

■ 治疗

➢ 莫氏（Mohs）显微手术：许多皮肤癌的治疗选择

- 特别适用于头部、颈部或双手，大的、侵袭性、不明确或复发的肿瘤[11-15]。
- 治愈率：原发性BCC>99%[11-13]，SCC 96%～97%[14]，黑色素瘤>99%[15]。

➢ 传统手术切除：根据肿瘤大小和类型通常采取标准边缘切除。

➢ 电干燥术与刮除术（ED&C）：通常用于躯干或四肢的浅表性BCC，允许二期愈合。

➢ 冷冻手术：典型液氮用于冷冻光化性角化病和癌前病变，引起表皮溶解和病变剥落。

➢ 放射疗法：通常为有多个并发症、寿命有限和需要治疗的病灶数目多的患者保留。

➢ 外用疗法

- 5-氟尿嘧啶（5-FU）（Carac或Efudex）用于治疗光化性角化病和一些浅表性非黑色素瘤皮肤癌，被批准用于小的浅表性BCC。
- 咪喹莫特（Aldara或Zyclara）：历史上用于疣，还用于浅表性皮肤癌和光化性角化病并取得一定疗效。

➢ 光动力疗法（PDT）：氨基乙酰丙酸（ALA）应用于皮肤，通常温育1～3h，然后在蓝光下活化。对于光化性角化病，治疗所需停工时间比 5-FU 或咪喹莫特治疗短。

2. 癌前病变

■ 光化性角化病

> 外观：粗糙 / 鳞状红斑 / 斑块。

> 部位：日光暴露区域，如头皮，颜面（尤其是前额、脸颊、鼻、耳缘）、手背 / 前臂。

> SCC 前体：约 10% 最终进展为 SCC，60% 的 SCC 来源于光化性角化病[16]。

3. 常见良性病变

■ 肉色

> 皮脂腺增生

● 小、黄色或肉色、细分叶状丘疹，可有轻微脐状外观。

● 可类似于 BCC。

● 面部，特别是前额和脸颊。

> 纤维性丘疹

● 小、坚硬、白色或肉色、光滑的圆顶状丘疹。

● 常见于鼻或鼻周围。

● 可类似于 BCC，但外观通常坚硬且呈白色。

> 痣

● 无色素痣（nonpigmented nevi）可类似于 BCC，通常更松弛，触诊时容易起皱（见"色素性病变"）。

> 汗管瘤

● 小、光滑、黄色或肉色的丘疹。

● 颜面，特别是下眼睑。

■ 色素性病变

> 脂溢性角化病

● 30 岁之后极其普遍，遗传性。

● 缺乏真正的色素网络。

● 起初为界限清晰的棕色斑点，演变为隆起的病变，表面有疣，粗糙，或蜡质和囊状，经常呈"黏附"状；颜色可以从深棕色到白色再到肉色不等。

● 虽然呈典型的良性外观，但患者经常担心黑色素瘤，因为病变"暗、丑、生长、凸出"。

> 软垂疣（皮赘）

● 息肉状 / 有蒂的丘疹，好发于腋窝、头部和颈部；被认为是脂溢性角化病的变体。

> 雀斑样痣（日光性雀斑样痣 / 黑子）

● 见于日光暴露的皮肤，局限，色素斑，虫蚀样（moth-eaten）边缘；通常情况下，周围区域有其他类似的斑点。

● 良性

> 痣（获得性）

● 大多数在二十多岁和三十多岁时生长。

● 对称，边缘规则且锐利，颜色均匀（白色、肉色、红色或棕色）。

● 真皮痣和复合痣：外观较常隆起，真皮中存在较多的痣细胞；复合痣中沿着真皮—表皮交界处也有痣细胞活性。

● 交界痣：通常呈扁平状，痣细胞主要出现在真皮—表皮交界处。

● 良性。

> 先天性色素痣

● 出生时即存在，从小痣到巨痣各种大小，通常比获得痣颜色暗。

● 黑色素瘤风险增加，尤其是先天性巨痣，风险高达 7%；风险与痣的大小有关；先天性小痣变为黑色素瘤的风险相对较低。

● 令人担忧的是，由于黑色素瘤隐藏在痣中，可能直到晚期才被发现。

> 发育不良痣（非典型黑素细胞痣）

● 虽然它们具有黑色素瘤的一些不典型的临床和组织学特征，但它们非常常见，并且通常被认为是良性的。

● 有时误称为"黑色素瘤前期"。

● 不典型痣数目增加和（或）有黑色素瘤家族史的患者其黑色素瘤风险增加。

● 并非所有的发育不良痣都需要切除，但这些患者需要仔细观察和定期筛查。

> 皮肤纤维瘤

- 起初通常为一个坚硬的红斑丘疹，大小
  < 1cm，缓慢消退，颜色变为较深的褐色。
- 良性。

■ 血管病变
  ➤ 血管瘤：小而鲜红的丘疹，可能变成紫色并
    形成静脉。
  ➤ 毛细血管扩张：扩张的毛细血管。
  ➤ 蜘蛛痣：从中央小动脉发散的扩张的毛细
    血管。
  ➤ 曲张静脉：扩张的静脉。
  ➤ 静脉湖：唇部静脉畸形。

专家提示 酒渣鼻本身并不是真正的"血管病变"，而是痤疮家族中导致面部毛细血管扩张的一种炎症状态。

五、常用医用皮肤疗法的生理学

（一）外用的类维生素 A 治疗

■ DNA 结合，抑制 AP1 转录，减少金属蛋白酶激活。
■ 逆转光老化，使角质层变薄，表皮变厚，逆转非典型细胞，增加胶原蛋白和血管生成，使黑色素均匀分散。
■ 最常用于痤疮。
■ 每日使用，超过 4 年可改善皱纹和色素沉着过度。

（二）氢醌

■ 通过抑制酪氨酸酶阻断多巴胺向黑色素转化。
■ 有助于预防色素沉着过度。

（三）角蛋白溶解剂 / 化学换肤术

■ 溶解细胞间的连接，使脱落。
■ 通过剥脱来减少细纹。
■ 尽管炎症可能导致色素沉着过度，但黑色素细胞毒性可能导致色素沉着不足。

（四）氟尿嘧啶（CARAC、EFUDEX）

■ 作为胸腺嘧啶类似物阻断 DNA 合成。
■ 临床上影响晒伤皮肤，破坏光化性角化病。
■ 刺激、红斑、疼痛和瘙痒显著，并且通常伴有一个典型的治疗过程。患者还可能出现出血和结痂。

（五）防晒剂

■ 物理防晒剂
  ➤ 锌和钛制品。
  ➤ 传统产品外观呈糊状白色。
  ➤ 较新的产品含有微细化的锌和钛，更透亮。
  ➤ 提供良好的 UVB 和 UVA 阻隔效果，半衰期通常较长。
  ➤ 甚至可以隔离可见光范围内的波长。

■ 化学防晒剂
  ➤ 从历史上看，UVB 是主要的关注点，但越来越多的研究表明 UVA 的危险被低估。
    - 相比于 UVB，UVA 的量是 10 倍，不被玻璃吸收，较少受日照或大气层影响，并且穿透皮肤的深度为 5 倍；因此到达真皮的光子是 100 倍。
  ➤ 防晒产品不测量 UVA 阻隔程度。
  ➤ 防晒系数（SPF）是针对 UVB 的。
  ➤ 许多防晒剂阻隔 UVB 效果良好，但阻隔UVA 的效果很差。
  ➤ 通过吸收紫外线来发挥防晒作用。
  ➤ Avobenzone（阿伏苯宗，丁基甲氧基二苯甲酰基甲烷）最常用于 UVA 防护，但在 20min 内迅速被紫外线分解，半衰期受限。露得清公司的 Helioplex 高效隔光科技防晒产品、欧莱雅旗下产品理肤泉 Anthelios 和欧莱雅 Mexoryl（麦色滤）使阿伏苯宗保持稳定，增加紫外线防护半衰期。

本章精要

❖ 表皮由五层组成。两个最浅层（角质层和透明层）由无活性的角质形成细胞组成。

❖ 胶原蛋白使皮肤有弹力。

❖ Ⅰ型胶原替换Ⅲ型胶原，恢复Ⅰ型／Ⅲ型比值4∶1。

❖ 随着年龄的增长，皮肤生理和组织学发生可预知的变化。

❖ 不典型痣数目增加和（或）有黑色素瘤家族史的患者其黑色素瘤风险增加。

参考文献

[1] Chu DH, Haake AR, Holbrook K, et al. The structure and development of skin. In Freedberg IM, Eisen AZ, Wolff K, et al, eds. Fitzpatrick's Dermatology in General Medicine, ed 6. New York: McGraw-Hill, 2003.

[2] Janis JE, Harrison B. Wound healing: part I. Basic science. Plast Reconst Surg 133:199e, 2014.

[3] Glat P, Longaker M. Wound healing. In Aston SJ, Beasley RW, Thorne CH, et al, eds. Grabb and Smith's Plastic Surgery, ed 5. Philadelphia: Lippincott-Raven, 1997.

[4] Baker TJ, Stuzin JM, Baker TM, eds. Facial Skin Resurfacing. New York: Thieme Publishers, 1998.

[5] Fitzpatrick TB. The validity and practicality of sun-reactive skin types I though VI. Arch Dermatol 124:869, 1988.

[6] Carucci JA, Leffell DJ. Basal cell carcinoma. In Freedberg IM, Eisen AZ, Wolff K, et al, eds. Fitzpatrick's Dermatology in General Medicine, ed 6. New York: McGraw-Hill, 2003.

[7] Gloster HM Jr, Brodland DG. The epidemiology of skin cancer. Dermatol Surg 22:217, 1996.

[8] Grossman D, Leffel DJ. Squamous cell carcinoma. In Freeberg IM, Eisen AZ, Wolff K, et al, eds. Fitzpatrick's Dermatology in General Medicine, ed 6. New York: McGraw-Hill, 2003.

[9] Marcil I, Stern RS. Risk of developing a subsequent nonmelanoma skin cancer in patients with a history of nonmelanoma skin cancer: a critical review of the literature and meta-analysis. Arch Dermatol 136:1524, 2000.

[10] Langley RG, Barnhill RL, Mihm MC Jr, et al. Neoplasms: cutaneous melanoma. In Freedberg IM, Eisen AZ, Wolff K, et al, eds. Fitzpatrick's Dermatology in General Medicine, ed 6. New York: McGraw-Hill, 2003.

[11] Rowe D, Carroll R, Day C. Long-term recurrence rates in previously untreated (primary) basal cell carcinoma: implications for patient follow-up. J Dermatol Surg Oncol 15:315, 1989.

[12] Cottel WI, Proper S. Mohs' surgery, fresh-tissue technique. Our technique with a review. J Dermatol Surg Oncol 8:576, 1982.

[13] Mohs FE. The chemosurgical method for the microscopically controlled excision of cutaneous cancer. In Epstein E, ed. Skin Surgery. Philadelphia: Lea & Febiger, 1976.

[14] Nguyen TH, Ho DQ. Nonmelanoma skin cancer. Curr Treat Options Oncol 3:193, 2002.

[15] Zitelli JA, Brown C, Hanusa BH. Mohs micrographic surgery for the treatment of primary cutaneous melanoma. J Am Acad Dermatol 37:236, 1997.

[16] Marks R, Rennie G, Selwood TS. Malignant transformation of solar keratoses to squamous cell carcinoma. Lancet 1:795, 1988.

第 14 章 药妆及其他医院制剂
Cosmeceuticals and Other Office Products

Sammy Sinno, Zoe Diana Draelos 著

李在郁 译

药妆是结合了化妆品和药品概念的术语。这些产品是非处方产品，被认为是活性化妆品，带给皮肤的不仅仅是颜色或香味。目前还没有美国食品药品监督管理局（US FDA）认可的医用护肤品分类[1, 2]。

小贴士 医用护肤品的主要益处是增强皮肤保湿。

- 综合治疗包括清洁、保湿和光防护。
- 治疗的目的是改善皮肤干燥和老化的外观。
- 皮肤老化由以下原因诱发[3]。
  - 紫外线照射。
  - 活性氧形成皮肤瘢痕。
- 慢性炎症诱导基质金属蛋白酶的活化（胶原酶，弹性蛋白酶）。
- 干性皮肤可由过度清洁和低湿度环境引起（乘飞机旅行，增压热空气供暖系统）。

一、清洁剂 [4]

- 主要活性成分为表面活性剂。
- 这些表面活性剂可配制成长条状固体洁面剂或液体洁面剂（表 14–1）。
- 干性皮肤患者受益于洁面时去除较少的皮肤表面皮脂的表面活性剂（即洁面霜或油）。
- 去污垢能力强的表面活性剂可去除皮肤表面皮脂和细胞间脂质，导致皮肤屏障破坏，皮肤无法留住水分，引起皮肤干燥。

表 14–1 表面活性剂的主要特征

表面活性剂	主要特征
超脂皂（长条状表面活性剂）	通过不完全皂化增强温和性和泡沫性 未反应的脂肪酸 / 油留在肥皂中或在生产过程中被添加到肥皂中
透明皂（长条状表面活性剂）	高水平保湿剂，外观清澈 可引起刺激，但通常是温和的产品
组合皂	结合了天然皂与较温和的合成物 引起刺激的可能性较小
合成皂	最常用椰油基羟乙基磺酸钠（增加产品的温和性） 配制成中性 pH 范围
液体表面活性剂	通常组合阴离子（即烷基醚硫酸盐、烷基磺基琥珀酸酯）和酸碱两性（即椰油酰两性基乙酸、椰油酰胺丙基甜菜碱） 非离子表面活性剂（即酰基甘氨酸酯）越来越常见

- 清洁剂去除皮脂、汗液、化妆品、灰尘和微生物。
- 含椰油基乙磺酸钠的清洁剂是低刺激清洁剂，在干燥皮肤患者中耐受性良好。
- 干性皮肤的人在洁面时可以使用较清爽的水。

专家提示　合成保湿剂，亦称为合成洗涤剂（syndet），由于去除的皮脂少、更温和，被称为美容棒。

二、保湿剂

最好的保湿剂含有封闭剂和湿润剂[5, 6]。

（一）凡士林（封闭剂）

- 第二个最常用的活性成分（第一个是水）。
- 非常有效的保湿剂，减少 99% 经皮水分的丢失（transepidermal water loss，TEWL）（封闭功能）。
- 应用于有伤口的皮肤时，增强保水性，从而促进成纤维细胞迁移。
- 减少脱水引起的细微皱纹。
- 通过形成人工屏障减轻疼痛和瘙痒。
- 因太油腻，常被患者诟病。

（二）羊毛脂（封闭剂）

- 来源于绵羊皮脂腺分泌物。
- 含有胆固醇，它是角质层中脂质的一个组成部分。
- 可能是过敏性接触性皮炎的来源。
- 某些化妆品中使用某些羊毛脂醇。

（三）油（封闭剂）

- 对保持皮肤屏障重要。
- 包括矿物油、植物油（红花油、葵花油、霍霍巴油、大麻油、葡萄籽油和橄榄油）、十六醇。
- 油具有疏水性和亲脂性。

（四）二甲硅油（封闭剂）

- 也是非常常见的保湿剂。

- 硅衍生物。
- 可起到润肤剂的作用，通过填充剥落的角质细胞之间的空间使皮肤光滑。
- 在油性皮肤的患者中不产生油腻光泽。

（五）甘油（湿润剂）

- 从真皮和表皮提取水分至脱水的角质层。
- 经研究显示可调节皮肤中的水通道（水通道蛋白），使离子和溶质通过。
- 据认为可以使皮肤吸水从而改善皮肤的整体外观。

专家提示　水通道蛋白调节皮肤的渗透压平衡，甘油通过调节这个水通道蛋白在皮肤中发挥水库作用。

（六）类维生素 A[7, 8]

- 指维生素 A 及其所有合成的衍生物。
- 调节上皮细胞的生长和分化。
- 与特异性细胞受体结合。
- 用作紫外线阻隔剂、抗菌剂、抗氧化剂。
- 高质量证据支持用作光老化（维 A 酸 / 视黄酸）治疗的处方药，但用于医用化妆品（视黄醇、视黄醇丙酸酯、视黄醛）时效果较差。

小贴士　以视黄醇为基础的医用护肤品可能对光老化有有益的作用。

（七）抗氧化剂[9]

1. 维生素 C
- L– 抗坏血酸。
- 刺激胶原蛋白合成，抑制弹性蛋白酶。
- 动物研究中观察到光防护效应。
- 还具有抗氧化、再生维生素 E 和抗炎作用。
- 许多制剂不稳定，不能穿透真皮。

2. 维生素 E
- 生育酚和生育三烯酚类。

139

- 初级抗氧化剂，预防脂质氧化和保护细胞膜免受自由基的影响。
- 动物研究显示，维生素 E 可增强光保护作用。

3. 辅酶 Q10

- 体内生成的非常强效的抗氧化剂。
- 紫外线照射后抑制胶原酶。
- 被认为是一种三级抗氧化剂。

（八）α–羟基酸（AHA）

- 自然界中发现。
- 包括乙醇酸、乳酸、苹果酸、枸橼酸和酒石酸。
- 化妆品中最常用的是乙醇酸和乳酸。
  - 乙醇酸，被称为午餐时间换肤（lunchtime peel，所需时间短），许多办公室疗法中使用。
  - 使用后必须中和。
  - 许多非处方制剂中使用乳酸。
- 水杨酸，一种 β–羟基酸，是在非处方制剂中使用的化学去角质剂，在办公室内换肤术中使用较高浓度。
- AHA 增强角质层剥落。
- 辅助治疗光损伤、色素沉着过度和黄褐斑。
- 还用于治疗干燥皮肤、痤疮、酒渣鼻。

专家提示 乙醇酸破坏皮肤中的离子键，使皮肤表层脱落，但它也迅速渗透到真皮，引起刺痛和灼伤。敏感型皮肤患者应慎用。

（九）防晒剂

- 包含用于吸收或反射 UVA 和 UVB 辐射的"阻隔剂"[3]。
- UVA 辐射引起光老化。
  - UVA 有机阻隔剂：二苯甲酮、依莰舒（ecamsule）[依莰舒亦称为对苯二亚甲基二樟脑磺酸（Mexoryl SX）]、邻氨基苯甲酸、阿伏苯宗。
- UVB 辐射引起晒伤。

  - UVB 有机阻隔剂：对氨基苯甲酸，水杨酸盐，肉桂酸盐 [酯]。

小贴士 一个配方良好的防晒剂应同时阻隔 UVA 和 UVB 辐射。

- 无机阻隔剂包括氧化锌和二氧化钛。
- 无机阻隔剂单独使用会出现不理想的皮肤泛白效果，因此必须与有机阻隔剂一同使用。
- 防晒剂可以防止光老化，但不能逆转损伤。

（十）植物性药物

- 主要作用是抗氧化。
- 主要有三大类。
  - 黄酮类化合物（大豆、水飞蓟素）。
  - 多酚类（姜黄素、绿茶）。
  - 类胡萝卜素（视黄醇）（表 14-2）。

表 14-2 常见的植物性药物

植物药	主要特征
大豆	富含异黄酮 有雌激素作用，据认为可以增加胶原蛋白的合成
水飞蓟素	水飞蓟植物中提取 小鼠模型研究显示，可以减少嘧啶二聚体的形成
姜黄素	姜黄中提取 氢化型起保湿作用，并保住配方中的脂类 [10, 11]
绿茶	减少嘧啶二聚体的形成 [12]
视黄醇	天然维生素 A 局部使用，有抗氧化作用 经皮转化为视黄酸，已知视黄酸可改善光损伤的皮肤
番茄红素	存在于水果和蔬菜（西红柿、西瓜）中 研究显示可减少氧化应激 常见于各种眼霜和保湿剂中
葡萄籽提取物	强效自由基清除剂

（十一）其他天然成分

- 芦荟：据认为有抗炎特性。
  - 活性成分包括水杨酸盐 [酯]、乳酸镁和血栓素抑制剂。
- 人参：抗炎作用。
- 甘草：抗炎作用。
- 蘑菇提取物：抗氧化和抗炎作用。
- 洋甘菊：据认为可提高皮肤弹性和质地。
  - 有些患者报告出现过敏性接触性皮炎，慎用。
- 小白菊：源自有柑橘叶的柑橘小灌木。
  - 据认为有抗炎特性。
- 姜黄：抗炎作用。
- 硒：防止细胞氧化损伤。

三、色素性皮肤的治疗

- 方案应包括洁面剂乙醇酸，随后使用抑制酪氨酸酶的精华液 / 保湿剂，即曲酸或氢醌。
- 氢醌和曲酸（来源于曲霉属、醋酸杆菌属和青霉属真菌），抑制酪氨酸酶。
- 羟基醌用于治疗炎症出现后色素沉着过度和黄褐斑。

本章精要

- ❖ 医用护肤品是化妆品，不受 FDA 的管制。
- ❖ 综合治疗包括清洁、保湿和 UVA/UVB 广谱防晒。
- ❖ 凡士林（油基）和二甲硅油（无油）是常用的封闭性保湿成分。
- ❖ 视黄醛是一种以视黄醇为基础的医用护肤品，有证据表明对光老化有作用。
- ❖ UVA 辐射引起光老化，UVB 辐射引起晒伤。

参 考 文 献

[1] Aston SJ, Steinbrech DS, Walden JL. Aesthetic Plastic Surgery. Philadelphia: Saunders Elsevier, 2010.

[2] Babamiri K, Nassab R. Cosmeceuticals: the evidence behind the retinoids. Aesthet Surg J 30:74, 2010.

[3] Chatterjee L, Agarwal R, Mukhtar H. Ultraviolet B radiation-induced DNA lesions in mouse epidermis: an assessment using a novel 32P-postlabeling technique. Biochem Biophys Res Commun 229:590, 1996.

[4] Draelos ZD. Active agents in common skin care products. Plast Reconstr Surg 125:719, 2010.

[5] Friberg SE, Ma Z. Stratum corneum lipids, petrolatum and white oils. Cosmet Toilet 107:55, 1993.

[6] Spencer TS. Dry skin and skin moisturizers. Clin Dermatol 6:24, 1988.

[7] Duell EA, Derguini F, Kang S, et al. Extraction of human epidermis treated with retinol yields retro-retinoids in addition to free retinol and retinyl esters. J Invest Dermatol 107:178, 1996.

[8] Torras H. Retinoids in aging. Clin Dermatol 14:207, 1996.

[9] Sinno S, Lee DS, Khachemoune A. Vitamins and cutaneous wound healing. J Wound Care 20:287, 2011.

[10] Maheux R, Naud F, Rioux M, et al. A randomized, double-blind, placebo-controlled study on the effect of conjugated estrogens on skin thickness. Am J Obstet Gynecol 170:642, 1994.

[11] Menon VP, Sudheer AR. Antioxidant and anti-inflammatory properties of curcumin. Adv Exp Med Biol 595:105, 2007.

[12] Katiyar SK, Perez A, Mukhtar H. Green tea polyphenol treatment to human skin prevents formation of ultraviolet light B-induced pyrimidine dimers in DNA. Clin Cancer Res 6:3864, 2000.

第五部分
无创和微创治疗

PART V　Noninvasive and Minimally Invasive Therapy

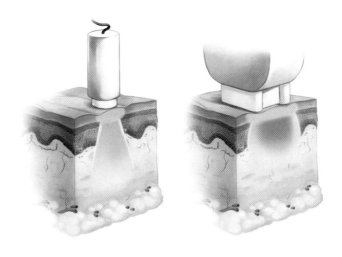

第 15 章　激光治疗基础
Basics of Laser Therapy

Darrell Wayne Freeman, Ibrahim Khansa, Molly Burns Austin, Alton Jay Burns　著

李在郁　简 丹　译

一、激光物理学基础 [1]

（一）激光的组件

- 激发机制。
- 介质有两类。
  - 固体介质（如 YAG 和 RUBY 激光器中的晶体，或二极管激光器中的半导体）、液体介质（脉冲染料激光器 PDL）或气体介质（氦氖激光器）。
  - 激光介质决定激光器发出光的波长。
- 双平行镜：其中一面镜子为全反射镜（反射率100%），而另外一面输出镜会因反射率和释放能量的方式不同而有所变化。

（二）作用机制

- 能量从激发源传递到介质。
- 介质中的电子被激发到更高的能量状态。
- 当电子回落到它们的基线状态时，能够释放一个光子。
- 光子产生的光（能量）波可能离开介质从而发出均匀波长的光，或者可以撞击相邻的电子以进一步激发介质并放大能量。
- 光波在镜子之间来回反射。
- 调节输出镜，当光子垂直击中它，才能产生在相位上移动的相干波，进而产生激光。

注意　Q 开关具有两个全反射镜。输出镜快门打开，就可瞬时释放激光至整个空间。Q 开关技术可以产生非常高的能量。

（三）激光性质

- 平行性。
- 单色性。
- 相干性。

（四）对靶组织的影响

- 反射
  - 无反光的手术器械。
  - 遮挡皮肤和靶基，减少能量传递至目标。
  - 如果没有遮挡相应波长的特异性护目镜，会造成眼睛损伤。
- 散射
  - 远离吸收系数峰值的惰性物体或目标。
- 透射
  - 介质中的目标越少，光通过介质传输的越多。每个激光器都有所不同，都有其特定的目标。
- 吸收
  - 靶组织吸收激光能量。
  - 能量被靶组织吸收后可以转换为热能（选择性光热作用）；在具有极高能量和较短波长 Q 开关激光器中可以转换成声能。
  - 通常是提供预期效果的作用机制。
  - 如果不遵循选择性光热作用的原理，热可以传递到周围组织，并造成更宽的损伤区。

（五）激光器特征

- 波长有以下特征。
  - 每个波长具有相应最佳目标的吸收光谱。
  - 在可见光光谱（400 ~ 750nm）内，波长越长，穿透越深。
- 脉冲宽度有以下特征。
  - 持续性：更容易引起非选择性组织损伤。
  - 长脉冲（ms）。
  - 短脉冲（ns），如调 Q 激光器。
- 光斑大小有以下特征。
  - 较小的光斑有更多的散射，因此可能不会到达真皮。
  - 一般来说，光斑越大，穿透深度越大。
- 光束形状有以下特征。
  - 大多数激光在光束内具有高斯分布（光斑中心能量强，边缘能量较低）。
  - 因此操作中光斑需要部分重叠。
- 组织冷却：允许在保护表皮的同时加热真皮中较深的靶部位。
- 脉冲宽度：组织暴露于激光的持续时间。
- 能量密度：单位面积能量（J/cm^2）。
- 热弛豫时间：组织散失 50% 热量的时间。

二、激光的主要类型

（一）剥脱性激光器（见第 16 章）

- 靶组织是水。
- 汽化表皮和部分真皮。
- 损伤深度决定皮肤出现轻度水肿、明显的水肿或开放性伤口，全部取决于损伤深度。
- 与非剥脱性激光相比，瘢痕和色素改变的风险更高。
- 术后红斑期比非剥脱性激光长，随着激光作用深度而增加。
- 针对中重度皱纹治疗很有效。
- 最常用的剥脱性激光：CO_2 激光器（10 600nm）和铒激光器（2940nm）。

（二）非剥脱性激光器

- 不伤害表皮，造成真皮热损伤。
  - 胶原加热至 60 ~ 70℃后变性，刺激新胶原的生成。
- 在愈合反应期，乳头状真皮和中网状真皮的成纤维细胞活化，Ⅰ 型胶原和弹性蛋白沉积增加→皮肤增厚。
- 胶原重组成平行的原纤维[2]。
- 皮肤收紧，平滑度增加[3]。

小贴士　在年轻化的治疗中，非剥脱性激光具有较短的恢复期，但它的效果明显不如剥脱性激光。

（三）点阵激光

- 以规则间隔排列的组织凝固柱，同时保留间隔组织。
- 每平方厘米达到 3000 个显微治疗区（MTZs）。
- 每个显微治疗区的宽度为 70 ~ 450μm，深度为 100 ~ 1400μm。
- 每次治疗中皮肤凝固区达到 15% ~ 40%。

注意　上述参数在各种不同类型的点阵激光器之间可变性很大，尤其是在能量和安全参数的变化比较显著。因此医生应该非常熟悉自己所使用的激光系统。

- 如果参数设置合适，可以不伤害角质层[4]和表皮。

三、其他皮肤重建技术

（一）强脉冲光

- 闪光灯提供非相干多色强光。
- 波长范围为 500 ~ 1200nm。
  - 强脉冲光（IPL）在能量、冷却保护、光斑大小、频率和脉冲持续时间方面有所不同。以达到最佳的结果，并减少并发症，熟悉使用的系统是必要的。

（二）单极射频

- 射频波的波长比激光长得多。
- 由于在高频下电容耦合电极内的电流极性改变，组织中的电流方向也迅速改变。
- 对电子流的阻抗产生热量。
- 产生的热量取决于组织的阻抗和能量传递。
- 胶原加热至 $60 \sim 70\,℃$ 有变性，新胶原形成需要 6 个月以上。

四、适应证和禁忌证

（一）适应证

- 轻度至中度静态皱纹。
- 痤疮瘢痕。
- 未成熟烧伤瘢痕。
- 萎缩性瘢痕。
- 色素异常（日光性雀斑，黄褐斑）[5]。
- 皮肤血管增生（毛细血管扩张症，酒渣鼻）。
- 失败的文身。
- 多余的毛发。

（二）禁忌证

- 不现实的期望。
- 胶原血管病。
- 伤口愈合延迟史。
- 免疫性皮肤病（如白癜风）。
- 妊娠（色素沉着的风险较高）。
- 在过去 12 个月内的使用异维 A 酸 [6]。
- 具有光敏病史或近期应用光敏药物。
- 含火药文身。
  - 可能着火引起灼伤
    - 相对禁忌。
- 皮肤癌。
- Fitzpatrick Ⅳ～Ⅵ皮肤类型在可见光光谱的激光波长。
- 含有氧化铁的肉色文身。

- 色料可能会因激光治疗而变暗 [7]。

注意 如果患者意识到自身问题并同意治疗，那么去除色素的唯一方法就是暂时使其加深，然后给予持续治疗；它治疗后即刻颜色加深，通常后期逐渐变浅 [8]。

五、术前评估

（一）病史

- 伤口愈合问题。
- 瘢痕问题。
- 伤口愈合延迟或瘢痕体质家族史。
- 近期用药。
- 最重要的是近期紫外线暴露史，这是出现激光治疗并发症最常见的原因。
- 患者期望值。

小贴士 术前明确患者期望对患者满意度至关重要。

（二）查体

- 面部皮肤分析
  - Fitzpatrick 皮肤分型（表 16-1）
    - 肤色较深的患者有更高的色素沉着和激光治疗色素沉着的风险。
    - 肤色较浅的患者有较高的术后红斑风险。
  - 静态与动态皱纹
    - Ⅰ类：细纹。
    - Ⅱ类：轻至中度深皱纹，线状皱纹数目适中。
    - Ⅲ类：皱纹深，较多线状皱纹，褶皱较多。
  - 瘢痕形成（手术、创伤、灼伤）
    - 评估瘢痕成熟度。
    - 评估柔韧度、红斑、色素沉着。
  - 血管过多

表 15-1　**Fitzpatrick** 皮肤分型

皮肤类型	特征	日照史
Ⅰ	淡白色，雀斑，蓝眼睛，金发或红发	总是灼伤，从不晒黑
Ⅱ	白色，蓝色/绿色/淡褐色眼睛，金发或红发	通常灼伤，轻微晒黑
Ⅲ	奶油白肤色，任何头发或眼睛颜色	有时灼伤，均匀晒黑
Ⅳ	中等棕色（地中海地区）	很少灼伤，总是晒黑
Ⅴ	深棕色（中东地区）	很少灼伤，容易晒黑
Ⅵ	深褐色至黑色	从不灼伤，容易晒黑

- 酒渣鼻。
- 毛细血管扩张。
- ➢ 色素沉着
  - 晒斑。
  - 黄褐斑。
  - 雀斑。

专家提示　美白剂如氢醌不应用于 Fitzpatrick Ⅲ 和更高皮肤类型的患者。

术前评估下睑松弛，以预防性睑外翻。

Fitzpatrick 皮肤类型Ⅳ及以上患者使用大多数非剥脱性和剥脱性激光时色素沉着风险增加。

（三）治疗准备

- 治疗前预处理
- ➢ 氢醌 4% 和维 A 酸 0.05% 预处理 4～6 周。
  - 刺激更快的愈合和防止治疗后的过度色素沉着。
- ➢ 在治疗前 6 个月至 1 年停止口服异维 A 酸（Accutane）产品，因为瘢痕形成的风险增加。
- 预防
- ➢ 所有准备进行剥脱性治疗的患者，可在术前 48h 到术后 7～8d 给予抗病毒治疗。如果患者存在病毒感染病史，那么进行非剥脱性治疗也可给予相应处理。

（四）药物

- 植物营养剂可能会延长出血时间，并且应该在治疗前 2～3 周停止。
- 包括山金车、丹参、菊花、大蒜、生姜、银杏、卡瓦、甘草、圣约翰草和维生素 E。
- ➢ 抗凝药使用应注意下列事项。
  - 除非停药存在高风险（心房颤动、机械心脏瓣膜、静脉血栓栓塞），否则术前 5d 应停止维生素 K 拮抗剂。
  - 除非停药存在中等至高风险，否则术前 7～10d 停用阿司匹林。
  - 风险与收益评估总是建立在个案的基础上。

（五）预处理

- 抗单纯疱疹病毒的治疗。
- 阿昔洛韦 400mg，口服，每天 3 次；泛昔洛韦 250mg，口服，每天 2 次；或伐昔洛韦 500mg 口服，每天 2 次。疗程 1～3d，直到 5～14d，术后的再上皮化过程完成。

（六）细菌感染

- 如有面部细菌感染史可以使用双氯苯唑青霉素或阿奇霉素。
- 术中注射 1g 头孢唑啉。
- 氯己定面部洗剂。
- 鼻内给予莫匹罗星。

（七）抗真菌药物

- 术中单次给予氟康唑或术后 1 次/周预防皮肤念珠菌病。
- 因为感染风险低而存在争议。

■ 对阴道念珠菌病患者可能有必要。

六、知情同意

小贴士 医生在治疗前必须了解患者的期望。患者必须理解，非剥脱性激光对皮肤表面处理的疗效与剥脱性激光是不同的。

■ 患者必须要明白，为了达到预期的效果，需要多次治疗，尤其是非剥脱治疗。
■ 非剥脱性皮肤重建技术包括以下风险。

  ➢ 效果不满意。
  ➢ 持续红斑。
  ➢ 持续水肿。
  ➢ 色素减退。
  ➢ 色素沉着。
  ➢ 瘢痕。
  ➢ 瘀斑（脉冲染料激光 PDL 导致）。
■ 替代治疗包括以下内容。
  ➢ 化学皮肤表面处理。
  ➢ 皮肤磨削术。

本章精要

❖ 激光是平行、单色、相干光，可以有效地用于皮肤重建。
❖ 用于皮肤重建的激光可以是剥脱性点阵激光的或非剥脱性的点阵激光。
❖ 激光治疗前后的皮肤治疗（护理）是治疗成功的重要保障。

参考文献

[1] Atiyeh BS, Dibo SA. Nonsurgical nonablative treatment of aging skin: radiofrequency technologies between aggressive marketing and evidence-based efficacy. Aesth Plast Surg 33:283, 2009.

[2] Orringer JS, Kang S, Maier L, et al. A randomized, controlled, split-face clinical trial of 1320-nm Nd:YAG laser therapy in the treatment of acne vulgaris. J Am Acad Dermatol 56:432, 2007.

[3] Friedman PM, Skover GR, Payonk G, et al. Quantitative evaluation of nonablative laser technology. Semin Cutan Med Surg 21:266, 2002.

[4] Cohen SR, Henssler C, Johnston J. Fractional photothermolysis for skin rejuvenation. Plast Reconstr Surg 124:281, 2009.

[5] Katz TM, Glaich AS, Goldberg LH, et al. Treatment of melasma using fractional photothermolysis: a report of eight cases with long-term follow-up. Dermatol Surg 36:1273, 2010.

[6] Rubenstein R, Roenigk HH Jr, Stegman SJ, et al. Atypical keloids after dermabrasion of patients taking isotretinoin. J Am Acad Dermatol 15:280, 1986.

[7] Alexiades-Armenakas M. Laser-mediated photodynamic therapy. Clin Dermatol 24:16, 2006.

[8] Alster TS. Q-switched alexandrite laser treatment (755 nm) of professional and amateur tattoos. J Am Acad Dermatol 33:69, 1995.

第 16 章　剥脱性激光
Ablative Laser Resurfacing

Darrell Wayne Freeman, Molly Burns Austin, Alton Jay Burn　著

李在郁　简　丹　译

激光最初是在 20 世纪 60 年代的外科手术中用作切割工具代替手术刀的。他们最初使用的是连续波 CO_2 激光。随着技术的进步,高能脉冲 CO_2 激光被开发出来,能够选择性地剥脱浅表组织,且最小化残余热损伤(RTD)。这使许多光老化、瘢痕和皮肤损伤的迹象得到改善。多年来,新的激光技术得到发展,包括铒钇铝石榴石(Er:YAG)激光和点阵激光。所有这些设备的目的是消除或减少胶原的日光损伤,并通过组织汽化和胶原变性联合作业促进新胶原的沉积和皮肤重塑。

一、设备

(一)剥脱性二氧化碳(CO_2)激光

- 10 600nm 波长。
- 靶组织:水。
  - 吸收系数 $= 800cm^{-1}$。
- 可见氦氖激光指示灯投射在皮肤上,显示靶治疗区域。
- 产生组织汽化和热凝固[1-3]。
  - 脉冲持续时间必须小于 1ms,以防止对周围组织残余热损伤(RTD)。
  - $5J/cm$ 就能产生组织剥脱(能量密度)。
  - $20 \sim 30\mu m$ 剥脱组织穿透率为 $1J/cm$。
    - 激光作用次数与组织剥脱深度是非线性关系。
    - 随着激光作用次数的增多,每次组织剥脱深

度相应减少。
    - 极限剥脱深度在 $200 \sim 300\mu m$[4]。
    - 热损伤的深度大于极限剥脱深度。
  - 残余热损伤面积 $70 \sim 120\mu m^2$。
  - 表面温度达到 $120 \sim 200℃$。
- CO_2 剥脱。
  - 有明显的效果,但需要更长的愈合时间,与铒激光相比残余热损伤更深。
  - 术后 $1 \sim 2$ 周水肿和红斑消失,完全消退需 6 个月。
- 存在两种类型[1-3]。
  - 高能脉冲 CO_2 激光
    - 脉宽在 $600\mu s \sim 1ms$。
    - 在 $< 900\mu s$ 脉冲下可产生 500mJ 的能量。
    - 使用 3mm 的光斑大小或计算机图形产生器(CPG),提供最多 80 个脉冲的图案,光斑大小可达 2.25mm。
  - 扫描
    - 能量作用时间在 1ms 内。
    - 扫描时间为 $0.03 \sim 0.52s$,停顿时间为 $300 \sim 1000\mu s$。
    - 螺旋设计的计算机程序扫描 0.2mm 光点超过 $8 \sim 16mm$ 直径,同时进行剥脱。
    - 一个点仅被剥脱一次。

(二)剥脱铒激光:钇铝石榴石(Er:YAG)[1]

- 2940nm 波长。
- 靶组织:水

> 吸收系数比 CO_2 激光大 10 倍（12 000cm^{-1}）。

■ 比 CO_2 激光器产生更精确的组织汽化和更少的热凝固[1]。

> 1J/cm^2 剥脱组织穿透 1 ～ 3μm。

> 5 ～ 30μm 的残余热损伤面积。

> 在 300μs ～ 10ms 内产生 1 ～ 50mJ/cm^2 的能量。

> 2 ～ 7mm 准直或聚焦光斑大小。

> 价值：综合性和通用性。它是作用层面最浅表的激光，具有快速愈合时间，或者它具有更少的残余热损伤和最佳的安全疗效，但可以比 CO 更具侵袭性和剥脱性（即，根据需要可以是较深的或表浅的）。

■ 有 3 种类型。

> 单脉冲。

  ● 脉冲宽度 250 ～ 350μs。

> 可变脉冲。

  ● 脉冲持续时间为 10 ～ 50ms（持续时间越长，残余热损伤越大，继发性胶原沉积越多）；然而，残余热损伤无法达到 CO_2 激光的水平。

> 双剥脱／凝固模式（可调铒激光）。

■ Er:YAG 剥脱[5] 有以下特征。

> 最通用的剥脱性激光。

> 可以产生 10μm 的浅表损伤，可以快速恢复，通常需要重复治疗。

> 由于 5J/cm^2 的极高剥脱阈值，可以产生最深的损伤。

> 深的皱纹也可能取得好的效果。

> 由于其残余热损伤更少，其愈合速度比 CO_2 更快，甚至相同的剥脱深度其热损伤存在差异（5 ～ 20nm 残余热损伤，相比于 CO_2 激光 70 ～ 120μm 残余热损伤）。

（三）剥脱性点阵激光[6-9]

■ CO_2、Er: YAG 和钇钪镓石榴石（YSGG）可变模式。

■ 各种型号和手柄提供不同的能量密度和穿透深度。

■ 通过将变性胶原的周围层加热到 55 ～ 62℃，产生剥脱损伤的微热损伤区（MTZ），以获得最佳的长期胶原沉积／重塑。

> 可以手动设置 MTZ/cm^2（MTZ 的损伤深度和密度均可设定）。

> 剥脱深度达 1.6mm（根据能量密度、波长和光斑大小而变化）。

> 根据治疗期望值来设置相关使用的激光（色素异常、毛孔、皱纹）。

> 剥脱深度越深，凝固区越大，变性胶原越多。

> 减少术后红斑和并发症。

> 1 周内完成完全愈合和上皮化[9]。

> 更激进的治疗，可能导致红斑持续 6 ～ 8 周。

■ 点阵激光有以下几方面的特征。

> 需要多次治疗，因为每一疗程只有一小部分皮肤被治疗。

> 较激进的治疗方案可以导致持续 3 ～ 4d 的开放性伤口和持续 2 ～ 8 周的术后红斑。

> 是下眼睑皱纹、痤疮和毛孔粗大的激光治疗选择[5]。

二、技术

（一）安全（激光研究所，职业安全）

■ 美国国家标准协会（ANSI）[10] 为激光安全提供政策。

■ 职业安全和健康管理局（OSHA）[11] 提供监督。

■ 所有的围手术期人员都需要正确的安全培训文件。

■ 激光安全官员（LSO）提供对管理、操作程序和工程上的管控。

■ 每个治疗区域必须标注危险区（NHZ），有合适的眼镜标志，仅限于受过训练的人员进入。

■ 窗户必须用适当的不透明材料覆盖。

■ 激光必须在治疗前进行测试。

■ 防燃预防措施，包括生理盐水浸湿衣物、溶液冲洗和使用灭火器。

■ 消除激光产生的烟雾的排烟系统。

■ 激光器不使用时保持待机模式。

（二）标记

■ 标出每个要治疗的美学单元。
■ 美学单元之间的激光治疗界限需要形成平滑的过渡。
■ 全脸治疗往往能最好地达到激光治疗区的界限融合，但并不适用所有情况。

（三）麻醉

■ 剥脱性激光比非剥脱性治疗引起更多的疼痛；因此，当治疗区局部麻醉效果不好时，全身麻醉更适用于较重的治疗。患者对疼痛的耐受度也是一个考虑因素。
■ 对于表浅的激光皮肤重建技术，在治疗区使用局部麻膏即可。
  ➢ 术前 30 ～ 90min 外用利多卡因乳膏（LMX）或利丙双卡因乳膏（EMLA）。
  ➢ 术前 20min 和激光治疗第一遍后再次使用 BTL 三重麻醉乳膏 15g（20% 苯佐卡因、6% 利多卡因和 4% 丁卡因）[12]。
  ➢ 冷风冷却。

注意　由于潜在的利多卡因毒性，在创面外用麻药的使用应受到限制。局部外用麻药应局限于一个或两个区域；当大面积治疗时，利多卡因毒性问题需要被重视。

1. 局部麻醉 [1, 13]

■ 中面部，包括中前额、面颊、鼻子、上嘴唇和下嘴唇。
  ➢ 1% ～ 2% 利多卡因可加入 1 : 100 000 或 1 : 200 000 肾上腺素。
■ 侧面部：麻醉采用如下方法。
  ➢ 2% 利多卡因可加入肾上腺素（1 : 100 000）、0.5% 丁哌卡因、8.4%NaHCO₃（1 : 10）、75U 透明质酸酶。
  ➢ 或者，每 9ml 局部麻醉剂中，含 1% 利多卡

因和 1 : 100 000 肾上腺素，以及 0.5% 马卡因和 1ml 透明质酸酶。
■ 神经阻滞：4% 盐酸阿替卡因。
  ➢ 上睑神经。
  ➢ 滑车上神经。
  ➢ 眶下神经。
  ➢ 上颌神经。
  ➢ 下颌神经。
  ➢ 颏神经。
■ 眼部麻醉：麻醉采用如下方法。
  ➢ 采用激光眼罩前，可予每只眼睛 3 滴 0.5% 丙帕卡因眼用溶液来润滑。
■ 局部肿胀麻醉采用方法如下。
  ➢ Kessels 等报道，使用 0.11% 乳酸林格溶液 500ml、1% 罗哌卡因 20ml、2% 塞罗卡因 20ml 和肾上腺素的溶液 0.5ml。
  ➢ 最低 6ml/kg。

警告　肿胀麻醉将水注入组织中，减少了激光穿透深度，所以临床上不常采用。

2. 全身镇痛 / 麻醉 [1, 13]（见第 5 章到第 7 章）

■ 口服。
  ➢ 术前 30min 口服 10mg 安定。
■ 肌内注射。
  ➢ 术前 30min 肌内注射 100mg 哌替啶。
  ➢ 术前 30min 肌内注射 25mg 羟嗪。
■ 吸入。
■ 静脉注射 [4]。
  ➢ 丙泊酚 1 ～ 2mg/kg 负荷量，4 ～ 8mg/(kg·h) 连续输注。
  ➢ 咪达唑仑 0.05 ～ 0.1mg/kg。
  ➢ 芬太尼 50 ～ 100µg。
  ➢ 氯胺酮 10 ～ 20mg（必须先给 0.2mg 胃长宁、丙泊酚和咪达唑仑）。
  ➢ 需要重镇静时使用喉罩适配器（LMA）。

小贴士 侧面部麻醉中加入 $NaHCO_3$ 可中和 pH，而透明质酸酶增加组织扩散。

小贴士 0.1% 利多卡因和 1 : 1 000 000 肾上腺素润湿液麻醉面颊。

小贴士 所有的手术室都需要足够的通风系统、排烟器和激光防护罩以减少来自激光烟雾形成的有毒气体的伤害。

小贴士 用盐水浸泡毛巾环绕治疗区域有助于防止意外火灾。

小贴士 安全眼镜不能防止直接激光照射。

（四）二氧化碳（CO_2）激光技术 [1, 15]

- 在治疗区以非重叠的方式一次性进行组织剥脱，开始皮肤重建术。
  - ➤ 用生理盐水浸泡纱布去除皮肤碎屑。
  - ➤ 皮肤完全干燥。
  - ➤ 治疗区域出现粉红色，提示到达真皮乳头层。
- 以非重叠的方式再次治疗同一治疗区。
  - ➤ 用生理盐水浸泡纱布去除皮肤碎屑，让皮肤完全干燥。
  - ➤ 治疗区域将转变为黄色，提示真皮出现收缩。
  - ➤ 大多数治疗区域只需要 2 ～ 3 遍就能达到最佳效果。
  - ➤ 出现以下现象预示着达到了治疗的终点。
    - 皮肤黄棕色变。
    - 无进一步皮肤收缩。
    - 光老化体征或皱纹消失。
- 深皱纹可增加激光治疗，柔化过渡区。
  - ➤ 应避免过度的激光治疗：皮肤褐色变表明其热坏死和炭化。

警告 治疗前需要明确理解治疗终点。该治疗需要严格培训和练习，在正式开始操作前要对治疗终点进行充分理解。

小贴士 在激光治疗中，皮肤表面残留的水可能会降低激光的穿透深度。

小贴士 在 CO_2 治疗结束后再给予一遍铒激光治疗，能去除残余皮肤碎片并减少上皮化时间。

（五）铒激光技术 [1]

- 皮肤重建术开始以重叠的方式剥脱治疗区域中的组织，可徒手做或通过激光扫描器的方式做。

注意 必须详细了解激光，因为重叠程度取决于每个激光器能量分布曲线。在铒激光系统中最常使用 50% 的重叠，但这种重叠不适用于其他激光治疗系统。

  - ➤ 一种常见的误解是铒激光是一种穿透表浅的激光，但如果使用适当的能量，铒激光也可以达到深度穿透。
  - ➤ 铒激光对水的亲和力是 CO_2 的 11 倍，因此它比 CO_2 更容易剥脱真皮。
  - ➤ 如果不使用凝血，则治疗终点是与清创烧伤伤口类似形式的出血，例如，真皮乳头层细微出血。低密度更大的出血点，则意味着网状层出血。
  - ➤ 适当的治疗终点是去除皱纹或穿透到真皮网状纤维中层。

警告 理解治疗终点对于使用激光设备至关重要。在实践中，操作者应该非常熟悉治疗终点。

  - 当使用短脉冲激光时，皮肤收缩通常不可见，但使用可变脉冲激光却可以看到；可变脉冲激光随着脉冲宽度的增加，停留时间和凝固时间增加。

■ 由于高亲水性，不需要在打激光当中去除皮肤碎片。

➤ 最后一遍治疗后将碎片擦拭干净，并应用封闭湿润敷料，如 Flexzan。

三、术后护理

■ 去除金属眼罩，用生理盐水冲洗眼睛。

■ 敷料 / 换药。

➤ CO_2 激光 / 深度铒激光治疗。

● 生物封闭敷料 [4, 15-19]。

○ 常见的例子包括复合泡沫体（Flexzan）、水凝胶第二皮肤（Bionet）、弹性网（N-Terface）和聚合物膜（Silon-TSR）。

◆ 用生理盐水去除渗出液。

◆ 精心的伤口护理，频繁地换药，可以最大限度地降低因辅料封闭导致的感染风险。

◆ 这类辅料的放置和保持可能是困难的。

◆ 比开放伤口护理贵。

◆ 改善患者舒适度。

○ 术后使用时长为 24～72h。

◆ 长期使用可能导致假单胞菌感染。

○ 冰水或 2% 醋酸溶液浸泡。

◆ 在最终敷料移除后 2～5d，每隔 2～3h 浸泡一次，每次 20～30min。

◆ 之后浸泡的频率降低到每 3～4h，浸泡后涂上凡士林直至再上皮化。

◆ 上皮再生后，换成从浸泡到温和清洁及用增湿剂与防晒霜。

● 开放性伤口护理。

○ 术后用冰水、生理盐水或 0.25% 醋酸每隔 2～3h 浸泡，每次 20～30min。

◆ 去除积聚的渗出液。

◆ 减少水肿。

○ 每次浸泡后应用的凡士林。

○ 随着皮肤再生可以降低浸泡频率。

○ 比封闭敷料便宜。

○ 有患者没有正确使用软膏，或者不小心碰到面部，会增加皮肤过度干燥或伤口擦伤的风险。

○ 疼痛加剧和患者满意度不高。

➤ 浅表剥脱性铒点阵激光 [20]。

● 可使用凡士林直到 7～10d 上皮再生化完成。

● 每天用稀释过的过氧化氢或稀释的醋洗涤 3～4 次。

● 冰袋减少水肿。

● 再上皮化后用保湿剂和防晒剂。

■ 持续抗病毒治疗。

■ 如果患者有细菌感染史可给予双氯青霉素或阿奇霉素。

■ 疼痛控制：对乙酰氨基酚或羟考酮。

■ 预防色素沉着。

➤ 应用含 2% 氢醌和 15% 乙醇酸的漂白混合物，或 Klingman 方案，由 5% 氢醌，0.1% 维 A 酸和 1% 地塞米松组成 [21]；或 Lytera（SkinMedica），它已被证明与 4% 氢醌同样有效，同时没有黄褐斑的风险，不需要处方，但是更昂贵。

➤ 使用防晒霜应注意以下事项。

● 至少应使用 SPF 30 防晒霜从再上皮化后几天开始直到红斑消退。

● Wanitphakdeedecha 等 [22] 建议从第 1 天开始使用含有甘草查耳酮 -A 和甘草次酸的防晒霜，这降低了与早期使用防晒霜相关炎症的炎症后风险。

➤ 避免阳光照射。

小贴士　避免抗生素软膏如莫匹罗星、盐酸表柔比星和盐酸表柔比星 – 多黏菌素 B 有助于预防皮炎。

四、并发症

(一) CO_2 激光 [4, 17, 19, 23-26]

- **主要的并发症**
  - ➤ 感染
    - 单纯疱疹 2% ～ 7.4%。
    - 念珠菌 1%。
    - 革兰阳性和革兰阴性 3% ～ 47%。
    - 术前和术后做过疱疹病毒治疗的所有患者。
    - 用于活动性感染的抗真菌药和抗生素。

专家提示 无上皮的状态下通常不存在我们常见感染症状，因此应用综合方法应该在出现激光后或上皮化感染征象之前。

  - ➤ 色素减退 (16% ～ 57%[1, 27, 28])
    - 即刻
      - 与未经治疗的光损伤皮肤相比，皮肤表面出现色素减退。
      - 也可以在光损伤皮肤上进行化学换肤术或部分点阵激光治疗，来柔化治疗和未治疗区域之间的过渡。
    - 迟发 (16%[1])
      - 术后 6 ～ 12 个月出现。
      - 通常是永久性的，但阳光、紫外线治疗、乙醇酸换肤术都可以尝试。
      - 用点阵激光处理边缘。
      - 铒激光色素沉着少得多。
  - ➤ 炎症后色素沉着 (5% ～ 83%)
    - 增加 Fitzpatrick 数会提高风险。
    - 用 4% 氢醌、维 A 酸和避光[29, 30] 或 Lytera 处理。
  - ➤ 瘢痕 (0.1% ～ 1%)
    - 最常见如下部位。
      - 上唇。
      - 下颌骨。
      - 颧骨区。
      - 眶周区。
      - 颈部。
      - 最小化激光次数、能量和 RTD 降低风险。
      - 用类固醇的外用药和局部注射，硅胶片和 IPL 来治疗。

专家提示 对皮肤附属器减少的治疗区进行护理，一般会有助于再上皮化（例如，广泛和全面的激光脱毛、电解脱毛和异维 A 酸）。

  - ➤ 睑外翻 (2%[31])
    - 罕见。
    - 可有眼睑成形术或除皱术或老年松弛症史。
    - 采用胶带和按摩治疗。
    - 可能需要外眦悬吊术矫正手术。
- **次要的并发症**
  - ➤ 持续红斑 (30%[4])
    - 通常持续 1 ～ 4 个月。
    - 铒激光术后的红斑与 CO_2 激光相比在强度和持续时间方面都小。
    - 最多 1 年。
  - ➤ 治疗
    - 掩饰性化妆。
    - 外用类固醇：1% 氢化可的松每天 2 ～ 3 次，再上皮化后 2 周[14]。
    - 强脉冲激光（IPL）。
    - LED 治疗。
  - ➤ 水肿
    - 术后 1 ～ 3d 最严重。
    - 冰敷。
    - 夜间抬高床头。
    - 如果严重，可使用皮质类固醇。
  - ➤ 瘙痒 (2.3%)
    - 通常在第一个月出现症状，可能持续 3 个月。
    - 抗组胺药。

专家提示　瘙痒明显的患者应经常进行治疗评估，因为这可能是一个并发症的迹象，提示可能的感染或更深损害。

> 痤疮和粟粒疹（1%～30%[2, 31]）
  - 封闭敷料可能导致加重。
  - 在痤疮史患者中更常见。
  - 经典抗痤疮治疗如维 A 酸有效。
  - 异维 A 酸可能加重术后瘢痕形成，不应使用。
> 接触性皮炎（10%～ -65%[23]）
  - 通常来自局部外用抗生素和患者采取的家庭治疗。

（二）铒激光 [21, 32]

- 主要的并发症
> 色素减退[33]。
- 次要的并发症
> 持续性红斑。
  - 通常持续 1 个月。
> 水肿。
> 色素沉着。
  - 术后即刻。

（三）剥脱性点阵激光 [28, 34]

- 红斑。
  > 短期 100%。
  > 多于 3 个月 7%。
- 干燥症 87%。
- 水肿 82%～100%。
- 脱皮 60%。
- 浅划痕 47%。
- 瘙痒 37%。
- 炎症后色素沉着 20%～27%。

（四）眼损害与失明

- 治疗区域内每个人都有合适光密度（OD）的防护眼镜。
- 为患者戴保护眼罩。

（五）火灾

- 窗帘、布和其他易燃材料很容易着火。
- 彻底的卸妆。
- 酒精预处理和皮肤清洁溶液要完全干燥。
- 激光不能靠近氧源使用。

本章精要

❖ 不愿意从使用 CO_2 激光转变到铒激光是很正常的，因为正在使用中的 CO_2 激光系统较多，并且具有较好的安全性和治疗效果。也有误解认为铒激光仅对浅表治疗有效。铒激光是一种适用面较广的激光，具有对表面或深部皮肤度靶组织都有治疗的能力。其安全性远优于 CO_2 激光。这是剥脱性激光在过去 5～10 年中的主要转变。

❖ 点阵激光在功效、安全性和易用性方面差别很大。操作者应该很熟悉其使用的设备，因为在缺乏操作经验的操作者的手术中，激光的安全性和有效性都无法保证。

❖ 在侧面部局部麻醉中加入 $NaHCO_3$ 可以中和 pH；而透明质酸酶可以增加组织扩散。

参考文献

[1] Alexiades-Armenakas MR, Dover JS, Arndt KA. The spectrum of laser skin resurfacing: nonablative, fractional, and ablative laser resurfacing. J Am Acad Dermatol 58:719, 2008.

[2] Brightman LA, Brauer JA, Anolik R, et al. Ablative and fractional ablative lasers. Dermatol Clin 27:479, 2009.

[3] Walsh JT Jr, Flotte TJ, Anderson RR, et al. Pulsed CO_2 laser tissue ablation: effect of tissue type and pulse duration on thermal damage. Lasers Surg Med 8:108, 1988.

[4] Fitzpatrick RE, Williams B, Goldman MP. Preoperative anesthesia and postoperative considerations in laser resurfacing. Semin Cutan Med Surg 15:170, 1996.

[5] Burns JL. Lasers in plastic surgery. Sel Read Plast Surg 10:23, 2008.

[6] Cartee TV, Wasserman DI. Commentary: Ablative fractionated CO2 laser treatment of photoaging: a clinical and histologic study. Dermatol Surg 38:1790, 2012.

[7] Hantash BM, Bedi VP, Kapadia B, et al. In vivo histological evaluation of a novel ablative fractional resurfacing device. Lasers Surg Med 39:96, 2007.

[8] Tierney EP, Hanke CW, Petersen J. Ablative fractionated CO_2 laser treatment of photoaging: a clinical and histologic study. Dermatol Surg 38:1777, 2012.

[9] Rahman Z, MacFalls H, Jiang K, et al. Fractional deep dermal ablation induces tissue tightening. Lasers Surg Med 41:78, 2009.

[10] Laser Institute of America. ANSI Z136 standards. Available at *http://www.lia.org/publications/ ansi.*

[11] U.S. Department of Labor. Occupational Safety & Health Administration. Laser hazards. Available at *https://www.osha.gov/SLTC/laserhazards/.*

[12] Oni G, Rasko Y, Kenkel J. Topical lidocaine enhanced by laser pretreatment: a safe and effective method of analgesia for facial rejuvenation. Aesthet Surg J 33:854, 2013.

[13] Saedi N, Hamilton HK, Arndt KA, et al. How to prepare patients for ablative laser procedures. J Am Acad Dermatol 69:e49, 2013.

[14] Kessels JP, Ostertag JU. The use of tumescent local anaesthesia in ablative laser treatments. J Eur Acad Dermatol Venereol 26:1456, 2012.

[15] Batra RS, Ort RJ, Jacob C, et al. Evaluation of a silicone occlusive dressing after laser skin resurfacing. Arch Dermatol 137:1317, 2001.

[16] Batra RS. Ablative laser resurfacing—postoperative care. Skin Therapy Lett 9:6, 2004.

[17] Manuskiatti W, Fitzpatrick RE, Goldman MP, et al. Prophylactic antibiotics in patients undergoing laser resurfacing of the skin. J Am Acad Dermatol 40:77, 1999.

[18] Goldman MP, Roberts TL III, Skover G, et al. Optimizing wound healing in the face after laser abrasion. J Am Acad Dermatol 46:399, 2002.

[19] Manuskiatti W, Fitzpatrick RE, Goldman MP. Long-term effectiveness and side effects of carbon dioxide laser resurfacing for phyotoaged facial skin. J Am Acad Dermatol 40:401, 1999.

[20] DiBernardo BE, Pozner JN, Codner MA, eds. Techniques in Aesthetic Plastic Surgery Series: Lasers and Non-Surgical Rejuvenation. Philadelphia: Saunders Elsevier, 2009.

[21] Papadavid E, Katsambas A. Lasers for facial rejuvenation: a review. Int J Dermatol 42:480, 2003.

[22] Wanitphakdeedecha R, Phuardchantuk R, Manuskiatti W. The use of sunscreen starting on the first day after ablative fractional skin resurfacing. J Eur Acad Dermatol Venereol 28:1522, 2014.

[23] Ratner D, Tse Y, Marchell N, et al. Cutaneous laser resurfacing. J Am Acad Dermatol 41:365, 1999.

[24] Nanni CA, Alster TS, Complications of carbon dioxide laser resurfacing. An evaluation of 500 patients. Dermatol Surg 24:315, 1998.

[25] Nanni CA, Alster TS. Complications of cutaneous laser surgery. A review. Dermatol Surg 24:209, 1998.

[26] Sriprachya-Anunt S, Fitzpatrick RE, Goldman MP, et al. Infections complicating pulsed carbon dioxide laser resurfacing for photoaged facial skin. Dermatol Surg 23:527, 1997.

[27] Bolognia JL, Jorizzo JL, Schaffer JV, eds. Dermatology, ed 3. Philadelphia: Elsevier, 2012.

[28] Dijkema SJ, van der Lei B. Long-term results of upper lips treated for rhytides with carbon dioxide laser. Plast Reconstr Surg 115:1731, 2005.

[29] Fabi S, Massaki N, Goldman MP. Efficacy and tolerability of two commercial hyperpigmentation kits in the treatment of facial hyperpigmentation and photo-aging. J Drugs Dermatol 11:964, 2012.

[30] Sriprachya-Anunt S, Marchell NL, Fitzpatrick RE, et al. Facial resurfacing in patients with Fitzpatrick skin type IV. Lasers Surg Med 30:86, 2002.

[31] Ward PD, Baker SR. Long-term results of carbon dioxide laser resurfacing of the face. Arch Facial Plast Surg 10:238, 2008.

[32] Rostan EF, Fitzpatrick RE, Goldman MP. Laser resurfacing with a long pulse erbium:YAG laser compared to the 950 ms pulsed CO(2) laser. Lasers Surg Med 29:136, 2001.

[33] Wheeland RG, Bailin PL, Ratz JL. Combined carbon dioxide laser excision and vaporization in the treatment of rhinophyma. J Dermatol Surg Oncol 13:172, 1987.

[34] Fisher GH, Geronemus RG. Short-term side effects of fractional photothermolysis. Dermatol Surg 31:1245, 2005. International Electrotechnical Commission. Safety of Laser Products— Part 1: Equipment Classification and Requirements, ed 2. Geneva, Switzerland: International Electrotechnical Commission, 2007.

第 17 章　非剥脱性激光治疗
Nonablative Laser Resurfacing

Ibrahim Khansa, Molly Burns Austin, Alton Jay Burns　著

李在郁　简　丹　译

一、设备

两种类型的非剥脱性激光，以及另外两种模式，通常用于非剥脱性皮肤重建。

（一）中红外激光

- 更长的波长允许更深的穿透到真皮并部分地去除黑色素。
- 直接靶向真皮，无特定的靶基。
- 对于光老化的表皮症状不太有效果，如色素异常症。

（二）掺钕钇铝石榴石激光 (Nd:YAG Laser)

- 1320nm，长脉冲。
- 最早用于非剥脱性皮肤重建术的激光之一。
  - 早期的设备没有冷却装置，这导致瘢痕、色素沉着和疼痛的高比率。
- 较新的模型包括低温冷却喷雾，使表皮温度保持在 40 ～ 48℃，真皮被加热到 60 ～ 70℃[1,2]。
- 有效修复面部萎缩性痤疮瘢痕[3,4]。

（三）调 Q Nd:YAG 激光（Q–Switched Nd:YAG Laser）

- 1064nm，非常短的脉冲。
- 配置低温冷却装置。
- 非常有效地治疗文身[5]。

专家提示　这种激光不能很好地看到"棕色色素"，所以它是治疗较深皮肤类型文身的一个很好的选择。

（四）半导体激光

- 1450nm。
- 对皱纹没有明显的效果[6]。
- 修复面部萎缩性痤疮瘢痕[7]。

（五）掺铒点阵激光

- 飞梭（Solta Medical）。
- 1550nm。
- 最常用的非剥脱性激光，并有多种应用，如色素异常[8,9]，细微皱纹，痤疮瘢痕[10]，烧伤瘢痕[8,9,11]，妊娠纹[12]。
- 色素异常症的治疗：与非剥脱性、非点阵激光相同的效果[13,14]。
- 皱纹治疗：比非点阵、非剥脱性激光更有效，但比点阵剥脱性或全剥脱性激光效果差。
- 需要三到六次治疗，间隔在 2 ～ 4 周。
- 其他点阵激光包括 Lux 1540 点阵激光（1540nm，Cynosure）和 Affirm 激光（1320nm+ 1440nm，Cynosure）[15]。

专家提示　目前，我们最常用的激光实际上是一个双混合激光 1440nm/2970nm 同时在同一点。1440nm 的疼痛较小，但与 1550nm 点阵激光同样有效，增加 2970nm 激光后缩短了愈合时间，皮肤变化最为明显。

（六）可见光激光

- 脉冲染料激光器
  - 585～595nm。
  - 由于黑色素的高亲和力，深色皮肤用途有限。
    - 色素减退和色素沉着的风险。
  - 显示增加真皮中胶原蛋白和弹性蛋白的数量[16]。
  - 光动力疗法：局部应用光敏剂，如 5- 氨基乙酰丙酸可以增强效果[17]。
  - 对于老化治疗，使用的能量密度低于通常用于血管病变治疗的能量密度，并且脉宽持续时间比用于治疗鲜红斑痣的脉宽长以达到紫癜反应最小化。
  - 最好用于血管异常和色素异常的症状。
  - 鲜红斑痣治疗的最有效激光。

（七）强脉冲光

- 不是激光。强烈的多色光，包括 500～1200nm 的多个波长[18]。
- 可以添加滤光器以只允许特定波长，从而针对特定色基。
- 由于黑色素的亲和力，在深色皮肤类型（Ⅳ～Ⅵ）使用有限。
- 治疗酒渣鼻和毛细血管扩张症等血管增生方面非常出色[19]。
  - 在治疗色素沉着，如日光性雀斑方面非常有效[13]。
  - 宽带光（BBL）是 IPL 的一种形式，并已证明在影响基因年轻化的遗传转录方面有效，需要持续多年每年至少进行三次多频次治疗[20]。
- 光动力疗法：局部应用光敏剂，如 5- 氨基乙酰丙酸可以增强效果[21]。

（八）射频

- 热玛吉（Solta Medical）
  - 射频波加热至 55～62℃时胶原变性，并且皮肤中的胶原含量随作用时间增加[22]。
  - 可以通过改变射频波的能量密度和低温冷却喷雾的强度来控制组织加热的量及加热区的位置。
  - 热量在短脉冲（＜ 2.3s，闪热）下，以高能量密度（70～150J/cm²）传递。
  - 由于射频对黑色素没有选择性，所以它可以安全地用于所有皮肤表型的患者。
  - 用于轻中度皮肤松弛的患者。
  - 不解决深层结构性下垂。
  - 对单极射频疗效的研究显示了皮肤松弛的可测量性改善。
    - 然而，大多数研究不是盲法、随机或对比的[12, 23]。
    - 总体而言，结果是保守的和不一致的[24, 25]。
  - 患者会有疼痛感。
  - 并发症风险低，尽管多篇报道描述了在治疗进展的早期脂肪组织由于热损伤而萎缩[26]。目前的治疗方案大大减少或消除了这种风险。

二、技术

（一）麻醉

- 非剥脱性激光一般不会像剥脱性激光那么痛，但可以根据深度而不同；即，深而非剥脱的激光治疗可能比表面剥脱激光治疗引起更多的疼痛。
- 局部麻醉，通常用 EMLA（2.5% 普鲁卡因 / 2.5% 利多卡因）或 LMX（4% 或 5% 利多卡因），通常是足够的。
- 必须在治疗前至少 1h 涂上一层封闭敷料，并在治疗前擦掉。

（二）安全

- 医用激光器都是Ⅳ类设备
  - 它们在反射或散射下直接观看是危险的。
  - 因此，室内所有的人都必须佩戴波长特定的安全护目镜。
  - 在每个入口处必须设置警告标志，门外挂着额外的护目镜。

- 放置角膜保护眼罩，使用眼药膏润滑。
- 患者在全身麻醉下，如果治疗在口腔周围，必须使用激光安全的 ET 管，并且应该给予尽可能低的 FiO_2
  - 在治疗区域周围应使用湿毛巾以吸收热能。
- 如果治疗病毒疣，活病毒颗粒可以传输到人员的气道。
  - 因此，必须有适当的口罩和通风系统。

（三）技术

- 在第一次治疗期间，没有经验的操作者可以从测试区域开始，以找到患者皮肤的最佳能量密度。
  - 非剥脱性激光的治疗终点通常基于专家确定的治疗方案，并取决于治疗目标。用于治疗皱纹的非剥脱性激光通常没有肉眼可见的终点。
    - 血管过多：轻度紫癜。
    - 文身去除：美白。
- 在随后的治疗中，可以根据先前治疗观察到的效果来选择能量密度。
- 在观察治疗终点之前可能需要重复进行激光治疗。
- 大多数作者推荐治疗区域之间 10% ～ 20% 的重叠，因为如果使用 PDL，每个光斑内的强度都是正态分布的。

（四）应用

1. 皱纹

- 近红外非剥脱性激光对细纹有轻度和多种的效果。
- 口周皱纹很难改善，可能需要剥脱性激光和（或）软组织填充物[27]。

2. 瘢痕

- 非剥脱性和点阵激光对改善烧伤瘢痕、创伤瘢痕和增生性手术瘢痕是有效的，但是需要多次治疗。
- 可以组合多种方式来治疗瘢痕的不同方面。

  - 点阵激光：瘢痕柔韧性，质地[28]。
  - PDL：红斑与刺激未成熟瘢痕[29, 30, 31, 32]。
  - IPL：慢性毛囊炎，瘢痕性色素异常[33]。

专家提示　在难治的瘢痕病例，涂抹氟尿嘧啶或类固醇，以改善疗效。

3. 色素异常

- 斑对靶向黑色素的激光做出反应，如 510nm PDL、532nm KTP 激光和 IPL。
- 其中，IPL 效果明确，恢复时间最短，安全性最大。

4. 血管

- 通常用 PDL 和 IPL；不同的是如果允许产生紫癜，PDL 在单次治疗中产生更好的效果。
- IPL 经常需要重复治疗，但如果按正常治疗指南治疗不引起紫癜。

5. 洗文身

- 色素作为大颗粒被嵌入真皮。
  - 激光治疗的目标是通过激光的光声效应将大颗粒分解成小颗粒，这些小颗粒可以被巨噬细胞吞噬。
- 文身颜色决定了理想激光的选择，而 Q 开关激光是理想的洗文身的设备。
  - 黑蓝色可通过宽范围的激光吸收：694nm Q 开关红宝石，Q 开关 1064nm Nd:YAG，Q 开关翠绿宝石。
  - 绿色：Q 开关翠绿宝石[34]。
- 可能需要 10 ～ 15 个疗程。

6. 脱毛

- 发色团是黑色素。
- 激光需要到达毛乳头破坏毛囊。
- 使用的典型激光包括 810nm 二极管、755nm 翠绿宝石、1064nmNd:YAG 和 694nm 红宝石。
- 可见光谱中的波长对较深色皮肤类型具有更高风险的并发症。
- 红宝石激光出现色素沉着、色素减退发生率

159

最高，起疱较暗的皮肤类型和晒黑的人会起疱[35]。

■ 可能需要 6 ～ 8 个疗程。

小贴士 激光脱毛对黑发和皮肤白的人最有效。

三、术后护理

■ 因为非剥脱性的方式没有开放的伤口，通常不需要敷料。

■ 如果出现起疱，应用三重抗生素软膏直到伤口愈合。

■ 防晒和防晒霜使用 SPF 30＋ 是非常重要的。

■ 冰敷改善肿胀。

■ 患者必须完成规定的抗病毒药物和抗生素的疗程。

四、并发症

■ 不满意的效果。

■ 非剥脱性技术对去除中度至重度皱纹的治疗效果差。

小贴士 为了达到临床结果，可能需要多达 8 次治疗。

■ 色素减退（10% ～ 20%）[36]。

  ➢ 认为是由热能破坏黑素细胞引起的。

  ➢ 通常短暂和自限。

  ➢ 治疗后 6 ～ 12 个月，很少患者发生延迟性色素减退。

  ➢ 皮肤类型不可预测是否会发生。

专家提示 这种并发症在非剥脱性治疗中极为罕见，在重度 CO₂ 皮肤重建术中更为常见。

■ 起疱特征如下。

  ➢ 通常是轻微的。

  ➢ 可以使用凡士林软膏直至痊愈。

■ 瘢痕非常罕见。

■ 皮下脂肪萎缩。

  ➢ 与单极射频一起时有报道。

  ➢ 发生频率不清。

五、不良反应

注意 不良反应与并发症不同。不良反应是可预测的，患者必须接受这是作为激光治疗后的常见事件。

■ 红斑非常常见（60%）[13]。

  ➢ 通常持续 24 ～ 48h。

  ➢ 自限性。

■ 肿胀通常发生（15% ～ 20%）[13]。

  ➢ 通常持续 24 ～ 48h。

  ➢ 自限性。

  ➢ 根据需要使用冰袋。

■ 色素沉着特征如下。

  ➢ 认为是由热能刺激黑素细胞引起的。

  ➢ 深色皮肤型患者的风险要高得多。

    ● 一般发病率 0.7%

    ● Fitzpatrick 皮肤 Ⅰ 类型 0.3% 例，Fitzpatrick 皮肤 Ⅴ 类型 33% 例[37]。

  ➢ 低波长激光器和 IPL（对黑色素具有高亲和力）和（或）具有较长脉冲持续时间的激光风险更高。

  ➢ 如果不采取防晒措施和使用防晒霜，导致晒黑，则色素沉着风险更高。

  ➢ 推荐用氢醌和维 A 酸的预处理和后处理。

  ➢ 在出现色素沉着的第一个症状时，开始用美白霜：氢醌/Lytera 和维 A 酸。

  ➢ 治疗日光性雀斑时，病变通常会加深 1 周，随后改善。

  ➢ 自限性。

■ 紫癜具有以下特征。

  ➢ 用 PDL 治疗血管增生疾病非常常见。

➢ 持续 1 ～ 2 周，自限性。

■ 单纯疱疹病毒暴发（2% ～ 7%）[37]。

➢ 最常见的有单纯疱疹病毒暴发史的患者。

专家提示　我经常被问到："如果你只能买一台机器，你会买哪一台？"这是不可能回答的，因为它取决于患者的人群和临床操作特点，但我最常见的回答是 IPL/BBL 设备（注意：目前，许多激光平台允许医生购买一台设备，并随着他们的知识和实践的增长而增加治疗模块。这是一个非常合理的方法来建设基于激光和光基础的临床实践）。

本章精要

❖ 当用可见光波长治疗时，未发现的晒黑患者的并发症发生率最高。

❖ 使用非剥脱性激光治疗的患者应该被告知，他们的结果直接与他们的免疫系统和遗传因素相关，可能超出他们自己的控制或医生的控制。

❖ 从成本效益的角度来看，IPL/BBL 治疗可能是非剥脱性光治疗性价比最高的，更加年轻的皮肤就是标准。

参考文献

[1] Kelly KM, Nelson JS, Lask GP, et al. Cryogen spray cooling in combination with nonablative laser treatment of facial rhytides. Arch Dermatol 135:691, 1999.

[2] Kono T, Kikuchi Y, Groff WF, et al. Split-face comparison study of cryogen spray cooling versus pneumatic skin flattening in skin tightening treatments using a long-pulsed Nd:YAG laser. J Cosmet Laser Ther 12:87, 2010.

[3] Bellew SG, Lee C, Weiss MA, et al. Improvement of atrophic acne scars with a 1,320 nm Nd:YAG laser: retrospective study. Dermatol Surg 31:1218, 2005.

[4] Rogachefsky AS, Hussain M, Goldberg DJ. Atrophic and a mixed pattern of acne scars improved with a 1320-nm Nd:YAG laser. Dermatol Surg 29:904, 2003.

[5] Goldberg DJ, Cutler KB. Nonablative treatment of rhytids with intense pulsed light. Lasers Surg Med 26:196, 2000.

[6] Hohenleutner S, Koellner K, Lorenz S, et al. Results of nonablative wrinkle reduction with a 1,450-nm diode laser: difficulties in the assessment of "subtle changes." Lasers Surg Med 37:14, 2005.

[7] Tanzi EL, Alster TS. Comparison of a 1450-nm diode laser and a 1320-nm Nd:YAG laser in the treatment of atrophic facial scars: a prospective clinical and histologic study. Dermatol Surg 30:152, 2004.

[8] Cohen JL, Ross EV. Combined fractional ablative and nonablative laser resurfacing treatment: a split-face comparative study. J Drugs Dermatol 12:175, 2013.

[9] Collawn SS. Fraxel skin resurfacing. Ann Plast Surg 58:237, 2007.

[10] Ong MW, Bashir SJ. Fractional laser resurfacing for acne scars: a review. Br J Dermatol 166:1160, 2012.

[11] Glaich AS, Rahman Z, Goldberg LH, et al. Fractional resurfacing for the treatment of hypopigmented scars: a pilot study. Dermatol Surg 33:289, 2007.

[12] Guimarães P, Hadad A, Sabino Neto M, et al. Striae distensae after breast augmentation: treatment using the nonablative fractionated 1550-nm erbium glass laser. Plast Reconst Surg 131:636, 2013.

[13] Fodor L, Peled IJ, Ullmann Y, et al. Using intense pulsed light for cosmetic purposes: our experience. Plast Reconstr Surg 113:1789, 2004.

[14] Lupton JR, Williams CM, Alster TS. Nonablative laser skin resurfacing using a 1540 nm erbium glass laser: a clinical and histologic analysis. Dermatol Surg 28:833, 2002.

[15] Weiss RA, Gold M, Bene N, et al. Prospective clinical evaluation of 1440-nm laser delivered by microarray for treatment of photoaging and scars. J Drugs Dermatol 5:740, 2006.

[16] Zelickson BD, Kilmer SL, Bernstein E, et al. Pulsed dye laser therapy for sun damaged skin. Lasers Surg Med 25:229, 1999.

[17] Alexiades-Armenakas MR. Laser-mediated photodynamic therapy. Clin Dermatol 24:16, 2006.

[18] Bitter PH. Noninvasive rejuvenation of photodamaged skin using serial, full-face intense pulsed light treatments. Dermatol Surg 26:835, 2000.

[19] Sadick NS, Schecter AK. A preliminary study of utilization of the 1320-nm Nd:YAG laser for the treatment of acne scarring. Dermatol Surg 30:995, 2004.

[20] Chang AL, Bitter PH Jr, Qu K, et al. Rejuvenation of gene expression pattern of aged human skin by broadband light treatment: a pilot study. J Invest Dermatol 133:394, 2013.

[21] Dover JS, Bhatia AC, Stewart B, et al. Topical 5-aminolevulinic acid combined with intense pulsed light in the treatment of

photoaging. Arch Dermatol 141:1247, 2005.

[22] Low DW. Lasers in plastic surgery. In Thorne CH, Bartlett SP, Beasley RW, et al, eds. Grabb and Smith's Plastic Surgery, ed 6. Philadelphia: Lippincott Williams & Wilkins, 2007.

[23] Fitzpatrick R, Geronemus R, Goldberg D, et al. Multicenter study of noninvasive radiofrequency for periorbital tissue tightening. Lasers Surg Med 33:232, 2003.

[24] Hruza G, Taub AF, Collier SL, et al. Skin rejuvenation and wrinkle reduction using a fractional radiofrequency system. J Drugs Dermatol 8:259, 2009.

[25] Hsu TS, Kaminer MS. The use of nonablative radiofrequency technology to tighten the lower face and neck. Semin Cutan Med Surg 22:115, 2003.

[26] Youn A. Nonsurgical face lift. Plast Reconstr Surg 119:1951, 2007.

[27] Cohen SR, Henssler C, Johnston J. Fractional photothermolysis for skin rejuvenation. Plast Reconstr Surg 124:281, 2009.

[28] Haedersdal M, Moreau KE, Beyer DM, et al. Fractional nonablative 1540 nm laser resurfacing for thermal burn scars: a randomized controlled trial. Lasers Surg Med 41:189, 2009.

[29] Parrett BM, Donelan MB. Pulsed dye laser in burn scars: current concepts and future directions. Burns 36:443, 2010.

[30] Allison KP, Kiernan MN, Water RA, et al. Pulsed dye laser treatment of burn scars. Alleviation or irritation? Burns 29:207, 2003.

[31] Donelan MB, Parrett BM, Sheridan RL. Pulsed dye laser therapy and z-plasty for facial burn scars: the alternative to excision. Ann Plast Surg 60:480, 2008.

[32] Hultman CS, Edkins RE, Wu C, et al. Prospective, before-after cohort study to assess the efficacy of laser therapy on hypertrophic burn scars. Ann Plast Surg 70:521, 2013.

[33] Erol OO, Gurlek A, Agaoglu G, et al. Treatment of hypertrophic scars and keloids using intense pulsed light (IPL). Aesth Plast Surg 32:902, 2008.

[34] Alster TS. Q-switched alexandrite laser treatment (755nm) of professional and amateur tattoos. J Am Acad Dermatol 33:69, 1995.

[35] Lanigan SW. Incidence of side effects after laser hair removal. J Am Acad Dermatol 49:882, 2003.

[36] Handley JM. Adverse events associated with nonablative cutaneous visible and infrared laser treatment. J Am Acad Dermatol 55:482, 2006.

[37] Graber EM, Tanzi EL, Alster TS. Side effects and complications of fractional laser photothermolysis: experience with 961 treatments. Dermatol Surg 34:301, 2008.

第 18 章　化学剥脱
Chemical Peels

George Broughton II, Ahmed M. Hashem, Christopher Chase Surek, James E. Zins　著

李在郁　简丹　译

一、术前评估

- 与患者协商建立现实的目标和期望。
- 患者是否有化学换肤的适应证。
  - ➢ 浅或深皱纹 / 光老化。
  - ➢ 癌前病变或肿瘤病变，如光化性角化病和雀斑样痣。
  - ➢ 潜在的皮肤病，如痤疮。
  - ➢ 色素异常。
  - ➢ 其他皮肤重建术后的治疗边界线。
- 禁忌证（框 18-1）。
- 综合病史与体格检查。
  - ➢ 出血并发症 / 处方和草药的风险。
- 患者是否服用异维 A 酸、避孕药或免疫抑制药。
  - ➢ 患者是否怀孕。
  - ➢ 有唇疱疹病史的患者需要单纯疱疹预防。
  - ➢ 不管病史如何，所有患者都应该接受抗病毒预防治疗。
  - ➢ 患者是否有增生或瘢痕疙瘩的病史。
  - ➢ 患者是否有肝炎或 HIV 的病史。
  - ➢ 患者在治疗部位是否有皮肤疾病。

小贴士　玫瑰痤疮、脂溢性皮炎、特应性皮炎、银屑病或白癜风的患者术后并发症的风险可能增加，包括疾病本身恶化、长期红斑、接触性过敏或延迟愈合。玫瑰痤疮患者有血管舒张不稳定，并可能加重炎症反应。

框 18-1　化学换肤的禁忌证

> **绝对的**
> - 缺乏信任度的医患关系
> - 心理不稳定与心理准备不足
> - 不切实际的期望
> - 健康和营养状况不良
> - 6 个月内的异维 A 酸治疗 *
> - 面部完全没有毛囊皮脂腺单位
> - 活动性感染或开放性伤口（如疱疹、结痂或开放性痤疮囊肿）
>
> **相对的**
> - 在 3 ～ 12 个月内进行中等深度或深部皮肤重建手术 *
> - 近期的面部手术涉及广泛的破坏面部手术，如拉皮手术 *
> - 异常瘢痕形成或延迟伤口愈合史
> - 放射治疗的病史
> - 特定皮肤病史（如玫瑰痤疮、脂溢性皮炎、特应性皮炎、银屑病和白癜风）或活动性视网膜样皮炎
> - Fitzpatrick 皮肤类型Ⅳ、Ⅴ和Ⅵ *

*. 禁忌证为中深度皮化学换肤，不适用于表皮的换肤

- ➢ 已经做过什么皮肤疗法，结果如何。
- ➢ 如果患者做过皮肤年轻化治疗，具体什么治疗，效果如何，有没有问题。
- ➢ 识别色素异常并确定最佳换肤深度（框 18-2）。
- ➢ 使用 Wood 灯确定色素深度。
  - 在最黑暗的房间里对患者进行体查。
  - 保持灯距患者的脸 8 ～ 12in，旋转手腕改变角度。
  - 在 Wood 灯下，表皮色素沉着明亮突显，深部皮肤色素沉着不可见或不明显。

小贴士 在 Wood 灯下患者的皮损看起来越明显，色素沉着越在浅层。

框 18-2　不同色素异常的换肤结果

浅表层化学换肤	中层及深层化学换肤
疗效好	**疗效好**
雀斑	雀斑
表皮色素沉着	表皮黄褐斑
表皮黄褐斑	表皮炎症后色素沉着
	单纯性雀斑
疗效不确定	老年性黑子
单纯性雀斑	
混合性（表皮和真皮）黄褐斑	**疗效不确定**
混合炎症后色素沉着	真皮混合性黄褐斑
老年性黑子	真皮和混合炎症后色素沉着
	脂溢性角化病
疗效不佳	
色素斑	**疗效不佳**
皮肤炎症后色素沉着过度	痣
结合痣	部分外生脂溢性角化病
脂溢性角化病	

➤ 确定并记录患者的皮肤类型（使用 Fitzpatrick 皮肤类型分类）[1] 和光老化分组（表 18-1 和表 18-2）、光化损伤程度、皮脂腺密度、色素异常、可疑病变和瘢痕。

表 18-1　Fitzpatrick 皮肤分型

皮肤类型	特征	日照史
I	淡白色，雀斑，蓝眼睛，金发或红发	总是灼伤，从不晒黑
II	白色，蓝色/绿色/淡褐色眼睛，金发或红发	通常灼伤，轻微晒黑
III	奶油白色，任何头发或眼睛颜色	有时灼伤，均匀晒黑
IV	中等棕色（地中海地区）	很少灼伤，总是晒黑
V	深棕色（中东地区）	很少灼伤，容易晒黑
VI	深褐色至黑色	从不灼伤，容易晒黑

表 18-2　Glogau 光老化分类

类型	描述	特征
I（轻度）	没有皱纹或轻度	早期的光老化变化 没有角化皮损，色素变化 不太需要化妆 年龄：20—30 岁
II（中度）	动力性皱纹	早期到中期的光老化变化 早期光化性角化病 皮肤颜色为黄色 出现笑纹 一般都会化妆 年龄：30—40 岁
III（重度）	静态性皱纹	严重光老化变化 色素异常，毛细血管扩张 角化性皮损 持续起皱纹 总是化妆 年龄：在 50 岁以上
IV（极重度）	动静态皱纹	极严重的光老化变化 皮肤颜色为黄灰色 全面部都是皱纹 角化性皮损 没有正常的皮肤 即使化妆也很难掩盖 年龄：在 60 岁以上

➤ 指出任何化学换肤不能改善的皮疹。
■ 符合治疗计划的标准术前照片（见第 3 章）。
■ 术前安排及让患者理解复诊的财务责任。
■ 根据患者的意愿、临床检查和照片进行分析及治疗计划。

二、非面部换肤

（一）适应证

■ 后背部
➤ 去除肩部和上背部晒伤的雀斑。
➤ 改善痤疮瘢痕。
➤ 改善痤疮炎症后色素沉着。
■ 胸部
➤ 改善色素沉着性斑疹，通常是色斑或扁平脂溢性角化病和晒斑雀斑。

> 改善痤疮瘢痕，特别是在色素减退瘢痕和色素沉着的光化损伤区域。

> 改善痤疮炎症后色素沉着。

> 改善细部皱纹（通常是胸骨上的垂直线）。

■ 双手和前臂

> 改善色素沉着斑疹（老年斑）。

> 改善浅层皱纹。

> 改善粗糙的纹理。

（二）要点 [2]

■ 通常非面部区域的愈合时间比面部长 50% 到 100%。患者需要确保他们有时间接受这种治疗，然后才能开始治疗。

■ 换肤在手、脖子和胸部更容易发生瘢痕或异常的纹理变化。但在这些地区进行表皮换肤是安全的。皮肤色素沉着和大多数非面部瘢痕类型不应该用化学换肤治疗，因为疗效不佳。

■ 大多数非面部换肤都是用来改善细小皱纹和斑点变色（包括老年斑）。一次表皮内换肤通常不足以给予这些患者最好的结果。非面部换肤通常重复数次以达到最佳效果。

■ 大多数非面部换肤都是在大面积的皮肤上进行的（比面部更大的表面积）。如果使用具有潜在毒性的换肤剂，则有更高的发展全身反应的风险。

■ 治疗和继发损伤的区域越大，患者就越难护理，发生并发症，尤其是过早剥落或感染的机会就越大。

三、知情同意 [3]

推荐在知情同意书中包含的内容：

■ 没有保证、担保或特别合同来确定治疗效果和维持时间。

■ 解释治疗后愈合过程患者外观和维持时间。

■ 可能需要额外的手术 / 治疗。

■ 并发症，尤其是色素改变（色素沉着和色素减退）、瘢痕（包括瘢痕疙瘩、增生性瘢痕）、发

热性疱疹（单纯疱疹）激活、感染、粟丘疹和"粉红色区域"（红斑）。

■ 与患者一起回顾化学换肤可以达到和不能达到的效果（框 18-3）。

框 18-3　化学换肤可以达到和不能达到的效果

化学换肤可以达到的效果	化学换肤不可以达到的效果
改善光损伤（光化变性）	减小毛孔 - 化学换肤可能毛孔变大
轻度瘢痕变平	改善皮肤松弛
除去皱纹	改善深瘢痕
改善不规则色素沉着	完全去除深色皮肤的白人、亚洲人和黑人的色素沉着
	去除血管病变

四、化学换肤前准备

■ 化学换肤可分为 3 层。

> 浅表层（表皮损伤）。

> 中深层（真皮浅层到真皮乳头层）。

> 深层（真皮中层损伤到真皮网状层）。

■ 损伤程度取决于以下几点。

> 使用化学换肤液成分。

> 浓度。

> 中和前的操作时间。

> 涂布层数和每次治疗涂药剂量（即涂抹剂的润湿程度）。

图 18-1 是皮肤解剖图。通常使用的不同化学换肤配方见常用化学换肤液成分一节。

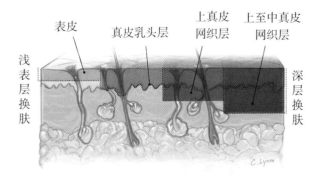

▲ 图 18-1　皮肤解剖及化学换肤深度

五、常用化学换肤液成分

（一）甘醇酸（Glycolic Acid）[4]

■ 产品

➤ 不感光的：不需要存放在深色瓶子内。

➤ 非常稳定（＞2年）。

➤ 溶解性(吸收水分)：必须保持在一个密封瓶。

■ 特征

➤ 大多数医生使用30%～70%的甘醇酸，用碳酸氢盐溶液中和皮肤，或在红斑出现时用水冲洗。

➤ 必须谨慎使用，因为可能发生不均匀的剥离和皮肤损伤。

➤ 白色，散在的霜状物表明表皮坏死和皮肤炎症。

➤ Moy等人[5]发现10%～15%甘醇酸换肤每日2次，50%～70%甘醇酸换肤每4周的方案对治疗细小皱纹和浅表病变有效。Van Scott和Yu[6]，使用类似的10个月疗程，减少皱纹在27名患者中的21名减少了皱纹。

➤ 甘醇酸换肤对日光性角化病和日光性色斑不太有效。

➤ Piacquadio[7]认为维A酸、轻度TCA换肤和甘醇酸乳液比甘醇酸换肤具有更好的性价比。

小贴士 甘醇酸是由甘蔗制成的α-羟基酸（AHA）。其他AHA包括乳酸（来自酸奶）、苹果酸(来自苹果)、枸橼酸（各种水果）和酒石酸（来自葡萄酒）。

（二）Jessner换肤液[4]

由Max Jessner博士制定。这种组合可以降低每种成分的浓度和毒性。

■ 产品

➤ 含有间苯二酚、水杨酸、乳酸和乙醇。

➤ 如果容器每月仅打开5min，能保存2年。

➤ 光和空气敏感！暴露在光和空气中会产生鲑鱼色的色调 – 保存于拧紧瓶盖的深琥珀色瓶中。

■ 特征

➤ 它会产生均匀的深度换肤，从而产生极好的换肤效果。

➤ 通过增加表皮更新并减少含黑色素的角质形成细胞的数量来有效的治疗色素沉着。

➤ 因为穿透力有限，并发症很少。

➤ 由于水杨酸盐（耳鸣、头痛、恶心）或间苯二酚（长期使用的高铁血红蛋白血症和甲状腺功能减退）的潜在毒性，使用限于面部。

➤ 认为是破坏角质形成细胞之间的细胞桥，并具有去除表皮的能力。

➤ 单独使用，可引起表皮浅层换肤。

➤ 深度由操作次数来控制。

➤ 不需要中和。

➤ 它可以与TCA结合用于中层换肤。

➤ 第一遍操作导致轻微红斑，接下来第二遍操作更明显的红斑。

➤ 进一步的多次操作后，白霜反应开始。

➤ 当有白霜反应，术后8～10d可观察到显著的剥落；然而，因为它仍然是表皮内换肤，没有渗出或结痂。

（三）三氯醋酸（TCA）

■ 产品

➤ 不感光。

➤ 不需要冷藏保存。

➤ 在打开的容器中稳定至少23周。

➤ 20%～100% TCA存储在未打开的不与TCA产生反应的透明塑料容器中2年 – 浓度在标记强度的3%以内的TCA。

➤ 无色透明。

➤ 无沉淀。

■ 特征

➤ TCA常用于30%～35%浓度的中深层换肤

渗入真皮网状层上层。

> 浓度、皮肤准备、预处理皮肤类型和应用方法有决定换肤深度。

> 20% TCA 可以达到表皮内、表皮或乳头真皮。在猪模型中应用 20% TCA 在 24h 内组织学显示真皮乳头浅层坏死；然而，在换肤后 28 周检测到成纤维细胞或弹性纤维的数目没有变化[8]。

> Dolezal[9] 建议在浅表四个水平和中层 TCA 换肤。

● 水平 0：没有白霜，皮肤看起来光滑和光泽，这代表了角质层的去除。

● 水平 1：有一个不规则的、轻微的白霜和一些红斑，这是一个表皮内换肤，产生 2～4d 的光剥落。

● 水平 2：有粉红色白霜，这表明全层表皮换肤，愈合需约 5d。

● 水平 3：坚实的白霜，被认为是延伸到真皮网状浅层。Johnson 等人[10] 描述了乳头状真皮的"表皮松动"现象。

（四）巴豆油换肤（Croton Oil Peel）

■ 产品

> 这个配方来自 20 世纪 60 年代初的 Tom Baker。原来的 Baker Gordon 配方使用高浓度的酚和巴豆油（50% 酚，2.1%～2.4% 巴豆油）。虽然可以获得良好的结果，但长期色素减退成为一个问题，故巴豆油换肤不常用。

> 酚 - 巴豆油换肤在 2000 年早期因 Hetter[11-14] 和后来的 Stone 及同事[15-16] 的工作而重新流行起来。Hetter 驳斥了 Baker 提出的许多概念（酚 - 巴豆油换肤是一种"全或无"的换肤方式，而酚浓度的降低导致更深的伤害）。但最重要的是，通过降低酚和巴豆油的浓度，Hetter 和 Stone 均能显著减少并发症，同时能维持效果。

■ 特征

> Stone 认为换肤深度取决于酚和巴豆油的浓度，而 Hetter 认为巴豆油是决定换肤深度的关键因素。

> Ozturk 等人[17] 指出，33% 酚和 1.1% 巴豆油的浓度与 Fitzpatrick Ⅰ 和 Ⅱ 皮肤类型的可接受的不良反应相关，特别是在口周区域。

> Gatti 等人[18] 指出，用酚 22% 和 1.1% 巴豆油治疗下眼睑可有效治疗色素沉着和细纹。

● 标准浓度 88%。

● 单独使用可进行中等深度换肤。

● 引起角蛋白凝固。

● 通过皮肤迅速吸收，在肝脏中代谢，通过肾排泄。

● 可导致肾功能衰竭，肝毒性，直接刺激心肌引起心律失常。

● 需要心脏监测和肾、肝、心功能的检测。

● 通过降低酚和巴豆油的浓度显著降低色素减退和瘢痕形成。

● 每个区可以进行 15～20min 换肤。

（五）酚 - 巴豆油和 TCA 换肤

■ 尽管传统上 TCA 被认为是一种中深度换肤液，而酚 - 巴豆油被认为是一种深度换肤液，但 Hetter 和 Stone 显然否认了这一点。利用现代化学换肤，两种药物均可换肤至浅层（表皮）、中层（乳头状真皮）或深层（网状真皮），这取决于以下因素。

> 药剂浓度。

> 应用数量。

> 涂抹器的湿润度。

■ 化学换肤程度最关键的是白霜出现的程度和性质。

> 粉白色霜提示真皮乳头层损伤，浓白色霜提示真皮网状浅层损伤，灰白色霜提示真皮网状中层损伤。

■ 因此，TCA 和巴豆油换肤不应该仅仅被认为是中度或深度换肤液，而是能够换肤到任何需要的深度的换肤液。这显著地增加了它们各自的适用性。

167

（六）水杨酸

- **产品**
  - 用压舌板涂在皮肤上。
  - 配方：水杨酸粉末 USP，50%；水杨酸甲酯，16 滴；优色林（Aquaphor），112g。
- **特征**
  - 使用方便，并发症发生率低。
  - 深穿透困难。
  - 对治疗手部和上臂的老年斑有效。患者需要用塑料包裹和纱布包裹双手 / 手臂 48h。
  - 在 3% ～ 5% 的浓度下，角质层溶解，从而增强其他药物的局部渗透性。
  - 它具有轻度杀菌剂的作用。
  - 水杨酸中毒的症状包括耳鸣，听力模糊，头晕，以及（或）换肤后几小时头痛。增加进水和去除绷带可改善轻度水杨酸中毒。
  - 表面麻醉到轻微接触水杨酸会引起 1 ～ 3min 的轻度刺痛，空气干燥 5min 后，用水冲洗面部。
  - 3 ～ 5d 开始剥离，并持续到第 10 天。

（七）β- 脂羟基酸 [19]

- **产品**
  - 与苯环（水杨酸衍生物）相连的 8 个碳脂肪链。
  - 可用 5% 和 10% 的配方。
- **特征**
  - 与甘醇酸相比，安全性好，皮肤刺激少，不需要中和。
  - 减少黑色素体聚集和表皮色素沉着，用于治疗光老化皮肤和痤疮。
  - 增加皮肤对紫外线损伤的抵抗力。
  - 它具有抗菌和抗真菌作用。
  - 针对角质体 - 角质细胞界面清楚地分离单个的角质体，防止成簇剥脱并使皮肤光滑。

六、不同族裔皮肤的要点

- 不管表型如何，不同族裔皮肤对化学换肤的反应不可预计。
  - 拉丁裔和西班牙裔患者容易发生黄褐斑和炎症后色素沉着，并且这种患者群体只应谨慎接触化学换肤。长期应用 4% 氢醌预处理来抑制色素沉着是至关重要的。
- 考虑调整换肤技术：多采用病变部位局部治疗，而不是全面部治疗。
- 有下列适应证。
  - 色素异常。
  - 痤疮。
  - 瘢痕。
  - 炎症后色素沉着。
  - 黄褐斑。
  - 毛囊炎。
- 可安全用于不同族裔皮肤的化学换肤包括以下成分。
  - β- 脂羟基酸：5% ～ 10%。
  - TCA：10% ～ 20%。
  - 甘醇酸：20% ～ 70%。
  - 水杨酸：20% ～ 30%。
  - 乳酸。
  - Jessner 换肤液。

七、皮肤预处理：“启动”

- 患者的准备可能包括口服抗生素和抗病毒药物，面部清洁，以及一些预处理的护肤霜。仅损伤角质层的轻度换肤通常不需要术前预防，而较深的换肤可能使易感患者具有更高的疱疹暴发风险，并且应该用适当的抗病毒剂覆盖。皮肤准备可以包括用去角质霜：进行强力清洗以去除皮肤油脂和碎屑。
- 中层到深层换肤：应指示患者开始维生素 A（0.1% 维 A 酸乳膏，每天使用至少 2 周后才开始换肤）和 6 ～ 8 周前用甘醇酸调理皮肤。预处理皮肤通过增加其代谢从加速的细胞分裂和新的胶原形成而使治疗皮肤更快地愈合[20-22]。

小贴士 全反式维 A 酸（维 A 酸）能促进表皮愈合，增强换肤效果[22]。

■ 色素异常患者：为了改善色素沉着（任何深度）而换肤的患者需要化学换肤之前使用维 A 酸联合美白剂。对于有发生炎症后色素沉着的风险的患者也是如此（由病史决定患者的瘢痕是否变暗）。除维 A 酸外，其他两种产品有氢醌和曲酸，存在于在下列制剂中[23-24]。

> ➤ 4% 氢醌。
> ➤ 2% 氢醌与 10% 甘醇酸凝胶。
> ➤ 2% 氢醌，2% 曲酸和 6%AHA 凝胶基。

小贴士 4% 氢醌为处方强度，而 2% 浓度并不是。2% 氢醌加 10% 甘醇酸同样有效。曲酸是一种替代的美白剂，可用于不耐受氢醌的患者。

八、技术

（一）化学换肤前的安全检查

■ 一定要检查瓶子上的所有化学标签，再涂抹在患者的皮肤上。误用错酸会造成严重的问题。

■ 千万不要将一个打开的酸容器（或沾酸的涂抹器）放在患者脸的上方。酸会意外地洒在皮肤上。

■ 绝不要让患者完全躺平。保持抬高患者的头部至少 30°～45°。抬高头部会减少眼周围酸汇集的机会。

■ 常规需要准备水，以防万一酸进入眼睛可尽快用水冲洗。

■ 换肤当中要观察泪液。一行泪珠顺着脸颊流到脖子上会在颈部产生一个剥落的区域。

■ 当使用不同品牌的换肤液（或者不同的药师制造溶液）时，总是知道制剂是否通过相同的重量体积测量来制造。用甘醇酸，注意新溶液的

pH 是否与前一溶液的 pH 相同。

■ 在化学换肤前，询问患者是否存在下列情况。
> ➤ 最近做了面部蜜蜡脱毛。
> ➤ 最近做过的面部激光脱毛。
> ➤ 最近做过电解美容或脱毛。
> ➤ 最近做过头颈部手术。
> ➤ 在过去 1～2 年中服用异维 A 酸。
> ➤ 目前使用维 A 酸或 AHAs。
> > ● 回答"是"的患者对剥脱换肤的反应更强烈。
> > > ○ 所有患者接受任何化学换肤需要口服阿昔洛韦，治疗前 2d 直到完全愈合。
> > > ○ 所有接受任何类型的光损伤治疗的患者都必须每天使用防晒霜。

（二）麻醉：办公室[1, 2]

■ 表层换肤：一般不需要麻醉。向患者解释，他们会感到温和的刺痛、烧灼感，持续 15～30min。如果没有禁忌证，患者可以在手术前服用非处方非甾体抗炎药，有助于缓解不适。

■ 中深层换肤：这些换肤比表面的换肤更不舒服。疼痛剧烈，持续 2～3min。解决疼痛包括以下策略。
> ➤ 患者可在手术前一小时服用非甾体抗炎药。
> ➤ 在换肤过程中使用风扇冷却。
> ➤ 按照分解剖单元进行化学换肤，以允许在进行下一部分之前冷却。
> ➤ 麻醉剂：在手术前给予肌内哌替啶和羟嗪，或静脉注射咪达唑仑或芬太尼或口服地西泮。
> ➤ 神经阻滞：整个面部可以用 12 次注射充分麻醉（图 18-2）。患者必须决定 12 次注射是否是解决持续 3min 灼烧疼痛的合理方式。
> ➤ 表皮麻醉药（EMLA）：局部麻醉剂的血管收缩，并可增加 TCA 剥脱的深度。

专家提示 使用表皮麻醉剂，使用比原计划更低强度的 TCA，因为未认识到的血管收缩将导致更深的换肤。

169

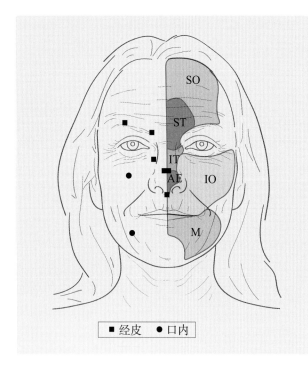

■ 经皮 ● 口内

◀ 图 18-2　中心面部神经阻滞注射部位定位和神经分布定位

整个面部可以用 12 个注射(每侧 5 个, 中央 2 个)。通常, 在每个部位仅需要 1ml 利多卡因。眶下神经(IO)在瞳孔中线骨膜上两尖牙之间放置头状针可阻断神经。或者可以仅在头唇侧和鼻唇沟外侧进行注射。额神经(M)是通过在针之间插入针来达到的。第一和第二磨牙尾部到下颌的中点。其余的部位用直接的经皮途径麻醉
AE. 筛前神经的外支; IT. 滑车下神经(V₂); SO. 眶上神经(V₁); ST. 滑车上神经(V₁)

(三)脱脂皮肤

■ 在化学换肤之前, 皮肤必须用脱脂剂充分准备, 以去除碎屑并允许均匀渗透。适当的脱脂有助于药物渗透更深。

  ➤ 办公室

   ● 患者卸掉所有的化妆品, 用有消毒功能的皮肤清洁剂(聚维酮碘或氯己定)洗脸, 然后用蘸丙酮纱布自搽 3～5min。患者几乎有半数总是擦拭不足。医生或护士应再次用异丙醇擦拭皮肤, 然后用丙酮大力擦拭 2min, 剥去角质层。手持式风扇可以用来吹散丙酮。

  ➤ 手术室

   ● 用异丙醇擦拭面部, 然后用丙酮擦洗面部 2min。

■ 丙酮是一种非常有效的脱脂剂。医用酒精和氯己定已被证明与丙酮同样有效。丙酮具有高度易燃的缺点, 因此不能在医院或门诊手术中心使用。医用酒精是异丙醇、丙酮、甲基异丁基酮和水的混合物。氯己定是洗涤剂和表面活性剂, 无毒, pH 为 5～6.5。其缺点是彻底清洗皮肤并进行干燥, 以消除表面残留物。

(四)涂抹器的选择及应用方式

■ 在施用前将换肤液倒入玻璃杯中, 可消除原瓶的污染, 防止破坏涂抹器棉头, 保护产品。

■ 棉球: 棉球可含药剂, 最好用于快速涂抹甘醇酸。

■ 棉头涂抹器: 一个湿润的棉头涂抹器在中等压力下摩擦皮肤表面会比单独的、轻轻涂抹的、稍湿的涂抹器提供更多的溶液。用两个棉头加压涂抹表面会比单一棉头涂抹器提供更多的换肤液。

■ 4in×4in 纱布海绵: 一种 4in×4in 的纱布拧干, 保持润湿, 可以将更多的换肤液涂抹到更大的区域。

■ 貂毛刷: 1in 貂毛刷与 Jessner 换肤液使用比 4in×4in 纱布海绵更好。

■ 大号棉拭子: 一个大棉头涂抹器可以涂抹换肤液在大面积皮肤。大表面积防止条纹不均匀的应用, 但会浪费大量的换肤液。这些拭子不应该与苯酚溶液一起使用, 因为其会带给皮肤过多酚溶液。

小贴士　貂毛刷可在艺术用品商店购买，可以用聚维酮碘溶液清洗。

（五）中和

- 一旦出现白霜，药剂的渗透就已发生。在中和剂之前，使用水稀释皮肤表面的换肤液，将影响剥脱剂的浓度和重复性。
- TCA 换肤不需要"中和"或稀释。
- AHAs（即甘醇酸）与 TCA 换肤形成白霜不同，并且依赖于与皮肤的接触时间。在一定时间后从皮肤上清洗是很重要的。也可以使用 10% 碳酸氢钠溶液来中和。

（六）封闭（Occlusion）

- 酚 – 巴豆油换肤后的胶带会增加损伤深度[24]。
- 机械胶带屏障比立即应用封闭性软膏对酚的吸收和渗透更有效。
- 胶带可以应用到选定的治疗领域，但不需要应用于整个面部。
- 在临床上，不管有无胶带，结果都是相同的。

（七）建议换肤区域顺序（浅表层和中深层）

- 首先从最敏感的区域（如眶周）开始，这样患者有警觉、平静并能配合。（在一旦开始出霜，就不可避免的触动前）
- 换肤区域和顺序：睫毛下区 → 上睑 → 鼻子 → 面颊 → 口周区 → 额头。

九、眶周化学换肤技术（图 18-3）

- 棉头涂抹器应该拧至半干，以防止换肤液滴入眼睛。
- 一般来说，除了鱼尾纹区域，整个眶周复合体皮肤较薄，可用单个涂抹器更好地控制。
- 涂抹器不能经过眼睛上方。备用注射器或盐水可用来冲洗眼睛，以防产品进入眼睛。
- 眶周化学换肤的步骤如下。
  1. 头部抬高到 30º ～ 45º。
  2. 在化学换肤过程中，用棉头涂抹器在内眦和外眦擦去眼泪，同时保持眼睛睁开，以防止毛细血管作用吸入换肤液。
  3. 对于下眼睑，眼睛睁开，患者向上看。在距离睫毛缘 1mm 使用换肤液，从外侧鱼尾纹移动到内眦区域。
  4. 对于上眼睑，保持眼睛闭合，从横向到内眦区域操作。换肤液不应用于上睑板以下以防止水肿。然而，如果日光损伤严重到足以使睫毛在数毫米范围内脱落，则使用不超过

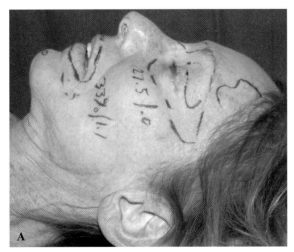 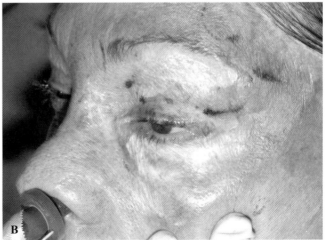

▲ 图 18-3　眶周化学换肤技术

A. 显示预处理标记和针对每个部位规划的酚 / 巴豆油化学换肤浓度的照片。高浓度的酚和巴豆油会比低浓度的换肤更深，因为类似的应用过程（即刷击次数）。此患者上唇和颊部皮含酚 33%/ 巴豆油 1.1%，眶周含酚 27%/ 巴豆油 0.105%；B. 立即跟踪酚 27% / 巴豆油 0.105% 的化学换肤。注意白霜表明乳头状真皮深度受控损伤

35% 浅层 TCA 换肤液。

5. 冰袋敷在眼睛上将有助于缓解换肤后肿胀，5～10minTCA 化学换肤和 6～8h 后酚化学换肤应用。

■ 如果只进行眶周化学换肤：一定要换肤到眶缘，以防出现治疗区分界。这一区域以外的表层换肤剂不会造成伤害，并有助于柔化交界区。

小贴士 一些医生提倡使用凡士林眼膏。这种药膏可有助于解决多泪和眨眼，如果棉头涂抹器拧得很干则不需要。

十、口周化学换肤技术

■ 化学换肤液应涂抹在距离唇红缘 3mm 处。

■ 手动拉伸皮肤将使渗透更深、更均匀。

■ 用棉头涂抹器的木质端将药物涂到每一条皱纹，特别是在重复换肤上。

■ 对于特别深层、严重受损的光化性皮肤损伤，大量使用药物对该区域进行剥脱前过度脱脂，效果更好。另一种方法是选择性遮挡。

■ 如果仅对口周区域做化学剥脱，应立即在鼻唇沟之外应用药剂，并且面部的其余部分用浅层化学换肤液覆盖以防止分界。

十一、技术提示

（一）甘醇酸

■ 用丙酮或酒精擦拭皮肤。在 70% 甘醇酸化学换肤之前过度脱脂可能导致不希望出现的红斑或色素沉着。

■ 在 20s 内迅速应用换肤剂覆盖整个面部。甘醇酸是一种液体，使用大棉头涂抹器或棉球就可均匀进行化学换肤。换肤液必须在整个面部有相同的接触时间。参见表 18-3，了解针对不同临床情况推荐的甘醇酸浓度和产品停留时间。

■ 在所需时间过去或出现严重红斑之后，用浸水纱布擦去药物，或者患者可以到盥洗池往脸上

泼水，确保所有换肤液被稀释是至关重要的。

小贴士 市售的纯净水或碳酸氢钠的商业中和剂与自来水相比没有优势。在施用换肤液之前，准备浸水纱布或 10% 碳酸氢钠溶液。

表 18-3　不同适应证的甘醇酸浓度和持续时间

适应证	甘醇酸（%）（pH<2.5）	持续时间（min）
痤疮	50～70	1～3
黄褐斑	50～70	2～4
光化性角化	70	5～7
皱纹	70	4～8
色素斑	70	4～6
后背或胸部	70	5～10

小贴士 甘醇酸会造成皮肤伤口，永远不要告诉患者这是一种"无风险"的化学换肤。

甘醇酸化学换肤通常需要重复几次才能达到最佳效果。

有些患者会因为甘醇酸换肤而得到非常好的结果，而另一些则不会。患者的压力会造成不同的结果。

甘醇酸换肤常规需要稀释以终止它们的作用。换肤液停留时间越长，它穿透的深度就越深。

甘醇酸换肤产生明显的炎症，可诱导炎症后色素沉着。

（二）Jessner 换肤液

■ Jessner 换肤液对于痤疮患者来说效果很好，因为间苯二酚是治疗痤疮的常用药物。为了防止全身吸收以及间苯二酚和水杨酸的联合作用，不宜体表大面积使用。

➤ 用丙酮或酒精擦拭皮肤。

➤ 将 Jessner 换肤液均匀的涂一层。前面提到的各种涂抹器都可以使用。大多数情况下提倡

使用貂毛刷。

- 用 2in×2in 纱布擦拭溶液可以增强渗透性，应该成为治疗油性较厚皮肤的方法。
- 皮肤薄、敏感的患者应该用较软的敷药器敷药：貂毛刷、棉头涂抹器或棉球。

➤ 在换肤的层次基础上观察皮肤变化。每增加换肤层次需要额外的 Jessner 换肤液涂抹次数，每层需要 4 ～ 6min 才能发生完全的皮肤反应。

- 一级：需要单层 Jessner 换肤液。非常浅的换肤 – 可以看到淡红斑和轻微的粉状白斑（不要与白霜混淆），用手指或棉球可以将白色粉末擦掉。
- 二级：需要两或三层。随着穿透变深，红斑变得更加明显，呈鲜红色。可能出现一些较小面积的白霜。（不能擦掉）患者可能感到轻微灼伤和刺痛持续 15 ～ 30min。接下来的 1 ～ 3d 会产生持久的、温和的红棕色。在 2 ～ 3d 内，患者可能感觉他们脸上有玻璃纸一样，接下来的 2 ～ 4d 他们的脸会脱皮（看起来是被风刮伤了而不是实际上剥落）。
- 三级：需要 3 ～ 4 层换肤液。看起来像二级换肤，但表皮剥落可能需要 8 ～ 10d。可能发生一些实际上的真正意义的剥脱。

➤ 稀释或中和是不需要的。

（三）三氯醋酸

1. 关于 TCA 换肤液应用的要点

- 头部应抬高 45º，这样患者更舒适，眼部周围酸液汇聚的机会也更小。
- 用一只手稳定头部，这样另一只手在施酸时可以用纱布涂抹器用力涂抹换肤液。
- 当在眼睛下面和鱼尾纹区域应用 TCA 时，拉紧周围的皮肤，使得酸到达皱纹的底部，防止酸沿着皱纹进入眼睛。
- TCA 的重叠涂层会增加换肤深度。当使用低强度（<25%TCA）时，这不是大问题，但是当浓度较高时，意外重叠区域可能是个问题。通过始终遵循相同的应用模式来防止这一现象。对每一个区域涂药次数进行计数可能有助于确保在所有区域应用相同量的药物。

- TCA 是一种化学烧灼剂，它使皮肤中的蛋白质凝固。这是 TCA 应用于皮肤时，形成白霜的基础。TCA 换肤越深，结霜越白。同样，结霜的性质和密度是决定 Obagi[10, 25] 所支持的损伤深度的关键因素。

2. TCA 换肤液应用

- 患者呈 45º 坐着。
- 用折叠的 2in×2in 纱布海绵涂敷 TCA，使其被擦入皮肤。海绵应该足够湿润，如果挤压，可以让一些水滴逸出。
- TCA 以系统的方式应用（图 18-4）。

➤ 左额 → 左上睑 → 右额 → 右上眼睑 → 鼻子 → 暂停。

➤ 左下眼睑 → 左脸颊 → 口周区（左至右）→ 暂停。

➤ 右下眼睑 → 右脸颊。

- 暂停，让患者从灼伤中冷却和恢复以便继续进行。
- 暂停，以便操作者观察化学换肤的深度。

➤ 一种替代的操作流程首先将 TCA 优先应用于敏感区域。

- 睫毛下区 → 上部眼睑 → 鼻 → 颊部 → 口部 → 前额。

小贴士　白霜程度：粉白色（真皮乳头层），霜白色（真皮网状层），灰白色（真皮网状中层）。

3. 增加化学换肤深度的手法

- 在已经结霜的区域上涂抹第二层酸（为了防止剥脱过深，将第二层涂抹中的 TCA 强度降低 5% ～ 10% 是最安全的）。
- 当将 TCA 应用于面部的下一个（先前未治疗）

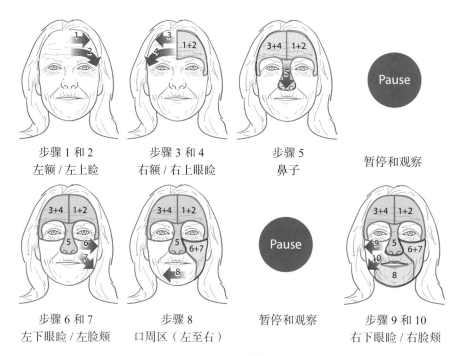

步骤 1 和 2
左额 / 左上睑

步骤 3 和 4
右额 / 右上眼睑

步骤 5
鼻子

暂停和观察

步骤 6 和 7
左下眼睑 / 左脸颊

步骤 8
口周区（左至右）

暂停和观察

步骤 9 和 10
右下眼睑 / 右脸颊

▲ 图 18-4　TCA 化学换肤的序列

在步骤 5 之后，医生暂停观察结果，并让患者的皮肤冷却。在步骤 8 之后，医生再次暂停以观察步骤 6 至步骤 8 的结果

区域时。

> 使用潮湿的海绵纱布，这将应用更多的酸，产生更深的化学换肤。

> 换肤液浸湿纱布尽量用力地在重叠用药部位摩擦皮肤。

■ 一旦达到适当的白霜，用室温水冲洗患者面部以洗掉可能残留在皮肤上的过量换肤液是一个选择。

■ 一些医生在换肤后用冰袋冰敷皮肤，以冷却皮肤，减少残余灼伤。许多患者在换肤后皮肤变得敏感，冰袋对他们来说可能不太舒适。

小贴士　如果在 TCA 换肤后将水或冰敷在皮肤上，角质层变湿，将无法再敷上更多的 TCA，因为酸会被角质层吸收的水迅速稀释。

十二、组合式化学换肤

组合式化学换肤在较低浓度下允许更深的渗透。以下是常见的组合。

（一）Jessner 换肤液和三氯醋酸[26]

■ 以正常的方式清洁皮肤。

■ 一至四层 Jessner 换肤液涂于面部，其终点是相当均匀的红斑，并伴有少量白霜。在操作之间等待 5min。

■ 通常应用 35%TCA。这比应用于未经治疗的皮肤时渗透更快、更均匀。

■ 对于厚皮油性皮肤的患者，可能需要几层 Jessne 换肤液。皮肤干燥或薄的患者一般不需要这种联合治疗。

小贴士　如果将浓度为 35%TCA 与 Jessner 溶液一起使用，则可以产生深换肤。Jessner 换肤液使用后会导致刺痛和烧灼，在应用 TCA 后再使用它，患者会更加敏感和不舒服。涂上 Jessner 换肤液会使整个过程的时长再增加 15 ～ 30min。

（二）甘醇酸和三氯醋酸[27]

■ 患者按常规准备，但不清洗皮肤。

- 将 70% 的甘醇酸涂于面部 2min，然后用水洗净。
- 以正常方式应用 35%TCA。

　需要考虑的问题

- 甘醇酸化学换肤不均，这是违反常规在一个不均匀表面使用腐蚀性换肤液造成的。
- 应用水稀释甘醇酸化学换肤将水合角质层，在操作时可稀释 TCA。
- 沿下颌支布点，以提醒这条线以远不要使用换肤液。
- 留置静脉通路，LR 开始。给予禁食患者 500ml 补液。酚在肝脏中代谢，经肾脏排泄。
- 放置心脏监测设备，脉搏血氧计和血压监测器。
- 镇静镇痛。进行面神经阻滞，可使用布比卡因、罗哌卡因或依替卡因长效麻醉剂。
- 手术前一天晚上和手术当天早上应该把脸洗干净。患者不应化妆。
- 皮肤用 Septisol 消毒液体皂（七氯苯酚含乙醇）或丙酮清洗。充分脱脂势可获得良好的效果。
- 酚类换肤液应使用湿润但不太湿的棉头涂抹器涂抹 2in×2in。与其他操作单元相比，深皱纹部位可以单独处理。
- 换肤液应按以下顺序涂抹。
  - 前额。
  - 左颊。
  - 右颊。
  - 口周区。
  - 鼻部。
  - 眶周区。
- 苯酚不影响头发的生长，可应用于生发区。
- 为了将肾脏和心脏毒性的风险降到最低，在涂上新涂层前，在涂层操作之间应该经过 10 ～ 15min。化学换肤在 60 ～ 120min 内完成。

小贴士　涂抹器和换肤液不应该放在患者眼睛上方。

（三）胶带（增加损伤深度）或凡士林（可以观察伤口）

- 随着换肤进行在每一个区域应用胶带，或如使用巴豆油换肤，则在换肤完成后应用胶带。
- 胶带提前剪成 1.5 ～ 4cm 的条带。
- 胶带沿下颌骨下缘呈锯齿状排列，会产生不明显的不规则线条。将贴胶带的位置延伸至下颌下缘平行 1 ～ 2cm 处。
- Stuzin 等 [24] 发现在换肤后立即施用凡士林可以替代胶带。这将形成蒸发屏障，以防止酚蒸发和增加浸渍和渗透。

专家提示　在换肤治疗后，应立即涂厚层凡士林。伤口不应干燥，胶带增加了换肤损伤的深度。

- 胶带去除。
  - 48h 或渗出物使胶带被顶起，则去除胶带。胶带应该以单个亚单元的去除，而不是作为单一的绷带整体去除。

小贴士　必要时可在 12 ～ 18 个月内重复化学换肤。个别的皱纹或斑点区域可在 6 个月内再次治疗。

十三、化学换肤术后处理及患者指导

（一）α - 羟基酸（甘醇酸）[25]

- 不要期望出现真的"脱皮"。大多数患者在 12 ～ 24h 内会有点发红。偶尔可能有 1 ～ 2d 在一些局部区域发生轻微剥落，很少有结痂的地方。如果出现结痂，用抗生素软膏敷，如果 2h 内没有好转，要通知医院或诊所。
- 根据需要经常使用温和的润肤霜。在此期间不要使用任何药物或甘醇酸产品，否则会刺激皮肤。

■ 别指望看到这种换肤有很大反应。大多数患者在甘醇酸换肤后的第 2d 看起来正常。这个治疗的最大效果直到剥脱 2 ~ 3 周后才真正显示出来。

（二）Jessner 换肤

■ 7d 内面部可能会出现比平常稍微红。一般情况下，换肤区域会出现温和或轻度晒伤的表现。

■ 换肤通常发生在治疗后 2 ~ 5d。皮肤会变得非常干燥，并且会产生小裂纹。

■ 皮肤应使用非干燥的清洁剂，如 Dove、Neutrogena 或 Cetaphil，并应用适当的保湿剂，如 Complex 15、Lubriderm、Nutraderm 或 Aquaphor。

■ 可以照常化妆。

■ 轻度换肤治疗可以间隔 2 ~ 4 周。

■ 局部几天内不能应用如维 A 酸和甘醇酸的药物。

（三）三氯醋酸换肤 [25, 28]

■ 起疱、结痂和脱皮可能在一周左右发生。

■ 治疗后的皮肤不应自行揭除或揉搓。

■ 洗头时，头部在淋浴或水槽中向后倾斜。避免太多水会导致皮肤过早剥落，而出现红色、疼痛的剥脱面，可能导致瘢痕或者需要再次治疗。

■ 用一把钝鼻剪可以小心地剪掉大块的悬垂、剥脱的皮肤。

■ 避免桑拿、按摩浴缸或剧烈运动，出汗会导致过早脱痂。

■ 换肤后一周内尽量减少面部表情。过度的面部运动会导致皮肤过早开裂。

■ 每天两次，用温和、优质的液体皂轻柔洗脸 20 ~ 30s。将肥皂泡轻拍在脸上。温水冲洗，用干净毛巾轻拍干燥。

■ 清洗后应使用含凡士林软膏（水飞蓟、凡士林）或制剂，试管相对罐子更应无菌。

■ 防止皮肤干燥，药物每天涂抹 10 次。保持面部湿润会减少紧绷感，增强舒适感。

■ 避免阳光照射。早晨或傍晚太阳刚刚出来时散步锻炼身体。

■ 在换肤后的最初 2 ~ 3d 内可能出现肿胀。在极端情况下，在前 2 个早上，眼睛可能肿胀到几乎闭合。这是一个正常的反应，以后将自行缓解，睡觉时增加枕头来抬高头部有助于减少肿胀。

■ 不要在脸上用冰袋或冷敷减少肿胀，否则水分会导致皮肤过早地剥离。

■ 仰卧可防止用药处皮肤摩擦枕头。否则可能会导致皮肤过早脱落。

■ 外出时必须经常用防晒霜。

■ 换肤完成后 1 ~ 2d 可以进行化妆。

警告 如果发生意外的刺激、唇疱疹或可能的感染，请指导患者立即联系医院。

（四）巴豆油换肤 [28]

■ 在前 48h 用吸管啜饮清洁液体或进软食，直到去除绷带（如有的话），冰袋可敷到绷带外。

■ 如果不使用绷带，这些区域应用软膏保持湿润。

■ 肿胀会很严重，在胶带移除之前，可能会在胶带下出现渗出。

■ 睡觉时多枕几个枕头来抬高头部。

■ 换肤后尽量少说话、咬或嚼；用吸管啜饮液体有益。

■ 取下胶带后，用倍他定皮肤清洁剂和白色、无味液体皂的混合物淋浴清洗，只用手指和做泼溅的动作。不要使用毛巾或其他去角质工具。每次洗完后，应涂上厚润肤膏。如果无胶带，48h 后淋浴。

■ 肿胀在第 5 天后开始消退，剥脱处通常到第 14 天愈合。

■ 不要揭除痂皮。

■ 避免在剥离区域使用帽子、淋浴帽、眼镜或护目镜长时间压迫，直到皮肤愈合。

■ 如果在换肤过程中任何时候出现疼痛或疱疹，让患者立即打电话到医院进行评估。

■ 愈合后 7 ~ 14d 瘙痒是常见的。但过度红肿和瘙痒可能是由于药膏过敏所致。如果发生这种情况，换成凡士林或 Crisco 更合适。

- 大多数患者可以在第 14 天返回工作。化妆和防晒霜可以应用于任何已经痊愈的部位。

- 30d 内应避免运动和慢跑，因为运动增加的血流可能导致细微出血和红斑。

- 对于特定的深皱纹，可能需要补充治疗特定区域或在换肤后 6 个月再换肤。

- 防晒至关重要。暴露在阳光下，怀孕或在红斑消失之前服用避孕药可能导致斑点或炎症后色素沉着。

- 深度剥脱后发红，通常在换肤后 90 ～ 180d 缓解。有时局部区域可能持续长达 18 个月。

- 在浅肤色的患者（Fitzpatrick I），术后红斑更持久，并可能持续数月。

十四、同时面部拉皮手术和化学换肤

- 最初，我们认为面部拉皮手术后的皮瓣不能与化学换肤同时安全地进行化学换肤表面处理[29-31]。

- Fulton[31] 已经表明，Jessner/TCA 换肤可以安全地用于手术后的皮瓣。

- 深层全面部酚换肤不应同时在潜行剥离的面部提升皮瓣上进行，以防止损伤真皮下血管网和妨碍伤口愈合。但在未进行潜行剥离区域，巴豆油换肤可同时进行。因此面部提升时进行口周和眶周换肤是安全的[17]。

- 所有面部换肤术前准备应遵循面部提升术的术前准备要求。

- 患者可以预期皮肤在换肤后 3 ～ 4d 开始剥脱。剥落持续时间与剥脱深度直接相关。

- 使用凡士林保湿剂进行皮肤保湿至关重要。

十五、期望结果（图 18-5 至图 19-8）

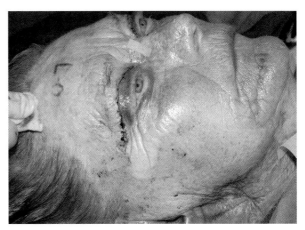

▲ 图 18-5　在面部化学换肤过程中拍照

在颊部的区域中，面颊上的浓密的白霜。面颊中的浓度为酚 33% / 巴豆油 1.1%

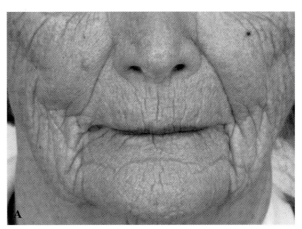

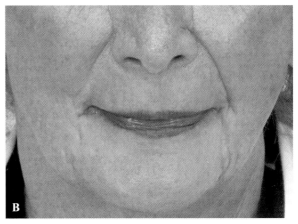

▲ 图 18-6　全脸酚 33% / 巴豆油 1.1% 剥脱术

A. 预处理照片。B. 术后 3 年的照片。注意在皮肤色素减退最小情况下，口腔周围皱纹的显著改善

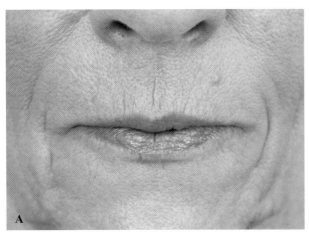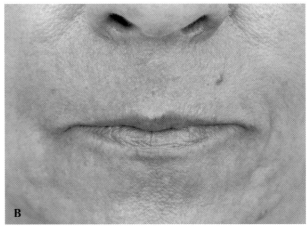

▲ 图 18-7 口周酚 33% / 巴豆油 1.1% 鼻唇沟脂肪注射

A. 预处理照片；B. 面部提升术术后 3 年的照片。注意在皮肤色素减退最小情况下，口腔周围皱纹显著改善

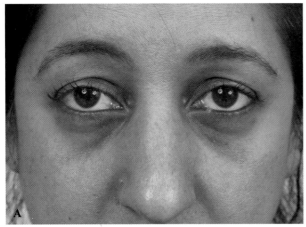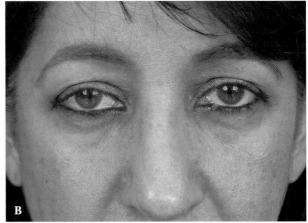

▲ 图 18-8 酚 27% / 巴豆油 0.105% 眼周注射

A. 预处理照片显示眶周色素沉着；B. 术后 5 年照片。注意色素沉着的显著改善

十六、并发症 [32]

- 并发症可分为三类：术中并发症、术后早期并发症和术后晚期并发症。

（一）术中并发症

- 通常是技术错误的结果。
- 泪液滴在颈部会造成以下结果。
  - ➤ 泪液可以从脸颊上滴下来，稀释酸。这样就会形成一条比面部其他部位更浅的皮肤剥脱。
  - ➤ 泪液会流到脸颊和颈部，带来酸。酸性泪液经过会灼伤皮肤，容易在颈部上留下瘢痕（尤其是当酸浓度很高时）。

专家提示 应有人观察患者，立即用棉头涂抹器擦拭泪液。如果泪液流到颈部，应该用水冲洗来稀释酸。

- ➤ 条纹状或斑点状的结果如下。
  - 这通常是由于丙酮脱脂不足造成的。
  - 这也可能是由于换肤区域重叠造成的。
  - ➤ TCA 或酚和巴豆油的再应用会产生更深的伤口。
- 心律失常见于下述情况。
  - ➤ 可能发生在酚换肤。
  - ➤ 通常早期心房和心室收缩。

➢ 用酚换肤同时需要进行心脏监护。

➢ 大多数心律失常随着水合、补充氧气和停止换肤而逆转。然而，酚 – 巴豆油皮是否是导致心律失常的原因尚有争议。

（二）术后早期并发症

■ 感染有下列特征。

➢ 葡萄球菌和链球菌是最常见的。

➢ 不常见的原因是假单胞菌属、分枝杆菌和真菌。

➢ 不长期用胶带封闭治疗，则很少会发生细菌和真菌感染。

■ 隐匿性疱疹感染的再激活。

➢ 早期发现和积极治疗可预防长期和严重后遗症。

小贴士　采用预防性抗病毒疗法，严重的疱疹感染是罕见的，一般温和换肤治疗区域的突然恶化提示着感染，需要立即到医院复诊。

■ 过早剥脱：由换肤形成的坏死皮肤起到了保护性生物敷料的作用。当它过早被清除，它可以导致感染，炎症后色素沉着，持续的红斑和瘢痕。以下是过早剥脱的常见症状。

➢ 有明显界限的鲜红斑区。

➢ 在换肤预期的一半时间 1 ~ 2d 内完成换肤。

➢ 没有发现旧皮剥脱迹象。（通常依从性好的患者在发际线会有小面积的皮肤剥落。）

小贴士　有早期脱皮迹象或症状的患者应该关注他们是否有揭除痂皮的可能性。这应该记录在医疗记录中，并且向患者告知可能的并发症。

（三）术后晚期并发症

■ 粟丘疹

➢ 一种常见良性角蛋白囊肿，表现为小的白色隆起。

➢ 通常发生在术后 3 周。

➢ 最常见于眶周区。

➢ 对局部维生素 A 衍生物反应良好，为了防止之后的暴发，该衍生物可继续使用。

➢ 可以用物理的方法去除。

■ 暴发性痤疮样疹

➢ 轻度红斑毛囊性丘疹，可由润肤剂或软膏引起毛囊阻塞导致。

➢ 治疗：克林霉素或红霉素局部抗生素治疗或四环素和红霉素全身治疗

➢ 一般 5 ~ 10d 缓解。

■ 色素减退和色素沉着

➢ 最早可发生在术后第 10 ~ 14 天，但大多数病例发生在术后 4 周。

- 色素减退

  ○ 炎症缓解 3 ~ 6 个月。

  ○ 持续 3 ~ 6 个月的色素减退不太可能自行消失。

  ○ 对于色素减退症患者没有好的治疗方法，需要用化妆品来掩饰受影响的区域。

- 色素沉着

  ○ 局部美白剂（4% 氢醌软膏）早期处理可完全解决这一问题。

  ○ 如果同时存在强烈的炎症反应，可以局部使用类固醇。

  ○ 对药物治疗无效的患者可能需要非剥脱激光治疗来减少色素。

■ 延迟性红斑（粉红区）

➢ 这在 6 个月内几乎完全是自限性（大多数在 3 个月内）。

➢ 患者需要消除疑虑。

➢ 局部类固醇治疗将解决非常焦虑患者的红斑。

■ 瘢痕形成

➢ 这是由于过度深穿透造成的。

➢ 它也因为过重炎症反应发生（如瘢痕疙瘩形成）。

➢ 曲安奈德局部注射治疗瘢痕常能解决这个问题。

➢ 顽固性瘢痕可能需要磨削或激光表面处理，然后采用硅胶片治疗。

本章精要

❖ 化学换肤是一种经过时间考验，安全、有效的皮肤治疗方式。

❖ 化学换肤的目的是产生可控深度的皮肤损伤，减轻色素紊乱、日光损伤和老化。

❖ 使用视黄素 –A 和氢醌进行预处理有助于减少治疗后的过度色素沉着，尤其是在深肤色的患者中。

❖ 用维 A 酸和 AHA 进行预处理，可以平滑皮肤纹理，优化换肤效果。使用保湿剂和防晒剂进一步增强了其效果。

❖ 并发症和不良反应的发生与换肤深度直接相关。

❖ 将换肤归类为浅层中层和深层是一个过时的概念。酚 – 巴豆油和三氯醋酸（TCA）以前分别被认为是深度换肤液和中间换肤液，可替代地用作浅层、中层或深层换肤液。这些很容易通过降低所用换肤剂的浓度、减少应用的数量或涂抹器湿度来实现。

❖ 预测损伤深度的关键是评估白霜性质和强度：粉白色表示真皮乳头层水平受到损伤；浓白色表示真皮网状浅层；灰白色表示真皮网状中层。

❖ 任何换肤如果使用频率过高、浓度不当或甚至与过度刺激的皮肤外用剂一起使用，都会引起不良反应。

❖ 继发的皮肤色素沉着是最常见的并发症。

❖ 对于基底层黑色素细胞的损伤导致色素减退。这在皮肤白皙的患者中更为常见，尤其是发生于酚换肤后。

❖ 过度色素沉着通常由换肤造成的炎症伴有黑色素细胞过度激惹。深色皮肤的患者更容易出现这种并发症，尤其是过早暴露在阳光下。

❖ 瘢痕是最严重而罕见的并发症，但通常是继发于真皮网状深层损伤。最常见于口周和下颌区。持续红斑预示瘢痕的发生，通常开始于硬结区。应该每周（不是每月）用稀释的凯纳洛注射液 Kenalog（3mg/ml）积极治疗，直到解决。可能需要手术修复。

❖ 酚 – 巴豆油治疗下睑色素沉着和细纹有效。

参考文献

[1] Fitzpatrick TB. The validity and practicality of sun-reactive skin types I through VI. Arch Dermatol 124:869, 1988.

[2] Collins PS. Trichloroacetic acid peels revisited. J Dermatol Surg Oncol 15:933, 1989.

[3] Duffy DM. Informed consent for chemical peels and dermabrasion. Dermatol Clin 7:183, 1989.

[4] Clark CP III. Office-based skin care and superficial peels: the scientific rationale. Plast Reconstr Surg 104:854, discussion 865, 1999.

[5] Moy LS, Murad H, Moy RL. Glycolic acid peels for the treatment of wrinkles and photoaging. J Dermatol Surg Oncol 19:243, 1993.

[6] Van Scott EJ, Yu RJ. Alpha hydroxy acids: procedures for use in clinical practice. Cutis 43:222, 1989.

[7] Piacquadio D, Dobry M, Hunt S, et al. Short contact 70% glycolic acid peels as a treatment for photodamaged skin. A pilot study. Dermatol Surg 22:449, 1996.

[8] Roenigk RK, Brodland DG. A primer of facial chemical peel. Dermatol Clin 11:349, 1993.

[9] Dolezal J. Trichloroacetic acid solutions and basic pharmacy. In Rubin MG, ed. Manual of Chemical Peels: Superficial and Medium Depth. Philadelphia: Lippincott Williams & Wilkins, 1995.

[10] Johnson JB, Ichinose H, Obagi ZE, et al. Obagi's modified trichloroacetic acid (TCA)-controlled variable-depth peel: a study of clinical signs correlating with histological findings. Ann Plast Surg 36:225, 1996.

[11] Hetter GP. An examination of the phenol-croton oil peel: Part

IV. Face peel results with different concentrations of phenol and croton oil. Plast Reconstr Surg 105:1061; discussion 1084, 2000.

[12] Hetter GP. An examination of the phenol-croton oil peel: Part III. The plastic surgeons' role. Plast Reconstr Surg 105:752, 2000.

[13] Hetter GP. An examination of the phenol-croton oil peel: Part II. The lay peelers and their croton oil formulas. Plast Reconstr Surg 105:240; discussion 249, 2000.

[14] Hetter GP. An examination of the phenol-croton oil peel: Part I. Dissecting the formula. Plast Reconstr Surg 105:227; discussion 249, 2000.

[15] Stone PA. The use of modified phenol for chemical face peeling. Clin Plast Surg 25:21, 1998.

[16] Stone PA, Lefer LG. Modified phenol chemical face peels: recognizing the role of application technique. Clin Plast Surg 9:351, 2001.

[17] Ozturk CN, Huettner F, Ozturk C, Bartz-Kurycki MA, Zins JE. Outcomes assessment of combination face lift and perioral phenol-croton oil peel. Plast Reconstr Surg 132:743e, 2013.

[18] Gatti JE. Eyelid phenol peel: an important adjunct to blepharoplasty. Ann Plast Surg 60:14, 2008.

[19] Kornhauser A, Coelho SG, Hearing VJ. Applications of hydroxy acids: classification, mechanisms, and photoactivity. Clin Cosmet Investig Dermatol 3:135, 2010.

[20] Hevia O, Nemeth AJ, Taylor JR. Tretinoin accelerates healing after trichloroacetic acid chemical peel. Arch Dermatol 127:678, 1991.

[21] Nemeth AJ, Eaglstein WH, Falanga V, et al. Methods to speed healing after skin biopsy or trichloroacetic acid chemical peel. Prog Clin Biol Res 365:267, 1991.

[22] Mandy SH. Tretinoin in the preoperative and postoperative management of dermabrasion. J Am Acad Dermatol 15:878, 1986.

[23] Peikert JM, Krywonis NA, Rest EB, et al. The efficacy of various degreasing agents used in trichloroacetic acid peels. J Dermatol Surg Oncol 20:724, 1994.

[24] Stuzin JM, Baker TJ, Gordon HL. Chemical peel: a change in the routine. Ann Plast Surg 23:166, 1989.

[25] Rubin MG, ed. Manual of Chemical Peels: Superficial and Medium Depth. Philadelphia: Lippincott Williams & Wilkins, 1995.

[26] Monheit GD. The Jessner's-trichloroacetic acid peel. An enhanced medium-depth chemical peel. Dermatol Clin 13:277, 1995.

[27] Coleman WP III, Futrell JM. The glycolic acid trichloroacetic acid peel. J Dermatol Surg Oncol 20:76, 1994.

[28] Brody HJ. Chemical Peeling and Resurfacing, ed 2. St Louis: Mosby–Year Book, 1997.

[29] Baker TJ. Chemical face peeling and rhytidectomy. A combined approach for facial rejuvenation. Plast Reconstr Surg Transplant Bull 29:199e, 1962.

[30] Litton C. Chemical face lifting. Plast Reconstr Surg Transplant Bull 29:371, 1962.

[31] Fulton JE. Simultaneous face lifting and skin resurfacing. Plast Reconstr Surg 102:2480, 1998.

[32] Roy D. Ablative facial resurfacing. Dermatol Clin 23:549, 2005.

181

第 19 章　皮肤磨削术
Dermabrasion

George Broughton II, James L. Baker, Jr.　著

许莲姬　简 丹　译

一、术前评估 [1-4]

- 与患者商讨，制定切实可行的目标和期望值（见第 4 章）。
- 全面的病史和手术史以及体格检查。有些医学情况是皮肤磨削术的禁忌证（框 19-2）。
  - 处方药和植物药相关出血并发症/风险如下。
    - 患者正在服用异维 A 酸、避孕药或免疫抑制剂。
  - 患者怀孕。
  - 若有唇疱疹史，则需要预防单纯疱疹。
  - 有增生性瘢痕或瘢痕疙瘩病史。
  - 有肝炎或 HIV 感染史或风险。

小贴士　皮肤磨削术引起组织和血液的气溶胶化。医生及其助手（包括麻醉师）必须采取适当措施来保护自己。具体措施可包括防护衣、防护面罩、口罩和手套。

  - 有结缔组织疾病、畏寒或雷诺（Raynaud）现象史（如果使用制冷剂，这些患者不是适宜人群）。
  - 目前和过去使用的皮肤治疗方式及其预后如何。
  - 既往是否做过换肤术，什么时间，采用哪一种方法，这些治疗产生哪些效果或不良反应。

  - 晒黑史：患者是否有色素沉着过度或色素脱失。
  - 记录患者的皮肤分型（Fitzpatrick 皮肤分型）（表 19-1）和光照性皮肤老化（光老化）分组（表 19-2）、光化损伤的程度、皮脂腺密度、皮肤变色、可疑病变和瘢痕。
  - 指出不能通过皮肤磨削术矫正的皮肤过度松弛和皮肤的重力变化导致的下垂。

专家提示　Ⅰ～Ⅲ型皮肤在术后都会存在肤色不均。Ⅳ型应谨慎，Ⅴ型和Ⅵ型因术后色素沉着过度，最好不进行磨削术。

- 术前照片用于制订手术计划的标准。
  - 评估一个患者是否适合进行换肤术来改善皮肤年轻化或瘢痕，可以要求提供其年轻时的照片（静息状态）。
  - 对于既往进行面部手术的患者术前术后的照片有助于帮助评估。
- 术前讨论相关责任及修复的费用。
- 根据患者期望值、临床检查和照片进行分析并制订手术计划。
- 向患者提供抗菌清洁剂供其在手术前一夜和当日早晨清洁面部和头发，开具的处方药有头孢氨苄 500mg，每日 2 次，共 5～7d；阿昔洛韦 1g，每日 1 次（有口腔疱疹史的患者，每日 2 次，手术前一天开始使用），共 5～7d；地西

表 19-1　**Fitzpatric 皮肤分型**

皮肤分型	特征	日光暴露史
I	淡白色、雀斑、蓝眼、金发或红发	总是灼伤，从不晒黑
II	正白色、蓝眼/碧眼/淡褐色眼、金发或红发	通常灼伤，轻微晒黑
III	乳白色、头发或眼睛为任何颜色	有时灼伤，均匀晒黑
IV	中等棕色（地中海）	很少灼伤，总是容易晒黑
V	深褐色（中东地区）	很少灼伤，容易晒黑
VI	深褐色至黑色	从不灼伤，容易晒黑

表 19-2　**Glogau 光老化分型**

类型	描述	特点
I（轻度）	没有皱纹或只有细小皱纹	早期光老化 没有角化改变、色素变化 患者通常不化妆或少用化妆 典型的年龄范围：20—30 岁
II（中度）	皮肤活动时才出现皱纹	早期至中度光老化 早期光化性角化症 肤色浅 开始出现笑纹 患者通常化淡妆 典型的年龄范围：30—40 岁
III（晚期）	皮肤静息状态下存在皱纹	晚期光老化 皮肤变色、毛细管扩张 光化性角化症 持久的皱纹 患者始终化妆 典型的年龄范围：50 岁及以上
IV（重度）	全面部皱纹	重度光老化 黄灰色皮肤 全面部有动态/重力性皱纹 光化性角化症 ± 皮肤恶变 无正常皮肤 患者化妆，但遮盖效果差（呈饼状或碎裂状） 典型的年龄范围：60 岁及以上

泮（或类似松弛药），以及麻醉性止痛药。

■ 应考虑在待治疗区附近寻找测试点进行尝试治疗。这可以使患者以局限的方式体验该操作并了解有关预期结果的一些信息。通常在局部麻醉下取 1 cm 区域进行皮肤磨削术。

小贴士　测试点应接近待治疗区且位于不进行进一步治疗的情况下较易掩盖或隐藏的隐蔽区域。例如，对于将接受面部或颈部皮肤磨削术的患者，测试点可选在耳后。要向患者强调测试点的结果不能预示总体结果，这一点很重要。

二、适应证和禁忌证（框 19-1 和框 19-2）

框 19-1　可使用皮肤磨削术治疗的情况

玫瑰痤疮（酒渣鼻）	苔藓样皮炎
光化损伤皮肤	线状表皮痣
活动性痤疮	盘状红斑狼疮
皮脂腺腺瘤	Mibelli 型汗孔角化症
结节性硬化症血管纤维瘤	多发性色素痣
基底细胞癌（浅表型）	多发性脂溢性角化病
爆破文身（Blast tattoo）（火药）	多发性毛发上皮瘤
黄褐斑	神经官能性表皮剥脱
慢性放射性皮炎（轻度）	痤疮瘢痕
先天性色痣	胡须部假性毛囊炎
Darier 病（毛囊角化病）	鼻赘（肥大性酒渣鼻）
发部乳头状皮炎	硬化性黏液水肿
早期手术瘢痕	天花或水痘瘢痕
面部皱纹	妊娠纹
Favre-Racouchot 综合征	汗管瘤
Fox-Fordyce 病（大汗腺痒疹）	乳头状汗管囊腺瘤
雀斑	文身（装饰性和创伤性）
毛发移植（受体部位增加）	毛细血管扩张
血管瘤	创伤性瘢痕
增生性瘢痕	疣状痣
角化棘皮瘤	白癜风
雀斑	黄斑瘤
皮肤淀粉样变苔藓	着色性干皮病

框 19-2 皮肤磨削术的禁忌证

绝对	相对
过去 6 ~ 12 个月内使用异维 A 酸治疗 *	增生性瘢痕病史
先天性外胚层缺陷	瘢痕疙瘩病史
严重的放射性皮炎	烧灼伤——深度烫伤或化学灼伤
脓皮病	Fitzpatrick 皮肤分型Ⅳ、Ⅴ、Ⅵ（应首先试用检测片）
精神疾病	肝炎或 HIV 史 †
活动性唇疱疹	

*7 例面部上有萎缩性痤疮瘢痕并口服异维 A 酸来治疗面部痤疮的患者在约 1 cm 的区域接受徒手皮肤磨削术。[2] 第 6 个月随访时，所有患者正常结痂，并且萎缩性痤疮瘢痕的修复效果很出色。[5] 另一项研究中，口服异维 A 酸治疗痤疮的 10 名患者在异维 A 酸治疗结束后 1 ~ 3 个月时在全面部应用中等深度化学剥脱嫩肤术和徒手砂纸磨削术（直到见到点状出血）。第 6 个月随访时，所有患者正常结痂，并且未观察到增生性瘢痕或瘢痕疙瘩。凹陷性痤疮瘢痕修复效果令人满意[6]

†. 外科医生的个人决定

三、体格检查 [1, 3, 7]

- 全面检查待治疗的皮肤类型或情况。皮肤磨削术已用于许多创伤和医学情况（表 19-1 提供了部分列表）。
- 描述瘢痕的特征。深、宽或冰锥型瘢痕采用皮肤磨削术治疗的效果可能不明显，可能需要多种操作。
- 评估患者的瘢痕是否有色素沉着异常的可能性。

四、知情同意 [1, 2]

推荐在知情同意书中包含以下项目。

- 待治疗区的位置。
- 声明："医生已在我的面部和 / 或身体上做标记。我已与医生全面检查这些标记，并了解这些标记代表了将进行皮肤磨削术的位置"。
- 没有针对手术的成功性和手术效果的持久性的保证、担保或特殊合同。
- 需要实施额外手术 / 操作的可能性。
- 并发症：结痂、严重术中并发症（唇和眼睑等软组织撕脱）、色素沉着异常、手术未能充分改善被治疗的区域。
- 患者已完全了解有些皮肤情况有恶变的可能性，并且治疗区出现的任何复发或新的生长需立即

评估。

五、设备和准备工作 [1, 3]

标准设备包括个人防护装备（手术室每个人都要具备）、皮肤磨削仪、标准手术托盘、低温喷雾或局部麻醉药，以及各种可供选择的磨削头——钻石铰刀、锯齿轮和钢丝刷。

- 皮肤磨削机可以是电动的，也可以是气动的。皮肤磨削机的选择取决于医生使用该设备的转速和转矩的舒适程度。
  - 以压缩气体为动力的皮肤磨削机产生更大的转矩和转速。
  - 电动皮肤磨削机使用更方便，但转速和转矩均更小。有些皮肤磨削机有脚踏板控制系统，可以产生 400 ~ 40 000rpm 的转速。

小贴士 高转矩设备的每分钟转速不会因磨削头施加于皮肤的向下压力所产生的摩擦力而降低。

- 磨削头有各种规格（宽度、长度和粗糙度），以下为 3 种基本类型
  - 钻石铰刀。镶有工业级钻石的不锈钢轮。根据滚筒的宽度、形状和粗糙度分级。钻石的表面越粗糙，切割速度越快，对组织的穿透也越深。

小贴士　对于新手外科医生，镶有二级精度钻石的滚筒铰刀的安全系数最大。

> 钢丝刷。不锈钢毛刷被牢固地固定到轮上，可成角，也可平直。该磨削设备很容易引起可怕的组织损伤，故使用时要非常小心。大多数有经验的外科医生认为钢丝刷比铰刀尖更有效。

小贴士　钢丝刷的尖易使颗粒物质、血液和组织充分散开。

> 锯齿轮。表面上有小钉的圆轮。筒型磨削头上这些钉分布松散，较易引起组织磨削。该磨削头使用不多，并且鉴于其损伤组织的可能性更大，应由有经验的外科医生使用。

■ 徒手点磨削术。[8] 徒手点磨削时需要使用磨削皮肤的磨削设备，包括钢丝刷、钻石铰刀、砂纸、Bovie 刮擦板（scratch pad）、砂布、干墙或石膏砂网。这些仪器徒手来回或转圈使用。

专家提示　用一张砂网纸包裹 3ml 注射器的针筒是易用、可控的点磨削方法。

■ 微晶磨削术。市面上有各种微晶磨削仪。所有系统共有的组件是产生高压氧化铝或盐晶体流的泵、将晶体输送到手柄的连接管、手柄以及去除晶体和剥脱的皮肤的真空泵。晶体要丢弃，不可重复使用。手柄可重复使用，也可丢弃。可重复使用的手柄必须在每次使用后重新消毒。

六、技术

（一）皮肤磨削术 [1, 3]

1. 治疗区

最常见的治疗区是面部；但皮肤磨削术可用于治疗身体任何部位的瘢痕或创伤性文身。

2. 术前详情

■ 手术前一天可以开始服用口服抗生素或在手术前给予静脉注射抗生素。术后要继续服用口服抗生素达一周，或直到完全再上皮化为止。

■ 有唇疱疹史的患者在手术前一天、手术当日早晨以及术后约 7d 给予抗病毒药（阿昔洛韦或伐昔洛韦）治疗。

■ 用抗菌皂清洁皮肤。手术当日，患者不应化妆，来院接受手术之前应去除所有妆。

■ 手术过程需要麻醉。使用全身麻醉或神经阻滞镇静。

■ 包括外科医生在内的手术室的每个人必须戴防护眼镜以抵御皮肤磨削仪产生的在空气飞溅的组织。

■ 深皱纹的沟和痤疮坑应使用外科标记笔标记，以确定治疗深度。

小贴士　深皱纹用细尖标记笔标记。标记痤疮瘢痕时，围绕最大瘢痕区画一个轮廓将有助于识别皮肤磨削所需深度和程度。

3. 操作细节

■ 对有游离缘的组织进行操作时，应始终朝向前缘旋转，并且磨削机的磨削头应始终移向旋转方向（图 19-1）。

■ 治疗唇周时应降低旋转速度，并且磨头应越过红唇的皮缘以防止唇撕脱。治疗鼻唇线和鱼尾纹时，手柄的移动和旋转方向应分别远离鼻和眼睛。

■ 在磨削机周围拿着纱布时要谨慎。如果纱布被磨削机卡住，会突然从医生手中脱开并抽动，可能会损伤眼睛或软组织。

■ 被磨削的皮肤需要经常用纱布擦拭以观察出血形式。间隔均匀的点状出血是要达到的目标。

■ 铰刀或刷子要与皮肤平行。如果磨头与皮肤成角，前缘会切入皮肤。

■ 磨削治疗后，用柔软的毛刷或粗纱布和盐水冲洗清洁皮肤，以去除多余的皮肤残渣。

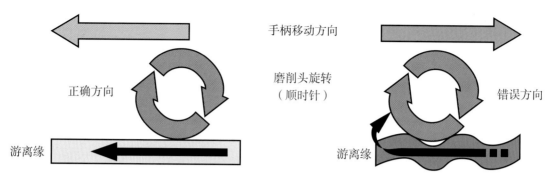

▲ 图 19-1　皮肤磨削机手柄的正确的移动方向

当手柄按旋转方向移动时（正确方向），旋转的磨头将组织削下来。当手柄的移动方向与磨头的旋转方向相反时，磨削尖会夹住组织；旋转的磨头，加上移动的手柄，将"凿进"组织中，使接下来的组织快速、猛力地被拉向旋转的磨头。游离组织将被拖到磨头上。这可以猛力撕脱有游离缘的组织（唇和眼睑）

小贴士　在开放性伤口上放置浸有肾上腺素溶液（1∶1 000 000）的非黏性敷料可以减少出血。

4. 敷料

■ 治疗区可以不覆盖，医生可以涂上抗生素软膏或白凡士林软膏。

■ 治疗区可使用大量软膏，并放置非黏性敷料或凡士林纱布。

5. 术后护理

■ 提醒患者完成整个口服抗生素和抗病毒疗程。

■ 必须强调每天——不论季节，并且不论患者在室内还是在室外，使用防晒品的重要性。

■ 持续性发红可用外用类固醇乳膏［Temovate（丙酸氯倍他索）0.05%］治疗，每日 2 次，共 2 周。反复使用这个方案直到皮肤颜色恢复正常。建议患者不要连续使用该药且不要用于眼睑上（除非特别指示这么做）。

小贴士　绿色底妆可以中和术后皮肤红斑，然后可以再用一层薄薄的自然妆。

（二）微晶磨削术 [7]

微晶磨削术的工作原理是将氧化铝晶体高速喷向皮肤表面从而形成"喷砂效应（sandblaster effect）"，该效应产生浅表消融作用，主要在表皮上。磨削性晶体、脱下的皮肤和残渣则用真空去除。

微晶磨削术有几个优点，使其成为在医生办公室即可进行的非常受欢迎的操作（表 19-3）。由于该治疗只影响表皮，故对较深的皱纹和瘢痕无效。微晶磨削术的适应证包括治疗轻度晒伤、细皱纹、痤疮/浅表瘢痕，以及边缘部综合治疗。对于经挑选的患者，微晶磨削术可以是风险小、恢复快的有效治疗方法。

1. 治疗区

■ 最常见治疗区是面部：但也可以治疗颈部、双手和胸部。

■ 治疗深度取决于以下因素。

➢ 晶体流的强度。

➢ 手柄在皮肤上移动的速度。

➢ 在治疗区上滑过的次数。

■ 手柄移动速度慢且滑过的次数多，从而使磨削性晶体与皮肤接触时间延长，会使磨削深度增加。在皮肤上滑过两次即可使皮肤剥脱深度达 15～25μm。

2. 术前详情

■ 通常不需要术前用药。

■ 清除皮肤上的所有化妆品和油脂。

■ 通常不需要表面或局部麻醉。

■ 必须摘下隐形眼镜，并戴护目设备以防止杂散的晶体损伤眼睛。

表 19-3 微晶磨削术的优缺点

优点	缺点
不需要麻醉	需要多次治疗
无痛	优秀的疗效需要高度选择患者
可短期内重复进行	
操作简单、快捷	
相比于皮肤磨削术，对操作者的依赖程度低	
组织丢失的深度一致（可调整）	
相比于皮肤磨削术，血液暴露少	
色素沉着过度 / 色素沉着不足的风险低	
恢复迅速——红斑在 24h 后消退	
可由内科医生、护士或有执照的美容师操作	

3. 操作细节

■ 成功实施微晶磨削的关键的技巧是通过使皮肤紧绷来形成有效空白区。具体做法是用未持手柄的手拉伸治疗区，同时用持手柄的手引导手柄。治疗颈部时，将颈部伸展以确保皮肤达到最大张力。

■ 治疗面部时该操作通常持续 30 ～ 40min，治疗颈部时通常持续 20min。

小贴士 微晶磨削成功的关键是达到有效的真空密封状态。用未持手柄的手使皮肤紧绷，同时用持手柄的手控制手柄。

4. 控制手柄

■ 用手柄在治疗区按一定方向一次滑过。

■ 脚踏板控制晶体流。在治疗较薄的皮肤即下眼睑和上颊时，压力降低。

■ 较厚的皮肤，例如，前额、颏和鼻的皮肤，可加压治疗。

■ 治疗颈部时滑动手柄的方向均为垂直方向。

■ 治疗面部时，第二遍治疗方向与第一遍治疗方向垂直。

■ 两遍治疗之间的间歇期，清除面部的残余晶体。

■ 对于面部，每次进行两遍治疗即充分。

■ 终点是红斑。

■ 特殊区域，例如，痤疮瘢痕或老年斑，可加大力度且按个人情况，额外再多滑过几遍。

5. 术后详情

■ 用湿布清洁治疗区，清除任何残余晶体。

■ 涂上保湿霜或软膏。由于可能会出现皮肤剥脱，术后要持续使用保湿霜或软膏，直到红斑消退。

■ 术后几天，患者可能有轻度晒伤样感觉。

■ 应大量使用防晒制剂。

专家提示 患者必须避免直接暴露日光至少 3 个月，即使使用防晒制剂也要避免。由于太阳光通过水面反射并影响面部皮肤，故不要坐在接近游泳池的地方或船上，即使戴宽边帽也要避免。

6. 随访护理

■ 通常需要 5 ～ 12 次治疗，但对于瘢痕 / 损伤严重的区域可能需要更多次数的治疗。

■ 前几次治疗每周 1 次或每两周 1 次进行，维持治疗则每月或每两月 1 次进行。

七、并发症 [1, 3]

（一）色素沉着过度和色素沉着不足

■ 正确选择患者是治疗这些并发症的最佳方法。

■ 色素脱失由皮肤磨削深度过深引起。时间通常可矫正该问题。

■ 色素沉着最常见于有 Ⅲ 型或 Ⅳ 型皮肤的患者和未使用防晒制剂的患者。使用抗坏血酸（维生素

C）2g 每日 1 次可最大限度减少色素沉着过度。色素沉着通常局限于表皮浅层，可使用外用蕾婷 A（Retin-A）、对苯二酚和乙醇酸。如果给予充分的皮肤治疗几个月之后，仍有色素沉着，通常需要进行中等深度三氯乙酸化学脱皮术。

（二）粟丘疹

- 粟丘疹是治疗区表面出现的小的白色囊肿。1/3 的患者将出现粟粒疹。
- 通常在治疗后 2 ～ 4 周内出现，大多数患者会自发消失。
- 这些小囊肿可使用抛光粉扑（buff puff）或温和的磨砂皮肤清洁剂拔除。

（三）残余皱纹和瘢痕

操作前，医生应强调该治疗并不能完全消除深皱纹和所有瘢痕。为达到美容目的，可能需要多次治疗和软组织充填。

（四）瘢痕

- 线性瘢痕通常由皮肤磨削机的磨头意外倾斜磨削皮肤时形成。如果操作时发现，可用细线缝合封闭该缺陷。
- 皮肤磨削深度过深和术后感染可引起增生性瘢痕。早期注射类固醇有助于减少这种瘢痕的出现。

（五）感染

- 皮肤磨削术后感染应罕见。封闭型敷料可掩盖感染，故应慎用。
- 有口腔疱疹史的患者应给予抗病毒药预治疗。如果发现口腔疱疹病灶，应非常积极地治疗。

专家提示　所有接受皮肤磨削术的患者均给予抗病毒药作为预防是良好的做法。

本章精要

❖ 皮肤磨削机的磨削头应始终向软组织的前缘移动。

❖ 磨削头应始终与皮肤平行以防止倾斜时可能发生刨削。

❖ 有口腔疱疹和（或）热疱史的患者需要使用抗生素和抗病毒药物。

❖ 术后防晒很重要。

❖ 对于有深皱纹和（或）痤疮瘢痕的患者，应向其说明可能需要多次治疗。

参考文献

[1] Baker JL. Dermabrasion. In Nahai F, ed. The Art of Aesthetic Surgery: Principles & Techniques. New York: Thieme Publishers, 2005.

[2] Duffy DM. Informed consent for chemical peels and dermabrasion. Dermatol Clin 7:183, 1989.

[3] Hruza GJ. Dermabrasion. Facial Plast Surg Clin North Am 9:267, 2001.

[4] Coleman S, ed. Structural Fat Grafting. New York: Thieme Publishers, 2004.

[5] Bagatin E, dos Santos Guadanhim LR, Yarak S, et al. Dermabrasion for acne scars during treatment with oral isotretinoin. Dermatol Surg 36:483, 2010.

[6] Picosse FR, Yarak S, Cabral NC, et al. Early chemabrasion for acne scars after treatment with oral isotretinoin. Dermatol Surg 38:1521, 2012.

[7] Holck DE, Ng JD. Facial skin rejuvenation. Curr Opin Ophthalmol 14:246, 2003.

[8] Dubina M, Tung R. Management of complications of microdermabrasion and dermabrasion. In Tosti A, Beer K, De Padova MP, eds. Management of Complications of Cosmetic Procedures: Handling Problems and More Uncommon Problems. Berlin, Heidelberg: Springer, 2012.

第 20 章　肉毒毒素
Botulinum Toxin

Joshua Lemmon, Smita R. Ramanadham, Miles Graivier　著

许莲姬　译

一、定义

肉毒毒素是由革兰阳性厌氧菌肉毒梭状芽孢杆菌产生的神经毒素。

二、历史和生理 [1, 2]

（一）肉毒杆菌中毒

- 肉毒毒素被认为是引起对称性、神经麻痹性疾病的原因。
- 食源性肉毒杆菌中毒由摄入神经毒素引起，在现代，除了自制罐头食品或罕见情况之外极少发生。
- 伤口肉毒杆菌中毒指肉毒杆菌在伤口上定植并产生毒素，引起进行性无力。
- 婴儿肉毒杆菌中毒——在美国最常见（100 名婴儿 / 年）——是由摄入梭菌孢子、肉毒杆菌在肠道内定植和毒素的生成引起。

（二）毒素 [3]

- 肉毒梭状芽孢杆菌产生 8 种毒素，其中 7 种有致麻痹特性：血清型 A～G。
  - 抗原性依作用部位不同而迥异 [4]。
- 作用机制有以下几个方面。
  - 神经毒素作用于突触前神经末梢，抑制乙酰胆碱的释放，产生化学去神经支配作用（chemodenervation）。

- 毒素蛋白由一个重链和一个轻链组成。重链不可逆地与神经末梢结合，毒素通过胞吞作用被内化，随后使神经末梢失去功能并阻断乙酰胆碱被释放入神经肌肉接头 [4]。
- 该毒素以 SNAP/SNARE 停泊蛋白复合物和囊泡相关膜蛋白（VAMP）为靶点（B 型毒素）。
- 通过两个阶段恢复。
  - *第一个阶段：受累的轴突生成附加末梢，刺激突触后靶点。*
  - *第二个阶段：28d 后，主要的轴突末梢逐渐缓慢地开始恢复其乙酰胆碱释放能力。约 90d 时恢复完成 [4]。*
- 1946 年 A 型以结晶形式纯化。
  - 20 世纪 70 年代，A 型首次在临床上用于治疗斜视，随后用于面部肌张力障碍。
  - 随后，Carruthers 和 Carruthers [5] 于 1992 年描述了首次将肉毒素素用于美容，治疗眉间纹。
- A 型和 B 型经 FDA 批准用于临床用途。
  - A 型被批准用于多种临床用途，包括通过美容改善 65 岁及以下患者的眉间纹和鱼尾纹。
    - 用途还扩展到治疗多汗症、上睑下垂和颈部肌张力障碍。
  - B 型被批准用于颈部肌张力障碍。
- 有 3 种 A 型毒素的制剂可用于面部美容（表 20-1）。

表 20-1　A 型肉毒毒素的制剂

	保妥适（Botox）：OnabotulinumtoxinA（Allergan）[6]	丽舒妥（Dysport）：AbobotulinumtoxinA（Medicis Aesthetics）	Xeomin：IncobotulinumtoxinA（Merz Pharmaceuticals）
FDA 批准	2002 年批准用于治疗眉间纹 2013 年批准用于治疗鱼尾纹	2009 年批准用于治疗眉间纹和颈部肌张力障碍	2010 年批准用于治疗颈部肌张力障碍和眼睑下垂，2011 年批准用于治疗眉间纹 [7]
可用规格	50U 和 100U/ 瓶	300U/ 瓶	50 U 和 100 U/ 瓶
配制	真空干燥	冻干	冻干粉
稀释	通常稀释到最终浓度 2.5 ～ 4U/0.1ml	通常稀释到最终浓度 100 ～ 300U/ml[8-10]	通常稀释到最终浓度 25 ～ 40U/ml
给药		保妥适和丽舒妥之间 1 : 2 或 1 : 2.5 给药比例 有些数据中比例可达 1 : 4 或 1 : 5[11-12]	共识研究中保妥适和肉毒毒素 Xeomin 之间 1 : 1 给药比例 [8-10] 比较保妥适和肉毒毒素 Xeomin 之间 1 : 1 用药方案的研究显示，保妥适效果更强 [7]
其他特征		与保妥适相比，作用面更大，弥散和扩散效果也更好 [12]	不需要冷藏

三、适应证和禁忌证 [2, 13]

（一）适应证

■ 尽管 FDA 批准的适应证范围有限，除了说明书标示的用途之外广泛用于改善面部动态皱纹。

（二）禁忌证

■ 拟注射部位有活动性感染。

■ 已知对制剂中的任何成分，包括白蛋白，产生超敏反应。

（三）注意事项

■ 以下情况慎用肉毒毒素。

➤ 患有神经肌肉疾病的患者，包括肌萎缩侧索硬化（ALS）、重症肌无力和 Lambert-Eaton 综合征，这些疾病可能会引起严重的不良反应。

➤ 同时使用氨基糖苷类抗生素或其他可干扰神经肌肉传导的药物的患者，这种情况会增强 A 型毒素的作用。

➤ 妊娠女性（C 类）：动物妊娠研究显示有不良作用，但人意外使用时尚未发现问题。

➤ 哺乳期患者，原因是尚不清楚毒素是否分泌到人类乳汁中。

➤ 皮肤炎症存在于拟注射部位。

四、患者评估

（一）病史

■ 年龄。

■ 性别。

■ 伴随疾病。

■ 既往治疗史和偏好。

■ NSAID 和其他药物的使用情况（可能会增加青肿）。

（二）分析

■ 评估上面部和下面部的静态及动态皱纹。

■ 识别颈阔肌条索。

■ 评估眉毛是否对称，以及眉间的宽度。

■ 识别任何已有的眉毛或上睑下垂。

（三）需考虑的其他问题

- 皮肤质量：皮肤越厚，所需毒素通常越多。
- 肌肉量：男性患者面部肌肉通常较大，故需要更多毒素。

（四）照片

- 操作前拍摄静态和动态照片有帮助，特别是对于既往未治疗的患者。

（五）患者期望值

- 患者对治疗有各种各样的期待。有些患者想要近乎完美的去神经支配效果，而另一些患者则倾向于较为局限的治疗。
- 静态皱纹可减轻，但极少能被消除。治疗可改善动态皱纹。
- 有效期平均约 3 个月，但依剂量、肌肉块和注射部位而异。

小贴士　对于既往接受治疗的患者，了解既往治疗结果和偏好在内的病史尤其重要。

五、知情同意书

应介绍该操作的风险、获益和替代治疗。计划的注射部位可能不是 FDA 批准的适应证，被视为标示外使用。

- 建议在知情同意书中包含如下内容。
  - ➢ 有关操作过程和注射部位的大致描述。
  - ➢ 充分说明潜在风险。
    - 注射部位疼痛。
    - 出血。
    - 青肿。
    - 上睑或眉毛下垂。
    - 头痛。
    - 过敏反应。
    - 恶心。
    - 面部不对称。
    - 吞咽困难。

- 呼吸系统损伤。

六、配制和设备 [2, 13]

（一）溶解

- 粉末通常用（0.9% 氯化钠）无菌生理盐水溶解。
- 溶解后的溶液应无色、透明且无颗粒物质。

专家提示　研究显示使用有防腐剂的盐水（preserved saline）时注射部位不适较轻 [14, 15]。

（二）保存

- 溶解之前，未打开的西林瓶应在 2 ～ 8℃下保存。
  - ➢ 肉毒毒素 Xeomin 可放在货架上室温保存。
- 生产商推荐该毒素溶解后 4h 内使用并在 2 ～ 8℃下保存。
- 文献显示，如果保存妥当，疗效可维持达 6 周。

（三）注射器和针头

- 1ml 注射器可注射精确的溶液容积。
  - ➢ 最常用的是结核菌素或胰岛素注射器。
- 应用 30G 或 32G 针头有下列优点。
  - ➢ 超细针头可减少注射部位疼痛并在穿透肌肉时触觉上能感觉到。

专家提示　进行多次注射时，建议每次使用注射器之后更换针头。细尖变钝很快。

（四）麻醉

- 使用冰袋或冷敷袋、表面和局部麻醉药联用，以及其他方法可减少操作相关不适。
- 不需要，并且因医生和患者而异。

七、免疫原性 [11]

- 神经毒素是分子量为 300 ～ 900kDa 的大分子蛋白复合物，由 150kDa 神经毒素蛋白和各种剂量的非毒素蛋白组成。

- 免疫系统会识别蛋白复合物的任何成分并启动免疫反应，因此，随时间推移会降低肉毒毒素的效果。
- 肉毒毒素 Xeomin 缺一个 900kDa 的复合蛋白。根据假设，这会使 Xeomin 的免疫抑制反应少于保妥适和丽舒妥。

八、注射技术 [13]

- 治疗上，必须根据肌肉力量、皮肤厚度、皱纹的程度、神经毒素的选择以及既往治疗情况进行个体化治疗。
- 推荐剂量基于保妥适和 Xeomin 的用药。
  推荐比例 1∶2 或 1∶2.5 为与丽舒妥相关比例。

（一）眉间复合体

垂直纹是组成眉间复合体的各肌肉收缩而产生的结果。

1. 解剖

- 皱眉肌、降眉间肌和降眉肌（内侧眼轮匝肌）是与眉头凹陷有关的肌肉。
  ➢ 皱眉肌由横头（更大）和斜头组成。
  - 起点：上内侧眶缘处的额骨。
  - 止点：眼眉的中 1/3 部分的真皮，并与眼轮匝肌和额肌纤维相互交叉。
  - 作用：下拉和靠拢眼眉。
  - 动态皱纹：垂直的眉间纹。
  ➢ 降眉间肌是鼻梁上方扁平的锥形肌肉。
  - 起点：鼻骨和上外侧鼻软骨的下方。
  - 止点：覆盖鼻根的真皮。
  - 作用：下拉眉毛的内侧端。
  - 动态皱纹：鼻背上的横纹。
  ➢ 降眉肌是内侧眼轮匝肌的一部分，眉内侧端的下方即是降眉肌。
  - 方向垂直，紧贴上外侧眶缘的皱眉肌的表面。
  - 作用：下拉眉毛。
  - 动态皱纹：参与形成眉间垂直纹和横纹，并使眉毛内侧端的静态位置降低。

2. 注射

- 推荐选择 5 ～ 7 个注射部位（图 20-1）。
- 女性和男性的起始剂量分别为 20 ～ 30U 和 30 ～ 40U。
- 中线注射部位应在鼻根以便治疗降眉间肌。
- 如果需要，注射到降眉肌可提升眉毛内侧端的静态位置。

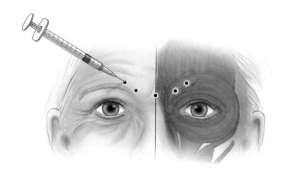

▲ 图 20-1　眉间复合体和额头垂直纹的注射点

小贴士　内侧方向上，骨膜的浅表位置即为皱眉肌。

专家提示　应注意为防止弥散导致的上睑下垂而单纯注射眶上缘的情况。

（二）鼻区

鼻背纹是沿着鼻侧壁向下放散的皱纹。

1. 解剖

- 鼻肌的横向部分起自上颌骨，在鼻背上扩展为薄薄的腱膜，并与降眉间肌的尾部边缘相互交叉。
- 鼻肌收缩的作用是压缩鼻梁、下拉鼻尖，提升鼻侧翼。
- 鼻背纹由鼻肌收缩而产生。

2. 注射

- 小剂量通常足够起作用：4 ～ 6U。
- 通常选择 3 个注射部位（图 20-2）。
- 注射深度应相对在浅层。

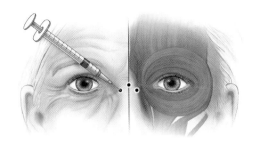

▲ 图 20-2　鼻背纹的注射点

（三）前额

额头的动态横纹由额肌收缩引起。

1. 解剖

- 额肌是大块的成对肌肉，是冠状缝下方的帽状腱膜的延续。
- 中线肌肉的各种交叉（X 型交叉和指状交叉）是额横纹的形状多样化的原因。
- 在外侧，额肌止于颞脊处的联合腱。
  - 起点：帽状腱膜。
  - 止点：眶上缘水平的真皮。
  - 作用：提升眼眉。
  - 动态皱纹：额横纹。

2. 注射

- 注射因性别而异。
  - 男性的肌肉较厚，故一般需要大剂量。
  - 女性的眼眉为弓形，而男性的眼眉通常更呈水平形。
    - 制定注射方式时应注意这一点。
- 完全麻痹会导致眉下垂且明显限制面部表情，故应注意下述事项。
  - 最佳方法是在眼眉上方 2cm 处进行注射。
  - 外侧方向的注射位置（特别是女性）应高以防止眼眉外侧端下降。
- 女性和男性的起始剂量分别为 10 ～ 20U 和 20 ～ 30U。

小贴士　眼眉不对称和外侧端升高可通过在紧贴眉下方的上外侧眼轮匝肌上进行注射而改善——

有时称为化学眉提升术（chemical browlift）。

（四）外侧眶周区

鱼尾纹是由眼轮匝肌收缩和光老化引起的位于外侧眶周区的辐射状皱纹。

1. 解剖

- 眼轮匝肌是环绕眼睛的薄薄的、括约肌样肌肉。
  - 由眼睑部分和眼眶部分组成。
  - 功能是闭合眼睑，但还可以降眉毛，轻微提升颧骨区。
  - 该肌肉非常浅表，紧贴在该区薄薄的皮肤下。
- 多余的皮肤在外侧方向上在收缩的肌肉上形成皱褶，从而产生外侧皱纹。

2. 注射

- 在接近外侧眶缘处注射且针头要远离眼球。
- 注射位置表浅，为皮下注射。
- 选择 2 ～ 5 个注射点，每侧的起始剂量是 8 ～ 16U（图 20-3）。
- 下眼睑松弛或外眦肌腱松弛的患者，该区域应谨慎，以防止出现注射后巩膜显露和下睑退缩。

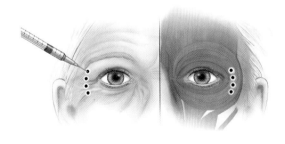

▲ 图 20-3　鱼尾纹的注射点

小贴士　为防止注射到颧大肌，颧弓以下不应注射。

小贴士　治疗不足常见，因此，初次注射操作后 2 周时重新评估并给予附加注射，患者时常会获益。

（五）口周区

垂直的口周纹由口轮匝肌收缩引起。

1. 解剖

- 口轮匝肌是环绕口的层状括约肌。
  - 功能是闭口和噘嘴。

2. 注射

- 注射位置浅表且在唇红缘的5mm内（图20-4）。
- 注射部位应对称，并且，缺乏经验的注射者应避开下唇。
- 最开始应使用低剂量，起始剂量为4～10U，各注射部位平均分配。

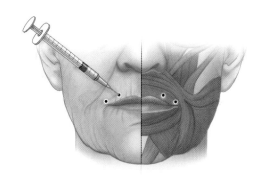

▲ 图 20-4 口周纹的注射点

警告 过度治疗会引起显著损伤，故必须避免。

专家提示 对于从事使用口唇较多的职业的患者，如音乐家或公共演讲者，不推荐进行注射。

- 口周区通常更敏感，表面麻醉通常对这个部位更有益。

小贴士 口唇的低剂量肉毒毒素注射是行口唇真皮充填术时良好的辅助治疗。

（六）颏部

颏部凹陷是皮下脂肪丢失和颏肌收缩而产生的结果。

1. 解剖

- 颏肌是成对肌肉，起于下颌，向下走行，止于颏部皮肤。
  - 功能是上提颏部和突出下唇。

2. 注射

- 低剂量通常足够起作用：2～6U。
- 可在紧贴颏尖的下方进行中线注射，或在两侧的外侧方向上进行成对注射。
- 由于颏肌起于其止点的头侧，针头应向上倾斜。

（七）颈部

颈阔肌条索是由多种因素共同作用而产生的，过去最常见的治疗方法是手术。对于某些患者，肉毒毒素是替代治疗法。

1. 解剖 [14]

- 颈阔肌是被颈部浅筋膜的浅层和深层包裹的四边形薄片状肌肉 [16]。
- 纤维带将真皮固定到浅筋膜上，因此，肌肉收缩时产生皮肤"条索"。
  - 起点：胸大肌筋膜。
  - 止点：对侧颈阔肌、下颌骨、笑肌。
  - 作用：下拉下颌部、下唇、口接合部。

2. 注射

- 肉毒毒素的治疗适用于保留了皮肤弹性且有少量颏下脂肪的患者。
- 条索应使用非惯用手握住并沿着其长度注射3～6个部位。
- 起始剂量各异，范围通常是每个条索10～20U。
- 最开始应使用低剂量，起始剂量为4～10U，各注射部位平均分配。

小贴士 也可用于有多余条索的除皱术后的患者。

（八）咬肌 [17]

咬肌肥大可导致下面部轮廓变宽。1994年，Moore 和 Wood[18] 首次因功能而使用肉毒毒素。Rijsdijk 等 [19] 随后将该毒素用于美容除皱。

1. 解剖

- 由浅层、中层和深层组成的三层骨骼肌。
- 这些层内的肌纤维按不同方向排列。
  - 浅层起于颧弓前端，向后下方走行，止于咬肌粗隆。
  - 较薄的中层起自颧弓后端，向下走行至前端，止于咬肌粗隆。
  - 深层亦起自颧弓后端，返回向下走行，止于咬肌粗隆。
  - 这三层在咬肌的下 1/3 处融合。

2. 注射

- 咬肌的突出特征依咬紧程度而异。有 5 种突出类型。
  - Ⅰ 型：突出很小，没有明显突出。
  - Ⅱ 型：单个，局部单个纵向突出。
  - Ⅲ 型：两个，两个独立的纵向突出。
  - Ⅳ 型：三个，三个纵向突出。
  - Ⅴ 型：许多，大量单个突出。
- 对肌肉突出的最明显的点进行注射。厚度与肌力相关，故注射时根据静态厚度进行调整。
- 20 U 是有效的最小剂量，其他剂量在此基础上根据肌力增加。
- 结果表明，咬肌厚度减小，下面部的轮廓改善。

九、术后护理

- 注射后的指导因医生不同而有很大差别，通常没有必要。
- 一般来讲，要求患者不要对注射部位进行塑形，并暂时减少活动。
  - 避免剧烈活动可能有益，可减少瘀斑和浮肿。
- 一般在注射后 3 ～ 4d 内出现治疗效果，第 14 天时达到平台期。
- 第 14 天时，评估结果，若有必要，则进行修复。
- 每 3 ～ 6 个月一次重复治疗。

十、并发症

- 超敏反应非常罕见。
  - 可能对西林瓶内存在的人白蛋白产生过敏反应。
- 吞咽困难同样不常见。
  - 用于美容时发生的可能性非常小。
  - 极少数情况下，见于治疗颈部肌张力障碍时。
- 短暂性眼睑下垂。
  - 最常报告的不良作用（5%）。
  - 可通过之前提到的建议方法预防。
- 头痛、恶心、不适、血管迷走神经反应、青肿、注射部位疼痛可能与注射本身有关，而不是与毒素有关。

本 章 精 要

- ❖ 用于治疗面部动态皱纹的一般有 3 种 FDA 批准的神经毒素。
- ❖ 毒素通过防止神经肌肉接头处的乙酰胆碱释放而发挥作用。
- ❖ 有关解剖位置和深度的知识有助于进行肌内注射。
- ❖ 注射几天后即可看到效果，注射后 2 周时达平台期。
- ❖ 避免完全麻痹，并注重面部美学塑形和动态皱纹的改善。

参考文献

[1] Bartlett JG. Clostridial infections. In Goldman L, Ausiello DA, Arend W, et al, eds. Cecil Medicine, ed 23. Philadelphia: Saunders Elsevier, 2008.

[2] Botox® Cosmetic Package Insert. Allergan, Inc., Irvine, CA. Available at *http://www.allergan. com/assets/pdf/botox_ cosmetic_pi.pdf.*

[3] Rohrich RJ, Janis JE, Fagien S, et al. The cosmetic use of botulinum toxin. Plast Reconstr Surg 112(5 Suppl):S117, 2003.

[4] Kim EJ, Ramirez AL, Reeck JB, et al. The role of botulinum toxin type B (Myobloc) in the treatment of hyperkinetic facial lines. Plast Reconstr Surg 112(5 Suppl):S88, 2003.

[5] Carruthers JD, Carruthers JA. Treatment of glabellar frown lines with C. botulinum-A exotoxin. J Dermatol Surg Oncol 18:17, 1992.

[6] Lorenc ZP, Kenkel JM, Fagien S, et al. A review of onabotulinumtoxinA (Botox). Aesthet Surg J 33(1 Suppl):S9, 2013.

[7] Yielding RH, Fezza JP. A prospective, split-face, randomized, double-blind study comparing OnabotulinumtoxinA to IncobotulinumtoxinA for upper face wrinkles. Plast Reconstr Surg 135:1328, 2015.

[8] Lorenc ZP, Kenkel JM, Fagien S, et al. A review of abobotulinumtoxinA (Dysport). Aesthet Surg J 33(1 Suppl):S13, 2013.

[9] Matarasso A, Shafer D. Botulinum toxin neurotoxin type A-ABO (Dysport): clinical indications and practice guide. Aesthet Surg J 29(6 Suppl):S72, 2009.

[10] Maas C, Kane MA, Bucay VW, et al. Current aesethic use of abobotulinumtoxin a in clinical practice: an evidence-based consensus review. Aesthet Surg J 32(1 Suppl):S8, 2009.

[11] Klein AW, Carruthers A, Fagien S, et al. Comparisons among botulinum toxins: an evidencebased review. Plast Reconstr Surg 121:413e, 2008.

[12] Nguyen AT, Ahmad J, Fagien S, et al. Cosmetic medicine: facial resurfacing and injectables. Plast Reconstr Surg 129:142e, 2012.

[13] Carruthers J, Fagien S, Matarasso SL; Botox Consensus Group. Consensus recommendations on the use of botulinum toxin type a in facial aesthetics. Plast Reconstr Surg 114(Suppl 6):S1, 2004.

[14] Kwiat DM, Bersani TA, Bersani A. Increased patient comfort utilizing botulinum toxin type a reconstituted with preserved versus nonpreserved saline. Ophthal Plast Reconstr Surg 20:186, 2004.

[15] Alam M, Dover JS, Arndt KA. Pain associated with injection of botulinum A exotoxin reconstituted using isotonic sodium chloride with and without preservative: a double-blind, randomized controlled trial. Arch Dermatol 138:510, 2002.

[16] Vistnes LM, Souther SG. The platysma muscle: anatomic considerations for aesthetic surgery of the anterior neck. Clin Plast Surg 10:441, 1983.

[17] Xie Y, Zhou J, Li H, et al. Classification of masseter hypertrophy for tailored botulinum toxin type a treatment. Plast Reconstr Surg 134:209e, 2014.

[18] Moore AP, Wood GD. The medical management of masseteric hypertrophy with botulinum toxin type A. Br J Oral Maxillofac Surg 32:26, 1994.

[19] Rijsdijk BA, van Es RJ, Zonneveld FW, et al. Botulinum toxin type A treatment of cosmetically disturbing masseteric hypertrophy. Ned Tijdschr Geneeskd 142:529, 1998.

第 21 章　软组织充填剂
Soft Tissue Fillers

Ashkan Ghavami, Miles Graivier　著

许莲姬　译

一、相关解剖和一般概念 [1, 2]

注意　本章旨在讨论所有当前的充填剂使用情况。我们将重要讨论 FDA 批准的充填剂及其最常见的临床适应证。在某些解剖位置的使用可能未经 FDA 批准，或未由充填剂生产商特别推荐。

（一）前额

- 使用充填剂的适应证大多数为充填皱纹。
- 皱纹和深沟，特别是眉间区域，可能无法只用肌肉化学去神经支配的方法进行完全纠正。
- 深横纹可能需要充填剂治疗，以作为肉毒毒素的辅助疗法。
- 对于前额，容积和其他区域一样是一个重要的问题。

（二）眶周

1. 上部

- 眶上部深沟，为先天性或由眼睑成形术中过度去除脂肪所致，可能需要软组织充填。
- 眉毛的外侧"尾"除了进行外侧眼轮匝肌化学去神经支配之外，可使用软组织充填进行轻微提升。

2. 下部

- 泪沟畸形：内眦到眶缘的区域形成的内侧沟。
  - ➤ 其严重程度取决于多种因素：眶缘的位置、皮肤厚度、皮肤色素、下眼睑的内侧脂肪量、

眼轮匝肌支持韧带（ORL）的特征、眼轮匝肌止点变异（睑板、眶隔和眼眶部分），以及眶隔的止点。
  - ➤ 小分子透明质酸（HA）软组织充填的良好的适应证。
- 下眼睑位于颊交接处。
  - ➤ 严重程度各异。
  - ➤ 深度自泪沟 / 鼻颧沟至眶外侧增厚各异。
  - ➤ 并不一定与 ORL、眼轮匝肌或弓状缘的位置有关。
  - ➤ 面部老化过程中位置相对稳定 [3]。
  - ➤ 年轻化手术中，小颗粒充填剂会非常有益。

（三）面中部

1. 颧骨形状和突度

- 在全面部年轻化手术中，自外侧颧上颌交接处到鼻上颌区的颧骨区饱满度非常重要。
- 该区的脂肪隔室既有深层也有浅层。
  - ➤ 各种深度需要进行多层次充填。
- 若存在颊沟，应予以纠正以达到平衡。
- 这是使用大分子 HA 充填剂和（或）羟基磷灰石的较好适应证。

2. 鼻唇沟

- 原因尚不完全清楚：严重程度可能与较深的筋膜附着在真皮的止点以及可移动的外侧软组织相对于较为固定的内侧上唇区的位置有关 [4]。
- 深度和位置各异。

➢ 多层次充填会有帮助。

- 鼻唇沟上段有些深度是自然的，也是所需要的深度。

- 应避免过度矫正。

（四）下面部

1. 外侧口周纹

- 大多数在肌肉运动过程中形成。

- 若静息状态下存在，是进行充填的良好适应证。

- 通常在鼻唇沟最低点的外侧。

- 可能需要多层次充填。

2. 上唇皱纹

- 浅皱纹径向（垂直）延伸到红唇缘。

- 当皱纹严重时，换肤术（激光 vs. 化学剥脱）和肉毒毒素，加上容积恢复，以及充填每个具体的皱纹是最佳矫正方案。

- 通常需要进行红唇—皮交接处增大和丰上唇术。

3. 口唇（图 21-1）

- 年轻人口唇特征如下。

  ➢ 上唇 / 下唇高度比例应为 1/3 : 2/3。

  ➢ 唇弓（Cupid's bow）锐利，边界清晰。

  ➢ 人中完整。

  ➢ 自鼻基底部和唇颏沟倾斜的柔和的凹陷。

  ➢ 口角方向略朝上。

  ➢ 内侧唇珠完整。

  ➢ 锐利的红白唇交界。

4. 颏唇沟

- 该沟的深度相对于鼻—唇—颏突度应协调。

- 折痕深且外观干裂的患者可从充填术中获益。

5. 颏凹陷

- 肉毒毒素加充填剂可矫正。

- 但通常只需要肉毒毒素。

6. 颏周凹陷（下颌前沟）

- 使用大颗粒 HA 或羟基磷灰石进行深层充填的良好的适应证。

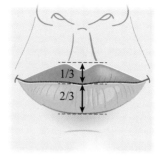
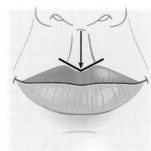
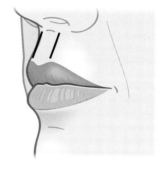
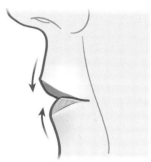
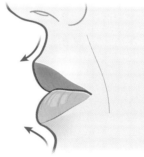

▲ 图 21-1 年轻人口唇特征

（五）其他位置

1. 鼻部整形

- 在驼峰鼻的头侧和（或）尾侧进行注射以协调与平衡整个鼻外观。

- 隆鼻术后矫正。

  ➢ 鼻孔和鼻翼不平衡。

2. 瘢痕充填

- 痤疮、创伤后、水痘。

3. 鱼尾纹

- 化学去神经支配是最佳治疗方法。

- 一旦皮肤严重老化或变薄并与其下层的轮匝肌分离，则肉毒毒素的疗效欠佳。该区域使用充填剂只在皮肤厚且与其下层的轮匝肌黏附紧密的极少数情况下有效。

小贴士　考虑面部脂肪隔室[5]并识别/实施可融合面部各区并通过适当的容积恢复达到全面部年轻化和协调的其他补充性操作。

二、适应证和禁忌证

（一）皱襞和折痕

- 如前讨论，任何皱襞、沟或皱纹均可充填。
- 对前额皱纹进行充填时应谨慎，由于通常需要在浅表位置充填，若不注意会引起血管并发症、溃疡并显露充填的产品。
- 评估肉毒毒素是否可作为替代物，或者肉毒毒素和充填剂联合使用是否会达到最佳效果。
- 被覆皮肤/软组织厚度很重要。
  - 下睑颊交接处和泪沟的皮肤薄，因此，需要使用小颗粒羟基磷灰石进行保守充填，并且要放置在深部。

警告　下睑颊交接处和泪沟区不应注射羟基磷灰石钙。

  - 鼻唇沟的皮肤较薄，可采用多种类型的充填剂和多层次注射技术进行充填。

（二）容积恢复

- 近期文献帮助我们了解了软组织隔室的容积和位置方面的面部老化情况。
- 全面掌握有关面部脂肪隔室的知识和这些面部各区饱满度之间的适宜的平衡非常重要。
- 例如：颧骨饱满伴颧骨下凹陷是理想的美学关系，视觉上给人以强烈的年轻面部的感觉。
- 过度矫正会产生令人尴尬的"矫正过度"的外观。

（三）扩容术

口唇
- 应避免不自然的外观。
- 达到理想的美学比例至关重要。

注意　有些患者可能要求过度矫正。由于应避免过度矫正，此时应格外谨慎。

小贴士　口唇是面部重要的中心部分。它是社交活动中有意和无意被评估的主要部位。口唇激发情感、性感、青春和活力。该部位的过度矫正常见，致使许多人对软组织充填剂非常谨慎。应始终采用递增法，并且注射时要从多个角度观察反复评估。

（四）下颏

- 下颏部轻微突出和颏点饱满的外观可使用含羟基磷灰石的充填剂实现。

三、注射前评估

（一）病史

- 患有胶原血管病会干扰注射部位的愈合以及皮肤的血供。
- 任何活动性皮肤或软组织炎症或感染过程应在注射前完全消退。
- 吸烟会推迟或干扰愈合和产品的寿命，特别是对于必须产生胶原反应才有效果的情况。
- 任何免疫功能低下的情况需格外谨慎。
- 皮试：现在的许多充填剂不需要进行皮试，但含牛胶原蛋白的产品需行皮试（见含胶原的充填剂相关讨论）。

（二）美学评估

1. 口唇
- 应了解合适的比例，并且要处理所有与改善口唇美学有关的部分以达到最佳结果。
- 不应忽略人中、下垂的口角以及红白唇交界处。
- 容积和轮廓需要处理。

2. 下眼睑/泪沟
- 评估深度和皮肤类型。
- 评估下眼睑的高度。
- 评估多层次充填的要求。

■ 通常还需要进行颧骨增大术。

3. 面中部——颧骨

■ 应评估并了解面部脂肪隔室的位置。

■ 应记录非对称情况（一侧通常比另一侧宽）。

■ 中颊沟可进行充填以融合脂肪隔室。

■ 该区与下眼睑注射互补。

■ 通常需要多个注射器。

4. 皱纹／沟／皱襞

■ 确定是否有任何动态肌肉运动的参与。

■ 选择最佳治疗方法：化学去神经支配、充填剂，或这两种方法联用。

■ 小的静态皱纹（眶周和口周）是充填小颗粒胶原蛋白的良好适应证。

四、知情同意

知情同意书应包括但不限于以下内容。

■ 水肿：恢复工作和其他活动始终很重要，因此，患者需要知道充填术的时间线。有些充填剂和位置相比其他充填剂和位置引起更多水肿。

专家提示 在颧骨区深部注射 Radiesse（Merz Aesthetics）可使患者当日返回到工作中，而鼻唇沟的注射会引起水肿和红斑。口唇通常因血管丰富而产生水肿。

■ 青紫：患者不应在注射前至少 1 周期间服用阿司匹林、非甾体类抗炎药（NSAID）和其他血液稀释药物。

■ 美容效果：与任何美容手术一样，应与患者讨论美容效果差或不对称的可能性。

➤ 特别是应与患者讨论肿块问题。

➤ 轮廓凹凸不平。

➤ 矫正过度或矫正不足。

■ 过敏反应／超敏反应：对于所有充填剂材料，报告的超敏反应罕见。但含牛胶原蛋白的产品可产生局部超敏反应，并且 1%～5% 的皮试阴性的患者对面部注射产生过敏反应[6]。既往对特定充填剂产生超敏反应是重复治疗的禁忌证。

➤ 可能会发生囊性和肉芽肿反应。

➤ 已出现囊性脓肿报告。

■ 皮肤坏死／溃疡：罕见，但应提到；若挑选的患者不当（例如，可卡因滥用者和自身免疫性疾病或胶原血管病患者），则更易出现；接近鼻基底部的鼻唇沟的上 1/3，以及放置在浅表位置会有风险的有分水岭血管或被覆皮肤薄的位置（例如，眉间）。

■ 疼痛／不适：持续时间非常短，用适当的技巧较易减少疼痛／不适；可通过麻醉阻断和冰敷减少疼痛／不适。注射部位不适或反应时间过长可能需要皮质类固醇治疗（注射或口服）。

■ 近期的激光或化学剥脱术会增加炎性并发症的风险。

■ 感染：罕见。如果注射部位同时存在皮肤活动性炎症或感染过程，则会增加风险。可能需要推迟治疗。

➤ 疱疹重新激活。

● 有面部疱疹史的患者应使用口服抗病毒药预先治疗几天。

■ 丁达尔效应（Tyndall）或瑞利散射（Rayleigh scattering）：如果注射任何 HA 时位置过浅，肤色会变蓝（推注的颗粒散射波长较短的蓝光）。

五、设备

（一）所需材料

1. 针头

■ 包装中通常提供。

■ 1.25in（3.175cm）27G 针头有利于较长的直线注射，以及如颧沟和鼻唇沟等较大区域。

■ 其他情况，通常使用 0.5in（1.27cm）27G 针头。

■ 30G 针头对表浅注射有帮助。

2. 表面麻醉

■ 定制混合的三联麻醉组合制剂可在大多数药房特别定购。

■ 需要在操作前 15min 进行麻醉。

■ 应在局部阻滞麻醉之前或与之同时给予的有用

的辅助方案。

3. 局部阻滞麻醉 [7]

- 制剂
  - ➤ 1% 利多卡因加或不加肾上腺素 vs. Septocaine（赛普敦）。

专家提示　Septocaine 引起的不适更小。

- 神经阻滞。
  - ➤ 上牙槽后神经（PSA）。
  - ➤ 眶下神经（ION）。
  - ➤ 颏神经。
  - ➤ 下牙槽神经（IAN）。
  - ➤ 上牙槽神经的分支。
  - ➤ 颊支（口内 / 黏膜）。

4. 冰

- 注射前和注射期间有用。
  - ➤ 加压冰敷后立即进针，同时在注射之间的间期内使用以防止或尽可能减少青肿和肿胀。
- 可使用现成的冰袋。
- 发现青紫时若给予冰敷可将瘀斑的进展降低到最低限。

六、理想的软组织充填剂的特征 [1]

- 经 FDA 批准。
- 有生物相容性。
- 无抗原性。
- 无毒。
  - ➤ 安全性概况已得到证实。
- 易用（例如，充填剂材料平滑地流动、针头和其他设备耐用，不易损坏）。
  - ➤ 持久。

注意　永久性材料并非必要。例如，某些患者可能不想永远使口唇处于饱满的状态。随着软组织和皮肤老化、干瘪和萎缩，永久性充填剂会留在体内并显得不自然。

- ➤ 效果可预测（"所见即所得"）。
- ➤ 潜在可逆。
- ➤ 必要时触不到且柔软。
- ➤ 容易获得。
- ➤ 恢复期短。
- ➤ 不移位。
- ➤ 可重复。
- ➤ 耐受。

七、透明质酸充填剂 [8-12]

（一）非动物源性透明质酸制剂（NASHA）背景

- 不取自动物。
- NASHA 产品如 Restylane（瑞蓝，高德美）和 Perlane（高德美）是凝胶块穿过分级筛（筛分）并在润滑剂中分散而制成。这种方法颗粒的大小欠均匀，而采用了 HYLACROSS 专利技术的 HA 如 Juvéderm（艾尔建）颗粒则均匀。
- 许多组织（皮肤、软骨、骨和滑液）基质的正常成分量随年龄增加而减少。
- N– 乙酰葡糖胺和葡萄糖醛酸的重复性二糖单元的糖胺聚糖生物聚合物。
- 无须皮试且没有免疫活性。
- 亲水（可说明外观最开始显得肿胀 / 过度矫正的原因）。
- 不同产品之间交联程度和分子量不同。

（二）FDA 批准的 NASHA 和其他 HA 产品

- Restylane 是第一个经 FDA 批准的 NASHA（2003 年 12 月）。
- Perlane 是适用于较深的沟且通常用于增大颧骨的大颗粒 HA。
  - ➤ 以下为其他产品类型。
    - Restylane Silk：极低分子量 HA。
    - Restylane-L：添加利多卡因的 Restylane。
    - Perlane-L：添加利多卡因的 Perlane。

- Juvéderm Ultra、Juvéderm Ultra Plus 和 Juvéderm Voluma。
  - 以上产品均还有"XC"型，表明产品中添加了利多卡因。
  - 自 Ultra 至 Ultra Plus 再到 Voluma，颗粒大小增加。
    - 最常用：Juvéderm Ultra（小颗粒 HA）和 Juvéderm Ultra Plus（较大颗粒 HA）。
    - Juvéderm Voluma XC：黏度最高和颗粒最大；适用于深沟和增大颧骨。
- Belotero（贝劳特罗）Balance（Merz Aesthetics）。
  - 被视为是采用内聚稠密基质（CPM）技术制成的 HA。
  - 与其他 HA 充填剂相比，寿命长：12 个月。
  - 无丁达尔效应或瑞利散射。
    - 原因可能是该产品的真皮内分布形式更均匀。没有特定的块状物可防止蓝光散射。
    - 注射位置较浅表时可观察到一过性皮肤变白。
  - 在美国已上市的 Merz Aesthetics 生产的各种 Belotero 产品包括以下类型。
    - Belotero Soft：浅表皱纹、鱼尾纹、额纹。
    - Belotero Balance：中度口周纹、鼻唇细纹、眉间纹、木偶纹、口角。
    - Belotero Intense：较深区域如鼻唇沟和纹、口唇。
    - Belotero Volume：需要增加容积的颧骨区和其他区。
    - Belotero Hydro：含甘油，公司认为甘油有助于使面部、双手和颈部的容积恢复达到坚固的效果。

（三）透明质酸充填剂的适应证和技术 [9]

注意 FDA 批准了特定的适应证，但大多数实践者将这些产品用于各种被视为标示外用途的适应证。

注意 Juvéderm 的黏性比 Restylane 小，故需要不同的注射技术、速度和感觉以便将产品放置在最佳位置。

- 均匀地注入以防止出现肿块和凹凸不平。如果观察到或摸到肿块，立即塑形，使产品平滑。
- 不同位置最好采用不同的注射法。例如，红唇的白线需采用直线注射法（linear threading），而口角最好采用交叉径向法（cross-radial）注射（图 21-2）。

小贴士 避免将大颗粒充填剂注入皮肤薄的区域或浅表位置。如果需要进行容积恢复和被覆皱纹矫正，则考虑采用多个产品和多水平注射技术。根据偏好定制 HA 充填剂类型和规格，并对特定区域"感觉"一下应使用的特定充填剂。评估皮肤厚度，观察静脉和瘢痕组织，这些会引起青肿或意外的组织阻力。充填剂注射成功很大程度上取决于注射适宜的产品类型和量，以及"感觉"产品，这些需要时间和经验的积累。

- 注入至所需要的最终容积。
  - 总的来讲，注射 HA 时不需要过度矫正。

八、羟基磷灰石钙充填剂 [13, 14]

Radiesse（瑞得喜微晶瓷，Merz Aesthetics）

- 经 FDA 批准。
- 由含水载体凝胶（70%）和悬浮在其中的合成的羟基磷灰石钙微球（30%）组成。
  - 微球：25 ～ 45μm。
  - 与骨和牙齿的矿物成分相似。
- 包装规格为 1.3ml 或 0.6ml 注射器。
- 有生物相容性、无毒、无刺激性、无抗原性 [13]。
- 放在软组织中时可立即看到矫正效果。
  - 随时间推移：载体凝胶被吸收，微球周围产生胶原反应。
  - 第 1 个月和第 6 个月时观察到真皮和基质融

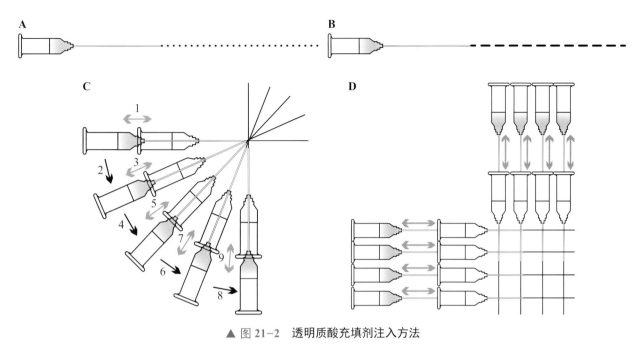

▲ 图 21-2　透明质酸充填剂注入方法

A. 连续穿刺；B. 直线注射法；C. 扇形注射法；D. 交叉径向法或垂直交叉法

合且无肉芽肿、骨化或异物反应[13]。

1. 产品持久度

- 随时间推移：分解为钙和磷酸根离子。
- 第 4 ～ 6 周时观察到最大的容积效应。
- 临床结果可持续 9 ～ 12 个月。
- 因位置而异。
  - 与任何充填剂一样，肌肉运动增加和患者因素会影响产品的持久度。

2. 适应证和技术

- 理想的部位通常是被覆皮肤较厚的区域。
  - 鼻唇沟。
  - 颧骨增大。
  - 颧骨下增大。
  - 口角。
  - 木偶纹。
  - 颏唇沟。
  - 下颌线。
    - 下颌前 / 颏前四陷。
  - 隆颏术。

注意　不应期待明显增大，但可以使总的下 1/3

的面部平衡略有改善。

小贴士　Radiesse 是增大颧骨和鼻唇沟的出色的充填剂。相比于 HA 充填剂，注射技术方面的要求不高。考虑到产品持久度，重要的是不将该产品注射到不应注射该产品的位置（例如，真皮浅层 / 表皮）。该产品的塑形性不及更软、更易成型的 HA 充填剂。

3. 具体的技术问题

- 与大多数充填剂一样，应采用最合适的神经阻滞法（口腔内或口腔外）。
- Radiesse 最好用 27G 针头注射，最常见长度是 1.25in（3.175cm）。
- 应注射到真皮深层或皮下浅层水平。
- 注射针里预装有产品。
- 最好在退针时注入产品。
  - 由于产品可能被注入浅表位置，故应注意皮肤上的进针和出针部位，这一点非常重要。
- 由于在退针时放置产品，扇形注射法最有用。
- 注射后塑形。
  - 手持式振动设备也有助于使产品均匀分布。

注意 耐心细致地放置产品非常重要。

4. 鼻唇沟（图 21-3）

- 扇形注射法有帮助。
- 沿着鼻唇沟，选多个注射点。
- 对于鼻唇沟上的某些顽固的位置，可采用交叉径向注射法。

5. 颧骨增大术（图 21-3）

- 对该区域进行非常有效的治疗应注意下列事项。
  - ➤ 需使用达到理想的形状所需要的注射器数量。
    - ● 通常每侧颧骨区一两个注射器（每个注射器 1.3ml）。
- 可在真皮深层或骨膜前的层次开始。
- 自外侧的颧骨下注射点和（或）从内侧在鼻唇沟的上端采用扇形注射法注射。
  - ➤ 垂直交叉和重叠穿过很重要，以防止注入的产品呈直线。
- 增大整个颧骨区。
- 可沿着内侧颧骨向下延伸。
- 颧骨增大重要，且与使用 HA 制剂的下睑—泪沟治疗互补。
  - ➤ 使眶周与颧骨皮下隔室全面、自然地融合。
- 不要在下眼睑区注射。

- ➤ 用一个手指在眶下缘处阻挡，防止针头意外穿过。
- 对 HIV 相关颧骨区脂肪萎缩非常有效。

6. 下 1/3 面部的其他位置

- 下颌前沟
  - ➤ 重要的是要保持深的状态。
  - ➤ 从外侧开始到内侧，采用扇形注射法。
- 木偶纹
  - ➤ 与 HA 充填剂技术相同。
  - ➤ 扇形和（或）垂直交叉注射法。
- 口角
  - ➤ 扇形 / 垂直交叉。
  - ➤ 不要过度矫正。
- 隆颏术
  - ➤ 扇形法加上垂直交叉和深部连续穿刺非常有用。
  - ➤ 必要时选好中心进针部位后从两侧进入颏部位。
- 鼻部整形
  - ➤ 近期作为"非外科鼻整形术"中鼻背增大充填剂受到关注。
  - ➤ 注射到驼峰鼻的头侧，有时向其尾侧注射以平衡鼻部的矢状外观。

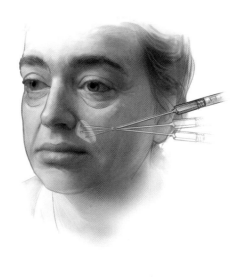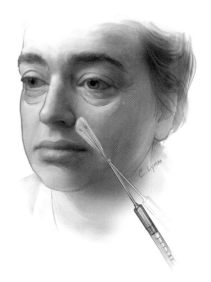

▲ 图 21-3　注射技术

将 Radiesse 注入鼻唇沟和颧骨隆起（malar mound）

九、聚左旋乳酸（聚 L- 乳酸，PLLA）[1, 15-17]

Sculptra（塑然雅，Galderma）

- 经 FDA 批准用于 HIV 相关面部脂肪萎缩。
- 注射用聚 L- 乳酸（PLLA）。
  - 已用于可溶解性缝线二十多年。
- 合成聚合物。
  - 可生物降解、生物相容、有免疫惰性。
  - 无须皮试。
- 性状为微粒，经非酶促水解反应分解为乳酸单体。
  - 乳酸聚合物随后分解为 CO_2 或葡萄糖。
- 初始效应由软组织与 PLLA 之间的炎症反应产生。
  - 巨噬细胞和成纤维细胞在微球周围形成囊鞘。
  - PLLA 最终全部降解并被胶原替代。

注意　产品最初的肿胀外观是由浮肿和炎症引起，患者会预期到这种结果。

- 应告知患者这些结果会逐渐减轻，并随着胶原替代过程的发展，8 ～ 12 周恢复正常。

1. 产品持久度

- 可长达 2 年 [15-17]。
- 可能需要 3 ～ 6 次治疗。

2. 适应证和技术

- 被批准用于 HIV 感染相关面部脂肪萎缩。
- 通常涉及颧骨区和颧骨下区，以及颧骨突起和颧弓的一些部分。
- 还用于颞部凹陷。
- 必须注射到真皮最深层和（或）皮下组织。
  - 也可从骨膜前注射开始进行多层注射。
- 治疗过程中需注意以下技术问题。
  - 必须在注射前 2h 时用 3 ～ 5ml 无菌水溶解。
    - 水越多，黏性降低，注射更容易。

- 溶解后，可在室温下保存 72h。
- 西林瓶必须摇动或翻转（首选）。
- 大范围填充。
- 需要更大口径的针头（26G 为最小规格）。
  - 有些使用 25G 或 23G，最容易操作。
- 采用交叉径向法和（或）扇形法进行多点注射可均匀地放置产品。
  - 在骨膜前水平注射。
  - 注入"小包"，然后用手指塑形在骨面上散开。
- 某些情况下相比于一个治疗周期中达到 100% 矫正，分多个周期治疗会更有效。
  - 平均采用 3 ～ 6 个治疗周期。

十、聚甲基丙烯酸甲酯（PMMA）[18, 19]

- 牛胶原涂层的 PMMA 颗粒。
  - 胶原充当运输载体，经 4 ～ 6 周被吸收。
- 有生物活性的合成物质。
- 需皮试。
- 增大的软组织容积来自颗粒周围增加的结缔组织。
- 被视为永久性充填剂。
  - 但到一年半时可能需要更多充填剂。
  - 6 ～ 8 周可能无法看到初步效果。

（一）适应证

- 对深痤疮瘢痕和皱纹有效。
  - 鼻唇沟和深木偶纹。
  - 可用于颧骨增大术。
- 该产品的永久特性使其非常不理想，没有修复的余地。

小贴士　软组织和皮肤随年龄增加而萎缩，产品也随之变得越来越可见。应以保守的方式非常谨慎地放置该产品。它对浅表皱纹或易发生皮肤溃疡 / 萎缩的位置不安全。

（二）技术问题

- Artefill（爱贝芙）充填剂黏性高，故非常依赖注射技术；注射阻力高于其他充填剂。
- 使用 26G 针头。
- 退针时注射产品。
- 只注射到被覆皮肤厚的区域的最深层真皮。
- 需要塑形以确保没有肿块。
- 对于凹陷的瘢痕采用以下技术方法。
  - 首先分离瘢痕（18G 或 "泡菜叉 pickle fork" 器械 / 皮下分离）。
  - 几周至几个月期间采用连续注射法逐渐充填瘢痕。
- 注射后的凹凸不平应使用 Kenalog（曲安奈德）的稀释剂量（0.2mg/ml）治疗。
  - 对于难治性病例，可能需要直接切除。
  - 已报告肉芽肿[19, 20]。

十一、注射后护理

小贴士 注射剂被公众视为微创或无恢复期的治疗，但这是一种误解。询问患者在治疗结束后的几天至几周有哪些计划。有些患者可能计划在治疗后 24h 内参加婚礼并期望不出现青紫或肿胀！

- 组织塑形
  - 如果注射的医生能在注射期间或注射后立即对组织进行塑形，最有益。
  - 在家进行塑形只在少数情况下有益，并且，如果手法不当，可能会有损于外观。
  - 患者离开医生办公室前，充填剂容积和形状应达到最佳状态。
  - 因此，如果注射得当，不需要在家塑形或对产品 "定型"。
- 冷敷 / 冰敷
  - 最开始使用冰敷会有助于减少面部浮肿。
  - 第一个 12 ～ 24h 期间可交叉进行 20min 冷敷和 20min 休息。

- 姿势 / 活动
  - 指导患者在治疗后 3 ～ 7d 限制增加心率的活动。
  - 如果可能，将床头抬高（45°）3 ～ 5d。
    - 只推荐在整个面部注射多个充填剂时采用该方法以避免过度 / 附加浮肿。
- 预防性抗生素
  - 如果没有活动性感染，并且已使用乙醇或双氯苯双胍己烷（氯己定）适当准备皮肤，则通常不需要使用预防性抗生素。
  - 每 8h 连续口服，共 3 ～ 5d。
- 类固醇
  - 口服类固醇。
    - 适应证极少。如果一次性注射很多充填剂（例如，颧骨增大术、鼻唇沟、口唇和泪沟），口服类固醇 5d 或 6d 会有帮助。
  - 注射用稀释的 Kenalog（Kenalog 10）。
    - 有助于肉芽肿或有阻力的、持久性肿块。
    - 对 HA 制剂效果欠佳。

注意 持久性肿块用类固醇注射难以治疗，矫正过度可使用透明质酸酶注射剂治疗。

- 饮食
  - 患者可根据耐受性恢复之前的饮食。
  - 与任何美容手术一样，限制盐的摄入有助于减少浮肿。
- 其他注射后药物
  - "超敏反应型 / 特应性反应型" 患者在注射前和（或）后几天期间口服抗组胺药会有益。
  - 注射后给予山金车蒙大拿口服制剂（arnica montana oral dosing）2 ～ 5d 会有益。
  - 高剂量的菠萝提取物菠萝蛋白酶有助于减少瘀斑和浮肿，如果外科医生倾向于使用该制剂，为达到最佳疗效，可在注射前即开始使用。

十二、并发症 [1, 20, 21]

专家提示　用光源或可能的情况下用头戴式放大镜观察小至中静脉，这对眶周外侧等区域有帮助。

- 水肿
  - 最初的水肿可能持续 3 ～ 5d。
  - 青紫可持续长达 1 ～ 2 周，取决于个人。
    - 如果刺入中等大小的静脉，皮肤变色会长达 3 周。
- 肿块
  - 可塑性较低的产品或半永久性至永久性产品发生的可能性更大。
  - 与技术不当、注射过快、注射水平错误（过于浅表），以及在一个点放置不成比例的充填剂材料有关。
  - 发现时应立即处理，塑形使其均匀。
    - 可在邻近区域放置产品以使该区平衡。
  - HA 充填剂可用透明质酸酶溶解——Vitrase（博士伦）或 Hylenex（奥洛兹美医疗）——ovine 200 USP 单位 /ml。
    - 注射量依注射区的大小和需溶解的充填剂的量而异。
    - 过度矫正时过多的注射容积会影响原来的 HA。
- 过度矫正
  - 在更邻近的部位注射以便有助于该部位的平衡；例如，如果上唇过度饱满，则要考虑在下唇注射更多量以便使唇部达到平衡。
  - 对于极端病例，可用透明质酸酶处理过多的 HA。
  - 由于大多数病例中患者的外观将在几周内改善，因此，给予安慰有时是最好的方法。

- 注射适宜容积的透明质酸酶非常重要。
- 不对称
  - 口唇最常见。
  - 重要的是要在注射前了解唇部解剖和内在的不对称。

注意　每个人的唇部都有更饱满的一侧，或某一侧的红白唇交界更突出。

- 可立即或下一次治疗时通过修补注射矫正。
- 最初的不对称可能由第一次单侧注射（注射结束时可能显得更饱满）引起或一侧出现青紫或只在一侧穿破静脉引起。
- 瘀斑 / 血肿
  - 通常为静脉，由中至大静脉破裂引起。
  - 立即加压和冷敷治疗以尽可能减少进展。
  - 注射时要注意静脉结构以预防该并发症。
  - 在血管吻合处（外侧眶、口角、鼻基底 / 鼻唇沟上端、眼睑颊交接处的中部）可能更常见。
  - 真正的血肿罕见。
- 超敏反应
  - 罕见。
    - 如果注射动物源性产品之前皮试不当，则可能会发生。
  - 用口服抗组胺药治疗。
  - 局部少量使用类固醇。
  - 自限性，几周内即可恢复。
- 肉芽肿 / 结节
  - 非常罕见，但任何充填剂均可发生。
  - 较为永久性的充填剂如 Artefill 或已停用的充填剂如 Hydrelle 更常见。
  - 如果难治，给予类固醇注射或外科切除治疗。

207

本章精要

❖ 下眼睑颊交接处和泪沟区不应注射羟基磷灰石钙。

❖ 要求下颏突出度和颏点饱满的外观可使用含羟基磷灰石的充填剂实现。

❖ 患有胶原血管病会干扰注射部位的愈合以及皮肤的血供。

❖ 不同位置最好采用不同的注射法。例如，红唇的白线需采用直线注射法，而口角最好采用交叉径向法注射。

参考文献

[1] Born TM. Soft tissue fillers in aesthetic facial surgery. In Nahai F, ed. The Art of Aesthetic Surgery: Principles & Techniques. New York: Thieme Publishers, 2007.

[2] Fagien S, Klein AW. A brief overview and history of temporary fillers: evolution, advantages, and limitations. Plast Reconstr Surg 120(6 Suppl):S8, 2007.

[3] Lambros V. Observations on periorbital and midface aging. Plast Reconstr Surg 120:1367, 2007.

[4] Yousif NJ, Gosain A, Sanger JR, et al. The nasolabial fold: a photogrammetric analysis. Plast Reconstr Surg 36:239, 1994.

[5] Rohrich RJ, Pessa J. The fat compartments of the face: anatomy and clinical implications for cosmetic surgery. Plast Reconstr Surg 119:2219, 2007.

[6] Somerville P, Wray RC Jr. Asymmetrical hypersensitivity to bovine collagen. Ann Plast Surg 30:449, 1993.

[7] Zide BM, Swift T. How to block and tackle the face. Plast Reconstr Surg 10:840, 1998.

[8] Carruthers A, Carruthers J. Non-animal-based hyaluronic acid fillers: scientific and technical considerations. Plast Reconstr Surg 120(6 Suppl):S33, 2007.

[9] Rohrich RJ, Ghavami A, Crosby MA. The role of hyaluronic acid fillers (Restylane) in facial cosmetic surgery: review and technical considerations. Plast Reconstr Surg 120(6 Suppl):S41, 2007.

[10] Sundaram H, Cassuto D. Biophysical characteristics of hylauronic acid soft-tissue fillers and their relevance to aesthetic applications. Plast Reconstr Surg 132(4 Suppl):S5, 2013.

[11] Lorenc ZP, Fagien S, Flynn TC, et al. Review of key Belotero balance safety and efficacy trials. Plast Reconstr Surg 132(4 Suppl):S33, 2013.

[12] Flynn TC, Thompson DH, Hyun SH. Molecular weight analysis and enzymatic degradation profiles of the soft-tissue fillers Belotero Balance, Restylane, and Juvéderm Ultra. Plast Reconstr Surg 132(4 Suppl):S22, 2013.

[13] Marmur ES, Phelps R, Goldberg DJ. Clinical, histologic, and electron microscopic findings after injection of a calcium hydroxylapatite filler. J Cosmet Laser Ther 6:223, 2004.

[14] Graivier MH, Bass, Lawrence S, et al. Calcium hydroxylapatite (Radiesse) for correction of the mid- and lower face: consensus recommendations. Plast Reconstr Surg 120(6 Suppl):S55, 2007.

[15] Woerle B, Hanke CW, Sattler G. Poly-L-lactic acid: a temporary filler for soft tissue augmentation. J Drugs Dermatol 3:385, 2004.

[16] Sterling JB, Hanke CW. Poly-L-lactic acid as a facial filler. Skin Therapy Lett 10:9, 2005.

[17] Borelli C, Kunte C, Weisenseel P, et al. Deep subcutaneous application of poly-L-lactic acid as a filler for facial lipoatrophy in HIV-infected patients. Skin Pharmacol Physiol 18:273, 2005.

[18] Lemperle G, Romano JJ, Busso M. Soft tissue augmentation with Artecoll: 10-year history, indications, techniques, and complications. Dermatol Surg 29:573, 2003.

[19] Alcalay J, Alkalay R, Gat A, et al. Late-onset granulomatous reaction to Artecoll. Dermatol Surg 29:859, 2003.

[20] Lombardi T, Samson J, Plantier F, et al. Orofacial granulomas after injection of cosmetic fillers. Histopathological and clinical study of 11 cases. J Oral Pathol Med 33:115, 2004.

[21] Alam M, Dover JS. Management of complications and sequelae with temporary injectable fillers. Plast Reconstr Surg 120(6 Suppl):S98, 2007.

第 22 章 脂肪移植
Fat Grafting

George Broughton II, Sydney R. Coleman　著

许莲姬　译

一、术前评估 [1]

- 与患者商讨，制定切实可行的目标和期望值（见第 4 章）。
- 全面的病史和手术史以及体格检查。
  - ➤ 用脂肪移植术进行操作时外科植入物有破裂或刺破的风险。
  - ➤ 处方药和草药可能引起出血并发症 / 风险。
  - ➤ 若有唇疱疹史，则需要预防单纯疱疹。
  - ➤ 计划减肥的患者应等到达到体重目标为止。
- 标准术前照片用于制订手术计划（见第 3 章）。
  - ➤ 对于接受是否适合进行面部年轻化手术的评估的患者，要求提供其年轻时的静息状态的照片。
  - ➤ 术前和术后照片对既往进行面部手术的患者有帮助。
- 针对再次填充的术前安排及费用告知。
- 根据患者期望值、临床检查和照片进行分析并制订手术计划。

二、知情同意 [1]

推荐在知情同意书中包含的内容

- 脂肪抽吸和脂肪填充的位置。
- 声明："_____ 医生已在我的面部和（或）身体上做标记。我已与 _____ 医生全面检查这些标记，并了解这些标记代表了填充和（或）去除脂肪的位置和计划的切开位置。"
- 没有针对手术成功和手术效果的持久性的保证、担保或特殊合同。
- 需要实施额外手术 / 操作的可能性。
- 并发症（包括脂肪供区的并发症）。

三、设备和准备工作 [1-3]

（一）供区的选择

- 各供区的移植的脂肪的成活率无差异。
- 脂肪应取自可增强身体轮廓并在仰卧位易获得的部位。
- 最常用的部位是腹部和大腿内侧。其他部位包括膝部，以及大腿外侧和前侧。
- 切口应在折痕、既往瘢痕、伸展纹和多毛区。耻区是最有用的部位——从该处可以达到腹部、大腿内侧和大腿前侧。
- 切口用尼龙线或普通肠线缝针闭合。
- 推荐的切口位置见图 22-1。

（二）吸脂针

- 吸脂时使用远端开两孔钝针（图 22-2）。吸脂针的长度为 23cm 和 15cm。针越长，其产生的扭矩越大，因此，23cm 套管针的长度优势可被其注射器的尖部受阻抵消。
- 使用 10ml 螺旋（Luer-Lok）注射器。

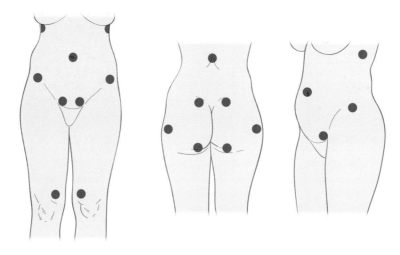

▲ 图 22-1 用于吸脂的推荐切口位置

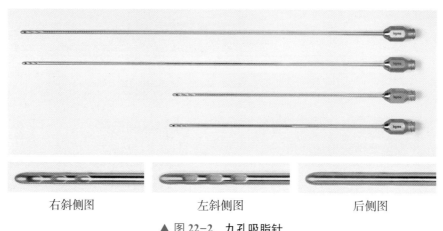

右斜侧图　　　　　左斜侧图　　　　　后侧图

▲ 图 22-2 九孔吸脂针

四、手术技巧

- 供区做好术前准备。
- 用 25G 针在切口部位注射含 1 : 200 000 肾上腺素的 0.5% 利多卡因溶液进行浸润麻醉。
- 用 11 号手术刀做刺入切开（stab incision），切口大小刚好够吸脂针进出（2～3mm）。
- 用 Lamis 浸润液配利多卡因，其用量是每吸一个立方厘米的脂肪，浸润 1 ml 配好的利多卡因溶液。对较大范围或多个部位，则用含 1 : 400 000 肾上腺素的乳酸林格液。吸脂前等待 7min。

专家提示 吸脂过程不使用超湿性或肿胀技术，原因是大量液体可能会将脂肪组织块分解成更小的组织和细胞成分。这将降低移植脂肪的存活率。吸脂时一同被抽吸的额外量的液体会减少每个注射器抽到的脂肪量并延长操作时间。

- 操纵 10ml 注射器的柱塞，使其产生 1～2ml 负压空间。

小贴士 如果注射器中有多余液体，将注射器以柱塞面朝下放在无菌台后方，使脂肪和液体分离。随后，挤出注射器中的多余液体后继续用该注射器采集更多脂肪。

小贴士　脂肪中分离出的油可用于润滑吸脂针，减少吸脂针造成的皮肤浅表擦伤。

■ 注射器满后，移除吸脂针，用螺旋注射器塞子（双向 Luer-Lok 塞）封闭注射器（图 22-3）。紧闭注射器后，去除柱塞，将注射器放在离心机中以转速 3000rpm 离心 3min。

（一）分离成分

离心后，获取的脂肪将分为 3 层（图 22-4）。

■ 不应移除双向 Luer-Lok 塞。首先，将最上面的油层倒入药杯保存，用于润滑吸脂针。

■ 倒出油之后，将注射器保持直立（Luer-Lok 塞面朝下），移除 Luer-Lok 塞。其下面的水层会流出。如果组织塞住阻止水层流出，应轻轻敲打注射器或拔掉堵塞物。

■ 将装有中间层脂肪细胞的注射器放在试管架上（Luer-Lok 塞面朝下）。将 Codman neuropad 放进注射器，用于把干脂肪（wick the fat）。应每 4min 更换一次 Codman neuropad，这个过程应至少进行两次（图 22-5A）。

注意　如果脂肪黏附到 Codman neuropad 上，则表明该脂肪暴露空气的时间过长，应丢弃（图 22-5B）。

■ 更换柱塞，将多余空气小心排出注射器。

■ 通过将 10ml 注射器的 Luer-Lok 尖部插入到无柱塞的 1ml 注射器中，将脂肪转移到 1ml 螺旋注射器中。（注射器必须垂直且 1ml 注射器尖部不应有任何阻挡物以便排出空气）。1ml 注射器被填充后更换其柱塞（图 22-6）。

■ 或者可以使用双面内孔连接器连接两个注射器（及其柱塞），然后将 10ml 注射器的脂肪转到 1ml 注射器中（转移前，1ml 注射器的柱塞应完全活动，以便可以滑动来适应转移的脂肪）。

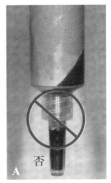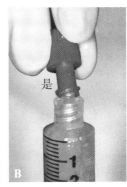

▲ 图 22-3　分离脂肪

A. 注射器附带的塞子经常使内容物的含水部分漏出，故不应使用；B. 首选塞子是双向 Luer-Lok 塞，它以旋转方式封闭开口，从而防止离心过程中液体溢出

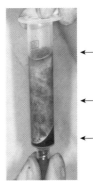

上层
• 密度最小的一层
• 油来自破裂的脂肪细胞

中层（30%～70%）
• 可存活的组织

最下层
• 密度最大的一层
• 血液、水、利多卡因

▲ 图 22-4　脂肪离心后三个不同层

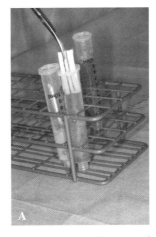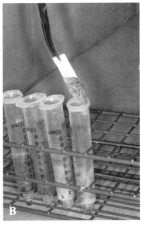

▲ 图 22-5　把干（wicking）

A. Codman neuropad 应每 4min 更换一次，并且这个过程应至少进行两次；B. 可以观察到脂肪黏附到 Codman neuropad 上。这表明，脂肪暴露空气的时间过长。该注射器的脂肪应丢弃

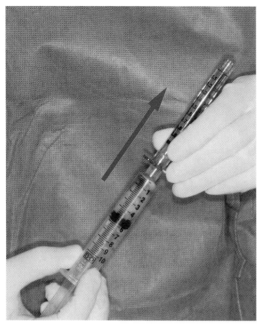

▲ 图 22-6　将脂肪转移到 1ml 螺旋注射器中

（二）脂肪填充 [1, 3, 4]

- 受区做好术前准备。
- 受区应用稀释的肾上腺素溶液（乳酸林格液中的比例为 1 : 400 000）浸润以尽可能减少青紫、血肿以及动脉栓塞的可能性。
- 应在皱纹、皱襞或毛发区做切口。
- 脂肪移植的层次取决于以下目的。
  - ▷ 为增强软组织对骨性突起的覆盖，脂肪应注入骨或软骨的深面。
  - ▷ 为达到皮肤美容，脂肪应注入皮下。
  - ▷ 为填充、使丰满或恢复饱满度，将脂肪注入皮肤与位于其下的适宜组织之间的间层中。
- 要注入的脂肪容积较难确定。受区会因血液和浸润液的蓄积而变形。移植的脂肪将被血液、利多卡因和油稀释。移植脂肪会因术后肌肉收缩而移位，并且因坏死 / 吸收而减少。
- 用钝针或 V 形剥离器（pickle fork 泡菜叉）将脂肪移植到目标部位。有 3 种类型的钝针，根据受区确定哪一种最合适。
- 套管针包括以下类型（图 22-7）。
  - ▷ V 形剥离器用于矫正瘢痕。

- ▷ Ⅰ 型：尖部完全盖住，将神经、血管和腺体的损伤减少到最低限度。使用它移植脂肪最稳定。
- ▷ Ⅱ 型：与 Ⅰ 型相似，但尖部未完全盖住。
- ▷ Ⅲ 型：末端扁平，可以分离组织。对瘢痕或纤维组织分离有利，还有助于将脂肪移植到皮下组织中间如下眼睑或红白唇交界。

五、术后护理 [1]

（一）水肿

- 术后水肿是最常见问题。
- 术前向患者说明预期会出现的情况。

专家提示　以下是"预期情况"的时间表。

第 1 周，"怪物"：无法认出患者具有人形——第 3 天肿胀最重。

第 2 周，"人类"：患者开始像他们自己的年轻、"被打肿的版本"。青肿消退中，但仍有肿胀。

第 3 周，"可辨认"：患者开始认出自己。

第 3 至 5 周，"接受"：患者开始认识自己并喜欢上自己的新模样。

直到第 16 周：存在一些不同程度的肿胀。

（二）水肿的治疗和预防 [1]

- 术后应立即使用抬高和冷敷法，直到术后 48h。
- 治疗区治疗后应立即放置微泡沫胶带（microfoam tape）并保持 3 ～ 5d。该胶带有助于移植的脂肪不移位并尽可能减少水肿。
- 建议患者不要对治疗区施加任何压力，特别是睡觉期间。
- 鼓励患者只要供区的疼痛减轻且可以忍受，立即对供区进行按摩。受区在移植后 2 周内，不应进行按摩塑形。

警告　注入皱襞或沟的脂肪不应进行按摩塑形。

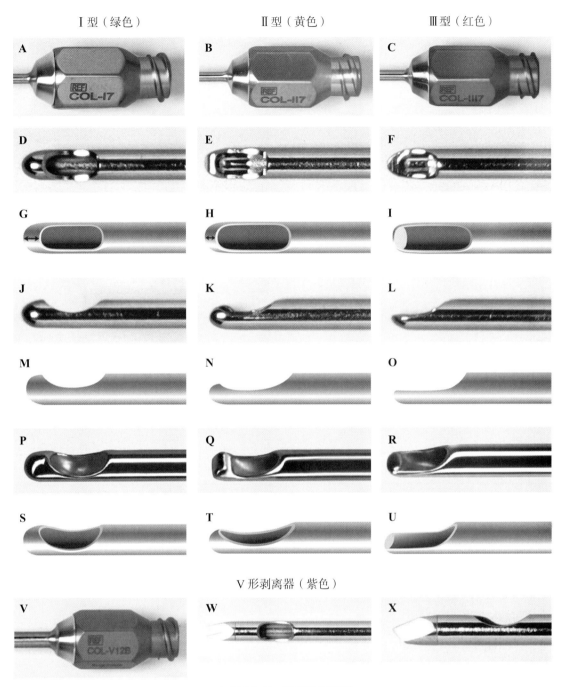

Ⅰ 型（绿色）　　　　　　Ⅱ 型（黄色）　　　　　　Ⅲ 型（红色）

V 形剥离器（紫色）

▲ 图 22-7　移植针的类型

六、可移植区域的治疗

（一）鼻唇沟和木偶纹（图 22-8）[1, 2]

■ 麻醉

➤ 含 1∶200 000 肾上腺素的 0.5% 利多卡因。

■ 切口位置

➤ 颧骨中部下方切口用于将脂肪垂直注入鼻唇

沟，颊外侧或下颌缘切口用于平行注入脂肪。口角的入路有时用于以不同角度注入脂肪。备用切口是鼻唇沟最头侧、紧贴鼻翼沟外侧的切口。

■ 推荐使用的移植针

➤ Coleman Ⅱ 型最常用于鼻唇沟。Coleman Ⅲ型或 V 形剥离器可用于纤维化较重的区域。

213

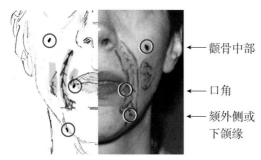

▲ 图 22-8　待移植脂肪的鼻唇沟和木偶纹术前标记（^）和进针点（红圈）

- 移植层次
  - 主要是真皮下平面。
- 移植量范围
  - 对于鼻唇沟，根据深度，需要 2～11ml。对于木偶纹，通常需要 1～3ml。
- 较易出现的技术错误
  - 将脂肪注入鼻唇沟最深部，而未羽状填充（feathering）进入周围区。这会导致未填充的邻近区域重新形成皱纹。
- 术后护理
  - 敷料：1in（2.54cm）微泡沫胶带。
  - 按摩塑形：不建议对鼻唇区进行按摩塑形。
  - 恢复：快。青肿很少，患者的外观几天内即可恢复到可接受状态。
- 问题
  - 由于脂肪未扩散到沟周围，鼻唇沟内侧或远处再次出现皱纹。

专家提示　如果处理面部的多个部位，应先处理鼻唇沟和木偶纹，再处理颊或下眼睑。

将结构性脂肪放到鼻唇沟和木偶纹需要复杂的基质作为支持。不同方向至少应放置两层。

除了较为饱满的区域之外，应始终进行羽状填充。

应辨认位于鼻唇沟内侧的上唇垂直纹，并至少扩散填充到该区域。

外科医生不应在沟外侧生成过多隆起，这会

加重已有的沟纹。

应注意避免不要穿透黏膜；黏膜穿孔是感染的主要原因。

移植到皮下的脂肪其效果与真皮内注射的胶原蛋白、透明质酸和其他材料的效果不同。

小贴士　为尽可能减少术后感染风险，应指导患者术后用 Peridex（葡萄糖酸氯己定）含漱几天。

（二）口唇（图 22-9）[1, 2]

- 麻醉
  - 使用含 1∶100 000 肾上腺素的 1% 利多卡因进行眶下和颏部神经阻滞。将含 1∶200 000 肾上腺素的 0.5% 利多卡因用于切口周围真皮以及口唇的浅表肌肉和黏膜下平面的麻醉（建议使用 Coleman Ⅲ 型注脂针）。
- 切口位置
  - 在口角部做切口；有时在从口唇放散的唇纹上做切口，或者在颧骨中部做切口，以便接近白唇部。
- 推荐使用的移植针
  - Coleman Ⅲ 型。
- 移植层次
  - 需将脂肪准确移植到紧贴黏膜或唇红的深平面。若放在肌肉内，只会形成脂肪唇（图22-10）。
- 移植量范围
  - 重建白线需要 0.75～1.25ml，下唇缘需要相同量。上唇的体部，移植量范围为 0.75～4ml。

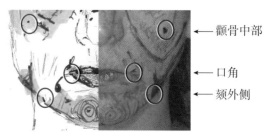

▲ 图 22-9　待移植脂肪的口唇部和下颏部术前标记（^）和进针点（红圈）

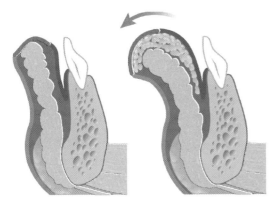

▲ 图 22-10 正确的浅表脂肪放置层次

用于丰唇的脂肪应准确注入紧贴黏膜或唇红的深平面，并且不应浸润到肌肉内

用于下唇体部的量是用于上唇量的 2 倍。

■ 较易出现的技术错误

➤ 将脂肪放置于白线上方皮肤下（而不是直接置于其下）或将脂肪放在上唇和下唇的皮肤下，形成"白唇"。

■ 术后护理

➤ 敷料：无。为防止皲裂，嘱患者涂抹唇膏保持唇部湿润。

➤ 塑形：1 周或 2 周后轻轻按摩唇部皮肤，但不按摩黏膜。鼓励患者在第一周"活动"口轮匝肌以促进淋巴回流。

➤ 恢复：慢。明显肿胀将持续 1 ~ 2 周；第 4 周时，肿胀通常消退。冰敷有助于减少肿胀时间。有些患者报告，直到术后 8 个月时仍可以感觉到唇部的质地和大小变化。

■ 问题

➤ 唇部裂开。注入的脂肪量过大时发生下唇裂开的情况。唇部撕裂应使用羊肠线（chromic suture）单纯间断缝合。

专家提示 如果处理面部的多个部位，应最后处理唇部以防止污染面部或身体的其他部位。

为增大唇部，使显露的唇红增加，脂肪不应放在口唇皮肤部分的深层。这会扩大唇部，并实际上减少显露的红唇量。

令人惊奇的是，小肿块在口唇中耐受良好；但大肿块无法耐受。

向外翻口唇可通过两种方式缩短上唇：

通过缩短鼻小柱底部至唇弓的距离——向上翻口唇的动作。

通过增加可见的唇红量——调整白唇与红唇的相对比例。

上颌切牙显露量将受到丰唇的影响。通过外翻上唇，可以使上颌切牙显露量显著增加。在某些患者中，由于上唇略下降，上颌切牙显露可能变少。

下颌切牙显露量也可以在丰唇时改变。老化的口唇下垂，从而增加下切牙的可见度；通过将更多脂肪注入下唇的黏膜下平面，有时还可注入口轮匝肌本身，略向上提整个唇部。

人中采用以下两种方式之一处理：

将脂肪注入白线下方的同时将Ⅲ型注脂针插入人中嵴即可。尽管 90° 可能看似过陡，通常较易引导。

在红唇上且距离唇弓下方约 0.5cm 处行中央切口，通过人中嵴的底部向上穿过Ⅲ型针至鼻小柱。这一操作将脂肪注入深部，每次少于 1/30ml，穿过 5 ~ 8 次。

增大肌肉后，起初肌肉表面的水肿会使红唇和黏膜外翻。随着肿胀消退，外翻的红唇和明显的增大也会消退。

（三）解决问题[1]：口唇中放置永久性充填剂的患者

■ 非融合性的永久性软组织充填剂

➤ 自然矫正最困难的一些患者是放置非融合性的永久性软组织充填剂的患者，这些充填剂包括 Gore-Tex（膨体聚四氟板乙烯）、固体硅胶、真皮脂肪移植物或筋膜移植物。这些物质若能从口唇中取出，就应取出。

专家提示 对于充填的物质留在原位的患者，其口唇仍有不自然的感觉。

- 融合性的永久性充填剂
  - 注入永久性充填剂如硅胶、Artecoll、DermaLive 和聚丙烯酰胺凝胶（氨鲁米特）等的患者面临较大挑战。原因是无法取出这些物质，因此，选择治疗这些患者的外科医生必须制订不会使口唇恶化的缜密的计划。

（四）泪沟和颊（图22-11）[1, 2]

- 麻醉
  - 用钝针（Ⅰ型）注入含1：200 000肾上腺素的0.5%利多卡因以防止损伤眶下神经。
- 切口位置
  - 每侧做四个主要切口：眉外侧、颧弓水平的外下颊区、颧骨中部下区和唇外侧。
- 推荐使用的移植针
  - 注入颧骨前区和外侧区的骨膜时：Ⅰ型注脂针。
  - 软组织深部：Ⅱ型注脂针（使用弯针以便沿着上颌骨和颧骨的曲度走行）。
  - 注入下眼睑周围浅层时：Ⅲ型注脂针。
- 移植层次
  - 紧贴真皮下平面：该平面为皮肤提供结构支持，消除皱纹、缩小毛孔，还可以提亮眼睑皮肤。
  - 颧骨前沟（Anterior malar fold）：从骨膜到皮肤的每层都需移植脂肪（图22-12）。整个颧

骨区都采用该方式。在颧骨中部和外侧颧颊部，移植于深部以提供结构支持。
  - 眶下缘上方的下眼睑：置于浅表位置。将脂肪注入紧贴真皮的平面或眼轮匝肌内。
  - 口颊部（Buccal cheek）：移植到浅表位置，有助于改善皮肤质地，减少神经血管损伤的风险。
- 移植量范围（表22-1）

表 22-1　脂肪移植量范围

位置	移植量（ml）
浅表的颧骨前沟	1 ～ 3
颧骨前沟与鼻之间	0.25 ～ 1
位于颧骨前沟的外侧的眶下缘	1 ～ 5
眼睑外侧	0.25 ～ 1.5
颧骨前部	1 ～ 5
颧骨中部的颊部	1 ～ 7
颧骨外侧的颊部	1 ～ 8
口颊部	1 ～ 10

- 较易出现的技术错误
  - 没有填充到鼻部，在鼻与颧骨前颊之间留下凹陷。
  - 如果下眼睑的脂肪量大于1/10ml，或者，用注入的脂肪塑形，会引起眶下凹凸不平。

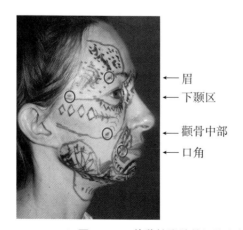
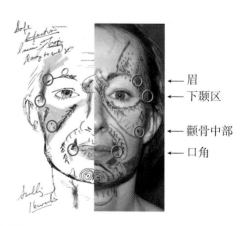

▲ 图 22-11　待移植脂肪的泪沟和颊部术前标记（^）和进针点（红圈）

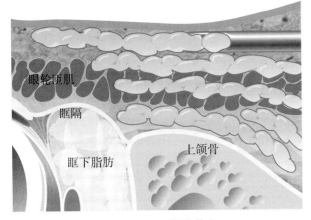

▲ 图 22-12 颧骨前沟

对于颧骨前沟，整个颧骨区从骨膜到皮肤的每层都需移植脂肪。在颧骨中部和外侧颧颊部，置于深部以提供结构支持

> 过矫，特别是颧骨前沟。

■ 术后护理

> 敷料：睫毛边缘下方的下眼睑至脂肪移植范围之外敷上微泡沫胶带（microfoam）。颧骨颊部和口颊部上敷上一层微泡沫胶带（图 22-13）。第 3 ～ 5 天去除敷料，指导患者对移植区进行按摩塑形。可以使用冰敷，但如果脂肪移植困难，则应谨慎，冰敷产生的压迫力可能会引起轮廓凹凸不平。

> 按摩塑形：去除敷料后，患者应开始对移植区进行按摩塑形。患者应开始轻轻地向下转圈塑形以促进淋巴回流，每侧下眼睑每次 1min，每天 4 ～ 6 次。

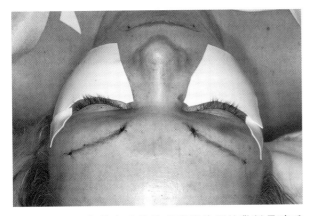

▲ 图 22-13 颧骨脂肪移植后建议使用的敷料是睫毛边缘下方的下眼睑至脂肪移植范围之外敷上微泡沫胶带（microfoam tape）

> 恢复：快。肿胀通常很少。可能会有持续几周的皮肤颜色变黑和变蓝。

■ 问题

> 放置的脂肪形成肿块，导致轮廓凹凸不平。可使用 I 型针抽吸多余脂肪或切开去除法矫正该问题。有些患者可能有较长时间的眶下色素沉着过多（很可能是血肿消退时含铁血黄素沉积所致）。

专家提示 注意针开口方向和去除被移植的脂肪的情况。尽管开口方向通常不是问题，保持针向上朝向皮肤操纵，使脂肪位于针与皮肤之间，这样可以更容易抽吸不需要的脂肪。

下眼睑脂肪移植时应特别注意。每次退针时只注入极少量的脂肪。如果移植后发现可见肿块，应立即采取措施去除肿块（这种肿块术后不会好转）。可尝试压力计压迫（digital pressure）和抚平脂肪，但若无法压平，则使用 I 型针抽吸去除。

下眼睑脂肪移植时，将拇指用作向导并保护眼球（图 22-14）。拇指也可用于发现脂肪放置水平并将移植针引导到该水平，感知是深还是浅。加用这种触觉上的技巧会有帮助，特别是沿着整个眶下缘，从内侧接合部到外侧接合部。

随着放置脂肪的位置移到更为浅表的平面，将牵引力放在皮肤上以便更精确地发现移植针的位置有时会有帮助。具体方法是用非惯用手的手指拉皮肤。

移植下眼睑时，牵引上眼睑可以更好地看到下眼睑的皮肤。

术前识别颊的最高点并保持其在拟定的高度。漂亮的颧骨凸起通常在鼻翼基底部到耳轮基底部的连接线上最为明显。患者站立位时标记该线（我用菱形标记这个线，以避免与其他标记混淆）。外科医生将脂肪移植到颧骨凸起时，这些标记有助于他们把握方向。如果判断颧弓凸起时看不见标记线，应格外注意这些解剖标志，以确

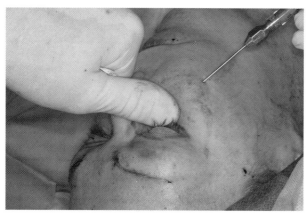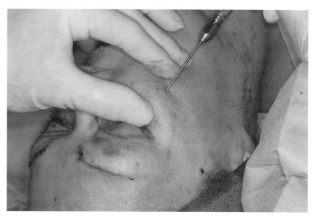

▲ 图 22-14　移植下眼睑时，将拇指用作向导并保护眼球

拇指也可用于发现脂肪放置水平并将移植针引导到该水平，感知是深还是浅。加用这种触觉上的技巧会有帮助

保凸起保持在良好的方向和水平。

静脉和动脉附近使用 I 型针。某些情况下，用 I 型针难以留在正确的平面，或者，组织过于纤维化无法放置 I 型针。这些情况下，外科医生可以试着用 I 型或 II 型针在组织中分离形成一个平面。形成一定程度的平面之后，用 III 型针注入脂肪。这种方法并不一定始终有效，但我尝试了许多次，发现有帮助。

不推荐在眶周区使用 V 形剥离器。

七、并发症 [1-5]

- 移植量不准确导致矫正不足或矫正过度。
- 术前计划不周密、脂肪坏死、吸脂时负压过大导致脂肪存活力差、暴露于空气、吸脂或注入脂肪时出现机械性损伤。

移植脂肪细胞的命运 [6]

- 体外研究表明，被移植的脂肪细胞对缺血性死亡敏感，而来源于脂肪的间质细胞可以存活 3d。
- 大多数脂肪细胞于第 1 天死亡，只剩几个存活的细胞。
- 移植后 7d 时，存活的脂肪细胞增加，表明对死亡脂肪细胞的修复和再生正在进行中。
- 被移植的脂肪有 3 个区。
  - ➢ 存活区（脂肪细胞存活）。

  - ➢ 再生区（脂肪细胞死亡，来源于脂肪的间质细胞存活并替代死亡的脂肪细胞）。
  - ➢ 坏死区（脂肪细胞和来源于脂肪的间质细胞均死亡）。
- 轮廓凹凸不平：凹陷、结节和肿块。
  - ➢ 大的脂肪团会出现中心坏死、塌陷，从而导致凹陷。
  - ➢ 术中或术后对大脂肪团进行大量按摩塑形，导致其中心坏死和凹陷。
  - ➢ 移植的脂肪被分离，未均匀扩散或未注入皮内。
- 脂肪移位存在以下原因。
  - ➢ 肌肉活动会产生内压，导致移位，最常见于眉间周围。
  - ➢ 外部压力会使近期移植的脂肪移位。患者不应按摩治疗区，也不应戴会产生压力的物品如眼镜和帽子。
- 注意预防感染。
  - ➢ 在供区和受区进行严格消毒。
  - ➢ 术前使用抗生素。
  - ➢ 有唇疱疹史的患者，若在口周移植脂肪，应使用抗病毒药预防。
  - ➢ 避免脂肪移植时引入异物。异物的最可能来源是海绵的棉纤维或用于吸脂肪油的 Telfa 敷料。

小贴士 用 Codman neuropad 防止该并发症。

■ 防止神经损伤。
  ➢ 几乎始终是暂时的。
  ➢ 若用锐针移植脂肪，很可能会出现该并发症；使用钝套可避免。
■ 锐针或钝针导致肌肉损伤，面部最常见。
■ 锐针或钝针所致腮腺损伤，可引起腮腺炎。
■ 供区 / 受区的真皮损伤，导致持久的红斑和炎症。针产生的摩擦会引起皮肤的热损伤。

小贴士 使用患者自身的吸脂后残余油润滑吸脂针可减少该问题。

■ 局部浸润麻醉所致血肿。如果面部出现血肿，先治疗对侧。用于血肿一侧的脂肪量根据未受影响的一侧所使用的脂肪量和术前计划确定。

■ 注意发生动脉栓塞。
  ➢ 脂肪注入动脉内会引起剧痛，随后会出现皮肤坏死。
  ➢ 注入中央动脉会引起失明、脑卒中和软组织坏死。将脂肪（充填剂）注入滑车上和眶上动脉可引起该并发症。

专家提示 有几种方法可以预防动脉栓塞引起的并发症[1]。

不要使用锐针；相反，使用较大的钝针。

使用肾上腺素——收缩的血管要比扩张的血管更难插入。

在危险区注入少量（1/10ml）脂肪。

使用小号注射器——使用 1ml 螺旋注射器控制移植量要比使用 10ml 或 20ml 注射器容易得多。

移植脂肪时不要使用在软组织中产生破坏性高压的机械辅助装置。

本章精要

❖ 各供区的移植脂肪的存活率无差异。
❖ 如果脂肪黏附到 Codman neuropad 上，则表明该脂肪暴露空气的时间过长应丢弃。
❖ 应在皱纹、皱襞或毛发区做切口。
❖ 术后水肿是最常见问题。

参考文献

[1] Coleman SR. Structural Fat Grafting. New York: Thieme Publishers, 2004.
[2] Coleman SR. Facial recontouring with liposculpture. Clin Plast Surg 24:347, 1997.
[3] Coleman SR. Long-term survival of fat transplants: controlled demonstrations. Aesthetic Plast Surg 19:421, 1995.
[4] Coleman SR. Structural fat grafts: the ideal filler? Clin Plast Surg 28:111, 2001.
[5] Coleman SR. Hand rejuvenation with structural fat grafting. Plast Reconstr Surg 110:1731; discussion 1745, 2002.
[6] Eto H, Kato H, Suga H, et al. The fate of adipocytes after nonvascularized fat grafting: evidence of early death and replacement of adipocytes. Plast Reconstr Surg 129:1081, 2012.

第 23 章　静脉曲张治疗
Treatment of Prominent Veins

Edward J. Ruane, Girish S. Munavalli　著

许莲姬　译

一、突出静脉[1]

- 可伴有或不伴有症状或潜在的功能性静脉疾病[2]。
- 见于高达 50% 的人群。
- 危险因素包括以下内容。
  - 年龄增长。
  - 家族史。
  - 韧带松弛。
  - 长时间站立。
  - 体重指数（BMI）增加。
  - 吸烟。
  - 久坐的生活方式。
  - 创伤史。
  - 静脉血栓病史。
  - 动静脉瘘。
  - 高雌激素状态，包括妊娠女性。
- 毛细血管扩张（telangiectasias），通常指蜘蛛网状血管，非常常见。
- 静脉曲张是扩张、延长、纤曲的皮下静脉，直径≥ 3mm[3]。
- 治疗目标有以下两个方面。
  - 改善症状，包括疼痛、沉重感、肿胀、干燥和（或）敏感性皮肤、紧绷感。
  - 改善外观。

二、治疗选择

（一）保守管理

- 抬高四肢。
- 锻炼。
- 压迫法治疗。

（二）硬化治疗

1. 适应证

- 适用于大多数下肢浅表静脉。
- 适用于治疗毛细血管扩张、网状静脉和小的静脉曲张[4]。

2. 禁忌证

- 急性静脉血栓形成或静脉炎。
- 妊娠。
- 糖尿病（相对）。
- 中度至重度外周动脉疾病（相对）。
- 卵圆孔未闭（相对）[5]。

3. 术前评估

- 对于无症状但认为其静脉外观影响美观的患者，由于不太可能有潜在的静脉反流，体格检查后即可进行硬化治疗而不进一步进行诊断研究。
- 有症状的患者应接受静脉双重成像进一步评估，以判断是否有浅静脉或深静脉功能不全。

4. 知情同意

- 静脉突出会减轻，不太明显，但可能不会完全消失。

■ 为达到理想的效果，通常需要多次治疗。

■ 色素沉着过度是相对常见的并发症。

小贴士　每次治疗前对静脉进行拍照记录并定期与患者一同评估。

5. 设备 [6-7]（表 23-1）

6. 技术

■ 硬化剂可以以液体形式或与室内空气混合产生泡沫之后使用，这样可以增加其表面积，用于治疗较大静脉。

■ Tessari 法采用一个三通阀和两个注射器将空气与液体混合产生泡沫 [9]。

■ 硬化剂液体或泡沫（含或不含利多卡因）以适宜浓度混合入注射器之后，将 27G 或 30G 针头连接到注射器上。

■ 使患者取 Trendelenburg 体位（仰卧头低足高姿势），以防止被注射的静脉再充盈。

■ 用乙醇清洁治疗区，将针头插入静脉内，抽吸以确保管腔内位置，用低压注入固定量的硬化剂。

■ 退针、加压，并对治疗区进行塑形，以防止被注射的静脉再充盈。

■ 用胶带将压迫敷料固定在已治疗区，同时开始处理其他治疗区。

专家提示　使用双向 Baxa 连接器可以更简单、更迅速地生成泡沫。

小贴士　较大的潜在的网状静脉应在治疗更为浅表的毛细血管扩张之前清除。

7. 术后护理

■ 压力袜（弹力袜）应连续穿至少 24h，随后每天穿，共 2～3 周 [10]。

■ 避免剧烈运动和日晒共 2～4 周。

■ 至少 4～6 周不进行重复注射。

■ 治疗的毛细血管扩张、网状静脉和小的曲张静脉中预期有 60%～80% 被清除 [11]。

表 23-1　治疗突出静脉的常用硬化剂

制剂	血管大小（mm）	浓度（%）	容积（ml）	最大剂量	优点	缺点
十四烷基硫酸钠	0.3～1 1～3 3～5 >5	0.1～0.25 0.25～0.5 0.5～1 1～3	0.25 0.5 0.5～1 1～2	3% 10ml	毛细血管扩张性血管丛生(telangiectatic matting）较少	过敏 高浓度引起色素沉着过度 溃疡 / 坏死
聚多卡醇	<0.5 0.5～1 1～3	0.25 0.5 1	0.1～0.3 0.1～0.3 0.1～0.3	2mg/kg	无痛 无毒 溃疡罕见 无坏死	过敏反应 毛细血管扩张性血管丛生（telangiectatic matting） 色素沉着过度
高渗盐水	<0.5 0.5～1 1～3	11.7 11.7 23.4	0.25 0.5 0.5～1	无	无过敏	有痛 肌肉痉挛 溃疡 / 坏死 色素沉着过度
甘油 [8]	<1	25～72	0.25	72% 10ml	无血管丛生 无溃疡 无坏死	接触敏感 尿道绞痛 血尿（罕见） 标示外，未经 FDA 批准

专家提示 硬化治疗相关咨询中，告知患者随时间推移会出现新的蜘蛛网状静脉，并鼓励他们每年进行维持治疗。

8. 并发症 [12]

- 轻微
  - ➤ 疼痛。
  - ➤ 溃疡。
    - 报告的发生率：接受治疗的患者中 1% ～ 5%。
    - 通常小，经局部伤口护理可在 4 ～ 6 周内愈合。
  - ➤ 毛细血管扩张性血管丛生（telangiectatic matting）。
    - 由注射部位的多个、扩张的细小血管组成。
    - 相对常见，见于 15% ～ 24% 的患者。
    - 通常在 3 ～ 12 个月内恢复 [13]。
    - 检查是否有局部滋养血管（feeding vessel）。
    - 考虑用 72% 甘油进行硬化治疗。
    - 通过使用达到有效治疗所需的最小有效浓度的硬化剂尽可能减少发生率。
  - ➤ 色素沉着过度。
    - 因含铁血黄素沉积在皮肤内而引起。
    - 见于达 30% 的患者。
    - 80% 的患者在 2 年内自发消退。

专家提示 通过使用达到有效治疗所需的最小有效浓度的硬化剂尽可能减少血管丛生和色素沉着过度的发生率。

- 严重（罕见）
  - ➤ 浅表性血栓性静脉炎。
  - ➤ 深静脉血栓形成。
  - ➤ 微栓子事件。
    - 见于 < 1% 的患者。
    - 症状包括视力障碍（视野暗点 / 盲点）、偏头痛样头痛和神经功能缺损。
  - ➤ 过敏性休克。

（三）激光治疗

1. 适应证 [14]

- 硬化治疗不耐受或失败的患者。
- 表浅静脉过小以至于无法插入硬化治疗针的情况。
- 患者有针头恐惧症。

2. 禁忌证

- 急性静脉血栓形成或静脉炎。
- 妊娠。
- 糖尿病（相对）。
- 中度至重度外周动脉疾病（相对）。
- Fitzpatrick 皮肤分型Ⅲ～Ⅵ型（相对）。

小贴士 对于 Fitzpatrick 皮肤分型为Ⅲ～Ⅵ型的患者，考虑到可能会出现色素沉着过度或色素沉着不足，应在激光治疗前先在测试点上试着治疗。

3. 术前评估

- 若没有静脉反流征象，体格检查后可进行激光和光疗。

4. 知情同意

- 通常需要多次治疗。
- 可能会出现皮肤色素沉着变化。

5. 设备 [15]（表 23-2）

6. 技术

- 美国职业安全与健康管理局（OSHA）要求操作 4 级激光时佩戴防护眼镜。
- 将选定的治疗参数输入到激光 / 光控制面板中。
- 首先，冷却皮肤，其次，打开激光 / 光并照到目标血管上。
- 应该可以看到静脉被清除，但如果看不到，可再次治疗该血管和（或）可调整激光参数。

警告 为防止烧灼伤，对同一个区域的尝试不应超过 3 次。

表 23-2　治疗突出静脉的常用激光和光源

源	波长（nm）	血管大小（mm）	皮肤分型（Fitzpatrick）	优点	缺点
变色宝石（亚历山大变色石）	755	> 0.4	Ⅰ / Ⅱ / Ⅲ	穿透深度大 疼痛少	紫癜 毛细血管扩张性血管丛生
二极管	800、810、940、980	< 4	Ⅰ / Ⅱ / Ⅲ / Ⅳ	治疗较大静脉	不可预测的结果
KTP	532	0.5 ～ 1.5	Ⅰ ～ Ⅲ	疼痛少	色素沉着变化
Nd:YAG	1064	0.3 ～ 3.0	Ⅰ ～ Ⅳ	清除率高 色素沉着变化少	疼痛
PDL	585 ～ 595	< 1.5	Ⅰ ～ Ⅲ	色素沉着变化少	紫癜
IPL	585+	< 1（红）	Ⅰ ～ Ⅲ	光斑较大 紫癜少	证据有限

IPL. 强脉冲光；KTP. 磷酸钛氧钾；Nd:YAG. 掺钕钇铝石榴石；PDL. 脉冲染料激光

7. 术后护理

- 不需要敷料。
- 患者可以立即恢复其日常活动。
- 治疗区避免日光暴露至关重要。
- 可在 4 ～ 8 周内重复治疗。

8. 并发症

- 轻微

  ➢ 疼痛。

  - 通常治疗后持续几秒至几分钟。
  - 操作前使用表面麻醉药 30 ～ 60min 可减少疼痛[16]。

  ➢ 青肿。

  ➢ 色素沉着变化。

  - Ⅲ ～ Ⅵ型皮肤的患者中常见。
  - 通常在治疗后 3 周内出现。
  - 色素沉着过度——通常为暂时性。
  - 色素沉着不足——可能为永久性。

  ➢ 毛细血管扩张性血管丛生。

- 严重

  ➢ 浅表性血栓性静脉炎。

  - 可能需要长达 6 周才能消退。
  - 后遗症很少。

（四）静脉内激光消融术（EVLA）

- 使用激光能量经皮消融失去功能的浅静脉的技术。
- 轴向静脉（即大隐静脉、小隐静脉或副隐静脉）是该疗法的主要目标。
- 长期结果显示 7% ～ 14% 的患者报告静脉曲张复发[17]。

1. 禁忌证

- 静脉血栓形成或静脉炎。
- 妊娠。
- 中度至重度外周动脉疾病。
- 严重纤曲，可能会限制设备通过。
- 浅静脉（深度 < 1cm），可引起皮肤烧灼伤。
- 动脉瘤样静脉（直径 > 2.5cm），失败风险可能更大。

2. 并发症

- 青肿 / 血肿。
- 皮肤烧灼伤。
- 浅表性血栓性静脉炎。
- 深静脉血栓形成（DVT）。
- 皮神经损伤[18]。

223

（五）射频消融（RFA）

- 使用热能经皮消融失去功能的静脉的技术。
- 轴向静脉（即大隐静脉、小隐静脉或副隐静脉）是该疗法的主要目标，但用特殊探针还可以治疗 Giacomini 静脉（大隐静脉与小隐静脉之间的交通静脉）或穿支静脉。

1. 禁忌证

- 静脉血栓形成或静脉炎。
- 妊娠。
- 糖尿病。
- 中度至重度外周动脉疾病。
- 静脉直径＜ 5mm 或＞ 15mm[19]。

2. 并发症

- 浅表性血栓性静脉炎。
- DVT。
- 皮神经损伤。

（六）静脉内非热消融术

- 经皮，直接注入隐静脉。
- 1% 聚多卡醇微泡沫直接注入隐静脉中。经 FDA 批准用于治疗大隐静脉及其属支。
- 氰基丙烯酸酯胶：直接注入隐静脉中。经 FDA 批准用于治疗大隐静脉及其属支。

（七）手术

- 很大程度上被微创方法取代。
- 仍是比较其他技术的标准。
- 最常用于治疗大的静脉曲张（直径＞ 1.5cm）

和静脉曲张的并发症（例如，静脉曲张出血、复发性静脉炎）。

- 手术技术包括结扎和（或）经多个切口清除静脉。
- 具体技术包括以下内容。
  - 隐静脉内翻和切除。
  - 隐静脉高位结扎。
  - 门诊型静脉抽除手术（Ambulatory phlebectomy）。
  - 透光直视旋切术（Transilluminated phlebectomy）。
  - 保守性静脉结扎又称血流动力学纠正术（CHIVA），这是一种保留静脉、恢复血流正常途径、无须住院的静脉曲张手术。
  - 交通静脉结扎。
- 手术技术与 20%～ 28% 静脉曲张复发率有关[20]。

1. 禁忌证

- 静脉血栓形成或静脉炎。
- 糖尿病。
- 中度至重度外周动脉疾病。
- 明显的心肺伴随疾病，这些会增加麻醉风险。

2. 并发症

- 瘀青／血肿。
- 感染。
- 浅表性血栓性静脉炎。
- DVT。
- 皮神经损伤。
- 淋巴漏。

本章精要

❖ 硬化剂可以以液体形式或泡沫形式使用，这样可以增加其表面积，用于治疗较大静脉。

❖ 治疗的毛细血管扩张、网状静脉和小的曲张静脉中预期有 60%～ 80% 被清除。

❖ 为防止烧灼伤，对同一个区域的尝试不应超过 3 次。

❖ 切勿使用二极管或 1064 Nd:YAG 激光对静脉发出双脉冲。

❖ 对于 Fitzpatrick 皮肤分型为Ⅲ～Ⅵ型的患者，应在激光治疗前先在测试点上试着治疗。

❖ 美国职业安全与健康管理局（OSHA）要求操作 4 级激光时佩戴防护眼镜。

参考文献

[1] Callam MJ. Epidemiology of varicose veins. Br J Surg 81:167, 1994.

[2] Chiesa R, Marone EM, Limoni C, et al. Chronic venous disorders: correlation between visible signs, symptoms, and presence of functional disease. J Vasc Surg 46:322, 2007.

[3] Chang CJ, Chua JJ. Endovenous laser photocoagulation (EVLP) for varicose veins. Lasers Surg Med 31:257, 2002.

[4] Langer RD, Ho E, Denenberg JO, et al. Relationships between symptoms and venous disease: the San Diego population study. Arch Intern Med 165:1420, 2005.

[5] Davis LT, Duffy DM. Determination of incidence and risk factors for postsclerotherapy telangiectatic matting of the lower extremity: a retrospective analysis. J Dermatol Surg Oncol 16:327, 1990.

[6] Schwartz L, Maxwell H. Sclerotherapy for lower limb telangiectasias. Cochrane Database Syst Rev 18:CD008826, 2011.

[7] Tisi PV, Beverley C, Rees A. Injection sclerotherapy for varicose veins. Cochrane Database Syst Rev CD001732, 2006.

[8] Leach BC, Goldman MP. Comparative trial between sodium tetradecyl sulfate and glycerin in the treatment of telangiectatic leg veins. Dermatol Surg 29:612; discussion 615, 2003.

[9] Tessari L, Cavezzi A, Frullini A. Preliminary experience with a new sclerosing foam in the treatment of varicose veins. Dermatol Surg 27:58, 2011.

[10] Weiss RA, Sadick NS, Goldman MP, et al. Post-sclerotherapy compression: controlled comparative study of duration of compression and its effects on clinical outcome. Dermatol Surg 25:105, 1999.

[11] Hamahata A, Yamaki T, Sakurai H. Outcomes of ultrasound-guided foam sclerotherapy for varicose veins of the lower extremities: a single center experience. Dermatol Surg 37:804, 2001.

[12] Munavalli GS, Weiss RA. Complications of sclerotherapy. Semin Cutan Med Surg 26:22, 2007.

[13] Gillet JL, Guedes JM, Guex JJ, et al. Side-effects and complications of foam sclerotherapy of the great and small saphenous veins: a controlled multicentre prospective study including 1,025 patients. Phlebology 24:131, 2009.

[14] McCoppin HH, Hovenic WW, Wheeland RG. Laser treatment of superficial leg veins: a review. Dermatol Surg 37:729, 2011.

[15] Eremia S, Li C, Umar SH. A side-by-side comparative study of 1064 nm Nd:YAG, 810 nm diode and 755 nm alexandrite lasers for treatment of 0.3 ～ 3mm leg veins. Dermatol Surg 28:224, 2002.

[16] Chen JZ, Alexiades-Armenakas MR, Bernstein LJ, et al. Two randomized, double-blind, placebocontrolled studies evaluating the S-Caine Peel for induction of local anesthesia before longpulsed Nd:YAG laser therapy for leg veins. Dermatol Surg 29:1012, 2003.

[17] Ravi R, Trayler EA, Barrett DA, et al. Endovenous thermal ablation of superficial venous insufficiency of the lower extremity: single-center experience with 3000 limbs treated in a 7-year period. J Endovasc Ther 16:500, 2009.

[18] Desmyttère J, Grard C, Wassmer B, et al. Endovenous 980-nm laser treatment of saphenous veins in a series of 500 patients. J Vasc Surg 46:1242, 2007.

[19] Merchant RF, Pichot O; Closure Study Group. Long-term outcomes of endovenous radiofrequency obliteration of saphenous reflux as a treatment for superficial venous insufficiency. J Vasc Surg 42:502; discussion 509, 2005.

[20] Michaels JA, Campbell WB, Brazier JE, et al. Randomised clinical trial, observational study and assessment of cost-effectiveness of the treatment of varicose veins (REACTIV trial). Health Technol Assess 10:1, 2006.

第六部分
美容外科辅助技术

PART VI   Adjuncts to Aesthetic Surgery

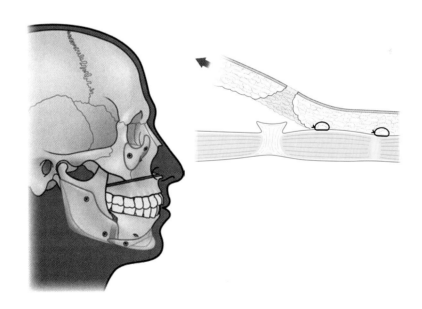

第 24 章　组织胶
Tissue Glues

Joseph Meyerson, Renato Saltz　著

陈昭阳　许莲姬　译

一、理想组织黏合剂应遵循的原则

- 高黏接强度。
- 易于操作使用。
- 使用效果稳定。
- 无组织毒性。
- 费用可承受。

二、纤维蛋白密封剂

（一）历史

- 1909 年 Bergel[1] 首次将纤维蛋白粉用于伤口的止血和密封。
- 20 世纪 40 年代被记载用做皮肤移植的黏合剂[2,3]。
- 1998 年经 FDA 批准被用作止血剂和液体形式的组织密封剂；纤维蛋白密封贴片于 2010[4] 年获得批准。
  - ➤ Artiss（Baxter）是唯一一种被批准专门用于自体皮肤移植和除皱术皮瓣黏合的纤维蛋白密封剂。
- 纤维蛋白密封剂被 FDA 批准用作止血剂、黏合剂和密封剂。

（二）作用机制[5]

- 纤维蛋白原和凝血酶反应形成纤维蛋白聚合物，进而转变为纤维蛋白凝块。
  - ➤ 凝血酶裂解纤维蛋白原形成亚基，进而引起聚合反应。
  - ➤ XIII 因子和钙离子结合引起交联反应而形成稳定的纤维蛋白凝块。
- 纤维蛋白凝块 10 ~ 14d 左右降解。

（三）运载系统[6,7,8]

- 运载系统由独立的两部分组成——纤维蛋白原和凝血酶，使用时通过一个双筒注射器和一个 Y 形连接器将两者混合在一起。
  - ➤ 可局部涂抹也可以在大的表面喷雾。
- 商用产品包含不同来源的组分。
  - ➤ 来源于他人献血或患者自身血浆的纤维蛋白原。
  - ➤ 人或牛源的凝血酶。
  - ➤ 抑肽酶（纤溶蛋白）。
  - ➤ XIII 因子和钙离子（催化剂）。
  - ➤ 用于纤维蛋白贴片的马胶原和纤维蛋白基质。

（四）价格[9]

- 液体形式的纤维蛋白密封剂约每毫升 50 美元。
- 纤维蛋白封闭贴剂每帖 600 ~ 800 美元。

注意　这些产品的价格可能因合同而异。

（五）并发症[10]

- 纤维蛋白密封剂商品制剂使用过程中有传播血源性病原体的危险（病毒、朊病毒）。
- 含有牛源成分的产品可引起播散性凝血病。
- 含抑肽酶的产品可引起过敏反应和皮疹。
- 挤压过程中可发生空气栓塞。
- 在组织对位前使用厚层的纤维蛋白黏合剂可起

到抑制伤口愈合和抗黏合的作用。

（六）应用

- 关于纤维蛋白密封剂在整形手术中使用的效果，不同研究得出的结果相冲突。
- 较低的凝血酶水平（5U/ml）会使密封剂以较慢的速度发挥作用，从而延长了皮瓣操作的时间。
- 在除皱术[11,12,13]中应用研究结果如下。
  - 多项研究的结果表明，与对照组相比，使用纤维蛋白密封剂可显著降低实验组的引流量。
  - 许多研究报告了纤维蛋白密封剂的使用可减少血肿、水肿和血肿形成。
  - 一项随机对照、采用盲法的试验，对比了一侧脸使用纤维蛋白密封胶、另一侧不使用的效果。结果显示，使用纤维蛋白密封胶的一侧平均引流量更少（不使用纤维蛋白密封胶一侧 20ml vs. 使用纤维蛋白密封胶一侧 7ml，$P < 0.0001$），且没增加血肿或血清肿的发生率。
  - 一项对比使用纤维蛋白密封剂效果的前瞻性、双盲、随机、对照研究，连续纳入了由同一位手术医生行面部提升手术的 20 名患者。每一个患者都被随机分配右侧或左侧面部使用纤维蛋白密封胶，而对侧面部作为对照。在引流管拔出前连续记录 24h 总的引流量。结果显示，使用纤维蛋白密封胶的一侧中位引流量为 10ml，而不使用的对照侧为 30ml（$P < 0.002$）。
  - 一项纳入 30 名接受面部提升手术患者的前瞻性、非盲、随机、对照研究。患者根据自己意愿选择或被随机分配在一侧面部使用密封胶。持续 24h 的引流，使用密封胶的一侧面部比不使用的一侧 24h 引流量少 7.5ml，但所得结论被认为不具临床意义（$P < 0.05$）。

专家提示 自 1991 年以来，作者一直在所有接受面部年轻化手术的患者中都使用组织胶。它们有助于"密封" SMAS 治疗后的腔隙。并可减少肿胀、瘀青和小的血肿 / 血肿发生。

- 在腹壁成形手术[14]中的应用研究结果如下。
  - 研究显示，使用纤维蛋白密封剂可降低术后血清肿的发生率。
  - 一项前瞻性研究显示，纤维蛋白密封剂的效果可能不如外科引流或褥式缝合。
  - 43 名接受腹壁成形术的患者被随机分为 3 组，术后用超声评估血清肿的发生情况。组 1，腹壁成形术后切口内仅放置引流；组 2，腹壁成形术后切口使用褥式缝合；组 3，腹壁成形术后切口使用密封胶。结果显示，单纯引流组（13.9ml）和褥式缝合组（16.1ml）相比和使用密封胶组（53.6ml）血清肿产生明显较少（$P < 0.05$）。
- 在眼睑成形术[15]中的应用研究结果如下。
  - 在闭合上眼睑成形术切口时，被证实是一种可供选择替代或辅助方法。
  - 与标准的缝合技术相比，小问题如肉芽肿的发生率较低，16 例患者中只有一例使纤维蛋白胶后发生切口裂开。结果支持在眼睑整形患者中多使用纤维蛋白胶而少用缝线关闭切口。
- 在提眉术[16]中的应用研究结果如下。
  - 一项使用内镜行提眉术的回顾性研究发现，仅用纤维蛋白密封胶固定在术后 3 个月会使提升效果消失。
  - 在 538 名患者中比较了两种不同的固定方法。
  - 组 1 使用纤维蛋白胶固定，组 2 使用聚对二氧环己酮缝线固定。
  - 术后 1 个月，两种固定技术在提眉的效果方面基本保持一致和稳定。
  - 术后 3 个月会观察到两组提眉效果方面的显著差异，使用纤维蛋白胶固定组有更多的患者眉毛下垂会复发（$P < 0.01$）。

专家提示 在使用内镜行中面部提升手术时使用组织胶，会降低术后2至4周期间内组织的肿胀，并减轻瘀青和疼痛。

三、氰基丙烯酸酯黏合剂

（一）历史

- 1949年首次被人工合成。
- Coover等[17]在1959年报告了其黏附特性。
- 新结构的氰基丙烯酸酯（n-丁基-2-氰基丙烯酸酯和辛烷基-2-氰基丙烯酸酯）被证实比先前的化合物具有更小的组织毒性[18]。
- 1998年被FDA批准用于表面伤口闭合。

（二）作用机制[19]

- 氰基丙烯酸单体与羟基基团在水中反应并放热，并在30～60s内聚合，产生一层黏附膜。
- 商品制剂常添加增加辨别的紫色染料（D&C紫2）和增加弹性、减少脆性的增塑剂。

（三）运载系统

- 不同制造商提供多种可供选择的使用头，包括点滴用的尖头和涂抹用的钝头。
- 新型的聚酯网状胶带和氰基丙烯酸酯黏合剂组合可用于更大的手术切口的黏合（Prineo, Ethicon）[20, 21]。

（四）并发症

- 不可用于组织内部的黏合：氰基丙烯酸酯会引起异物反应、致癌和组织坏死[22]。
- 如在皮肤张力大的区域使用，则伤口裂开会更为常见。
- 如果黏合剂在伤口边缘发生聚合，则伤口愈合会受到阻碍。
- 接触眼睛后可引起角膜损伤；使用油状抗生素软膏可去除氰基丙烯酸酯胶。

（五）应用

- 氰基丙烯酸酯黏合剂应在干净、对合良好、无张力的伤口上使用。
- 一项观察氰基丙烯酸酯黏合剂在整形手术中使用效果的前瞻性随机研究显示，与传统的缝合法关闭伤口相比，两者的伤口感染和裂开率及美容效果基本一致，但使用氰基丙烯酸酯黏合剂可节省操作时间，同时避免了拆线和换药的必要[23, 24, 25, 26]。
- 一项研究将133名接受乳房手术的患者随机分为两组，一组皮肤切口用单股尼龙线缝合，另一组用氰基丙烯酸酯黏合剂黏合，随访1年，观察结果。
  - 两组在美容效果评分和并发症方面没有差别。
  - 氰基丙烯酸酯黏合组较缝线缝合组有更高的满意度（$P < 0.0001$）。
  - 应用组织胶闭合伤口较缝线缝合更快（$P < 0.001$）。
  - 使用组织黏合剂组的总花费更低，主要是由于受护理花费降低（$P < 0.001$）[23]。
- 一项回顾性研究连续纳入了670名行双侧乳房整形手术的患者，对比氰基丙烯酸酯黏合剂和缝线缝合的效果，结果显示氰基丙烯酸酯黏合剂的使用使手术时间减少25min或20%（$P < 0.05$）[24]。
- 一项前瞻性、随机、盲法的研究，比较了在同样接受眼睑整形的手术患者中，分别使用氰基丙烯酸酯黏合和传统缝线缝合的美学和功能结果。结果显示两者在伤口并发症、愈合时间、炎症或最终的切口外观等方面没有统计学差异[25]。

专家提示 作者在所有小的切口闭合中都使用了皮肤胶水，没有观察到明显并发症发生。皮肤黏合剂的使用减少了伤口分层缝合和术后拆线的必要，并加快了患者术后恢复的时间。

本章精要

❖ 纤维蛋白密封剂商品制剂使用过程中有传播血源性病原体的危险（病毒，朊病毒）。

❖ 氰基丙烯酸酯会引起异物反应、致癌和组织坏死（不要伤口内使用）。

❖ 前瞻性研究的结果显示，与传统的缝合法闭合伤口相比，两者的伤口感染和裂开率及美容效果基本一致，但使用氰基丙烯酸酯黏合剂可节省操作时间，同时减少了拆线和换药的必要。

参考文献

[1] Bergel S. Uber Wirkungen des Fibrins. Dtsch Med Wochenschr 135:663, 1909.

[2] Cronkite EP, Lozner EL, Deaver JM. Use of thrombin and fibrinogen in skin grafting. JAMA 124:976, 1944.

[3] Tidrick RT, Warner ED. Fibrin fixation of skin transplants. Surgery 15:90, 1944.

[4] Spotnitz WD. Fibrin sealant: past, present, and future: a brief review. World J Surg 34:632, 2010.

[5] Buchta C, Hedrich HC, Macher M, et al. Biochemical characterization of autologous fibrin sealants produced by CryoSeal and Vivostat in comparison to the homologous fibrin sealant product Tissucol/Tisseel. Biomaterials 26:6233, 2005.

[6] Package insert. Tissel. Baxter, 2014.

[7] Package insert. Artiss. Baxter, 2014.

[8] Package insert. Evicel. Baxter, 2014.

[9] Spotnitz WD. Fibrin sealant: the only approved hemostat, sealant, and adhesive—a laboratory and clinical perspective. ISRN Surg 2014:203943, 2014.

[10] O'Grady KM, Agrawal A, Bhattacharyya TK, et al. An evaluation of fibrin tissue adhesive concentration and application thickness on skin graft survival. Laryngoscope 110:1931, 2000.

[11] Hester TR Jr, Shire JR, Nguyen DB, et al. Randomized, controlled, phase 3 study to evaluate the safety and efficacy of fibrin sealant VH S/D 4 s-apr (Artiss) to improve tissue adherence in subjects undergoing rhytidectomy. Aesthet Surg J 33:487, 2013.

[12] Oliver DW, Hamilton SA, Figle AA, et al. A prospective, randomized, double-blind trial of the use of fibrin sealant for face lifts. Plast Reconstr Surg 108:2101, 2001.

[13] Marchac D, Greensmith AL. Early postoperative efficacy of fibrin glue in face lifts: a prospective randomized trial. Plast Reconstr Surg 115:911, 2005.

[14] Bercial ME, Sabino Neto M, Calil JA, et al. Suction drains, quilting sutures, and fibrin sealant in the prevention of seroma formation in abdominoplasty: which is the best strategy? Aesthetic Plast Surg 36:370, 2012.

[15] Mandel MA. Minimal suture blepharoplasty: closure of incisions with autologous fibrin glue. Aesthetic Plast Surg 16:269, 1992.

[16] Jones BM, Grover R. Endoscopic brow lift: a personal review of 538 patients and comparison of fixation techniques. Plast Reconstr Surg 113:1242, 2004.

[17] Coover HW Jr, Joyner FB, Shearer NH, et al. Chemistry and performance of cyanoacrylate adhesives. Soc Plast Eng J 15:413, 1959.

[18] Leonard F, Kulkarni RK, Brandes G, et al. Synthesis and degradation of poly(alkyl α-cyanoacrylates). J Appl Polymer Sci 10:259, 1966.

[19] Package insert. Dermabond. Ethicon, 2014.

[20] Richter D, Stoff A, Ramakrishnan V, et al. A comparison of a new skin closure device and intradermal sutures in the closure of full-thickness surgical incisions. Plast Reconstr Surg 130:843, 2012.

[21] Blondeel PN, Richter D, Stoff A, et al. Evaluation of a new skin closure device in surgical incisions associated with breast procedures. Ann Plast Surg 73:631, 2014.

[22] Toriumi DM, Raslan WF, Friedman M, Tardy ME. Histotoxicity of cyanoacrylate tissue adhesives. A comparative study. Arch Otolaryngol Head Neck Surg 116:546, 1990.

[23] Gennari R, Rotmensz N, Ballardini B, et al. A prospective, randomized, controlled clinical trial of tissue adhesive (2-octylcyanoacrylate) versus standard wound closure in breast surgery. Surgery 136:593, 2004.

[24] Scott GR, Carson CL, Borah GL. Dermabond skin closures for bilateral reduction mammaplasties: a review of 255 consecutive cases. Plast Reconstr Surg 120:1460, 2007.

[25] Greene D, Koch RJ, Goode, RL. Efficacy of octyl-2-cyanoacrylate tissue glue in blepharoplasty. A prospective controlled study of wound-healing characteristics. Arch Facial Plast Surg 1:292, 1999.

[26] Nipshagen MD, Hage JJ, Beckman WH. Use of 2-octyl-cyanoacrylate skin adhesive (Dermabond) for wound closure following reduction mammaplasty: a prospective, randomized intervention study. Plast Reconstr Surg 122:10, 2008.

第 25 章　固定装置
Fixation Devices

Brian H. Gander, Renato Saltz　著

陈昭阳　许莲姬　译

一、背景

- 许多固定装置可供眉提升、中面部提升、颈部年轻化手术时选择使用。
  - 夹板和螺钉[1]：螺钉可在术后随访时取出。
  - 克氏针[2]：可用于临时或永久固定。
  - 垫板[3]。
  - 纤维蛋白胶[4]。
  - 可吸收挂钩[5]。
  - 直接缝线固定。
- 虽然最新软组织的固定方法都使用生物可吸收装置；然而永久性植入装置仍被整形外科医生使用。
- 倒刺线是除皱术、体形塑造和乳房整形手术的良好的辅助材料。

二、用于眉提升术、中面部提升术、颈部年轻化手术的固定装置

(一) 直接缝线固定

- 可根据外科医生的偏好使用永久或可吸收性缝线。

(二) ENDOTINE 挂钩 (COAPT SYSTEMS)[6, 7]

- 由聚乳酸和聚羟基乙酸按 82 : 18 比例制成。
- 三角形挂钩的厚度为 0.5mm。
- 挂钩上面 5 个耙齿的长度为 3.5mm 厚，1 个骨螺栓的厚度为 3.75mm。
- 为了确保挂钩固定牢固，可以用 Endotine 钻头在颅骨外板上钻孔。并用辛烷基 –2– 氰基丙烯酸酯（ISO–DENT, Ellman International）黏合剂将挂钩固定在颅骨上。
- 通过手指按压将软组织固定到挂钩上。
- 具有以下生物吸收性。
  - 通过水解和酶催化降解。
  - 聚羟基乙酸成分比聚乳酸成分更快地水解。
  - 这种挂钩可在 12 个月时被完全吸收。
- 优点如下。
  - 快速，直接固定。
  - 12 个月内被生物吸收。
  - 可与内镜联合使用。
  - 技术学习曲线短。
- 缺点如下。
  - 吸收前始终能触及。
  - 术后植入部按压痛。
  - 很难用 ENDOTINE 固定装置来解决颞部松弛和严重眉下垂问题。
  - 由于使用该装置而增加了手术花费。

(三) ULTRATINE 挂钩 (COAPT SYSTEMS)[8-10]

- 于 2006 年被 FDA 批准用于临床。
- 由聚乳酸和聚羟基乙酸制成。
  - 由于受专利保护，目前具体比率未知。

■ 水解速度比安多泰快。

　➤ 4 个月时即有 50% 被吸收，到 10 个月时有 70% 被吸收。

■ 固定到颅骨与软组织上的方法与 Endotine 相同。

■ 有以下优点。

　➤ 比 Endotine 吸收速度快。

　➤ 一项纳入 12 名行冠状切口眉提升术患者的研究，患者一侧眉部使用 Endotine 固定，另一侧眉部使用 Ultratine 固定，结果显示使用 Ultratine 的一侧固定装置可触及性更不明显、患者的满意度更高[10]。

■ 缺点如下。

　➤ 由快速吸收导致的固定效果消失。

　➤ 有报道可以引起组织学上证实为慢性肉芽肿的炎症性囊肿，且需要行手术取出[8]。

　➤ 因使用该装置而增加了手术花费。

（四）ENDOTINE 条带（COAPT SYSTEMS）[11, 12]

■ 用于脸颊、下颌和颈部下垂的提升。

■ 为一 16cm 长、0.5mm 厚、5mm 宽的条带。

■ 上面有 17 排 2.5mm 高的挂钩，挂钩之间开有洞。该装置的近端 1/3 没有挂钩，是用于收紧和固定的区域。

■ 用可吸收或永久性缝线将其固定在筋膜上。

■ 与 Endotine 挂钩成分和组成相同。

■ 生物吸收性。该装置可在 3 个月内失去质量，并在 12 个月时被吸收。

■ 有以下优点。

　➤ 可用作辅助装置纠正颏颈角处的松弛下垂。

　➤ 能用于矫正颞部的松弛问题[12]。

　➤ 组分与 Endotine 挂钩，可在 12 个月时被吸收。

■ 有以下缺点。

　➤ 不能用于纠正颈横纹。

　➤ 软组织薄弱处可触及。

　➤ 当用可吸收性缝线固定该装置时，可使该装置早期失去固定作用。

　➤ 因使用该装置而增加了手术花费。

（五）MITEK ANCHOR（ETHICON）[13]

■ 可用于内外侧眦成形术。

■ 可将软组织固定在骨面上。

■ 有 3 种不同的尺寸，Mini-Mitek 最常适合用于面部美容手术。

　➤ 锚定部分直径为 1.8mm、长度为 5.4mm。它由两个呈 180° 分开且向后倾斜的钛合金倒钩构成，用以固定在皮质骨上。

■ 固定先在骨面上钻一个孔，然后将锚定部分插入钻孔中。

■ 连接在锚定部分上面的是一个 3-0 的 Ethibond Excel（Ethicon）双臂缝线（聚酯编织缝线），用于将其固定在软组织上面。

■ 优点为可相对容易地将软组织固定到骨质上。

■ 缺点有 3 点。

　➤ 软组织薄弱处可触及。

　➤ 永久性固定装置。

　➤ 因使用该装置而增加了手术花费。

（六）V-LOC 倒刺线（COVIDIEN）[14]

■ 用于体形塑造和乳房整形手术时关闭皮肤和皮下切口。

■ 由生物可吸收（聚葡糖酸酯）和永久性材料制成，包含多种长度（6in、12in、18in 和 23in）。

■ 是一种单向倒刺缝线，一端三角或圆针，另一端是一起固定作用的环。

■ V-Loc 缝线是在皮下或真皮平面上单向走行。可以通过在到达伤口边缘时穿出皮肤或回缝几针的方式完成最后的缝合。

■ 不同型号的可吸收缝线吸收时长不同（表 25-1）。

■ 优点如下。

　➤ 缩短关闭伤口的操作时间。

　➤ 减少皮下和真皮层内埋置线结的数量，降低伤口愈合过程中缝线外露的风险。

表 25-1　V-Loc 缝线抗张强度和吸收时间

缝线材料	植入天数（d）	抗张强度（%）	吸收时间（d）
V-Loc 90	7	90	90 ～ 110
（聚葡糖酸酯）	14	75	90
V-Loc 180	7	80	180
（聚葡糖酸酯）	14	75	180
	21	65	180

> 使沿伤口方向上的张力分布均匀。
> 有可能通过倒刺线的"手风琴皱褶作用"来缩短手术瘢痕。
> 可能会通过减少缝合操作的时间和手术包的使用来降低手术花费。
■ 缺点为有缝线外露的风险。

（七）QUILL 线（ANGIOTECH PHARMACEUTICALS）[15, 16]

■ 也被用于身体轮廓塑形和乳房整形手术时皮下组织的关闭。
■ 由生物可吸收材料（聚对二氧环己酮或其单体形式）和不可吸收材料制成。

■ 不同长度双向倒刺线，两端各连一根角针。
■ 从伤口中央向两端缝合，缝线在皮下平面走行。可以通过缝合到终点时将缝线剪断或者缝回伤口中央的方式完成最后的缝合。
■ 可吸收产品有不同的吸收时间（表 25-2）。

表 25-2　**Quill** 线抗张强度

缝线材料	植入天数（d）	抗张强度（%）
聚对二氧环己酮	42	47 ～ 79
单体	7	64 ～ 76
单体	14	40

三、各种固定装置的优缺点（表 25-3）

表 25-3　各种固定装置的优缺点

装置	优点	缺点
板和螺钉	使用成熟的固定装置 有生物可吸收板和螺钉可供选用	皮下可触及 有外露的风险 需二次手术取出不可吸收装置
克氏针	使用成熟的固定方法 固定迅速 有永久或临时的克氏针可供选用	有外露的风险 可能需要二次手术取出
Bolsters	使用方便	使用时 如过早移除，可使固定效果消失
纤维蛋白胶	使用方便 降低瘀斑的发生 [17, 18, 19] 减少浆液性引流，从而减轻 术后肿胀，缩短恢复时间 [17, 18, 19]	如应用不当则会导致固定作用消失 虽然很低，但仍有引起过敏反应的风险

小贴士　除皱术时使用纤维蛋白胶可降低术后瘀斑的发生。

四、结果

- Endotine and Ultratine 挂钩：Servat and Black（2012）[8]。
  - 一项比较 Endotine 和 Ultratine 的回顾性分析显示，使用 Ultratine 的队列有更高的囊肿形成率和固定失效率（术后 31d 左右）。
- Endotine 条带：Cervelli（2009）[12]。
  - 一项包含有 30 名接受眉提升术患者的回顾性研究显示，术后两侧眉高度对称一致、颞部松弛矫正效果好且没有明显的并发症发生。作者认为这是一种有效、安全、方便且患者满意度高的固定方法。
- Mitek Anchor：Bartsich et al（2012）[13]。
  - 一项回顾性研究对 12 名行创伤或美容术后行眦修整的患者进行了评估。
    平均随访时间为 2 年，结果显示所有患者锚定部分位置均正确，患者对眼睑外形和功能满意，且术后没有植入物感染和外露发生。
- V-Loc 倒刺线：Grigoryants and Baroni（2013）[20]。
  - 一项回顾性研究纳入了 30 名行脂肪切除腹壁成形的患者，术后随访时间最少为 12 个月，对照侧腹部切口使用传统三层缝合的方法关闭，试验侧腹部切口使用 V-Loc 倒刺线两层缝合的方法关闭。结果显示试验侧伤口关闭的速度显著快于对照侧，且与伤口愈合相关的并发症较对照侧更为少见，但两侧切口的温哥华瘢痕量表得分相似。

- 纤维蛋白胶 / 组织密封剂：Por et al（2009）[17]。
  - 一个纳入前瞻性随机性患者自身对照试验的 Meta 分析结果显示，面部提升术后使用纤维蛋白胶的一侧面部与未使用的一侧提升效果方面差异没有统计学意义，但使用纤维蛋白胶可以减少术后 24h 引流量及瘀斑的发生情况。

五、并发症

- 植入物始终可皮下触及。
- 使用生物可吸收固定装置有术后发生潴留性囊肿的风险，使用 Ultratine 时发生的风险可能会更高[8]。
- 直接使用有可能会导致明显的皮肤凹陷。
- 缝合或固定装置的外露。在使用有较长吸收期或永久性固定材料及软组织薄的患者身上更为常见。

专家提示　根据作者 2002 年以来的经验，Endotine 是内镜下眉提升手术最可靠的固定装置。

1991 年以来，作者一直在面部提升手术中使用纤维蛋白胶，结果显示纤维蛋白胶可通过减少淋巴引流、无效腔形成（将组织粘在一起）和出血减轻术后肿胀和瘀青并加快术后恢复时间。

本章精要

❖ 许多固定装置可供眉、中面部和颈部提升时使用，但并不是每种装置都适宜在所有需要纠正的区域使用。

❖ 与 Endotine 相比，使用 Ultratine 患者满意度更高，皮下触及情况较少发生，但潴留性囊肿发生率增高[8]。

❖ 所有装置术后均有可能被皮下触及，特别是在患者皮肤较薄的情况下。

参考文献

[1] Bähr W. Pretapped and self-tapping screws in the human midface: torque measurements and bone screw interface. Int J Oral Maxillofac Surg 19:51, 1990.

[2] Kim SK. Endoscopic forehead-scalp flap fixation with K-wire. Aesthetic Plast Surg 20:217, 1996.

[3] Smith DS. A simple method for forehead fixation following endoscopy. Plast Reconstr Surg 98:1117, 1994.

[4] Marchac D, Ascherman J, Arnaud E. Fibrin glue fixation in forehead endoscopy: evaluation of our experience with 206 cases. Plast Reconstr Surg 100:704, 1996.

[5] Landecker A, Buck JB, Grotting JC. A new resorbable tack fixation technique for endoscopic brow lifts. Plast Reconstr Surg 111:380, 2002.

[6] Saltz R, Ohana B. Thirteen years of experience with the endoscopic midface lift. Aesthet Surg J 32:927, 2012.

[7] Holzapfel AM, Mangat DS. Endoscopic forehead-lift using a bioabsorbable fixation device. Arch Facial Plast Surg 6:389, 2004.

[8] Servat JJ, Black EH. A comparison of surgical outcomes with the use of 2 different biodegradable multipoint fixation devices for endoscopic forehead rejuvenation. Ophthal Plast Reconstr Surg 28:401, 2012.

[9] Savar A, Shore J. Ultratine retention: report of a case. Ophthal Plast Reconstr Surg 25:501, 2009.

[10] Apfelberg DB, Newman J, Graivier M, et al. Multispecialty contralateral study of clinical experience with the Ultratine forehead fixation device: evolution of the original Endotine device. Arch Facial Plast Surg 10:280, 2008.

[11] Knott PD, Newman J, Keller GS, et al. A novel bioabsorbable device for facial suspension and rejuvenation. Arch Facial Plast Surg 11:129, 2009.

[12] Cervelli V. An original application of the Endotine Ribbon device for brow lift. Plast Reconstr Surg 124:1652, 2009.

[13] Bartsich S, Swartz KA, Spinelli HM. Lateral canthoplasty using the Mitek Anchor system. Aesthetic Plast Surg 36:3, 2012.

[14] Nguyen AT, Ritz M. Body contouring surgery with the V-loc suture. Plast Reconstr Surg 128:332, 2011.

[15] Hurwitz DJ, Reuben B. Quill barbed sutures in body contouring surgery: a 6-year comparison with running absorbable braided sutures. Aesthet Surg J 33(3 Suppl):S44, 2013.

[16] Moya AP. Barbed sutures in body surgery. Aesthet Surg J 33(3 Suppl):S57, 2013.

[17] Por YC, Shi L, Samuel M, et al. Use of tissue sealants in face-lifts: a metaanalysis. Aesthetic Plast Surg 33:336, 2009.

[18] Guyron B. An evidence-based approach to face lift. Plast Reconstr Surg 126:2230, 2010.

[19] Marchac D, Greensmith AL. Early postoperative efficacy of fibrin glue in face lifts: a prospective randomized trial. Plast Reconstr Surg 115:911; discussion 917, 2005.

[20] Grigoryants V, Baroni A. Effectiveness of wound closure with V-Loc 90 sutures in lipoabdominoplasty patients. Aesthet Surg J 33:97, 2013.

第 26 章　植入物和异质移植物（非乳房）
Implants and Alloplasts (Nonbreast)

Jason K. Potter, Edward O. Terino　著

陈昭阳　许莲姬　译

- 生物材料是一类天然来源或人工合成的用于替代、重建或加强人体组织的材料。
- 生物材料常被用于美容手术时体积或轮廓的增加。
- 框 26-1 列出了选择生物材料时需要考虑的要素。

框 26-1　理想生物材料所应具备的特性

化学惰性	可灭菌
生物相容性	易于操作性
非致敏性	不透射线
非致癌性	长期稳定性
效费比高	

- 植入材料最重要的临床考量是其持久性。
  - 一种材料长期的生物相容性依赖于宿主和植入物之间的相互作用。
  - 因此，植入物的持久性依赖于与宿主保持化学和力学性质的和谐。
- 通常，宿主和植入物之间的相互作用并不理想，可观察到各种生物反应（框 26-2）。

框 26-2　对异物的生物反应

即刻发生的炎症和早期 　排斥反应	不完全包裹伴持续性细 　胞反应
迟发的排斥反应	吸收缓慢
纤维包裹形成	不能整合

- 定义如下。

- 自体移植物：来自宿主的活性组织。
- 异体移植物：来自同一物种的非活性组织（如，尸体）。
- 异种移植物：来自不同物种的非活性组织（如，牛）。
- 异质移植物：人工合成材料。

一、自体移植物

（一）优点

- 因其耐受性及生物相容性良好而成为组织的移植标准。

（二）缺点

- 需在供区手术切取，增加了患者损伤。
- 移植物的切取操作延长了手术时间。
- 可切取的数量有限。
- 移植物的量常因吸收而减少。

（三）骨

1. 一般特性
- 所有游离移植的骨都会经历一定程度的吸收和重塑。
- 但目前每种移植物吸收和重塑的程度仍不十分清楚。
- 虽然胚胎起源相同，但移植后皮质骨比松质骨有更好的体积保存率[1]。
- 当置于活动组织的下方时，可通过固定而减少

237

移植骨的吸收 [2]。

- 来源包括颅骨、髂嵴、肋骨、胫骨、桡骨和下颌骨。

2. 优点

- 有一定程度的抗感染能力。
- 可被宿主整合到新骨中。
- 不引发移植物抗宿主反应。

3. 缺点

- 供区部位损伤。
- 有一定程度的吸收。
- 对某些类型骨的塑形能力有限。

（四）肋骨

1. 一般特性

- 移植后较少发生感染和吸收 [3]。
- 组织学研究显示，移植后软骨细胞能在正常的基质中存活，并且通常无纤维组织长入和移植物吸收的情况发生 [2, 4-7]。
- 软骨移植物被认为会随着时间的推移而逐渐钙化 [8]。
- 主要来源：鼻中隔软骨，耳甲腔软骨，肋软骨。
- 常用于软组织抬高及鼻和耳的再造。

2. 优点

- 易于切取。
- 有弹性。
- 供区损伤轻。

3. 缺点

- 单独切口切取，供区部位损伤。
- 内在记忆性，塑形较困难 [9]。
- 扭曲倾向 [4, 10, 11]。

二、同种异体材料

（一）一般特性

- 同种异体材料（allografts，homografts）和异种移植物内不含活细胞。
- 可具有骨诱导和（或）骨传导特性。
- 通过为宿主组织长入提供一个结构性框架或支架而整合到宿主组织中。

- 不需要再从其他部位切取。
  - 手术时间缩短。
  - 来源充足。
- 异种和异体材料均需采用多种方法处理以减少其抗原性。
- 异种移植物的抗原性比异体移植物更强。
  - 不常被使用。
- 在异种材料移植之前，外科医生应询问患者既往的使用情况，因为有发生延迟超敏反应的报道 [12]。
- 尽管采用了细致和仔细的杀菌技术处理，但传播传染性疾病的风险仍是异体材料最令人担忧的一个缺点。
- 一定量的吸收很常见。

（二）冻干筋膜组织

- 有 2 种来源。
  - 冻干硬脑膜。
  - 冻干阔筋膜张肌。
- 据报告吸收率高达原移植量的 10% [13]。
- 有传播传染性疾病的风险。
  - 据报道有冻干硬脑膜植入后发生克雅氏病的案例 [14]。

（三）同种异体骨

- 能为新骨形成提供一个支架并具有与自体骨相同的工作特性。
- 整合和血管化比自体骨慢 [15]。
- 用于颌面重建时并发症较少 [16]。
- 有多种形式，包括全骨骨槽。

（四）同种异体软骨

- 移植后随时间推移会发生骨化和钙化 [4, 17]。
- 移植后比自体软骨更容易经历吸收和纤维组织替代 [3-6]。
- 保存的软骨有更高的吸收量和感染率 [3]。

专家提示　虽然 Vuyk 和 Adamson[3] 曾经报道过软骨移植后发生感染和吸收的情况，但在作者 20 多年的经验中，在超过 500 例的鼻整形修复手术中使用了经辐照处理的异体鼻软骨，但很少观察到有显著的吸收发生，也没有发生感染的病例。然而，这项工作从未发表过。

（五）同种异体真皮（ALLODERM, LIFECELL; FLEXHD, ETHICON）[18, 19]

- 通过处理去除人尸体皮肤的细胞成分，只保留细胞外基质支架。
- 无抗原细胞残留，宿主反应轻微。
- 能与宿主组织整合。
- 有一定的吸收率。
- 临床应用包括筋膜置换、软组织填充和乳房植入物覆盖。

（六）双层真皮再生基质 (INTEGRA, INTEGRA LIFESCIENCES)

1. 一般特性

- 用于皮肤修复的双层真皮再生模板。
  - ➢ 上层为硅胶膜。
    - 充当供临时性的表皮覆盖。
    - 减少组织液丢失。
    - 给基质提供力学和机械保护。
  - ➢ 下层为胶原 / 糖胺聚糖基质。
    - 促进细胞成分长入和真皮再生。
    - 植入后 21d 移除上层硅胶膜，再生的真皮用薄层刃厚皮片覆盖。

2. 优点

- 最大的优点是再生新的真皮组织以重建有弹性的皮肤。
- 可用于大面积缺损的重建。
- 可用于覆盖没有腱旁组织、软骨膜和骨膜覆盖而暴露的肌腱、软骨和骨组织。
- 能有效地解决暴露组织（肌腱或骨）需要软组织覆盖而供区有限的问题[20]。

3. 缺点

- 价格高昂。
- 美容手术中用途有限。
- 容易感染。

三、异质材料

（一）优点

- 现成可用。
- 无供区损伤。
- 因被宿主视为异物，所以都会引发一定程度的宿主反应。
- 花费低。

（二）不可吸收异质材料

1. 金属

- 一般特性
  - ➢ 类型
    - 不锈钢。
    - 钴铬钼合金。
    - 钛合金。
    - 钛合金是目前最为常用的材料。
- 优点
  - ➢ 钛的强度大约是骨头的 10 倍。
  - ➢ 易弯曲。
  - ➢ 极好的相容性。
- 缺点
  - ➢ 钛的耐疲劳性较低。
  - ➢ 循环负荷加载可导致植入后失败发生。
  - ➢ 有钛板、钛钉、钛网和定制形式的植入物。

2. 高密度多孔聚乙烯 (HDPE) (Medpor, Stryker)

- 单纯聚乙烯植入物。
- 孔径的大小经过特殊处理和控制。
  - ➢ 孔径范围：100 ～ 200μm，其中 50% 以上大于 150μm[21]。
  - ➢ 孔径的大小能直接影响骨与纤维血管长入的比例和数量[18]。
- 有许多不同的形状可用。

- 植入前应该在抗生素溶液浸泡。
- 用螺丝轻松即可牢固固定[22]。
- 具有以下优点。
  - 高度的生物相容性。
  - 不溶于组织液。
  - 不被吸收或降解。
  - 引发的周围组织炎症反应轻微。
  - 高抗张强度。
  - 出色的周围组织长入[23]。
  - 用途广泛，用于颌面重建时并发症发生率 < 10%[24]。
- 具有以下缺点。
  - 具有放射透性，术后即刻 CT 扫描时位置不易见。
  - 花费高昂。

3. 羟基磷灰石

- 一般特性
  - [$Ca_{10}(PO_4)_6(OH)_2$]：磷酸钙盐是骨骼的主要组成成分。
  - 有几种适用于面部骨骼的重建形态。
    - 高密度羟基磷灰石（HA）：先用高压将磷酸钙晶体压实，然后再将其烧结(熔融)成固体。
    - 多孔 HA 可以人工合成或天然产生，可在人工合成的材料中形成各种类型的孔隙。
    - "天然"的 HA 可通过在磷酸盐水溶液中高压加热海洋珊瑚的方式生产，该过程会引起珊瑚多孔骨架中先前存在的碳酸钙被磷酸钙化学代替。

- 优点
  - 高度的生物相容性。
  - 引发的周围组织炎症反应轻微。
  - 能与宿主骨产生牢固的机械整合。
  - 允许宿主组织长入，为骨修复提供引导支架。
  - 被证实吸收有限[25]。
  - 现成可用。
  - HA（所有类型）用于颅面重建时有 2.7% 的低感染率[20]。

- 缺点
  - 易碎性。
  - 难以术中塑形 / 雕刻。
  - 整形手术中需要或希望取出时，很难完全从软组织或骨中移除。
    - 可损伤额或眶下神经，导致过度或额外的出血，和（或）血清肿，血肿，和不良瘢痕组织形成。

4. 硅胶

- 一般特性
  - 硅胶指的是一组基于硅元素的聚合物。
  - 沙子［二氧化硅（SiO_2）］是地球上最丰富的化合物之一。
  - 医用的聚合物形式是聚二甲基硅氧烷（PDMS）。
  - 医用等级指的是材料的纯度和构成一致。
  - 被归类为医疗器械，意味着硅胶不是通过化学作用或新陈代谢来起作用。
  - 硅胶于 2006 年被 FDA 批准当作乳房植入物使用，其中没有提到与植入物直接相关的健康风险[26]。

- 优点
  - 热和氧化稳定性。
  - 化学和生物惰性。
  - 疏水性。
  - 杀菌能力。
  - 当放置于骨面上的光滑硅橡胶植入物发生感染时通常不需取出即可控制。

专家提示 控制感染的关键是在有任何肿胀或颜色改变（通常是粉红色和按压下变白）或有轻微不适时即开始抗生素治疗。如果在 48h 内不能缓解，则需静脉应用抗生素并至少连续 10d。在开始使用抗生素之前，尽可能用注射针吸出植入物囊腔内甚至周围组织内的积液，并送微生物培养检查。

- 当有指征和必要时，可经皮放入小的引流管（可能的话抽吸），注意不要经口腔放置。

● 植入物可被制成各种大小、形状或用于面部的个性化植入物 [27]。

专家提示　形成的包膜可快速将硅胶植入物牢牢地固定在骨头上，可起到永久性的固定的作用，但在必要或需要时可很方便的予以移除或更换。

● 使用面部植入物的经验可以帮助医生了解每位患者面部轮廓的细微变化，从而很容易将其用于术中或在患者旁边对硅胶植入物的修整。由于硅胶植入物的柔韧性非常好，所以可以很容易地将其尝试性的放入分离好的腔隙内，观察修整后的效果。

■ 缺点
➤ 被纤维包裹、不整合。
➤ 未经证实的与硅胶相关的疾病。
➤ 整形手术中需要或希望取出时，很难完全从软组织或骨中移除
● 可损伤颏或眶下神经，导致过度或额外的出血，和（或）血清肿，血肿，和不良瘢痕组织形成。

5. **膨体聚四氟乙烯 (ePTFE)** [Gore-Tex, SoftForm and UltraSoft (Tissue Technologies, Inc.), and Advanta (Atrium Medical Corp.)]

■ 优点
➤ 多种形状可用，如片形、管形和条形。
➤ 不可吸收。
➤ 多孔结构，允许一定程度的组织长入。
➤ 用途广泛，包括软组织增加和筋膜替换。

■ 缺点
➤ 软组织填充：可触及、外露、影响嘴唇活动。
➤ 筋膜替换：组织长入不充分会导致 ePTFE 和腹壁之间黏附较弱。

专家提示　在嘴唇和颧部区域使用 ePTFE 会有一定的感染发生率。

（三）可吸收的异质移植物

1. 聚乳酸 (PLLA) 衍生物

■ 优点
➤ 支持者认为其性能与金属固定物相当。
➤ 完全吸收，不干扰生长或引起晚期并发症。
➤ 没有不可吸收异质移植物所导致的长期或终身并发症的风险。

■ 缺点
➤ 骨相容性不如金属合金。
➤ 安装：需要自攻螺钉孔。
➤ Lactosorb（Zimmer 生物）是一种可生物降解由聚乳酸和聚乙醇酸组成的共聚物，已经在临床上使用了 10 余年。
➤ 研究表明，与聚乳酸相比这种共聚物的降解速度更快（9 ~ 15 个月），因此可能更适合用作眶壁植入物 [21]。
➤ 临床研究已经证明了 Lactosorb 在颅面骨骼手术中的良好效果 [28-31]。

2. 聚乳酸聚羟基乙酸 910

➤ 是人们所熟知一种缝合材料 Vicryl，为交酯和乙醇酸合成的可吸收材料。
➤ 有片状和网状的形式可用。

3. 聚对二氧环己酮

➤ 是一种可吸收的脂肪族聚酯聚合物。
➤ 10 ~ 12 周内被水解。
➤ 分解碎裂后可引起显著的软组织纤维反应 。
➤ 因此，在美国没有被批准用于眶壁重建 [9]。

4. 明胶膜

■ 一般特性
➤ 是一种用变性胶原蛋白制造的生物吸收片状材料。
➤ 透明的，无孔，0.075mm 厚，干燥时易碎，但在湿润时会变软。
➤ 适用于修复小的眶底缺损（< 5mm），或者作为眶周组织和植入板或网之间的衬垫材料 [24]。

■ 优点

> 据报道在 2 ～ 3 个月内完全被吸收[24]。

- 缺点

> 易碎性。

> 修复眶壁缺损时机械性能差。

本章精要

❖ 生物材料是一类天然来源或人工合成的用于替代、重建或加强人体组织的材料。

❖ 所有游离移植的骨都会经历一定程度的吸收和重塑。

❖ 尽管采用了细致和仔细的杀菌技术处理，但传播传染性疾病的风险仍是异体材料最令人担忧的一个缺点。

❖ 当放置于骨面上的光滑硅橡胶植入物发生感染时通常不需取出即可控制。

参考文献

[1] Ozaki W, Buchman SR. Volume maintenance of onlay grafts in the craniofacial skeleton: microarchitecture versus embryologic origin. Plast Reconstr Surg 102:291, 1998.

[2] Lin KY, Bartlett SP, Yaremchuck MJ, et al. The effect of rigid fixation on the survival of onlay bone grafts: an experimental study. Plast Reconstr Surg 86:449, 1990.

[3] Vuyk HD, Adamson PA. Biomaterials in rhinoplasty. Clin Otolaryngol 23:209, 1998.

[4] Peer LA. Diced cartilage grafts. Arch Otolaryngol 38:156, 1943.

[5] Peer LA. Cartilage grafting. Br J Plast Surg 7:250, 1954.

[6] Ballantyne DL, Rees TD, Seidman I. Silicone fluid: response to massive subcutaneous injections of dimethylpolysiloxane fluid in animals. Plast Reconstr Surg 36:330, 1965.

[7] Werther JR. Not seeing eye to eye about septal grafts for orbital fractures. J Oral Maxillofac Surg 56:906, 1998.

[8] Converse JM, Smith B. Reconstruction of the floor of the orbit by bone grafts. Arch Ophthalmol 44:1, 1950.

[9] Potter JK, Malmquist M, Ellis E III. Biomaterials for reconstruction of the internal orbit. Oral Maxillofac Surg Clin North Am 24:609, 2012.

[10] Antonyshyn O, Gruss JS, Galbraith DJ, et al. Complex orbital fractures: a critical analysis of immediate bone graft reconstruction. Ann Plast Surg 22:220, 1989.

[11] Waite PD, Clantons JT. Orbital floor reconstruction with lyophilized dura. J Oral Maxillofac Surg 46:727, 1988.

[12] Celikov B, Duman H, Selmanpakoglu N. Reconstruction of the orbital floor with lyophilized tensor fascia lata. J Oral Maxillofac Surg 55:240, 1998.

[13] Prichard J, Thadani V, Kalb R, et al. Rapidly progressive dementia in a patient who received a cadaveric dura mater graft. JAMA 257:1036, 1987.

[14] Ellis E. Biology of bone grafting: an overview. Sel Read Oral Maxillofac Surg 2:1, 1991.

[15] Ellis E III, Sinn DP. Use of homologous bone in maxillofacial surgery. J Oral Maxillofac Surg 51:1181, 1993.

[16] Chen JM, Zingg M, Laedrach K, et al. Early surgical intervention for orbital floor fractures. A clinical evaluation of lyophilized dura and cartilage reconstruction. J Oral Maxillofac Surg 50:935, 1992.

[17] Romano JJ, Iliff NT, Manson PN. Use of medpore porous polyethylene implants in 140 patients with facial fractures. J Craniofac Surg 4:142, 1993.

[18] Liu DZ, Mathes DW, Neligan PC, et al. Comparison of outcomes using AlloDerm versus FlexHD for implant-based breast reconstruction. Ann Plast Surg 72:503, 2014.

[19] Ho G, Nguyen DJ, Shahabi A, et al. A systematic review and meta-analysis of complications associated with acellular dermal matrix-assisted breast reconstruction. Ann Plast Surg 68:346, 2012.

[20] Yeong EK, Chen SH, Tang YB. The treatment of bone exposure in burns by using artificial dermis. Ann Plast Surg 69:607, 2012.

[21] Haug RH, Kimberly D, Bradick JP. A comparison of microscrew and suture fixation of porous high density polyethylene orbital floor implants. J Oral Maxillofac Surg 51:1217, 1993.

[22] Holmes R, Hagler H. Porous hydroxyapatite as a bone graft substitute on cranial reconstruction: a histometric study. Plast Reconstr Surg 81:662, 1988.

[23] Rai A, Datarkar A, Arora A, et al. Utility of high density porous polyethylene implants in maxillofacial surgery. J Maxillofac Oral Surg 13:42, 2014.

[24] Ridwan-Pramana A, Wolff J, Raziei A, et al. Porous polyethylene implants in facial reconstruction: outcome and complications. J Craniomaxillofac Surg 43:1330, 2015.

[25] Rubin PJ, Yaremchuck MJ. Complications and toxicities of implantable biomaterials used in facial reconstructive and aesthetic surgery: a comprehensive review of the literature. Plast Reconstr Surg 100:1336, 1997.

[26] Rohrich RJ. Silicone breast implants: outcomes and safety update. Plast Reconstr Surg 120:S1, 2007.

[27] Terino EO, Flowers RS, eds. The Art of Alloplastic Facial Contouring. St Louis: Mosby–Year Book, 2000.

[28] Enislidis G, Pichornes S, Kainberger F, et al. Lactosorb panel and screws for repair of large orbital floor defects. J Craniomaxillofac Surg 25:316, 1997.

[29] Ahu DK, Sims CD, Randolph MA, et al. Craniofacial skeletal fixation using biodegradable plates and cyanoacrylate glue. Plast Reconstr Surg 99:1508, 1997.

[30] Epply BL, Sadove AM, Havlik RJ. Resorbable plate fixation in pediatric craniofacial surgery. Plast Reconstr Surg 100:1, 1997.

[31] Mermer RW, Orban RE. Repair of orbital floor fractures with absorbable gelatin film. J Craniomaxillofac Trauma 1:30, 1995.

第 27 章　推进减张缝合
Progressive Tension Sutures

Terri A. Zomerlei, Todd A. Pollock, Harlan Pollock　著

陈昭阳　许莲姬　译

一、定义：推进减张缝合

- 推进减张缝合（PTSs）是在皮瓣向前推进过程中通过多点固定的方式将皮瓣充分固定。

作用机制 [1, 2]

- 减少或消除无效腔。
  - 通过将大的空间划分为较小区域的方式使积液更容易被吸收。
  - 术后可不需要引流。
- 防止身体运动干扰脆弱的早期愈合。
  - 覆盖于身体高度活动部位（例如腹部和背阔肌供区）的皮瓣可因反复运动而发生移位。
  - 早期反复的干扰愈合过程将导致炎症的发生。
  - Andrades 和 Prado 对血清肿液体的分析结果 [2] 显示，炎性渗出物的产生符合这一机制。
- 减轻皮瓣闭合的张力。
  - 夹持固定愈合过程中的伤口，以改善瘢痕的质量。
  - 减少由皮瓣张力带来的瘢痕移动。
  - 通过多点固定分散张力，以改善末端皮瓣的循环，防止皮瓣坏死和切口裂开等并发症。
  - 将皮肤固定在新的提升位置（例如将眉毛固定在提升的位置）。

二、适应证和禁忌证

专家提示　PTSs 是一个可以应用于任何外科手术的简单理念，包括皮瓣推进，因此没有特定的适应证或禁忌证。

（一）适应证

- 腹壁成形术：涉及身体高度活动区域的大面积无效腔、皮肤切除和推进。PTSs 的推进和固定。
  - 消除皮瓣愈合过程中起破坏作用的剪切力。
  - 减少无效腔。
  - 主动推进皮瓣。
  - 内部固定愈合过程中的皮瓣和切口末端。
  - 能使脐部连续性嵌入：从皮瓣深面进行缝合，形成一个自然、内凹的脐部。
- 面部提升 [3]。
  - 减少无效腔。
  - 在皮下分离后可对表面皮肤进行控制性塑形。
- 皮下切口眉提升 [4]。
  - 对眉毛位置行精确和牢固地固定并维持眉毛外形。
  - 推进皮瓣。
  - 减少无效腔。
  - 在极小张力下闭合皮肤切口。
  - 不需要使用引流或提升装置。
- 重建推进皮瓣 [5]。
  - 减少无效腔。
  - 有效、牢固的推进皮瓣。
  - 预防皮瓣愈合过程中起破坏作用的剪切力。

（二）禁忌证

- 推进减张性缝合是一种适用于大多数传统皮瓣手术的辅助缝合技术，没有特殊的与增加固定缝线相关的手术禁忌证。

三、术前评估

- PTSs 不需要特殊的术前评估或准备过程。

四、知情同意 [1, 6, 7]

小贴士　PTSs 被证实可以减少并发症的发生而不会显著增加手术风险；知情同意讨论的内容应该包括与传统手术相比该技术的相对安全性、有效性和术后易恢复性等。

- 除了一般的手术风险外，整形医生应与患者探讨如下内容。
  - 血清肿：用 PTSs 可以显著降低其发生的风险但不能消除。
  - 对皮肤凹陷的正确认识。
    - 尽管这是一个经常被关注的问题，但并不常见且几乎总是暂时性的。
    - 在有些部位更容易出现皮肤凹陷。如在眉提升和面部提升术中，PTSs 直接用于皮肤，增加了出现凹陷的可能性，尽管通常是暂时的。在腹壁成形中，如在浅筋膜和深筋膜之间进行适当的 PTSs，则发生永久性凹陷的可能性非常的小。

专家提示　如果 PTSs 被应用于适当的部位，所有的张力都分散在筋膜而不是在皮肤上，则发生永久性凹陷的可能性就不大。

- 修正：不明显优于传统缝合技术。

小贴士　PTSs 的内固定作用可使患者在不受限制的情况下早期直立行走。提高患者舒适度，减少

弯腰的姿势，改善静脉循环，减少深静脉血栓的发生 [7]。

五、设备

- 可吸收缝线
  - 间断缝合：#0 or #00 的用于 PTSs 的聚乳酸聚羟基乙酸缝线。
  - 连续缝合：带倒刺的聚对二氧环己酮缝线。
    - Quill（Angiotech Pharmaceuticals）是一种从伤口中间开始缝合的双向倒刺线。
    - V-Loc（Medtronic）是一种单向倒刺线。

专家提示　外科医生可通过选择缝合材料的类型或型号以及缝合的确切位置或缝合的数量，来取得皮瓣在推进位置上牢固的固定。

六、技术 [7, 8]

推进减张缝合技术

- 间断缝合（图 27-1）
  - 腹壁成形手术切口的类型选择取决于术者的偏好（详见第 55 章）。
  - 在深筋膜水平上行广泛分离，使皮瓣能向前充分推进。
  - 下腹部切口宽度应达全腹，而上腹部切口宽度则要短得多。切除的宽度应该足够宽以便修复分离的腹直肌，同时不会引起患者腹胀感。
  - 用 #0 线对中间的腹直肌行标准的折叠缝合。
  - 使患者腹部处于适度弯曲位置。
  - 手术医生用非惯用手掀起皮瓣，先将推进减张性缝合的缝线穿过上方的浅筋膜，然后将皮瓣最大限度的向前推进，确定在下方深筋膜上的固定位置并穿入缝线（图 27-2）。
  - 当助手使皮瓣处于推进位置时，主刀将缝线打结，打结以后由于推进位置的张力作用会使皮肤表面出现小的凹陷。

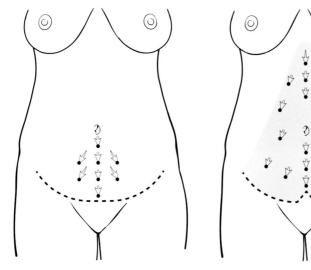

▲ 图 27-1 推进减张缝合

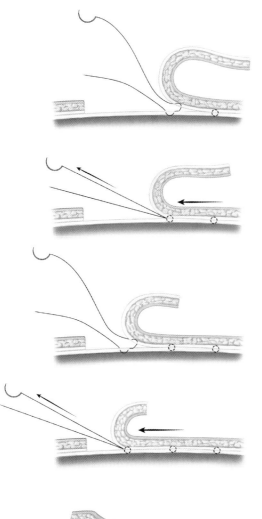

▲ 图 27-2 推进减张性缝合

○ 打结后过度或明显的凹陷可能由如下因素
  导致

  ◆ 缝合位置过浅。

  ◆ 皮瓣过度推进。

  ◆ 缝合方向错误。

专家提示 腹部中线位置的 PTSs 会在中线处形成一条凹陷，能够模仿腹部自然的美学轮廓。

● 用这种技术在上腹部中线水平到脐水平之间
  行反复缝合。通过将脐蒂部深面缝合到深筋
  膜的方式使脐孔形成连续性内凹（图 27-3）。

● 在下腹部中线和外侧处行附加的几针 PTSs
  以完成皮瓣的固定和推进。

● 切除多余的皮肤组织，用三点缝合的方式将
  浅筋膜缝合固定到深筋膜上。

● 用间断皮下缝合和连续皮内缝合的方式关闭
  皮肤切口。

■ 连续缝合 [4, 9, 10]

➤ 可用平滑的不可吸收缝线或带有倒刺的缝线
  进行缝合。

● 在助手或手术医生维持皮瓣的张力和位置的
  情况下进行缝合和固定（图 27-4）。

● 在垂直和水平面上，保持缝线的间距为

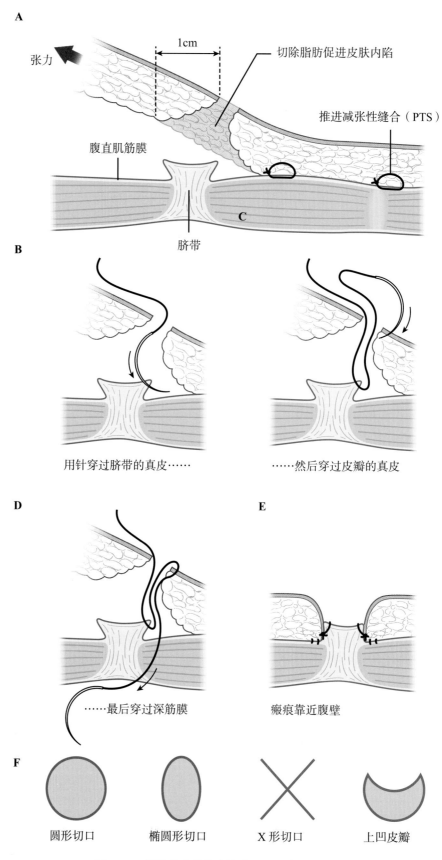

▲ 图 27-3 脐孔重建的缝合技术和切口选用

1 ～ 2cm（图 27-5）。

- 可根据外科医生的偏好选择 PTSs 的方法，将皮瓣固定在推进位置上。
- 当用带倒刺的缝线缝完 PTSs 时，推进的张力即可被维持。平滑缝线同样有效且价格也更便宜。

小贴士　在下腹部皮瓣中线处进行标记，可确保手术医生进行 PTSs 时不会将皮瓣拉向一侧。

七、术后护理 [7, 8]

- 住院患者 24h 更换一次敷料。
- 半卧位是患者最为舒服的体位，但床抬高的程度依据患者的舒适度而定。
- 患者充分清醒即可鼓励其在其舒适的站立位行走。大多数患者术后均能立即舒服地站直，但要由患者决定其舒服的站立姿势。
- 紧身衣用于保持患者的舒适。患者和护理人员应该了解穿戴紧身衣作用，并根据指导放松、重新穿戴或去除紧身衣。
  - 腹带。
  - 塑身内衣和束腰紧身衣。

专家提示　患者卧床休息的体位、站立的姿势和是否穿戴压力服由患者根据自身舒适度决定。

- 术后 1 周拆除缝线，指导患者进行恢复性训练，6 周避免剧烈活动。患者的舒适感是指导标准。

八、结果

血清肿

　　几项纵向研究结果已证明使用 PTSs 可以减少血清肿的形成。

1. Antonetti 和 Antonetti（2010）[6]

- 对连续纳入的 517 名腹壁成形患者进行了回顾性分析，将患者根据术后护理、引流放置和 PTSs 的使用情况分为 5 组 [1]。
  - A 组为术后住院患者（1981—1990 年接受手术），B 组为术后 24h 留院观察的患者（1991—1994 年接受手术），C 组为在门诊接受手术的患者（1995—2005 年接受手术）。
  - D 组为使用 PTSs 且放置引流的患者（2006—2007 年接受手术），E 组为使用 PTSs 但未放置引流的患者（2006—2008 年接受手术）。
  - A 组的血清肿发生率为 9.6%，B 组和 C 组为 24%，D 组为 4.5%，E 组为 1.7%。
  - 早期接受手术的患者（A 组、B 组和 C 组）进行皮下广泛的剥离，这可能是导致血清肿发生率增加的原因。
  - 当使用 PTSs 时，血清肿的发生率与是否放置引流无关（D 组和 E 组）。

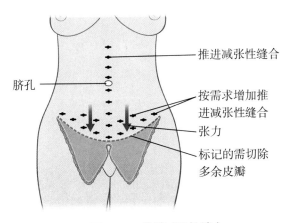

▲ 图 27-4　推进减张性缝合

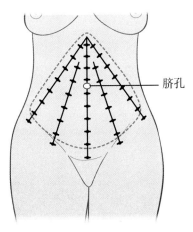

▲ 图 27-5　连续缝合

247

2. Pollock 和 Pollock（2012）[7]

- 对连续纳入的 597 例使用 PTSs 且不放置引流的腹壁成形手术进行了回顾性图表分析。
- 其中只有一例患者术后并发了血清肿，并经穿刺抽吸后治愈。

3. Macias et al（2016）[11]

- 对 7 年来所做的 453 例腹壁成形术进行了回顾性分析，其中 324 例使用了传统的缝合方法并放置了引流，127 例使用了 PTSs 且未放置引流。
  - 使用传统方法缝合的腹壁成形术血清肿发生率为 9%。
  - 使用 PTSs 的血清肿发生率仅为 2%。

4. Isaac et al（2017）[12]

- 对 502 例患者使用倒刺线行 PTSs 且不放置引流的腹壁成形患者进行了分析。
- 有 4% 的患者术后发生率血清肿，且均被经皮穿刺抽吸后治愈。
- 虽然越来越多的证据表明在使用 PTSs 的患者中血清肿的发生比率要低得多，但目前仍没有一个有力的 I 级证据支持这一说法。

九、常见并发症

- 腹壁成形术时使用 PTSs 且不放置引流的方法是安全可靠的，且统计学上没有显著增加并发症的发生率 [6, 11, 12]。
  - Antonetti 和 Antonetti[6]：D 组（PTSs+ 放置引流）和 E 组（单独使用 PTSs）的血肿发生率均为 1.7%。
  - Pollock 和 Pollock[8]：一例患者术后发生血肿和切口并发症（4.2%）。
  - Macias et al[11]：在接受腹壁成形的患者中，PTSs 组没有患者术后并发血肿，而传统缝合组有 3 名患者术后并发了血肿（1%）。与伤口愈合相关的并发症的发生率在引流组为 12%，而在 PTSs 组为 15%。
  - Isaac 等[12]：一例患者术后发生了血肿（0.2%），4 例患者术后发生了感染（0.8%）。
- 任何皮肤凹陷都是暂时性的，且可随时间推移而缓解。
- 有趣的是，当在腹壁成形手术中不使用引流管时，患者的满意度会随之提高。可能是由于患者觉得引流管护理令人畏惧且繁琐 [6, 11]。

本章精要

- ❖ 对于训练有素的外科医师，开展这项简单的技术操作前不需要接受特殊的技巧培训，并且学习曲线很短。
- ❖ PTSs 是一个简单的观念和技术 – 固定和推进缝合 – 可在涉及推进皮瓣的很多手术操作中使用。
- ❖ 对外科医生来说主要的挑战是在缝合和固定时与助手一起控制好皮瓣。
- ❖ 外科医师和助手配合好以后，缝合通常只需 20 ～ 30min，且其中包括凹陷脐孔的重建。
- ❖ 对比处理手术并发症时的时间花费、患者焦虑、费用增加带来的不便，缝合时间的增加是有意义的。
- ❖ 当应用 PTSs 时，吸脂的范围和位置没有相应的限制，通常在深部脂肪组织（Scarpa 筋膜下方）以上即可。
- ❖ 如果一个点 PTS 固定正确，当松开皮瓣后就会在上面观察到一个凹陷，但会在下一个点 PTS 固定后缓解。如果凹陷持续存在，则说明是缝合的位置过浅或缝合的方向有误，可通过拆除缝线并重新缝合的方法解决。由于术后早期组织的水肿，可以出现轻微、暂时的皮肤凹陷。
- ❖ 大量数据表明，如使用 PTSs 则术后没有必要放置引流，且患者很高兴能在术后不放置引流。然后具体是否放置则需外科医生根据实际情况决定。

参考文献

[1]　Pollock H, Pollock T. Progressive tensions sutures: a technique to reduce local complications in abdominoplasty. Plast Reconstr Surg 105:2583, 2000.

[2]　Andrades P, Prado A. Composition of postabdominoplasty seromas. Aesthetic Plast Surg 31:514, 2007.

[3]　Pollock H, Pollock T. Management of face lifts with progressive tension sutures. Aesthet Surg J 23:28, 2003.

[4]　Pollock H, Pollock T. Subcutaneous brow lift with progresssive tension suture fixation and advancement. Aesthet Surg J 27:388, 2007.

[5]　Rios JL, Pollock T, Adams WP. Progressive tension sutures to prevent seroma formation after latissimus dorsi harvest. Plast Reconstr Surg 112:1779, 2003.

[6]　Antonetti JW, Antonetti AR. Reducing seroma in outpatient abdominoplasty: analysis of 516 consecutive cases. Aesthet Surg J 30:418, 2010.

[7]　Pollock H, Pollock T. Progressive tension sutures in abdominoplasty: a review of 597 consecutive cases. Aesthet Surg J 32:729, 2012.

[8]　Pollock H, Pollock T. No-drain abdominoplasty with progressive tension sutures. Clin Plast Surg 37:515, 2010.

[9]　Gutowski KA, Warner JP. Incorporating barbed sutures in abdominoplasty. Aesthet Surg J 33(3 Suppl):S76, 2013.

[10]　Warner JP, Gutowski KA. Abdominoplasty with progressive tension closure using a barbed suture technique. Aesthet Surg J 29:221, 2009.

[11]　Macias LH, Kwon E, Gould DJ, et al. Decrease in seroma rate after adopting progressive tension sutures without drains: a single surgery center experience of 451 abdominoplasties over 7 years. Aesthet Surg J 36:1029, 2016.

[12]　Isaac KV, Lista F, McIsaac MP, et al. Drainless abdominoplasty using barbed progressive tension sutures. Aesthet Surg J 37:428, 2017.

249

第七部分
面部手术
PART VII　Facial Surgery

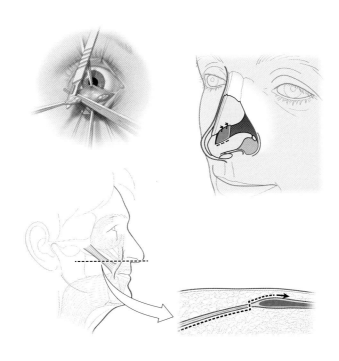

第 28 章　眶周解剖
Periorbital Anatomy

Jason K. Potter, Grant Gilliland　著

甘　承　译

一、骨骼及表面解剖 [1]

眶周区域关键骨性标志（图 28-1）

- 眶上缘：固定的标志可评估眉毛位置。
- 眶下缘：位置相对位于眼球前方表面，判断眼球突出或凹陷的重要参照。
- 颞嵴：前额的外侧边界与颞窝的分界。
- 眶上切迹：描绘眶上神经血管束的位置。

二、眉部表面解剖

上额部清晰解剖层次

- 皮肤。
- 皮下组织。
- 帽状腱膜。

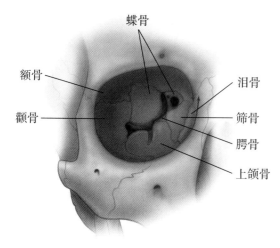

▲ 图 28-1　眶的骨性解剖

- 疏松结缔组织。
- 骨膜具有以下特征。
  - 在额肌的起点，帽状腱膜分成浅层和深层包绕肌肉。
  - 深层在额中部再次分裂以包绕帽状腱膜脂肪垫，并在脂肪垫的尾侧形成眉的滑动平面间隙。
  - 帽状腱膜下间隙，帽状腱膜深层以及骨膜在前额下部融合，并牢固地附着于额骨。
  - 眉毛的移动是通过眉毛提升肌群和降眉肌的作用产生的，并且通过帽状脂肪垫，滑动平面间隙和帽状腱膜下间隙的存在得到增强。
  - 额骨的骨膜在弓状缘处反折，成为眶骨膜。弓状缘是眶周骨膜进入眶内的增厚区。

三、眼睑表面解剖 [1, 2]（图 28-2）

- 保护眼睛免受外伤及过度光线照射，并为角膜保湿。
- 为无血管的角膜提供营养，泪膜表面分布油脂，清除眼球表面异物，为角膜分泌抗炎物质
- 促进泪腺系统的引流。
- 包括两层。
  - 皮肤眼轮匝肌。
  - 睑板结膜层。
- 睑裂：上下睑之间的裂（图 28-3）。
  - 8～12mm 高，28～30mm 宽。
- 上睑缘位于角膜上缘下方 0.5～1mm。

图 28-1 标注：蝶骨、额骨、颧骨、泪骨、筛骨、腭骨、上颌骨

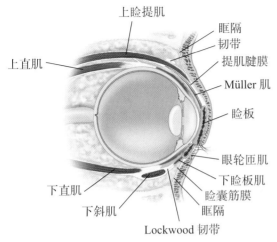

▲ 图 28-2　眼周解剖层次的矢状面观

（上睑提肌、眶隔、韧带、提肌腱膜、Müller 肌、睑板、眼轮匝肌、下睑板肌、睑囊筋膜、眶隔、Lockwood 韧带、上直肌、下直肌、下斜肌）

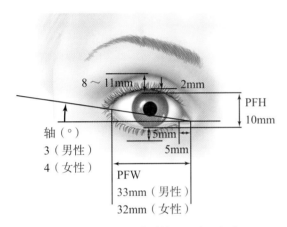

▲ 图 28-3　典型的眶周表面标志

PFH. 睑裂高度；PFW. 睑裂宽度

（8～11mm、2mm、PFH 10mm、轴（°）3（男性）4（女性）、5mm、5mm、PFW 33mm（男性）32mm（女性））

- 下睑缘位于角膜下缘。

（一）皮肤

- 眼睑皮肤为全身最薄皮肤。
  - 最少的皮下脂肪。
- 周围的眉部颧部皮肤显著增厚。
- 眼睑区域的手术切口几乎不留下明显瘢痕。
- 年龄相关的皮肤改变包括 I 型胶原的减少以及增高的真皮胶原酶活性。

（二）肌肉

- 额肌
  - 起源自帽状腱膜，止于额下部的真皮。
  - 在其止点与降眉间肌和眼轮匝肌相互融合。
  - 提升眉毛，造成抬头纹。
- 皱眉肌（图 28-4）
  - 皱眉肌起自中线外侧 3mm，止点在距离侧眶缘 85% 长度处[3]。
  - 斜头：起于眼眶上内侧并止于眉毛内侧的真皮中。
  - 横头：起自眶缘内上，止于内侧眉毛的内 1/3 上方真皮处。
  - 降低内收内侧眉毛，产生垂直的眉间纹。
  - 在额肌的深面。
- 降眉肌
  - 起于眼眶内上止于内侧眉毛真皮，眼轮匝肌止点内侧。
  - 皱眉肌浅层。
  - 降低内侧眉毛。
- 降眉间肌
  - 起于覆盖鼻骨下部的筋膜。
  - 止于眉间真皮。
  - 降低眉间。
- 眼轮匝肌（图 28-5）
  - 包绕眶周区域。
  - 主要的眼睑收缩肌肉。
  - 面神经支配（第 Ⅶ 颅神经）。
    - 在肌肉深面走行。
  - 睑板前眼轮匝肌纤维在睑板外。
    - 负责不自主眨眼。

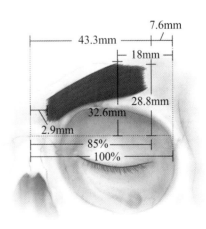

▲ 图 28-4　皱眉肌全方位尺寸

（7.6mm、43.3mm、18mm、28.8mm、32.6mm、2.9mm、85%、100%）

A

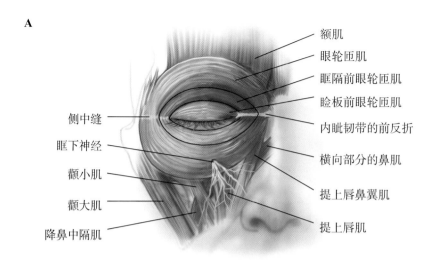

额肌
眼轮匝肌
眶隔前眼轮匝肌
睑板前眼轮匝肌
内眦韧带的前反折
横向部分的鼻肌
提上唇鼻翼肌
提上唇肌

侧中缝
眶下神经
颧小肌
颧大肌
降鼻中隔肌

B

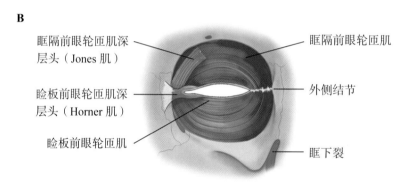

眶隔前眼轮匝肌深层头（Jones 肌）
睑板前眼轮匝肌深层头（Horner 肌）
睑板前眼轮匝肌

眶隔前眼轮匝肌
外侧结节
眶下裂

C

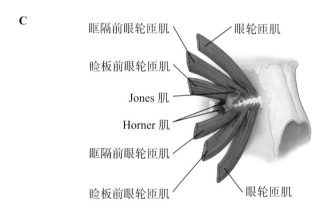

眶隔前眼轮匝肌
睑板前眼轮匝肌
Jones 肌
Horner 肌
眶隔前眼轮匝肌
睑板前眼轮匝肌

眼轮匝肌
眼轮匝肌

▲ 图 28-5　眶周肌肉解剖

A. 外侧观；B. 眶内侧观；C. 眼轮匝肌于内眦处的复合交叉

➤ 眶隔前眼轮匝肌纤维覆盖于眶隔。

- 协助眨眼。
  - 均为自主和非自主纤维。

➤ 眶部纤维覆盖眶周。

- 产生自主、有力的闭合。

注意　眼轮匝肌年龄相关改变继发于肌肉松弛并加重上睑下垂。

注意　改变造成眼轮匝肌下缘边界形成可见的颧部新月形 [4]。

254

- Riolan 肌肉：睑板前眼轮匝肌的一部分构成眼睑边缘中的"灰线"。促进睑板腺的分泌。
- Horner 睑板张肌：部分睑板前眼轮匝肌附着于泪后嵴促进泪小管的引流。
- Jones 肌：眶隔后轮匝肌纤维插入泪后嵴促进眼泪引流。
- 眼睑牵缩肌肉。
  - ➢ 上睑（图 28-6）
    - 提肌
      - 起源于眶后总腱环。
      - 插于睑板上缘。
      - 穿过眼轮匝肌止于真皮下形成重睑（白人有，亚洲人止点处比白人靠下或无此结构）。
    - Müller 肌（图 28-7）

- 交感神经系统支配。
- 起自距睑板上缘 10 ～ 12mm 的上睑提肌深面，止于睑板上缘。
- 失去功能可造成 2 ～ 3mm 的上睑下垂。
  - 上睑提肌
    - 第 III 对颅神经的上支支配。
    - 起源于视神经孔上方蝶骨小翼处的总腱环并向前延伸插入睑板上缘；同时通过提肌腱膜内侧角附着于泪后嵴、眶外侧结节、睑板前皮肤（形成重睑）。
  - ➢ 下睑
    - 下睑板肌肉类似于上睑的 Müller 肌（图 28-8）。
      - 交感支配，若功能障碍可导致约 1mm 下睑退缩。

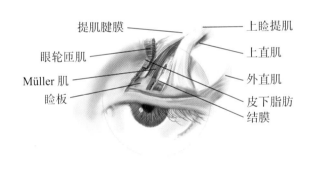

▲ 图 28-6　上睑提肌和 **Müller** 肌关系

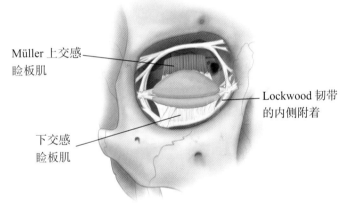

▲ 图 28-7　上睑提肌切除后的 **Müller** 肌

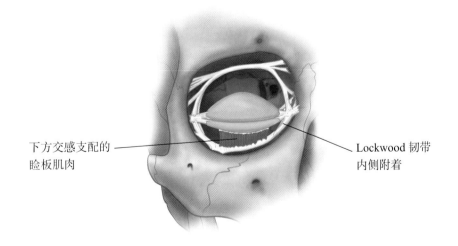

▲ 图 28-8　下方睑板交感神经支配肌肉

○ 起自睑囊筋膜后缘止于下睑的睑板下缘。

（三）眶周韧带结构（图28-9）

- 上睑
  - ➤ Whitnall 韧带：起到支点及悬吊作用的韧带，将水平矢量的力转变为向上的矢量，从而起到使眼睑回缩的作用。当眶隔被拉至 Whitnall 韧带对抗时，向上凝视受限。
  - ➤ 肌间横韧带位于 Whitnall 韧带之下，为提肌支点起到袖套的作用。
  - ➤ Lockwood 韧带类似于上睑 Whitnall 韧带，为下睑的睑囊筋膜起到支点以及改变力的方向的作用。

- 下睑
  - ➤ 睑囊筋膜是 Lockwood 韧带前方的压缩的纤维弹性组织与下睑板相连（图28-10）
    - 起源于下直肌鞘凝聚并包绕下斜肌。
    - 附着于下方结膜穹窿以及下方睑板。
    - 起到下睑牵缩的作用。
    - 平滑肌纤维凝聚又称为下睑板肌。
- 外眦韧带（图28-11）
  - ➤ 连接外侧睑板和 Whitnall 结节——外侧眶缘内 3mm。
  - ➤ 比内眦韧带高 2 ~ 3mm。

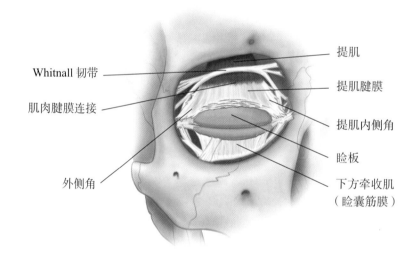

▲ 图 28-9　眶周韧带系统

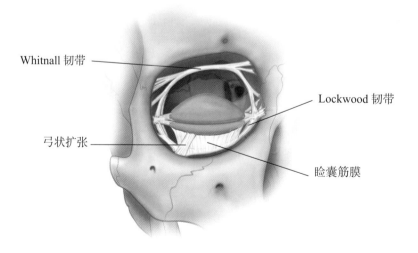

▲ 图 28-10　睑囊筋膜

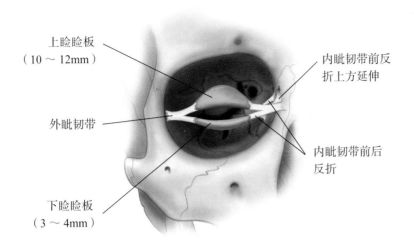

上睑睑板
（10 ～ 12mm）

内眦韧带前反
折上方延伸

外眦韧带

内眦韧带前后
反折

下睑睑板
（3 ～ 4mm）

▲ 图 28–11　内外眦韧带起点和止点

- 深头和浅头。
- 眶隔前和睑板眼轮匝肌、Lockwood 韧带、提肌腱膜外侧角以及外直肌 Check 韧带的组分构成 [5, 6]。
- Schwalbe 下韧带
  - 泪腺下方，提肌外侧角附着于 Whitnall 结节并增厚，位于眶外侧缘内 1 ～ 2mm 处。
- 内眦韧带
  - 连接内侧睑板与泪嵴。
  - 前面的较厚的臂位于泪囊前方。
  - 后面的较薄的臂止于泪后嵴。
  - 上臂止于泪囊上方（图 28–12）。
  - 由眶隔前眼轮匝肌（Jones 肌）和睑板前眼轮

匝肌（Horner 肌）、眶隔、Lockwood 韧带内侧末端、提肌腱膜内侧角、内直肌 Check 韧带以及 Whitnall 韧带的组分构成 [7, 8]。
- 弓状扩张（图 28–13）
  - 将外下侧眶缘连接到内眦韧带的纤维性眶隔后韧带。
  - 限制下斜肌的偏移。
  - 眶外侧增厚：浅筋膜和深筋膜的三角形增厚，将眼轮匝肌的深面附着于眶外侧缘和颞深筋膜的外侧 [9]。
- 眶限制韧带（图 28–14）
  - 包括眶隔反折以及包裹颧骨上脂肪膜的延伸的双层膜 [9]。

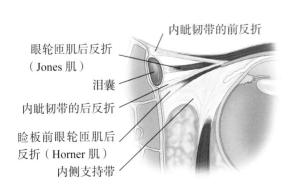

内眦韧带的前反折

眼轮匝肌后反折
（Jones 肌）

泪囊

内眦韧带的后反折

睑板前眼轮匝肌后
反折（Horner 肌）

内侧支持带

▲ 图 28–12　泪囊及包被泪囊的内眦韧带轴位观

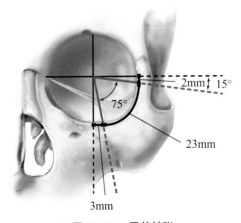

2mm　15°

75°

23mm

3mm

▲ 图 28–13　弓状扩张

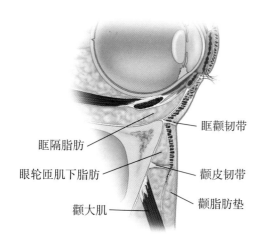

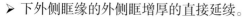

▲ 图 28-14　眶颧韧带矢状位（眶限制韧带）

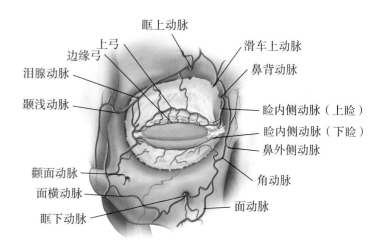

▲ 图 28-15　眶周动脉血供

> 下外侧眶缘的外侧眶增厚的直接延续。
> 眶限制韧带，外侧眶增厚以及睑裂外侧缝形成的解剖单位，通过眼轮匝肌筋膜连接外眦韧带深头。
> 从骨膜起释放眶限制韧带以及外侧眶增厚可使该复合体整体移动。

- Soemmering 韧带
  > 小的限制韧带可将泪腺悬吊在外上眶缘凹陷内 - 泪囊窝。

（四）前额血供

- 颈内动脉系统
  > 眶上血管：距离中线 1.5cm；10% 可以通过孔而不是眶上切迹穿出。
  > 滑车上血管：距离中线 2.7cm。
- 颈外动脉系统
  > 颞浅血管。

（五）眼睑血供（图 28-15）

- 动脉
  > 边缘及外周动脉弓提供眼睑主要的血液供应。
  - 距离睑缘 2 ～ 3mm，位于上睑板上缘，下睑板下缘。
  > 颈内及颈外动脉双重血供。
  > 上睑主要由眼动脉分支供血。
  > 下睑主要由面动脉分支供血。

- 静脉回流（图 28-16）
  > 颈外静脉及颈内静脉系统回流。
  > 眼睑静脉弓回流至面静脉最终进入颈外静脉系统。
  - 眼睑后及眶内回流至上下眼静脉最终至颈内静脉系统。

（六）眉的神经支配

- 眶上神经（V_1）
  > 与同名血管伴行。
  > 出眶后分成深浅两支。
  - 浅支进入额肌移行支配浅层。
  - 深支经滑动平面间隙，骨膜浅层，于帽状脂肪垫浅层穿行。自脂肪垫穿出进入深层帽状腱膜平面平行于颞线，位于其内侧 0.5 ～ 1cm。

警告　深支位置易在眉上提术中损伤。

- 滑车上神经（V_1）
  > 与同名血管伴行。
  > 穿过皱眉肌进入额中部。

（七）眼睑神经支配

- 感觉神经由三叉神经支配（图 28-17）。
  > 上睑由第一支支配（V_1）。

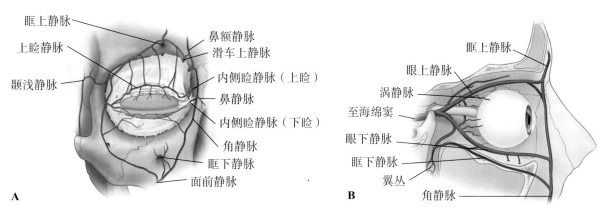

▲ 图 28-16　静脉引流

A. 眶周；B. 眶内

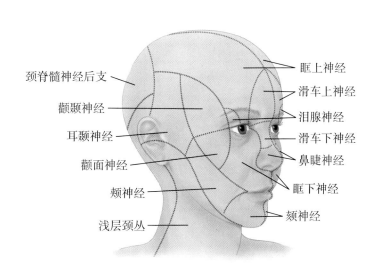

▲ 图 28-17　颈面部感觉神经支配

> 下睑由第二支支配（ V_2 ）。

■ 运动神经支配（图 28-18 ）。

> 面神经支配。

> 额，颧，颊支提供眶周运动神经支配。

> 外侧颧支进入由眼轮匝肌下表面以直角穿入于外眦外 2.5cm 走行。

> 颊支提供降眉间肌和皱眉肌的神经支配（也有面神经额支的支配）。

（八）淋巴系统

■ 淋巴引流进入外侧的耳前淋巴结（图 28-19 ）。

■ 内侧引流至下颌下淋巴结。

■ 淋巴显象提示72%的淋巴引流进入耳前淋巴结，

该引流特点与注射显影剂的位置无关 [10]。

（九）眶隔

■ 由密集的纤维膜组成，附着在眼眶边缘的骨膜上并延伸穿过眼睑以连接睑板。

■ 将眼眶内容物与眶周软组织分开。

■ 弓状缘是眶隔与眶缘骨膜的融合。

■ 上睑：眶隔止于提肌腱膜上，在睑板上方 2 ～ 5mm 处。

■ 下睑：眶隔止于睑板的下边缘。

■ 眶隔关键的解剖关系 [8]（ 图 28-20 ）如下。

> 外侧，眶隔位于外眦腱膜浅层。

> 内上方，弓状缘形成眶上沟的下部。

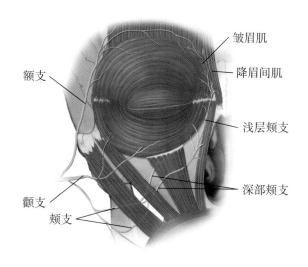

▲ 图 28-18 眶周运动神经支配

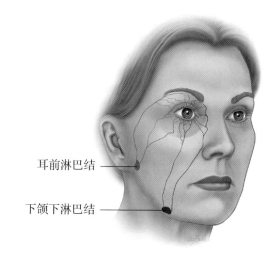

▲ 图 28-19 眼周的淋巴引流

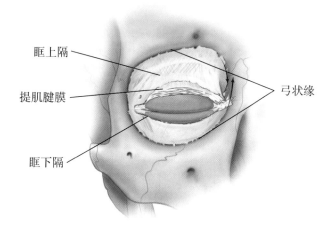

▲ 图 28-20 眶隔

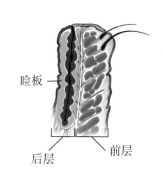

▲ 图 28-21 睑板的矢状位图

> 在中间位置，眶隔通过浅表滑向上斜肌滑车，然后深入到眼轮匝肌的深部并插入到眼轮匝肌的深部后泪腺嵴——内眦韧带水平的上方。

> 内下侧，眶隔附着于泪前嵴和下部眼眶边缘。

> 下外侧，眶隔附着于下眶缘形成 Eisler 隐窝和 Eisler 脂肪垫。

■ 眶隔结构在泪囊后面减弱，这就是泪囊炎可以轻易在眼眶内扩散的原因。

（十）睑板（图 28-21）

■ 位于睑缘。

■ 1 ~ 2mm 厚。

■ 外侧，形成纤维增厚形成外眦韧带。

■ 由纤维胶原构成而非软骨。

> 上睑

• （头尾）长 10 ~ 14mm。

• 上缘有 Müller 和提肌腱膜附着。

> 下睑

• （头尾）长约 6mm。

• 下缘为睑囊筋膜的延续（类似于上睑提肌腱膜）。

> 睑缘

• 睫毛：多个大汗腺和全质分泌腺的位置，在上眼睑中存在 75 ~ 180 根睫毛，下眼睑 60 ~ 80 根。

> 睑板腺（全质分泌腺）：分泌油的腺体，在睫

毛后面的睑缘有一个分泌孔。油脂浓缩可导致形成睑板腺囊肿。其他腺体包括（图 28-22）以下几种。

- Moll（顶泌）。
- Zeis（全泌）。
- Krause（外分泌）。
- Wolfring（外分泌）。

（十一）结膜

- 为邻近眼睛表面的黏膜层。
  - 睑部位于眼睑内面。
  - 球部位于巩膜并附着于角膜边缘。
  - Krause 腺和 Wolfring 腺主要分泌水性泪膜，位于结膜穹窿上。

（十二）脂肪（图 28-23）

- 眶隔后（眶内）脂肪
  - 上睑脂肪：由上斜肌分为两部分。
    - 鼻侧脂肪：颜色浅，牢固。
    - 中间脂肪。
  - 下睑脂肪：三部分。
    - 鼻侧脂肪。
    - 中间脂肪。
    - 外侧脂肪。
- 眶隔前（眶外）脂肪（图 28-24）
  - 上睑：眼轮匝肌后脂肪（ROOF）纤维胶原

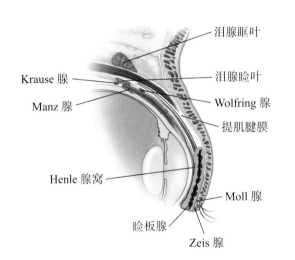

▲ 图 28-22　泪腺附属器

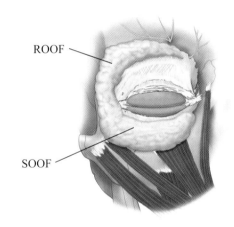

▲ 图 28-24　眼轮匝肌后脂肪（ROOF）和眼轮匝肌下脂肪（SOOF）

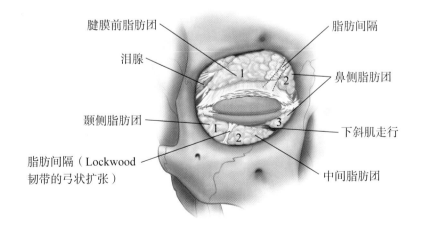

▲ 图 28-23　眶周脂肪团

脂肪组织。

- 位于眼轮匝肌深层，覆盖眶缘。

➢ 下睑：眼轮匝肌下脂肪（SOOF）。

- 位于眼轮匝肌深层。下垂可形成颧袋。

本章精要

❖ 上睑和下睑不是镜像，但具有许多共同特征。

❖ 眼睑的前层和后层具有单独的血液供应。

❖ 良好的眶周韧带网络结构促进眼睛良好地行使正常功能。

❖ 理解眶周运动和感觉神经的位置有助于减小损伤这些结构的可能性。

❖ 理解眶周解剖有助于术者在保证功能的同时解决解剖问题。

参 考 文 献

[1] Knize DM. The forehead and temporal fossa, anatomy and technique. Ann Plast Surg 47:585, 2001.

[2] DiFrancesco LM, Codner MA, McCord CD. Upper eyelid reconstruction. Plast Reconstr Surg 114:98e, 2004.

[3] Janis JE, Ghavami A, Lemmon JA, et al. The anatomy of the corrugator supercilii muscle: part II. Supraorbital nerve branching patterns. Plast Reconstr Surg 121:233, 2008.

[4] Hamra ST. The zygorbicular dissection in composite rhytidectomy: an ideal midface plane. Plast Reconstr Surg 102:1646, 1998.

[5] Ousterhout DK, Weil RB. The role of the lateral canthal tendon in lower eyelid laxity. Plast Reconstr Surg 69:620, 1982.

[6] Jelks GW, Jelks EB. The influence of orbital and eyelid anatomy on the plapebral aperture. Clin Plast Surg 18:183, 1991.

[7] McCord C Jr, Codner MA, Hester TR Jr, eds. Eyelid Surgery: Principles and Techniques. Philadelphia: Lippincott-Raven, 1995.

[8] Zide BM, Jelks GW, eds. Surgical Anatomy of the Orbit. New York: Raven Press, 1985.

[9] Muzaffar AR, Mendelson BC, Adams WP Jr. Surgical anatomy of the ligamentous attachments of the lower lid and lateral canthus. Plast Reconstr Surg 110:873; discussion 897, 2002.

[10] Nijhawan N, Marriott C, Harvey JT. Lymphatic drainage patterns of the human eyelid: assessed by lymphoscintigraphy. Ophthal Plast Reconstr Surg 26:281, 2010.

第 29 章 面颈部解剖
Face and Neck Anatomy

John H. Hulsen, Jeffrey E. Janis　著

许莲姬　译

一、面颈部解剖

- 掌握面部和颈部的三维解剖对安全、有效地实施美容手术非常重要。
- 解剖变异非常常见，并非特例。

面部的软组织层次 [1-3]

- 面部在解剖学上是按相关同心层排列的，从而形成了可形成面部运动的平衡结构。
  - ➤ 皮肤。
  - ➤ 浅表脂肪。
  - ➤ 浅筋膜［表浅肌肉腱膜系统（SMAS）］。
  - ➤ 表情肌。
  - ➤ 深层脂肪和解剖间隙（颊间隙）。
  - ➤ 深筋膜（腮腺咬肌筋膜）。
  - ➤ 最深层。
- 皮肤 [1, 2] 的组织学特征如下。
  - ➤ 表皮由角质形成细胞、黑色素细胞和抗原呈递朗格汉斯细胞（Langerhans 细胞）组成。
  - ➤ 真皮富含成纤维细胞和 I 型胶原蛋白。
  - ➤ 整个颈面部的真皮厚度各异，与其功能有关。
    - 厚度通常与其移动性成反比。
    - 眼睑的真皮最薄，而前额和鼻尖真皮最厚。
  - ➤ 较薄的真皮更易出现恶化和老化的表现。
- 皮下组织 [1, 2, 4, 5] 的组织学特征如下。
  - ➤ 由两个部分组成。
    - 皮下脂肪：提供面部容积。

- 纤维性皮肤支持带：将真皮与下层的肌肉腱膜系统结合在一起。
- 皮肤支持带是为面部支持韧带经过皮下层的那一部分所取的名称。
  - ➤ 在面部不同部位，这些结构的比例和走向各异。
    - 在特殊部位如唇和眼睑，有紧致的皮下脂肪。
    - 皮下组织厚的部位的皮肤支持带其纤维更长且这些纤维随着年龄增长其强度易于变弱。
- 皮下脂肪室 [1, 2, 6-10]（图 29-1）的组织学特征如下。
  - ➤ 面部的皮下脂肪分隔成不同的解剖隔室，可能不会像一个融合的整体一样老化。
  - ➤ 年轻的面部其各隔室之间过渡平滑，而老化会使面部轮廓凹凸不平。

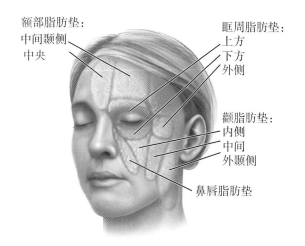

额部脂肪垫：
中间颞侧
中央

眶周脂肪垫：
上方
下方
外侧

颧脂肪垫：
内侧
中间
外颞侧

鼻唇脂肪垫

▲ 图 29-1　浅表面部脂肪隔室

> 相临隔室之间的剪切力可引起软组织位置异常。
> 前额
  - 中央：位于前额的中间部位。两侧为中间颞侧室，下方为鼻背部。
    ○ 来自滑车上动脉的穿支血管经过该隔室的边缘。
  - 中间颞侧：在中央前额脂肪的两侧。下方以眼轮匝肌支持韧带为界，侧面则以上颞隔为界。
  - 外颞侧：连接外侧前额脂肪与侧颞和颈部脂肪。
> 眼眶
  - 上方：眼轮匝肌支持韧带围绕上眼眶而形成上界。
  - 下方：下睑板下方的薄薄的皮下层。
  - 外侧：上界为下颞隔，下界为上颊隔。
> 面颊
  - 浅表颊部隔室
    ○ 内侧：外侧到鼻唇沟隔室。上界是眼轮匝肌支持韧带和外侧眶隔室。
      ◆ 来自面动脉和眶下动脉的穿通支血管在内侧限制性隔膜内。
      ◆ 面静脉在内侧颊脂肪的深层表面。
    ○ 中部：在腮腺前方的浅表位置。
      ◆ 面横动脉的穿支在中间颊隔膜内走行。
      ◆ 面颊中间隔室和外侧隔室之间的层次可以容易导引到最深平面和颊脂垫及其相关神经血管结构。
    ○ 外颞侧颊部：腮腺的浅表即为该结构，连接颞脂肪和颈部皮下脂肪。
      ◆ 颊外侧隔在颞外侧隔室的前方，含有来自颞浅动脉的穿支血管。
  - 颊内侧深隔室
    ○ 位于颊内侧和中间浅表隔室的深处，在眼轮匝肌下方。
    ○ 眼轮匝肌支持韧带是其上界，眼轮匝肌下

脂肪垫（SOOF）是其下界。

小贴士 骨膜和深部内侧脂肪之间存在可脂肪移植的潜在间隙（Ristow 间隙）。

> 鼻唇
  - 位于颊内侧脂肪的前方，与下颊脂肪重叠。
  - 在面部隔室的最内侧。
    ○ 来自内眦动脉的穿通支在鼻唇隔内走行。
    ○ 鼻唇脂肪容积被保留。

小贴士 随着年龄增大鼻唇沟加深的原因之一是内侧深部脂肪隔室容积减少所继发的鼻唇脂肪假性下垂以及随后发生的深层和浅层颊脂肪向面中部的凸出减少。

> 下颊
  - 与鼻唇脂肪分离。
  - 附着于降口角肌。
  - 内侧边界为降唇肌，下方边界为颈阔肌的膜性融合。
■ 表浅筋膜（SMAS）[1-3, 11-14] 的组织学特征如下。
> 这是颈浅筋膜向上延伸形成的结构。
> 整个颈面部的浅筋膜是连续的。
> 该层依其所覆盖的区域和浅表肌肉不同而有不同名称。
  - 头皮：帽状腱膜。
  - 颞部：颞顶筋膜（亦称颞浅筋膜）。
  - 眶周区域：眼轮匝肌筋膜。
> SMAS 分为固定部分和移动部分。
  - 固定部分：附着坚固、相对固定，位于外侧面部的腮腺表面。
  - 移动部分：不附着于其下面的结构，直接覆盖表情肌和腮腺导管且位于腮腺前方。
■ 表情肌 [2, 15] 的组织学特征如下。
> 表情肌负责面中部和唇部的协调运动、控制嘴的形状和大小。这些肌肉通常重叠，按由

浅至深的四层解剖结构描述。

- 降口角肌、颧小肌的浅头，以及眼轮匝肌。
- 颈阔肌、笑肌、颧大肌、颧小肌的深头、提上唇鼻翼肌。
- 提上唇肌和口轮匝肌。
- 额肌、提口角肌、颊肌。

➤ 前三层的肌肉由位于其深面的面神经控制，而第四层的肌肉则由位于其浅面的面神经控制。

专家提示　这是常见的考题。

■ 面部的深筋膜（腮腺咬肌筋膜）[2, 3, 16] 组织学特征如下。

➤ 在颈部，颈深筋膜位于带状肌的浅层。

➤ 面部的深筋膜是颈深筋膜自颈部至面部的连续的浅层。

➤ 面颊部面神经分支以及腮腺导管位于面部深筋膜的深部。

➤ 与浅筋膜一样，该层依面部的具体区域而命名。

- 腮腺表面：腮腺鞘或腮腺的封套筋膜。
- 咬肌表面：咬肌筋膜。
- 颧弓上方：颞深筋膜。

➤ 面部深浅筋膜之间具有下列关系。

- 这些筋膜层或由蜂窝状层（areolar plane）分隔或牢固地黏附在一起。
  - 在颞区，面神经额支和颞浅动脉最初可见于颞顶筋膜（面部浅筋膜）下方的蜂窝状层。该层的深部是颞深筋膜（面部深筋膜）。

小贴士　额支由颞顶筋膜（颞浅筋膜）覆盖。

  - 面部的浅筋膜和深筋膜坚固地沿着颧弓附着，从而覆盖腮腺，还沿着咬肌的前方边界附着。

■ 最深层 [2, 3, 15] 组织学特征如下。

➤ 位于面部深筋膜（腮腺咬肌筋膜）的深层。

➤ 随着面神经的分支向外周延续，会穿过腮腺咬肌筋膜，从而支配表情肌肉系统。

➤ 颊脂垫、腮腺导管、面动脉 / 面静脉，以及面神经的颧支和颊支在该平面上。

- 颊脂垫 [15, 17]
  - 参与形成面颊的轮廓。
  - 由中心体及颞突、翼突、颊突组成。
  - 面神经的颧支和颊支走行于颊突的表面。
  - 腮腺导管将颊突与中心体分开。

■ 颈部的筋膜 [18] 组织学特征如下。

➤ 浅筋膜

- 覆盖胸大肌和三角肌的胸部深筋膜向上升至颈部的浅筋膜。
  - 该筋膜与下颌缘上方的面部浅筋膜（或 SMAS）相延续。
  - 在外侧方向上，浅筋膜与胸锁乳突肌和斜方肌的深筋膜融合。

➤ 深筋膜

- 封套深筋膜是最浅表的深筋膜层。
  - 封套深筋膜亦称为颈深筋膜的浅层。
  - 该筋膜在分离颈阔肌时会成为视觉和机械屏障。
    - 在封套深筋膜浅层，颈阔肌下间隙内无重要的中线结构。

专家提示　保留颈部封套筋膜对处理和平抚颈阔肌带非常重要。为使效果持久且无裂开的现象，一定要确保封套筋膜的前后层都要缝到（长期随访时筋膜前层减弱，导致颈阔肌带支撑力不足）。

➤ 舌骨下肌的筋膜

- 既往称为中筋膜。
- 浅层：覆盖胸骨舌骨肌和肩胛舌骨肌。
- 深层：覆盖胸骨甲状肌和甲状舌骨肌。

➤ 脏筋膜

- 气管前筋膜：覆盖喉和气管，分开后覆盖甲状软骨。

- 颊咽筋膜：覆盖颊肌和食管背侧。
- ➤ 椎前筋膜
  - 包裹脊柱及其相关肌肉并形成颈后三角的底面。

二、神经 [2, 18]

（一）感觉神经支配

- 头皮、面部和颈部的感觉由三叉神经的分支（CN V₁、V₂、V₃）和颈椎脊神经的分支（背支和腹支）支配，耳道则由前庭蜗神经（CN VIII）和迷走神经（CN X）支配。
  - ➤ 眼神经分支（CN V₁）
    - 额神经进入肌肉上方的眶上裂，分为滑车上分支和眶上分支。
      - ○ 滑车上分支从内侧出眼眶，沿着滑车上动脉走行，支配前额中央部分[19, 20]。
      - ○ 眶上分支与眶上动脉一同穿过眶上切迹或孔，支配前额剩余部分和头皮。
      - ○ 眶上神经的外侧支是头皮的主要感觉神经，沿着颞顶或颞顶的内侧走行。

专家提示 眶上神经和滑车上神经可以通过真正的骨性孔（分别为 40% 和 18%）或切迹出来，该孔或切迹底层总是附着韧带。

- ➤ 上颌支（CN V₂）
  - 面中部的感觉由三叉神经上颌支的分支颧颞支、颧面支和眶下支支配。
- ➤ 下颌支（CV V₃）
  - 耳颞神经、颏神经和颊神经是三叉神经下颌支的一部分。
    - ○ 耳颞神经：与颞浅动脉伴行，支配耳上方的颞区感觉。
    - ○ 颊支：与面神经的颊支交通，支配颊肌表面的面颊皮肤的感觉。
    - ○ 颏神经：支配颏和下唇的感觉。
- ➤ 颈椎脊神经（图 29-2）
  - 支配整个颈部、下耳、面部的后下部（lower posterior face）以及头皮后方的感觉。
  - 枕小神经（C₂）：为耳后乳突区提供感觉[21]。

专家提示 枕小神经起自胸锁乳突肌后缘，耳大神经的头侧，外耳道最低处的下方约 5.3cm 处，以及距离后中线 6.5cm 处。

- 枕大神经是 C₂ 背支的内侧支，向上走行支配后侧头皮至头顶的感觉[22]。
- 耳大神经起自 C₂₋₃ 的背支。

小贴士 耳大神经在 McKinney 点上：胸锁乳突

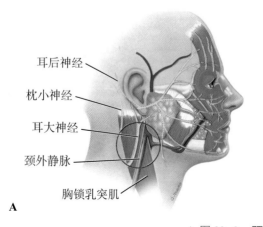

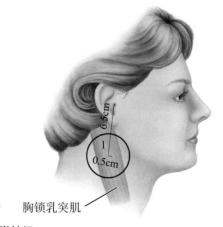

▲ 图 29-2　颈椎脊神经

A. 耳大神经解剖；B. 耳大神经的危险区

肌的中横肌腹部外耳道下 6.5cm。

- 前支：支配腮腺表面的皮肤。
- 后支：支配耳的内外侧表面，包括外耳和小叶。

（二）运动支配：面神经 [2, 11]（图 29-3）

- 面神经出茎乳孔，在穿过腮腺时受到保护。

- 该神经在腮腺内先分为上下两个部分，随后再发出五大支。
  - ➤ 颞支（或额支）。
  - ➤ 颧支。
  - ➤ 颊支。
  - ➤ 下颌缘支。
  - ➤ 颈支。

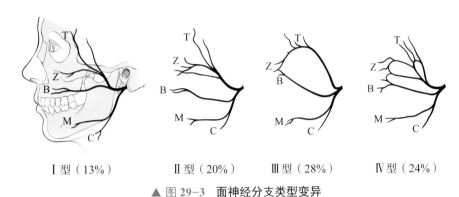

▲ 图 29-3　面神经分支类型变异

Ⅰ 型（13%）　　Ⅱ 型（20%）　　Ⅲ 型（28%）　　Ⅳ 型（24%）

B. 颊支；C. 颈支；M. 下颌支；T. 颞支；Z. 颧支

- 分支从腺体的内侧发出，在咬肌的浅表面上走行，位于面部深筋膜的深部。
- 咬肌前方，面神经分支位于颊脂肪垫表面，深度与腮腺导管和面部血管相同，该平面就是所谓的最深平面。
- 分支前行在深面支配表情肌的浅表三层，在浅面支配第四层和最深层（额肌、提口角肌和颊肌）。
- 额支 [11]（图 29-4）具有以下特征。
  - ➤ 经过颧弓之后，走行表浅。该分支在耳垂至外眦的连接线的约中点处穿过颧弓。
  - ➤ 在颞顶筋膜（面部浅筋膜，SMAS）和颞深筋膜（面部深筋膜）之间的蜂窝状层次内走行且位置表浅。最后由颞顶筋膜覆盖。
- 颧支和颊支具有以下特征。
  - ➤ 面神经颧支和颊支位置深（SMAS 和面部深筋膜的深部）且这些分支之间相连繁多，故损伤罕见，或者很少被发现。
- 下颌缘支 [23, 24]

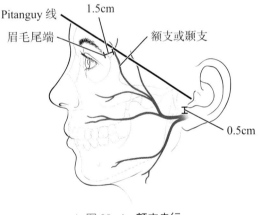

Pitanguy 线　　1.5cm
眉毛尾端　　额支或颞支
0.5cm

▲ 图 29-4　额支走行

- ➤ 在腮腺内向前和向下延伸。
- ➤ 出腮腺后，受到厚厚的 SMAS- 颈阔肌层保护，位于下颌缘处或其下方。
  - 对于 19% ～ 53% 的人，该分支位于下颌缘下 1 ～ 1.2cm 处。
  - 该神经经过面血管后，可能会继续在下颌下方前行 1.5 cm，然后再向上走行经过下缘。但通常情况下，该分支在面部血管标志处，下颌缘上方走行。

267

- 颈支具有以下特征。
  - 颏部至乳突连线的约中点部位，在下颌角水平该连线下方约 1cm 处[25]。
  - 略靠近下颌角前方位置从腮腺的下半部分出来。
  - 立即穿过颈深筋膜，然后在上外侧边界附着于颈阔肌上的纤维蜂窝状组织（fibroareolar tissue）中前行。
  - 颈阔肌应在该上外侧边界与深筋膜进行钝性分离以避免损伤。
  - 颈支损伤会引起"下颌支的假性麻痹"及伴随的非对称性全口假牙式微笑（full denture smile）。根据是否可以外翻和噘起下嘴唇与下颌缘神经损伤进行区别[26, 27]。
  - 颈支损伤通常可在平均 3 ～ 4 周内完全恢复[27]。

小贴士 为避免下颌缘支损伤，在下颌角下方至少 2 cm 处开始分离。

三、面部危险区[16]（图 29-5）

- 面部手术时运动和感觉神经损伤风险显著的 7 个区域。

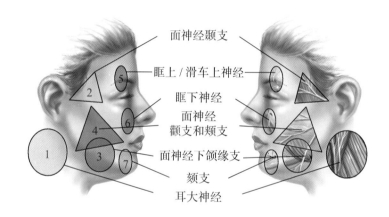

面部危险区	位置	神经	与 SMAS 的关系	区域损伤的征象
1	外耳道下 6.5cm	耳大	其后方	耳的下 2/3、邻近颊部和颈部麻木
2	耳屏下 0.5cm 至眉毛外侧上方 2cm 的连线下方和颧骨上方	面神经颞支	其下方	前额麻痹
3	下颌中部到口角后方 2cm	下颌缘支	其下方	下唇麻痹
4	颧骨突起部、下颌角后缘和口角连接线所形成的三角形	面神经颧支和颊支	其下方	上唇和颊麻痹
5	瞳孔中央处眶上缘上方	眶上和滑车上	其前方	前额、上眼睑、鼻背、头皮麻木
6	瞳孔中央处眶下缘下方 1cm	眶下	其前方	上鼻侧方、颊、上唇、下眼睑的麻木
7	下颌中部，第二前磨牙下方	颏	其前方	下唇和颏的一半麻木

SMAS. 表浅肌肉腱膜系统

▲ 图 29-5　面部危险区：运动和感觉神经

四、血液供应 [2, 28]

（一）动脉系统

- 面部、头皮和颈部的血液供应丰富且源于颈动脉系统。
- 颈外动脉的分支是主要的血液供应来源。
  - 甲状腺上动脉。
  - 咽升动脉。
  - 舌动脉。
  - 面动脉。
  - 枕动脉。
  - 耳后动脉。
  - 上颌动脉。
  - 颞浅动脉。
- 上颌动脉和颞浅动脉是颈外动脉的终末分支。
- 颈内动脉通过供应眼动脉的滑车上动脉分支和眶上动脉分支来贡献一小部分血供。
- 面部有下列血管供应系统。
  - 面前部动脉供应：面动脉、上唇动脉、下唇动脉、滑车上动脉、眶上动脉。
  - 面外侧部动脉供应：面横动脉、颏下动脉、眶颧动脉、耳前动脉。
  - 头皮和前额动脉供应：颞浅动脉的额支和顶支、耳后动脉、枕动脉。
- 面前部由一个大的肌皮穿支血管网供应。
- 面外侧部、头皮和前额由筋膜皮穿支供应。
- 由肌皮穿支供血的面前部皮肤与由筋膜皮穿支供血的面外侧区之间的过渡经常出现在鼻唇沟的外侧。

小贴士　面部除皱术时掀起皮肤会损伤外侧筋膜皮穿支，这时内侧的肌皮穿支供血。

（二）静脉系统 [2, 18]（图 29-6）

- 面颈部的静脉引流分为深浅两个系统。
- 美容手术所涉及的静脉系统通常仅限于浅静脉系统。
- 前哨静脉：成对的颞颧静脉中的较大（更为内侧的）静脉，位于颧骨上方、眶缘外侧。
  - 识别面神经额（颞）支的解剖标志。

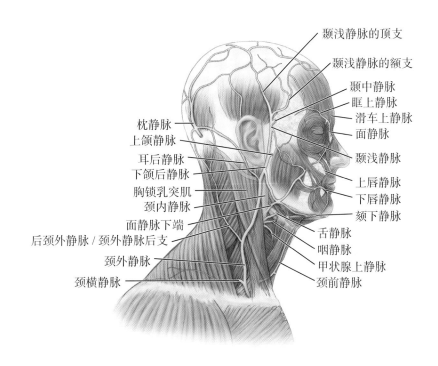

枕静脉
上颌静脉
耳后静脉
下颌后静脉
胸锁乳突肌
颈内静脉
面静脉下端
后颈外静脉 / 颈外静脉后支
颈外静脉
颈横静脉

颞浅静脉的顶支
颞浅静脉的额支
颞中静脉
眶上静脉
滑车上静脉
面静脉
颞浅静脉
上唇静脉
下唇静脉
颏下静脉
舌静脉
咽静脉
甲状腺上静脉
颈前静脉

▲ 图 29-6　静脉解剖

小贴士 额神经经常会在前哨静脉上方前行 1cm。

- 面静脉：滑车上和眶上静脉引流前额静脉并汇合形成面静脉。面静脉最终经过下颌骨下缘，在下颌下腺和二腹肌后腹上走行，在舌骨水平注入颈内静脉。
  - ➢ 通过海绵窦的支流与海绵窦交通。
  - ➢ 无静脉瓣。

小贴士 由于无静脉瓣加上解剖学上的连接，任何涉及面静脉的感染可能会蔓延到颅内系统。

- 颈外静脉：起自下颌角水平，沿颈部下行至锁骨中部，注入锁骨后方的锁骨下静脉。其大部分走行由颈阔肌覆盖。
  - ➢ 耳大神经（$C_2 \sim C_3$）与静脉伴行升向头部。
- 颈前静脉：沿下颌舌骨肌和胸骨舌骨肌向胸骨切迹方向下行。

小贴士 进行颈阔肌下分离时颈外静脉和颈前静脉均有损伤风险，如不注意，会引起大出血。

五、面部的骨骼 [2]

（一）额骨

- 构成前额。
- 在前外侧方与颧骨相连，在中央部位与鼻骨、上颌骨和泪骨相连。
- 眶上方为成对的眉弓，男性中更为明显。两侧眉弓之间的平滑区域为眉间。
- 眶上神经血管结构经过位于眶上缘内 1/3 和外 2/3 的交合处的眶上切迹或孔。
- 半数患者在其眶上孔内侧 1cm 处有额切迹或孔，从中走行滑车上神经血管结构。

（二）颧骨

- 构成颊和眶外侧壁。

- 外眦韧带插入位于其后且额颧缝下约 1cm 处眶缘内的 Whitnall 结节。
- 接近眶边界的骨外侧表面上有一个或两个孔，颧面部的神经血管结构从中经过。

（三）鼻骨

- 鼻骨为成对的长条形薄骨，形状和大小各异。
- 由鼻肌和降眉间肌覆盖。

（四）上颌骨

- 构成上腭、口腔顶部，以及眶和鼻的底部。
- 与颧骨、额骨和鼻骨相接。
- 眶下孔位于眶下缘下约 1cm 处。
- 上颌骨的垂直高度随年龄与牙齿缺失逐渐减少。

（五）下颌骨

- 构成下颌，是面骨中最大、最坚固者。
- 下颌体为弓形，伴有两个垂直的下颌支。
- 中线联合标志着胚胎发育期间的融合线。
- 颏孔位于第一和第二前磨牙下方约 1cm 处，颏神经血管结构从中走行。
- 下颌骨随年龄增加而变小，失去牙齿后牙槽部分被吸收。
- 下颌体和下颌支所形成的角随年龄增加而变钝。

六、颈面部的支持韧带 [2, 11, 29]

- 支持韧带是坚固的纤维附着物，起自骨膜或面部深筋膜，垂直穿行面部各层后最终附着于真皮。
- 韧带像树的枝干一样"分叉"，如锚定点一般将皮肤与浅筋膜（SMAS）固定和稳定到其下方相关解剖位置的深筋膜及面骨上。

（一）颞区 [12]

- 目前，对颞区（图 29-7）支持韧带的准确命名尚没有达成共识。
- 在眶上方，眉毛的侧 1/3 由颞韧带附着(temporal ligamentous adhesion ）或眶韧带支撑。
- 沿着颞嵴向后方延伸的是下颞隔（或附着 / 固

定的区域）。

- 沿着眶上缘在内侧走行的是眶上韧带附着（supraorbital ligamentous adhesion）。这是深层帽状腱膜的最深层附着于骨膜的地方[29-31]。

小贴士　这种描述上的混乱不应降低面部年轻化手术中支持韧带作用的重要性。

（二）眶周区域 [2, 24, 30-33]（图 29-7）

- 眼轮匝肌支持韧带（ORL）[或眶颧韧带（OML）]

是起自眶缘骨膜的骨皮韧带。

- ➢ 该韧带穿过眼轮匝肌，插入睑颊交界处。ORL 沿着眶上缘延伸，最终到达眶外侧，在此形成眶外侧增厚。
  - 眶外侧增厚亦称为外眦韧带浅头，该韧带通过眼轮匝肌深筋膜（眶隔）和睑板连接ORL 与外眦韧带。这形成一个解剖单位。
- 泪沟韧带沿着眼轮匝肌附着的内侧起点走行。该韧带与 ORL 相延续[24]。

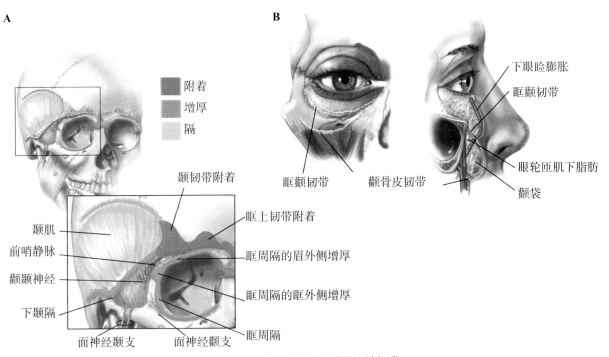

A

附着
增厚
隔

颞韧带附着
眶上韧带附着
眶周隔的眉外侧增厚
眶周隔的眶外侧增厚
眶周隔

颞肌
前哨静脉
颧颞神经
下颞隔
面神经颞支　面神经颧支

B

下眼睑膨胀
眶颧韧带
眼轮匝肌下脂肪
颧袋

眶颧韧带　颧骨皮韧带

▲ 图 29-7　颞区和眶区的支持韧带

（三）颊和下颌 [1-3, 14, 34]（图 29-8）

- 通常有两种类型的支持韧带。
  - ➢ 真性骨皮韧带：直接连接骨膜和真皮，故为真性韧带。
    - 颧骨皮韧带
      - ○ 纤维起自颧弓的下缘，穿过颧脂肪垫，前行到与颧骨的连接处，延伸到真皮。
    - 下颌骨皮韧带
      - ○ 起自下颌的前 1/3，下缘上方 1cm 处，直

接插入真皮中。

- ➢ 筋膜皮韧带：面部深浅筋膜的结合体，将面部各层固定到其表面的真皮上。
  - 咬肌皮韧带和腮腺皮韧带
    - ○ 分别沿咬肌的前边界和腮腺走行，面部的深浅筋膜在此处牢固附着。
    - ○ 一系列纤维带将真皮固定到筋膜上。

小贴士　原描述中，被 McGregor[35] 描述为"片

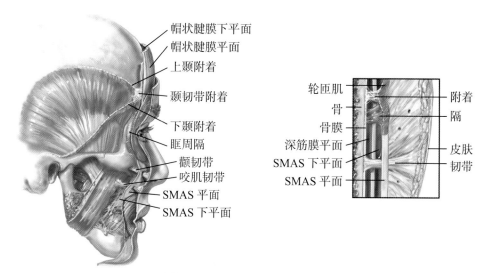

▲ 图 29-8　颊和下颌区的支持韧带

（patch）"的确切结构不清楚。按照惯例，该术语用于描述颧弓韧带的一部分。McGregor 描述了该处面神经的颊支与动脉穿支相关联，因此，应注意该处是否有出血。

韧带	纤维
下颌	内侧颈阔肌—皮
颏下	内侧胸锁乳突肌—皮
乳突—皮	皮肤皱褶—颈阔肌
颈阔肌—耳	
外侧胸锁乳突肌—皮	
锁骨—皮韧带	

（四）颈部[18]（图 29-9）

■ 固定颈部皮肤保持其位置的支持结构由 6 个韧带和 3 个纤维组成。

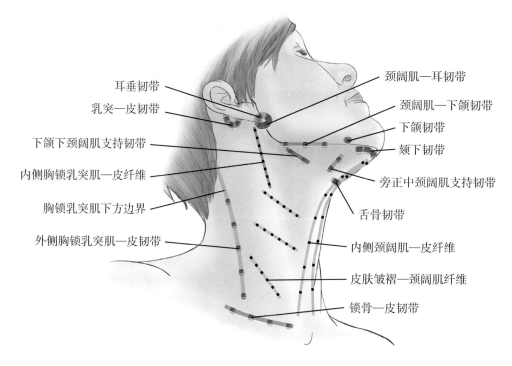

▲ 图 29-9　颈部的支持韧带和纤维

- 3个支持韧带将颈阔肌固定到更深部的组织中：舌韧带、旁正中颈阔肌支持韧带和下颌下颈阔肌支持韧带。
- 若要了解这些韧带功能的重要性及其与面部结构的关系，就要至少在一定程度上了解面部老化的解剖基础[2]。
- 支持韧带随着年龄增加而变弱、松弛，使面部软组织，特别是脂肪垫，以这些韧带为轴移动。
  - 变弱的颧弓韧带引起颧骨软组织下垂。
  - 变弱的咬肌韧带引起颊组织迁移到下颌边界的下方，由于组织被下颌韧带拴住，最终形成双下巴（jowling）。

（五）颈前三角 [2, 18]

- 以胸锁乳突肌、颈中线和下颌的下边界为界而组成。
  - 二腹肌
    - 每个肌肉由两个肌肉和之间的肌腱相连而成。
      - 较长的后腹由 CN Ⅶ 支配。
      - 较短的前腹在接近骨联合处走行并由 CN Ⅴ 支配。
  - 颏下三角
    - 二腹肌前腹与舌骨体之间的区域。
    - 颈阔肌下脂肪在该三角区内的颈阔肌的深部。
  - 下颌下三角
    - 包含下颌下腺、面部血管、舌神经和面神经的下颌缘支。
      - 下颌下腺有大的表浅的叶和较小的深部叶，其大部分位于下颌体的下面。
      - 面部血管经过腺体的后方和上方。
  - 颈阔肌下脂肪 [9]
    - 位于下颌舌骨肌上方。
    - 位于不同隔室：中部、内侧和外侧。
    - 分开颈阔肌上脂肪与颈阔肌下脂肪的筋膜非常薄。
      - 过度去除中部的颈阔肌下脂肪会导致面部轮廓扭曲。

本章精要

- 面部的皮下脂肪分隔成不同的解剖隔室，老化时不会像一个融合的整体一样老化。
- 面部的浅筋膜是颈浅筋膜的向上延伸，根据其所在区域和覆盖的表浅肌肉命名，故名称各不相同。
- 表浅的表情肌由位于其深表面的面神经支配，而只有颏肌、提口角肌和颊肌由其浅表面的神经支配。
- 支持韧带的命名规则不一致不应降低这些韧带在面部年轻化手术中发挥作用的重要性。
- 解剖变异常见，并非例外情况。
- 面部在解剖学上是按相关同心层排列的，从而形成了可产生面部运动的平衡的结构。
- 表皮由角质形成细胞、黑素细胞和抗原呈递朗格汉斯细胞（Langerhans 细胞）组成。
- 骨膜和深部内侧脂肪之间存在可以转移脂肪的潜在间隙（Ristow 间隙）。
- 枕小神经起自胸锁乳突肌后缘的后方，耳大神经的头侧，外耳道最下端下方约 5.3cm 处和距离后中线 6.5cm 处。
- 为避免损伤下颌缘支，在下颌角下方至少 2cm 处开始进行分离。

参考文献

[1] Mendelson BC, Wong CH. Anatomy of the aging face. In Neligan PC, ed. Plastic Surgery, vol 2, ed 3. Aesthetic. New York: Elsevier, 2013.

[2] Nahai F, Mejia JD, Nahai FR. Applied anatomy of the face and neck. In Nahai F, ed. The Art of Aesthetic Surgery: Principles and Techniques, ed 2. New York: Thieme Publishers, 2010.

[3] Stuzin JM, Baker TJ, Gordon HL. The relationship of the superficial and deep facial fascias: relevance to rhytidectomy and aging. Plast Reconstr Surg 89:441, 1992.

[4] Song R, Ma H, Pan F. The "levator septi nasi muscle" and its clinical significance. Plast Reconstr Surg 109:1707, 2002.

[5] Chopra K, Calva D, Sosin M, et al. A comprehensive examination of topographic thickness of skin in the human face. Aesthet Surg J 35:1007, 2015.

[6] Rohrich RJ, Pessa JE, Ristow B. The youthful cheek and deep medial fat compartment. Plast Reconstr Surg 121:2107, 2008.

[7] Rohrich RJ, Pessa JE. The fat compartments of the face: anatomy and clinical implications for cosmetic surgery. Plast Reconstr Surg 119:2219, 2007.

[8] Rohrich RJ, Pessa JE. The retaining system of the face: histologic evaluation of the septal boundaries of the subcutaneous fat compartments. Plast Reconstr Surg 121:1804, 2008.

[9] Rohrich RJ, Pessa JE. The subplatysmal supramylohyoid fat. Plast Reconstr Surg 126:589, 2010.

[10] Schaverien MV, Rohrich RJ, Pessa JE. Vascularized membranes determine the anatomical boundaries of the subcutaneous fat compartments. Plast Reconstr Surg 123:695, 2009.

[11] Barton FE. Aesthetic surgery of the face and neck. Aesthet Surg J 29:449, 2009.

[12] Mendelson BC. Extended sub-SMAS: dissection and cheek elevation. Clin Plast Surg 22:325, 1995.

[13] Mitz V, Peyronie M. The superfical musculo-aponeurotic system (SMAS) in the parotid and cheek area. Plast Reconstr Surg 58:80, 1976.

[14] Stuzin JM, Baker TJ, Gordon HL, et al. Extended SMAS dissection as an approach to midface rejuvenation. Clin Plast Surg 22:295, 1995.

[15] Freilinger G, Gruber H, Happal W, et al. Surgical anatomy of the mimic muscle system and the facial nerve: importance for reconstructive and aesthetic surgery. Plast Reconstr Surg 80:686, 1987.

[16] Seckle BR. Facial Danger Zones: Avoiding Nerve Injury in Facial Plastic Surgery. New York: Thieme Publishers, 1994.

[17] Dubin B, Jackson IT, Hahm A, et al. Anatomy of the buccal fat pad and its clinical significance. Plast Reconstr Surg 83:257, 1989.

[18] Feldman JJ. Surgical anatomy of the neck. In Feldman JJ, ed. Neck Lift. New York: Thieme Publishers, 2006.

[19] Janis JE, Hatef DA, Hagan R, et al. Anatomy of the supratrochlear nerve: implications for the surgical treatment of migraine headaches. Plast Reconstr Surg 3131:743, 2013.

[20] Janis JE, Ghavami A, Lemmon JA, et al. The anatomy of the corrugator supercilii muscle: part II. Supraorbital nerve branching patterns. Plast Reconstr Surg 121:233, 2008.

[21] Dash KS, Janis JE, Guyuron B. The lesser and third occipital nerves and migraine headaches. Plast Reconstr Surg 115:1752, 2005.

[22] Mosser SW, Guyuron B, Janis JE, et al. The anatomy of the greater occipital nerve: implications for the etiology of migraine headaches. Plast Reconstr Surg 113:693, 2004.

[23] Dingman RO, Grabb WC. Surgical anatomy of the mandibular ramus of the facial nerve based on the dissection of 100 facial halves. Plast Reconstr Surg 29:266, 1962.

[24] Wong CH, Hsieh MKH, Mendelson B. The tear trough ligament: anatomical basis for the tear trough deformity. Plast Reconstr Surg 129:1392, 2012.

[25] Chowdhry S, Yoder EM, Cooperman RD, et al. Locating the cervical motor branch of the facial nerve: anatomy and clinical application. Plast Reconstr Surg 126:875, 2010.

[26] Ellenbogen R. Pseudo-paralysis of the mandibular branch of the facial nerve after platysmal face-lift operation. Plast Reconstr Surg 63:364, 1979.

[27] Daane SP, Owsley JQ. Incidence of cervical branch injury with "marginal mandibular nerve pseudo-paralysis" in patients undergoing face lift. Plast Reconstr Surg 111:2414, 2003.

[28] Whetzel TP, Mathes SJ. Arterial anatomy of the face: an analysis of vascular territories and perforating cutaneous vessels. Plast Reconstr Surg 89:591, 1992.

[29] Alghoul M, Codner MA. Retaining ligaments of the face: review of anatomy and clinical applications. Aesthet Surg J 33:769, 2013.

[30] Knize DM. Anatomic concepts for brow lift procedures. Plast Reconstr Surg 124:2118, 2009.

[31] Knize DM. The superficial lateral canthal tendon: anatomic study and clinical application to lateral canthopexy. Plast Reconstr Surg 109:1149, 2002.

[32] Ghavami A, Pessa JE, Janis J, et al. The orbicularis retaining ligament of the medial orbit: closing the circle. Plast Reconstr Surg 121:994, 2008.

[33] Muzaffar AR, Mendelson BC, Adams WP Jr. Surgical anatomy of the ligamentous attachments of the lower lid and lateral canthus. Plast Reconstr Surg 110:873, 2002.

[34] Furnas DW. The retaining ligaments of the cheek. Plast Reconstr Surg 83:11, 1989.

[35] McGregor M. Face Lift Techniques. Presented to the Annual Meeting of the California Society of Plastic Surgeons. Yosemite, California, 1959.

第 30 章　面部评估
Facial Analysis

Janae L. Kittinger, Raman C. Mahabir　著

李 丹　译

一、皮肤质量 [1, 2]

- 皮肤类型和肤色
  - Fitzpatrick 分型：暴晒后的皮肤从晒黑到灼伤进行分级（表 30-1）。

表 30-1　Fitzpatrick 皮肤分型

皮肤类型	日光暴露史 / 皮肤颜色
I	肤色从不晒黑；易晒伤且严重；皮肤非常白皙
II	经常灼伤；轻微晒黑
III	中度灼伤；中度晒黑
IV	容易中度晒黑；轻度灼伤
V	轻微灼伤；黑棕色皮肤
VI	从未灼伤；黑棕色皮肤或黑色皮肤

- 皮肤的质地和厚度
  - 皮肤整体厚度降低约每 10 年 6%。
  - 日光暴露和吸烟会加速皮肤老化。
- 光老化
  - Glogau 分级：将光老化造成的皱纹和损伤进行分级（表 30-2）。
- 面部皱纹的严重程度
  - 皱纹分级
    - 第一级：静息或做表情时无皱纹。
    - 第二级：仅在做表情时有表浅皱纹。
    - 第三级：仅在做表情时有深皱纹。
    - 第四级：静态表浅皱纹、做表情时深皱纹。
    - 第五级：静态深皱纹、做表情皱纹更深。

表 30-2　Glogau 分级

光老化组	皮肤皱纹和光老化程度
I 轻微（28—35 岁）	轻微皱纹或瘢痕；无角化；很少或不需要化妆
II 中度（35—50 岁）	初期皱纹，轻度瘢痕；黄褐色，日光角化病初期；几乎不需要化妆
III 偏重（50—65 岁）	持久皱纹；毛细血管扩张和日光角化病引起的变色；总是化妆
IV严重（60—75 岁）	皱纹；光老化：重力、动态；日光角化病伴或不伴皮肤癌；化妆覆盖效果不佳

二、面部和谐比例的标准 [3]

文艺复兴时期的艺术家阐述和记录了经典的古希腊人和谐比例。这些新古典主义比例如下（图 30-1）。

- 头部可被通过眼睛的水平线分成相等的两半。
- 面部可被三等分，鼻部位于中 1/3。
- 头部可被四等分，中间的两段 1/4 分别是前额和鼻部。
- 耳的长度等于鼻的长度。
- 眼间距等于鼻部宽度。

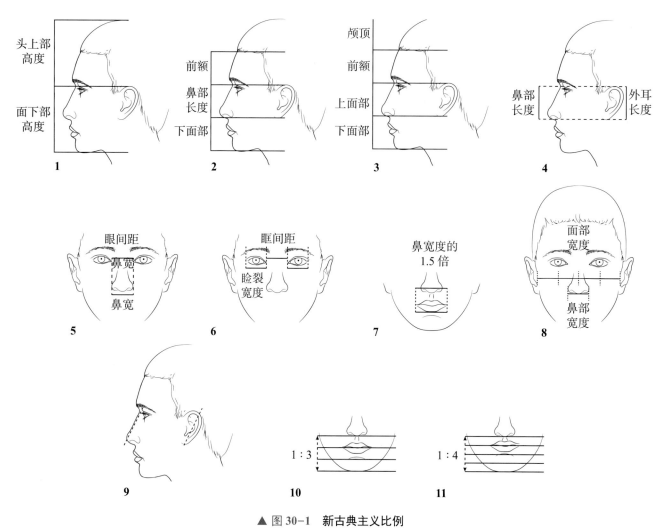

▲ 图 30-1　新古典主义比例

1. 头部可被通过眼睛的水平线分成相等的两半；2. 面部可被三等分，鼻部位于中 1/3。头部可被四等分，中间 1/4 是前额和鼻部；3. 头部可被四等分，中间 1/4 是前额和鼻部；4. 耳部长度等于鼻部长度；5. 眼睛的距离等于鼻宽；6. 眼间距等于每只眼睛的宽度（面部宽度可被五等分）；7. 唇部宽度是鼻部宽度的 1.5 倍；8. 鼻部宽度是脸部宽度的 1/4；9. 鼻背倾角与耳倾角相同；10. 下面部可被三等分；11. 下面部可被四等分

- 眼间距等于每只眼睛的宽度（面部宽度可被五等分）。
- 唇部宽度是鼻部宽度的 1.5 倍。
- 鼻子的宽度是脸部宽度的 1/4。
- 鼻背倾角与耳倾角相同。
- 下面部可被三等分。
- 下面部可被四等分。

小贴士　Fibonacci 黄金分割率（1 : 1.618）是贯穿面部美学的一个永恒的主题。

（一）正面观 [4]

- **垂直五分**：经过头部外侧、外眦和内眦的相邻垂线（图 30-2A）。
- **水平三分**：邻近额部、鼻基部、眶上切迹水平的眉毛和发际线。
  - 面部下 1/3 可被通过口角的水平线进一步分成上 1/3 和下 2/3（图 30-2B）。
  - 面部下 1/3 可以被通过下唇唇红最低点的水平线分成两半（图 30-2C）。
- 通过唇颏沟的水平线将唇珠与颏部的距离分成 1 : 2 的比例（图 30-2D）。

- 唇部宽度和唇珠到颏部距离相等（图 30-2E）。
- 唇部宽度接近角膜内侧缘之间距离（图 30-2F）。
- 颧骨水平的面部宽度等于眉毛到颏部的距离（图 30-2G）。
- 眶下缘到鼻底的距离等于鼻底长度，其等于面中部 1/3 长度的一半（图 30-2H）。

（二）侧面观[4]

- 面部轮廓可被水平三等分。
  - 下 1/3 可以通过口角线分为上 1/3 和下 2/3（图 30-3A）。
- 从下颌角到颏部的距离是从发际到颏部的距离的一半（图 30-3B）。
- 所需的唇 – 颏复合体关系是上唇，比下唇突出

2mm（图 30-3C）。
- 女性颏部位于下唇稍向后一些。
- 男性的颏部则稍强一些。

三、区域特异性分析

区域的分析从上 1/3 开始，然后到中间 1/3，最后到下 1/3。

（一）上 1/3

1. 前额[1]

- 评估比例和轮廓。
- 额部高度：从发际线到瞳孔中点（固定点，而不是发际线到眉毛）。
- 评估额肌（横向）形成的主动和被动性额部皱纹。

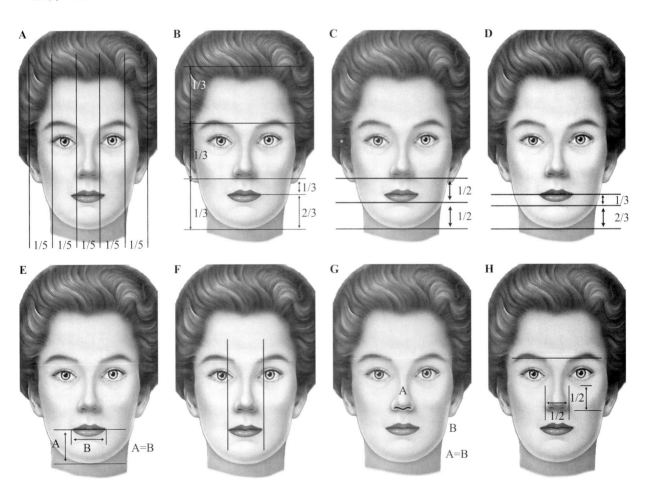

▲ 图 30-2　面部和谐比例标准（正面观）

A. 垂直五分；B. 水平三分；C. 下 1/3；D. 下 1/3 的 1 : 2 比例；E. 唇珠到颏部（A）和唇部宽度（B）是等距的；F. 角膜内侧缘之间的距离近似于唇部宽度；G. 颧骨水平的面部宽度（A）等于眉毛到颏部的距离（B）；H. 眶下缘至鼻底部的长度等于鼻底长度，相当于面中部 1/3 长度的一半

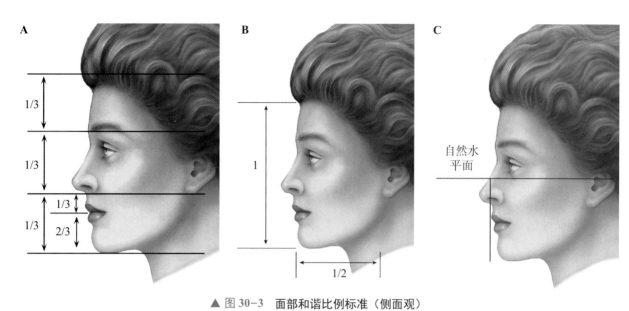

▲ 图 30-3 面部和谐比例标准（侧面观）

A. 水平三分；B. 从下颌角到颏部的距离等于发际线到颏部距离的一半；C. 理想的唇 – 颏复合关系

- 评估由皱眉肌（垂直）和降眉间肌（水平）形成的主动及被动性眉间皱纹。
- 评估眉毛位置。
  - 评估代偿性眉下垂（眉下垂，但是额肌过度运动可使其得到代偿）。
  - 评估内侧和外侧眉毛位置以及眉毛与上睑的关系。
    - 眼睑闭合时，眉毛应位于上睑缘上方 2 ～ 2.5cm。
    - 在瞳孔中线，眼睛的垂直睑裂（1）与从眉毛到睫毛距离（1.618）的比值，与黄金比例一致。
    - 最高部分应位于外 1/3 点（或偏外侧一点），对应于在直视下角膜外缘。
    - 眉毛的内侧应低于外侧眉尾。
    - 最大程度的眉毛下垂通常发生在眶外侧部（外侧眉下垂）。

2. 上睑 [1]

- 评估多余皮肤情况、皮肤质量、脂肪疝出、软组织过量（皮下脂肪、眶隔前脂肪、泪腺脱垂）。
- 内眦间距为 31 ～ 33mm，然而 33 ～ 36mm 被认为是有吸引力的。
- 眦间轴通常从内侧向外侧稍微向上倾斜（外眦

一般会高 2°）。
- 睁眼垂直睑裂约为 10mm。
- 眼睑位置评估方法如下。
  - 上睑在角膜缘向下延伸至少 1.5mm，但不超过 3mm。
  - 睑板前皮肤在放松的向前注视下可见，延伸 3 ～ 6mm（随种族而有所差异）。
  - 从眉毛下缘到睁开眼睑中心缘的距离不应少于三倍的睑板前皮肤测量宽度。
- 睑板上皱折评估方法如下。
  - 距离睫毛缘 7 ～ 11mm。
  - 提上睑肌腱膜开裂的指征：睑板上皱折的抬

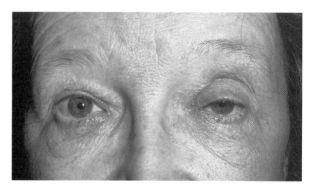

▲ 图 30-4 上睑提肌腱膜撕裂指征

这位女性显示典型的左上睑下垂、高重睑皱褶和睑板上方的眼睑皮肤变薄

高；加重的睑板上凹[5]（图 30-4）。

3. 下眼睑

■ 评估多余的皮肤、皮肤质量、皱纹（鱼尾纹）、睑板松弛、皮肤色素沉着（眼睑黑斑）、花斑、脂肪突出、泪道畸形、巩膜外露。

■ 下睑理想地覆盖角膜下缘 0.5mm，但不超过 1.5mm。

小贴士　睑颊连接处也必须被评估并考虑到分析中，因为它是面部更复杂的区域之一。

---

4. 眼球

■ 确定是否存在正、中性或负向量关系。

■ 评估眼球突出，眼球内陷 / 眼球突出，眼球震颤，视觉评估，视力和贝尔麻痹。

（二）中 1/3

1. 鼻 [4, 6]

■ 首先，评估皮肤类型和质地。

➢ 皮脂丰富厚实的皮肤柔韧性不太好，水肿需要更长的时间才能消退。

➢ 薄的皮肤可能柔韧过度，可看到皮下小的畸形。

■ 评估偏斜：从眉间中点到颏下点绘制的一条线应平分为鼻背、鼻尖和丘比特弓（图 30-5A）。

■ 鼻颊交界处鼻部的宽度应等于鼻翼基底宽度的 80%（图 30-5B）。

■ 鼻翼基底宽度应与内眦间距大致相同，其间距应与眼睛宽度相同（图 30-5C）。

➢ 如果鼻翼间宽度大于内眦间距，则确定其是否是由增加的鼻翼间宽度或鼻翼外张引起。

➢ 白人女性的正常鼻翼外张比鼻翼基底宽 2mm；如果大于 2mm，则应考虑鼻翼缩小术。

➢ 如果鼻翼间宽度增大，则可以进行鼻孔缩小术。

■ 鼻翼边缘应略向外下方向张开（图 30-5D）。

■ 两条微弯的发散线应从内侧眉嵴延伸到鼻背部

的鼻尖表现点（图 30-5E）。

■ 鼻尖评估：位于两侧鼻尖表现点，上方的鼻尖上折点，下方的鼻小柱小叶角应形成两个等边三角形（图 30-5F）。

■ 鼻小柱评估：应悬于鼻翼边缘下方，形成柔和的鸥翼样外观（图 30-5G）。

■ 基底视图：可看到等边三角形，鼻小柱和小叶部分的比例是 2：1；鼻孔应呈泪滴形（图 30-5H）。

■ 鼻长评估有以下方法。

➢ 理想的鼻部长度（RT）应等于从口裂点到额（SM）的距离，等于从鼻尖到口裂距离的（TS）1.6 倍（图 31-5I）。

➢ 鼻长约为面部中部（中 1/3）高度的 2/3。

■ 鼻尖突度评估有以下方法。

➢ 画一条从鼻翼颊交界处到鼻尖的线，当被经过上唇最突出部分所画的垂直线分割时，应该有垂直线前面的水平部分占总长度的 50% ～ 60%（图 30-5J）。

● 如果在垂直线前的鼻尖部分＞60%，则提示鼻尖过突，应当降低。

● 如果在垂直线前的鼻尖部分＜50%，则鼻尖突度不足，应该增高。

小贴士　这种关系只有在上唇突度正常时，才成立。

➢ 鼻尖突度等于鼻翼底宽度（图 30-5K）。

➢ 鼻尖突度应该大约为 0.67 RT（图 30-5L）。

小贴士　如果鼻部长度正常，这种关系才能成立。

■ 鼻背评估有以下方法。

➢ 在女性，它位于所需鼻尖突度与鼻额角连线的平行线后 2mm。有鼻尖上折点更佳（图 30-5）。

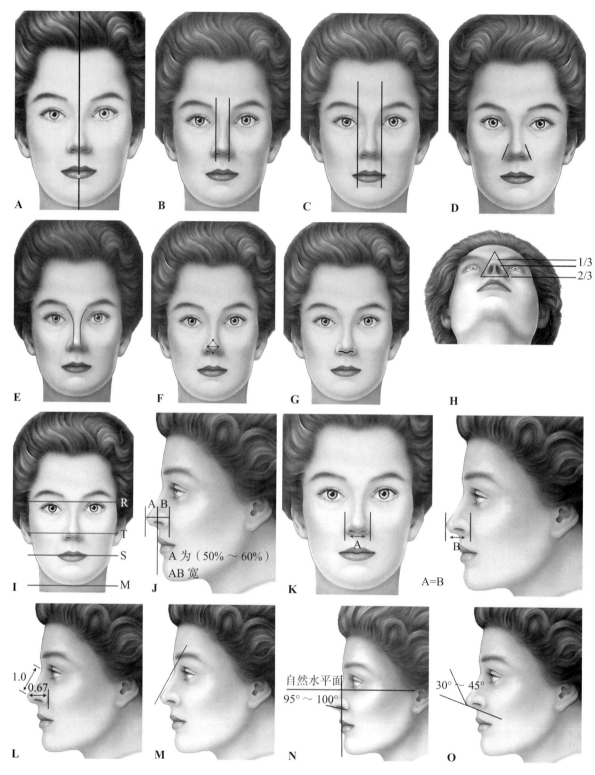

▲ 图 30-5　女性鼻背评估方法

A. 通过从眉心到颏部画一条线来评估鼻部的偏斜；B. 鼻颊交界处的鼻部宽度应等于鼻翼底宽度的 80%；C. 鼻翼基底宽应等于内眦间距；D. 鼻翼边缘略微向外下倾斜张开；E. 稍微弯曲的发散线应从内侧鼻嵴延伸到鼻背部的鼻尖表现点；F. 两侧鼻尖表现点，鼻尖上折点，下方的鼻小柱小叶角应形成两个等边三角形；G. 鸥翼样外观的鼻小柱；H. 基底视图；I. 鼻部长度评估；RT = 1.6×TS；J. 评价鼻尖的突出度；K. 鼻翼基底宽度（A）等于鼻尖突度（B）；L. 鼻尖突度等于 0.67 RT（鼻部长度）；M. 鼻背评估；N. 鼻唇角；O. 鼻小柱小叶角；M. 颏部；R. 鼻根；S. 口裂点；T. 鼻尖

> 在男性，它的位置稍做前倾一些。

> 如果在这条线的后方较远，就需要隆鼻。

> 如果它在这条线的前方较远，则表示需要降低鼻背高度。

■ 鼻尖旋转评估有以下方法。

> 是由鼻唇角的大小决定的。

> 侧面观，在鼻孔的最前点和最后点划直线。这条直线与面部天然水平面的垂线之间的夹角，为鼻唇角（图 31-5N）。

● 在女性为 95° ～ 100° 角最理想。

● 在男性为 90° ～ 95° 角最理想。

小贴士　即使旋转的程度相同，一个有高鼻背而没有鼻尖上折点的鼻子看上去会比一个低鼻背和存在鼻尖上折点的鼻子旋转得少。

■ 鼻小柱小叶角：鼻小柱与鼻尖下小叶的结合处形成（图 30-5O）。

> 通常是 30° ～ 45°。

> 即使旋转角度（鼻唇角）在正常范围内，该区域的饱满度增加（通常由突出的中隔尾部造成）也会使鼻尖旋转增加。

■ 鼻内检查有以下内容。

> 检查气道、鼻阀、鼻中隔和鼻甲。

■ 鼻部结构因种族而不同。

> 与白色人种的理想鼻相比，非洲裔患者和中东裔的鼻子具有以下特征。

● 非洲裔（图 30-6）

○ 宽、低鼻背。

○ 鼻长和鼻尖突度减小。

○ 鼻尖表现度差。

○ 锐性鼻小柱上唇角。

○ 鼻翼外张。

● 中东裔（图 30-7）

○ 宽鼻骨。

○ 厚、皮脂腺丰富皮肤。

○ 形态不明确的宽鼻尖。

○ 高鼻背和过突的鼻根。

○ 锐性鼻小柱上唇角。

○ 轻微鼻翼外张。

2. 颊部

■ 评估皱纹，睑颊连接，面部脂肪体积，颧脂肪垫的下沉，骨骼比例。

■ 年轻的脸有高颧骨和颊部凹陷。

3. 耳 [7, 8]（图 30-8）

■ 正常耳部美学

> 耳在眶外侧后大约一耳长的位置。位于面中 1/3 水平面。

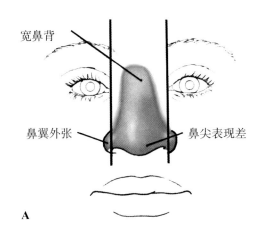

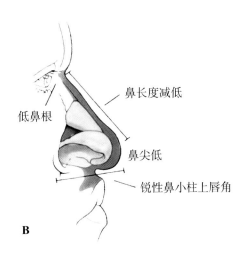

▲ 图 30-6　非裔患者的典型鼻部特征

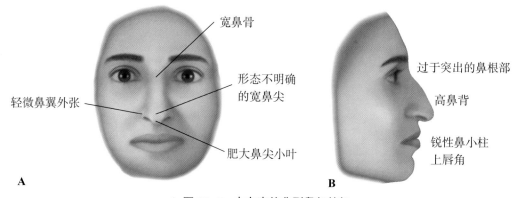

▲ 图 30-7 中东裔的典型鼻部特征

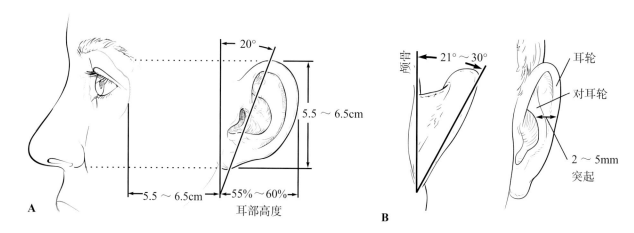

▲ 图 30-8 正常耳部美学

➢ 长轴从垂直面向后倾斜 20°。

➢ 宽度为高度的 55%～60%。

➢ 耳轮的前外侧部从头部外凸 21°～30°
（1.5～2cm）。

➢ 在正面观，耳轮应比对耳轮更突出 2～5mm。

（三）下 1/3

1. 口

■ 评估牙齿咬合。

■ 评估唇。

➢ 检查关键标志特征，包括红唇皮肤交界处、
丘比特弓和人中嵴。

➢ 评估口周皱纹的情况。

➢ 评估体积损失。

➢ 评估口唇的外侧角；衰老会降低这个角度，
导致向下倾斜。

➢ 上唇长度：在静态下，嘴唇稍微分开，上唇
应露出大约一半的门牙。

■ 鼻唇沟和木偶纹（从口角到下颌缘的线）：评估
静态和动态的深度。

2. 颏

■ 评估与其他面部比例的关系；颏前点应该位于
鼻 - 唇 - 颏 平 面（nose-lip-chin plane, NLCP）
后 3mm。

■ 鼻部长度（RT）= 垂直下颏长度（SM）。

■ 里德尔平面（Riedel plane）：在唇突点线与颏前
点连线上（图 30-9）。

■ 评价颏唇沟，应该是大约 4mm 深。

3. 颈部 [9]

■ 评估皮肤的质量，颜色，是否有冗余以及皱纹。

■ 评估皮下和颈阔肌前脂肪。

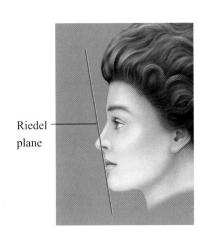

Riedel plane

▶ 图 30-9　里德尔平面（Riedel plane）

- 评估静态或动态的颈阔肌。
- 寻找是否存在下颌下腺松垂。
- 下颌皮韧带：该韧带限制下垂的面部组织，会产生下颌赘肉的外观。
- 年轻人有以下颈部特质。
  - ➤ 清晰的下颌下缘。
  - ➤ 舌骨下凹陷。
  - ➤ 可见甲状软骨隆起。
  - ➤ 可见胸锁乳突肌前缘。
  - ➤ 颏颈角 105°～ 120°。

本 章 精 要

- ❖ 皮肤质量将显著影响结果。
- ❖ 从静态和动态角度考虑面部关系。
- ❖ 注意面部的各个部分以及将脸作为一个整体考虑，是同样重要的。
- ❖ 术前咨询势在必行。给患者指出不应处理的区域，以便他们能理解并接受术后将显现的外观。
- ❖ 这些只是指导方针，而事实上许多美丽的面孔并没有这些比例。这些评估有助于确定个体外貌的决定因素。
- ❖ 确保患者所需要的与手术医生能做到的一致。必要时，可以说"不"。

参 考 文 献

[1] Barton FE Jr, ed. Facial Rejuvenation. New York: Thieme Publishers, 2008.

[2] Nahai F, ed. The Art of Aesthetic Surgery: Principles & Techniques. New York: Thieme Publishers, 2005.

[3] Bashour M. History and current concepts in the analysis of facial attractiveness. Plast Reconstr Surg 118:741, 2006.

[4] Gunter JP, Rohrich RJ, Adams WP Jr, eds. Dallas Rhinoplasty: Nasal Surgery by the Masters. New York: Thieme Publishers, 2002.

[5] McCord CD Jr, Codner MA, eds. Eyelid & Periorbital Surgery. New York: Thieme Publishers, 2008.

[6] Byrd HS, Hobar PC. Rhinoplasty: a practical guide for surgical planning. Plast Reconstr Surg 91:642; discussion 655, 1993.

[7] Janis JE, Rohrich RJ, Gutowski KA. Otoplasty. Plast Reconstr Surg 115:60e, 2005.

[8] Ha RY, Trovato MJ. Plastic surgery of the ear. Sel Read Plast Surg 11:1, 2011.

[9] Ellenbogen R, Karlin JV. Visual criteria for success in restoring the youthful neck. Plast Reconstr Surg 66:826, 1980.

第 31 章 毛发移植
Hair Transplantation

Michelle Coriddi, Jeffrey E. Janis, Alfonso Barrera 著

甘 承 译

许多患者可以从毛发移植中获益，不仅是男性典型的脱发，女性雄激素性脱发和医源性脱发，如除皱术后脱发。

此外，修复重建术患者从毛发移植中获益的案例也屡见不鲜，包括烧伤后的眉毛、睫毛、胡须移植，抑或是外伤或肿瘤切除术后。

现有的最新的毛发移植技术中，我们并不能制造全新的毛发，而是只能重新分配患者自己的发根。合适的患者毛发供区大小及密度相对需要移植的区域而言比例适当（供需比）。

一、定义

- 脱发：由可见程度毛发减少引起的毛发缺失 [1, 2]。
- 毛发生长的 3 个阶段包括生长初期、生长中期、生长末期（图 31-1）。

  - ➢ 生长初期：活跃生长。
  - ➢ 生长中期：退行期。
  - ➢ 生长末期：静止期。

- 毛发稀疏以及脱发为毛发生长初期缩短而生长末期延长 [2]。

二、治疗目标 [2]

提供自然的外观

- 头发生长在自然和一致的方向，具有自然的外观。

  - ➢ 在成年男性中，天然成熟的发际线具有一定程度的额颞部退缩，而女性患者没有退缩。

- 没有明显的瘢痕。

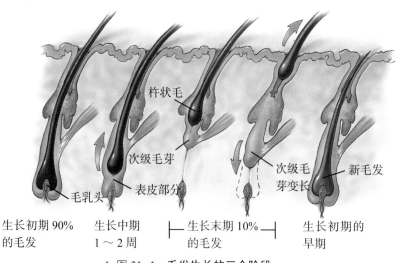

生长初期 90% 的毛发　　生长中期 1～2 周　　生长末期 10% 的毛发　　生长初期的早期

▲ 图 31-1　毛发生长的三个阶段

后延伸的中等密度毛发分开。

- V 型：同 IV 型，但毛发缺失更为严重，毛发带更狭窄和稀疏。
- VI 型：毛发带缺失，两个区域相连。
- VII 型：最严重的类型；仅存一狭长的马蹄形稀疏的毛发区。
- a 型变异：发生率约 3%，脱发从发际线前侧开始向后侧延伸，且没有一簇独立的残存毛发。

（二）Ludwig 女性脱发分型 [5]（图 31-3）

- I 度：轻微脱发。
- II 度：中等脱发。
- III 度：严重脱发。

（三）其他特征

- 毛发密度 [1, 2, 6, 7]
  - ➤ 正常毛发密度：140 ～ 220 根 / 厘米 [2]。
  - ➤ 外表正常所需毛发密度：70 ～ 110 根 / 厘米 [2]。

专家提示　通常需要 2 次治疗（有时需要 3 次，根据毛发的种类和密度决定）。

三、适应证 [1, 2]

- 男性和女性的雄激素性脱发。
- 继发性瘢痕性脱发（术后，灼伤，放射疗法引起的，创伤性的伤，真菌感染瘢痕）。
- 先天性脱发。

四、禁忌证

- 慢性红斑狼疮、扁平苔藓、前额纤维化脱发、典型 Brocq 假性斑秃、脱发性毛囊炎、中央离心性瘢痕性脱发。

五、术前评估

（一）Norwood 男性脱发分型（图 31-2）[3, 4]

- I 型：前额区无或极轻微的发际线退缩。
- II 型：额颞部对称性三角形退缩。
- III 型：额颞部三角对称性退缩超过 2cm。
- III 头顶型：主要为头顶毛发脱落；同时伴有额颞部发际线退缩，与 III 型标准一致。
- IV 型：头顶毛发稀疏或缺失，伴有较严重的额颞部发际线退缩；该部位被一条穿过头顶并向

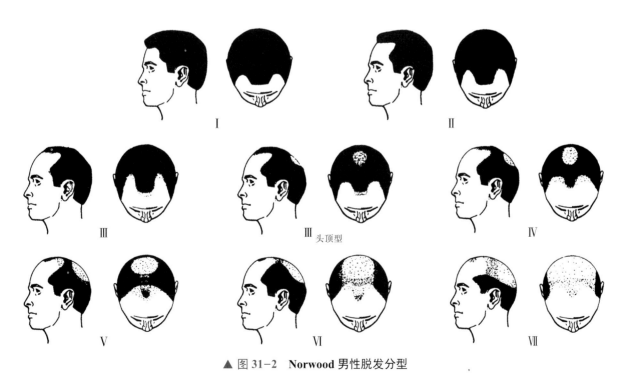

▲ 图 31-2　**Norwood** 男性脱发分型

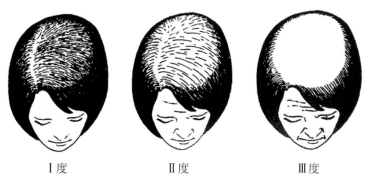

Ⅰ度　　　　　Ⅱ度　　　　　Ⅲ度

▲ 图 31-3　Ludwig 女性脱发分型

- 男性脱发 [1, 2, 8]
  - 当我们做 2500 株移植的时候，每一株有 1、2、4 或者 4 根毛发，相当于 5000 ～ 6000 根毛发。所以，每两次移植治疗会有 10 000 ～ 12 000 根毛发（图 31-5）[1, 2]。
- 供区主导效应
  - 毛发会延续供者的生长特性。
  - 最好的供区为枕后和颞部。
- 毛发形状 [1]
  - 在一次移植中，使用卷发能更容易取得自然的效果。
- 毛发颜色 [1]
  - 深色毛发在较浅发色的患者身上可能需要多次治疗来掩盖对比以及营造最好的毛发丰盈效果。
- 年龄 [1]
  - 小于 23 岁的初始阶段患者建议使用药物，如米诺地尔（Rogaine）或非那雄胺［Propecia（保法止）］治疗。

六、术前准备 [1, 2]

- 患者需要停用增加出血风险的药物，如非甾体类抗炎药（NSAID）、阿司匹林。
- 患者需要评估过敏风险。

七、知情同意 [1]

- 患者需要对手术效果有客观的期待，并且理解手术会使得他们已有的毛发重新分布，并且毛发的密度是有上限的。

- 目前没有方法可以再生新的毛发。
- 手术最终的效果需要再移植后 1 年才能达到。
- 有可能需要多次手术。

八、手术用具 [1]

- 基本手术用具。
- 第 10 号 Bard-Parker 叶片。
- 11 号刀片。
- 第 22.5 号和 15 号刀片。
- 3-0 聚丙烯缝线。
- Mantis 显微镜（×10）。
- 放大头镜（×3.5）。
- 移植物解剖的背景照明。
- 用于移植物保存的冷冻培养皿。
- 术后护理：Adaptic，Polysporin 软膏，Kerlix，7.62 cm Ace 绷带。

九、手术技术 [1]

（一）麻醉

- 使用咪达唑仑和芬太尼进行静脉镇静。
- 眶上、滑车上、枕神经阻滞。
- 受者局部阻滞和供区尾部的区域阻滞。
- 肿胀渗透：尽量减少出血，暂时性增加组织厚度便于移植和麻醉的完善。
  - 用 120ml 生理盐水溶液、20ml 2% 利多卡因、1ml 1 ：1000 肾上腺素和 40mg 曲安奈德（Kenalog）配制麻醉液，进行皮内注射和皮下注射。移植前 5 ～ 10min 不要注射到受体组织中。

（二）供区移植物采集（图 31-4）

■ 计划在枕区取一长椭圆形的皮条。

■ 椭圆形的皮条受头皮自身弹性和柔韧性的影响。

■ 皮条大小从 1cm×10cm 到 1.5cm×（30 ～ 32）cm 不等，受供者毛发密度和毛囊单位(Follicular Unit，FU) 的影响。

专家提示　通常选取 1cm 宽度，长度则依据所需要的移植物数量而定。当考虑种植 2000 个，我通常会取宽度为 1cm，长度为 20 ～ 22cm 的皮条。

■ 毛发采集应该在皮下组织深层进行。

■ 供者椭圆皮条是分段采集的，这样可以在采集的同时进行移植准备。

■ 供者椭圆皮条处需要一期无张力缝合，有必要的情况可以使用连续非可吸收线缝合。

（三）移植物分离

■ 负责分离的人员在放大镜下将供者皮条分离成 1.5 ～ 2mm 厚的移植物，与毛发主干平行。

■ 尽量保存毛囊簇自然聚集的状态（图 31-5 ）。

　➢ 单株移植物每个移植物含有 1 根或 2 根毛发。

　➢ 多株移植物每个移植物含有 3 根或 4 根毛发。

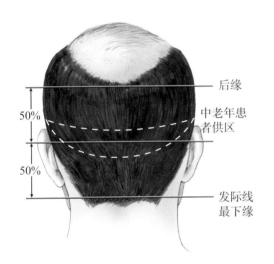
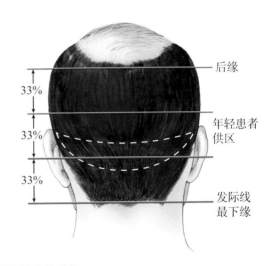

▲ 图 31-4　供区移植物采集

供区皮瓣来自最厚的、较为健康的、最坚固的毛发，通常位于秃顶（或变薄）的上边界与下颈部发际线之间

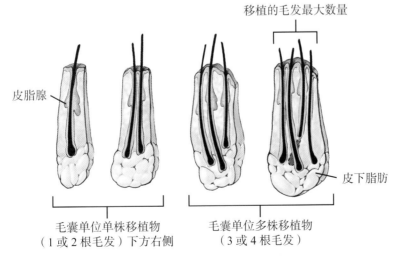

▲ 图 31-5　单株移植物和多株移植物

287

（四）移植物种植

- 受者准备移植区域使用肿胀麻醉浸润。
- 插入放置技术：插入刀片然后倾斜以打开狭缝的入口以便移植物插入。插入移植物，刀片协助移植物固定在适当的位置，同时撤离钳子（图31-6）。

- 第22.5号尖角刀片用于前部2cm的发际线，11号羽毛刀片用于后部和冠部。

警告 毛囊不能被紧捏。

- 开始使用4～5mm间隔，20min后返回到两者

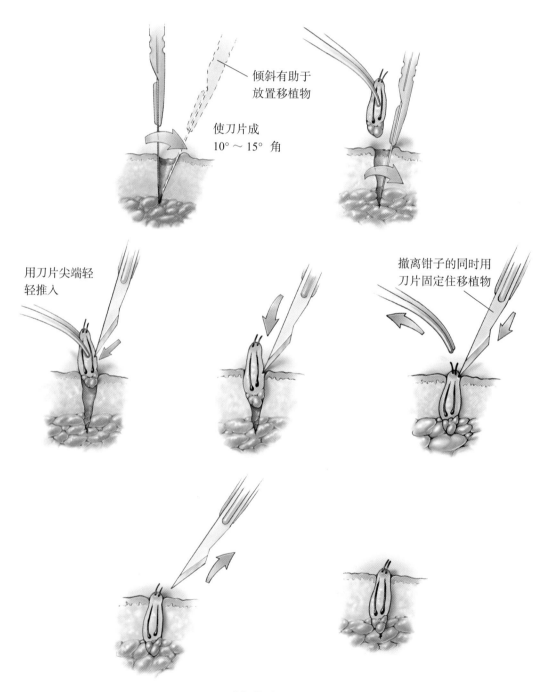

倾斜有助于
放置移植物

使刀片成
10°～15°角

用刀片尖端轻
轻推入

撤离钳子的同时用
刀片固定住移植物

▲ 图31-6　移植物种植：插入放置技术

之间的移植空间。

- ➤ 允许纤维蛋白原转化为纤维蛋白，将移植物保持在原位并减少纤维蛋白原移植物挤压的可能性。
- ➤ 根据需要重复，直到移植物间隔为 1 ~ 2mm。
- 移植物的表皮应略表浅于头皮的表皮，以防止囊肿和向内生长的毛发。
- 以适当的角度插入。
  - ➤ 正面发际线：45° ~ 60°。
  - ➤ 发际线后面：75° ~ 80°。
  - ➤ 冠部和顶部：90°，螺纹图案。
  - ➤ 冠后面向下：45° ~ 60°。
  - ➤ 侧发鬓：沿着现有头发的方向。
- 以随机图案插入。
- 不均匀的正面发型设计。
  - ➤ 距离男性眉毛 8cm。
  - ➤ 距离女性眉毛 5 ~ 8cm。
- 在前 1cm 的发际线中插入 1FU 微移植物。
  - ➤ 可在此后使用 2FU 单株移植物和多株移植物。

（五）毛囊单位采集

- 从供体区域收获单个毛囊单位的方法。
- 受供体区毛发密度的限制。
- 防止供体区域出现线状瘢痕。

- 可以提取体毛（颏下胡须，胸部）。
- 可分离多株移植物。
- 锐钝种植系统以及机器人 Artas 系统（Restoration Robotics）。
- 可供选择的钻头尺寸范围为 0.8 ~ 1mm。
- 主要挑战是确定毛囊的皮下组织状态。

（六）毛囊单位采集和移植相结合

- 对于更为严重的脱发（Norwood Ⅴ型、Ⅴa 型、Ⅵ型，以及个别情况下Ⅳ型和Ⅶ型），采用无接触带技术（untouched strip technique）（图 31-7）。
- 根据需要在 1 年时使用无接触带技术进行二次操作。

专家提示　在计划实施尽可能多的移植物时，您可能需要结合毛囊单位采集（FUE）和条带技术。通过这种方式，您可以一个部位进行额外的 700 ~ 800 个移植物。这意味着您最终会做 3500 ~ 4000 个移植物，如此处所示。

十、术后护理 [1, 2]

- 供者移植物用非黏性敷料（Adaptic）覆盖，再用 Kerlix 和 Ace 绷带包裹。

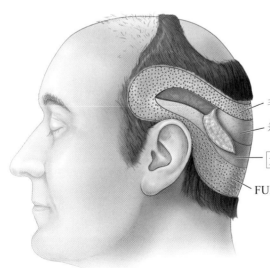

毛囊单位采集（FUE）区——第一次手术
条带——第一次手术
无接触带，用于第二次手术
FUE——第一次手术

▲ 图 31-7　皮瓣采集和移植

- 嘱患者术后 72h 要休息并保持头部抬高 45°。
- 眼睑和前额会因生理盐水和局部麻醉药而肿胀，通常会在术后第 7d 消退。
- 术后第 2 天取下绷带，患者应每天用温水和柔和的洗发水洗头，注意水压要低，洗头手法要轻柔。
- 患者应戴帽子以保护头部。
- 可选措施：涂抹 5% 米诺地尔，每天两次，共 6 个月，以加速新移植的毛发生长。
- 患者在术后两周内不应吸烟，也不应进行剧烈运动，术后三周内应避免暴露在阳光下，还要避免过热。
- 术后第 10d 拆线。
- 告知患者他们的头发会先长 10d，随后，移植物进入生长末期时会脱落。
  - 第 3 ～ 4 个月时会看到新的头发生长，第 5 ～ 6 个月时可见明显差异。
  - 术后 1 年才能看到最终结果。

十一、并发症

- 并发症总体发生率约为 4.7%[9]。

（一）一般 [1, 2]

- 出血。
- 利多卡因毒性。
- 呃逆。
  - 会影响手术操作。
  - 使用镇静药治疗，可能需要使用氯丙嗪。
- 带状疱疹。
  - 罕见，但可在术后第 4 ～ 5d 出现。
  - 用阿昔洛韦或伐昔洛韦治疗。
- 脂溢性皮炎。
  - 油性头皮的患者中更常见。
  - 用含有硫化硒或煤焦油的洗发水治疗。
  - 矿物油或植物油有助于去除鳞屑。
  - 严重病例可能需要使用角质溶解剂。

（二）供区 [1]

- 出血
  - 血肿需要引流，后去除引流。
- 伤口裂开
  - 拆线后罕见情况下发生。
- 生长末期臭液
  - 暂时性，通常由缝合部位过紧和缺血引起。
  - 通过局部按摩治疗。
- 瘢痕增大或增生性瘢痕
  - 通过缝合时减少张力来预防。
  - 治疗方法是切除瘢痕、切口边缘分离以及双层缝合。
  - 对于极端病例，可能需要使用组织扩张器。
- 感觉过敏
  - 罕见，但可由神经瘤引起。
- 感觉减退
  - 更常见，可持续 3 ～ 12 个月。
  - 通过局部按摩治疗。

（三）受区 [1]

- 粟粒疹
  - 罕见，但可在术后第 2 周发生。
  - 治疗方法是用镊子弄破脓疱，露出内容物。
  - 使用消毒液。
  - 保持头皮开放。
  - 每天用消毒皂洗。
- 囊肿和肉芽肿
  - 可在术后第 3 个月时出现。
  - 治疗方法是切开并挤出坏死物质。
- 毛发生长差
  - 罕见，通常由供区毛发质量差且密度低引起。
  - 用米诺地尔治疗。
- 肿胀
  - 术后第 2 ～ 4 天，10% 的患者出现前额和眼睑浮肿。
  - 通常自行消退，无任何问题。

本章精要

❖ 小于 23 岁的初始阶段患者建议使用药物治疗，例如，米诺地尔（Rogaine）、非那雄胺［Propecia（保法止）］治疗。

❖ 患者需要对手术效果有客观的期待，并且理解手术会使得他们已有的毛发重新分布，并且毛发的密度是有上限的。

❖ 术后两周内应避免吸烟和剧烈运动，术后三周内应避免阳光照射和过热。

❖ 头发会先长 10d，随后移植物进入生长末期时脱落。

参考文献

[1] Barrera A, Oscar Uebel C. Hair Transplantation: The Art of Follicular Unit Micrografting and Minigrafting, ed 2. New York: Thieme Publishers, 2014.

[2] Janis JE, ed. Essentials of Plastic Surgery, ed 2. New York: Thieme Publishers, 2014.

[3] Norwood OT. Male pattern baldness: classification and incidence. South Med J 68:1359, 1975.

[4] Norwood OT, Shiell RC, eds. Hair Transplant Surgery, ed 2. Springfield, IL: Charles C Thomas, 1984.

[5] Ludwig E. Classification of the types of androgenic alopecia (common baldness) occurring in the female sex. Br J Dermatol 97:247, 1977.

[6] Limmer B. The density issue in hair transplantation. Dermatol Surg 23:747, 1997.

[7] Marritt E. The death of the density debate. Dermatol Surg 25:654, 1999.

[8] Bernstein RM, Rassman W. The aesthetics of follicular transplantation. Dermatol Surg 23:785, 1997.

[9] Salanitri S, Gonçalves AJ, Helene A Jr, et al. Surgical complications in hair transplantation: a series of 533 procedures. Aesthet Surg J 29:72, 2009.

第 32 章　眉上提
Browlift

Joshua Lemmon, Michael R. Lee, David M. Knize　著

甘承译

一、理想的面部美学 [1-3]

（一）前额

- 包括眉毛在内的前额，构成了面部的美学分区的上 1/3。
- 前额发际线在眉毛以上 5 ～ 6cm。
- 前额的横向、纵向、斜行或眉间部位的皮肤纹理应是细微、柔软的，没有表情时很少出现的。
- 动态皱纹是面部表情活动时出现。这类皱纹可使用肉毒毒素这种化学性去神经支配治疗加以去除。
- 静态皱纹在没有面部表情活动时也会出现，但伴有持续性的面部表情肌紧张。治疗深静态皱纹需通过外科手术以抚平皱纹所涉及的皮肤。

（二）理想的眉毛形态及位置在不同性别有不同的标准

- 女性（图 32–1）眉毛形态及位置标准如下。
  - 眉毛构成一道顺滑的弧线，其最高分位于中外 1/3，正对着角膜外侧缘。
  - 眉毛通常位于眶上缘 3 ～ 5mm 位置。
  - 内侧，眉毛始于同侧鼻翼外侧缘与内眦点连线的延长线上。
  - 眉尾略高于眉头，向外侧延展至同侧鼻翼外侧缘与外眦的连线上。
  - 眉头是棒状的，眉尾则是逐渐变细的。
- 男性眉毛形态及位置标准如下。
  - 眉毛的水平高度与眶上缘大体一致。
  - 眉形态相对为水平直线或弧度很小，几乎没有眉峰。
- 男性及女性眉毛不同区段位置的改变给人的印象。
  - 眉内侧段压低显得愤怒，而抬高则显示惊讶。
  - 眉外侧段压低显得悲伤或疲劳，而抬高时显得古怪或嘲讽。

二、解剖 [3-8]

（一）前额的软组织层次关系

- 皮肤。
- 皮下组织。

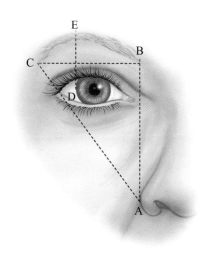

▲ 图 32–1　理想眉毛的空间位置关系

A. 鼻翼缘；B. 眉头；C. 眉尾；D. 角膜外侧缘；E. 眉峰

- 帽状筋膜的浅层。
- 额肌。
- 帽状筋膜的深层。
- 疏松结缔组织。
- 骨膜。

（二）帽状腱膜

- 额肌在前发际线的水平上起自帽状腱膜，帽状腱膜分裂成浅、深两层并包裹额肌。
  - ➤ 在前额中部，帽状腱膜的深层分为两层并包裹额部脂肪垫，此额部脂肪垫由额下部延伸至眉毛位置。
- 在额下部的额部脂肪垫的下 1/3 深面，帽状腱膜的深层分成两层并形成具有滑动性的空隙，此空隙位于皱眉肌横头的深面，即皱眉肌横头穿过额部脂肪垫的区域。
- 帽状腱膜的最深层向下延伸到眶上缘，并与眶上缘头侧的 2cm 宽的一条骨膜相连接。

（三）骨性解剖、连接位置以及支持结构

- 眶上缘是可在上睑上方触及的，作为评价是否存在眉下垂的骨性标志。
- 额骨的外侧缘为颞嵴，由头骨的颞侧融合线形成。颞嵴为额部与颞窝的分界线。
- 前额的软组织与其深面的头骨在一些特定的区域相融合，这些融合点需要在手术中充分的游离以获得有效的软组织移动效果。
- 在颞嵴的内侧缘，帽状筋膜的深层、额骨及头皮与骨膜相连，形成 5 ～ 6mm 宽的骨面粘连带（图 32-2）。
- 眶韧带是一条纤维束，将颞浅筋膜固定于眉外侧缘的眶骨外上缘（图 32-6）。
- 如前所述，在眶上缘上方，额骨下部 2cm 的范围内，帽状腱膜的深层与骨膜融合并固定于骨面。如果没有这个固定，其表面的皮肤、皮下组织及额部肌肉均可以在眶上缘上方自由移动而不会受到约束。
- 眉头活动范围较眉尾活动度小，这是由于眶上神经及滑车上神经由此处经骨面穿入额肌，限制了眉头的活动度。

专家提示　有些作者描述了位于眉头的眉毛支持韧带[7]，但我认为在眉毛的内侧部分并不存在从骨到真皮层的韧带以限制眉头的移动。

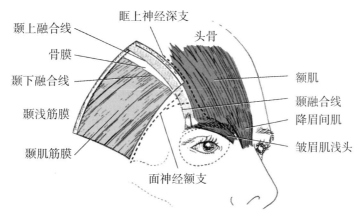

▲ 图 32-2　颞窝及前额结构

颞浅筋膜与帽状腱膜的融合、颞浅筋膜与额骨的融合都位于固定区域内（标记区域）。这些层面相互连接，其深层固定在颞融合线及颞上融合线内侧 5 ～ 6mm 的骨面。额肌的外侧缘在这个位置上终止或快速地变得细微。颞线下方的头骨构成颞肌筋膜的边界。图中显示了面神经走行的颞浅筋膜平面

三、额肌（图 32-3）

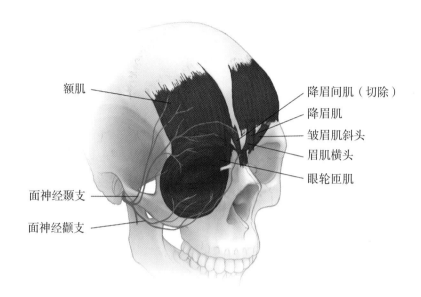

▲ 图 32-3 眶周运动神经及其支配肌肉

（一）额肌

- 起点：帽状腱膜（大约在前额发际线水平）。
- 止点：与眼轮匝肌及降眉间肌相融合，最终止于眉毛深面的真皮组织内。
- 神经支配：面神经（第七对脑神经）额支（颞支）。
- 运动：以提升上睑眼轮匝肌的方式抬高眉毛。肌肉的收缩产生额部横纹。

（二）皱眉肌

- 起点：眶上缘内侧。
- 止点位置如下。
  - 斜头止于眉内侧部分的真皮。
  - 横头止于眉毛中段的真皮内。

注意 在临床上皱眉肌的这两个头往往并不能清晰的加以辨别，因为肌纤维经常融合为单一的皱眉肌。

- 皱眉肌由以下神经支配。
  - 斜头

- 面神经颧支。
- 横头
  - 面神经额支。
- 运动：使眉头向内下运动，在眉间的皮肤产生垂直和倾斜的皱纹。

（三）降眉间肌

- 起点：鼻骨的背面。
- 止点：眉间并与额肌的下内侧部分纤维相融合。
- 神经支配：面神经的额支及颧支。
- 运动：眉毛内侧的降低，在鼻根部产生横纹。

（四）眼轮匝肌

- 起点：内眦部的多个结构。
- 止点：眉毛内侧头的皮下以及睑外侧缝。
- 神经支配：面神经的颧支。
- 运动：扁平的、环状的眼睑括约肌，主要提供眼睑闭合功能。
  - 眼轮匝肌的内侧部分降低眉内侧头并产生在眉间的皮肤斜纹。
  - 眼轮匝肌的外侧部分降低外侧眉毛并形成眼

尾的放射状皱纹（"鸦爪"）。

（五）降眉肌

- 起点：眶上缘内侧，经常被描述为眼轮匝肌内侧的一部分。
- 止点：眉头真皮内（比眼轮匝肌在眉毛内的止点更靠内，比皱眉肌的斜头止点靠前）。
- 神经支配：面神经颧支。
- 运动：降低眉头。

（六）前额的血管分布

- 来自颈内及颈外动脉。
- 中间部分，眶上及滑车上动脉源自眼动脉，属于颈内动脉来源。
- 侧方，颞浅动脉的额支，来自颈外动脉。
- 上述血管存在广泛的交通，并与后方的头皮多有交通支，因此血供极其丰富。

四、感觉神经支配

（一）滑车上神经[9]

- 三叉神经的眼支分支（第五支面神经的第一分支，V_1）。
- 与滑车上动脉伴行在眶内侧从骨性小孔分支穿出。
- 穿过皱眉肌的内侧端并控制各自半侧的额部内侧神经感觉。

（二）眶上神经[10]

- 三叉神经的眼支分支（第五支面神经的第一分支，V_1）。眶上神经干从骨性出口（眶上切迹或孔）穿出，与眶上动脉伴行。
- 眶上神经分为浅、深两支。
- 浅支有以下特点。
  - 从眶上神经主干分离后穿过额肌并向头侧行进，初始在额肌内走行，随后穿过额肌进入皮下层。
  - 支配额部皮肤及前部头皮的感觉。
- 深支有以下特点。

- 深支自眶上神经主干分离后最初于骨膜表面向外上方走行。
- 当深支将要到达颞嵴时，在 0.5～1.5cm 的范围内沿着颞嵴折向头顶走行。
  - 行进过程中逐渐分支穿过帽状腱膜止于额顶部头皮的真皮。
  - 深支在行经额部时仅发出少量细小分支至额部骨面。

注意　冠状切口经帽状腱膜平面时会横断眶上神经的深支。

警告　在额部下方切开帽状腱膜有可能会损伤眶上神经的深支，因为眶上神经深支在眶缘以上 2～3cm 的位置由骨膜浅出进入帽状腱膜深层。

小贴士　在大约 10% 的患者中，眶上神经的深支从眶上切迹外侧的小孔穿出额骨。这个小孔通常位于颞嵴的内侧，正好位于眶上外侧缘的上方。外科医生需要对这种异常的深支走行位置有所准备，避免由于不慎而损伤眶上神经的深支，如若不然则会导致同侧的额顶部麻木或感觉减退。

五、患者的评估

（一）病史

- 年龄。
- 性别。
- 既往出血倾向。
- 用药史，包括草药的使用。
- 其他伴随疾病。
- 患者对皮肤光滑程度的要求以及对眉毛形状及位置的要求。

（二）对前额情况的分析

- 眉毛位置、形态和对称度。
- 动态或静态的皱纹。

- 是否存在上睑下垂或者皮肤松弛。

（三）发际线[11]

- 参见外科技术部分对本处所提到的手术技巧的描述。
- 发际线高通常描述为眉毛至发际线在女性大于5cm 或男性大于 6cm。在这种情况下使用前发际线技术以避免进一步的发际线抬高。
- 发际线低通常描述为眉毛至发际线在女性小于5cm 或男性小于 6cm。在这种情况下使用冠状切口以适当提高发际线。
- 非典型患者由于头发稀疏或者斜顶，通常具有挑战性。通常为这些患者手术时使用小切口以进行内镜辅助手术或个性化的切口（图 32-4）。仅存颞部毛发的男性患者则适合于限制性切口手术。
- Guyuron 和 Lee[12] 发表过关于前额延长、发际线位置和眉毛下垂的手术策略（图 32-5）。

（四）其他需要考虑的问题

- 皮肤的质量，例如光角化损伤和或皮肤变色。

- 辅助治疗已改善皮肤颜色质地（化学剥脱、激光剥脱治疗等）。

（五）照片拍摄（参见第 3 章）

- 照片应该包含整个面部的正位、侧位以及斜位以及额部及眶周的特写。
- 动态照片对针对额肌和皱眉肌的手术计划制订有帮助。

小贴士 术后患者有时会质疑自己通过手术所获得的改善。回顾术前照片往往能帮助患者充分认识到手术所取得的效果。

六、手术技巧

（一）术前设计

- 术前需要全面的分析患者情况并充分考虑到各种情况，手术技巧应针对不同的患者加以调整。
- 手术设计应包括切口的选择、剥离的层次、肌肉切除的选择及替代方案，如何固定皮瓣。

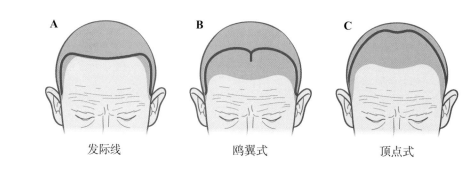

发际线　　　　鸥翼式　　　　顶点式

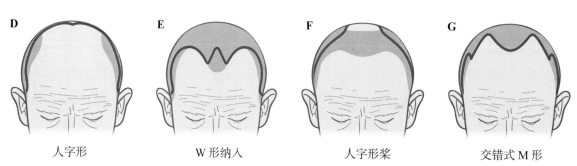

人字形　　　　W 形纳入　　　　人字形桨　　　　交错式 M 形

▲ 图 32-4　眉上提术中使用的几个冠状切口类型

每种切口的适用条件在文中讨论

	额部延长 轻度	额部延长 中度	额部延长 重度
皱纹 无或轻度	内镜前额部上提术	Pretrichial（发际前）切口 眉外侧上提	发际前（Pretrichial）切口 后方头皮前徙
皱纹 中度	内镜额部上提术 眉间肌切除 或 做小切口以及经眼睑皱眉肌切除术	发际前（Pretrichial）切口 眉间肌切除 眉外侧上提	发际前（Pretrichial）切口 眉间肌切除 后方头皮前徙 眉外侧上提
皱纹 重度	发际线后 1～1.5cm 处做切口 皮下分离 切除眉间肌肉组织	发际前（Pretrichial）切口 皮下分离 眉间肌切除 眉外侧上提	发际前（Pretrichial）切口 皮下分离 眉间肌切除 后方头皮前徙 眉外侧上提
	轻度 眉下垂	中度 眉下垂	重度 眉下垂

▲ 图 32-5　衰老额部的处理策略

- 理解手术目标及手术区域的解剖结构是获得良好手术效果的前提[13]（框 33-1 和框 33-2）。

框 32-1　额部整形手术的目标

> 舒展眉间皮肤皱褶
> 舒展鼻背横纹
> 悬吊下垂的眉毛
> 悬吊假性过多的上睑皮肤
> 舒展额头皮肤横纹

框 32-2　额部整形术中需要释放的结构

> 粘连区
> 眶韧带
> 骨膜与帽状腱膜固定在眶上缘的位置

（二）切口的选择

- 直接额部皮肤切口
  - ➢ 设计
    - 横行的椭圆形额部皮肤切口，设计于眉毛上方，在眉上或额中部水平以抬高眉毛。
    - 在深横纹处做切口，如果有可能，沿着眉毛上缘以达到瘢痕最小化。
  - ➢ 优点
    - 简单。

- 接近眉毛的切口使提升眉毛的程度可控、稳定。
- 可方便的矫正眉毛的不对称。
- 非常适合于秃发的有额部横纹的男性，在这种情况下，冠状位切口、颞部切口或内镜除皱切口都难以隐藏。
  - ➢ 缺点
    - 在某些病例中可见切口瘢痕。
    - 额部及前部头皮可能出现永久性麻木。

- 经上睑成形术切口
  - ➢ 设计
    - 经上睑成形术切口，将侧方眉毛下的眼轮匝肌下筋膜缝合于骨膜。
    - 可获得适当的眉毛上提效果。
  - ➢ 优点
    - 如果适合可同时进行上睑成形术。
    - 切口瘢痕最小。
    - 不影响前额及头皮的感觉。
    - 经过这个入路可以进行皱眉肌切除及降眉间肌的横断[9, 14]。
  - ➢ 缺点
    - 尽管皱眉肌切除和降眉间肌横断可以在直视

下完成，但肌肉的修整则需要对局部解剖的实操理解。

- 抬高眉毛的程度通常有限。

专家提示 悬吊组织总是比单纯的拉拽组织有更好的提升效果。当经上睑成形术切口进行眉上提手术时，眉毛是被拉拽提升的，因此有限的提升效果是通过在骨膜表面的缝合获得的。提升的效果要远比其他眉上提手术方式差。然而，这个手术方式往往成为不愿接受比上睑成形术更明显瘢痕的秃发男性患者的最后选择。在我（D.K.）的个人经验中，经上睑整形切口可以对皱眉肌、降眉肌、内侧眼轮匝肌及降眉间肌等形成眉间皱纹的肌肉进行处理。

- 冠状切口
  - 设计
    - 在有毛发覆盖的部位做冠状切口（图32-4）时，需要将刀片的角度倾斜至平行于毛囊。
    - 在前额发际线后方5cm位置切开时，可以切除2～3cm的头皮组织，并将头皮组织向上方推进，最终手术切口瘢痕距离前发际线至少应留有2cm距离。
    - 分离平面为帽状腱膜下。

小贴士 每提高1mm的眉毛位置，前额发际线至少要提高1.5cm。

- 优点
  - 直接暴露整个额部骨膜，可以在直视下处理形成眉间纹的肌肉。
  - 对于前发际线较低的患者可以提高发际线位置。
  - 瘢痕隐蔽于毛发内。
- 缺点
  - 术后秃发的可能。
  - 切口后方的头皮感觉减退。

- 不适用于发际线高的患者（除非切口在发际线前方位置，下文讲述）。

- 发际线前切口
  - 设计
    - 切口沿着前额发际线并向有毛发覆盖的双侧颞部头皮延展。
    - 倾斜刀口以垂直于毛囊方向（图32-6）以截断毛囊，使术后毛发可以重新自瘢痕长出以掩盖瘢痕[15]。

小贴士 有时做成波浪形切口，比直接做直线切口更有利。

- 优点
  - 可维持合适的发际线高度，或降低前额发际线高度，以适应那些前额发际线高度过高而需要降低发际线的患者。
- 缺点
  - 瘢痕是否隐蔽取决于患者发型。
  - 其他缺点同上文所述冠状切口（感觉改变、

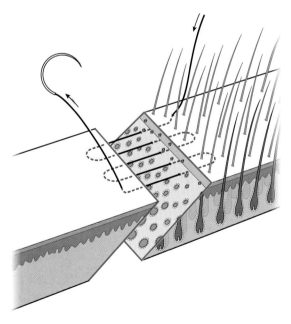

▲ 图32-6 发际线前切口

行倾斜的发际线前切使切口垂直于毛囊方向，使毛发生长时进入瘢痕并位于瘢痕前方

切口毛发缺失等）。

■ 小切口[16]

➢ 设计

- 历史上，我们习惯用这个切口处理眉下垂，但效果有限，原因在于从骨骼表面释放的软组织有限。近来，这个切口与双侧 4.5cm 的颞部长切口联合使用，可形成广泛的软组织剥离，可以获得有效的前额皮瓣移位及眉上提效果。

- 首先切开颞部毛发覆盖部位的手术切口，在骨膜下分离额部皮瓣前，先解除颞嵴位置的粘连固定。这样做可以保护眶上神经的深支（图 32-7），因为眶上神经的深支自骨膜的浅面走向额顶部头皮。

- 在颞窝部位的剥离采用颞浅筋膜及颞深筋膜之间的层次。

- 推进的额部皮瓣以颞浅筋膜为衬里，将颞浅筋膜缝合于稳固的颞深筋膜，以获得牢靠的固定。

小贴士　如果需要，可以经上睑成形术切口，削弱眉间肌肉复合体中的内侧降眉肌以获得内侧眉毛上提的效果。这样可利用额肌力量的相应增强获得适当的提升眉毛内侧段的效果。

➢ 优点

- 不破坏额部的神经，特别是顶部的头皮感觉。

- 可有效地提升眉毛中段及眉尾。

- 短切口将隐藏于毛发内。

➢ 缺点

- 在有张力的情况下缝合切口可能导致切口处毛发脱落。

- 对皱眉肌群及降眉间肌的暴露有限，需要其他辅助技术。这样的眉上提手术通常结合上睑成形术切口以处理或修整眉间部位肌肉。

- 这项技术如果不结合其他技术则不能提升眉头。需要经过上睑成形术切口来处理降低眉头的肌肉（降眉间肌、降眉肌、皱眉肌斜头及眼轮匝肌的内侧纤维）。

- 处理深额纹的能力有限，因为只有暴露额肌深面才能处理。

小贴士　头皮切口的缝合应以颞浅筋膜为衬里而不能在皮肤层直接缝合。无张力的拉拢头皮切口的边缘可最大限度上减少局部皮肤的缺血，这样可以减少毛囊的损失并减轻瘢痕。

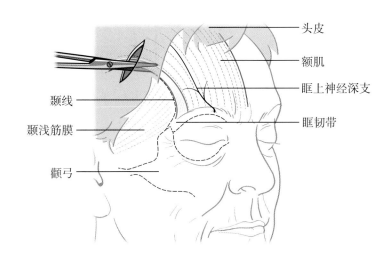

　头皮
　额肌
　眶上神经深支
　眶韧带

颞线
颞浅筋膜
颧弓

▲ 图 32-7　经过颞部头皮的小切口眉上提

在骨膜下剥离前额皮瓣。眶韧带被横断以获得颞浅筋膜向上最大限度的移动度

- 内镜辅助
  - 设计
    - 内镜辅助可减少瘢痕长度，头皮麻木及秃发。
    - 一般包含中央切口及双侧颞部切口以提升额部皮瓣，剥离层面一般在骨膜下。
    - 批评家争论说这种技术是没什么用的，因为手术只是将冗余的皮肤重新固定而不是切除掉，但目前还没有研究证实哪种技术更好。
    - 骨膜及帽状腱膜在眶周的固定的位置及粘连被完全松解开，眉毛与额部皮瓣一同上提并用多种方法固定在新的位置(见"固定技术"部分)。
  - 优点
    - 1.5cm 的小切口。
    - 保留感觉。
    - 处理眉间肌肉的视野极好。
  - 缺点
    - 学习曲线长。
    - 需要额外准备内镜设备。
    - 处理额部深横纹能力不足。

七、额部皮瓣的分离层次

（一）皮下层

- 概念
  - 较少损伤的分离层次，掀起的皮瓣可以直接提升眉部。
  - 目前使用相对较少。
- 优点
  - 解剖简单。
  - 眶上神经的深支在剥离平面以下，因此可以保留头皮的感觉。
  - 由于移位的皮肤层提升了眉毛，因此不需要从骨骼表面释放软组织。
  - 由于进行了皮肤的重分布，因此处理额部深横纹比较容易。
  - 可以灵活降低或提升前发际线。
- 缺点

- 额部皮瓣的血液供应受损，这将会增加皮肤蜕皮及秃发的风险。
- 由于滑车上神经及眶上神经浅支受到损伤，因此额部中央的皮肤将会出现感觉减退，但这种感觉减退通常是暂时的。
- 如果要处理皱眉肌及降眉间肌则需要转换到更深的平面。

（二）帽状腱膜下

- 概念
  - 传统意义上，这是额部皮肤软组织自然的分离层次。
- 优点
  - 相对缺乏血管的层次。
  - 极好的暴露额肌深面，方便对额肌的划刻及切除，这对多数需要处理额肌的患者而言很有利。
  - 可快速的掀起额部皮瓣。
  - 经过帽状腱膜下平面分离至"滑动"平面，从而方便分离额部皮瓣。

小贴士 滑动平面存在于额部下半部分帽状腱膜深层之间。这个间隙内有疏松结缔组织充填，为其上方的皱眉肌横头的活动提供空间。

- 缺点
  - 有可能横断眶上神经的深支（见"感觉神经支配"部分）。

（三）骨膜下

- 概念
  - 作为帽状腱膜下剥离的替代方案发展而来。
  - 最常用于内镜辅助及限制性小切口技术。
- 优点
  - 平面内相对少血管。
  - 避免损伤眶上神经深支。
  - 保留所有的血管组织在剥离的额部皮瓣内。
  - 有些作者认为骨膜的不可形变性有助于维持

额部提升的效果。

■ 缺点
  ➤ 在眶上缘及眶外侧缘的骨膜与帽状腱膜必须分离释放，以允许额部皮瓣的移位。
  ➤ 需要穿透骨膜以处理眉间区的表情肌。

八、固定技术 [17]

■ 概念
  ➤ 一旦额部皮瓣移动到目标位置，就需要牢靠的固定以维持稳定的眉上提效果。有些作者质疑固定的必要性，[18] 另一些作者则建议需要多部位固定，以确保牢固的固定 [19]。

小贴士 根据"橡皮筋原则"，任何用于固定额部皮瓣的方法，其固定位置离眉毛越远，其效果越差。然而，决定在何处进行固定，则需在靠近眉毛的好处和固定本身带来的不良外观之间进行平衡。

■ 皮肤切除
  ➤ 当直接在眉毛上方切除皮肤时，眉上提的程度通常等同于切除皮肤宽度（1∶1比例），伤口闭合的张力通常足够 维持眉毛位置的长期效果。
  ➤ 用冠状切口在额部切除多余皮肤后，缝合头皮近似于一种固定，相对于直接技术，由于远离眉毛位置，头皮组织必须推进1.5cm才能获得1mm的眉毛提升效果。对于此种或其他进行皮肤切除的技术，伤口缝合需要小心以避免局部缺血及伤口愈合问题以及毛发缺失问题。

■ 筋膜悬吊
  ➤ 当眼睑上方的帽状腱膜组织经折叠缝合技术垂直向上缩短时，可将眉毛提起并获得稳定的固定效果。
  ➤ 缝合帽状腱膜于骨膜可延长提升眉毛的效果。
  ➤ 在头骨皮质上钉螺钉或开槽可以充当缝合锚定点，悬吊帽状腱膜并固定眉毛位置。

■ 新器械（见第25章）
  ➤ 可吸收器械以方便将软组织固定于骨面。
  ➤ 降低技术性难度。

九、对肌肉的手术修剪

■ 概念
  ➤ 皮肤的皱纹及深沟与其下方的肌肉收缩方向垂直。对下方肌肉的手术切除或修整会使皮肤纹理变浅，皮肤恢复光滑。尽管使用肉毒毒素对肌肉运动神经进行化学阻断的效果显著，但其效果是暂时的，而外科手术的效果是永久的。

■ 额肌
  ➤ 可以沿水平或垂直或水平及垂直方向"划伤"（切开）额肌，使额肌失去神经支配，但在今天这种技术已较少使用。
  ➤ 可以切除一条肌肉以达到削弱其收缩能力的目的。
  ➤ 使用这项技术时，需要保留其下部的2cm宽度的肌肉层以维持控制眉毛活动的能力。

专家提示 这些技术往往导致前额呈现一种"冰冻样"外观，在今天已经很少再使用了。今天，可以在保留正常额肌功能的前提下，显著地改善额部横纹。可以简单地通过上睑成形术切除冗余的上睑皮肤。上睑冗余皮肤的出现刺激了反射性额肌紧张，将上睑多余的皮肤向上抬起，最终导致额横纹的出现。切除上睑冗余皮肤后，额头皮肤就会反射性的变平整。然而，这也会使眉毛由于额肌上抬的力量下降而下沉。如果只做了上睑成形术，但没有对调整眉毛位置做好计划将导致眉毛位置下降并引起美观问题。在为患者做上睑成形术时应该始终考虑到这种情况。根据我（D.K.）的个人经验，只做上睑成形术而不做眉毛位置的调整是不明智的。

■ 作用于眉间部位的肌肉
  ➤ 切除皱眉肌肌群。

> 横断降眉肌。
> 切除眼轮匝肌的内侧部分纤维。

专家提示 根据我的个人经验，比起部分切除，完整切除皱眉肌是可取的。当皱眉肌被部分切除时，其他肌肉纤维会持续收缩，并经常在眉间部位产生小的角状畸形。相反，简单的横断降眉间肌被证实足够削弱其肌肉功能，从而消除鼻根部横纹。切除在眉毛正下方 1cm 见方的眼轮匝肌内侧纤维，对于控制眉间斜纹是足够的。

> 为防止眉毛过度外展，内侧的固定结构必须适当保留[20]。

专家提示 文献对内侧固定韧带是没有共识的。连接于眶内侧缘的韧带结构与其浅面的帽状腱膜的深层相缠绕。然而并没有解剖学证据证实这些结构向浅层延展至额肌或眼轮匝肌，缺乏进入眉头的真皮层的纤维。为了维持眉头到骨面的位置，任何支持韧带都需要穿过额肌抵达真皮。在做过眉上提手术的患者中已经观察到眉毛内侧间距增大的现象。其手术步骤中包含皱眉肌横头的修整或切除，而皱眉肌横头的作用为内收眉头。当切除这块肌肉时，预期会出现眉头间距增大的现象。这可能和肌肉在术前处于高张力状态有关。

十、术后处理

聚焦于限制肿胀和保护眼睛

- 将头抬高，高于心脏水平。
- 持续冷敷眼周。
- 做过上睑成形术合并眉上提的患者需要生理盐水滴眼并使用眼药膏，原因在于一过性的兔眼很常见。有时，临时性眼睑缝合术是有效的。
- 留置引流并保留 24h。
  > 眼睑切口 5 ～ 7d 拆线，头皮钉或缝线在术后 7 ～ 14d 拆除。

十一、并发症

- 头皮感觉异常。
  > 尽管暂时的头皮感觉异常是常见的，但使用小切口、内镜辅助及皮下眉毛上提技术可以保护眶上神经的深支可以避免永久性损伤。
  > 在前发际线或冠状切口，眶上神经的深支经常被横断，产生切口后方皮肤的永久性感觉迟钝。
  > 帽状腱膜下剥离更容易发生眶上神经的深支损伤。
  > 当损伤可以预见时，需要在术前告知过程中给患者加以解释。
  > Byun[21] 等系统性分析并报道了与技术相关的并发症。
    - 前发际线切口、皮下剥离：秃发（8.5%）、感觉异常（5.4%）、瘢痕（2.1%）、皮肤坏死（1.8%）。
    - 冠状切口和骨膜下剥离：神经损伤（6.4%）、瘢痕（2.5%）、血肿（1.0%）。
    - 内镜技术和骨膜下剥离：整体上并发症数量最多：不对称（3.6%）、兔眼（2.7%）、复发（2.4%）。
- 术后秃发。
  > 切口张力会导致局部组织缺血并最终导致毛发脱失或稀疏。
  > 使用单极电刀所产生的热损伤将破坏毛囊，使用双极电凝可减轻热力损伤范围。
- 面神经损伤。
  > 面神经额（颞）支在剥离颞窝区域时容易受到过度牵拉或横断。
  > 对这一区域的解剖的实践性理解对于眉上提手术是必需的。
- 眉头过度提升。
  > 过度的提升眉毛产生"惊讶"表情，并难以矫正。

小贴士 尽管眉外侧必须总是加以提升，但眉头很少需要提升。

■ 轮廓变形。

　➤ 皮肤表面形变可由过度切划或切除额肌产生。

　➤ 降眉间肌的横断可产生跨越鼻根的皮肤凹陷。垫一块筋膜组织在横断降眉间肌的部位会有

效的解决这一问题。

　➤ 切除皱眉肌很少形成皮肤凹陷或形变。有些外科医生会放置软组织移植物，例如脂肪，在切除皱眉肌的部位，但这通常是不必要的。

本 章 精 要

❖ 外科医生如果可以认真学习额部及颞窝的解剖，会对眉上提手术更有信心，患者也会因为并发症的风险更小而获益。

❖ 外科医生应该知道每种眉上提手术术式的优点及限制，并为每位患者根据其实际情况选择应用。

❖ 每位患者都应该在术前进行评估，以确定合适的手术术式，并完成相应的知情同意。

❖ 每一例眉上提手术（除了直接切除）需要将软组织从其深面的黏附位置分离足够，随后才可以进行向头侧的移动。

❖ 可靠地固定对稳定的远期效果是必需的。

❖ 并没有清晰的证据证实哪一种开放式或内镜辅助眉上提技术更具有优势[22, 23]。

参 考 文 献

[1] Gunter JP, Antrobus SD. Aesthetic analysis of the eyebrows. Plast Reconstr Surg 99:1807, 1997.

[2] Fruend RM, Nolan WB. Correlation between brow lift outcomes and aesthetic ideals for eyebrow height and shape in females. Plast Reconstr Surg 97:1343, 1996.

[3] Codner MA, Kikkawa DO, Korn BS, et al. Blepharoplasty and brow lift. Plast Reconstr Surg 126:1e, 2010.

[4] Knize DM, ed. The Forehead and Temporal Fossa: Anatomy and Technique. Philadelphia: Lippincott Williams & Wilkins, 2001.

[5] Knize DM. Reassessment of the coronal incision and subgaleal dissection for foreheadplasty. Plast Reconstr Surg 102:478, 1998.

[6] Knize DM. An anatomically based study of the mechanism of eyebrow ptosis. Plast Reconst Surg 97:1321, 1996.

[7] Byrd HS, Burt JD. Achieving aesthetic balance in the brow, eyelids, and midface. Plast Reconstr Surg 110:926, 2002.

[8] Janis JE, Ghavami A, Lemmon JA, et al. Anatomy of the corrugator supercilii muscle: part I. Corrugator topography. Plast Reconstr Surg 120:1647, 2007.

[9] Janis JE, Hatef DA, Hagan R, et al. Anatomy of the supratrochlear nerve: implications for the surgical treatment of migraine headaches. Plast Reconstr Surg 131:743, 2013.

[10] Janis JE, Ghavami A, Lemmon JA, et al. The anatomy of the corrugator supercilii muscle: part II. Supraorbital nerve branching patterns. Plast Reconstr Surg 121:233, 2008.

[11] Janis JE, Potter JK, Rohrich RJ. Brow lift techniques. In Fagien S, ed. Putterman's Cosmetic Oculoplastic Surgery, ed 4. Philadelphia: Elsevier, 2007.

[12] Guyuron B, Lee M. A reappraisal of surgical techniques and efficacy in forehead rejuvenation. Plast Reconstr Surg 134:426, 2014.

[13] Knize DM. Anatomic concepts for brow lift procedures. Plast Reconstr Surg 124:2118, 2009.

[14] Knize DM. Transpalpebral approach to the corrugator supercilii and procerus muscles. Plast Reconstr Surg 95:52; discussion 61, 1995.

[15] Guyuron B. Corrugator supercilii resection through blepharoplasty incision. Plast Reconstr Surg 107:606, 2001.

[16] Camirand A, Doucet J. A comparison between parallel hairline incisions and perpendicular incision when performing a facelift. Plast Reconstr Surg 99:10, 1997.

[17] Knize DM. Limited-incision forehead lift for eyebrow elevation to enhance upper blepharoplasty. Plast Reconstr Surg 97:1334, 1996.

[18] Rohrich RJ, Beran SJ. Evolving fixation methods in endoscopically assisted forehead rejuvenation: controversies and rationale. Plast Reconstr Surg 100:1575, 1997.

[19] Troilius C. Subperiosteal brow lifts without fixation. Plast Reconstr Surg 114:1597, 2004.

[20] Drolet BC, Phillips BZ, Hoy EA, et al. Finesse in forehead and brow rejuvenation: modern concepts, including endoscopic methods. Plast Reconstr Surg 134:1141, 2014.

[21] Byun S, Mukovozov I, Farrokhyar F, et al. Complications in brow lift techniques: a systematic review. Plast Reconstr Surg 130(5S-1):S90, 2012.

[22] Sullivan PK, Saloman JA, Woo AS, et al. The importance of the retaining ligamentous attachments of the forehead for selective eyebrow reshaping and forehead rejuvenation. Plast Reconstr Surg 117:95, 2006.

[23] Graham DW, Heller J, Kurkjian TJ, et al. Brow lift in facial rejuvenation: a systematic literature review of open versus endoscopic techniques. Plast Reconstr Surg 128:335e, 2011.

第 33 章 上睑成形术
Upper Blepharoplasty

Ashkan Ghavami, Foad Nahai 著

甘 承 译

一、相关解剖[1-3]（图33-1）

（一）上睑层次

- 前层：皮肤、皮下组织［眼轮匝肌后脂肪（retroorbicularis oculi fat，ROOF）和眼轮匝肌下脂肪（suborbicularis oculi fat，SOOF）］、眼轮匝肌。
- 中层：眶隔。

注意 这一层次出现的问题常导致继发瘢痕挛缩（下睑更常见）。

- 后层：睑板和结膜。

（二）眼轮匝肌

- 神经支配（图33-2）
  - ➢ 支配神经包括面神经、颧神经、面神经颊支（第Ⅶ对颅神经）。
  - ➢ 内侧和外侧神经支配点。
- 眼轮匝肌的3个部分见图33-3。

小贴士 将眼轮匝肌当成分成三段的括约肌有助于理解眼睑手术、肉毒毒素注射、眶隔释放这些操作的术后效果，并有助于理解如何保留肌肉的神经支配。

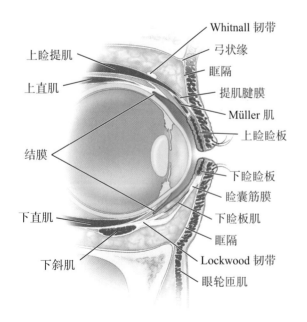

▲ 图33-1 上下睑断面解剖

Whitnall 韧带
弓状缘
眶隔
提肌腱膜
Müller 肌
上睑睑板
上睑提肌
上直肌
结膜
下睑睑板
睑囊筋膜
下睑板肌
下直肌
眶隔
Lockwood 韧带
下斜肌
眼轮匝肌

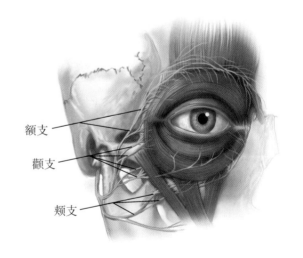

▲ 图33-2 支配眼轮匝肌的神经

额支
颧支
颊支

需注意内外侧神经支配点的解剖特点以对眼轮匝肌神经支配进行保护（尤其是睑板前的部分），避免术后并发症

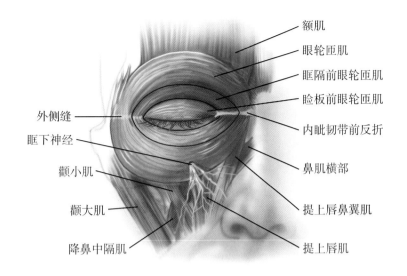

图中标注（顺时针）：额肌　眼轮匝肌　眶隔前眼轮匝肌　睑板前眼轮匝肌　内眦韧带前反折　鼻肌横部　提上唇鼻翼肌　提上唇肌　降鼻中隔肌　颧大肌　颧小肌　眶下神经　外侧缝

▲ 图 33-3　眶周肌肉解剖

> 眼轮匝肌眶部

- 最外围

  ○ 位于皱眉肌和降眉间肌的浅面。

    ◆ 在皮下与皱眉肌内侧外侧以及部分额肌纤维相互错杂。

- 自主运动。
- 起到紧闭眼睑的作用。

> 眶隔前

- 直接覆盖眶隔。
- 有自主运动部分和不自主运动部分。
- 辅助眨眼。

> 睑板前

- 紧贴睑板。
- 不自主运动。
- 负责眨眼。
- 面神经颧支支配。
- 对正常眼泪流动起重要作用。

小贴士　眶隔前眼轮匝肌紧贴眶隔，需要于肌肉下方层次精细分离。分离中不应有粉红色组织或横行纤维留在眶隔上，否则提示有残留的眼轮匝肌且分离平面偏离。至少 6mm 条状睑板前眼轮匝肌应被保留，以行使正常的"括约肌功能"。

（三）睑板韧带复合体

■ 上睑板有以下特征。

> 宽 7 ～ 11mm。

> Müller 肌：止于睑板上缘。

> 提肌腱膜前纤维止于上缘。

■ 止于睑板上缘的筋膜[1-4]。

> 帮助形成并放大上睑褶皱，影响其形状及位置。

> 提肌腱膜。

> 眶隔。

■ 眼轮匝肌筋膜：牢固地附着在眼轮匝肌"括约肌"的后表面；在上睑皱褶的水平上与提肌腱膜融合；提供机械和营养支持（可能通过淋巴系统）[4]。

> 与眼轮匝肌支持韧带（ORL）融合[5-9]。

■ 联合筋膜：存在于眼睑褶皱和睫毛线之间（深至眼轮匝肌和浅表至睑板）。这是眼轮匝肌筋膜与提肌腱膜的延伸或融合，位于睑板上方的位置可变。

■ 外侧嵴（lateral raphe）有以下特征。

> 眼轮匝肌沿眶缘和颧骨外向的延伸。

> 眼轮匝肌深浅部插入形成外眦韧带和外侧嵴。

> 参与"外侧眶增厚"部分，紧邻外侧眶缘，

305

眼轮匝肌支持韧融合[5-7]。

- 起到外侧锚定点作用。

■ 外眦韧带（前后脚）（图 33-4）有以下特征。

- 由以下结构构成。
  - 上睑提肌的外侧角。
  - Lockwood 韧带。
  - 外直肌的限制（check）韧带。
  - 深部的眶隔前和睑板前眼轮匝肌。

（四）内眦韧带

■ 3 部分结构（前水平、后水平和垂直组成部分）。

■ 由以下结构构成。

- 睑板前眼轮匝肌的深头。
- Lockwood 韧带内侧。

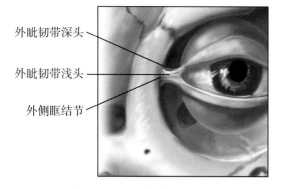

外眦韧带深头 ——
外眦韧带浅头 ——
外侧眶结节 ——

▲ 图 33-4　外眦韧带有深头和浅头

- 内直肌的限制韧带。
- Whitnall 韧带。

（五）眼轮匝肌支持韧带[6-9]（图 33-5）

■ 在下方眶周区也称为眶颧韧带[8]或颧隔[9]。

■ 近似圆周的包围上下眶的支持结构[7]。

■ 外侧相对松弛、较长；内侧更紧（小）。

- 外侧韧带的松弛或许可以部分解释外侧上睑皮肤松垂、覆盖下方结构。
- 内侧韧带的紧致或许是上睑内侧松垂少见，并可能也是泪沟形成的原因之一。

■ 由眼轮匝肌延伸至骨膜。

■ 真性的支持韧带。

■ 或许有淋巴系统功能。

■ 保护眼内容物：半透膜。

小贴士　钝性或锐性的眼轮匝肌支持韧带分离有助于平滑泪沟及睑颊沟。上方眶周区的释放是有效的眉提升手术的关键。内侧皱眉肌区域的保留可减小眉毛内侧展开。

（六）眶隔脂肪

■ 眶隔和眼轮匝肌之间。

■ 可在上睑外侧皮肤松垂中起作用。

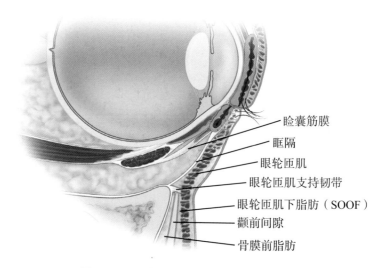

睑囊筋膜
眶隔
眼轮匝肌
眼轮匝肌支持韧带
眼轮匝肌下脂肪（SOOF）
颧前间隙
骨膜前脂肪

▲ 图 33-5　眼轮匝肌支持韧带、眼轮匝肌

■ 上睑：眼轮匝肌后脂肪（Retro-orbicularis oculi fat，ROOF）。

■ 下睑：眼轮匝肌下脂肪（Sub-orbicularis oculi fat，SOOF）。

（七）眶隔

■ 保护功能。

■ 眶隔是眶骨膜的延续。

➤ 上下眶区与骨膜融合形成弓状缘。

■ 上眶隔：从上眶缘延伸出来，在不同平面上止于上睑提肌腱膜（在睑板上缘 10 ~ 15mm）。

■ 下眶隔：从下方眶骨缘延伸出来至睑囊筋膜（约在睑板下缘 5mm）。

■ 可附着于眼轮匝肌支持韧带。

（八）上睑提肌

■ 起点：蝶骨小翼。

■ 止点：真皮和上睑板上缘。

■ 神经支配：第Ⅲ对脑神经。

■ 动作：上睑位移 10 ~ 15mm，并保持上睑提升的收缩紧张状态。

注意　活动度以及提肌功能的评估在选择睑下垂的术式中很有帮助。

■ Whitnall 韧带：睑板上缘 14 ~ 20mm 处致密筋膜组织；将牵拉力从向后的方向转变为向上的方向。

小贴士　术后患者上睑下垂的主要原因是术前未识别出的上睑下垂。术前上睑下垂的检查是必需的。

（九）Müller 肌

■ 上睑提肌后层。

■ 起点：上睑提肌。

■ 止点：睑板上缘。

■ 神经支配：交感神经。

■ 动作：上睑上提 2 ~ 3mm。

小贴士　如不慎注射肉毒毒素造成上睑下垂，刺激 Müller 的药物眼药水有助于帮助患者睁眼直到提肌功能恢复。

（十）眶脂肪

■ 明确分区（图 33-6）

➤ 上睑两个分区（内侧与中间）。

● 内侧苍白，血管多，纤维组织多。

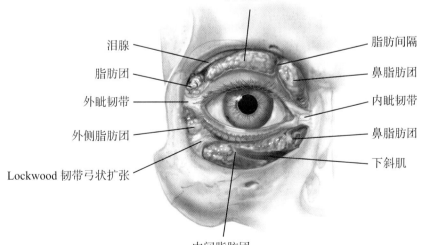

▲ 图 33-6　眶脂肪分区

真正的脂肪分区存在争议；然而眼睑成形术中保留脂肪容量是当代手术方式的标志

- 上斜肌滑车将上睑内侧与中间脂肪区分隔开。
  - 偶有小的外侧脂肪团（Eisler 脂肪团）。
  - 下睑三个分区（内侧、中间与外侧）。
  - 下斜肌分隔中间和内侧脂肪。

（十一）泪器

- 被上睑提肌腱膜分为睑部和眶部。
- 位于上方眶缘的外侧深面。
  - 泪液引流系统。
    - 从泪点引流至泪小管，然后引流至泪囊，再至鼻泪管。
    - 主动泵机制有下特征。
      - 眨眼会使泪囊产生负压，使泪液能通过泪点和泪小管进入泪囊。
      - 睁眼时提高泪囊压，将泪液压入鼻泪管。

（十二）泪液

- 功能
  - 睑移动的润滑剂。
  - 抗菌作用。
  - 为角膜上皮提供氧气。
  - 保持眼球表面光滑及折射光线。
- 分层
  - 脂质层：表浅，薄；减少蒸发损失；由睑板腺和附属的 Zeiss 和 Moll 皮脂腺分泌。
  - 含水层：厚；从主泪腺以及附属腺如结膜层内的 Wolfring 腺和 Krause 腺分泌。
  - 黏液层：保持与眼球的黏附，亲水由黏液杯状细胞分泌。
- 基础分泌
  - 附属泪腺 Wolfring Krause、黏液杯状细胞及眼睑麦氏腺分泌。
- 反射性分泌
  - 泪腺主腺体由副交感神经支配。

二、适应证和禁忌证

（一）典型适应证（上睑）

- 过多的上睑皮肤。

- 上睑褶皱过多。
- 无上睑褶皱。
  - 亚洲人有不同的眼睑皱褶（见第 33 章）。

注意 重睑可能存在但被过多的脂肪遮盖且形成不佳，或位于联合筋膜处。

- 细小的眶周或眼睑皱纹。

小贴士 眉毛评估对于所有患者都至关重要（见第 32 章）。通常，提眉手术可显露出原本不明显的重睑线。

（二）上睑病理学及畸形

- 皮肤松垂：睑部皮肤过多。
- 眶脂脱垂：过多或突出的脂肪通过松弛的眶隔显露。
- 睑皮松垂症有以下特征。
  - 上下睑皮肤周期出现水肿，可伴有或不伴有红斑。
  - IgE 和组胺释放。
  - 80% 患者 20 岁前发病。
  - 水肿难以用抗组胺药物及激素治疗。
- 上睑下垂有以下特征。
  - 上睑下垂。
  - 测量瞳孔中央映光距离［睑缘角膜映光距离（MRD）］。
  - 详见第 38 章。
- 假性上睑下垂有以下特征。
  - 上睑缘在正常位置，但因过多的上睑组织或眉的重量下垂［睑缘角膜映光距离（MRD）正常］。
  - 这可能表明需要联合进行眼睑成形术和眉上提术。
- 脂肪脱垂：眦部和眶隔过度薄弱。

小贴士　睑皮松垂症不是上睑成形术的禁忌证，但必须充分评估、知情同意、讨论病情及治疗方案。

专家提示　上睑下垂应在上睑成形术中纠正。

三、术前评估

（一）病史

- 患者期望值
  - 功能与美观。
  - 仔细地和患者讨论告知问题原因（手持镜子协助），以及有什么手段可以纠正。
  - 判断非理性期望值。
  - 视频影像在讨论患者期望以及该期望是否符合实际中尤为重要。

专家提示　随着互联网和媒体成为主流的"假性教育"力量，患者可能会告诉医生他们需要或想要什么手术，就好像在餐厅订购一样（例如，"我不想要提眉术或任何花哨的东西，只去一点多余的皮肤即可。"）在当今的实践环境中，患者教育越来越重要。外科医生应该始终推荐并做他们认为正确的事情。我们的工作是告知患者，提出我们认为最好的建议，并讨论一个或多个手术，以及相关的风险和预期效果，包括效果的细节，以及预期的恢复过程。通过这些信息，患者可以做出真正明智的决定。

（二）相关的医学状况

- 眼睑炎性疾病（Reiter 综合征）。
- 毒性弥漫性甲状腺肿（Graves 病）。
- 良性的自发性眼睑痉挛。
- 评估干眼综合征注意以下方面。
  - 询问所使用的眼药水，干眼症具体的症状表现。
  - 隐形眼镜使用情况。

- Bell 现象检查。
- 考虑 Schirmer 试验检查。

小贴士　干眼病史，眼泪的产生减少（经常使用滴眼液），合并眼睑成形术后因眼睑闭合不全造成的泪膜丧失，可导致角膜暴露（角膜结膜炎或溃疡）。异常的 Bell 现象增加角膜并发症的风险。较为保守的眼睑成形术，必要时临时性睑缘缝合术可能对此类患者来说，比彻底不行手术更为适合。

- 注意准分子激光原位角膜磨削术手术史（LASIK）的影响。
  - LASIK 术后最好给予角膜 12 个月的时间恢复。

专家提示　一些眼科学家甚至建议该手术后应给患者 24 个月的恢复时间。

- 溢泪症：眼泪过多。
  - Bell 麻痹病史（鳄鱼的眼泪）。
  - 味觉溢泪。
- 上睑下垂。
  - 第 39 章中详细讨论。
- 一般的医学状况。
  - 凝血障碍。
    - 抗凝抗血小板治疗病史。

警告　眼睑成形术后出血血肿是严重的并发症，甚至可能引起失明。早期识别至关重要。

- 严重的"眶周"过敏症状表现。
- 甲状腺功能异常。
- 高血压。
- 肾病及心脏异常。
- 神经系统异常。
  - 重症肌无力。
  - Horner 综合征。

（三）眼科查体

- 记录每只眼睛的最佳视力。
  - 可能需要眼科医生更精确的评估（尤其是与保险相关的案例）。
    - 如遇到任何异常将患者转诊眼科咨询。
- Bell 现象：当患者尝试闭眼时，外力逼迫打开眼睑，眼球应向上旋转。
  - 自我保护机制。
  - 如无此现象，患者更容易受干眼症影响，即使术后仅有很轻微眼睑闭合不全。

（四）泪腺功能检查

- 对老年患者和所有有干眼综合征的患者都有用。
  - 术前可考虑眼科医师会诊。
- Schirmer 试验 I：基础分泌和反射分泌。
  - 沃特曼滤纸（Whatman Inc.）：（5mm×35mm，远端 5mm 折叠）放于外侧巩膜上。
  - 正常时 5min 会湿至少 10mm。
- Schirmer 试验 II：基础分泌。
  - 表面麻醉后进行。
  - 通常小于 Schirmer 试验 I 的 40%。
- 进一步检查内容包括泪膜破裂时间、孟加拉玫瑰红染色、泪溶菌酶电泳。

（五）美学评估（图 33-7）

- 前额和眉弓

- 眉不对称
  - 额肌代偿的眉下垂。
    - 定义：眉下垂但额肌以高张力代偿。
    - 患者闭眼且眉完全放松（可能需要按摩或者医生用力辅助），以轻压或按摩额肌。请患者睁开双眼。
    - 若眉毛位置低于患者平时看向前方时的位置，则诊断额肌代偿的眉下垂。

注意 如果未行此项检查，错位的眉会导致皮肤切除过多，另外单独行上睑成形术后可加重眉下垂。

- 额肌褶皱（抬头纹）
  - 意味着过多过强的额肌活动。
  - 可能需要同时行提眉术以治疗抬头纹放松额肌张力。
- 眉间纹
  - 评估皱眉肌高张力。
  - 于患者静息状态及不同表情均做评估。
  - 若未治疗过强的皱眉肌或中等至严重的眉间纹以及膨出的肌肉，仅行上睑成形术，则会导致整体表现失调的眶周年轻化表现。
- 眶上缘—眼球关系
  - 常被忽视。

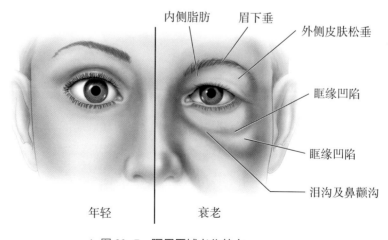

内侧脂肪　眉下垂　外侧皮肤松垂　眶缘凹陷　眶缘凹陷　泪沟及鼻颧沟　年轻　衰老

▲ 图 33-7　眶周区域老化特点

- 眶上缘的相对眼球上缘的位置以及距离影响美观。
- 较深的沟和较大的距离提示术中少去除脂肪，必要时行脂肪注射。
- 较浅的沟（短距离）可能需要更多的眼轮匝肌后脂肪取出，以及对该部位更加细致的修饰。
- 眶缘凸出。
  ○ 可加重外侧睑—眉距离，导致术后尴尬外貌。
- 一般性的突眼、眼球凹陷、下睑 - 颧部软组织负向向量关系。
  ○ Hertel 眼球突度计可提供更精确的测量。
  ○ 从外侧眶缘正常眼球突度 16 ～ 18mm。

小贴士　当全眉提升没有指征或者患者不接受时，经眼睑皱眉肌切除术是上睑成形术中一个有力的辅助手段。近期的皱眉肌精细解剖学知识有助于更加全面而精确的皱眉肌切除术[10, 11]。

- **上眼睑**
  ➤ 测量数据见图 33-8。

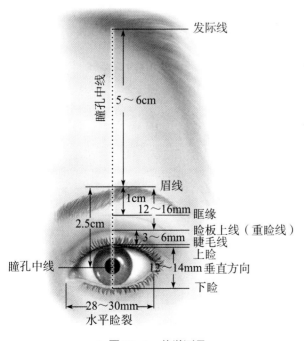

▲ 图 33-8　美学测量

- 睑裂：垂直方向 12 ～ 14mm，28 ～ 30mm 水平方向。
- 上睑边缘：在角膜缘水平（可略低于此水平，某些面容上此特质亦可具有吸引力）。最高点位于瞳孔中线。
- 可见的睑板前皮肤：3 ～ 6mm（因文化而异）。化妆的偏好可影响显露的皮肤。
- 睫毛线至睑板上褶皱距离：女性 7 ～ 8mm，男性稍宽。
- 外眦：高于内眦1 ～ 2mm（美学内外眦倾斜）。
  ○ 若低于内眦 1 ～ 2mm 注意是否存在巩膜过度暴露，必要时需同时行内外眦成形术。
- 瞳孔中线测量数据如下。
  ○ 发际线—眉：5 ～ 6cm。
  ○ 眉至眶缘：1cm 位于外中 1/3 交界。
  ○ 眉至睑板上皱褶：16mm，至少 12mm。
  ○ 眉至瞳孔中点：2.5cm。

小贴士　在美学评估中，对患者种族及患者个性化的形态特征的敏感度格外重要。例如，上睑缘略低于角膜缘，或者眉尾较低这些表现，在部分个体中反而显得更有魅力。

- **多余皮肤**
  ➤ 多余皮肤的位置。
  ➤ 外侧皮肤松弛遮盖下方组织。
  ➤ 假性上睑下垂。
- **睑板上皱褶（重睑线）的位置**
  ➤ 嘱患者向下看以评估。
  ➤ 高位的睑板上皱褶提示联合腱膜和潜在提肌的错位或未连接
  - 提示了潜在的上睑下垂。
- **过多眼眶脂肪的量和位置[12]**
  ➤ 假性"疝出"（弱的眶隔）。
  ➤ 过多眼轮匝肌后脂肪（ROOF）。
  ➤ 过多皮下脂肪。
  ➤ 腱膜前脂肪（提肌上脂肪）

- 泪腺脱垂或上睑下垂。
- 重睑线不对称。

注意 所有不对称应向患者指出并记录在案。

（六）亚洲人眼睑（见第 35 章）

- 解剖特征：较小的眼睛，包括眶区，更窄的睑板，更小的重睑。
  - 所有层次较白人有更多的脂肪。
  - 小的褶皱存在但被脂肪浸润所有掩盖。
  - 东方人眼睑较西方人种的关键形态学差异。
    - 无联合筋膜[13]。
    - 缺少止于睑板前眼轮匝肌及睑板的纤维延伸使脂肪能够："脱垂"。
    - 因此提肌延伸及力量无法传递至软组织。

四、知情同意

包括但不限于以下条目。

- 肿胀：患者需要知道恢复期的长短，以估计返回工作和其他活动的计划。
- 瘀斑：下睑往往更明显。
  - 一些较深肤色种族患者可显示眼睑组织长期的"染色"样外观。
- 球结膜水肿，眼睑闭合不全（应和患者讨论正常量）。
- 感染：脓肿，眶隔前和眶后蜂窝织炎。
- 血肿（球后）：包括治疗过程和严重程度（如失明）。
- 眼睛干涩：加重。
- 溢泪。
- 较术前更差的对称性或无法纠正术前不对称。
- 支配眼轮匝肌，额肌和其他肌肉的神经的临时或永久性损伤。
- 眼外肌损伤。
- 眼睑成形术后眼睑下垂（暂时性与永久性）。
  - 一些在腱膜前脂肪层中过度操作和处理的患者可能会因提肌水肿和（或）局部肿胀而出现轻微的暂时性上睑下垂。
- 眼睑错位，巩膜外露。
- 睑内翻，外翻。
- 视力丧失（极为罕见）。

小贴士 术前应该向患者指出不对称（眉毛、眼睑位置），并且不应向他们保证手术能够矫正。

小贴士 如果没有充分讨论常见的肿胀、瘀伤和康复过程，获得知情同意，即使手术美学效果很优秀，手术结果也会打折。

五、器材

（一）标准眼睑整形手术包

- 眼睑整形拉钩，韧带和虹膜剪，蚊式钳，棉签，纱布，精细针持。

（二）重要的特殊器械

- 有涂层、耐热的器械：Desmarres 式眼睑拉钩，可弯小压板，Ragnell 双头拉钩。
- 角膜保护器。
- 放大头镜（＞ 2.5×），如果行经眼睑皱眉肌切除。
- 笔式电刀。
- 1% 利多卡因加入 1：100 000 肾上腺素，27G 针头。

六、手术技巧：上睑成形术（图 33-9）

（一）患者准备

- 避免非甾体抗炎药（NSAID），阿司匹林（ASA），维生素 E，这一点至关重要。
- 彻底卸妆，包括润肤乳液。
- 术晨服降压药。
- 术中可用头高足低位。

（二）手术标记

- 棉签棒削剪蘸美兰比画线笔更精确。

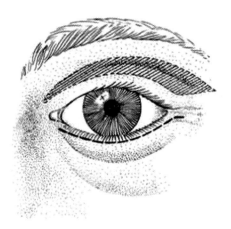

▲ 图 33-9　眼睑整形标记线

> 下方线
- 于手术等候区事先标记上睑。
- 皮肤夹捏、应用卡尺有助于确定真实的多余皮肤的量,眉毛应处于正常位置(而非代偿性抬高)(注意:Green 镊非常适用,并且不易造成患者不适)。
- 患者站立位轻轻上拉上睑显露睑板前线以标记下线。
- 一般性指南内容如下。
  ○ 始于瞳孔中心并沿皱褶逐渐变窄。
  ○ 鼻侧不要超过泪阜。
  ○ 男性:睫毛线上方 7 ～ 8mm。
  ○ 女性:8 ～ 9mm。
  ○ 亚洲眼睑:有时＜ 7mm。

小贴士　评估整个眶周区域、上睑沟、睑裂、眉位置和化妆偏好,并确定哪个位置看起来最好。许多亚洲女性可能需要较低的重睑线位置,但有些女性需要更高的重睑线来满足化妆需要。较深邃的上睑沟可以允许更高的重睑线。之前提供的测量值是一个指导原则。

> 上方线
- 位置取决于多余皮肤的量。
- 需要考虑是否计划同时进行眉上提术。
- 自下方线起通过向中央向上倾斜至高点后,

然后向外侧向下延伸切口,根据需要适当超出下方线
- 沿自然褶皱画线。
- 一般外眦处高于睫毛线 5 ～ 6mm。
- 切口线超过外眦的长度因年龄而异:5mm(年轻),10mm(中年),15mm(老年)。
- 男性:切口向外不可超过眶缘(有时不化妆无法隐藏)。
- 眉至切口线间保留 10mm 皮肤。

小贴士　识别并向患者展示重睑线和眉毛的不对称性是必不可少的。应当尽可能使重睑线对称和精确。必要时进行不对称的皮肤切除。尽管测量和预定模板是有用的,但外科医生应该始终根据每个患者的形态和质量以及多余皮肤的量来个性化标记。

(三)上睑成形术

■ 麻醉
> 上睑手术可在局部麻醉、局部麻醉镇静或全身麻醉下进行。
> 选择取决于术者偏好以及同期所进行的其他手术。
■ 技术
> 注意事项如下。
- 整个过程保持止血,以防止组织血肿。
- 注射麻药应局限在分离平面以避免不必要的眼睑水肿。
> 先在张力下以 15 号刀片行下方切开,再行上方切开,最终汇于下方交点。
> 只去除皮肤,从外向内以 15 号刀或虹膜剪去除。这一步保留眼轮匝肌。
> 如必要以剪刀去除眼轮匝肌条。
- 保留睑板前眼轮匝肌。
- 优点:有助于术后粘连及形成清晰的重睑线;在亚洲眼睑手术中必不可少,因其能使筋膜皮肤粘连。
- 缺点:在部分患者中降低上睑饱满度显得不

如预期年轻自然[14, 15]。

➤ 切开眶隔。

- 靠上的切口对保护上睑提肌来说更加安全（上睑提肌在眶上方向深处走行）。
- 以多个单独的小切口逐个去除脂肪团（而非广泛切开）。

➤ 眼轮匝肌后脂肪或"提肌前"脂肪，可在完整的眶隔切开前通过眼轮匝肌切口去除。

➤ 去除多余的眶内脂肪。

- 保留足够的脂肪以显得上睑年轻自然。
- 以止血钳夹住脂肪并在止血钳上电凝，以行均匀的脂肪切除。
- 内侧脂肪更加致密，浅色以及血管化。
- 在内侧和中间脂肪小叶之间保留少量脂肪以避免"A 形"畸形[1]。

➤ 评估泪腺。若脱垂考虑行固定术。

➤ 缝合皮肤。

- 小针距行 5-0 或 6-0 连续单丝缝合（聚丙烯或尼龙）。
- 间断 6-0 快速可吸收线平衡不规则区域增加稳定性。
- 4～6d 折线。

专家提示 虽然上睑成形术的传统技术总是包括去除肌肉和脂肪，但目前的趋势是脂肪和体积保持，更常见的是增加体积。我很少切除鼻侧的脂肪。

（四）制造睑板上皱褶或重睑线

■ 指征

➤ 亚洲眼睑。

➤ 术前睑皱襞＜ 4mm 外观不自然。

➤ 二次上睑成形术。

➤ 伴眉下垂的男性。

➤ 不对称的睑板上皱褶。

■ 多种手术技术

➤ Fernandez[16]："眼睑折入技术"。对亚洲人重

睑术的主要贡献。

➤ Siegel[17]：在预定位置制造新的"联合筋膜"，成为新的重睑线。

- 分离提肌腱膜下缘，释放，缝合至在真皮（只需 3～4 针）。

➤ Flowers[18]："上睑整形锚定法"。永久缝合真皮至睑板及提肌。

➤ Sheen[19]：将睑板前眼轮匝肌缝合至提肌。

（五）经结膜上睑成形术[1, 20]

■ 指征

➤ 少量或无上睑多余皮肤。如修复或二次手术。

➤ 仅内侧脂肪团容量过多。

➤ 初次手术者，可联合提眉或皮肤剥脱，使皮肤冗余最小化。

■ 手术过程

➤ 切口在提肌腱膜内侧角下结膜。

➤ 切口于内侧仅为去除内侧多余脂肪。

➤ 无须缝合。

专家提示 该术式最适合仅有内侧脂肪过多的患者。

（六）辅助手术

■ 直接法眉固定

➤ 可从上睑手术切口同时进行。

➤ 应用 Endotine 设备（Coapt Systems 公司）或缝合（见第 33 章）。

➤ 技术方法如下。

- 选择性在需提升部位释放眼轮匝肌支持韧带，同时释放上方眶周的弓状缘。
- 固定深部帽状腱膜至骨膜或颞深筋膜。
- 预防眉部皮肤褶皱。
- 用此技术提升眉部有一定限度。

专家提示 这是一种非常有用的技术，用于精细的眉毛提升。我总是使用缝线法而不是设备。我

也几乎总是将它添加到男性上睑成形术中。

■ 经上睑皱眉肌切除[10, 11]（图 33-10）

➤ 皱眉肌表面解剖清晰[10]。

● 可术前在皮肤标记。

➤ 使用手术放大镜。

➤ 避免神经损伤。

➤ 尽可能完全的切除肌肉纤维。

● 不对称或者不完整的切除，可能会导致预料之外的皱眉肌活动恢复，以及不规则的皱眉表情[21]。

➤ 使用相同的切口。

● 沿内侧眶上缘切除眶隔前以及眶部眼轮匝肌。

● 向头侧牵开显露皱眉肌，由鼻侧向上斜行。

● 皱眉肌内外侧为帽状腱膜深层及骨膜。

● 避免切除额肌。

● 最小化的内侧眼轮匝肌切除也有帮助，因其为降眉肌肉。

● 降眉间肌可切除或切断以减少横行的动态皱纹。

专家提示 这是我现在改变皱眉肌和肌肉的首选方法。不需要特殊设备，只需放大镜。如果去除了大量的肌肉，我建议将一小块脂肪（通常是鼻侧脂肪团）放入肌肉留下的缺陷中以防止凹陷。

七、术后护理

小贴士 如果患者经常咳嗽、吸烟，或者在麻醉觉醒期间进行 Valsalva 动作，将冷敷的眼垫放在眼眶上并施加稳定压力有助于防止术中出血。

（一）缝合及包扎

■ 术后 4 ~ 6d 拆线。

■ 适当采用冰敷方法。

➤ 瑞士疗法眼罩（Invotec）（效果佳）。

➤ 术后即刻恢复时冰水温度浸湿的纱布覆盖。

➤ 冰袋或凉的凝胶眼罩压迫，每 4 小时 1 次，每次 20min，持续 24h。

（二）日常活动及体位

■ 5 ~ 7d 内限制增加心率的活动。

■ 卧床时头部抬高（45°）3 ~ 5d。

（三）预防性抗生素

■ 术前一代头孢预防用药。

■ 围术期单次用药对清洁手术足够。

（四）类固醇

■ 短期（5 ~ 6d）小剂量激素［美卓乐（甲泼尼龙）］。

➤ 推荐使用以减少水肿。

■ 静脉［德卡德龙（地塞米松）8mg］围术期使用。

（五）眼睛润滑

■ 人工泪液（日间使用 Refresh Plus，夜间使用 Lacri-Lube 或 Refresh PM）。

➤ 仅在正常泪液功能恢复之前需要。

➤ 可以根据需要随时进行。

■ 早期治疗感染或结膜水肿的阈值很低。

➤ 给予类固醇和眼科悬液，如妥布霉素（典必殊）。

➤ 保护眼睛。

➤ 人工泪液冲洗。

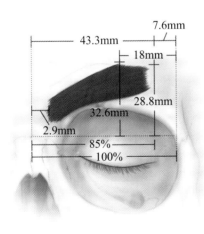

▲ 图 33-10 皱眉肌的测量

（六）饮食

- 如耐受随时可恢复先前的饮食。
- 控制食盐的摄入以减少水肿。
- 水肿如持续，通常见于下述情况。
  - ➤ 眼轮匝肌支持韧带中断（尤其是合并下睑手术时）。
  - ➤ 提眉手术。
  - ➤ 提肌上（眼轮匝肌后脂肪）脂肪切除。

（七）草药及其他术后用药（见第 12 章）

- 山金车蒙大拿口服给药 3～5d 可能是有益的。
- 菠萝蛋白酶（高剂量菠萝提取物）可能有助于瘀斑和水肿。
- 术后即刻管理血压、疼痛和恶心，与所有面部手术一样，这段时间可以降低出血风险，减少术后肿胀和瘀伤。

八、并发症 [15, 22-26]

（一）不对称

- 最常见的并发症。
- 可在诊所局部麻醉下修复。

（二）球后血肿

- 见流程图 33-11。
- 最常见原因为眶隔脂肪切除时血管出血。
  - ➤ 症状 / 体征
    - 疼痛（第一征象）。
    - 眼球突出。
    - 眼睑水肿（超过通常情况伴膨出）。
    - 视力及眼外肌活动减低。
    - 瞳孔扩大。
    - 盲点。
    - 眼压高。
  - ➤ 治疗
    - 抬高床头。
    - 释放手术切口。
      - ○ 不需要释放整个切口长度。

- 甘露醇（12.5g 静脉推注，3～5min）。
- 乙酰唑胺［Diamox（丹木斯）］：500mg 静脉推注。
- 类固醇［Solu-Medrol（甲强龙）］：100mg 静脉滴注。
- 让患者在袋子或面罩中重新呼吸以提升二氧化碳
- 局部 β 受体阻断药［Betoptic（贝特舒）］。
- 紧急眼科会诊。
- 再次手术
  - ○ 可能需要进入眼科医生的手术室。
- 如果上述治疗后症状 / 体征未得到缓解，且高度怀疑血肿，应进行外眦切开术。
  - ○ 在切口处放置 1% 利多卡因和肾上腺素浸泡的棉签。
- 收患者住院观察。

小贴士 患者恢复过程中，一旦有可疑征象，立即检查患者及其视力。早期识别球后血肿至关重要。

（三）失明

- 发病率为 0.04%。
- 最常见的原因是出血并发症未得到治疗或认识得太晚。
- 病理生理学特征如下。
  - ➤ 球后血肿导致中央动脉闭塞或视神经缺血。
  - ➤ 超过 100min：被认为是不可逆转的。

（四）眼睑闭合不全

- 术后即刻的 2～3mm 眼睑闭合不全是可接受的，甚至是预期中的。
- 更大的程度也可能随时间改善。
- 如果未改善，需要治疗。
  - ➤ 睡觉时盖住眼睛。
  - ➤ 湿润眼球尤为重要（睡前润湿眼球）；全天使用人工泪液。

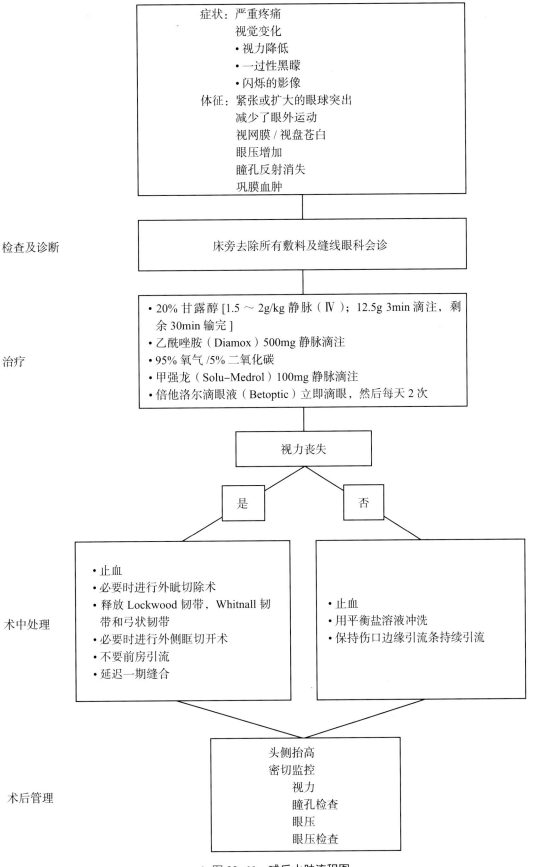

症状：严重疼痛
　　　视觉变化
　　　· 视力降低
　　　· 一过性黑矇
　　　· 闪烁的影像
体征：紧张或扩大的眼球突出
　　　减少了眼外运动
　　　视网膜 / 视盘苍白
　　　眼压增加
　　　瞳孔反射消失
　　　巩膜血肿

检查及诊断

床旁去除所有敷料及缝线眼科会诊

治疗

· 20% 甘露醇 [1.5 ～ 2g/kg 静脉（Ⅳ）；12.5g 3min 滴注，剩余 30min 输完]
· 乙酰唑胺（Diamox）500mg 静脉滴注
· 95% 氧气 /5% 二氧化碳
· 甲强龙（Solu–Medrol）100mg 静脉滴注
· 倍他洛尔滴眼液（Betoptic）立即滴眼，然后每天 2 次

视力丧失

是　　　否

术中处理

· 止血
· 必要时进行外眦切除术
· 释放 Lockwood 韧带，Whitnall 韧带和弓状韧带
· 必要时进行外侧眶切开术
· 不要前房引流
· 延迟一期缝合

· 止血
· 用平衡盐溶液冲洗
· 保持伤口边缘引流条持续引流

术后管理

头侧抬高
密切监控
视力
瞳孔检查
眼压
眼压检查

▲ 图 33–11　球后水肿流程图

➢ 若这些手段没有帮助，考虑植皮。

小贴士 如果术前测量在患者坐位时进行捏拉试验，则会降低眼睑闭合不全的风险。外科医生必须考虑提眉术的影响，并相信他们的术前标记。

（五）角膜损伤

- 这可能发生在手术过程中或移除角膜护罩时发生。
- 可用荧光素测试确诊。
- 考虑眼科会诊。
- 治疗方法如下。
  ➢ 浅表损伤：外用抗生素软膏，局部麻醉（短暂）和眼部修补。
  ➢ 应在 24 ～ 72h 内缓解。

（六）复视

- 最常见的是下睑手术。
- 如果为上睑术后：可能来自上斜肌损伤。
- 通常自发地缓解。
- 可能需要眼科医生进行矫正性肌肉手术。

（七）眼睑下垂

- 术后上睑下垂最常见的原因是术前未识别的上睑下垂。
- 可能由于直接损伤到提肌或腱膜而发生。

- 最常见的是由提上睑肌肉附近的操作，继发水肿引起的暂时性事件。
  ➢ 始终了解提肌位置。
  ➢ 尽量减少提肌处理。

（八）干眼综合征

- 干燥性角膜结膜炎。
- 术前有相关体征 / 症状患者多见。
- 术前必须仔细询问患者眼药水的使用和干眼症的历史。
  ➢ 如果有阳性发现，在眼睑手术期间要格外保守。
- 可能在下眼睑更常见，如患者有"形态学倾向"。
  ➢ 下睑 - 脸颊为负向向量。
  ➢ 眼睑下垂或先天性眼球突出。
- 可以在术前考虑 Schirmer 测试。

（九）美学结局

- 在去除中间及内侧脂肪时避免过度矫正出现"A形"畸形。
- 调整眉毛对称性以获得更优结局。
- 一些亚洲患者可能对非常小的不对称都非常挑剔。
  ➢ 制造对称的重睑线至关重要。

本 章 精 要

❖ 眶隔前轮匝肌黏附于眶隔，需要在适当的肌下平面进行仔细解剖。

❖ 钝性或锐性的横断 / 破坏眼轮匝肌支持韧带有助于矫正泪沟或睑颊沟。

❖ 视频影像在讨论患者的期望以及是否切合实际方面最有帮助。

❖ 如果在患者坐位时进行术前测量和捏拉试验，则会降低眼睑闭合不全的风险。外科医生必须考虑伴随的眉毛的影响，并相信他们的术前标记。

参考文献

[1] Nahai F. Aesthetic plastic surgery. In Nahai F, ed. The Art of Aesthetic Surgery: Principles and Techniques, ed 2. New York: Thieme Publishers, 2007.

[2] Zide B, Jelks GW, eds. Surgical Anatomy Around the Orbit. New York: Lippincott Williams & Wilkins, 2007.

[3] Siegel RJ. Surgical anatomy of the upper eyelid fascia. Ann Plast Surg 13:263, 1984.

[4] Siegel RJ. Personal communication, 2008.

[5] Moss CJ, Mendelson BC, Taylor GI. Surgical anatomy of the ligamentous attachments in the temple and periorbital regions. Plast Reconstr Surg 105:1475, 2000.

[6] Muzaffar A, Mendelson BC, Adams WP. Surgical anatomy of the ligamentous attachments of the lower lid and lateral canthus. Plast Reconstr Surg 110:873, 2002.

[7] Ghavami A, Pessa JE, Janis JE, et al. The orbicularis retaining ligament of the medial orbit: closing the circle. Plast Reconstr Surg 121:994, 2008.

[8] Kikkawa DO, Lemke BN, Dortzbach RK. Relations of the superficial musculoaponeurotic system and characterization of the orbitomalar ligament. Ophthal Plast Reconstr Surg 12:77, 1996.

[9] Pessa JE. The malar septum, the anatomical basis of malar mounds. Presented at the Annual Meeting of the American Society for Aesthetic Plastic Surgery, Dallas, TX, April 1994.

[10] Janis JE, Ghavami A, Lemmon JA, et al. Anatomy of the corrugator supercilii muscle: part I. Corrugator topography. Plast Reconstr Surg 120:1647, 2007.

[11] Guyuron B, Michelow BJ, Thomas T. Corrugator supercilii muscle resection through blepharoplasty incision. Plast Reconstr Surg 95:691, 1995.

[12] Castanares S. Blepharoplasty for herniated intraorbital fat: anatomical basis for a new approach. Plast Reconstr Surg 8:46, 1951.

[13] Siegel RJ. Advanced upper lid blepharoplasty. Clin Plast Surg 19:319, 1992.

[14] Fagien S. Advanced rejuvenative upper blepharoplasty: enhancing aesthetics of the upper periorbita. Plast Reconstr Surg 110:278, 2002.

[15] Rohrich RJ, Coberly DM, Fagien S, et al. Current concepts in aesthetic upper blepharoplasty. Plast Reconstr Surg 113:32e, 2004.

[16] Fernandez LR. Double eyelid operation in the Oriental in Hawaii. Plast Reconstr Surg 25:257, 1960.

[17] Siegel RJ. Asian "double eyelid" blepharoplasty: the contribution of L. Fernandez. Plast Reconstr Surg 116:1808, 2005.

[18] Flowers RS. The art of eyelid and orbital aesthetics: multiracial surgical considerations. Clin Plast Surg 14:703, 1987.

[19] Sheen JH. Change in the technique of supratarsal fixation in upper blepharoplasty. Plast Reconstr Surg 59:831, 1977.

[20] Nahai F. Transconjunctival upper lid blepharoplasty. Aesthet Surg J 25:292, 2005.

[21] Guyuron B. Endoscopic forehead rejuvenation: limitations, flaws, and rewards. Plast Reconstr Surg 117:1121, 2006.

[22] Rees TD, LaTrenta GS. The role of the Schirmer's test and orbital morphology in predicting dry-eye syndrome after blepharoplasty. Plast Reconstr Surg 82:619, 1988.

[23] Rees TD, Jelks GW. Blepharoplasty and the dry eye syndrome: guidelines for surgery? Plast Reconstr Surg 68:249, 1981.

[24] Lisman RD, Hyde K, Smith B. Complications of blepharoplasty. Clin Plast Surg 15:309, 1988.

[25] Fagien S. Reducing the incidence of dry eye symptoms after blepharoplasty. Aesthet Surg J 24:464, 2004.

[26] Jelks GW, McCord CD Jr. Dry eye syndrome and other tear film abnormalities. Clin Plast Surg 8:803, 1981.

319

第 34 章 下睑成形术
Lower Blepharoplasty

Jason K. Potter, Ted H. Wojno 著

许莲姬 译

一、解剖（图 34-1）

（一）术语

- 眼睑皮肤松垂：眼睑皮肤过多。
- 眼睑松弛症：眼睑皮肤薄且多余，继发于反复发作的无痛性眼睑水肿。
  - 80% 的人可能在 20 岁之前发病。
- 眼睑下垂：上眼睑下垂。
- 眼睑外翻：眼睑边缘向外翻。
  - 老年性：下眼睑因年龄增大而变得松弛。
  - 瘢痕性：下眼睑因瘢痕挛缩引起的外翻。
- 眼睑内翻：眼睑边缘向内向巩膜翻转。
  - 可导致睫毛刺激角膜或巩膜。
- 退缩：睑缘向下移位，露出下巩膜。
- 眼袋：经松弛的眶隔脱出的脂肪或多余脂肪。

（二）下眼睑的美学评估 [1, 2]

- 眼睑位置：下眼睑应在角膜缘水平且角膜缘与睑缘之间不显露巩膜。
- 睑板前饱满（卧蚕）：许多人认为睑板前眼轮匝肌肥大是年轻下眼睑的美学因素。
  - 通常见于迷人的眼睛。
  - 饱满的睑板前眼轮匝肌所产生的效果。
- 睑颊交界处：眼睑到面颊的平滑的、凸起的，特别是难以觉察的过渡，见于年轻人（图 34-2）
  - 老化包括以下标志。
    - 多余的皮肤，眶内脂肪的假性脱出，颧脂肪垫下降，鼻颧沟出现和加深，以及眶下缘可见。
    - 眶内脂肪少，致使外观显得凹陷。

（三）老化的下眼睑的特征（图 34-3）

- 皮肤质量发生以下改变。
  - 多余且过薄、干皱。
  - 皱纹，既细又深（鱼尾纹）。
  - 术后不可避免的残余细纹或皱纹。
- 皮肤色素沉着（睑黑斑）加重。
  - 皮肤色素过度沉着。
- 眼眶矢量：眼球相对于眶下缘的位置。
  - 有助于预测术后眼睑位置的倾向性。
  - 负矢量的眼眶其下眼睑悬吊力差，有术后眼

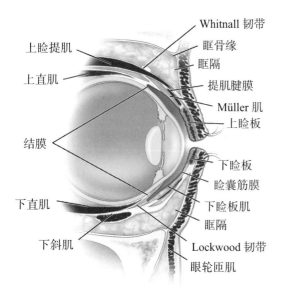

上睑提肌
上直肌
结膜
下直肌
下斜肌

Whitnall 韧带
眶骨缘
眶隔
提肌腱膜
Müller 肌
上睑板
下睑板
睑囊筋膜
下睑板肌
眶隔
Lockwood 韧带
眼轮匝肌

▲ 图 34-1 上下眼睑的矢状面

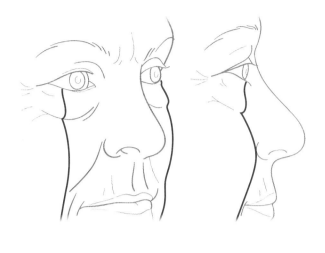

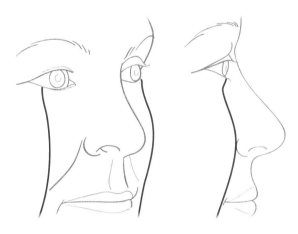

▲ 图 34-2 年轻人和老年人的睑颊交界处比较

睑外翻和退缩的风险。

- 眼睑松弛：垂直型的眼睑松弛出现术后眼睑位置异常的风险很高。

  ➤ 夹捏恢复试验（snap-back test）：指用手指向下牵拉睑缘，松开后睑缘恢复原位的时间延迟。

  ➤ 牵拉脱离试验（pull-away test）：检查者用拇指和示指夹住眼睑使其前后脱离眼球大于 10mm 时称脱离试验异常。

  ➤ 最好附加外眦锚定术矫正（见第 37 章）。

- 眼轮匝肌多余、下垂。

  ➤ 眯眼试验：如果继发于眼轮匝肌下垂，用力闭合上下眼睑可改善。

  ➤ 颧袋：过多的眶内脂肪将眼轮匝肌拱到眶支持韧带上的现象。

    • 矫正时要改善睑颊交界处（Loeb 术、眶隔重置术、面中部提升术）。

- 眶脂肪膨胀：眶隔变弱可导致眶脂肪疝出，形成可见的下眼睑畸形。

  ➤ 可通过去除脂肪、不去除脂肪的情况下修复眶隔，以及脂肪重置的方法矫正。

  ➤ 现在的技术强调保留脂肪。

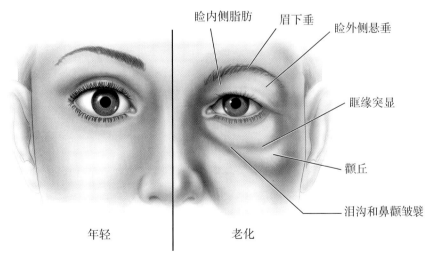

睑内侧脂肪　　眉下垂
　　　　　　　　　　睑外侧悬垂

　　　　　　　　　　　　眶缘突显

　　　　　　　　　　　　颧丘

　　　　　　　　　　泪沟和鼻颧皱襞

年轻　　　　　老化

▲ 图 34-3 老化的眶周区域的特征

- 泪沟（见第 28 章）
  - 根据 Barton 等[3]，泪沟由眶脂肪疝出、眼轮匝肌牢固附着于弓状缘以及颧骨后移所形成。
  - 根据 Codner 等[4]，泪沟由脂肪疝出到起自骨膜并附着在皮肤上的眶颧韧带上而形成。
    - 根据该定义，泪沟在眶颧韧带、提上唇肌和提上唇鼻翼肌所形成的三角形间隙上。

注意 术语眶颧韧带、眶支持韧带和眼轮匝肌支持韧带指同一个解剖结构。

  - 明显的泪沟畸形可能无法单用传统的眼睑整形技巧矫正。
- 可见的睑颊沟和鼻颧沟。
- 泪腺的功能：应询问所有患者是否有干眼症状。
  - 对于敏感的患者，眼睑成形术可能会引起或加重干眼症状。
  - 可能需要进行眼科咨询。
- 巩膜外露。
  - 下眼睑应在距离下角膜缘 2mm 处或在此范围内（即 ≤ 2mm）。
  - 可出现睑板松弛、负矢量眼眶、眼球突出症，或下眼睑的中间层挛缩。

二、手术技巧

注意 已有很多下眼睑整形相关技术报道。下面列出了最常用的技术。

（一）换肤

单纯细纹的患者可单用换肤术，例如，化学剥脱术或激光换肤术（laser resurfacing）（第 15 章至第 17 章）。

（二）仅限于皮肤的眼睑成形术（夹捏眼睑成形术）

- 适应证
  - 多余皮肤或臃肿较少的患者，通常单纯分离

睑板前区域，与更明显的年龄相关眶周变化如脂肪脱出、眼睑松弛或眼轮匝肌下垂无关。

- 技术[5]
  - 用镊子轻柔夹捏睑板前眼轮匝肌前方多余皮肤，确定待切除皮肤宽度。
  - 切除适量宽度的皮肤，切除的皮肤量不能导致下睑位置的改变。变下眼睑位置变化的皮肤宽度。
  - 用尖头记号笔标记待切除的皮肤。
  - 用 15 号刀片切开皮肤，用电刀单纯切除皮肤。
  - 不打薄或掀起皮瓣。

注意 如果存在睑板前眼轮匝肌肥大导致过度饱满，也可以切除一条睑板前轮匝肌。

注意 在适宜的患者中，切除皮肤的夹捏法可与其他眼睑成形术结合，例如，经结膜入路脂肪去除术。

（三）经结膜入路脂肪去除（图 34-4）

- 适应证
  - 单纯脂肪疝出过多，无多余皮肤或眼轮匝肌下垂的年轻患者。
- 技术
  - 经结膜切开以暴露眶隔后脂肪。
  - 通常做两个不同的切口以进入三个脂肪团。
  - 可根据需要进行皮肤换肤术。

注意 如果有轻度的皮肤多余但没有明显的眼轮匝肌下垂，则可在经结膜入路脂肪去除的基础上进行皮肤切除。

（四）皮肤入路下眼睑成形术加眼轮匝肌悬吊（图 34-5）

- 适应证
  - 皮肤过多和眼轮匝肌下垂。

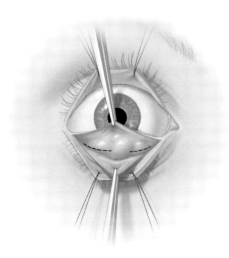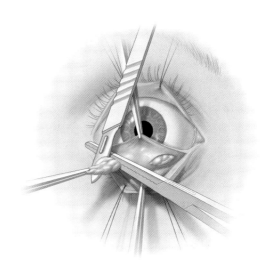

▲ 图 34-4　经结膜入路脂肪去除

用眉提升法提升眶 / 颞外侧　　　　　眉提升分离

通过眼睑成形术悬吊下眼睑

去除重叠的部分

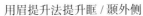

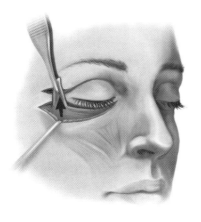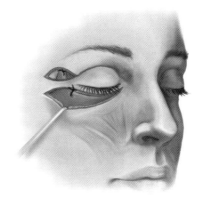

仅切除适当量以对合　　　　　　　缝合到眶缘

▲ 图 34-5　眼轮匝肌悬吊

- **技术**
  - 睫毛下皮肤切口。
  - 掀起睑板前和眶隔前皮瓣。
  - 掀起眶隔前眼轮匝肌瓣。
  - 释放眶支持韧带和眶外侧增厚。
  - 用曲安奈德溶液灌洗（0.5ml 生理盐水中含 2.5mg）。
  - 用三角样皮瓣将眼轮匝肌悬吊到眶外侧缘。
  - 外眦锚定。
  - 修剪多余皮肤，缝合切口。

小贴士 经外路切口只切除皮肤的技术不能充分解决眼轮匝肌下垂问题，并且多数情况下不能充分纠正下眼睑畸形。

专家提示 下眼睑成形术中考虑的主要问题是何时进行外眦锚定，以及外眦锚定时进行外眦固定术还是外眦成形术。是否进行外眦锚定取决于垂直方向松弛的量（基于"夹捏恢复试验"和"牵拉脱离试验"）、眼球的凸出程度（正矢量或负矢量）、计划切除的皮肤或皮肤/肌肉的量，以及实施的其他辅助操作（面部除皱术、面部激光换肤术、化学剥脱术等）。总体上，外眦固定术有很多变化的术式，操作更快更简单的术式，引起术后问题的可能性也低。因此，对于在该区域操作把握不大的外科医生而言是一种治疗选择。该方法可矫正轻度眼睑松弛并可作为"防止万一情况"的补充操作。

当眼睑松弛更明显时，外眦固定术将不足以纠正，而必须实施外眦成形术。外眦成形术更复杂、更耗时且更易出现术后问题，如开裂、球结膜水肿和眼睑不对称。该手术也有多种变化术式，但总的来讲是切除多余的睑板、用多余的眼睑形成一条睑板，或者眶骨外侧缘钻孔锚定睑板。外眦成形术后垂直方向的缩短程度更大且睑缘的稳定性增加。

另一个需考虑的问题是何时在下睑缩肌中加

入睑衬垫移植物（spacer graft）以抵抗负矢量的眼睛中的向下的力量。同样，尽管对此没有硬性规定，但眼球突出测量值超过 15mm 时应考虑该问题，并且，眼球突出度越大越需要此操作。外科医生计划切除的皮肤或皮肤/肌肉的量可以减轻这一问题。如果外科医生希望避免后层中的支持移植物，对于负矢量的眼睛，可以有意地欠矫正切除的前层的量以作为代偿。

（五）皮肤入路下睑成形术加眼轮匝肌悬吊和眶隔重置（图34-6）

- **适应证**
  - 皮肤过多和眼轮匝肌下垂。
  - 可见的鼻颧沟和脂肪脱出。
  - 泪沟三角。
- **技术**
  - 睑缘下皮肤切口。
  - 掀起睑板前和眶隔前皮瓣。
  - 掀起眶隔前眼轮匝肌瓣。
  - 释放眶支持韧带和外侧眶增厚。
  - 释放弓状缘，挤出下眼睑脂肪。
  - 缝合重置眶隔和眶脂肪至眶缘骨膜前方。
  - 用曲安奈德溶液灌洗（0.5ml 盐溶液中含 2.5mg）。
  - 用三角样皮瓣将眼轮匝肌悬吊到眶外侧缘。
  - 外眦锚定。
  - 修剪多余皮肤，缝合切口。

小贴士 眶隔重置术应在下眼睑有张力的状态（缝一针临时的 Frost）下实施，以防止眶隔过紧，导致睑外翻。

专家提示 在实施眶隔重置术时我没有遵循上述意见行临时睑缝合术，但完全同意在一定程度上谨慎以降低术后下睑退缩风险的观点。一般来讲，如果眶隔切开越大，眶脂肪脱出并转移到眶下缘，则风险相对低。如果眶隔本身重置，则风

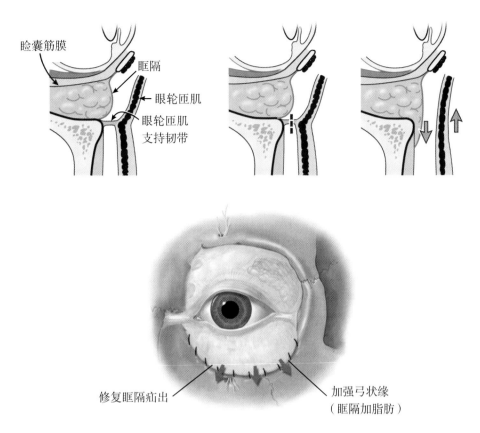

睑囊筋膜
眶隔
眼轮匝肌
眼轮匝肌
支持韧带

修复眶隔疝出

加强弓状缘
（眶隔加脂肪）

▲ 图 34-6　眶隔重置

险较大。这是由于眶隔比眶脂肪更坚韧，并且更紧密地附着于睑板。因此，相同程度的眶隔重置引起眼睑退缩的风险要比眶脂肪重置所致风险要大。不论进行哪种手术，在缝合重置组织时，我始终观察睑板是否有向下的趋势。同时，缝合组织之前和之后用镊子向上拉来感觉睑板下缘的松紧度以确定无过大张力。

三、其他问题

眼轮匝肌切口和麻痹性睑外翻

- 眼睑成形术后眼轮匝肌切口是否引起麻痹性睑外翻是有争议的问题。
- 如果在肌肉的外侧做切口，睑板前的神经支配通常由内侧支负责。
- 不论使用哪一种肌肉劈裂（muscle splitting）技术，术前适当的风险评估并实施常规外眦锚定

操作是确保获得成功结果的必要条件。

四、术后护理

- 建议所有患者了解术后会出现肿胀、淤血，以及向上凝视某种程度上受限。
- 一般来讲，大部分患者在术后 2 ～ 3 周可恢复较为自然的状态。
- 有些患者术后使用加压绷带。
- 术后 24 ～ 36h 可间断性使用冷敷以改善术后水肿。
- 应提供保湿的滴眼液和（或）眼膏以防止干眼症状和巩膜干燥。
- 如果未进行外眦固定术，应做 Frost 缝合以预防下睑退缩。
- 应建议患者术后避免配戴隐形眼镜。

五、并发症

（一）球周血肿

- 通常由眼轮匝肌出血引起。
- 通常不影响视力。
- 如果手术期间发现，应抽吸。
- 术后发现的小血肿可观察。
- 较大血肿可在 7 ～ 10d 血肿液化时抽吸。
- 预防重点是周密的围术期血压控制；术后使用冰袋和抬高头部也必不可少 [6]。

（二）球后血肿

- 罕见但严重的并发症（发生率 0.04%）[7]。
- 可压迫神经血管结构，引起视网膜出血和视神经受压。
- 症状包括重度疼痛、视力变化、眼球突出和瘀斑。

警告 这属于外科急诊事件，应立即再探查。

- 球后血肿的药物治疗包括甘露醇、乙酰唑胺、全身性和局部使用激素。

（三）干眼综合征

- 症状包括瘙痒、异物感、烧灼感、分泌物和频繁眨眼。
- 确诊的干眼症、干眼病史，以及眶和眶周异常解剖结构如下眼睑松弛是术后干眼并发症的高危因素。
- 对于之前接受激光原位角膜磨削术（LASIK）的患者，眼睑成形术应推迟至少 6 个月。
- 预防在很大程度上与适宜的患者筛选有关。
- 配戴隐形眼镜无任何困难的患者泪液分泌充分，可进行眼睑成形术 [8]。
- 治疗包括润滑滴剂和软膏。
- 如果润滑措施不能改善症状，还可使用眼罩或 Frost 缝合。

- 时间较长的病例中（＞ 3 个月），可使用眼用环孢菌素以增加泪液生成 [8]。

专家提示 术后干眼综合征也可用临时或永久性泪管塞治疗，该方法可部分阻断流出眼泪的泪器。该方法可增加眼球表面的泪容量。还应记住的是，眼红斑痤疮（ocular rosacea）会出现干眼的所有症状。有这种倾向的患者在眼睑手术后其眼睑中会出现。符合眼红斑痤疮的病史提示可试用低剂量四环素。

（四）球结膜水肿 [9]

- 可由结膜相关操作或巩膜暴露时间过长所致干燥引起。
- 经常用润湿型滴眼液、眼用润滑软膏润湿，以及间歇性用力闭合眼睑可预防暴露相关干燥。
- 大多数病例会自然恢复。
- 治疗包括人工眼泪和软膏。
- 对于难治性病例，可使用类固醇滴眼液，但要密切监测 [10]。
- 医生可给予 2.5% 苯福林（Neo-Synephrine）滴眼液，该药可抑制炎症并收缩结膜血管。

专家提示 球结膜水肿的治疗有时是我所能想到最棘手的方法。我遇到过术后水肿持续 6 个多月的病例。结膜淋巴回流靠自上眼睑注入耳前淋巴结的淋巴管和自下眼睑注入下颌下淋巴结的淋巴管。眼睑的外科操作破坏正常的淋巴引流。在下眼睑进行外眦切开术和外眦松解术时似乎尤为如此。最终，淋巴管再通，球结膜水肿消退。除了此处提议的治疗之外，其他治疗包括按摩、高渗盐水滴眼液和软膏、利尿药和加压眼贴。我之前偶尔将锐利的剪刀剪入肿胀的结膜中，有时会暂时或永久的解决水肿。对有些患者，此方法也毫无用处。我的感觉是我们倾向性地认为水肿自然消退之前我们曾给予的治疗即是有效的方法。

（五）感染

- 眼睑成形术的罕见并发症。
- 干眼是诱发因素。
- 可使用外用抗生素治疗。

（六）下眼睑错位

- 下眼睑成形术后最常见的并发症。
- 严重程度范围从轻度下巩膜显露到重度眼睑外翻不等。
- 由与下眼睑支撑力相对抗的瘢痕挛缩和（或）重力引起[11]。
- 睑板韧带悬带（tarsoligamentous sling）松弛引起下眼睑正常向上的抗张强度和动态弹性

消失[9]。

- 术前发现有下睑退缩风险的患者至关重要，这些患者包括眼球突出、颧骨发育不全和高度近视患者。
- 轻度眼睑错位可通过眼睑按摩治疗。
- 如有必要，手术干预要推迟到术后晚期。

（七）眼睑闭合不全

- 眼睑水肿、皮肤过度切除、眼轮匝肌损伤以及医源性眶隔缩短引起。
- 通常随肌肉松弛和水肿消退而恢复。
- 治疗包括轻度按摩和夜间使用润滑剂。
- 如果保守措施无效，可能需要手术治疗。

本 章 精 要

❖ 对每位患者的眼眶形态和眼睑畸形进行准确的、个体化评估对正确实施下睑成形术非常重要。
❖ 根据是否存在皮肤松弛、眼轮匝肌下垂、脂肪脱出和泪沟畸形，对每位患者制订渐进式治疗计划。
❖ 实施下睑成形术时应常规考虑外眦锚定技术。

参 考 文 献

[1] Flowers RS, DuVal C. Blepharoplasty and periorbital aesthetic surgery. In Aston SJ, Beasley RW, Thorne HM, et al, eds. Grabb and Smith's Plastic Surgery, ed 6. Philadelphia: Lippincott Williams & Wilkins, 2007.

[2] Guyuron B. Blepharoplasty and ancillary procedures. In Achauer BH, Eriksson E, Guyuron B, et al, eds. Plastic Surgery: Indications, Operations, and Outcomes. St Louis: Mosby–Year Book, 2000.

[3] Barton FE, Ha R, Awada M. Fat extrusion and septal reset in patients with the tear trough triad: a critical appraisal. Plast Reconstr Surg 13:2115, 2004.

[4] Codner MA, Kikkawa DO, Korn BS, et al. Blepharoplasty and brow lift. Plast Reconstr Surg 126:1e, 2010.

[5] Kim, EM, Bucky LP. Power of the pinch: pinch lower lid blepharoplasty. Ann Plast Surg 60:532, 2008.

[6] Trussler AP, Rohrich RJ. MOC-PSSM CME article: blepharoplasty.

Plast Reconstr Surg 121 (1 Suppl):S1, 2008.

[7] Wolfort FG, Vaughan TE, Wolfort SF, et al. Retrobulbar hematoma and blepharoplasty. Plast Reconstr Surg 104:2154, 1999.

[8] Pacella SJ, Codner MA. Minor complications after blepharoplasty: dry eyes, chemosis, granulomas, ptosis, and scleral show. Plast Reconstr Surg 125:709, 2010.

[9] Lelli GJ Jr, Lisman RD. Blepharoplasty complications. Plast Reconstr Surg 125:1007, 2010.

[10] Weinfeld AB, Burke R, Codner MA. The comprehensive management of chemosis following cosmetic lower blepharoplasty. Plast Reconstr Surg 122:579, 2008.

[11] McCord CD Jr. The correction of lower lid malposition following lower lid blepharoplasty. Plast Reconstr Surg 103:1036, 1999.

第 35 章　亚洲人眼睑成形术

Asian Blepharoplasty

Jerome H. Liu, Richard Y. Ha, Lily Daniali, William Pai-Dei Chen　著

张　诚　田　怡　译

一、背景

- Mikamo 于 1896 年首先施行并报道重睑手术[1]
  - 通过 3 个丝线打结，并在术后移除的非切开方法。
- 20 世纪 50 年代，Sayoc、[2]Millard[3] 和 Fernandez[4] 首先在西方文献进行报道。
- 第二次世界大战以后，随着白种人的涌入，重睑术开始在亚洲流行
  - 在亚洲，现在上睑成形术是最常见的整形手术。
- 30%～50% 的亚洲人存在天然的上睑皱褶[5]。
- 非"西化"的眼睑
  - 患者通常要求在睁眼时外观自然，并符合亚洲人的特质[6]。

白种人和亚洲人的眼睑区别[7]

- "单睑"的特点（图 35-1）
  - 上睑皱褶缺失。
  - 眶隔前纤维脂肪组织或眼轮匝肌肥厚。
  - 眶隔与上睑提肌腱膜融合散在、不确定、位置多变
    - 插入位置可低至睑板上缘下方 2mm。
  - 上睑提肌腱膜（上睑提肌前）前脂肪位置降低。
  - 睑板高度低［亚洲人（6.5±8.0）mm；白种人（11.3±1.7）mm］[8]。
  - 内眦赘皮。

- 重睑形成的两种理论
  - 提肌——皮肤延伸[2, 9-13]
    - 传统理论描述为白种人上睑提肌的纤维延伸、插入皮肤，形成重睑。
    - 上睑提肌腱膜延伸穿过眼轮匝肌插入睑板前皮肤的真皮或皮下组织。
    - 锚着在上睑产生特征性的皱褶。
    - 亚洲人缺乏上睑皱褶，因为其上睑提肌不穿过眶隔。所以没有纤维自上睑提肌延伸到皮肤或皮下组织。

专家提示　我支持提肌延伸到皮肤的观点。Collins 在 20 世纪 80 年代发表文献报道，使用电子显微镜研究确证延伸至皮下的微管（微纤维）存在，除此之外，还包括眼轮匝肌肌间纤维的存在。

  - 提肌—眶隔融合的变化[13-17]
    - 没有清晰、明确的纤维从提肌延伸到真皮；有纤维从提肌延伸到眼轮匝肌[14]。
    - 皱褶的形成取决于提肌腱膜和眶隔之间形成融合（产生连接筋膜）的高度。
    - 皱褶的形成也是提肌和腱膜融合附着在眼轮匝肌和其上皮肤的结果。
    - 白种人的上睑提肌与眶隔之间的融合位置较高，位于或高于睑板上缘，可形成很明确的重睑。
    - 亚洲人的提肌和眶隔之间融合较低或者易

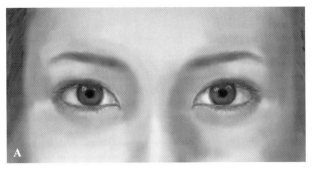
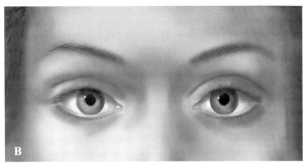

亚洲人　　　　　　　　　　　　　　　白种人

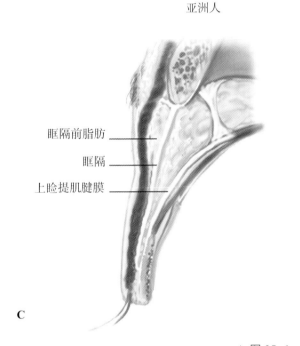
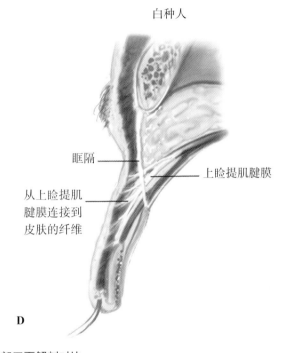

眶隔前脂肪

眶隔

上睑提肌腱膜

眶隔

从上睑提肌
腱膜连接到
皮肤的纤维

上睑提肌腱膜

▲ 图 35-1　眼部正面解剖对比

A. 亚洲人眼睑；B. 白种人眼睑；C—D. 注意亚洲人上睑提肌腱膜与眶隔的低位融合（C）与白种人的高位融合（D）对比，同时注意眶隔前丰富脂肪和从提肌到眼轮匝肌及皮肤附着筋膜的缺失情况

变，低于睑板上缘。

- 低位融合使提肌和眶隔之间的脂肪下降，并向下延伸。
- 丰富的眶隔前脂肪形成了一个滑移平面，阻碍提肌眶隔复合体与眼轮匝肌之间形成黏附。
- 上睑提肌腱膜附着于眼轮匝肌的位置更接近睑缘。

■ 亚洲人和白种人眼睑的软组织差别 [7, 13, 18]

➢ 亚洲人皮肤真皮较厚、胶原含量更高。

➢ 亚洲人上睑的睑板前纤维脂肪组织更明显

- 肌下纤维脂肪组织与眉脂肪垫直接相延续。
- 眉脂肪可向下延伸到睫毛线。
- 眶隔前脂肪增加了上睑的厚度和饱满度。
- 可以与眼轮匝肌后脂肪（ROOF）接续或密切相关。

➢ 亚洲人的睑板前皮下组织更厚。

- 存在睑板前纤维脂肪组织。

➢ 亚洲人眼轮匝肌更厚更肥大。

➢ 软组织肥大、丰富，不能形成明显的重睑皱褶。

■ 内眦赘皮

329

➢ 位于内眦的蹼状皮肤，遮盖部分内眦，遮挡泪阜，可能遮盖巩膜的内侧部分。

专家提示 在亚洲人中，"内眦赘皮"这个词已经被过度应用，乃至并无临床意义的内眦赘皮（病理性内眦赘皮常见于先天性综合征，比如唐氏综合征和睑裂狭小综合征）的正常人。当临床发现仅仅是内侧上睑皱襞（medial upper lid fold 我喜欢的一个名词），很容易看到泪阜暴露一半，其治疗——内眦赘皮矫正术，作为一种手术方案已经被过度使用。因为内侧上睑皱襞很普遍，也容易在重睑手术中通过切开、移除部分组织而矫正，其临床表现轻微，从病理学上通常不足以被称为真正的内眦赘皮，因此这些所有五花八门的内眦赘皮矫正术的效果似乎都不错[19]。

➢ Johnson[20] 首先描述了 4 种内眦赘皮（图 35-2）。它们当时被描述为病理结构。尽管睑板型内眦赘皮最轻微，常见于那些没有重睑，或者甚至出生就有天生重睑的亚洲人中，这种类型本应认为是正常外观。

● 类型 1，睑板型内眦赘皮：赘皮沿着上睑内侧，遮盖上睑睑板前内侧部分区域。遮挡泪阜的皮肤部分，这部分泪阜通常与其底部深面的结膜部分相对应。

专家提示 许多亚洲人有内侧上睑皱褶，并没有遮盖上睑内侧的任何部位，而且泪阜始终可见。我不认为这些患者有睑板型内眦赘皮。

● 类型 2，眉型内眦赘皮：赘皮源自眉部，向鼻侧倾斜下行至泪囊部，遮盖虹膜的鼻上部

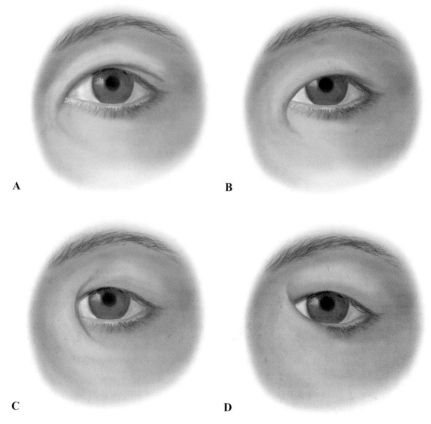

▲ 图 35-2 内眦赘皮类型
A. 睑板型；B. 眉型；C. 睑型；D. 倒向型

分，并且遮盖泪阜。

- 类型 3，睑型内眦赘皮：赘皮连接上下睑，遮盖泪阜。
- 类型 4，倒向型内眦赘皮：赘皮的主要部分位于下睑的内侧部分，反弓沿鼻上方向向上，遮盖内眦角和泪阜。

➢ 内眦赘皮，特别是后 3 种类型的内眦赘皮，通常认为与罕见疾病相关，比如睑裂狭小综合征、先天性上睑下垂、唐氏综合征或是单独的临床表现。

专家提示　在需要行亚洲人上睑成形术（重睑术）患者中，任何上睑内侧皱褶的切除或减少都被认为是上睑成形术的一部分，而不是标签为一种轻度睑板型内眦赘皮，迫使创造一种特殊的"内眦赘皮矫正术"添加到手术过程中。

二、美学

- 皮肤评估。
  - ➢ 厚度。
  - ➢ Fitzpatrick 分类法。
- 眉的评估。
  - ➢ 需要精确评估眉的位置。
    - 亚洲人的皮肤可以掩盖额肌的功能或过度活动。
    - 亚洲人眼睑成形术可以在"眉下降"之后进行，特别是在眉位置靠近眶骨缘或反射性额肌过度活动的患者中。
  - ➢ 评价重睑线 / 眉比例。
- 重睑分类评估。
  - ➢ 逐渐变窄（taper，平扇或开扇）：重睑线和睑板前显露高度从外侧到内侧逐渐变窄。
    - 鼻侧重睑渐窄或内双。
  - ➢ 平行型：重睑线全程平行于睑缘；没有变窄折进内眦赘皮。
- 重睑高度判定。

➢ 重睑高度在白种人和亚洲人中是不同的。
➢ 患者决定。
➢ 美学设计。
➢ 理想的重睑高度为 1 ～ 4mm[13, 21, 22]。

- 眼睑老化和衰老评估。
  ➢ 上睑缘通常位于角膜上缘下 1 ～ 1.5mm。
  ➢ 上睑缘中点到瞳孔光反射的距离称为缘反射距离（MRD）。
  ➢ MRD < 3mm 表示上睑下垂。
  ➢ 双上睑 MRD 相差 ≥ 0.5mm，表示不对称。
- 重睑对称性和多重睑的评估。

三、术前评估和手术计划

（一）标准病史和体格检查

- 眼睑成形术前检查。
- 干眼症病史。

（二）标记（图 35-3）

- 确定重睑线固定的高度。
- 确定重睑高度和皮肤切除的量（如果需要）。
- 确定腱膜前脂肪需要去除的量。

（三）眉提升的选择

- 内镜眉提升术。
- 颞部眉提升术。
- 冠状切口眉提升术。

（四）切开法与非切开法

- 非切开法（又称缝线法、微创法或埋线法）
  - ➢ 复发率较高。
  - ➢ 保留上睑组织，对于要求改变较少的眼睑适用。
  - ➢ 相对适应证包含以下内容。
    - 上睑菲薄的年轻患者。
    - 患者上睑不臃肿或者不要求减除冗余。
    - 患者不希望有可见瘢痕。
  - ➢ 相对禁忌证包含以下内容。
    - 皮下脂肪过量或过厚。

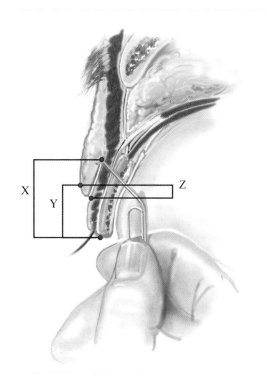

◀ 图 35-3　测量待去除的下垂皮肤量（Z）以获得所需的睑板前显露皮肤量（Y）

Z 长度乘以 2，再加 1.5mm 作为尾部弯曲，根据皮肤的厚度，来计算眼睑上那个点的皮肤去除量。沿着眼睑反复操作 2 点或更多的点。睑板前显露高度（X）就能确定。如果还需要做额部提升术，采取同样的方法评估皮肤量，但是测量眼睑要相应地以"最佳预估"水平去评估"提升术"后 6 个月眉的位置

- 皮肤松垂或皮肤和脂肪过多。
- 切开法
  - 该技术更常用。
  - 复发率更小。
  - 相对适应证包含以下内容。
    - 需要去除相应的皮肤和脂肪。
    - 需要减除眼睑的臃肿。
  - 相对禁忌证如下。
    - 患者不希望有可见瘢痕。

专家提示　埋线法是最早在 20 世纪早期对解剖理解还比较初级时应用的方法。

从 1930—1960 年，随着人们对面部和眼睑的解剖认识进步，针对不同患者有了更多不同术式的选择。外部切开方法和缝线法变得更加普遍。亚洲人重睑术两派支持者之间的强烈竞争推动了简单方法和复杂方法的各自巨大发展。

终究，每一个从业者都需要更好的理解上睑复杂的解剖层次的生理功能和生物力学，以及适合他或她的技术方式。认为上睑就是一层

1.5 ～ 4.0mm 厚的均质的肉，经得起外切法随意切开、切除；认为埋线法中多重缝针穿过，永久性缝线放置在睑板上缘不同距离，而不影响上睑提肌和米勒肌的移动、收缩和功能。这种想法是过分简单化和蛮干的。

患者常常惊讶地发现，在"非切开法"术后，永久的不可吸收性的缝合材料被放在他们的眼睑某层内，或者睁眼闭眼并不是很自然。他们经常描述紧张的感觉或紧绷感。

（五）内眦赘皮矫正术

- 内眦赘皮的分度
  - 轻度：有赘皮，但没有局部变形。
  - 中度：赘皮延伸至角膜下缘水平。
  - 重度：赘皮延伸（a）至角膜下缘水平下 > 1mm，并且伴内眦间距过宽或内斜视；或（b）到下睑并向外侧反折（倒向型内眦赘皮）。
  - 内眦赘皮矫正术被认为是用来矫正中重度内眦赘皮。
- 内眦赘皮矫正术的适应证 [21]

> 患者偏好影响此类手术使用。
  - 如果患者希望平行型重睑，内眦赘皮需要处理。
> 赘皮显著呈内眦间距过宽或内斜视外观。
> 倒向型内眦赘皮转向下睑外侧。
> 重睑线潜行在赘皮下方。

四、技术

（一）切开法上睑提肌—皮肤固定

- 许多作者描述了上睑提肌释放技术 [2, 17, 23-25]。

- 基本概念
  > 睑板上切口切开皮肤，并切除一条眼轮匝肌
  > 去除多余的脂肪和软组织。
  > 在上睑板边缘把肌肉 / 皮肤瓣锚定到提肌腱膜上。
- 方法
  > 用细笔标记皮肤切口（图 35-4 A 至 D）。
  - 下切口线通常在睑缘(睫毛缘)上方 6 ～ 9mm。
  - 皮肤切口设计是保守的并且随方法不同而不同。
  > 皮肤和肌肉切除。

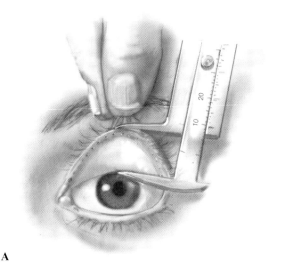

A

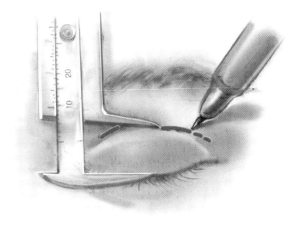

B

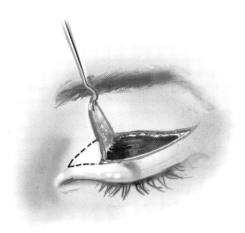

C

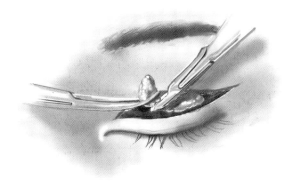

D

▲ 图 35-4　标记皮肤切口

A. 在手术室里，翻开上睑测量睑板；B. 适度绷紧皮肤，用 Jameson 卡尺测量，标记切口线或切口下线在睫毛上方 8 ～ 9mm，适合于重睑高度 4mm；8mm 适于 2.5 ～ 3mm 高度重睑；7mm 适于 1.5 ～ 2mm。加上 2mm 补偿睫毛和睑缘因为皮肤绷紧以及补偿睑板向内弯曲而要达到睑板前表面的量。皮肤切除很少延伸到眶缘和实际折痕之外；C 和 D. 去除切口下唇的一条眼轮匝肌。切除过程中不要帐篷样牵拉，以免横断提肌腱膜

333

- 切开、移除皮肤。
- 修剪其下眶隔前细条肌肉。
- 对应皮肤切除，移除眶隔前肌肉及其下的轮匝肌筋膜。
- 沿睑板上缘移除细条肌肉。
- ➤ 移除复合筋膜（conjoined fascia）（图35-5A和B）。
- 复合筋膜位于睑板浅面。
- 筋膜附着相当牢固。
- 当上睑提肌和眶隔向上回缩时，上睑板暴露。
- ➤ 切开残余眶隔和提肌腱膜的融合部。
- 打开腱膜前脂肪间隙。

- 从提肌腱膜上释放眶隔膜。
- 如果有指征，保守去除脂肪。
- ➤ 修剪重置睑板前组织。
- ➤ 重新复位提肌（图35-6A、B）。
- 把提肌腱膜的游离缘向睑板前组织推进。
- 缝合提肌腱膜到睑板前和下切口皮缘。
- 缝皮。

专家提示 在我看来，重睑术中那种提肌腱膜应通过手术分离（委婉的说法"释放"）的理论是笨拙的和不必要的。让我困惑的是为什么早期的作者认为这是必要的步骤。既然我们的目标就是

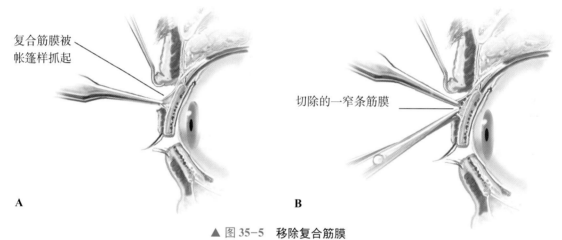

▲ 图 35-5 **移除复合筋膜**

A. 复合筋膜位于睑板浅面。用精细镊子抓住紧密附着的复合筋膜；B. 切除一窄条筋膜

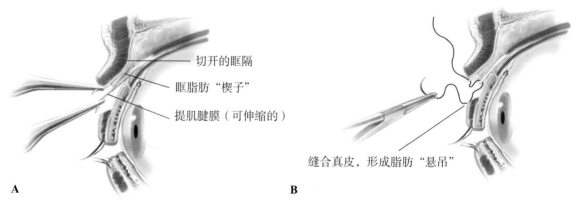

▲ 图 35-6 **重新复位提肌**

A. 镊子抓住脂肪悬吊的前后层。上方的镊子抓住眶隔的边缘，同时下方镊子以一定张力抓住提肌腱膜游离缘的内侧，下拉暴露提肌的肌肉纤维。高度血管化的小团脂肪垫把这两层分离开；B. 修平睑板前组织并向鼻侧推进后，将提肌腱膜游离缘缝合到睑板前组织。在这种情况下，提肌腱膜被缝合到睑板前和切口下缘的皮缘

去构建一个沿着睑板上缘缩进去的重睑皱褶，应当要求保留所有的收缩力量，轻柔地将适量的组织放在正确的位置，形成自然动态的重睑。皱褶缝合固定过高容易将更深处的肌肉（提肌腱膜和米勒肌）沿着它的收缩轴固定到近端周围组织，减少肌肉移动范围并导致整体收缩性的花边样下降（强度、力量）[26]。这通常会导致继发性轻度上睑下垂，甚至即便提肌在附着之前没有被"释放"。（这种现象在埋线法或非切开技术中也常见，但是并没有被充分提及。）

（二）不释放提肌的切开法

- 基本概念
  - 促进睑板和睑板前皮肤粘连。
  - 通过分级减除调整多余组织和脂肪的量。
    - 切口周围组织。
    - 睑板前组织。
    - 眶隔脂肪。
    - 眶隔前脂肪。
    - 眼轮匝肌。
  - 不需要去干扰睑板 – 提肌结合部。
- 技巧
  - 睑板上方切开以及切除设计切口周围的组织。
  - 睑板前组织减除。
  - 眶隔前（脂肪）切除。
  - 切除必要的眶隔脂肪。
  - 在期望的重睑线高度，将皮肤缝合到睑板前组织。
  - 皮肤缝合。

五、亚洲人重睑术中腱膜前组织的不规则减除

专家提示 腱膜前组织的梯形减除要精确、符合生理，并在同一平面进行，在所有类型的上睑成形术中要求最少的步骤。

- 这一技术允许用斜切的方法选择性的去除组织

层[27, 28]，同时形成动态的、自然的重睑皱褶。
- 斜切法允许选择性地移除可能阻碍皱褶形成的组织；使伤口最佳愈合。
- 根据需要有限度的切除皮肤，可以切除软组织形态可似简洁的梯形方块[25-27]。
  - 这比传统的切除更能保留更多的眼轮匝肌，并能暴露更大的腱膜表面。
  - 多数情况下，切除少量皮肤以减少重睑前皮肤折叠。
  - 这些组织不要一层一层去除，以免造成组织平面不均匀。
  - 很少情况下，不去除皮肤时，只切开标记的重睑折痕，经过瞳孔的矢状切面可以看到一个三角形的截面，及部分显露的眶隔。
- 皱褶高度主要基于睑板中央高度。
- 设计包括重睑的形态。
- 用手术刀切开重睑切口（下切口线）和上切口线后，接着经上切口做超斜面切开眼轮匝肌和眶隔到达腱膜前间隙（图 35-7）。
- 接着沿睑板上缘向前翻开眶隔前肌皮组织，到达重睑切口，运用单极电凝切割模式的光作用严格止血。
- 小股多余的纤维脂肪组织可以沿着重睑切口和睑板上缘进行选择性的修薄。
- 这些层次的损伤是交错分布的。

专家提示 通过斜向入路穿过皮肤、眼轮匝肌以及眶隔，整块移除组织，防止单层逐一切除，根据临床表现分级处理腱膜前脂肪。

- 通过松解所有限制性的褶皱，适当重置组织平面。
- 切口上缘会自然下降到合适位置，没有过大的切口张力越过沿着睑板上缘的腱膜前组织；在术中甚至在闭合伤口前，容易观察到皱褶内陷。
- 用 6-0 缝线从皮肤到提肌腱膜的浅表条索到间断缝合 5 ～ 6 针，再回到皮肤加强缝合。
- 再用 7-0 缝线连续缝合伤口。

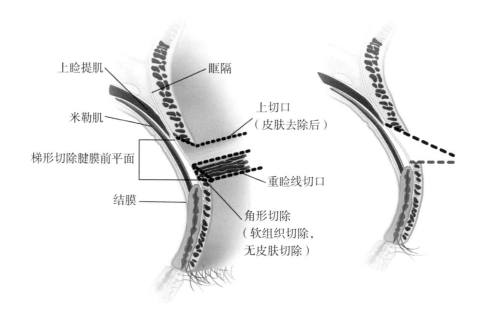

上睑提肌 — 眶隔

米勒肌 —

梯形切除腱膜前平面 —

结膜 —

上切口（皮肤去除后）

重睑线切口

角形切除（软组织切除，无皮肤切除）

▲ 图 35-7　梯形或三角形眼睑组织减除

梯形或三角形眼睑组织减除的概念在亚洲人上睑成形术中的应用 [26, 27]

注意　切口的深面不保留眼轮匝肌、眶隔及腱膜前脂肪垫，进一步减少发生重睑畸形和不良后果的概率。在这项技术中，没有使用埋线，所有缝线1周拆除。

专家提示　这种方法的优点不是移除一个正方形或长方形的横截面块（腱膜前皮肤、眼轮匝肌及可能的脂肪），而是一个斜面，通过眼轮匝肌移除更少的组织。切除最少的脂肪预防上睑凹陷形成。这样比传统的切除保留了更多的眼轮匝肌，且暴露更多腱膜前表面。通常，必须切除少量皮肤来减少重睑的折叠。

■ 该技术具有以下优点。

➤ 可以打开不同深度和位置的眼睑各层。

➤ 允许无张力闭合。

➤ 保留大多数的腱膜前脂肪（作为一个滑动缓冲区）[13]。

➤ 操作灵活和可到达眼睑各层。

➤ 目的是保护，乃至增强组织各层的生物力学。

● 上睑的生物力学依赖前后层之间的滑动平面 [13]（包含腱膜前脂肪，第4层）。

● 这使主动的上睑提肌 – 米勒肌层和从动的皮肤 – 眼轮匝肌（睑折叠）之间形成一个动态的内陷皱褶。

● 包含皮肤 – 眼轮匝肌 – 眶隔的前层作为一个功能单位，受面神经分支支配。

● 后层更有动力；在上睑提肌和前面的腱膜前脂肪垫之间也有运动，以及米勒肌的共同收缩。

■ 这种技术依赖于各组织层之间的三维优势。

■ 该方法形成更有利的解剖结构，自然形成重睑皱褶，而不是依赖于对上睑组织的缝合压迫或结扎。

■ 避免使用任何对肌肉的缝合（临时性或永久性），仅对提肌腱膜纤维末端的部分条索进行附着，将其重新定向到沿睑板上缘的皮肤，不使用可吸收缝合材料。

■ 所有缝线1周拆除。该理念和技术同样适用于修复手术 [28]。

（一）非切开法

1. 基本理念

- 在上睑皮肤和睑板部分前表面之间建立睑板皮肤固定粘连。
- 结合缝线和瘢痕形成重睑皱褶。

2. 技术

- 确定重睑线的高度。
  - ➤ 相对于内眦赘皮的位置。
  - ➤ 患者的期望。
  - ➤ 个人的审美。
- 翻转上睑，用卡尺测量睑板的高度。
- 沿上睑自然曲线，标记重睑线的高度（通常位于或略低于睑板上缘）。
- 标记切口线 / 缝合线。
  - ➤ 年轻患者的标记宽度要等于或略小于睑板宽度。
  - ➤ 年长患者的标记宽度要略大于睑板宽度。

- 单点或多点埋线技术。
  - ➤ 单针缝合[29]（图 35-8）。
  - ➤ 沿新上睑皱褶线上的入口点依次做小切口。从技术上讲这不再是一种非切口方法了，因为这些切口也会用 6-0 尼龙 / 聚丙烯缝线缝合。
  - ➤ 缝线穿过结膜，进出同一针眼。
  - ➤ 穿过眼睑全层。
  - ➤ 通过同一皮肤切口进出，所以缝针一起经过穿刺口。
  - ➤ 打结并埋于皮下。
  - ➤ 本质上是一种全层埋入的水平褥式缝合。
  - ➤ 或者，也可以做多个贯穿全层的褥式缝合[21]（图 35-9）。
- 睑板连续埋线[21, 30, 31]（图 35-10）。
  - ➤ 沿标记的重睑线等距离标记切开点。
    - • 用 11 号刀片切开每一个切开点的皮肤，长

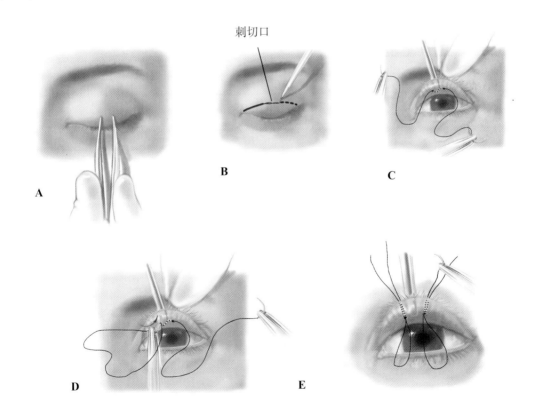

▲ 图 35-8　设计缝合的位置和结膜通道

A. 用精细镊子标记设计重睑皱褶线上的两个进针点；B. 用亚甲蓝标记缝合的进针点；C. 外翻眼睑，用双针 6-0 普理灵线穿过结膜；D. 双针缝合线的一端从结膜表面的同一个针眼回穿过眼睑，经皮肤的刺切口出针；E. 缝线的另一端穿回皮肤

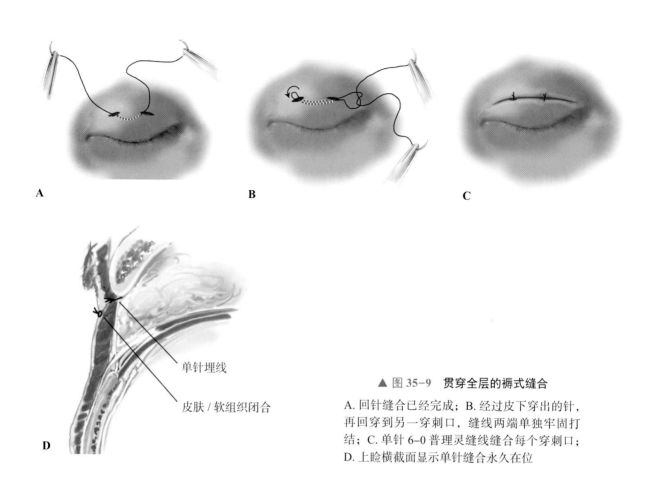

A   B   C

D

单针埋线

皮肤 / 软组织闭合

▲ 图 35-9 贯穿全层的褥式缝合

A. 回针缝合已经完成；B. 经过皮下穿出的针，再回穿到另一穿刺口，缝线两端单独牢固打结；C. 单针 6-0 普理灵缝线缝合每个穿刺口；D. 上睑横截面显示单针缝合永久在位

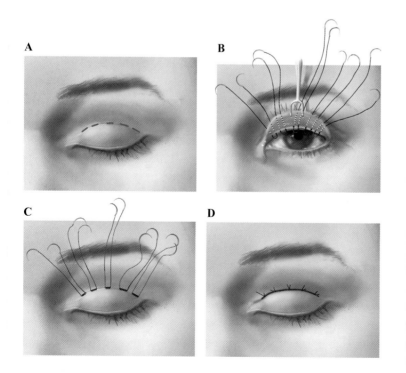

A   B

C   D

◀ 图 35-10 睑板连续埋线

这种闭合技术通常用于没有脂肪过多，或不需要皮肤去除及眼睑皮肤和组织不肥厚的亚洲人眼睑手术。A. 定位确定睑板的顶点，并且画出睑板头侧边缘的皮肤轮廓；B. 做微切口将线结包埋于皮下深层；C. 用不可吸收缝线穿透眼睑，走行在睑板深面的结膜下层，然后回针走行在皮下，形成好看的眼睑皱褶。不需要做长的外切口；D. 缝线安全打结、剪线。这种技术与额部提升结合时，特别有用

2～3mm，深达眼轮匝肌。

- 使用 6-0 双针单丝聚丙烯线。一端进针并通过深扎穿过睑板上方走向内穿刺口，回针并进入下一个外侧穿刺口。
- 另外的切开点继续重复这种睑板缝合固定模式，一直到外侧端。
- 每次深穿睑板缝合后都要检查结膜，以确保没有缝线外露。
- 用缝线的另一端交替缝合固定睑板直到两端都从外侧退出。
- 剪去缝针，缝线互相打结，包埋线结。
- 从本质上讲，这个技术就是连续水平褥式缝合（图 35-11）。

专家提示　当重睑缝合固定过高时经常导致继发性连续上睑下垂，这常常迫使手术医生预防性的做一个轻度上睑下垂的矫正。相应地要达到这样，既可以通过非切开法提肌腱膜折叠，也可以通过 1～3 针埋线放置在甚至高于睑板上缘（以几毫米）形成扭曲的、向后的、向上倾斜的通道穿过眼睑全厚，使上睑提肌和米勒肌的折叠或缩短。

注意　图 35-12 显示非切开法中的典型埋线位置。短期来看，像是上睑缘提升，但长期来看常常伴随提肌的逐渐减弱，表现为最小的或轻度上睑下垂。这与眼科斜视矫正术中编织缝合的效果类似。图 35-13 阐述了非可吸收缝线固定米勒肌、提肌和眼轮匝肌后长期存在，造成提肌腱膜收缩性编织样减弱的机制。相应地要达到这样，既可以通过非切开法提肌腱膜折叠，也可以通过 1～3 针埋线放置在甚至高于睑板上缘（以几毫米）形成扭曲的、向后的、向上倾斜的通道穿过眼睑全厚，使上睑提肌和米勒肌折叠或缩短。

专家提示　这三组埋线缝合意味着放置了 3 个包绕从前层皮肤、皮下层提肌 / 米勒肌各层的线圈。做了这种手术的患者通常会有一个夸张的瞪眼或者被提高的上睑缘。这是过度诊断（上睑下垂）过度治疗的典型例子，有时是一种被过分复杂的类型。

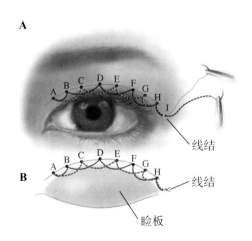

▲ **图 35-11　改良连线睑板缝合埋线**

A. 改良连续睑板缝合埋线法。从 A 到 H 标记切开点；缝线两端在外侧端（I）进入，并打结。B. 连续睑板埋线缝合的横剖面

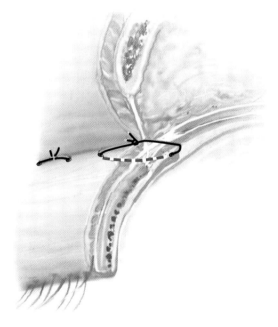

▲ **图 35-12　横截面显示埋线缝合包绕的眼轮匝肌、提肌腱膜和其下的米勒肌**

这是 7-0 尼龙或普理灵线结。通常，小的腱膜前脂肪垫和眶隔也会被无意包含在结扎线中

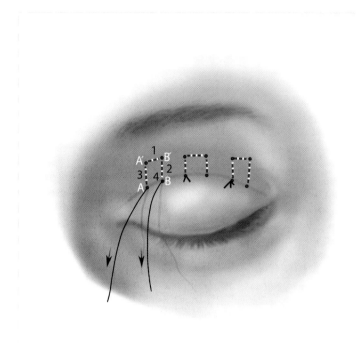

◀ 图 35-13　在埋线法中，通常使用双针 6-0 或 7-0 尼龙线缝合 3 针

左上睑显示内侧一针埋线的典型路径段落。第一段（1）包括翻转上睑缘，穿过结膜，结膜下走行 3～4mm，一般位于睑板上缘上方几毫米（A′—B′）。第二段，穿过眼睑（2）引导一针瞄准恰好睑板上缘方向沿 B′—B 路径穿过皮肤。同样，第三段（3）缝线的另一端从 A′—A。如果每一针缝线都打结在皮肤上，它全层压紧、结扎包含（有钩的）米勒肌、上睑提肌腱膜和眼轮匝肌，沿着上睑提肌收缩轴向位置偏斜。无意间在 B′—B 和 A′—A 两个位置之间创造了编织样缝合的效果。本质上第二针在 A 点退进皮肤在通过皮下（4）到达小的开放的皮肤穿刺口 B。除了类似于编织样缝合的效果，也导致了 A′—B′ 和 A—B 两个位置之间宽度的水平压缩。习惯上，这种缝合方法需要完成三组这样的缝合，分别位于内侧 1/3，中间 1/3 和外侧 1/3。三组缝合，限制性的效果就是三倍了

（二）内眦赘皮矫正术

- 基本理念包含以下内容。
  - ➢ 局部皮瓣重新排列组织并暴露泪阜。
  - ➢ 设计皮瓣，向内侧牵拉皮肤。
  - ➢ 要求小心谨慎，因为会产生增生或难看的瘢痕。
- 已经报道的有多种设计方法（例如 W 成形、Z 成形）（图 35-14）。

六、并发症

（一）不对称

- 通常不满意率在 13%～35%[20]。
- 通过一致和细致的技术来最小化。
- 对于重睑不对称的患者，上睑沟透明质酸填充注射可以像手术一样降低重睑皱褶，也可以替代再次手术[32]。
- 不对称的原因如下。
  - ➢ 肿胀
    - 最少 6 周。
    - 可持续 3～6 个月。

- ➢ 解决额肌代偿性活动
  - 可能需要提眉术来达到眉对称。
  - 可能需要修正性眼睑成形术。
- ➢ 皮肤切除的差异
  - 可能需要修正性眼睑成形术提高对称性。

（二）上睑多重皱褶（多重睑）

- 瘢痕组织粘连和（或）深层组织过度切除。
- 可能需要手术松解粘连，并衬垫组织（眶隔脂肪、眼轮匝肌）[33]。

（三）上睑下垂或眼睑退缩

- 上睑下垂可能是米勒肌出血的结果。
- 明确下垂或退缩需要在术后 1～2 周内早期修正。

（四）复发

- 在埋线技术中和臃肿上睑中很常见。
  - ➢ 在有经验的医生和很好选择患者的情况下，发生率为 2.9%～4.5%[29, 30]。
- 早期复发：考虑在早期的 2～3 周内修复。
- 远期复发：经过 3～6 个月发生。

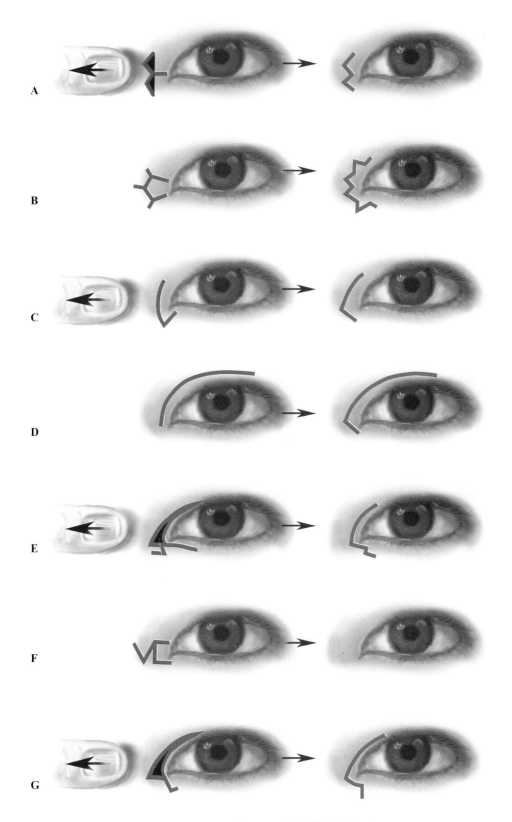

▲ 图 35-14　矫正亚洲人内眦赘皮的方法

A. 改良 Uchida 法；B. Matsunaga 改良 M 成形法；C. Fuente 交换皮瓣法；D. Jordan "深部组织松解"瓣；E. Yoon "单臂跳跃"法；F. Wu 方形皮瓣法；G. Park "Z 成形"法

（五）瘢痕形成／凹陷形成

- 相较于眼睑成形术，在内眦赘皮矫正术中瘢痕形成通常是更严重的问题。

> 在内眦赘皮矫正术中瘢痕修正是非常困难的。

- 凹陷形成是皮下缝合的结果。

> 缝线可以产生囊肿或局部炎症反应。

> 可能需要在 3 个月后拆除缝线。

本章精要

❖ 亚洲人缺乏重睑皱褶，因为上睑提肌没有穿过眶隔，表现为上睑提肌纤维没有延伸进皮肤或皮下组织。

❖ 腱膜前组织的梯形减除要求精确的、符合生理的和在同一平面，并要求上睑成形术的步骤最少。

参考文献

[1] Shirakabe Y, Kinugasa T, Kawata M, et al. The double-eyelid operation in Japan: its evolution as related to cultural changes. Ann Plast Surg 15:224, 1985.

[2] Sayoc BT. Plastic construction of the superior palpebral fold. Am J Ophthalmol 38:556, 1954.

[3] Millard DR Jr. Oriental peregrinations. Plast Reconstr Surg (1946) 16:319, 1955.

[4] Fernandez LR. Double eyelid operation in the Oriental in Hawaii. Plast Reconstr Surg Transplant Bull 25:257, 1960.

[5] Cho M, Glavas IP. Anatomic properties of the upper eyelid in Asian Americans. Dermatol Surg 35:1736, 2009.

[6] Lee CK, Ahn ST, Kim M. Asian upper lid blepharoplasty surgery. Clin Plast Surg 40:167, 2013.

[7] Seiff SR, Seiff BD. Anatomy of the Asian eyelid. Facial Plast Surg Clin North Am 15:309, 2007.

[8] Kakisaki H, Goold LA, Casson RJ, et al. Tarsal height. Ophthamology 116:1831, 2009.

[9] Cheng J, Xu FZ. Anatomic microstructure of the upper eyelid in the Oriental double eyelid. Plast Reconstr Surg 107:1665, 2001.

[10] Sayoc BT. Absence of superior palpebral fold in slit eyes; an anatomic and physiologic explanation. Am J Ophthalmol 42:298, 1956.

[11] Zubiri JS. Correction of the Oriental eyelid. Clin Plast Surg 8:725, 1981.

[12] Morikawa K, Yamamoto H, Uchinuma E, et al. Scanning electron microscopic study on double and single eyelids in Orientals. Aesthetic Plast Surg 25:20, 2001.

[13] Chen WP. The concept of a glide zone as it relates to upper lid crease, lid fold, and application in upper blepharoplasty. Plast Reconstr Surg 119:379, 2007.

[14] Collin JR, Beard C, Wood I. Experimental and clinical data on the insertion of the levator palpebrae superioris muscle. Am J Ophthalmol 85:792, 1978.

[15] Doxanas MT, Anderson RL. Oriental eyelids. An anatomic study. Arch Ophthalmol 102:1232, 1984.

[16] Jeong S, Lemke BN, Dortzbach RK, et al. The Asian upper eyelid: an anatomical study with comparison to the Caucasian eyelid. Arch Ophthalmol 117:907, 1999.

[17] Siegel R. Surgical anatomy of the upper eyelid fascia. Ann Plast Surg 13:263, 1984.

[18] Kim DW, Bhatki AM. Upper blepharoplasty in the Asian eyelid. Facial Plast Surg Clin North Am 15:327, 2007.

[19] Chen WP. Asian blepharoplasty. Update on anatomy and techniques. Ophthal Plast Reconstr Surg 3:135, 1987.

[20] Johnson CC. Epicanthus and epiblepharon. Arch Ophthalmol 96:1030, 1978.

[21] Flowers RS. Asian blepharoplasty. Aesthet Surg J 22:558, 2002.

[22] Yoon KC, Park S. Systematic approach and selective tissue removal in blepharoplasty for young Asians. Plast Reconstr Surg 102:502, 1998.

[23] Fernandez LR. The East Asian eyelid-open technique. Clin Plast Surg 20:247, 1993.

[24] Flowers RS. Upper blepharoplasty by eyelid invagination. Anchor blepharoplasty. Clin Plast Surg 20:193, 1993.

[25] Siegel RJ. Contemporary upper lid blepharoplasty—tissue invagination. Clin Plast Surg 20:239; discussion 245, 1993.

[26] Chen WP, ed. Asian Blepharoplasty and the Eyelid Crease, ed 3. Philadelphia: Elsevier Sciences, 2016.

[27] Chen WP. Concept of triangular, trapezoidal, and rectangular debulking of eyelid tissues: application in Asian blepharoplasty. Plast Reconstr Surg 97:212, 1996.

[28] Chen WP. Beveled approach for revisional surgery in Asian blepharoplasty. Plast Reconstr Surg 120:545; discussion 553, 2007.

[29] Baek SM, Kim SS, Tokunaga S, et al. Oriental blepharoplasty: single-stitch, nonincision technique. Plast Reconstr Surg 83:236, 1989.

[30] Wong JK. A method in creation of the superior palpebral fold in Asians using a continuous buried tarsal stitch (CBTS). Facial Plast Surg Clin North Am 15:337, 2007.

[31] Wong JK, Zhou X, Ai T, et al. A simple, minimally invasive method for creation of the superior palpebral fold in Asians with the modified continuous buried tarsal stitch. Arch Facial Plast Surg 12:269, 2010.

[32] Choi HS, Whipple KM, Oh SR, et al. Modifying the upper eyelid crease in Asian patients with hyaluronic acid fillers. Plast Reconstr Surg 127:844, 2011.

[33] Lew DH, Kang JH, Cho IC. Surgical correction of multiple upper eyelid folds in east Asians. Plast Reconstr Surg 127:1323, 2011.

第 36 章　泪沟畸形矫正
Correction of the Tear Trough Deformity

Jason K. Potter, Grant Gilliland　著

许莲姬　译

- 睑颊交接处的软组织凹陷是最具挑战性的畸形，眶周区域年龄相关的畸形很难矫正。

- 术语"泪沟畸形"首次由 Flowers 提出，指沿下眼睑内侧 1/3 的可见凹陷[1]。

- 现代术语泪沟畸形指睑颊交接处的软组织畸形，是下眼睑和面中部发生的复杂的年龄相关变化的相互作用所引起的变化。

  - 因此，矫正这些畸形按照其严重程度可以包括下睑和中面部年轻化手术。

一、术语[2]

- 鼻颊沟（nasojugal groove）：直接覆盖眶下缘内侧 1/3 的自然沟。

  - "泪沟畸形"指明显的鼻颊沟。

- 睑颊沟：睑颊交接处鼻颧沟下外侧方的明显凹陷。

  - 与鼻颊沟接合。

- 中面部：颧骨额突到口角连线的内侧、上至下眼睑且下至鼻唇皱襞的面颊部分。

  - 颧骨前区：覆盖中面部的骨骼。

  - 颧骨下区：覆盖口腔前庭。

- 泪沟三体：形成明显泪沟的几个解剖特征的相互关联（图 36-1）。

  - 眶脂肪疝出。

  - 眼轮匝肌支持韧带沿弓状缘牢固附着。

  - 颧骨后移。

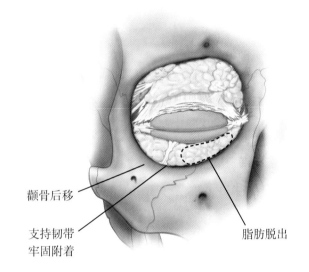

颧骨后移

支持韧带
牢固附着

脂肪脱出

▲ 图 36-1　泪沟三体

分级系统（表 36-1）

表 36-1　泪沟畸形分级系统

畸　形	分级
内侧或外侧没有显露弓状缘或眶缘的线轮廓平滑且年轻；睑颊交接处没有过渡	0
内侧线或阴影弱或不明显 睑颊交接处有平滑的朝向外侧的过渡	I
睑颊交接处呈中度凸起，从内侧延伸到外侧	II
眶颊交接处呈重度凸起，眼眶与面颊之间有明显的台阶	III

- Barton 等[3] 提出了对畸形严重程度进行分级的客观系统。
  - 更严重的畸形不只包括鼻颊沟的变化。

二、面中部形态学分类（图 36-2）

- 基于睑颊交接处和面中部的整体变化的分类系统[4]。

三、参与引起睑颊交接处畸形的解剖学内容[5-7]

第 21 章已详细介绍了眶周和中面部解剖学内容。

（一）内侧脂肪团

- 从眶的下内侧缘的上方向前延伸的凸出。
  - 外观上，这使鼻颊沟深度明显加深。
- 向下方下降的程度受到直接、紧密附着到眶内侧缘的眼轮匝肌的限制。

专家提示 内侧脂肪团富含血管，故在分离该脂肪时必须谨慎以防止血管损伤，回缩到眶内，导致球后血肿。

（二）中央脂肪团

- 向下方下降到眶骨缘中间部位不受限制，因此，进行性发展。
- 向下方下降使眼轮匝肌支持韧带（ORL）向下拉长几毫米。
- 向下方下降和 ORL 的拉长使鼻颊沟的深度明显加深，长度明显增加。
- 随着下降程度增加，在中央脂肪团疝出的外下方处形成沟——睑颧沟。
  - 睑颧沟在睑颊交接处的外侧方向产生明显的界线。

专家提示 内外侧脂肪团由"弓状扩张"分隔。

I 型

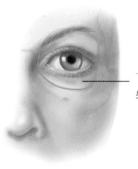

下眼睑
轻微老化

II 型

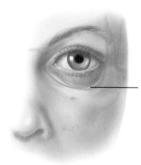

睑颊交接处
轻微下降

III 型

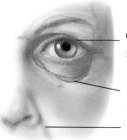

中度上眼睑
老化伴眉下垂

眶缘下的
睑颊交接处

鼻唇沟

IV 型

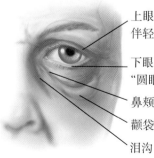

上眼睑老化
伴轻度下垂

下眼睑松弛——
"圆眼"（巩膜显示）

鼻颊沟

颧袋

泪沟

▲ 图 36-2　有关眼睑和颊的面中部形态学分类

这是起自弓状缘下外侧的纤维向内侧延伸至内眦韧带。它是一种眶隔后结构，其功能是防止下斜肌过度收缩。

（三）花饰

- 可由多种因素引起。
- 皮肤和皮肤 / 肌肉花饰可通过将皮肤和（或）皮肤 / 肌肉按照更适合的解剖位置重置进行治疗。
- 随着胶原纤维的方向从眼周向面颊部垂直方向变化，眶颧支持韧带与真皮下胶原之间的交错，导致真皮花饰很难治疗。

专家提示　术前识别花饰及其原因非常重要，这样可以有针对性地进行治疗，并且还可以正确告知并降低患者对该区域肿胀方面的预期。

四、适应证和禁忌证

- 主要适应证是畸形程度足够大，手术改善明显[8]。
- 明确可以从手术中获益的是眶脂肪疝出和皮肤显著松弛的患者[4]。
  - 有这些特征的患者若只接受注射填充，很可能会出现不理想的结果，因此应劝阻他们不要只接受注射填充。
- 非手术的注射填充治疗法对轻度至中度泪沟畸形是很好的选择，但如何选择患者至关重要[9]。

五、非手术和手术治疗选择

（一）非手术和手术治疗的术前评估

- 在考虑眶周形态和功能以及解剖学和患者期待值时，必须兼顾保护眼睑功能[10]。
- 下眼睑的评估应包括以下内容。
  - 瞳孔到下睑缘的距离（MRD-2）。
  - 瞳孔到泪沟的距离。
  - 泪沟宽度。

- 眦间角。
- 使用这些定量检测可进行客观的术前和术后评估，并使结果更具有预测性[11]。

专家提示　通过夹捏恢复试验（snap test）评估下眼睑的松弛度对评估眼睑成形术时是否应进行下睑紧缩和（或）缩短术很重要。

（二）非手术和手术治疗的知情同意书

- 要管理好患者期望值，这一点尤为重要。
- 应明确说明手术的所有风险和益处。
- 要明确强调是矫正畸形，而不是消除畸形。
- 如果选择注射治疗，同意书中应包含有关栓塞的讨论[12]。

（三）非手术治疗

透明质酸填充剂注射[13]

注意　透明质酸产品是 FDA 批准的用于填充口鼻周围的中度至重度皱纹和凹陷的产品。将其用于泪沟畸形的治疗是该产品的标示外用药。

- 适应证
  - 明显的轻度至中度泪沟畸形。
  - 皮肤柔韧性好，没有明显的皱纹。
- 优点
  - 恢复期短。
  - 费用低。
  - 微创。
  - 研究表明，使用小颗粒透明质酸填充剂进行矫正可维持矫正状态 6 ～ 9 个月[14]。
- 缺点
  - 暂时性[8]。
  - 不解决皮肤色素沉着、皱纹或多余皮肤。
  - 失明可能性低，但出现时后果严重[15]。
- 技术
  - 患者取直立位，标记待注射的区域，给予局部麻醉。

➢ 采用平行羽化技巧（parallel feathering technique）将透明质酸注射到轮匝肌或骨膜上，矫正泪沟。

➢ 为防止凹凸不平，只有在退针时才可注射，静止固定时不可注射。

➢ 从真皮中拔针之前应停止注射。

小贴士 在真皮的表浅位置注射可产生明显的肿块，这些肿块如果不予以治疗会持续很长时间（1年）。在真皮的表浅位置注射还会导致持久的下眼睑变色。

- 透明质酸塑形以达到平滑的效果。

■ 并发症

➢ 瘀青。

➢ 凹凸不平。

➢ 表浅位置注射引起偏蓝色［丁达尔（Tyndall）效应伴瑞利散射（Rayleigh scattering）］。

小贴士 凹凸不平可通过塑形矫正。过度填充可通过注射透明质酸酶（3ml 局部麻醉药中含 75U）矫正。

（四）非血管化的脂肪移植

■ 已报道脂肪填充矫正泪沟，但对技术的要求很高。

■ 凹凸不平可能是永久性的。

■ 已有体重增加后移植脂肪容积增加，导致毁容的报道。

（五）手术治疗

■ 历史上，采用切除疝出脂肪的方法治疗畸形。

■ 随着对畸形、容积减少和软组织移位结果的理解加深，治疗观点也发生了变化。

➢ 对于年轻患者，比起单纯切除脂肪，更偏向于选择保留和重置脂肪。

➢ 年龄较大的患者或眶脂肪容积增加的患者，可能需要切除脂肪。

■ Loeb 首次报道了通过重置眶脂肪来治疗泪沟畸形[16]。

■ Hamra 将其技术改进成现在的眶隔重置术[17, 18]

➢ Barton 证实了眶隔重置在矫正泪沟畸形中的作用[19]。

➢ 下睑错位是眶隔重置术较常见的并发症，需小心操作以避免。

小贴士 实施眶隔重置术时，缝合眶隔至其新的位置时拉紧下睑会有帮助，可防止中层过度缩短，从而将下睑错位的风险降低到最低。

1. 皮肤入路下睑成形术加眼轮匝肌悬吊术[20]（图36-3）

■ 对于眼眶呈正矢量或中性矢量的轻度畸形。

■ 通过释放眼轮匝肌支持韧带和重置眼轮匝肌，明显可见的弓状缘凹陷可改善约 50%。

2. 皮肤入路下睑成形术加眼轮匝肌悬吊和眶隔重置术[20]（图36-4）

■ 中度至重度畸形：负矢量眼眶伴泪沟三体。

■ 自弓状缘悬吊眼轮匝肌下脂肪（SOOF）加上眶隔重置术，或其本身可改善睑颊交接处。

➢ 可去除多余皮肤、重置眼轮匝肌，通过将眶内脂肪重置到眶缘上纠正畸形。

3. 经下睑切口面中部提升术[21]

■ 处理睑颊交接处变化并重新定位下垂的面中部软组织的复杂技术。

■ 相比传统的下睑成形术，并发症发生率更高（眶外侧皮肤多余、外眦畸形和下眼睑错位）。

■ 密切注意下眼睑松弛情况、眶矢量状态和下睑支持技巧（外眦固定术）对获得成功结果至关重要。

4. 泪沟移植物

■ 最初由 Flowers 描述[1]，因组织薄，可触及泪沟移植物，且可能有明显凹凸不平。

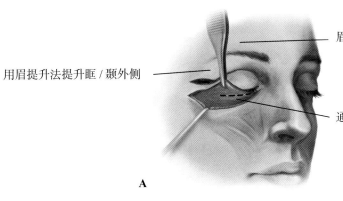

用眉提升法提升眶 / 颞外侧

眉提升分离

通过下睑成形术悬吊下睑

A

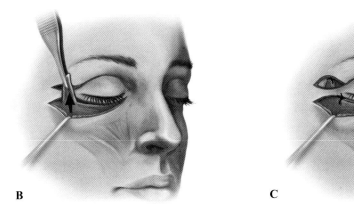

B　　　　　　　　　　　**C**

▲ 图 36-3　**下睑成形术加眼轮匝肌悬吊**

A. 切掉重叠的部分；B. 仅切除必须量后缝合；C. 缝合到眶缘

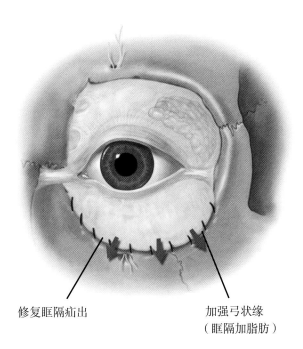

修复眶隔疝出

加强弓状缘
（眶隔加脂肪）

▲ 图 36-4　**眶隔重置**

347

本章精要

❖ 矫正泪沟畸形，需要熟练掌握局部解剖学知识、了解患者的特征和畸形的程度以及特定技术的局限性，以便与患者充分讨论治疗选择。

❖ 要教育患者，治疗目标是改善面部轮廓而不是完全消除畸形。

❖ 要向患者说明，皮肤的色素沉着可能无法改变，但是改变外形可以改善阴影，从而极大程度改善色素沉着的表象。

参考文献

[1] Flowers RS. Tear trough implants for correction of tear trough deformity. Clin Plast Surg 20:403, 1993.

[2] Mendelson BC, Muzaffar AR, Adams WP. Surgical anatomy of the midcheek and malar mounds. Plast Reconstr Surg 110:885, 2002.

[3] Barton FE, Ha R, Awada M. Fat extrusion and septal reset in patients with the tear trough triad: a critical appraisal. Plast Reconstr Surg 113:2115, 2004.

[4] Hester TR Jr, Codner MA, McCord CD, et al. Evolution of technique of the direct transblepharoplasty approach for the correction of lower lid and midfacial aging: maximizing results and minimizing complications in a 5-year experience. Plast Reconstr Surg 105:393; discussion 407, 2000.

[5] Haddock NT, Saadeh PB, Boutros S, et al. The tear trough and lid/cheek junction: anatomy and implications for surgical correction. Plast Reconstr Surg 123:1332, 2009.

[6] Pessa JE. An algorithm of facial aging: verification of Lambros's theory by three-dimensional stereolithography, with reference to the pathogenesis of midfacial aging, scleral show, and the lateral suborbital trough deformity. Plast Reconstr Surg 106:479; discussion 467, 2000.

[7] Mendelson BC. Discussion: Fat extrusion and septal reset in patients with the tear trough triad: a critical appraisal. Plast Reconstr Surg 113:2122, 2004.

[8] Lambros VS. Hyaluronic acid injections for correction of the tear trough deformity. Plast Reconst Surg 120(6 Suppl):74S, 2007.

[9] Hirmand H. Anatomy and nonsurgical correction of the tear trough deformity. Plast Reconstr Surg 125:699, 2010.

[10] Jindal K, Sarcia M, Codner MA. Functional considerations in aesthetic eyelid surgery. Plast Reconst Surg 134:1154, 2014.

[11] Rohrich RJ, Ghavami A, Mojallal A. The five-step lower blepharoplasty: blending the eyelidcheek junction. Plast Reconstr Surg 128:775, 2011.

[12] Bailey SH, Fagien S, Rohrich RJ. Changing role of hyaluronidase in plastic surgery. Plast Reconstr Surg 133:127e, 2014.

[13] Lambrose VS. Hyaluronic acid injections for correction of the tear trough deformity. Plast Reconstr Surg 120(6 Suppl):74S, 2007.

[14] Donath AS, Glasgold RA, Meier J, et al. Quantitative evaluation of volume augmentation in the tear trough with a hyaluronic acid-based filler: a three-dimensional analysis. Plast Reconstr Surg 125:1515, 2010.

[15] Beleznay K, Carruthers JD, Humphrey S, et al. Avoiding and treating blindness from fillers: a review of the world literature. Dermatol Surg 41:1097, 2015.

[16] Loeb R. Fat pad sliding and fat grafting for leveling lid depressions. Clin Plast Surg 8:757, 1981.

[17] Hamra ST. Arcus marginalis release and orbital fat preservation in midface rejuvenation. Plast Reconstr Surg 96:354, 1995.

[18] Hamra ST. The role of septal reset in creating a youthful eyelid-cheek complex in facial rejuvenation. Plast Reconstr Surg 113:2124, 2004.

[19] Barton FE, Ha R, Awada M. Fat extrusion and septal reset in patients with the tear trough triad: a critical appraisal. Plast Reconstr Surg 113:2115, 2004.

[20] Barton FE. Eyelids. In Facial Rejuvenation. New York: Thieme Publishers, 2008.

[21] Hester RT, Codner MA, McCord CD, et al. Evolution of technique of the direct transblepharoplasty approach for the correction of lower lid and midfacial aging: Maximizing results and minimizing complications in a 5 year experience. Plast Reconstr Surg 105:393, 2000.

第 37 章 外眦固定术
Lateral Canthopexy

Jason K. Potter, Steve Fagien 著

张 诚 田 怡 译

- 对施行眼睑成形术的整形外科医生来说，外眦固定术是一个重要的辅助手术。
- 一般来说，外眦固定术是为下睑松弛或下睑畸形矫正准备的。
- 下睑畸形是下睑成形术的最常见并发症[1]。
  - 患者局部解剖结构的相互作用，瘢痕和重力的影响，以及下睑支持结构减弱，都会导致组织错位。
  - 其次是由于眼睑水肿、血肿、球结膜水肿及眼轮匝肌神经支配的破坏。
- 外眦固定术应当被视为合适患者的下睑成形术的常规部分[2, 3]。
- 现代眼睑成形术的治疗目的不仅仅是纠正皮肤松弛，还要增加施加于下睑的分散力。
  - 这些方法应该常规考虑与外眦固定术联合应用[4]。

一、术语（图 37-1）

- 外眦固定术：收紧外眦同时保持外眦的外侧附着于眶缘。
- 外眦成形术：通过切断或切除的方法及重新定位外眦对眶缘的附着，收紧或重新定位外眦。

小贴士 这些名词有时可以互换使用，外眦固定术，最初由 Flowers 等[5] 描述，就是一种简单的缝线悬吊，没有任何松解释放。外眦成形术适用于需要进行外侧联合处水平缩短的情况，比如外侧睑板条切除（LTS）术。在初次下睑美容整形术中很少需要采用 LTS 或外侧联合处的眦切开术。

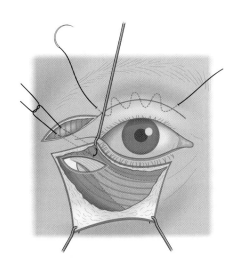

◀ 图 37-1 外眦韧带悬吊

大多通过现有的上下睑成形术切口进行。这种松解可使外眦韧带浅支与眼轮匝肌分离。双针缝线从下睑成形术的切口进针，向上外侧穿行，到 Whitnall 结节上方的眶缘内面骨膜，接着经上睑外侧切口穿出。悬吊方向可根据患者的具体情况和眼眶形态决定

（一）外眦固定术的绝对适应证

- 下睑畸形：试图矫正原先存在下睑畸形的任何方法，哪怕是之前从未经过手术的初次眼睑成形术，都应该结合外眦固定术。
  - 下睑缘和角膜缘之间出现巩膜外露，提示下睑畸形。
  - 眦角异位，是指外眦位置低于下睑缘和（或）内眦。
- 下睑松弛：外眦固定术是下睑松弛的适应证，对于预防眼睑成形术时产生的任何有意义的拉力，抑或皮肤移植和（或）皮瓣或皮肤重置而致的眼睑畸形至关重要。
  - 牵拉试验：用手将下睑向前拉离眼球的距离 > 10mm，提示明显的下睑松弛。
  - 牵拉—回弹试验：向下牵拉眼睑，然后释放，评估眼睑回到正常位置的速度。回弹延迟或持续外翻提示下睑松弛。

（二）外眦固定术的相对适应证

- 所有眼睑成形术除了单纯经结膜眶脂肪祛除术或最少量的皮肤切除。

二、术前评估

- 术前准备中包含以下 7 个关键检查[6]。
  - 矢量分析。
  - 睑板韧带完整性。
  - 巩膜外露。
  - 外眦倾斜度。
  - 从外眦到眶缘软组织的距离。
  - 中面部投影和位置。
  - 纵向限制。

三、下睑畸形的特点

- 理解下睑畸形的原因对于选择外眦固定术是非常重要的。
  - 老年性睑外翻：正常下睑支持结构是因年龄松弛的结果。

- 用手提拉下睑至角膜下缘，或高于角膜下缘。
- 传统的眦固定术足以增强下睑支撑，防止术后畸形。
  - 瘢痕性睑外翻：由瘢痕形成过程中的收缩力所致。可继发于先前的手术、损害或炎性过程。
    - 用手上提眼睑显示眼睑从退缩位置最小的提升距离。
    - 矫正瘢痕性睑外翻要通过强有力的外眦固定技术（经骨），以抵消瘢痕的力量并防止复发。

四、手术技巧

（一）外眦韧带浅支固定术

- 包括提紧外眦韧带到眶外缘的内上方[6]（图 37-2）。
  - 不要切断外眦。
  - 可能会提升外眦位置。

专家提示 我最初描述外侧支持韧带（眦）悬吊（LRS）联合各种下睑手术，以固定下睑，大多数情况下，通过现有的上睑和下睑切口释放外眦韧带的浅头和轮匝肌韧带，动员部分外眦韧带，而

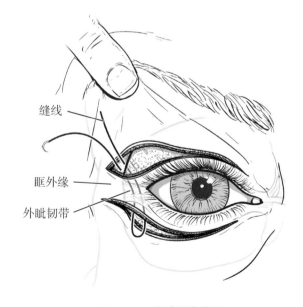

缝线
眶外缘
外眦韧带

▲ 图 37-2 外眦韧带悬吊

不仅仅使用缝线固定外眦而不作释放，因其能达到的最好效果都是临时性的。在单独悬吊眼轮匝肌的同时释放外眦韧带，能进一步动员组织，使独立定向更加安全。这样既悬吊组织，又稳定可靠，可以适度悬吊眼轮匝肌改善下睑/面颊结合部的畸形以及下睑的额外支撑，也可以适当切除皮肤，同时避免下睑异位。

与以往相关外眦手术方法不同，当时人们认为它们都是"一样的"，它们当然不同，且悬吊技术如 LRS 仅仅临时造成一种外眦夸张性倾斜，可以让下睑在下睑成形术的愈合期保持稳定，眼睑的位置和外眦的倾斜度通常在几周内回到术前状态。

（二）同轴外眦固定术

- 直接收紧外眦，固定到 Whitnall 结节[2]（图 37-3）。
  - ▶ 不改变外眦位置。

小贴士　与 LRS 相似，这个手术临时稳定眼睑而不夸大眦角。如果同时施行其他下睑加固（例如，眼轮匝肌悬吊）或释放技术，会更有效。

（三）经眦外眦固定术[7]

- 与同轴外眦固定术类似，这也是一种眼睑临时加固技术（图 37-4）。

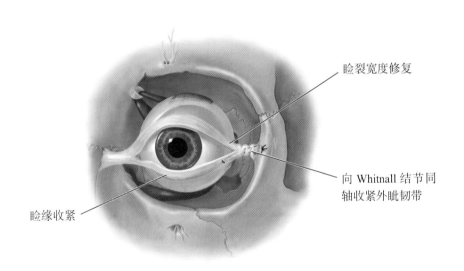

睑裂宽度修复

向 Whitnall 结节同轴收紧外眦韧带

睑缘收紧

▲ 图 37-3　同轴外眦固定术

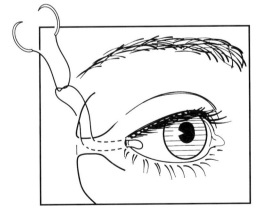
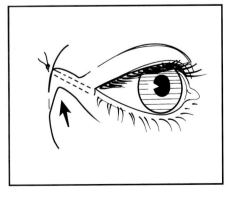

▲ 图 37-4　经眦外眦固定术

（四）眼轮匝肌悬吊

- 虽然不是真正的外眦固定术，这个操作，除了悬吊下垂的眼轮匝肌，还能帮助抵消由进行面部提升和中面部提升手术联合对下睑产生的不良作用[8]（图 37-5）。

专家提示 眼轮匝肌悬吊应该是整个下睑成形术的组成部分之一，并且有很多优点，包括增强下睑支撑且重置下垂的眼轮匝肌，更能有效地协调睑颊结合部。

（五）经骨外眦固定术

- 能提供非常强大的外眦固定，用于瘢痕性下睑外翻等情况。
  - ➢ 外眦固定缝线穿过外侧眶缘的钻孔，并固定到颞深筋膜[7]（图 37-6）。

专家提示 对于存在更严重的外眦畸形，最初 Flowers 提倡"钻孔"外眦固定术，设想来增加支撑和更持久地固定到"骨"上。但是，这样做没有考虑到长期固定/外眦悬吊不足，在复杂情

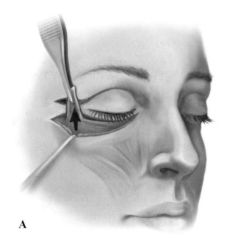
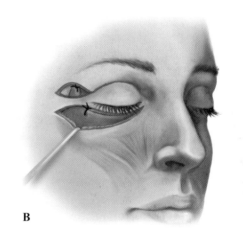

▲ 图 37-5 眼轮匝肌悬吊

A. 制作细长三角形轮匝肌瓣，包含睑板前轮匝肌的外侧部分；B. 该三角形轮匝肌瓣用来上提下垂的轮匝肌，从外眦深层隧道通过，然后用不可吸收缝线固定到眶外缘内上方的骨膜

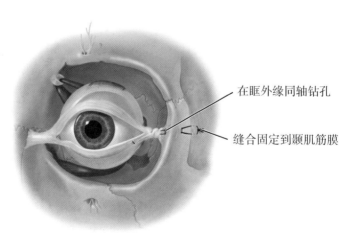

在眶外缘同轴钻孔

缝合固定到颞肌筋膜

▲ 图 37-6 经骨外眦固定术

当牢固的固定和下睑复位不能用标准的外眦成形术或外眦固定术来实现时，经骨外眦固定术主要用于重建/再次下睑成形术（通常在有瘢痕的情况下）

况下也有一个点固定在结合处，常常导致退缩和失败。

（六）下睑水平缩短

- 对明显的下睑水平松弛患者有效[9]（图 37-7）。

（七）睑板条释放

- 睑板条（tarsal strip）将睑板固定到外侧眶下缘骨膜。
- 位于外眦韧带的下后方。
- 这种栓系效果会限制外眦成形术的有效性。
- 睑板条释放提高了外眦固定术的有效性[2]。

专家提示 该操作常常适用于下睑瘢痕的情况，必须充分松解下睑组织，然而在要求较大下睑活动度，以矫正外眦异位的初次睑成形术时，也可以采用该方法。

五、外眦成形术注意事项

- 眶周解剖因素可以影响外眦成形术的成功与否[10]。
  - ➢ 眼窝深陷者：标准的外眦锚定技术会导致下睑晾衣绳样抬升和睑裂缩窄（图 37-8）。
    - 应该向下和向后调换固定点进行调整。

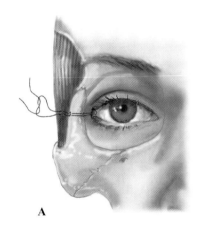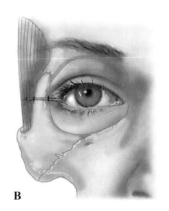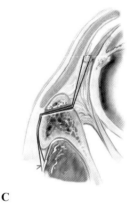

A   **B**   **C**

▲ 图 37-7　眼睑水平缩短

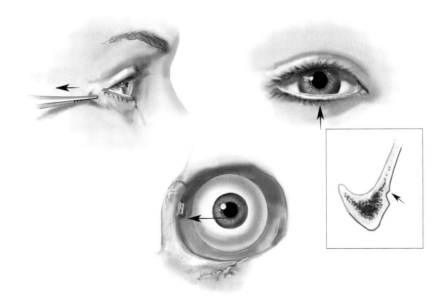

▲ 图 37-8　眼窝深陷的眼睛

小贴士 眼窝深陷或眼球内陷的眼睛提出了一个独特的挑战，因为外侧结合部通常位于或接近眶缘，为了下睑支撑需要向上调整位置，却进一步垂直向缩窄了睑裂，并且外眦倾斜度过大（通常是暂时的）的持续时间通常超过患者的预期。

> 突眼：标准的外眦固定技术会导致下睑缘像晾衣绳样向下。导致眼睑退缩、巩膜外露及外侧巩膜三角扩大（图 37-9）

小贴士 突眼（例如高度近视、甲状腺性眼球突出、负性矢量较大）也更有挑战和需要向上提升更高的位置（固定在外侧眶结节更高的位置）。更向外侧缝合悬吊常常使悬吊没有"晾衣绳"效应。

- 需要通过向上调换固定点来调整。

六、术后护理

- 应该在术前告知患者术后可能出现的临时性改变，比如外眦的位置、瘀青、球结膜水肿以及向上注视困难等。
- 应该告诉患者术后 2～3 周她们就会看起来比较自然。
- 需要大量使用润滑性滴眼液。
- 日常切口护理要使用抗生素眼膏。

七、并发症

- 眼睑异位：最常见。
  > 巩膜外露。
  > 眼睑外翻。
  > 眼睑退缩。
- 球结膜水肿：也很常见，常自行恢复。
- 全部并发症列表见第 34 章。

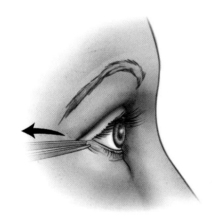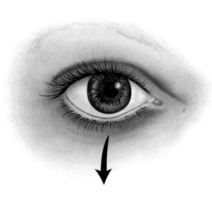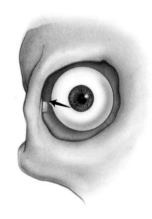

▲ 图 37-9　突眼的外眦成形术

本章精要

❖ 外眦固定术和外眦成形术在美容性眼睑成形术中要作为常规步骤考虑。

❖ 必须对每位患者的眶周形态、下睑松弛及下睑畸形进行评估，以确定最有效的外眦锚着固定。

参考文献

[1] Jelks GW, Jelks EB. Repair of lower lid deformities. Clin Plast Surg 20:417, 1993.

[2] Fagien S. Algorithm for canthoplasty: the lateral retinacular suspension: a simplified suture canthopexy. Plast Reconstr Surg 103:2042, 1999.

[3] Trussler AP, Rohrich RJ. MOC-PSSM CME article: Blepharoplasty. Plast Reconstr Surg 121(1 Suppl):S1, 2008.

[4] Maffi TR, Chang S, Friedland JA. Traditional lower blepharoplasty: is additional support necessary? A 30-year review. Plast Reconstr Surg 128:265, 2011.

[5] Flowers RS, Nassif JM, Rubin PA, et al. A key to canthopexy: the tarsal strap. A fresh cadaveric study. Plast Reconstr Surg 116:1752, 2005.

[6] Tepper OM, Steinbrech D, Howell MH, et al. A retrospective review of patients undergoing lateral canthoplasty techniques to manage existing or potential lower eyelid malposition: identification of seven key preoperative findings. Plast Reconstr Surg 136:40, 2015.

[7] Barton FE. Eyelids. In Barton FE, ed. Facial Rejuvenation. New York: Thieme Publishers, 2008.

[8] Hamra ST. The role of septal reset in creating a youthful eyelid-cheek complex in facial rejuvenation. Plast Reconstr Surg 113:2124, 2004.

[9] Hester TR Jr, Douglas T, Szczerba S. Decreasing complications in lower lid and midface rejuvenation: the importance of orbital morphology, horizontal lower lid laxity, history of previous surgery, and minimizing trauma to the orbital septum: a critical review of 269 consecutive cases. Plast Reconstr Surg 123:1037, 2009.

[10] McCord CD, Boswell CB, Hester TR. Lateral canthal anchoring. Plast Reconstr Surg 112:222, 2003.

第 38 章　上睑下垂
Blepharoptosis

Jason E. Leedy, Jordan P. Farkas　著

张　诚　田　怡　译

一、定义

上睑下垂是指上睑缘的位置低于正常高度。（正常上睑缘位置位于角膜上缘水平。）

二、解剖 [1]（图 38-1）

（一）上睑提肌腱膜

■ 起源：蝶骨小翼。

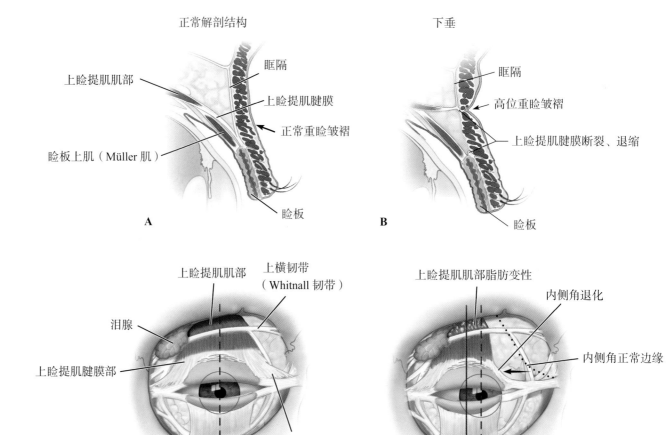

正常解剖结构

眶隔
上睑提肌肌部
上睑提肌腱膜
正常重睑皱褶
睑板上肌（Müller 肌）
睑板

A

下垂

眶隔
高位重睑皱褶
上睑提肌腱膜断裂、退缩
睑板

B

上睑提肌肌部
上横韧带（Whitnall 韧带）
泪腺
上睑提肌腱膜部
内侧角

C

上睑提肌肌部脂肪变性
内侧角退化
内侧角正常边缘
睑板中线外移

D

▲ 图 38-1　正常和下垂上睑的解剖学区别

- 插入（止于）：眼轮匝肌、皮肤、睑板。
- 神经支配：动眼神经分支（第 Ⅲ 对颅神经）。
- 功能：提升上睑 10 ～ 12mm。
- 胚胎学：怀孕 3 个月时生发自上直肌。
- 上睑提肌前层延续为腱膜。
- 上睑提肌后层形成 Müller 肌。
- 上睑提肌腱膜前段在睑板上方 2 ～ 5mm 处与眶隔融合。

（二）Müller 肌

- 起点：上睑提肌后层。
- 止点：睑板上缘。
- 神经支配：交感神经。
- 功能：提升上睑 2 ～ 3mm。

（三）额肌

- 起点：帽状腱膜。
- 止点：眉上真皮。
- 神经支配：面神经额支。
- 功能：提升眉部和上睑皮肤。

三、病因 / 病理生理学 [2, 3]

（一）真性上睑下垂

- 受累眼睑的真性下垂。

（二）假性上睑下垂：仅模仿真性上睑下垂的情况

- Graves 病：一侧眼睑的退缩引起对侧未受累眼睑的下垂。
- 上斜视：眼球向下转动伴眼睑移动。
- Duane 综合征：眼外肌纤维化和眼球后缩。
- 外伤后眼球内陷。
- 对侧眼球突出：未受累侧表现为上睑下垂。
- 因刺激而长期眯眼。

（三）先天性上睑下垂 [2, 3]

- 上睑提肌发育不良。
- 出生后不久出现的特发性持续性上睑下垂。
- 通常不会改善。

- 临床表现仅限于患侧眼睑。
- 睑裂高度减小使角膜映光点到上睑缘距离变小（缘反射距离测试（MRD1）]。
- 提肌上提高度减少。
  - 提肌功能减弱或者缺乏表现为上睑重睑皱褶缺失。
- 向下注视时，患侧眼睑通常高于健侧。
- 遗传型不清楚。
- 先天性上睑下垂者提肌活检提示上睑提肌缺少横纹肌纤维并且伴有纤维化。

小贴士　单凭病史通常就可以区分先天性上睑下垂和获得性上睑下垂，但是，如果有疑问，向下注视时睑裂闭合不全是先天性上睑下垂的重要特征，因为上睑提肌纤维化阻碍了上睑缘移动。

- 相关的眼部异常包括以下几个方面。
  - 同时存在斜视和弱视。
    - 由瞳孔闭锁造成。
  - Marcus–Gunn 下颌瞬目综合征。
    - 上睑和咀嚼连带运动。
    - 在先天性上睑下垂占 2% ～ 6%。
    - 由第 Ⅴ 对颅神经的异常支配引起。
  - 小睑裂综合征。
    - 三联征包括：上睑下垂、内眦间距过宽、小睑裂。
  - 先天性无眼畸形或小眼球畸形。
    - 眼睑、眼球、眼眶发育不全。
  - 同时伴有眼睑错构瘤。
    - 神经纤维瘤。
    - 血管瘤。
    - 淋巴管瘤。

（四）获得性上睑下垂 [2, 3]

- 肌源性
  - 肌肉退化（老年性上睑下垂）
    - 最常见的类型。
    - 附着在睑板前面的提肌腱膜延长。

- 皮肤附着成为主要附着，所以重睑皱褶升高
- 通常提肌功能良好。
  - ➢ 慢性进行性眼外肌麻痹
    - 进行性肌营养不良影响到眼外肌和上睑提肌。
    - 5% 的病例涉及面部和口咽部肌肉。
- 外伤性
  - ➢ 第二常见的类型。
  - ➢ 考虑神经肌肉功能恢复、水肿消退及瘢痕软化（大约 6 个月）。
  - ➢ 可以出现在白内障手术后，提肌腱膜的损伤、裂开。
- 神经源性
  - ➢ 动眼神经麻痹（第Ⅲ颅神经麻痹）：上睑提肌麻痹。
  - ➢ Horner 综合征：Müller 肌麻痹。
  - ➢ 重症肌无力。
    - 主要是年轻女性和老年男性受累。
    - 疲劳使上睑下垂加剧，一天中越晚越重。
    - 对新斯的明或依酚氯铵（Edrophonium）有特有的改善效果。
- 机械性
  - ➢ 上睑肿物。
  - ➢ 严重的皮肤松垂（上睑皮肤过多）、眉下垂。

四、评估 [2, 3]

（一）病因诊断

- 先天性或者获得性。

小贴士 向下注视时评估睑裂闭合不全。提示提上睑肌纤维化，在先天性上睑下垂病例中更常见。

（二）上睑下垂分度（表38-1）

- 总是和对侧比较。
- 测量上睑缘遮盖角膜上部的高度。

- ➢ 轻度：1 ~ 2mm。
- ➢ 中度：3mm。
- ➢ 重度：4mm 或以上。
- 记录睑裂高度。

表 38-1　上睑下垂分度

分度	轻度	中度	重度
上睑缘遮盖角膜上部	1 ~ 2mm	3mm	> 4mm

（三）上睑提肌功能（表 38-2）

- 保持眉毛不动，测量极力上看和极力下看时睑缘移动的距离。
- 良好：大于 10mm。
- 一般：5 ~ 10mm。
- 较差：小于 5mm。

表 38-2　上睑提肌功能

上睑提肌功能	良好	一般	较差
提肌活动范围	> 10mm	5 ~ 10mm	0 ~ 5mm

（四）干眼症的术前评估

- Schirmer 试验Ⅰ和Ⅱ（见第 33 章）。
- Bell 现象：强行打开眼睑时眼球上转，是睡眠期间的眼球保护机制。
- 泪膜破裂时间和泪液溶解酶电泳：先进的眼科检查有助于进一步确定干眼症状的原因。

小贴士 一般规则：如果可以配戴隐形眼镜，则泪液的分泌就是充足的。

- 评估下睑位置：巩膜暴露或下睑松弛患者更容易出现术后干眼症状，并可从下睑位置的提升或结合上睑下垂的矫正中获益。

小贴士 所有上睑下垂矫正手术都会引起睑裂闭合不全，所以术前必须评估干眼症状。

（五）对侧眼

- Hering 定律[4]
  - 双侧上睑提肌受到同等的神经刺激。
  - 一侧的重度下垂会产生双侧眼睑收缩的冲动。因此，如果下垂较重侧被矫正，眼睑收缩的神经冲动就减弱了，这可能会暴露出对侧眼的上睑下垂。
- Hering 试验
  - 试图揭示对侧上睑下垂。
  - 向前平视时固定眉部，用棉签挑起患侧上睑缓解下垂；然后检查对侧眼的下垂情况。

（六）眼睑和重睑褶皱

- 评估对侧眼的眼睑轮廓和重睑皱褶以决定患侧合适的术后重睑皱褶。

（七）眼部检查

- 评估一般的视觉功能，并考虑眼科会诊进行正式检查。
- 术前与眼科医生磋商以进行基本视野检查。

（八）并发症问题[5,6]

- 干眼
  - 术后兔眼带来角膜暴露会影响视力。
- 睑板发育不良
  - 见于先天性上睑下垂案例，矫正上睑下垂可能会引起睑外翻。
- 上睑软塌
  - 提肌腱膜内侧角通常裂开，并导致睑板临时移位。上睑下垂的矫正必须考虑睑板的重新定位。
- 不对称性上睑下垂
  - 严重一侧眼上睑下垂的矫正可撕破对侧上睑不下垂的假面具。
- 内眦间距加大
  - 上睑下垂给我们内眦间距窄的假象；如果术后变宽，应当告知患者可能出现术后内眦间距变宽的外观。

五、上睑下垂矫正的麻醉

- 静脉镇静加局部麻醉。
- 用于矫正轻到中度下垂的合作患者。
- 大多数人接受皮肤入路提肌手术。
- 允许患者积极参与睁眼、闭眼，以达到精确矫正。

手术技巧

- 注射局部麻醉药（少量）。
- 暴露提肌腱膜。
- 进行关键缝合。
- 让患者笔直坐起来，注视远处墙上的预先标记。
- 调整关键缝合，直到下垂纠正在适当水平。

小贴士　过量的局部麻醉药会损害提肌功能，会明显影响手术结果。

六、手术方法选择[7]（图 38-2）

- 如果提肌功能 > 10mm（良好），则施行腱膜手术或 Müller 肌缩短。
- 如果提肌功能 5 ~ 10mm（中等），则施行提肌缩短术或前徙术。
- 如果提肌功能 0 ~ 5mm（较差），则需要额肌悬吊。

小贴士　对于机械性上睑下垂患者，先治疗引起下垂的因素（如眉下垂、上睑肿物等）。

- 最重要的因素是提肌的收缩距离。
  - 局部麻醉药中限制使用肾上腺素，因为它会刺激米勒氏肌，引起 0.5 ~ 1mm 的暂时性睑缘提升。如果使用肾上腺素进行麻醉监护，术侧眼睛要轻微过矫，以补偿术后米勒氏肌松弛引起的睑缘下降。

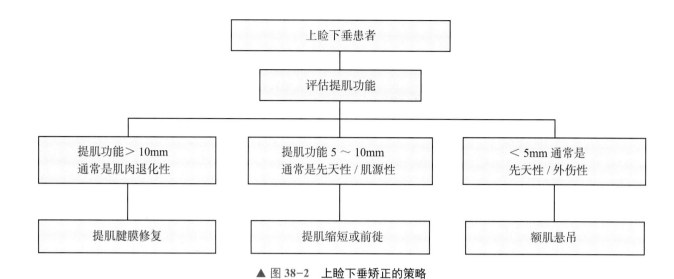

```
┌─────────────────────┐
│     上睑下垂患者      │
└─────────────────────┘
          │
┌─────────────────────┐
│     评估提肌功能      │
└─────────────────────┘
          │
   ┌──────┼──────┐
   │      │      │
┌────────────┐ ┌────────────┐ ┌────────────┐
│ 提肌功能>10mm│ │提肌功能5～10mm│ │  <5mm通常是 │
│通常是肌肉退化性│ │通常是先天性/肌源性│ │ 先天性/外伤性│
└────────────┘ └────────────┘ └────────────┘
   │      │      │
┌────────────┐ ┌────────────┐ ┌────────────┐
│  提肌腱膜修复 │ │ 提肌缩短或前徙│ │  额肌悬吊   │
└────────────┘ └────────────┘ └────────────┘
```

▲ 图 38-2　上睑下垂矫正的策略

Fasanella-Servat 上睑下垂矫正术[8]（图 38-3）

- 结膜入路切除睑板、Müller 肌和结膜。
- 只是在提肌功能良好，伴有最小的上睑下垂才考虑。
- 避免外切口——所以不会改变重睑皱褶。
- 比外入路方法更难预测。

- 睑板切除会引起术后上睑软塌，并伴有成角畸形和外翻。

七、Müller 肌—结膜切除术（Putterman 术式）[9, 10]

- 对符合手术适应证的患者测试，将 2.5% 苯肾上腺素滴入结膜囊。

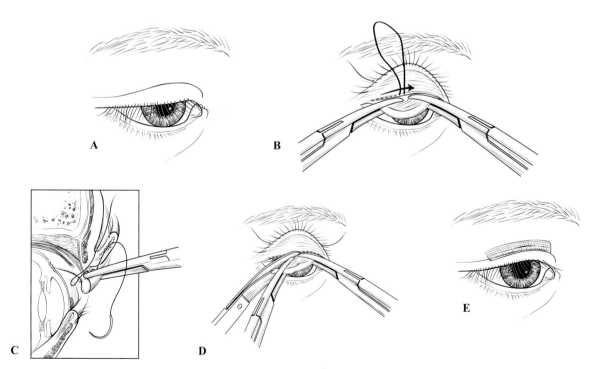

▲ 图 38-3　Fasanella-Servat 上睑下垂矫正术（睑板—结膜、Müller 肌切除术）

适用于提肌功能良好，轻度下垂的患者

■ 苯肾上腺素刺激交感神经支配的 Müller 肌收缩，对 Müller 肌—结膜切除术提供了一个很好的指导[10]（表 38-3）。

■ 用无损血管钳夹住 3.5 ～ 4.5mm 折叠的 Müller 肌和结膜复合体。对应于用苯肾上腺素评估的 7 ～ 9mm 的切除长度。

■ 双针肠线连续水平褥式缝合，然后从结膜插入，穿出到眼睑外面，在睑板上方松松打结。

表 38-3　苯肾上腺素反应指南

上睑下垂对苯肾上腺素的反应	Müller 肌-结膜切除的长度（mm）
眼睑提升过高	7 ～ 7.5
眼睑提升恰好	8
眼睑提升不足	9
没有反应	不是 Müller 肌—结膜切除术适应证

（一）上睑提肌腱膜前徙[11]（图 38-4）

■ 适用于轻到中度上睑下垂。

■ 接受麻醉监测技术。

■ 手术[7]（图 38-5）步骤如下。

➢ 在希望形成上睑皱襞处切开皮肤。

➢ 暴露眶隔和轮匝肌下方的提上睑肌腱膜远端。

➢ 切开眶隔、拉开眶脂肪以显露提肌腱膜，可以通过其表面垂直走向的血管来识别。

➢ 在睑板上缘切开提肌腱膜的末端，并与 Müller 肌分离。

➢ 放置主要的提升缝合：双针 6-0 缝合线穿过睑板上部和提肌腱膜。假如临时移位则睑板需要重新定位。

小贴士　通常每矫正 1mm 的上睑下垂，需要缩短 4mm 的提肌。

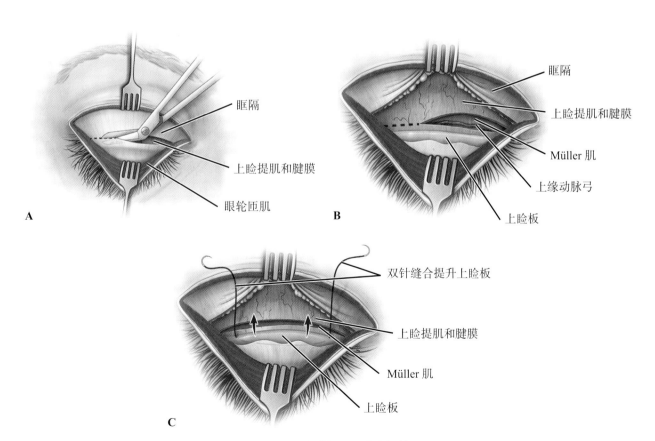

▲ 图 38-4　上睑提肌腱膜的解剖

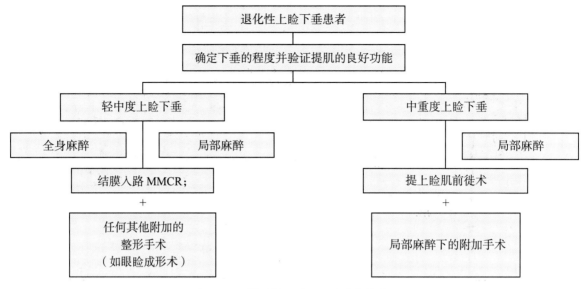

▲ 图 38-5　退化性上睑下垂治疗的策略

Müller 肌—结膜切除术（Müller muscle–conjunctival resection，MMCR）

小贴士　如果对患者采用全身麻醉，可以采用一种裂缝法，在此方法中缩短提肌直到上睑和下睑分离的量相对应于术前提肌提升的幅度。

> 如果提肌提升幅度在 8 ～ 10mm，术后上睑缘应略微低于角膜上缘；如果提肌提升幅度在 6 ～ 8mm，术后上睑缘位于角膜上缘；如果提肌提升幅度在 4 ～ 6mm，则术后上睑缘要略高于角膜上缘。

> 内侧和外侧加强缝合。

> 完成上睑皱褶固定—"锚定缝合眼睑成形术"或轮匝肌切除。

■ 或者，上睑提肌腱膜前徙术在 Whitnall 韧带上方显露提肌，并按切除肌肉量与预计矫正量 4 : 1 的比例切除肌肉[11]。

■ 也可以按照 3 : 1 的比例进行提肌折叠，而不切除腱膜，在全身麻醉下与面部美容手术同时施行[12]。

（二）外入路提上睑肌切除术[1, 13]（图 38-6）

■ 最适用于提肌功能一般的患者。

■ 牺牲部分提肌。

小贴士　Carraway 和 Vincent[11] 支持提肌前徙超过外入路提肌切除术，因为结果改善，并发症更少。

■ 手术技巧包括以下内容。

> 在拟形成上睑皱褶处切开皮肤和眼轮匝肌。

> 暴露睑板上缘。

> 全层切开睑板上方附着体，放置上睑下垂夹钳。

> 从结膜上及眶隔 / 腱膜前脂肪游离提肌和 Müller 肌复合体；必要时切断内外侧角。

> 切除上睑提肌腱膜 / 肌肉和 Müller 肌。

> Beard 法：如果上睑下垂 1 ～ 2mm，提肌功能 8 ～ 10mm，则切除 10 ～ 12mm；如果上睑下垂 2mm，提肌功能 5 ～ 7mm，则切除 18mm。

> Berke 法：采用裂缝法。

（三）上睑提肌前徙术

■ 仅适用于真性提肌腱膜断裂，可能只有在外伤后。

■ 重新缝合睑板处的断端。

■ 由于适应证不常见，因此该方法少用。

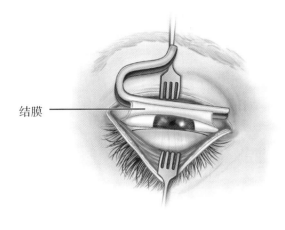

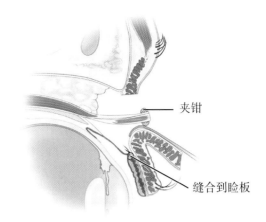

结膜

夹钳

缝合到睑板

▲ 图 38-6　**Müller 肌—结膜复合体**

掀起皮瓣暴露结膜。然后把结膜从覆盖其上的提肌复合体上解剖游离。在分离到穹隆部并用可吸收线重新接续到睑板上缘。然后切除

（四）额肌悬吊术[8]（图 38-7）

- 要求提肌功能差（＜ 5mm）（先天性案例，神经源性案例）。
- 上睑缘提升范围达到 1cm；平视时效果好；可能导致睡觉时眼睑闭合不全，需要眼膏或者夜间眼盾。
- 联合额肌到眼睑的悬吊（阔筋膜、颞肌筋膜、同种移植筋膜、硅胶条、膨体）。
  - 如果术前眼干要小心操作。考虑使用生物源

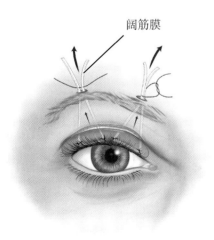

阔筋膜

▲ 图 38-7　**额肌悬吊术**

在眼轮匝肌深面，用异体或者自体材料将上睑悬挂到额肌进行额肌悬吊

性或异体材料以便调整悬吊水平。

- 单侧先天性病例，双侧悬吊以确保对称性。
- Craford 技术步骤如下。
  - 取 3mm 阔筋膜条。
  - 用 3 个睫毛上切口（角膜内、中、外缘）和 3 个眉下切口。
  - 将筋膜在肌肉下穿过，从上睑到达眉。
- 睑板直接与上睑皱褶缝合成形。
  - 采用 Craford 技术时，形成上睑皱褶和悬吊材料需要固定到睑板，防止术后晚期睑内翻。

八、并发症[12]

- 欠矫。
- 过矫。
- 眼睑闭合不全过重。
- 角膜暴露、角膜炎或干眼症。
- 眼睑形态异常，暂时过矫。
- 眼睑皱褶不对称。
- 眼睑毛下垂或者睫毛异常。
- 睑内翻或睑外翻 / 上睑外翻。
- 眼外肌失衡。
- 结膜脱垂。

本章精要

❖ 先天性上睑下垂通常需要额肌悬吊。

❖ 获得性上睑下垂最常见的是上睑提肌退化。

❖ 在静脉麻醉下矫正退化性上睑下垂时，上睑缘每提升 1mm 就要前移上睑提肌 4mm 左右。

参考文献

[1] McCord CD Jr, Codner MA, eds. Eyelid & Periorbital Surgery. New York: Thieme Publishers, 2008.

[2] McCord CD. The evaluation and management of the patient with ptosis. Clin Plast Surg 15:169, 1988.

[3] McCord CD. Evaluation of the ptosis patient. In McCord CD Jr, Codner MA, Hester TR, eds. Eyelid Surgery: Principles and Techniques, ed 2. New York: Lippincott Williams & Wilkins, 2006.

[4] Parsa FD, Wolff DR, Parsa MM, et al. Upper eyelid ptosis repair after cataract extraction and the importance of Hering's test. Plast Reconstr Surg 108:1527, 2001.

[5] Carraway J. Correction of blepharoptosis. In Achauer BM, Eriksson E, Guyuron B, et al, eds. Plastic Surgery: Indications, Operations, and Outcomes, St Louis: Mosby–Year Book, 2000.

[6] Carraway JH. Cosmetic and function considerations in ptosis surgery: the elusive "perfect" result. Clin Plast Surg 15:185, 1988.

[7] Chang S, Lehrman C, Itani K, et al. A systematic review of comparison of upper eyelid involutional ptosis repair techniques: efficacy and complication rates. Plast Reconstr Surg 129:149, 2012.

[8] Bentz ML, Bauer BS, Zuker RM, eds. Principles & Practice of Pediatric Plastic Surgery. New York: Thieme Publishers, 2008.

[9] Guyuron B, Davies B. Experience with the modified Putterman procedure. Plast Reconstr Surg 82:775, 1988.

[10] Liu MT, Totonchi A, Katira K, et al. Outcomes of mild to moderate upper eyelid ptosis correction using Müller's muscle-conjunctival resection. Plast Reconstr Surg 130:799e, 2012.

[11] Carraway JH, Vincent MP. Levator advancement technique for eyelid ptosis. Plast Reconstr Surg 77:394, 1986.

[12] de la Torre JI, Martin SA, De Cordier BC, et al. Aesthetic eyelid ptosis correction: a review of technique and cases. Plast Reconstr Surg 112:655, 2003.

[13] McCord CD Jr. Complications of ptosis surgery and their management. In McCord CD Jr, Codner MA, Hester TR, eds. Eyelid Surgery: Principles and Techniques. New York: Lippincott-Raven, 1995.

第 39 章　面中部年轻化
Midface Rejuvenation

Sumeet Sorel Teotia, Sami U. Khan, Foad Nahai　著

许莲姬　译

　　人类"面部的中间部分"通常称为面中部，是一个大致的解剖术语，指在过渡到侧脸、上唇以及鼻侧软组织的过程中，自下眼睑到更圆的面颊上部的柔和过渡。因此，当任何一个解剖单元出现衰老，都会出现中面部的问题。

一、历史

　　二十世纪早期，应对面部老化的外科操作包括面部皮肤和皮下除皱。这些干预措施对面中部无效果。

（一）复兴时期（20 世纪 70 年代）[1]

- 20 世纪 70 年代早期：Skoog[2] 描述了表浅肌肉腱膜系统下（SMAS 下）分离。
- 1976 年：Mitz 和 Peyronie[3] 定义了 SMAS。
- 20 世纪 70 年代晚期：焦点变为分离、分开和重置 SMAS。
- 这些进步改善了颈面部的下 1/3 的外观，但对面中部无效果。

（二）不同分离平面的时期（1980—1992）[1]

- 颅颌面外科医生如 Tessier[4] 为更好地重新定位面部软组织而采用了骨膜下入路。
  - Mask lift：对颧骨区、颧弓和眶区进行骨膜下分离。
  - 分离软组织后，再覆盖到面骨上使面部年轻化。
- 1984：Psillakis[5] 尝试通过分离颞额浅筋膜再将其固定到颞肌腱膜上的方法重置 / 提升眶区和颧骨区的软组织。

- 1990：Hamra[6] 介绍了深平面除皱术，在颧肌上行 Skoog 型的 SMAS 下分离，到内侧充分矫正鼻唇沟。这使得所有 SMAS 的附着完全释放。SMAS 瓣向外侧前行并固定到颞浅筋膜上。
- 1992：Hamra[7] 改良了自己的技术，用"复合除皱术"进行面中部年轻化。经下睑缘切口，掀起眼轮匝肌，该平面与面部提升分离平面相连。这形成了由眼轮匝肌、面颊脂肪和颈阔肌组成的复合瓣，重置后改善了三个主要的软组织下垂部位。
- 1992：Barton[8] 更好地理解了 SMAS 下平面及其与鼻唇沟的关系。解剖学上，在面颊部内侧，SMAS 成为覆盖颧大肌和颧小肌的筋膜。
  - 因此，对 SMAS 进行简单操作不能显著改善加深的鼻唇沟。
  - 建议，为改善鼻唇沟，在颧肌的内侧，分离必须转移到皮肤—皮下组织平面以释放对 SMAS 的束缚。
- 1993 年，Owsley[9] 将颧脂肪垫定义为"覆盖上颌颧骨区的一块皮下脂肪的独立区域"。该脂肪垫为三角形，其基底部在鼻唇沟上。他提倡在该脂肪垫下面进行分离以便完全调动它，并以垂直于鼻唇沟的方向将其在紧绷状态下悬吊到颧骨突起部表面的浅筋膜上（图 39-1）。

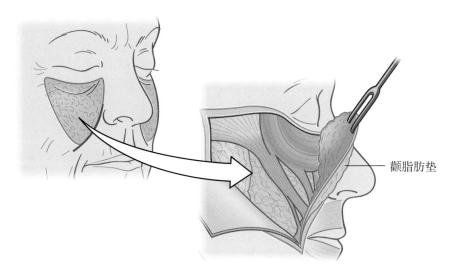

——颧脂肪垫

▲ 图 39-1 颧脂肪垫的提升和移动

（三）高级技术时期（1992—1999）[2]

- 1992 年，Terino[10] 描述了他处理"第四平面"的理念。
  - ➤ 提倡联合采用填充物扩容颧部与面部区域解剖学的理念来处理面中部的容积丢失问题。
- 1993 年，Flowers[11] 描述了泪沟畸形并使用填充物进行容积矫正。
- 1994 年，Coleman[12] 提出问题"我们应该支撑并填充，还是切除并悬吊？"
  - ➤ 软组织填充比较流行脂肪填充，通过脂肪移植提升眶周区域。
- 1994 年，整形外科医生，包括 Fuente del Campo[13]、Isse[14] 和 Ramirez[15] 开始在面部年轻化手术中使用内镜。
  - ➤ 1995 年，Ramirez 描述了针对面部的中 1/3 和上 1/3 的年轻化手术的 6 个类型的操作组合。
  - ➤ 第 4 至第 6 类型针对面中部，并包含完全开放手术、完全内镜以及双平面联合的操作。

（四）矢量和容积时期（1999—现在）[1]

- 有关面中部容积管理和正确的提升 / 提拉矢量的概念。
- Little[15, 16] 描述了在皮下和骨膜下平面同时采用

容积法进行面中部年轻化的方法。

- 重要的解剖学研究改进了面中部 / 眶周区的复杂的解剖学。
- 重新评估年轻化手术中的提拉矢量，并提倡更垂直的提拉方向，特别是对于处理面中部的操作。

二、相关解剖学

（一）面中部的基本定义

- 颧骨额突到口角的连线的内侧、上至下眼睑且下至鼻唇沟的面颊部分[17]。
- 因此，在解剖学上，面中部包含下眼睑、鼻唇沟、上唇和颧骨突起部 / 颊的复杂关系。

（二）基础解剖学 [18, 19]

- 骨骼
  - ➤ 尽管软组织的厚度很重要，特别是考虑到老化过程中的变化，但骨骼是确定面中部轮廓的主要因素。
  - ➤ 骨骼支撑面中部软组织，是覆盖在其表面上的韧带和肌肉附着的平台。
  - ➤ 颧骨前区的上侧 / 外侧部分：覆盖颧骨体。
  - ➤ 下侧 / 内侧部分：覆盖上颌骨；覆盖口腔前庭。

- 软组织
  - 眼轮匝肌下脂肪（SOOF）
    - 位于肌肉的后方。
    - 可能需要减少、重新定位或不处理。
  - 颞脂肪垫
    - 颧骨上方、颞筋膜深浅层之间。
  - 颧脂肪垫
    - 面中部的主要软组织结构。
    - 三角形。
    - 随年龄而变化：变平、突起消失、容积减少、变长、变得更窄、向下移位。
  - 颊脂肪垫
    - 侧面支附着于上颌骨骨膜的浅面。
    - 支撑颊软组织团（cheek mass）的重要结构。
  - SMAS
    - 浅表于腮腺筋膜和表情肌的脂肪筋膜层。
    - 从外侧固定到腮腺筋膜，以及颧骨和下颌骨的骨皮韧带。

- 面中部的提升通常通过提升面中部的 SMAS 来实现。
- 是应对面中部老化的 SMAS 面部提升操作的主要部分。

- 支持韧带
  - 面中部包含 3 类支持韧带 [20]（图 39-2）。
    - 眼轮匝肌支持韧带 [21]。
    - 颧骨韧带。
    - 上咬肌韧带。
- 鼻唇沟（见第 42 章）
  - SMAS、真皮以及覆盖面部表情肌的肌肉筋膜的汇合处。
  - 复杂的面部解剖结构。
  - 鼻唇沟明显使面部外观显得更加衰老。
  - 参与引起面中部老化。
  - 手术矫正复杂且在理想操作方面有争议。
- 泪沟（见第 36 章）（图 39-3）
  - 亦称为鼻颧沟。

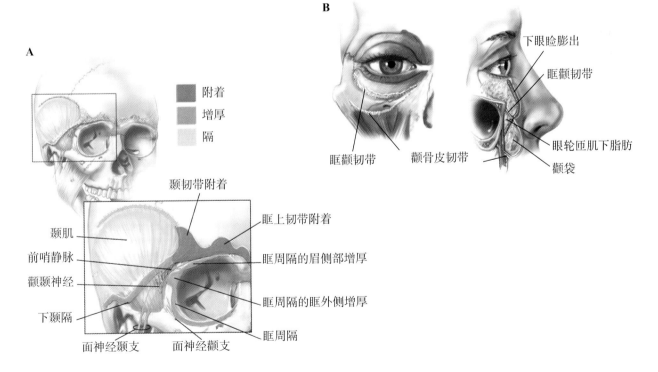

▲ 图 39-2　面中部和眶的支持韧带

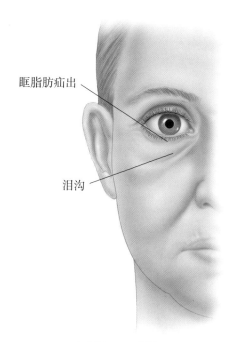

眶脂肪疝出

泪沟

▲ 图 39-3　泪沟

> 随年龄增加更明显。

> 下眼睑的内侧面。

> 随着面颊容积减少、面中部结构下垂，变得更明显；疝出的眶脂肪常使泪沟更明显。

● 形成泪沟的解剖学原因有争议。

○ 一些外科医生认为，这个沟是颧脂肪垫下垂后眶缘突起所形成的。

○ 可能是由下内侧眼轮匝肌、提鼻翼肌和提上唇肌所形成的三角形汇合处，位于眶缘下方，随着该区域容积减少而变得明显。

■ 肌肉

> 眼轮匝肌，特征如下。

● 在面中部提升术中最常涉及的结构。

● 起自眶骨并插入眼睑软组织的括约肌。

小贴士　重新调整外眦和眼轮匝肌的位置从而缩短下眼睑的明显的长度对再造眶周区和面中部年轻化的外观至关重要。

> 颧大肌：形成笑容的重要肌肉

● 面中部分离操作中主要的解剖标志

> 笑肌：形成笑容的重要肌肉。

> 提上唇肌。

> 口轮匝肌。

> 咬肌。

■ 皮肤。

■ 血供[18]（图 39-4），有以下特点。

> 主要来自颈外动脉的分支。

> 眶周区存在明显的与颈内动脉系统的吻合。

> 面动脉。

> 上颌内动脉。

> 眶下动脉，特征如下。

● 供应下眼睑和中颊。

● 该动脉从眶下孔出来，故在骨膜下面中部分离中可能被损伤。

> 颞浅动脉，特征如下。

● 在穿过颧弓时在 SMAS 层内穿行。

● 在 SMAS 下分离中受保护。

> 面横动脉，特征如下。

● 供应外眦区域。

■ 神经支配

> 感觉：CN V_2（三叉神经）的分支。

● 眶下神经。

● 颧面神经。

● 上颌后神经。

> 运动：面神经（CV Ⅶ）的颧支和颊支。

● 眼轮匝肌主要由颧支供应，这些分支主要由近下外侧面处进入肌肉的后方。

● 下睑也受到来自中颊的颊支的支配，该分支进入颧大肌深层。

● 另一颊支向内侧延伸。

● 一般来讲，在面中部手术中，远端分支的损伤很少引起明显的缺陷。

（三）应用解剖学

■ 面中部分为前部和外侧部。

> 前部称为中颊[22]。

> 中颊是面部前面的面中部部分，从下眼睑延

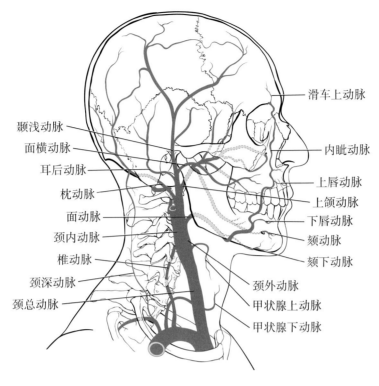

▲ 图 39-4　血供

伸到鼻唇沟和上唇 [22]（图 39-5A）。

> 给人以美感的年轻颊的饱满感是由中颊产生的。

■ 随着年龄增长，中颊的变化显示它由三个不同的解剖结构组成 [22]（图 39-5B）。

> 眼睑—颊部分。

> 颧骨部分。

> 鼻唇部分。

■ 理解老化过程中这些结构中的每一个结构的影响以及影响每一个结构的变化对充分矫正随时间流逝而产生的变化很重要。

> 随着面部老化发展并影响这些结构时，中颊部分就会被三个皮肤沟分隔 [22]。

● 睑颊沟：上外侧。

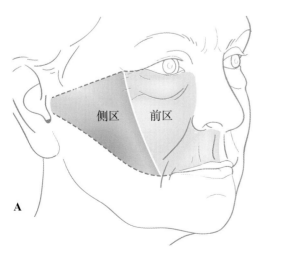
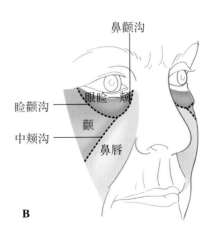

▲ 图 39-5　中颊的皮下隔室

- 鼻颧沟：内侧。
- 中颊沟：下外侧。

■ 这些沟交叉形成斜向 Y 形 [22]。
  ➤ 中颊沟主要平行于鼻唇皱襞走行；向头侧，延伸到鼻颧沟。
  ➤ 睑颧沟在中颊的头侧界限处，向外侧向外眦方向延伸。

1. 老化过程中的变化

■ 胶原蛋白减少导致皮肤弹性下降。

■ 表皮变薄，出现皱纹。

■ 脂肪容积减少。

■ 韧带结构变弱使软组织下垂，从而产生明显的沟，容积减少还表现为瘦削的外观。

■ 支撑面中部的骨架结构发生变化。

■ 面中部的形状由眶骨、颧骨和下颌骨的具体的形状和突起决定。

  ➤ 这可能是引起面部外观不同的最具影响力的因素。

■ 研究中已显示面中部骨骼结构随年龄的变化。

  ➤ Pessa 等 [23] 表明，骨骼结构的年龄相关变化为随年龄增大眶下缘和上颌前区后移。

  ➤ Mendelson 等 [24] 使用面部 CT 扫描评估了男性和女性患者面中部骨骼变化，结果发现，男性和女性患者其上颌前区与眶底之间的角度随时间推移均减小。

  ➤ 但与既往报告相反的是，Mendelson 发现眶下缘相对固定。因此，上颌前壁相对于固定的眶下缘的后移导致睑颊交接处呈现"负矢量"外观，如 Jelks 等所述 [25]。

  ➤ Shaw 和 Kahn[26] 等也使用 CT 评估来显示眉间和上颌角度随年龄增加而减小。

  ➤ 这些研究均与早期观点（即面部骨骼老化的变化，包括随年龄增长骨骼增长与扩大）有差异。

  ➤ 这些骨骼结构是面中部软组织的基础，同时也是下睑和上唇的肌肉以及面中部支持 / 支撑韧带附着处，因此，从直觉来看，近期数据更合理。

  ➤ Pessa 等 [23] 和 Mendelson 等 [24] 研究显示面部老化中男性的上颌角变化更大。上颌前区向后移位导致软组织支持减少，加上软组织容积减少，突出了面中部的老化改变。

  ➤ 骨骼支持减少可以解释颊脂肪垫 / 软组织下垂及其对鼻唇沟这一固定结构加深的影响。

2. 面中部与头皮相似之处

■ 头皮的局部解剖有如下五层。
  ➤ 皮肤。
  ➤ 皮下组织。
  ➤ 肌腱膜层。
  ➤ 疏松的蜂窝状组织。
  ➤ 固定的骨膜和深筋膜。

■ 面中部解剖结构可以被认为与头皮的解剖结构等同 [22]（图 39-6）。

  ➤ 支持带皮肤纤维（Retinacular cutis）穿过皮下组织并将肌肉腱膜层附着在皮肤上。

  - 生成由三层（皮肤、皮下组织和 SMAS）组成的可移动的瓣，可在固定的第四层（骨膜和深筋膜）上面自由移动。

  ➤ 第四层即疏松的蜂窝层可使其上三层滑动。

  ➤ 头皮没有具体的固定点。

  ➤ 在面中部和颊中，第三层在 SMAS 层内含有表情肌。这些肌肉对其表面的皮肤的附着多于对其下骨骼结构的附着。

小贴士　从直觉来讲，这是合理的，原因是产生我们的面部表情的是这些肌肉的活动而不是关节运动。

  ➤ 头皮和面中部的各解剖层次的重要区别是第四层。头皮中，这一疏松的蜂窝组织层发挥简单的滑动平面的作用。而面中部的第四层除了有该功能之外，还含有面部支持韧带，这些韧带充当面部软组织（由上三层组成）的固定点。

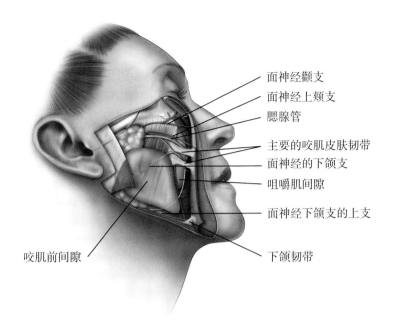

面神经颞支
面神经上颊支
腮腺管
主要的咬肌皮肤韧带
面神经的下颌支
咀嚼肌间隙
面神经下颌支的上支
下颌韧带
咬肌前间隙

▲ 图 39-6　面部各层

- 面中部支持韧带有 3 种。
  - 眼轮匝肌支持韧带。
  - 颧韧带。
  - 上咬肌韧带。
- 第四层内支持韧带之间存在没有固定点的较大区域（间隙），这使得软组织在表情肌活动时移动 [22]。
  - 这些间隙的顶部是 SMAS 的底面。
  - 底部是深筋膜或骨膜。
  - 支持韧带构成壁。
    - 面神经的分支、感觉神经和血管结构在该壁内穿行。
- 面中部中，软组织覆盖游离间隙的程度大于坚固的骨骼。
- 面中部的 4 个主要间隙 [22]（图 39-7）。
  - 眶隔前。
  - 颧骨前。
  - 咬肌。
  - 口腔。
- 韧带在 SMAS 层内成扇形展开，形成垂直的支持带皮肤（retinacular cutis）纤维网络。
  - 该网络将软组织固定到真皮上。

- 随着面部老化，SMAS 层内的细韧带失去力量，会出现面部膨胀（facial bulge），使覆盖面部间隙的软组织膨胀。韧带附着到真皮的坚固力量抵抗这一膨胀并在皮肤上呈现为深沟 [22]。
- 这些变化，加上明确记载的皮肤老化的变化，形成特征性的面中部老化。

三、面中部评估

- 协调的面部外观定义为"面部的所有组织处于平衡的关系" [27]。
- 面部老化是多个因素共同作用的结果，包括 4 个方面的变化。
  - 皮肤松弛。
  - 软组织下垂。
  - 软组织容积减少。
  - 面骨的骨架结构发生变化。
- 面部老化过程按规定形式发展 [28]。
- Hester 和 Szczerba [19] 定义了老化过程中以下 4 个最重要的变化。
  - 颊皮肤在眶下缘下方逐渐下垂，伴下眼睑皮肤变薄下降，形成骨骼突显的面部外观伴眶下中空。

371

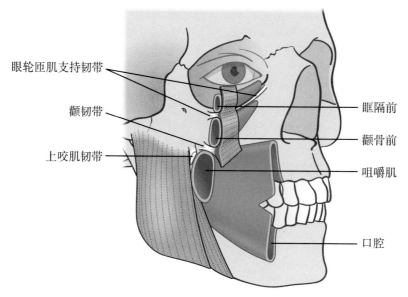

▲ 图 39-7　面中部的四个主要间隙

眼轮匝肌支持韧带

颧韧带

上咬肌韧带

眶隔前

颧骨前

咀嚼肌

口腔

- ➢ 颧脂肪垫下垂，伴颧骨突起消失。
- ➢ 泪沟加深。
- ➢ 鼻唇沟加深。
- ■ 下眼睑和面中部老化的解剖结构包括[19]（图 39-8）以下几个方面。
  - ➢ 眼轮匝肌松弛和下降。
  - ➢ 眶隔松弛。
  - ➢ 睑颊交接处下降。
  - ➢ 下眼睑的睑板部分水平松弛。

- ➢ 颊脂肪垫下降伴眶颧韧带松弛。
- ➢ 颧肌和上唇的其他提肌松弛。
- ➢ 鼻唇沟一定程度加深。
- ■ 面中部所有 5 个解剖学上的软组织层和骨骼结构的累积变化，如前所述，导致所观察到的面中部的老化过程。
- ■ 特定解剖位点的支持韧带力量减弱使面中部软组织的固定力度降低。
- ■ 经典的颊容积减少是 3 个过程作用的结果[18, 29]。

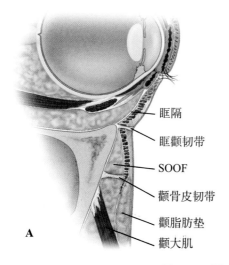
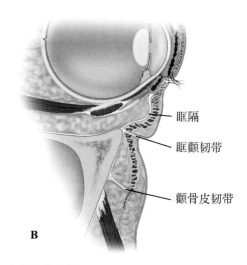

眶隔
眶颧韧带
SOOF
颧骨皮韧带
颧脂肪垫
颧大肌

眶隔
眶颧韧带
颧骨皮韧带

A

B

▲ 图 39-8　面中部的正中矢状位解剖
A. 年轻的面中部；B. 老化的面中部（SOOF，眼轮匝肌下脂肪）

➢ 韧带力量减弱使软组织移位（向下）（主要）。

➢ 软组织和脂肪萎缩（次要）。

➢ 骨架变化和骨质流失（次要）。

四、手术原则

- 面部年轻化，特别是面中部的年轻化操作原则中最大变化之一是，认识到在紧绷状态下仅分离和重置面部皮瓣而不处理面部更深的基础结构（即软组织和面部骨架支持）无法达到使面中部充分地年轻化的目的。

- 最新进展，特别是手术解剖学家（surgical anatomists）描述的进展，使我们更好地理解面中部的年轻化，包括以下内容。

➢ 手术分离平面。

➢ 容积增加。

➢ 矢量和提升方向的概念[30]。

- Mendelson[31] 提倡的在处理面中部老化过程中达到持久结果的重要原则包括 3 个方面。

➢ 充分释放软组织。

➢ 适宜的提升矢量。

➢ 固定的力度。

- 面部解剖中的概念"固定"指面部的支持韧带，即将真皮连接到其下方的面部骨骼的韧带，如前所述。

➢ 在功能方面，这些韧带将面部分成多个隔室[31]。

➢ 随着我们年龄增加，固定点松弛（使软组织下垂，出现面部老化的表现），这些变化在这些隔室的范围内出现。

➢ 手术矫正需要采用有关释放固定点（韧带附着）的基于解剖学的手术原则，这有助于沿着适宜的矢量重新放置并提升软组织，使其达到使面部更年轻的位置并呈现更年轻的外观[31]（图 39-9）。

➢ 固定点完全释放有助于在某一隔室内应用多个矢量，这可以实现软组织的完全重新定位。

➢ 在一个隔室内进行多个缝合可减少施加于任何单个固定点的负荷[31]（图 39-10）。

➢ 这可以使外科医生在面部骨架上的原韧带附着点重新制作固定点，并降低 SMAS 瓣上的张力以及该瓣使面部外观变形的潜在风险。

五、理想的面中部提升术的特征

- Ramirez[32] 介绍了以下有关理想的面中部年轻化手术的理念。

➢ 实现颊容积再塑。

➢ 允许在不做额外切口或不采用其他分离平面的情况下通过增加或减少来管理骨架基础。

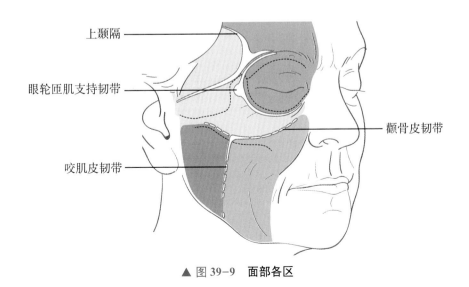

上颌隔

眼轮匝肌支持韧带

咬肌皮韧带

颧骨皮韧带

▲ 图 39-9　面部各区

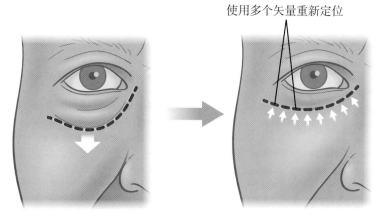

使用多个矢量重新定位

▲ 图 39-10　下眼睑松弛的矫正原则

➢ 允许在没有其他移植物移位风险或固定需求的情况下注入脂肪移植物。

➢ 矫正下眼睑脂肪疝出。

➢ 矫正睑颊交界面的 V 形畸形。

➢ 提升嘴角。

➢ 在相同的手术环境且没有皮肤坏死或愈合延迟的风险的情况下，处理皮肤层的可能性。

➢ 将面部浮肿减少至最低限度。

➢ 将面部麻木减少至最低限度。

➢ 将面神经损伤减少至最低限度。

六、手术技术

（一）脂肪移植 [12, 33]（见第 22 章）

■ 通常用作面中部提升的辅助措施来处理容积减少的情况。

■ 面中部内经常需要增大以下软组织的解剖区域。

➢ 泪沟和眶下区。

➢ 颧骨突起。

➢ 颧骨下区。

➢ 鼻唇沟。

■ 需要增大容积的两个最常见区域是泪沟（重新塑造年轻的凹凸外观）和鼻唇沟。

■ Neuber[34] 于 1893 年首次描述了利用脂肪治疗面部轮廓缺陷的情况。

■ Miller[35] 在 1926 年介绍了使用导管进行脂肪填充，但该操作未能得到广泛使用。

■ Coleman[12] 推广了结构性脂肪移植（structural fat grafting）的使用。他推出了不仅填充缺陷，而且还采用三维方法来进行软组织填充以及脂肪填充法来塑造脸型的观点。

■ Coleman 的技术遵循了 Miller 的明智的建议，Miller 称游离脂肪移植的最终结果，除了各种局部和一般因素之外，取决于所采用的方法和技术。

■ 脂肪填充在多个平面进行，包括 SMAS 下、骨膜下以及皮下。

专家提示　Coleman 警告不要在面部肌肉内注入脂肪（尽管之前其他作者提倡这一做法），原因是这样会导致浮肿、变形、缺陷欠矫正，以及肌肉纤维化和增厚，特别是唇部。

（二）锯齿线 [36-38]

■ 随着面部年轻化手术中微小（无创）术的流行，开发出带锯齿的缝线来悬吊面部软组织以塑造更年轻的外观。其结果通常是令人失望的，或者只持续较短时间。

■ 缝线可置于面部软组织的不同水平或平面，包括浅层、SMAS 内和骨膜下。

■ 长期结果显示将带齿缝线放在未分离的组织内产生令人沮丧的结果。

（三）异体移植物[39,40]（见第 26 章）

- Terino[40] 推广了面部增大，特别是面中部的增大中使用异体移植物的理念。
  - 开发了面部骨骼的解剖区域的概念。
- 眶下颧骨区由 5 个不同骨骼区中的 2 个区组成（图 39-11）。
  - 区域 1：颧骨的主体。
    - 定义为内侧起自眶下神经，向外侧延伸到颧弓的内侧 1/3。
  - 区域 2：鼻周眶下区。
    - 自鼻骨的外侧缘延伸到眶下神经。"泪沟"在此区域内。
- 传统的面部年轻化手术针对的是 3 个不同平面：皮肤、皮下和 SMAS。这些手术产生二维变化。异体移植物则将重点放在第四平面即面部骨架上，从而通过面部增大产生三维变化。
- 自体移植技术，如脂肪填充、真皮—脂肪或筋膜移植物，也可产生三维增大效果。提倡异体移植技术的人对比引用了这些移植物产生的永久效果与采用组织增大技术时容积随时间推移减少的可能性。
- 一般情况下，面中部的异体移植容积矫正与面

中部骨膜下提升联合使用。这有助于悬吊面中部的软组织，为异体移植物的解剖学上的固定创造骨膜下空间，从而对下垂、萎缩的面中部软组织顺利实施容积矫正[40]。
- 放置面中部异体移植物的手术入路是通过上龈颊沟、睑下或经结膜切口，可用于面中部骨膜下提升和（或）下眼睑成形的联合手术。

（四）内镜

- Hester 及其同事[19,41,42]、Byrd 和 Andochick[43]、Hunt 和 Byrd[44] 及 Ramirez[15,32] 推广了采用内镜的面中部年轻化手术。每个外科医生评估了其技术的详细情况。
- 内镜法的最大优点是避免了创伤性地分离眼轮匝肌，从而防止术后下眼睑变形。
- 由于睑板前眼轮匝肌未从眶隔分离，被动地向外侧方向拉紧轮匝肌可被动地使眶隔紧绷，从而减少脱出的眶脂肪并消除了直接切除脂肪或重新定位的需求。
- Ramirez 总结了面中部内镜手术原则包括以下内容。
  - 骨膜下和筋膜下广泛分离。
  - 调动整个面中部结构。
  - 在颊的下界和内侧界释放骨膜。
  - 强力悬吊以保持颊处于提升的状态。
- Hester 及其同事对某些患者采用辅助的内镜面中部提升法来处理其特定的解剖结构的老化变化，这些辅助方法包括自体脂肪移植用于治疗明显的鼻颧沟和泪沟畸形，和（或）在极其明显的鼻唇沟内侧缘上吸脂。
- Byrd 和 Andochick、Hunt 和 Byrd 强调了颞区深部提升：多平面、眉弓外侧、颞侧和上面部提升。
  - 适用于中上面部老化的患者，最适合同时需要进行眶周年轻化处理的颧骨下垂患者。
  - 对有以下特征的患者特别有帮助。
    - 年轻。
    - 颧骨发育不全。
    - 下眼睑突出（lower lid bowing）。

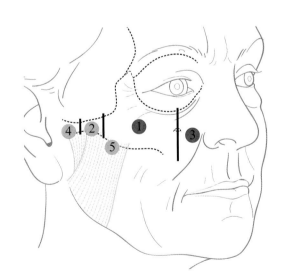

▲ 图 39-11　颧骨区的骨骼分区

1. 颧骨的主体；2. 颧弓的中 1/3；3. 鼻周眶下区；4. 覆盖颧弓后 1/3 的区域；5. 颧骨下三角区

- 巩膜显露（下三白）。
- 外眦向下移位。

> 颧骨发育不全可同时用羟基磷灰石面部增大法（hydroxyapatite augmentation）治疗。
> 需要扎实掌握面中部和上眼睑解剖知识的复杂操作。
> 技术最初强调的关键分离平面[43]（图 39-12）。

- 帽状腱膜下入路至前额。
- 筋膜下入路至颞区。
- 骨膜下入路至颧弓。
- 轮匝肌下入路至眶上缘、眶外侧缘和眶下缘。

> Byrd 的技术经一段时间后从之前介绍的颞部深层提升发展为内镜下眉—面中部提升，但所采用的解剖学平面是相同的[44]。
> 在骨膜前平面将面中部复合体作为一个单位进行分离和悬吊使得直接矫正老化的面部解剖成为可能，并改良了眉固定和颧弓分离操作。

（五）经眼睑面中部提升术

- 被某些外科医生采用[41]，并发症发生率高。
- 采用经皮直接或内镜下下眼睑成形术将面中部

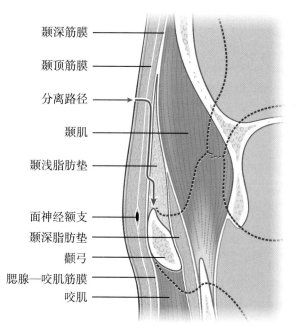

颞深筋膜
颞顶筋膜
分离路径
颞肌
颞浅脂肪垫
面神经额支
颞深脂肪垫
颧弓
腮腺—咬肌筋膜
咬肌

▲ 图 39-12 至颧弓的分离平面

和下眼睑作为一个单位同时处理。

- 一般为更老化的面中部及其相关下眼睑老化结构保留的手术。

七、术后护理

主要目的是预防并发症并结合正常的愈合过程。

- 抬高头部可减少体液过多，将术后浮肿降低到最低限度。
- 冰袋或冷敷可用于减少浮肿。
- 临时 Frost 缝合可用于围术期，防止下眼睑在早期愈合阶段发生球结膜水肿。
- 严格的血压控制对预防血肿很重要。
- 如果手术分离中涉及下眼睑，应评估患者的大体视力。
- 应使用盐水滴眼液或润滑膏保持眼睛润滑。
- 要指导患者不要配戴隐形眼镜，也不要在缝线上使用化妆品。
- 术后要密切随访以便在早期愈合阶段反复向患者提供指导并说明注意事项。

八、手术并发症和治疗

- 球结膜水肿

> 经眼睑入路至面中部的手术中最常见的非手术并发症。
> 以明显的结膜肿胀为表现。
> 症状包括溢泪、刺激或异物感、轻度视力损伤。
> 术后 1 周内出现，可持续达 4 周，在罕见情况下会更长。
> 预防是最好的治疗方法，手术时要润滑角膜，尽可能减少创伤和暴露。
> 临时睑缝合术可减少术后球结膜水肿。
> 治疗从润滑眼睛开始，用盐水滴眼液和眼用润滑剂。
> 眼用类固醇滴剂（Tobradex）会有帮助。
> 如果球结膜水肿持续存在，可使用眼罩。

- 对于严重病例或持续＞2周的病例，应考虑进行床边结膜切开术（conjunctivotomy）加睑缝合术。

■ 下眼睑错位
- 经眼睑入路的最常见手术并发症。
- 原因包括去除过多皮肤或肌肉、下眼睑松弛、中层或后层瘢痕、睑板前眼轮匝肌损伤，甚至小的血肿。
- 特征性表现包括下睑退缩、巩膜显露和下睑外翻。
- 最常见原因是睑板松弛的患者前层或后层垂直缺陷。
- 风险增加的患者有以下情况。
  - 下眼睑松弛。
  - 眼球突出（Hertel 眼球突出计测量）。
  - 负矢量。
  - 反向的眼角倾斜角。
  - 术前巩膜显露。
- 轻度下眼睑错位的治疗。
  - 术后按摩。
  - 用胶带向外侧放悬吊。
  - 润滑眼睛。
- 保守治疗失败。
  - 外眦固定术或眦成形术。

- 极少数情况下手术中可包含垫片（spacer）。
- 可能需要实施钻孔眦锚定术。
- 严重的下眼睑错位。
  - 可能需要立即手术矫正以预防暴露性角膜病。
  - 一般需要实施钻孔眦锚定术。
- 溢泪通常为一过性，自发消退。
- 感染不常见；但必须用抗生素治疗并随访警惕以防止面部和眶周蜂窝织炎。
- 血肿需要根据其严重程度处理，通常需要手术。
- 角膜擦伤不常见，但可通过角膜润滑预防。
- 轻微的视力变化如复视为一过性，由水肿引起。
- 神经损伤一般也为暂时性，围术期自发消退。
- 使用带齿缝线引起的并发症通常由非对称性和缝线移位或矢量错位引起，这些均通常需要手术治疗。
- 异体移植物的并发症包括错位、旋转、非对称、骨吸收、局部疼痛和感觉异常；感染极少见。治疗包括处理具体原因，可能需要手术取出。
- 脂肪移植会过度矫正或欠矫正畸形，可能需要反复操作以达到对称效果。

本章精要

❖ 全面掌握面中部的完整的解剖学内容对成功实施面中部年轻化手术至关重要。

❖ 术前准确评估引起面部老化的因素是成功实施面部年轻化手术的基础。

❖ 面部普遍老化表现为皮肤松弛、软组织下垂、软组织内容积减少，以及面骨的骨架结构发生变化。

❖ 面部的各个亚单位并非独立老化；相反，它们在形状和功能上相互依赖、相互补充。因此，为塑造美丽、协调的面部，矫正面部各个区域出现的变化非常重要。

❖ 面中部的老化表现为支持韧带的软组织变弱，引起软组织下垂。随着覆盖面部间隙的软组织膨胀，会出现面部膨胀（facial bulge）。附着到真皮的坚固的附着力抵抗这一膨胀，并在皮肤上表现为深沟。

❖ 通过避免眶隔前分离可将下眼睑的创伤降低到最低水平。

❖ 面中部的矢量拉力呈垂直方向，而非外侧方向。

❖ 如果出现水平方向的下眼睑松弛，应予以矫正。

❖ 应治疗骨骼缺陷。

❖ 面部容积减少应根据需要填补。

❖ 换肤不充分或被忽略，会影响年轻化手术的成功实施。

参考文献

[1] Paul MD, Calvert JW, Evans GR. The evolution of the midface lift in aesthetic plastic surgery. Plast Reconstr Surg 117:1809, 2006.

[2] Skoog T. Plastic Surgery: New Methods and Refinements. New York: Thieme Publishers, 1974.

[3] Mitz V, Peyronie M. The superficial musculo-aponeurotic system (SMAS) in the parotid and cheek area. Plast Reconstr Surg 58:80, 1976.

[4] Tessier P. Facelifting and frontal rhytidectomy. In Transactions of Seventh International Conference on Plastic and Reconstructive Surgery, Rio de Janeiro, Brazil, Sept 1979.

[5] Psillakis JM. Empleo de tecnicas de cirugia craniofacial en las ritidoplatias del tercio superior de la cara. Cirugia Plastica Ibero-Latino Americana 10:297, 1984.

[6] Hamra ST. The deep-plane rhytidectomy. Plast Reconstr Surg 86:53, 1990.

[7] Hamra ST. Composite rhytidectomy. Plast Reconstr Surg 90:1, 1992.

[8] Barton FE Jr. The SMAS and the nasolabial fold. Plast Reconstr Surg 89:1054, 1992.

[9] Owsley JQ. Lifting of the malar fat pad for correction of prominent nasolabial folds. Plast Reconstr Surg 91:462, 1993.

[10] Terino EO. Alloplastic facial contouring: surgery of the fourth plane. Aesthetic Plast Surg 16:195, 1992.

[11] Flowers RS. Tear trough implants for correction of tear trough deformity. Clin Plast Surg 20:403, 1993.

[12] Coleman SR. The technique of periorbital lipoinfiltration. Oper Tech Plast Reconstr Surg 1:120, 1994.

[13] Fuente del Campo A. Ritidectomia subperiostica endoscopia. Cirugia Plastica Ibero-Latino Americana 20:393, 1994.

[14] Isse NG. Endoscopic facial rejuvenation. Clin Plast Surg 24:213, 1997.

[15] Ramirez OM. Endoscopic facial rejuvenation. Perspect Plast Surg 9:22, 1995.

[16] Little JW. Three-dimensional rejuvenation of the midface: volumetric resculpture by malar imbrication. Plast Reconstr Surg 105:267, 2000.

[17] Mendelson BC, Muzaffar AR, Adams WP Jr. Surgical anatomy of the midcheek and malar mounds. Plast Reconstr Surg 110:885; discussion 897, 2002.

[18] Harris PA, Mendelson B. Eyelid and midcheek anatomy. In Fagien S, ed. Putterman's Cosmetic Oculoplastic Surgery, ed 4. Philadelphia: Saunders Elsevier, 2008.

[19] Hester TR, Szczerba S. Midface rejuvenation. In Nahai F, ed. The Art of Aesthetic Surgery: Principles and Techniques. New York: Thieme Publishers, 2005.

[20] Owsley JQ, Roberts CL. Some anatomical observations on midface aging and long-term results of surgical treatment. Plast Reconstr Surg 121:258, 2008.

[21] Muzaffar AR, Mendelson BC, Adams WP Jr. Surgical anatomy of the ligamentous attachments of the lower lid and lateral canthus. Plast Reconstr Surg 110:873; discussion 897, 2002.

[22] Mendelson B, Jacobsen S. Surgical anatomy of the midcheek: facial layers, spaces, and the midcheek segments. Clin Plast Surg 35:395, 2008.

[23] Pessa JE, Desvigne LD, Lambros VS, et al. Changes in globe-to-orbital rim position with age: implications for aesthetic blepharoplasty of the lower eyelids. Aesthetic Plast Surg 23:337, 1999.

[24] Mendelson B, Hartley W, Scott M, et al. Age-related changes of the orbit and midcheek and the implications for facial rejuvenation. Aesthetic Plast Surg 31:419, 2007.

[25] Jelks GW, Glat PM, Jelks EB, et al. the inferior retinacular lateral canthoplasty: a new technique. Plast Reconstr Surg 100:1262, 1997.

[26] Shaw RB, Kahn DM. Aging of the midface bony elements: a three-dimensional computed tomographic study. Plast Reconstr Surg 119:675, 2007.

[27] Psillakis JM, Rumley TO, Camargos A. Subperiosteal approach as an improved concept for correction of the aging face. Plast Reconstr Surg 82:383, 1988.

[28] DeFatta RJ, Williams EF III. Evolution of midface rejuvenation. Arch Facial Plast Surg 11:6, 2009.

[29] Moss CJ, Mendelson B, Taylor GI. Surgical anatomy of the ligamentous attachments in the temple and periorbital regions. Plast Reconstr Surg 105:1475, 2000.

[30] Marten TJ. High SMAS facelift: combined single flap lifting of the jawline, cheek, and midface. Clin Plast Surg 35:569, 2008.

[31] Mendelson B. Surgery of the superficial musculo-aponeurotic system: principles of release, vectors, and fixation. Plast Reconstr Surg 107:1545, 2001.

[32] Ramirez OM. Three-dimensional endoscopic midface enhancement: a personal quest for the ideal cheek rejuvenation. Plast Reconstr Surg 109:329, 2002.

[33] Coleman SR. Facial augmentation with structural fat grafting. Clin Plast Surg 33:567, 2006.

[34] Neuber F. [Fat transplantation] Chir Kongr Verhandl Dsch Gesellch Chir 20:66, 1893.

[35] Miller CG. Cannula Implants and Review of Implantation Techniques in Esthetic Surgery. Chicago: Oak Press, 1926.

[36] Paul M. Barbed sutures for aesthetic facial plastic surgery: indications and techniques. Clin Plast Surg 35:451, 2008.

[37] Lee S, Isse N. Barbed polypropylene sutures for midface elevation: early results. Arch Facial Plast Surg 7:55, 2005.

[38] Sasaki GH. Personal approach to the aging lower lid and face. Clin Plast Surg 35:407, 2008.

[39] Terino EO, Edward M. The magic of mid-face three-dimensional contour alterations combining alloplastic and soft tissue suspension technologies. Clin Plast Surg 35:419, 2008.

[40] Terino EO. Alloplastic contouring for suborbital, maxillary, zygomatic deficiencies. In Fagien S, ed. Putterman's Cosmetic Oculoplastic Surgery, ed 4. Philadelphia: Saunders Elsevier, 2008.

[41] Hester TR Jr, Codner MA, McCord CD, Nahai F, Giannopoulos A. Evolution of technique of the direct blepharoplasty approach for the correction of lower lid and midfacial aging: maximizing results and minimizing complications in a 5-year experience. Plast Reconstr Surg 105:393, 2000.

[42] Hester TR Jr, Douglas T, Szczerba S. Decreasing complications in lower lid and midface rejuvenation: the importance of orbital morphology, horizontal lower lid laxity, history of previous surgery, and minimizing trauma to the orbital septum: a critical review of 269 consecutive cases. Plast Reconstr Surg 123:1037, 2009.

[43] Byrd HS, Andochick SE. The deep temporal lift: a multiplanar, lateral brow, temporal, and upper face lift. Plast Reconstr Surg 97:928, 1996.

[44] Hunt JA, Byrd HS. The deep temporal lift: a multiplanar lateral brow, temporal, and upper face lift. Plast Reconstr Surg 110:1793, 2002.

第 40 章　口周年轻化
Perioral Rejuvenation

Alexey M. Markelov, Molly Burns Austin, Alton Jay Burns　著

潘柏林　译

一、适应证和禁忌证

（一）适应证

- 随年龄增长的先天或后天性唇部容量缺失。
- 静态或动态的口周细纹。
- 上唇下垂及鼻唇沟变深。
- 求美者希望改善下面部的美学特征。

（二）禁忌证

- 对填充剂或神经调节剂过敏。
- 先天性或药物引起的凝血功能障碍。
- 体像障碍。
- 不现实的期望。
- 活动期感染。

二、术前评估

（一）解剖（图 40-1）

- 口周区域边界由以下解剖结构限定。
  - ➤ 鼻唇沟。
  - ➤ 颏唇沟。
  - ➤ 鼻基底。

本区域解剖标志点包括以下部位。

- 人中。
- 人中嵴。
- 人中沟。
- 丘比特弓（上唇主要解剖特征）。
- 鼻唇沟。
- 颏唇沟。

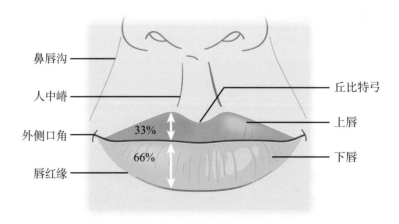

鼻唇沟
人中嵴
外侧口角
唇红缘
33%
66%
丘比特弓
上唇
下唇

▲ 图 40-1　上唇比下唇薄，占据全唇体积的 1/3

（二）求美者评估

- 应分别在静息和动态时进行面部模拟研究。
- 随年龄增长，面部不对称会越来越突出。
- 牙齿位置非常重要[1-3]。

小贴士　符合美学标准的上切牙暴露程度，在静息时为 2 ～ 3mm，笑时应全部暴露。

- 应与求美者一起讨论检查的情况以及治疗方案。
- 为获得求美者满意，治疗方案不能只考虑经济情况，应为建议最有效、性价比最高的方案（图 40-2 ）。

小贴士　与求美者交流时善用镜子和相机，这样可以充分沟通获得更佳结果。

（三）治疗方案

- 肉毒素去皱。
- 软组织填充剂。
- 脂肪移植。
- 激光换肤。
- 化学剥脱。
- 手术年轻化。

（四）知情同意

- 良好的术前沟通有助于术后出现问题时的应对。

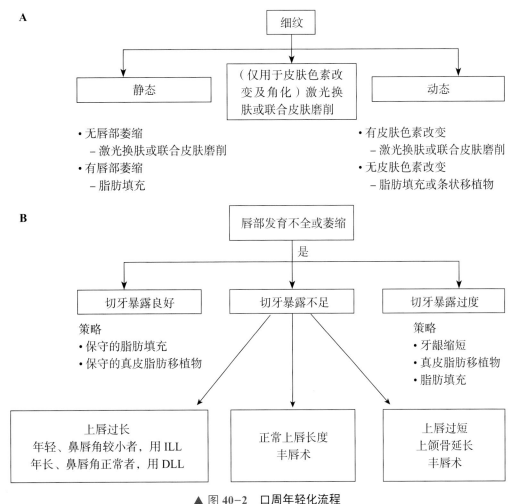

▲ 图 40-2　口周年轻化流程

DLL. 直接上唇提升；ILL. 间接上唇提升；NLA. 鼻唇角

- 告知可能出现的不对称与矫正不足的风险。
- 需要充分告知填充剂的维持时间取决于他们的体质代谢。
- 进行腐蚀性换肤治疗时，术前需要充分告知术后即刻皮肤的外观会比较难看（见第 16 章）。

三、策略与技术

（一）化学去神经

- 适用于口周纹和口角下垂。
- A 型肉毒杆菌毒素是目前最为广泛应用的。

1. 技术（见第 20 章）

- 目标是口轮匝肌和降口角肌。
- 每侧 2 ～ 5 单位。
- 针尖在唇峰上方 2 ～ 3mm 处插入。
- 注射降口角肌可产生口角上提的效果[4]。
  - 该肌肉的寻找可通过嘱求美者下拉下唇或者皱眉。可在口角的下外侧下颌缘处触及肌肉收缩引起的隆起。

小贴士 在上颌骨提上唇肌的起点处（鼻翼上外方）注射 1 单位肉毒素，可减弱上唇中央部位笑容时的上提，从而改善牙龈露出程度。

（二）软组织填充剂（见第 21 章）

- 玻尿酸填充剂（瑞兰 2 号、3 号；乔雅登）。
- 聚 –L– 乳酸（舒颜萃）：适用于艾滋病患者的脂肪萎缩。
- 牛来源胶原（Zyderm and Zyplast）：可能存在过

敏反应，需要皮试。

- 人来源胶原（Cosmoderm and Cosmoplast）：少有各种过敏反应，无须皮试。
- 聚甲基丙烯酸甲酯（爱贝芙）：永久填充剂。
- 羟基磷灰石（微晶瓷）：长效填充剂。

1. 麻醉

- 皮肤注射前可先进行局部麻醉。
- 唇部注射前可使用眶下神经阻滞和颏神经阻滞，即使填充剂本身含有麻药。
- 也可以在上下唇两侧切牙之间的前庭组织中进行局部浸润麻醉。

2. 注射技术

- 直线注射法。
- 多点注射法（图 40–3）。

3. 唇部

- 丘比特弓或者唇嵴可以通过填充剂注射达到一个平缓的 M 形（图 40–4）。
- 唇峰间距随年龄增长变宽，需要进行调窄。
- 需要 10% ～ 20% 的过度注射矫枉过正。
- 从干湿唇交界到唇红缘部分的红唇，需要在黏膜下口轮匝肌层内进行注射。
- 在干湿唇交界后方湿唇处注射可增加红唇体积及突出度。
- 颏唇沟的深度会随年龄增长加深，需要注射矫正。
- 一般唇部注射的体积在每片唇 0.5 ～ 1.0ml。

警告 微晶瓷和舒颜萃不能用于注射丰唇，因为容易引起结节形成。

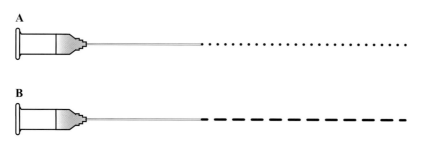

▲ 图 40–3 软组织填充注射法

A. 直线注射法；B. 多点注射法

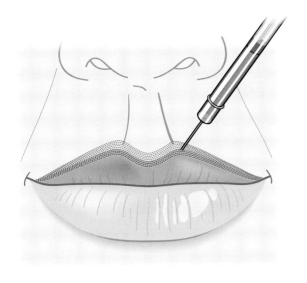

▲ 图 40-4　丘比特弓

小贴士　在上唇唇红缘上方谨慎注射，因为可能引起上唇的拉长。

4. 鼻唇沟
- 填充剂在鼻唇沟实际反折的内侧缓慢的注射（图 40-5）。
- 填充后可以适当按摩使其分布于皱褶中央。
- 注射时呈角度刺入，可以应用交叉平铺技术来延长效果维持时间。
- 对于比较深的鼻唇沟，可以在深层注入黏度比

较大的产品（瑞兰三号）或者永久性填充剂（微晶瓷、舒颜萃、爱贝芙），浅层注入瑞兰、乔雅登、Cosmoderm 等[5]。
- 每一次鼻唇沟需要用 2 个注射器以上注射[6]。

专家提示　一般鼻唇沟的深度在 50% 程度矫正就可以，过度填充会引起表情或笑容时不自然。

5. 木偶纹
- 该部位填充范围是在下巴上外侧的木偶纹一直到唇红缘的三角形区域。
- 深部填充需要持久高黏度的填充剂。
- 低黏度填充剂例如瑞兰二号可以填充表浅位置。
- 从外侧和内测两个方向进针的扇形辐射状填充技术，可以获得比较平滑的改善效果。
- 不宜过度填充，因为可能会导致局部隆起，后者可能会被发现或者可能在口内产生异物感[7]。

6. 术后护理
- 填充剂或者肉毒素注射后，求美者可立即恢复其日常的皮肤护理或常规化妆。
- 前 3 天尽量避免夸张和重复的表情活动以避免注射物移位。
- 为避免注射后肿胀和青紫，应避免使用抗凝药物，术后注意冰敷及适当压迫。

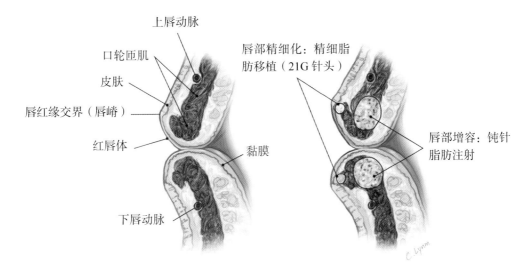

▲ 图 40-5　术前与术后唇部结构矢状面示意图
演示深部肌肉间脂肪注射位置与唇动脉的关系

383

7. 并发症

- 毛囊炎。
- 过度矫正或矫正不足。
- 不对称、局部皮肤隆起、填充物明显可见；填充物移位 [8]。
- 皮肤坏死。
- 感染（包括病毒性感染）。

小贴士 一般来说，非永久可吸收性填充剂可在浅层填充，更持久的填充剂在深层填充。

小贴士 初学者先从短效填充剂开始。

（三）脂肪移植（见第 22 章）

脂肪填充除了能增加容积，还能改善肤质、减少皱纹、缩小毛孔，甚至减轻瘢痕。

1. 麻醉

- 小范围填充一般可以局部麻醉。
- 大范围建议镇静麻醉。

2. 技术

- 用 Coleman 吸脂针或者 10ml 注射器抽取脂肪。
- 脂肪取出后可在 3000rpm/min 的速度离心 3min。
- 血清和油脂需要过滤掉。
- 脂肪转移到 1ml 的胰岛素注射针。
- 用 16G 的针头刺破皮肤，并且避免引起表皮组织嵌入皮下。
- 轻柔划破皮肤使其愈合后痕迹不明显。
- 用 17G 钝针进行脂肪注入。
- 用 Coleman 注射钝针，在退针过程中轻柔注入，使其呈线状连贯分布。
- 至少每厘米 10 个全长针孔（结构脂肪移植技术）。
- 上唇注射 1.2 ~ 1.5ml，下唇注射 1.5 ~ 2ml。
- 由于存在吸收，所以通常要过量注射。

小贴士 注射时脂肪应能够顺利推出。如果为克服阻力而用力推注可能由于脂肪的局部堆积造成

形状不规则。

（四）化学剥脱（见第 18 章）

- 化学剥脱常用药物有如下几种。
  - 20% ~ 35% 三氯乙酸（TCA）（中度渗透，较高安全性）。
  - Jessner 溶液（通常用作 TCA 剥脱时的底漆）。
  - 88% 苯酚（最深度渗透，但需要更长的修复时间，并可能有心脏毒性风险）。

1. 麻醉

- 静脉镇静麻醉比较合适。
- 可用风扇减轻灼烧感。

2. 技术

- 标记出面部亚单位，使其能够均匀剥脱。
- 备好棉签。
- 消毒皮肤，丙酮清除皮屑污垢。
- 剥脱剂均匀地涂抹在全部表面并且给予持续一致的压力。
- 根据皱纹的深度，三氯乙酸可能需要多次重复使用并轻柔按压。
- 每一片皮肤区域用相同的治疗强度。
- 治疗开始有效的典型特征是苍白，一般在治疗结束前出现。
- 治疗后涂抹凡士林可以减轻僵紧感。
- 为预防疱疹感染可在术后 3 ~ 5d 每天 3 次应用阿昔洛韦 400mg。

小贴士 在面部皮肤与红唇黏膜之间的过渡区域剥脱时需要特别注意。操作时伸展开唇红缘有助于均匀作用于辐射状的唇纹处。

（五）皮肤磨削术（见第 19 章）

- 机械去除表皮和真皮，通常需要用金刚磨头。
- 因治疗时产生创面，所以最好在手术室里操作。

1. 麻醉

- 静脉镇静。
- 区域神经阻滞。

- 一些案例需要全身麻醉。

2. 技术

- 操作部位需要消毒铺巾。
- 可以拉紧延展皮肤使之平坦，这样易于操作，也使磨削达到一定深度。
- 磨削过程中持续拉紧皮肤。
- 磨削时在皮肤的移动方向应与磨削头旋转方向垂直，并且轻微加压。
- 皮肤表面点状出血提示磨削到达合适深度[9]。
- 磨削不应进入皮下层。
- 治疗区域呈现均匀弥漫性细点状出血，提示磨削完成。
- 抗生素软膏纱布覆盖创面。
- 敷料 24h 后摘除。
- 术后 8d 内治疗区域保持湿润。
- 术后 3 个月内治疗皮肤区域注意避开太阳光，否则引起色素沉着。

（六）激光换肤（见第 16 章）

1. 二氧化碳激光

- 用该模式治疗时应严格注意引起火情，以及保护眼睛。
- 治疗区域消毒及麻醉（例如神经阻滞）后，应明确画出激光治疗区域的边界。
- 调整适当的能量参数（10J/cm²），在需要治疗的亚单位区域进行[10]。
- 治疗的深度取决于光照的次数以及光照间隔时的冷却时间。
- 临床治疗终点是皮肤表面出现苍黄色，提示治疗已到达网状真皮中层。
- 治疗结束后（全部表皮被去除）应用闭合性敷料覆盖创面。

提示 冷却时间不足可引起皮肤的热损伤。

2. 铒：YAG 激光

- 比 CO_2 激光热扩散轻，恢复期更短。

- 更适用于表浅和中层的皱纹。
- 操作时逐个区域均匀照射。
- 轻微的重叠一般无害。
- 伤口渗出和结痂较少，持续时间也没有 CO_2 激光治疗引起的长[11]。
- 术后皮肤发红出现较少，恢复迅速。
- 注意以下并发症。
  - ➤ 烧灼换肤可能引起单纯疱疹病毒（HSV）感染、色素沉着和增生性瘢痕。
  - ➤ 治疗之前预防性口服抗病毒药物 2d。
  - ➤ 极少数情况可见疱疹病毒暴发：持续应用抗病毒药物 1 周，剂量为预防性用药的 2 倍。

（七）上唇提升（见第 47 章）

1. 麻醉

- 可以局部麻醉。

2. 技术

- 麻醉前先标记画线并且取得求美者的认可（垂直方向即使 0.2mm 的差异术后也会有所表现）。
- 按设计线切除标记范围的皮肤全层，从唇红缘开始下刀。
- 为减少术后瘢痕，两侧人中嵴之间的皮肤和唇红缘不应在切除范围内。
- 切口用单丝细线间断缝合并且把结打在唇红缘侧。

（八）鼻下方上唇提升

- 可按需求增加红唇的垂直高度，而且不破坏上唇的解剖结构，改善红白唇比例[12]。

1. 麻醉

可以局部麻醉。

2. 技术（图 40-6）

- 切除范围从一侧鼻翼沟开始，在鼻槛内横行穿过鼻前庭，沿鼻小柱 - 上唇边界到对侧。
- 切除牛角形范围的上唇人中皮肤，无须切除肌肉，仔细止血。
- 切口用不可吸收单丝细线缝合，为减少张力可以皮下缝合 1 ～ 2 针。

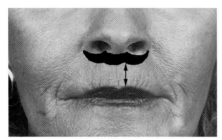

人中嵴保留 12 ～ 13mm

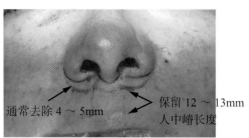

通常去除 4 ～ 5mm
保留 12 ～ 13mm 人中嵴长度

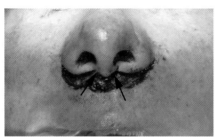

人中嵴点悬吊固定于鼻中隔软骨膜，
切除范围不要超过鼻翼基底

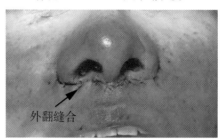

外翻缝合

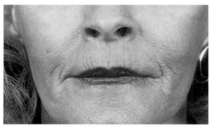

术后

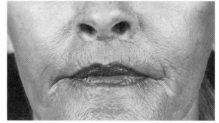

术后 1 年

▲ 图 40-6　鼻下方上唇提升术（译者注：即"上唇人中短缩术"）

（九）唇部植入体

- 通常用于红唇增厚。
- 植入体材料包括以下几类。
  ➢ 人工合成（Gore-Tex，膨体，四氟乙烯管）。
  ➢ 生物材料（AlloDerm, LifeCell; Surgisis, Cook Medical）：AlloDerm（异体真皮）更常用。
  ➢ 自体组织（帽状腱膜，掌长肌腱膜）。

1. 麻醉

- 可直接在红唇组织进行局部浸润麻醉。

2. 技术

- 参考厂家规格选择合适的植入体。
- 在两侧口角的湿唇处做两个小切口。
- 专用的导引器有助于植入，或者用一个标准的

肌腱导引器从一侧切口进入，在黏膜下 - 皮下层钝性剥离出隧道。

- 使用植入体外包被协助植入假体时，注意植入后取出外包被。
- 切口用可吸收细线缝合。

小贴士　适当按摩植入物使其表面光滑有助于植入操作。

四、并发症

- 增生性瘢痕，表现为不对称、麻木、局部包块。
- 对植入体过敏、膨出；由于过硬需要取出植入体；影响唇部功能，感觉异常。

本章精要

❖ 镜子和相机是非常重要的工具，可以和求美者充分沟通和调整，获得更满意效果。

❖ 术前进行充分的知情同意沟通有助于术后出现情况时保持主动。

❖ 不要应用微晶瓷和舒颜萃进行唇部填充，因为其硬结形成的风险较高。

❖ 真皮下脂肪移植可以改善皮肤质地、减少皱纹、缩小毛孔，甚至减轻瘢痕。

参考文献

[1] Agarwal A, Dejoseph L, Silver W, et al. Anatomy of the jawline, neck, and perioral area with clinical correlations. Facial Plast Surg 21:3, 2005.

[2] Calhoun KH. Lip anatomy and function. In Calhoun KH, Stiernberg CM, eds. Surgery of the Lip. New York: Thieme Publishers, 1992.

[3] Leveque JL, Goubanova E. Influence of age on the lips and perioral skin. Dermatology 208:307, 2004.

[4] Loos BM, Maas CS. Relevant anatomy for botulinum toxin facial rejuvenation. Facial Plast Surg Clin North Am 11:439, 2003.

[5] Monhian N, Ahn MS, Maas CS. Injectable and implantable materials for facial wrinkles. In Papel ID, ed. Facial Plastic and Reconstructive Surgery, ed 2. New York: Thieme Publishers, 2002.

[6] Guyuron B. The armamentarium to battle the recalcitrant nasolabial crease. Clin Plast Surg 22:253, 1995.

[7] Perkins SW, Sandel HD IV. Anatomic considerations, analysis, and the aging process of the perioral region. Facial Plast Surg Clin North Am 15:403, 2007.

[8] Kanchwala SK, Holloway L, Bucky LP. Reliable soft tissue augmentation: a clinical comparison of injectable soft-tissue fillers for facial-volume augmentation. Ann Plast Surg 55:30, 2005.

[9] Shpall R, Beddingfield FC III, Watson D, et al. Microdermabrasion: a review. Facial Plast Surg 20:47, 2004.

[10] Schwartz RJ, Burns AJ, Rohrich RJ, et al. Long-term assessment of CO_2 facial laser resurfacing: aesthetic results and complications. Plast Reconstr Surg 103:592, 1999.

[11] Gregory R. Perioral laser rejuvenation. Semin Plast Surg 17:225, 2003.

[12] Perkins NW, Smith SP Jr, Williams EF III. Perioral rejuvenation: complementary techniques and procedures. Facial Plast Surg Clin North Am 15:423, 2007.

387

第 41 章　面部提升
Facelift

Adam H. Hamawy, Dino R. Elyassnia　著

王克明　译

一、术前评估

- 在与患者交流时建立和谐关系，并从解剖学、心理学和医学角度决定是否适宜手术治疗。
- 详细了解患者的一般健康状况以及其他疾病，吸烟史，既往手术史及美容操作史（比如肉毒杆菌毒素注射、激光、填充等），从而根据病史全面评估手术风险。
- 进行系统面部检查，重点关注面部各组成部分和它们如何与整体相互影响而导致面部衰老表现。

二、评估面部衰老状况 [1]

- 面部衰老是软组织下垂、萎缩引起的体积减小与表皮老化共同作用所致。

（一）皮肤质量

- 评估皮肤的厚度与弹性。
- 年龄及光损伤导致皮肤萎缩。
- 薄弱，干燥的皮肤弹性较差，在去除冗余的皮肤后不容易保持平滑的外观。
- 修剪多余的皮肤组织能够解决冗余的状态并重新建立部分年轻化状态；但是，状态保持的时间受到剩余皮肤弹性的限制。

（二）软组织容量

- 皮下脂肪散布在多个分散的解剖小室中。
- 面部脂肪小室的体积会随着时间的推移而减少，萎缩 [2]。

- 在面部衰老进程中，浅表肌肉腱膜系统（SMAS）及颈阔肌的逐渐松弛导致面部组织逐渐向下发生移位 [3]。
- 脂肪分布的改变及软组织的松弛导致面部轮廓从年轻时的"心形"到衰老的方形转变 [4]（图41-1）。
- 恢复软组织体积并恰当的予以分布有助于恢复年轻容貌。

专家提示　一般而言，对于面部组织萎缩严重或年龄相关的面部萎缩的患者，即使进行了面部皮肤表面治疗和面部提升手术，也不能获得最佳改善。注射脂肪以重塑萎缩的面部体积可以产生显著而持续的容貌改善，这是其他治疗手段难以比拟的。然而，年龄因素所致的面部萎缩很少单独存在，这导致大部分该类患者不能仅单纯接受脂肪注射。对于面部下垂明显的患者，单纯采用脂肪注射治疗效果不佳。虽然对下垂面部进行激进的填充治疗能够改善面部轮廓，但往往导致非自然的、增大的面部外观。更合理的方式是与面部提升同时或在其之后进行面部脂肪填充。

（三）骨性支撑

- 随着年龄增长，面部骨骼的体积逐渐减小 [5]。
- 骨性支撑的逐渐弱化加剧了面部下垂及衰老。
- 骨性填充能够有效改变容貌衰老，并为其上覆

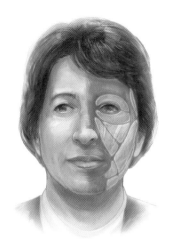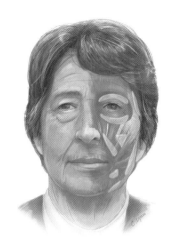

▲ 图 41-1　面部脂肪小室与老化改变。老化导致中面部脂肪小室向下迁移

盖的软组织提供良好的支撑（图 41-2）（见第 26 章和第 39 章）。

（四）面部分析

■ 将面部作为整体进行评估及设计方案，从而保持面部和谐。

■ 保持手术效果一致性的关键在于完善的术前评估及根据患者审美需求个性化定制的手术方案。

1. 前额

■ 评估面部比例。前额从发际线到瞳孔的距离应占据面部的上 1/3。

■ 注意额肌运动在前额以及皱眉肌和降眉间肌运动在眉间产生的动静态皱纹。

➢ 被动皱纹（静态皱纹）不会随着肌肉放松而消失。皮肤换肤治疗是解决被动皱纹的最佳方案，化学去神经法或手术提升等只能轻微改善。

➢ 活动皱纹（动态皱纹）在肌肉收缩时产生，可以是故意或者无意的。化学去神经法或提眉手术可以改善动态皱纹。

■ 评估与眼眶形状和上眼睑相关的眉内侧端和外侧端位置。

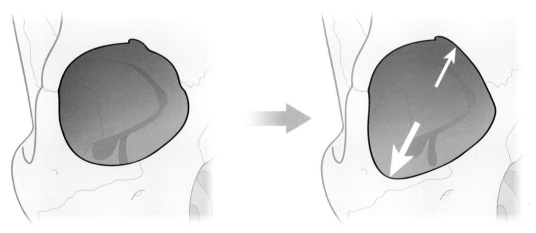

▲ 图 41-2　老化的眶部可以用容量重建进行年轻化治疗

左图为年轻女性骨性眶部，右图为老年女性骨性眶部

注意 外侧眉下垂可呈现出上睑皮肤过多的假象，应采用提眉术而非眼睑成形术进行矫正。

2. 上眼睑
- 识别上睑下垂，其特点是低位睑缘及高位睑板上皱褶。设计手术方案时应同时将眉下垂和上睑下垂解决。
- 评估上睑皮肤量。通过用手定位眉外侧新位置来抵消眉外侧的冗余皮肤。
- 评估眶周脂肪。经常表现为眼眶上方萎缩凹陷。

3. 下眼睑
- 注意眶缘与眼球前表面的关系（图41-3）。
  - 眶缘与眼球前表面成正向量时，能够为眼睑的悬吊提供良好支撑。
  - 眶缘与眼球前表面成负向量时，应考虑通过增加额外的下睑支撑或面中部软组织移植来解决。
- 突眼提示患者可能有甲状腺疾病，需要干预。
- 进行眼睑回弹试验及眼睑牵引试验来评估眼睑弹性和睑板悬挂程度。
- 确定皮肤松弛程度和皮肤质量。为防止并发症出现，修剪冗余的下眼睑皮肤时必须十分谨慎。
- 评估眼轮匝肌的松弛度，有时会因颧袋看起来更加明显。

- 注意脂肪膨隆，眶隔松弛以及下眶周脂肪丢失的情况。

4. 颊部
- 检查面部骨骼比例以及两侧颧骨之间直径和上颌高度的关系。
- 注意皮下脂肪与组织的分布和与下方骨性结构的关系。
- 评估鼻唇沟的深度和严重程度。这些指标提示容量减少以及由脂肪小室萎缩而导致其上方组织的下移。
- 羊腮提示下垂的颊部组织倾斜或者冗余的需要处理的脂肪。如果将本来需要释放的下颌韧带勒紧，或者本来需要重新调整的下颌缘处容量进行缩减，就会导致羊腮加重。

5. 口周区域
- 注意从口角到下颌边界的木偶纹。
- 评估唇部容量减少以及上唇的延长长度。注意静态时上切牙的外露程度。
- 如患者存在小颏，应与患者进行充分沟通讨论并设计手术方案。
- 深度口周皱纹应引起重视，并且难以通过面部提升术改善。合理的治疗方式需要换肤治疗作为手术方案的一部分。

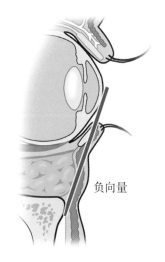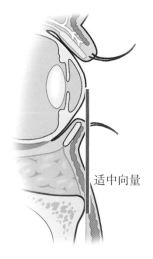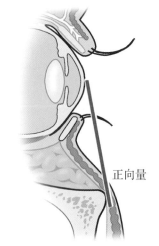

负向量　　　　适中向量　　　　正向量

▲ 图41-3　眼眶向量

6. 颈部

- 评估软性颈阔肌条带明显程度，以及在颈阔肌活动时硬性条带的明显程度。
- 通过调整松弛的颈阔肌（比如颈阔肌成形术）可以解决软性条带，而硬性条带需要颈阔肌肌切开术。
- 多余的脂肪可能位于颈阔肌表面或深层。根据其程度和位置，可以选择脂肪抽吸术或直接切除来解决。
- 皮肤松弛的程度应引起高度重视；然而单纯解决皮肤问题而不考虑下方结构将导致手术效果不佳。

专家提示　对于许多患者，颈部畸形的重要原因包括颈阔肌下脂肪堆积，下颌下腺"下垂"以及二腹肌肥大。随着患者年龄的增长，脂肪逐渐从颈阔肌上方转移到颈阔肌下方，并且在典型的需要面部提升患者中，需要保留一小部分皮下脂肪以呈现出柔和、年轻的颈部。有着坚实，圆钝颈部患者通常为长时间存在丰满的颈部，这样的患者具有过多的颈阔肌下方脂肪。在该人群中，部分颈阔肌下脂肪切除术是有效的。下颌下腺通常触及为坚硬的、离散的团块，位于颏下三角外侧部，二腹肌前腹外侧及下颌边缘内侧。位于下颌骨下缘和二腹肌前腹切面下方的腺体不会影响颈部轮廓，通常不需要治疗。但是，如果腺体突出到此平面以下，行颈部脂肪切除术和冗余皮肤切除后可能出现问题。一小部分患者存在二腹肌前腹过大，体现为颏下旁正中出现条索状的隆起。如同过大的下颌下腺，过大的二腹肌经常隐藏在松弛的颈阔肌下方或者颈阔肌下堆积的脂肪内。对于这些患者应该采用二腹肌表面次全切除术。

（五）手术方案设计

- 手术方案应包括面部分析中的每个部分。
- 如果不能综合地解决所有问题单元，可能会导

致面部不和谐，无法实现预期效果。

- 尽管本章重点讨论面部提升技术，但完整的面部年轻化治疗通常包括颈部、眉部、眼睑和口周区域的手术，以及额外的皮肤处理。
- 术前摄影对于手术方案设计以及术后外观变化记录至关重要（见第 3 章）。

三、面部提升技术

面部提升技术种类之多可与整形外科医生数量相媲美。然而，共同的追求能够将一些手术方式和入路普遍化。我们不再具体赘述手术技巧，而是列出基本原则。理解原则才能让医生比较各种手术方式并且在"新"技术引进时能够进行批判分析。

（一）技术原则

1. 皮肤切口

- 耳前（短瘢痕）切口可延伸至颞部发际线但不可向后延伸。
- 耳后延伸切口可解决颈部皮肤冗余问题。
- 颏下切口可用来直接解决颈阔肌条带和深层次颈部问题，比如颈阔肌下脂肪堆积，下颌下腺和二腹肌等。
- 颞部切口可作为微创入路用于解决眉部和面中部问题。
- 上睑成形术切口可作为通往眉部韧带和皱眉肌的通路，或用于下眼睑眦固定术。
- 经结膜或经下睑缘入路可作为提升中面的替代方法。

2. SMAS 折叠 vs. 鳞状重叠

- 折叠术采用直接缝合将活动的 SMAS 折叠并悬挂至固定的 SMAS 上，悬吊矢量与缝合线相垂直。并不掀起分离的皮瓣。一种常用的变化术式是切除 SMAS 的中间部分（ SMAS 切除术)[3]。
- 鳞状重叠术为通过切口掀起分离的皮瓣，然后抬高 SMAS 重叠固定或切除多余部分，最后首尾相接缝合。

391

3. 矢量

- 理想的提升下垂面部软组织可以沿着垂直于颧大肌长轴的矢量方向上重新定位 SMAS 而达到。
- 冗余的皮肤只能在较为水平的矢量方向修剪。
- 过度的向后牵引会人为导致术后产生"迎风而立"的外观。

（二）面部提升层次

1. 皮下面部提升

- 掀起一个较厚的皮下组织瓣，重新悬吊后切除所有冗余皮肤。
- 使用单纯 SMAS 折叠术或在需要的矢量方向做 SMAS 部分切除和初次修复。
- 如今很少行单纯提升皮下而不涉及 SMAS。

专家提示　皮肤的主要功能是覆盖而非用于结构组成或支撑。使用皮肤作为工具以支撑深层次下垂的组织会破坏其功能，导致异常张力和相关的继发问题，包括严重瘢痕，耳屏回缩，耳垂错位以及紧绷、不自然的外观。通过 SMAS 提升下垂的面部组织则可以规避这个问题，因为 SMAS 是非弹性结构层，能够提供持续支撑。尽管在处理 SMAS 的手术中会切除部分皮肤，但切除的是冗余皮肤，并且可以在正常的皮肤张力下关闭切口。

2. SMAS 下面部提升

- 在 SMAS 深面可建立一个平面，在该平面可沿着需要的矢量方向进行移动和鳞状重叠。
- SMAS 下平面的延伸程度不一；但是至少要将腮腺和颧骨表面的固定 SMAS 提起以保证适当的游离。
- SMAS 可以单独，或与其上覆盖的皮肤一起进行游离。
- SMAS 下平面分离可能导致更长时间的肿胀和恢复，这是由于淋巴管收到更大的破坏。
- 此类术式通常被称为深平面提升，这不甚准确。

因为下文中我们将阐述更深层次的平面。

3. 骨膜上面部提升

- 在颧骨和眶周上的骨膜与 SMAS 之间建立一个无血管平面。
- 经颞部切口将上面部和中面部作为一个整体进行提升。
- 将颧部软组织从颞筋膜分离后抬起并悬吊。

4. 骨膜下面部提升

- 骨膜下平面的建立类似于颅颌面重建的入路。
- 将皮肤、SMAS 和所有上方覆盖的软组织作为一个复合体进行提升并固定，从而实现重新定位。
- 通过软组织重新分布或直接入路进行假体植入可轻松实现颧部充填。
- 用此平面无法充分解决颈部和口周区域的问题，可能需要与其他技术联合使用。

专家提示　我的偏好术式是层状高 SMAS 面部提升。在层状剥离中，皮肤和 SMAS 分别作为单独的层面提升，并可沿不同的矢量双向操作。这使得皮肤和 SMAS 能够沿着独立的矢量以不同的程度进行提升，并且可以在不同的张力下进行悬吊。每一层面都可以单独处理，从而避免皮肤张力过大，发际线错位以及棘手的皱纹移位。沿着颧弓上缘的相对较"高"的位置来设计 SMAS 皮瓣的上界，不仅可以抬高下颊部和下颌，还可以抬高中面部和眶下区域。

四、附加操作

为了加强整体效果，可以将面部提升手术与一些其他治疗方法相结合。除了进行手术提升以解决额头、眼睑、唇部和颈部的问题之外，经常需要进行以下操作。

（一）自体脂肪移植

- 通过自体脂肪移植将面部缺陷区进行容量恢复。
- 注射的脂肪预计有 30% ～ 50% 被吸收。

■ 外科医生及其技术决定手术效果，并且在术前需要告知患者为达最佳效果，有多次需要自体脂肪移植的可能。

（二）骨性填充

■ 通过骨性填充使得面部骨骼更加突出，以达到年轻化的面部线条。
■ 可以使用硅胶或多孔聚乙烯植入物或骨膜下放置羟基磷灰石钙以填充颧骨或下颌骨。

（三）换肤术

■ 改善皮肤表面状况以解决细小的皱纹和色素沉着，从而增强面部提升的结构改变效果。
■ 通过控制性皮肤表面损伤促进新的胶原沉积以及皮肤的反应性收缩，从而提升皮肤质量。
■ 在促进改变上，损伤的机制没有损伤深度重要。
■ 激光、化学剥脱和皮肤磨削都可以达到类似的效果。
■ 皮肤磨削通过引起机械损伤来消融表皮浅层（参见第 19 章）。
　➢ 治疗口周皱纹非常有效。
　➢ 均匀深度从技术层面来讲较难实现。
■ 激光手术通过引起消融和热损伤起效（见第 15 章和第 16 章）。
　➢ 可以通过计算机精准进行均匀治疗。
　➢ 治疗具有深度不一的不同面部区域时更为困难。
■ 化学剥脱通过造成化学灼伤起效（见第 18 章）。
　➢ 最常用三氯乙酸（TCA）和苯酚巴豆油。
　➢ 治疗深度取决于浓度，施用时间和应用的层数。

五、术中及术后护理

　　在手术室和恢复期间提供的护理对于最终效果的影响和手术技巧一样至关重要。关注患者护理的各个方面的细节将使手术过程更加顺利，减少并发症，加快恢复。

（一）麻醉

■ 如果采用全身麻醉，应当保证手术过程中气管插管位置可调，以便按需选择切口位置。
■ 在面部提升手术过程中，一般常规注射利多卡因和肾上腺素以在血管丰富的区域达到止痛和止血的效果。
■ 根据外科医生需求和患者的舒适度，面部整容手术允许仅在吸入或静脉麻醉的条件下使用肿胀液。

专家提示　大多数情况下，我会在麻醉师使用喉罩气道（LMA）进行深度麻醉的情况下实施面部提升手术。这种方式能够提供足量的镇静效果且对气道无损伤。但是不使用肌松药，患者仍可以自主呼吸。与气管插管相比，喉罩不太可能在术中脱落且在苏醒后较少引起患者咳嗽和呕吐等反应。

（二）术中管理

■ 反复演练过的手术方案对于保证术中节奏，减少手术时间同时不损伤技术精确性是必要的。
■ 患者应彻底洗发，术野备皮，将整个面部、颈部和头皮暴露给手术医生。
■ 整个术中应使用保温毯为患者保持体温。
■ 在行皮肤切口或分离面部不同层次前需计算注射局部麻醉药和肾上腺素的时间，以保证更好的止痛和最大的止血效果。
■ 严格的血压控制有助于保持术野清晰，减轻术后血肿。
■ 防止术后恶心至关重要，需在手术开始时采用多模式止吐药应用予以预防。
■ 需要关注术后顺利拔管和苏醒。

（三）术后护理

■ 抬高头部有助于减轻肿胀，但应避免颈部前屈。
■ 术后前 3 天内，每小时可冷敷双眼 15 ～ 20min。
■ 术后高血压可导致血肿，应加以预防
　➢ 术前使用可乐定透皮贴片（0.2mg/d）能持续

稳定术中与术后血压。

> 静脉注射拉贝洛尔 5～10mg 可用于处理血压快速升高。

> 氯丙嗪 25mg/4h 可控制血压并有效的镇静止吐。

- 常规应用镇吐药物以控制术后恶心和呕吐。

- 如无禁忌，患者应在手术当天即下地活动。出院后在家休息时维持活动量亦十分重要。

- 过量水钠摄入可加重肿胀，应予以限制。

专家提示 所有患者术后应取去枕平卧位。根据患者要求可以使用小的圆柱形颈枕。该姿势确保了颈下颌角开放，从而避免因患者使用枕头抬高头部时出现的颈部皮瓣的折叠，以及局部淋巴管的阻塞。所有患者均应采用肘触膝位坐姿，以确保坐位时能够保持颈下颌角的开放。患者需进流食，避免咸、酸、干、难以咀嚼的食物。术后 2 周内禁止饮酒。患者应在术后 3d 内进行洗发及沐浴。颈部引流管放置 5d，以减少微小颗粒聚集的可能性，并加速颈部水肿和瘀斑的消退。

六、并发症

（一）血肿

- 男性比女性更常见。

- 通常发生在术后 8h 内。

- 较大的活动性血肿需要急诊清除以防止皮肤坏死。

- 存在以下危险因素。

> 男性。

> 术前高血压。

> 术后反跳性高血压。

> 药物或营养品引起的血小板功能紊乱。

- 小（＜5ml）的血肿可通过针吸法排出。

- 大（＞5ml）的血肿需要在术后引流，以防止血肿机化和长时间变形。

（二）感染

- 手术部位感染的发生率高达 2%。

- 最常见的致病菌是金黄色葡萄球菌和铜绿假单胞菌。

- 大部分发生于手术后 5～7d 的耳周切口。

- 外科引流配合口服抗生素治疗通常有效且后遗症轻微。

（三）伤口延迟愈合

- 皮下面部提升术后皮肤坏死的发生率（4%）高于 SMAS 下面部提升（1%）[3]。

- 皮肤切口的设计应尽可能避免耳后长皮瓣，并且尽可能限制剥离范围。

- 皮肤闭合张力过高时容易发生伤口延迟愈合。

- 大量吸烟或使用含尼古丁产品的患者出现此情况的风险显著增加。

（四）神经损伤

- 耳大神经损伤是面部提升术后最常见的神经损伤类型。

- 有时可能发生面神经下颌支或额支的一过性神经麻痹。

- 大多数神经麻痹会在几周内痊愈，但有时可以持续数月之久。

- 据报道颊支的损伤是"最常见的"，然而由于分支之间存在交通支，损伤难以被发现。

- 永久性面神经损伤极罕见。可以通过清晰了解解剖并规避"危险区域"进行预防（图 41-4）。

七、局部皮肤护理

- 局部皮肤护理有助于保持面部提升效果的持久性，并提高患者的满意度。

- 通过沟通及招募患者使其积极地参与到自身的护理中对于实现成功的方案至关重要。

- 持久规律的护理远期效果好。

- 成功的皮肤护理包括以下手段。

> 清洁：非皂性清洁剂有助于保护细胞之间的

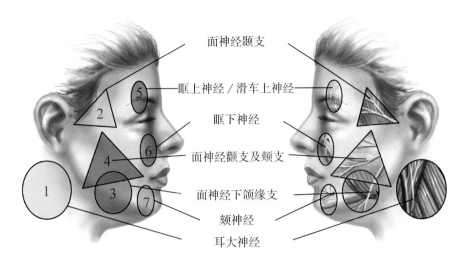

面神经颞支
眶上神经 / 滑车上神经
眶下神经
面神经颧支及颊支
面神经下颌缘支
颏神经
耳大神经

▲ 图 41-4　面部危险区域：运动神经和感觉神经

天然脂质屏障。

➢ 表皮更新：α 羟基酸和视黄醇的应用可使皮肤渐进性地慢慢更新。

➢ 色素控制：使用对苯二酚、曲酸或壬二酸可防止黑色素的产生和沉积。

➢ 防晒：使用 SPF 30 或以上的防晒霜和物理遮挡可吸收高达 97% 的有害辐射。局部抗氧化剂，如维生素 C 和维生素 E 也可用于防止晒伤。

➢ 细胞刺激：不同于化学剥脱，维 A 酸是唯一的局部外用制剂经常导致临床明显的真皮刺激。

本章精要

❖ 面部衰老是软组织下垂，脂肪萎缩引起的容量丢失，以及皮肤表面老化所致。

❖ 修减过多的皮肤可以解决面部冗余并恢复部分年轻状态；然而其远期效果受到术后剩余皮肤弹性的制约。

❖ 眉外侧下垂可导致上睑皮肤过多的外观，应采用提眉术而非眼睑成形术进行矫正。

❖ 对于许多患者，颈阔肌下方脂肪堆积，下颌下腺 "下垂"，以及二腹肌肥大会导致颈部形态不佳。

❖ 在手术室和术后恢复期间的护理对于最终手术效果的影响和术中技巧一样重要。

参考文献

[1] Gonyon DL, Barton FE. The aging face: rhytidectomy and adjunctive procedures. Sel Read Plast Surg 10:21, 2005.

[2] Rohrich RJ, Pessa JE. The fat compartments of the face: anatomy and clinical implications for cosmetic surgery. Plast Reconstr Surg 119:2219, 2007.

[3] Marten TJ. Lamellar high SMAS face and midface lift: a comprehensive technique for naturalappearing rejuvenation of the face. In Nahai F, ed. The Art of Aesthetic Surgery: Principles & Techniques, ed 2. New York: Thieme Publishers, 2010.

[4] Gierloff M, Stohring C, Buder T, et al. Aging changes of the midfacial fat compartments: a computed tomographic study. Plast Reconstr Surg 129:263, 2012.

[5] Shaw RB Jr, Katzel EB, Kolz PF, et al. Aging of the facial skeleton: aesthetic implications and rejuvenation strategies. Plast Reconstr Surg 127:374, 2011.

第 42 章　鼻唇沟
Nasolabial Fold

Sumeet Sorel Teotia, Maristella S. Evangelista　著

潘柏林　译

一、相关解剖

鼻唇沟是由皮肤、旁边饱满的面颊、鼻翼、唇组成，众多的面部表情肌与此处相关，这些肌肉有着独立的力的方向，又相互关联，影响着蜗轴和人们的笑容[1-8]。

二、解剖观察鼻唇沟

(一)大体解剖

- 鼻唇沟是脂肪丰富的面颊部和致密的唇部相融合的分界平面。
- 鼻唇沟是个独立的部分，有着明确的解剖界限[9]。
- 负责上唇的表情肌在这个平面止于口轮匝肌。
- 各个肌肉在鼻唇沟处止点的精确位置和排列目前还不清楚，可能这就是每个人的鼻唇沟有着各自不同特点的原因。
- 口轮匝肌上方几乎没有浅层脂肪，然而在鼻唇沟的面颊侧浅层脂肪却很丰富。
- 在鼻唇沟皮下浅层有颧大肌、颧小肌、提上唇肌和提上唇鼻翼肌。
- 提口角肌和颊肌在更深的位置。
- 表情肌只在到达口轮匝肌边缘时与上面的真皮有联系。
- 鼻唇沟内侧在真皮和口轮匝肌之间几乎没有皮下脂肪，口轮匝肌直接附着于皮肤。

- 提上唇的肌肉从颧骨和上颌骨的起点处直到蜗轴和口轮匝肌的止点为止，均被丰富的皮下脂肪所保护。
- 蜗轴[6]：一个致密、紧凑、可活动的纤维血管结构。
  - 由多个肌肉在口角旁汇聚、交织而成，它们或汇聚于此，或由此向外发散。
  - 其中心位于口角外侧 1.5cm 处。
  - 通过双指触诊，它的质地、大小和厚度（约1cm）可以被触及。
  - 其尖端覆盖纤维膜。

小贴士　鼻唇沟复合体的解剖完全掌握，这样才能选择合适及个性化的治疗方案，以及处理临床上出现的变化。

(二)组织学观察

- 通过众多关于鼻唇沟区域显微解剖的文献[3, 4, 5-7, 10]，综合得到以下结果。
  - 多个表情肌最终止于口周由口轮匝肌和蜗轴组成的阔约肌。
  - 颧大肌、颧小肌、蜗轴、提上唇肌向鼻唇沟真皮发出间歇的肌束。
  - 鼻唇沟包括①致密的纤维组织；②上唇各个提肌发出的肌肉纤维束；③发自鼻唇沟筋膜的横纹肌束。

> 上唇提肌和"折叠肌肉（fold muscle）"向下走行穿过口轮匝肌止于①上唇；②皮肤和红唇交界处；③红唇处的真皮。

> 提上唇肌和颧大肌向下穿过颊部，自肌肉中分出一些肌纤维止于鼻唇沟筋膜，在鼻唇沟处，这些肌纤维的方向可以向任何方向。

三、SMAS 和鼻唇沟

　　了解 SMAS 和鼻唇沟之间独特的关系在改善面中部老化中有着关键的作用。组织学上对这两个结构的研究，无论是在手术还是非手术改善鼻唇沟方面，起到了很大的帮助。

■ 组织学上，关于 SMAS 和鼻唇沟解剖众多的支持性和补充性证据，对于两者的结构给出了一个肯定的结论 [3, 11]。

■ SMAS 向前上延续至颧大肌水平，在此处，和肌肉的封套筋膜无法分辨清楚。

■ 逐渐变薄的 SMAS 也有一部分参与了颧肌底面的组成，和其表面类似。

■ 在 SMAS 深层有一个天然的解剖平面，在颧大肌后面，延伸至颊间隙。

■ SMAS 筋膜在接近鼻唇沟时，会自动分成深浅两层，包绕颧大、小肌。

■ SMAS 筋膜没有单独向皮肤的分支。

四、鼻唇沟动力学

　　鼻唇沟的运动有着复杂的解剖基础，由皮肤、多个表情肌、邻近丰腴的软组织（或者缺乏软组织区）、上唇等的相互作用而成。所有这些共同作用，形成了人类的笑容，以及面部表情。下面是一些临床观察 [4, 12]。

■ 面部表情肌相互独立，可以独立运动收缩。

■ 某些表情由独立的某一特定肌肉控制，而其他一些表情则由多块肌肉协同控制，如果运动控制该表情的某一单一肌肉，可做出部分或完整的表情。

■ 提升上唇（笑）会使所有人的鼻唇沟加深。

■ 假笑是由单独的肌肉收缩形成，可以在鼻唇沟处产生有特征性的酒窝凹陷。

> 这种特征性的轮廓上的不规则是肌肉运动后在面部的唯一表现。

■ 大笑会使这一凹陷加深。

■ 鼻唇沟的运动造成上唇表面不同的凹陷。

> 口角外侧类似逗号的褶皱。

> 蜗轴上方酒窝。

> 沿着鼻唇沟上方的一条窄皱纹（在笑容开始上唇上抬时较为明显，在大笑时不明显）。

> 鼻唇沟上方鼻翼边上的浅窝。

> 一些人只有一种凹陷，有些人没有凹陷，很少有人同时有两个凹陷。

人类的笑容（图 42-1）

■ 鼻唇沟周围肌肉的运动形成了人类的笑容，鼻唇沟是了解笑容的关键 [10, 13, 14]。

■ 笑容的形成分两个阶段。

> 第一阶段

● 上唇在提肌和那些肌束起自鼻唇沟的肌肉的作用下上抬至鼻唇沟处。

● 由于鼻唇沟外侧颊部的脂肪组织，上唇上抬至鼻唇沟处后遇到阻力。

> 第二阶段

● 通过提肌将上唇和鼻唇沟拉向上方。

■ 面部肌肉瘫痪会使鼻唇沟变浅，这一现象验证了表情肌对加深鼻唇沟的作用。

■ 死亡后鼻唇沟仍然存在。

■ 鼻唇沟在孩童时较浅，老年时最深。

五、是什么原因导致鼻唇沟加深

■ 鼻唇沟加深是老化的特征，褶皱的形成机制和动力学造成鼻唇沟褶皱逐渐加深。以下因素造成鼻唇沟皱褶加深。

> 上方颊部多余皮肤。

> 鼻唇沟上方皮下脂肪下垂。

> Yousif 等 [5] 指出了鼻唇沟变深的另一个原因：

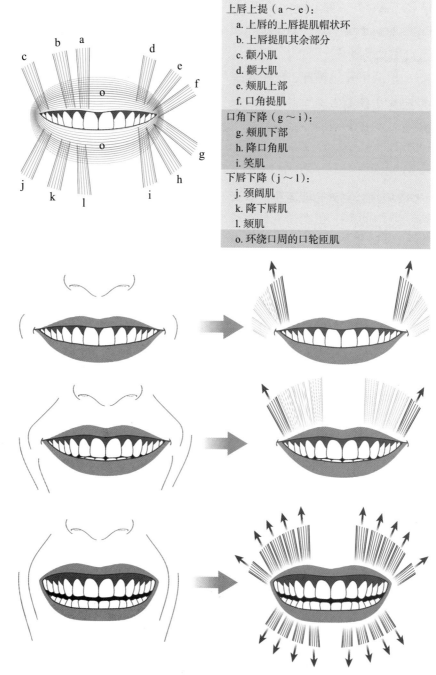

上唇上提（a～e）：
a. 上唇的上唇提肌帽状环
b. 上唇提肌其余部分
c. 颧小肌
d. 颧大肌
e. 颊肌上部
f. 口角提肌
口角下降（g～i）：
g. 颊肌下部
h. 降口角肌
i. 笑肌
下唇下降（j～l）：
j. 颈阔肌
k. 降下唇肌
l. 颏肌
o. 环绕口周的口轮匝肌

▲ 图 42-1　**Rubin** 关于笑容的经典研究

鼻唇沟被上唇提肌从下方穿过，尤其是提上唇肌。

➢ 鼻唇沟是两类型皮肤的交界。

➢ 没有肌肉至鼻唇沟外侧的皮肤，因此这部分皮肤没有肌肉的支持。

➢ 鼻唇沟内侧，很多肌肉至于此，同时起到支持此处皮肤，对抗重力和衰老的作用。

➢ 在衰老的过程中，鼻唇沟外侧没有支撑的皮肤和颊部组织较鼻唇沟内侧的组织明显下垂。

___

小贴士　鼻唇沟两侧皮肤组织下垂的程度不同，加重了鼻唇沟。

- Mendelson[15] 比较了被鼻唇沟分开的唇部和颊部轮廓，发现了以下衰老的影响。
  - 年轻的面部逐渐变得不平整，出现一系列膨出和凹陷。
  - 在颊中区，年轻时面部的饱满光滑的轮廓逐渐变化，出现凹陷的颊中沟。
  - 颊部随着年龄的增大逐渐显得越来越长，部分原因在于鼻唇沟褶皱逐渐向内侧移动接近唇部。
  - 上唇褶皱向下移位会影响口角，显得更深、更长，下垂后形成木偶纹。
  - 下唇由偏平而变得更饱满，加重了木偶纹。
  - 下巴纹变得更深、更长，向下弯曲，就像唇颊纹。
- 通过摄影测量分析更进一步的确认了加深的鼻唇沟和衰老的关[16]
  - 随着衰老，颊部组织向前、外侧和下方移位。
    - 这种移位加深了鼻唇沟。
  - 上唇与褶皱之间的关系保持不变。
  - 口角向外侧位移，鼻唇沟的角度变小。

小贴士　鼻唇沟的加深是由于颊部软组织和其支持结构的变化。

- 在一些疾病中，如 HIV 引起的脂肪萎缩，全面部的脂肪萎缩使鼻唇沟加深。下面这些情况可在 HIV 患者中观察到。
  - 鼻唇沟前颊部脂肪萎缩。
  - 鼻唇沟前可见下垂松弛的皮肤。
  - 上唇肌肉自鼻唇沟底部穿过，它们的持续运动会进一步加深鼻唇沟。
  - 上唇萎缩不明显，主要因为上唇几乎没有皮下脂肪。
  - 大量减重的患者可出现同样的临床表现。
  - 这些改变是在正常的皮肤和皮下组织衰老之外的表现。

六、评估鼻唇沟（图 42-2）

（一）Barton 分区

Barton[2] 将鼻唇沟分成与面部除皱有关的 3 个功能区。

- 区域Ⅰ：鼻唇沟上 1/3。受到上唇提肌收缩的影响，尤其是提上唇鼻翼肌，提口角肌，颧小肌和在较小的程度上，颧大肌。
- 区域Ⅱ：口角周围区域。受到蜗轴及其皮肤附着的直接影响，间接受到作用在蜗轴上的肌肉（颧大肌、口轮匝肌和降口角肌）。
- 区域Ⅲ：口角和下颌角之间的区域。受到颈阔肌在下颌骨上骨性附着的影响。
- 每个区域下方的肌肉运动都会使其上方皮肤皱纹加重。

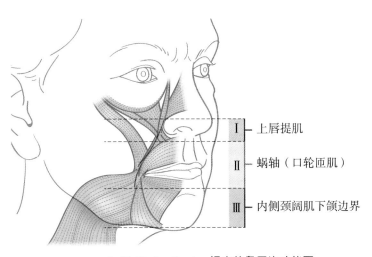

▲ 图 42-2　**Barton** 提出的鼻唇沟功能区

I——上唇提肌

II——蜗轴（口轮匝肌）

III——内侧颈阔肌下颌边界

（二）Zufferey 分区

Zufferey[6, 17] 指出，根据解剖结构的不同，有三种鼻唇沟的类型，尤其和颧大肌的浅表纤维的存在情况相关。

- 3 种鼻唇沟：突起、直线和凹陷。
- "固定"的鼻唇沟由其内外侧结合的角度决定
- 这个角度因人而异。

注意 这些分类对临床并没有太多实际上的帮助，但是它可以作为研究功能和衰老的一个标准。

（三）Nahai 分级

Nahai[18] 根据衰老将鼻唇沟和木偶纹进行了分类。这一分类在临床上更为实用（图 42-3）。

- Ⅰ级：做表情时可见褶皱。
- Ⅱ级：静息时可见褶皱。
- Ⅲ级：静息时可见褶皱，活动时加深。
- Ⅳ级：静息时可见较深的褶皱，活动时更深。
- Ⅴ级：褶皱突出的边缘盖于鼻唇沟之上。

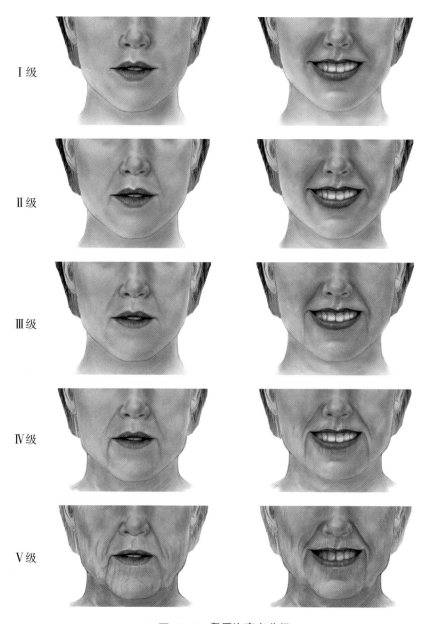

Ⅰ级

Ⅱ级

Ⅲ级

Ⅳ级

Ⅴ级

▲ 图 42-3　鼻唇沟衰老分级

七、知情同意

- 在治疗前，需要和患者讨论治疗目标，包括治疗的效果和可能的风险。
- 从注射到手术，有许多治疗方案可供选择，但是不是所有的治疗方案都适合某个特定的人或人群。
- 只有和患者诚实地讨论了患者治疗目标和预后，才可以选择治疗方案，这样可以更容易且更安全的达到患者的预期。

八、鼻唇沟管理（图 42-4）

- 鼻唇沟的年轻化治疗始于对鼻唇沟严重程度仔细的评估。
- 治疗选择可从"表面"到"深层"
  ➤ 表面治疗：皮肤护理、填充剂、肉毒毒素注射。
  ➤ 深层治疗：脂肪切除、鼻唇沟切除、外翻、植入物、除皱手术。

（一）注射（参见第 20 章）

- 浅表注射可以将注射材料（可吸收的）注射至真皮内以消除鼻唇沟。
- 对于年轻的、有轻度鼻唇沟的患者可作为一线治疗方案。
- 有多种填充物可供选择，而且填充物一直在更新。
- 例如：瑞兰（高德美）、乔雅登（艾尔健）、胶原以及脂肪，它们各自有着不同的维持时间和成绩。
- 乔雅登极致（艾尔健）对于治疗鼻唇沟来说至少可以维持 1 年[19]。
- 非玻尿酸类填充剂最好不要进行浅层注射；但是，这些填充物如果填充在适当的位置，维持的时间会更长一些[20]。

警告　曾经流行过的硅胶注射不建议注射在人体任何部位。

- 仔细的使用肉毒素可以起到辅助作用，它们有效地使某些特定的肌肉瘫痪（如提上唇肌或降口角肌）。这些肌肉走行在鼻唇沟的深层，并使鼻唇沟加深。肉毒素可以拮抗这些肌肉的作用。口周注射肉毒素需要谨慎。
- 脂肪填充的维持的时间因人而异，通常是不完全及暂时的矫正，对于年轻的患者效果更好。
  ➤ Rohrich[21] 报道通过他的提拉 - 填充技术，鼻唇沟可以达到 81% 的改善。
  ➤ Marten[22] 通过联合治疗，采用浅表皮下注射改善鼻唇沟，结合深层梨状孔周围注射改善上颌骨凹陷的方法，也取得了很好的效果。

专家提示　当注射玻尿酸的时候，缓慢少量注射，通常一侧一侧地注射，边注射边让患者评估改善的程度和对称性。这可以很好地评估术后效果，提高患者满意度及购买欲。

（二）真皮脂肪移植（图 42-5）（第 22 章）

- 联合面部除皱手术，采用真皮脂肪填充的方式展平鼻唇沟。
- 部分多余的 SMAS 瓣充分游离后可能对其有进一步塑形的作用。
- Guyuron 和 Michelow[23] 介绍了他们的方法和最近的成果。
  ➤ 去除多余的脂肪并将其重置在鼻唇沟处。
  ➤ 鼻唇沟处皮肤进行皮下分离，离断其下方肌肉和 SMAS 和皮肤的附着，直至鼻唇沟内侧。
  ➤ 采用柔软的填充物填充至鼻唇沟的位置，以防止真皮和其下方肌肉和 SMAS 重新粘连。
  ➤ 切除多余的皮肤，皮肤和 SMAS 重新复位，去除松垂的皮下组织。

注意　这些植入物可以会有部分吸收，这样会造成轮廓的不规则。

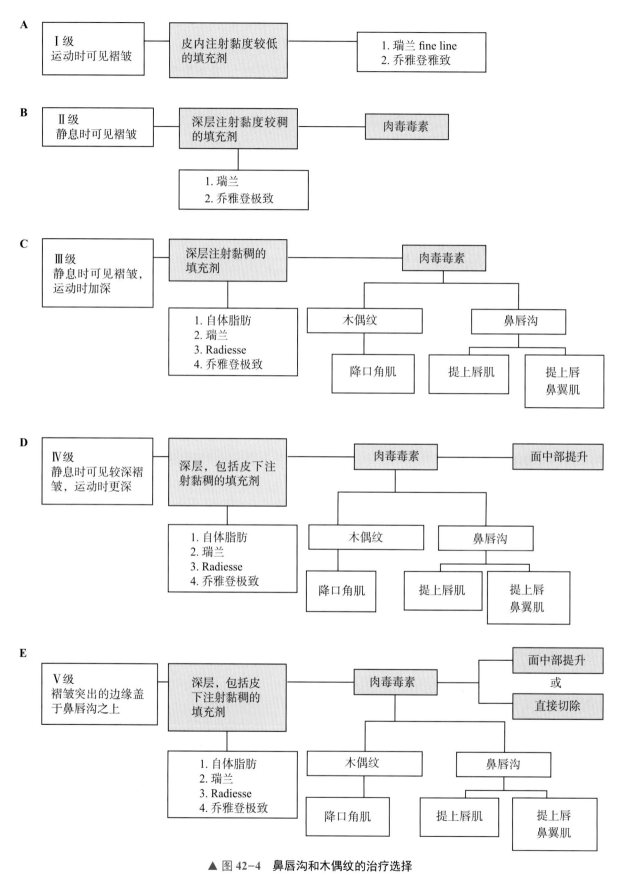

▲ 图 42-4　鼻唇沟和木偶纹的治疗选择
A. Ⅰ 级；B. Ⅱ 级；C. Ⅲ 级；D. Ⅳ 级；E. Ⅴ 级

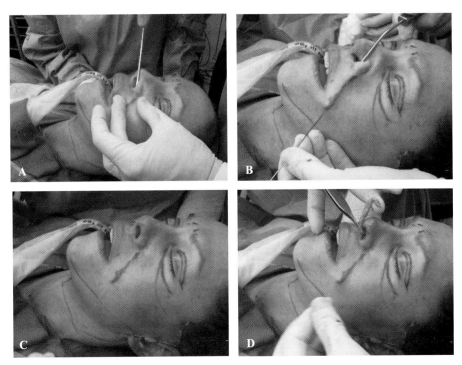

▲ 图 42-5　真皮脂肪移植

A. 通过鼻前庭切口，将一个 Tulip Biomed 叉经鼻前庭切口进入鼻唇沟皮下，分离鼻唇沟皮肤；B. 通过 Frasier 吸引管引导 4-0 缝线经皮下进入鼻子；C. 将 SMAS 植入物与缝线相连；D. 牵拉缝线，将植入物置入鼻唇沟皮下

- 真皮填充物在植入前应该是对称的，而且柔软的，以避免术后可触及或者可见的不规则。
- 植入物应该用可吸收缝线固定（在皮肤上），以避免移位。
- 植入物不应该过大或者是瘢痕组织，否则如果吸收率降低则会加重可触及或可见的不规则。

（三）鼻唇沟脂肪切除

- Millard 等 [24] 报道了经除皱切口进行鼻唇沟脂肪切除的随访效果。
- 颊部皮肤在皮下层分离，至鼻唇沟区时转入深层。
- 用普通剪刀将鼻唇沟皮下的脂肪修剪掉。
- 再用直角剪将脂肪做进一步修剪。

注意　这种做法是个比较老的方法，但是，结果维持时间较长，是另一种手术选择。

警告　没有经验的医生应该避免采用此种方法，除非对相关解剖结构非常熟悉。

（四）除皱术（参见第 41 章）

- 除皱手术提升鼻唇沟的入路和解剖学基础已在前面讨论过。手术需要专业的训练和经验。
- 了解解剖结构是至关重要的，因为一旦路径不对，发生并发症的风险极高。
- 更有效地手术方法，可以将 SMAS 和颧肌之间的连接切断 [2, 3]。
- 颧大肌内侧的颊瓣只能包含皮肤和皮下组织，将它们完全游离开，和下方的 SMAS 之间的联系断开。
- 因此，在颧大肌水平，皮瓣的分离平面应该在SMAS 浅面，皮下层内。
- 将 SMAS 瓣与肌肉筋膜分离，可以使鼻唇沟上面的皮肤和剩下的皮瓣一起移动 [3]（图 42-6）。

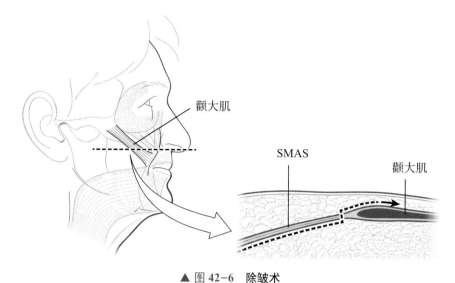

▲ 图 42-6　除皱术

当到达颧大肌时，皮瓣的分离平面变为 SMAS 浅层

注意　当将 SMAS 和颧大肌分离时，由于面神经颧支的麻痹，即使是最仔细的分离，也可能会出现一过性的眼轮匝肌的无力。

- 面神经颧支的一个分支常常会横跨过颧大肌肌腹的上 1/3，然后进入眼轮匝肌的深面支配该肌肉的运动[25]。因此，当 SMAS 和颧大肌分离时，这一分支极易受损。
- 当 SMAS 被游离后，可以通过各种方法折叠固定，以提供合适的锚定和方向来消除鼻唇沟[2, 15]。
- 通过手术方法改善鼻唇沟可以维持比较长的时间[2, 15]。

（五）鼻唇沟切除（图 42-7）

- 这是去除鼻唇沟最直接的方法，通常被用作最后的选择。
- 适应证的选择：未经治疗的突出下垂的鼻唇沟，或者经过一种或几种前述治疗但改善效果不佳的鼻唇沟，可以通过直接切除改善。
- 鼻唇沟需要有大量的多余，否则没有手术切除的价值。
- 经过吸脂，或者除皱手术中切除深层脂肪纠正鼻唇沟的效果不理想。

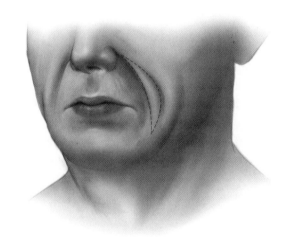

▲ 图 42-7　鼻唇沟切除

如鼻唇沟非常深，特别是有多余的皮肤重叠在此处，则可以考虑直接切除鼻唇沟

- 切除鼻唇沟的方法有很多种，但是手术瘢痕一定要不明显。
- 一种方法是在切除鼻唇沟皮肤的同时，通过将下垂的颊部组织重新塑形和复位来使鼻唇沟变得平整（而不是消除）[26]。
- 这种方法适用于男性且光损伤较重的皮肤[27]，非常有效，在选对适应证的情况下，这种方法比其他任何方法都有效。

（六）其他替代的、新的方法

- 改善鼻唇沟的方法，尤其是无创的方法，会持续出现。

- Pessa[28] 报道了通过选择性的切除提鼻翼肌来改善鼻唇沟的方法，这是第一个报道的通过处理面部肌肉来改善鼻唇沟的方法。
- "形成鼻唇沟"的皮下组织可以被去除[29]。
- 无创的方法，包括采用各种程度的外源性加热，目前已有很多种且将持续发展改进，可以作为其他方法的辅助方法。尽管这些方法看上去很有前景，大多数患者和医生报道的改善需要被客观的评价。

九、术后护理和治疗

- 注射玻尿酸只需要短时间的外部护理，例如冷敷。
- 容易瘀青的患者可以口服山金车。
- 治疗局部可能会有轻微疼痛，通常采用 NSAIDs 非甾体抗炎药物或对乙酰氨基酚治疗。
- 有切口的手术比注射需要更多的术后护理。
- 术后随访是忠实评价效果持续时间的关键。

十、手术并发症和治疗

- 当和对侧向比较时，填充剂造成了明显可见的

不对称，需要早期使用玻尿酸酶溶解，玻尿酸酶非常有效，但需要小心使用。过度填充也可以使用这种处理方法。

- 术后可能会有轻微的双侧不对称，因此，术前需要向患者指出并记录已经存在的不对称。
- 感染发生的可能性不高，一旦发生，需要及时采用抗生素治疗，以避免形成蜂窝组织炎。
- 面中部三角区的静脉回流是流向海绵窦的，因此可能会出现一种非常罕见的并发症，海绵窦栓塞，需要高度警觉以及及时处理。
- 首次填充后的轻微不对称，可在一周后进行处理。
- 直接切除术后的瘢痕可以通过使用硅胶胶带改善，但是胶带容易脱落，因此，一般来说，使用带有 SPF 的液体硅胶产品已经足够了。
- 真皮脂肪移植后形成可见的或者可触及的不规则和变硬，这种情况可能预示着坏死。坏死的发生很少见，需要数月后进行处理。术后早期可以采用有力的按摩和压迫，如果出现坏死，术后早期会出现局部变硬。

本 章 精 要

❖ 多项解剖学和组织学的研究证明鼻唇沟是一个特殊的解剖结构，并不是简单的一个皱褶。

❖ 鼻唇沟的解剖结构越来越清晰。

❖ 衰老相关的鼻唇沟加深的现象不是单一的治疗方法（手术或非手术）可以解决的。

❖ 无论使用何种评价鼻唇沟的方法，单一的治疗方法无法适用于所有类型的鼻唇沟。通常需要综合性治疗，且综合性治疗会更加有效。

❖ 随着患者的年龄增大，治疗方法也会有变化。

❖ 当考虑用填充剂治疗鼻唇沟时，医生需要明白，鼻唇沟是一个永久的问题，而填充剂是一种暂时的解决方案，可能会掩盖或改变正常的解剖结构。

参考文献

[1] Mitz V, Peyronie M. The superficial musculo-aponeurotic system (SMAS) in the parotid and cheek area. Plast Reconstr Surg 58:80, 1976.

[2] Barton FE Jr. Rhytidectomy and the nasolabial fold. Plast Reconstr Surg 90:601, 1992.

[3] Barton FE Jr. The SMAS and the nasolabial fold. Plast Reconstr Surg 89:1054, 1992.

[4] Barton FE Jr, Gyimesi IM. Anatomy of the nasolabial fold. Plast Reconstr Surg 100:1276, 1997.

[5] Yousif NJ, Gosain A, Matloub HS, et al. The nasolabial fold: an anatomic and histologic reappraisal. Plast Reconstr Surg 93:60, 1994.

[6] Zufferey J. Anatomic variations of the nasolabial fold. Plast Reconstr Surg 89:225; discussion 232. 1992.

[7] Tonnard PL, Verpaele AM, Bensimon R. Centrofacial Rejuvenation. New York: Thieme Publishers, 2017.

[8] Lightoller GH. Facial muscles: the modiolus and muscles surrounding the rima oris, with some remarks about the panniculus adiposus. J Anat 60:1, 1925.

[9] Rohrich RJ, Pessa JE. The fat compartments of the face: anatomy and clinical implications for cosmetic surgery. Plast Reconstr Surg 119:2219, 2007.

[10] Rubin LR, Mishriki Y, Lee G. Anatomy of the nasolabial fold: the keystone of the smiling mechanism. Plast Reconstr Surg 83:1, 1989.

[11] Pensler JM, Ward JW, Parry SW. The superficial musculoaponeurotic system in the upper lip: an anatomic study in cadavers. Plast Reconstr Surg 75:488, 1985.

[12] Pessa JE, Brown F. Independent effect of various facial mimetic muscles on the nasolabial fold. Aesthetic Plast Surg 16:167, 1992.

[13] Jackson IT. Anatomy of the nasolabial fold: the keystone of the smiling mechanism [discussion]. Plast Reconstr Surg 83:9, 1989.

[14] Rubin LR. The anatomy of the nasolabial fold: the keystone of the smiling mechanism. Plast Reconstr Surg 103:687; discussion 692, 1999.

[15] Mendelson BC. Correction of the nasolabial fold: extended SMAS dissection with periosteal fixation. Plast Reconstr Surg 89:822, 1992.

[16] Yousif NJ, Gosain A, Sanger JR, et al. The nasolabial fold: a photogrammetric analysis. Plast Reconstr Surg 93:70, 1994.

[17] Zufferey JA. The nasolabial fold: an attempt at synthesis. Plast Reconstr Surg 104:2318, 1999.

[18] Nahai F. Clinical decision-making for nonsurgical cosmetic treatments. In Nahai F, ed. The Art of Aesthetic Surgery: Principles & Techniques. New York: Thieme Publishers, 2005.

[19] Lupo MP, Smith SR, Thomas JA, et al. Effectiveness of Juvéderm Ultra Plus dermal filler in the treatment of severe nasolabial folds. Plast Reconstr Surg 121:289, 2008.

[20] Cohen SR, Berner CF, Busso M, et al. Five-year safety and efficacy of a novel polymethylmethacrylate aesthetic soft tissue filler for the correction of nasolabial folds. Dermatol Surg 33(Suppl 2):S222, 2007.

[21] Rohrich RJ, Ghavami A, Constantine FC, et al. Lift-and-fill face lift: integrating the fat compartments. Plast Reconstr Surg 133:756e, 2014.

[22] Marten TJ, Elyassnia D. Fat grafting in facial rejuvenation. Clin Plast Surg 42:219, 2015.

[23] Guyuron B, Michelow B. The nasolabial fold: a challenge, a solution. Plast Reconstr Surg 93:522, 1994.

[24] Millard DR, Mullin WR, Hunsaker RH. Evaluation of a technique designed to correct nasolabial folds. Plast Reconstr Surg 89:356, 1992.

[25] Freilinger G, Gruber H, Happak W, et al. Surgical anatomy of the mimetic muscle system and the facial nerve: importance for reconstructive and aesthetic surgery. Plast Reconstr Surg 80:686, 1987.

[26] Sen C, Cek DI, Reis M. Direct skin excision fat reshaping and repositioning for correction of prominent nasolabial fold. Aesthetic Plast Surg 28:307, 2004.

[27] Rudkin G, Miller TA. Aging nasolabial fold and treatment by direct excision. Plast Reconstr Surg 104:1502, 1999.

[28] Pessa JE. Improving the acute nasolabial angle and medial nasolabial fold by levator alae muscle resection. Ann Plast Surg 29:23, 1992.

[29] Arrunategui C. Observations on a new concept for correction of the nasolabial fold in rhytidectomy. Aesthetic Plast Surg 24:97, 2000.

第 43 章 颈部提升
Necklift

Sumeet Sorel Teotia, Foad Nahai 著

曾 玮 译

一、年轻的颈部的视觉评判标准 [1]（图 43-1）

- 下颌缘清晰。
- 舌骨下凹陷可见。
- 甲状软骨凸起可见。
- 胸锁乳突肌前缘可见。
- 颏颈角在 105°～120° 之间。

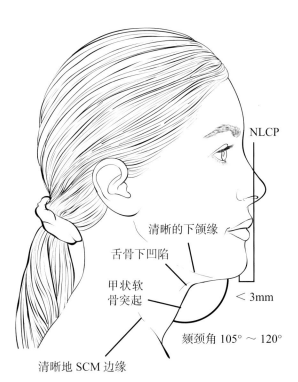

▲ 图 43-1 年轻的颈部的视觉标准

NLCP. 鼻 – 唇 – 颏平面；SCM. 胸锁乳突肌

专家提示 颈部的重新塑形是颈部提升中不可分割的一部分，基本上就是颈部提升需要达到的要求。

- 因此，可以推断出颈部衰老的评判标准。

二、颈部衰老的视觉评判标准 [2]

- 圆钝的颏颈角，由以下原因造成。
  - ➤ 松弛，多余的皮肤。
  - ➤ 多余的颈阔肌下脂肪。
  - ➤ 多余的颈阔肌前脂肪。
  - ➤ 舌骨位置过低。
- 随着年龄的增加，颈椎发生压缩性改变。
- 颏部的衰老。
- 下面部的衰老。
- 下颌缘不清晰。

专家提示 除了考虑颈部的年轻或衰老，同时还需要考虑它的形态和轮廓。一些患者尽管颈部皮肤弹性很好也没有多余的皮肤，但由于软组织较为肥厚，也会显得没有轮廓，这些患者可以单纯进行塑形手术，而不需要考虑皮肤的因素。

三、术前评估 [3]

对于衰老颈部各部分分别进行评估，有助于制订最合适的手术方案。

407

（一）皮肤

■ 皮肤质量，静息和活动时的皱纹，需要仔细评估。

专家提示 我同时也会关注较深的横行颈纹。

■ 看上去较为松弛的皮肤需仔细评估。
  ➤ 当重新塑形且没有切除皮肤时，往往需要重新定位皮肤。
  ➤ 重新定位皮肤需要皮肤有一定的弹性。
  ➤ 通常需要局部去脂及颈阔肌折叠。
■ 严重松弛的皮肤需仔细评估。
  ➤ 悬垂于甲状软骨下方。
  ➤ 向后超过胸锁乳突肌。
  ➤ 需要去除多余的皮肤。
  ➤ 需要耳后切口。
  ➤ 通常需要颏下切口。
■ 评估皮肤的松弛程度有助于确定皮肤重新定位时的方向。
■ 仔细的评估，可以避免发际线变形。
■ 皮肤质量和所需的切口长度成反比。

小贴士 小切口手术需要皮肤具有一定的弹性。损伤性以及光老化的皮肤通常需要耳后全程切口

的手术，因为皮肤需要重新定位。

（二）脂肪

■ 评估皮下（颈阔肌前）和深层（颈阔肌下）脂肪（图 43-2）。
  ➤ 静息时夹捏颏下部分可以评估颏下脂肪。
  ➤ 当颈部收缩时，颏下部分可以评估颈阔肌前脂肪和颈阔肌下脂肪。
■ 如果当颈部收缩时，夹捏的脂肪减少，意味着脂肪主要在肌肉深层，此时，需要开放性手术。
■ 去除脂肪对于颈部塑形有着神奇的效果。

（三）颈阔肌 [4]

■ 评估静态（被动）或动态（主动）颈阔肌带。

专家提示 我会观察并标注正中以及侧方的颈阔肌带。

■ 应该注意颈部和下颌是否有不完美的阴影。
■ 皮肤松弛通常伴有颈阔肌带。
■ 需要评估颈部和脸的交界区域，因为颈阔肌会影响年轻的下颌线。
■ 标记颈阔肌带的位置、方向和距离。
■ 颈阔肌带的发病机制尚不明确 [5-7]。
  ➤ 收缩的颈阔肌在下颌线和锁骨之间形成条带状隆起。

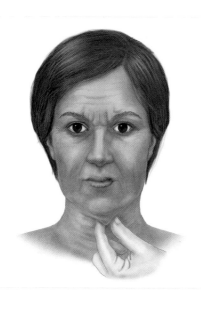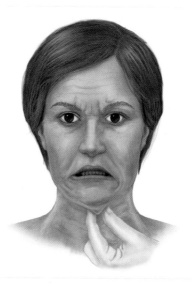

◀ 图 43-2 评估皮下及深层脂肪

➤ 收缩的肌肉纤维远离颈部，形成一种弓弦效果。

➤ 正常情况下，这种弓弦效应受到颈部浅筋膜的制约。

➤ 随着筋膜的衰老，颈阔肌、脂肪及其他颈部内容物容易"突出"形成颈阔肌带（图 43-3）。

（四）二腹肌[8]

■ 在脂肪比较多的颈部，二腹肌较难评估。

■ 在比较瘦的颈部，二腹肌可自下颌缘下膨出，形成一个不太明显但很重要的轮廓不规则。

■ 当颏下脂肪切除后出现持续的膨出，可能是二腹肌造成的。

■ 二腹肌的情况在术中去除了皮下脂肪后评估最佳。

（五）下颌下腺[9]

■ 评估下颌下三角区中是否有明显的腺体膨出下颌骨下缘。

■ 颈部脂肪较多时，无法评估。

■ 多数情况下，需要术中评估。

■ 可以通过屈伸颈部来区别腺体的膨出和局部软组织的膨出。

（六）下颌骨韧带

■ 面部松弛的组织下垂后受到这条韧带的牵制，堆积形成松弛的下颌软组织。

■ 仰卧位时评估下颌软组织松弛的量。

■ 下面部的老化对上颈部会造成影响，从后方观察比较容易评估下颌角的清晰度，以及下垂的下颌软组织。

（七）颏部

■ 颏部应该和面部整体比例一起评估。

■ 同时需要注意咬合关系和颏部的角度（angle classification）。

■ 由于年龄或病理原因造成的下颌角和牙齿脱钙会影响颏部以及下颌整体的软组织形态，造成颏下区域的缩短，从而影响颈前部的形态。

■ 颏部发育不足或小颏会影响理想的颈部形态。

■ 可以通过颏部假体植入或颏成形术改善颈前部的形态。

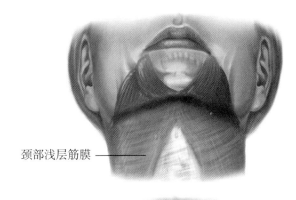

颈部浅层筋膜 ——

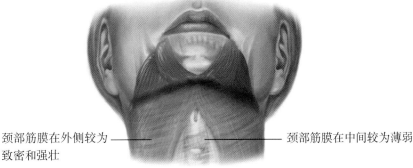

颈部筋膜在外侧较为 ——　致密和强壮　　　　　　　　　　—— 颈部筋膜在中间较为薄弱

▲ 图 43-3　颈阔肌带

专家提示 寻找颏下皱褶，评估颏部下垂的程度（女巫一样的下巴）。

四、知情同意

进行治疗前，需要和患者讨论治疗的目标、潜在风险和好处。只有当诚实的和患者沟通，明确其目的和要求后方可选择最合适的治疗方法。扎实的颈部解剖知识可以帮助预防并发症（参见第 30 章）。

五、颈部年轻化的治疗选择

根据解剖基础和临床评估决定合适的治疗方法，改善颈部外形。合理的分层的治疗可有助于解决颈部每个部分的问题。

- 浅层组织由下列结构组成。
  - ➢ 皮肤。
  - ➢ 皮下组织。
- 中间层组织：颈阔肌和颈阔肌带。
- 深层组织由以下结构组成。
  - ➢ 二腹肌前腹。
  - ➢ 下颌下腺。
  - ➢ 舌骨上筋膜。
  - ➢ 颈阔肌下脂肪垫。

六、非手术颈部抗衰选择

注射填充物例如玻尿酸和脂肪注射的效果并不明确，尤其是首次治疗者。可能需要二次治疗。

专家提示 目前，填充剂在非手术皮肤紧致方面效果有限。

（一）肉毒素

- 建议使用肉毒素治疗[10-12]。
- 可能会推迟最终手术的时间。
- 是手术以及术后持续性颈阔肌带的有效辅助治疗。

- 颈阔肌带可以通过肉毒素注射治疗。
- 治疗技术包括抓住颈阔肌带后使其远离颈部。
- 常见的起始剂量：女性 10 ～ 30U，每条颈阔肌带 2 ～ 12 注射点；男性 10 ～ 40U，每条颈阔肌带 3 ～ 12 注射点。
- 总剂量 40 ～ 100U（保妥适）。

专家提示 由于此处相对剂量较大，造成肉毒素注射价格非常昂贵，尤其是长期治疗。

- 对于年轻的，主动的颈阔肌带患者效果最佳(好于被动的颈阔肌带)。
- 不适于有明显的皮肤松弛存在者。
- 不适于年老的、被动的颈阔肌带患者。
- 适用于皮下组织紧致且有弹性者。
- 吞咽困难是一种罕见的并发症。

（二）超声刀

- 有报道[13] 通过微聚焦超声系统（Ulthera System，Merz）改善下面部皮肤的松弛。
- 原理是通过微聚焦超声造成真皮点状的局灶加热。
- 刺激胶原蛋白的新生和弹性纤维的重塑。
- 对于此项技术有效性最大的临床试验得出以下观点。
  - ➢ 在第 90 天的时候，2/3 的患者和 60% 的盲法评估人员认为有效。
  - ➢ 在 BMI ＜ 30 的患者中效果较好。
  - ➢ 因为比较疼痛，建议采用局部麻醉或者镇静。
- 需要选择合适的适应证。

（二）药物

2015 年 4 月，FDA 批准注射药物（Kybella，Allergan）用于治疗颏下脂肪堆积(也称为双下巴）。

- 其有效成分是脱氧胆酸。
- 人体中天然存在的物质，用于帮助分解和吸收膳食脂肪。
- 用于治疗中到重度的成人颏下脂肪堆积。

警告　Kybella 不能用于治疗合并吞咽困难的患者，不能注射在面神经下颌缘支上或附近，或者唾液腺、淋巴结或者肌肉的附近。

- 多数患者术后会出现注射部位的出血 / 瘀青（临床试验中发生率 72%）。
- 注射物不含动物源性或人源性成分。
- 注射后造成脂肪细胞的破坏，且脂质不能沉积。
- 是目前 FDA 批准的治疗颏下脂肪堆积唯一的一种非手术治疗方法。
- 在加拿大商品名为 Belkyra。
- 技术要点如下。
  - 每点注射剂量 2mg/cm²。
  - 单次治疗最多不超过 50 个点。
  - 每点 0.2ml（最多不超过 10ml），间距 1cm。
  - 最多可治疗 6 次，每次间隔 ≥ 1 个月。
  - 在临床试验中，经过医生和患者的验证，和对照组相比，68% 的受试者得到了改善。

七、颈部年轻化的手术选择

颈部年轻化有很多独立或者联合的治疗，根据解剖和临床的表现，选择最合适的治疗方法。

脂肪抽吸 [14-20]

- 适应证
  - 年轻患者（20—30 岁），局部脂肪堆积者效果最佳。
  - 皮肤正常，皮下组织弹性正常。
  - 颏下局部脂肪堆积。
  - 不适用于颈阔肌下脂肪堆积者（太深，无法吸脂）。
  - 通过皮肤和皮下组织的夹捏试验可以很好地评估和选择适应证。
  - 静息时没有颈阔肌带。
  - 单独应用可以改善颈部脂肪堆积。
  - 可以和开放性颈部提升手术联合进行，有助于术中皮下组织的分离。

- 技术要点
  - 建议在全身麻醉下进行，小心地在局部麻醉下操作也可以。
  - 患者仰卧位，颈部后仰。
  - 切口在颏下和（或）（通常）在耳垂后面。
  - 肿胀液中需要加入利多卡因和肾上腺素。
  - 用 2 ～ 3mm 直径的单孔吸脂针进行负压吸脂（SAL）。
  - 如果采用超声辅助吸脂（UAL），采用 2 ～ 3mm 直径的吸脂针，超声能量设置在 50%，作用不超过 2 ～ 3min。
  - UAL 对于年轻的，脂肪较厚的颈部的吸脂更加方便。
  - 如果单独进行这一操作，无须放置引流。
  - 耳垂后切口适用于下颌缘和颈外侧的吸脂。

警告　操作平面始终在颈阔肌浅面，否则容易伤及下颌缘颈支。

- 并发症预防 [3]
  - 吸脂针短而快速地移动。
  - 经过颏下切口扇形移动（图 43-4）。
  - 避免同一隧道内多次反复吸脂。

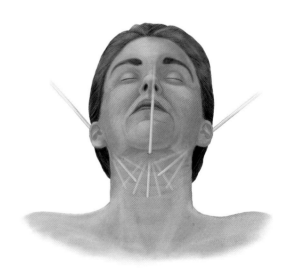

▲ 图 43-4　颏下脂肪抽吸

➢ 自耳垂切口形成交叉的隧道。

➢ 保留适当的脂肪组织，而不是完全吸干净。

➢ 不要将皮下脂肪完全吸干净，这样可能会造成颈阔肌带或者可见的皮下轮廓不规则。

➢ 终点：采用皮肤夹捏结合观察，确保轮廓平整，仅保留皮下层的一部分脂肪。

➢ 过度吸脂可能会造成皮肤和下面颈阔肌的粘连，造成不自然的牵拉和条带。

警告 吸脂范围不要超出下颌缘。

八、颏下前方颈部提升 [17, 21-24]

（一）适应证

■ 有颈前方颈阔肌带者是比较合适的适应证。

■ 皮下分离是重塑颈部轮廓所必需的。

■ 该手术可以独立进行（少见），或者和面部提升一起进行。

■ 有颈阔肌带，或者需要处理中间层或更深层组织的患者，开放性颈部提升手术是必需的。

（二）一般操作要点

■ 患者仰卧位，颈部后仰。

■ 局部麻药的浸润有助于止血和分离。

■ 在紧贴颏下皱褶的后方做切口。

小贴士 避免使已经存在的颏下皱褶进一步加深，可以将切口做在皱褶上。

■ 向前分离褶皱下方的组织松解粘连。

■ 可以向前方和两侧分离，松解下颌韧带。

■ 按照需要分离皮肤，以暴露阔肌带及最下方的横行颈纹。

■ 向两侧分离暴露颈阔肌。

■ 消瘦的患者需要保留脂肪。

■ 脂肪厚重的颈部可以在直视下小心的去除皮下脂肪。

■ 通过这一直视下的正前方切口，可以暴露深层的组织。

■ 通过这一切口，可以处理颈阔肌。

■ 用不可吸收永久性缝线（例如 Mersilene 或者 Prolene）收紧颈阔肌。

（三）特殊的操作注意点

■ 颈阔肌下 / 颈阔肌内脂肪切除 [25, 26]

➢ 颈部肥厚的患者，颈阔肌下方总是有一些脂肪。

➢ 脂肪位于中线上，并上下颌下腺延伸。

➢ 掀起颈阔肌的内侧缘，去除颈阔肌之间以及深层的脂肪。

➢ 保留适当的皮下脂肪，对于避免颏下凹陷十分重要。

➢ 如果发现淋巴结，一并切除后活检。

➢ 收紧两侧颈阔肌，避免再次分离。

■ 二腹肌切除 [8]（图 43-5）

➢ 这并不是一个常见的手术。

➢ 当去除颈阔肌下方脂肪后，通过颏下切口可以暴露二腹肌。

➢ 二腹肌前腹可以表面部分切除，全部切除，或者中间折叠。

➢ 表面部分切除比较常见，从肌肉起点处开始切。

■ 下颌下腺切除 [9, 27-28]

➢ 增大的下颌下腺可以在切除或牵拉二腹肌前腹后看见。

➢ 去除腺体前，弯曲颈部以评估颈部轮廓。

➢ 尽管术前评估显示腺体下垂，真正需要通过手术介入的并不多见。

➢ 有多种方法：部分切除，悬吊在下颌骨缘上，以及跨颈部悬吊（transcervical suspension）。

➢ 切除腺体可以通过用 Allis 夹钳抓住腺体后，用针状电凝小块切除。

➢ 如果切除腺体，需要放置引流。

➢ 罕见情况下，可以出现涎漏及神经损伤。

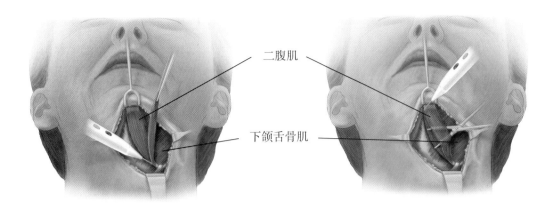

▲ 图 43-5　二腹肌切除

（四）内镜颈部提升[29]

- 这种操作曾经被广泛采用，但随着光源拉钩的使用、配合上恰当的牵拉，颏下小切口也可以起到很好的效果。
- 颏下需要一个 3 ～ 4cm 的切口，耳后需要一个 1cm 的切口进入光导纤维。
- 无法切除皮肤。

（五）小切口面颈部除皱[30]（图 43-6）

- 适应证

- 患者颈部没有松弛的皮肤。
- 下颌缘轮廓不清晰，有赘肉。
- 面颈部交界处衰老。
- 技术要点
- SMAS 层向上提升，皮肤层稍向斜后方提升可以改善下颌缘和上颈部。
- 颈部可以通过吸脂或颏下切口塑形。
- 如果颈部做开放性切口，则面颈部分离平面在皮下层相通。
- 面部操作的切口在鬓角下发际线前，以及止

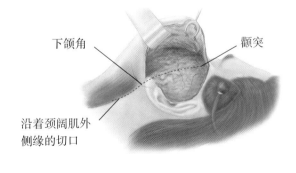
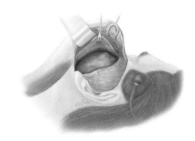
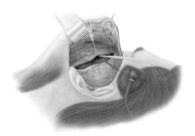
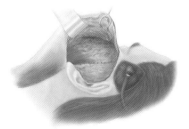

▲ 图 43-6　小切口面颈部除皱

413

于耳垂的耳前、耳屏后切口。

➤ 皮下分离皮瓣直至胸锁乳突肌后缘。

➤ SMAS 下分离起自 SMAS 移动部分和固定部分的交界处，并与颧突上斜行的 SMAS 切口相连。

➤ 分离 SMAS– 颈阔肌瓣，在面部垂直提升，在颈部向后提升。

➤ 另一种方法，可以进行 SMAS 切除或者 SMAS 折叠。

➤ SMAS– 颈阔肌瓣需要用不可吸收缝线（例如 Mersilene）折叠或固定。

➤ 面部皮肤向上稍后方提升。

➤ 修剪多余的皮肤。

（六）常规面颈部除皱

■ 适应证

➤ 面颈部的老化改变。

➤ 面颈部交界处界限不清。

➤ 面部皮肤松弛且没有弹性。

➤ 颈部皮肤松弛且没有弹性。

➤ 静态颈阔肌向下延伸至甲状腺下方的下颈纹处。

➤ 下颌下腺可见。

■ 技术要点

➤ 对于下颈部有特别松弛和多余的皮肤的患者，耳后切口要向后沿长至发际缘，以去除更多的皮肤和避免枕部发际线猫耳形成（图 43-7）。

➤ 本质上，就是沿着解剖的边界去除猫耳。

➤ 操作上，首先要沿着发际线做切口，其次再去除多余的皮肤。

➤ 耳后沟采用三点缝合技术关闭，带上深筋膜以避免瘢痕增宽。

➤ 除皱切口因人而异，已经在第 39 章进行了讨论。

➤ 根据解剖上的不同情况处理颈阔肌。

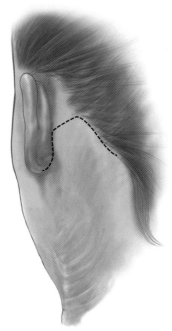

▲ 图 43-7 枕部发际缘切口

九、皮瓣操作 [3]

■ 颈部除皱需要垂直向上方提拉皮肤。

■ 当采用耳后切口时，需要向后上方提拉。

■ 处理颈部皮肤和处理面部皮肤不同。

小贴士 在考虑好皮肤的重新分布问题之前不要盲目切除多余的皮肤。

■ 如果需要切除皮肤，那应该考虑采用耳后或发际缘切口，根据需要切除的量而定。

■ "土耳其火鸡"脖畸形 [31] 皮瓣操作技术要点如下。

➤ 对于有严重和大量颈前部皮肤松弛的患者，可以通过直接切除的方法去除皮肤。

➤ 采用 T–Z 切口可以重塑年轻的颈部角度 [32]。

➤ 操作通过颈部正中切口进行，通过该切口可以切除颈阔肌前和后的脂肪 [31]。

➤ 在中线处将颈阔肌对合缝合。

➤ 对于男性，只有颈部皮肤非常松弛的人才可能接受永久的颈部瘢痕 [33]。

➤ 这一方法较多的用在大量减重后的患者中。

■ 尽管经过充分的分析和治疗多余的颈部皮肤，少数情况下可能会需要二期的颈部手术治疗，这需要和患者充分讨论。

十、处理颈阔肌

颈阔肌可以通过边缘折叠，折叠，切开，或悬吊等处理 *。当颈阔肌松弛的问题通过上述方法中的一种或几种解决后，将周围皮肤由中间向两侧拉紧。这样可以使皮肤和更加强壮的外侧颈阔肌筋膜粘连。然后多余的皮肤可以等待自行收缩，或者在外侧通过面部除皱的切口切除。处理颈阔肌的方法之前已经介绍过了 [21, 35-39]。

（一）颈阔肌瓣和颈部除皱

■ 部分切除颈阔肌内侧缘，可以向外侧旋转推进肌肉的边缘。

■ 将肌肉和外侧的乳突筋膜缝合，有助于预防颈阔肌带的复发。

小贴士　当进行肌肉切除时，需要考虑甲状软骨的功能会使颈部变得男性化。有人建议通过在软骨上方或下方横切肌肉的方法来掩盖或者强化甲状软骨。

（二）悬吊线 [40-42]（图 43-8）

■ 沿下颌缘，在颈阔肌表面的浅筋膜内走行的悬吊线和用于清晰下颌缘。

■ 悬吊线在中线处连接，并固定在乳突筋膜上。

（三）颈阔肌悬吊 [8]（图 43-9）

■ 悬吊线水平穿过颈阔肌整个宽度。

■ 术后可能会出现一条可见的宽沟，使这一式的使用受到了限制。

■ 在悬吊线头侧的肌肉，会形成一种被称为窗帘效应的现象。

（四）颈阔肌成形术 [38, 39]（图 43-10）

■ 开放性颈前入路经颏下切口进行。

■ 分离颈部皮肤，采用不可吸收缝线折叠颈阔肌内侧缘。

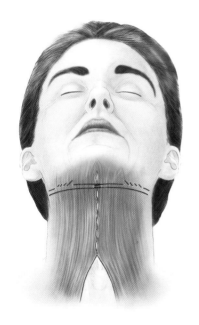

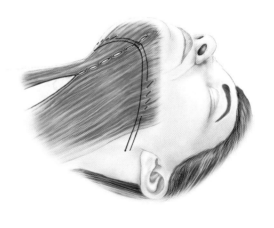

▲ 图 43-8　悬吊线
在中线相连，沿下颌缘走行

---

* 参考文献 [5, 6, 8, 20, 22, 34]

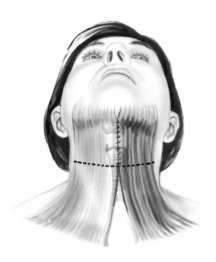
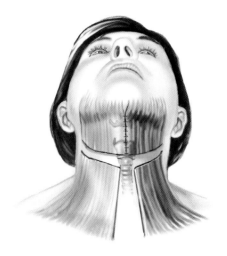

▲ 图 43-9　颈阔肌悬吊

全部宽度横行悬吊颈阔肌造成宽沟和窗帘效应

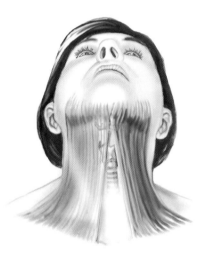
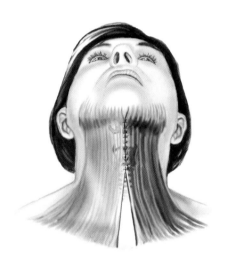

▲ 图 43-10　颈阔肌成形术

双侧颈阔肌内侧纤维在中线处交叉缝合，形成束腰效应

- 颈部皮肤向后牵拉，颈阔肌则向前方中线牵拉。
- 向前牵拉收紧颈阔肌是关键的一步，被称为颈阔肌成形术。
- 无须切除肌肉。
- 多余的颈部皮肤可以待其自然收缩，或经过外侧切口切除。
- 有时候，需要在肌肉内侧很低的位置做一个 3～4cm 长横断切口，有助于多层次操作中肌瓣向中线的旋转。
- 将两侧颈阔肌内缘在中线处全程交叉缝合在一起，通过颈阔肌向前移位，在颈部形成一种"腰

线"的感觉。
- 肌肉向内侧折叠，直到胸骨上切迹上方 3 指宽的位置。
- 建议再交叉逆向缝合一遍，以使缝合区域变得平整。
- 采用不可吸收缝线进行折叠（Mersiline 或者 Prolene）。
- 这是颏下塑形中的一个非常有效及广泛采用的方法。
- 如果联合外侧折叠一起，内侧折叠可以达到清晰下颌缘以及颈颏过渡区的作用，这种情况下

有时候需要再加一道连续的斜行缝线。

■ 残留的肌肉膨出可以通过折叠缝合膨出区内的肌肉进行处理。

十一、术后护理 [43]

■ 常规给予止疼治疗，可以辅助睡眠用药，止吐药和上述药品的使用说明。

■ 告知患者睡觉时不要用枕头，避免颈部弯曲，以保持颈部后仰、颏颈角打开（需要经过观察确认）。

■ 避免折叠颈部皮瓣，否则容易造成颈部淋巴循环受阻，进而加重水肿。

■ 放置引流，引出血性及血清性渗出，以减轻术后水肿。

■ 控制血压对预防血肿非常重要。

■ 术后第 1 天，经复诊后，可以根据情况拔除引流。

■ 术后不需要刻意施加压力，可采用棉垫、泡沫胶带和弹力绷带包扎一晚上，以吸收渗出的液体。

■ 术后第一天去除敷料，改用弹力套期限小于 4 周。

注意　一些医生不喜欢在颈部放置过多的敷料，为了避免压力性坏死。

■ 告知患者尽量保持仰头姿势，比如，当患者坐着向前倾斜的时候，最好将肘部支撑在膝盖上，眼睛平视前方。

■ 用稀释一倍的过氧化氢水溶液清洗伤口，如有必要的话，外用抗菌药膏。

■ 第 7 天时拆除所有不可吸收缝线。

■ 前 6 周避免剧烈运动。

■ 面部除皱术后注意事项和颈部除皱术后相类似。

十二、并发症和不尽人意的结果

■ 术后各种问题的原因主要来自于术前对患者评估有误，以及术式的选择有误。

■ 各层组织出现问题都可能造成术后效果不理想，包括以下几个方面的问题。

> 皮肤问题

● 皮下组织过度的吸脂或去除脂肪，会造成轮廓不规则或者凹陷，尤其是较瘦的患者。

● 往往会倾向于过多的去除皮下及颈阔肌下脂肪。

● 对深部组织，例如颈阔肌下脂肪、二腹肌、下颌下腺等，处理的不理想会导致术后轮廓的不理想。

● 很大一部分问题是由皮肤重新覆盖不理想造成的，原因可能是皮肤质量较差，或者皮下分离的不彻底。

● 下颌缘不够清晰，还有赘肉、颌颈交界处的问题常常是由于纠正不足导致。

● 常常需要通过面部除皱修复。

● 当外侧耳后沟处的张力过大时，容易出现皮肤坏死。

● 血肿、感染容易造成切口处的皮肤问题，较常见于耳后区。

> 脂肪问题

● 常由过度去除或者去除不足造成。

● 过度去除常常发生在皮下层

○ 预防方法：采用口径较细的吸脂管，控制吸脂管穿刺的次数，以及均匀的保留 3 ～ 5mm 皮下脂肪。

● 颈阔肌深层，靠近颏下切口处的脂肪往往存在去除不足的问题。

> 颈阔肌问题

● 最常见的是术后颈阔肌带仍然存在，通常由于术中肌肉没有缝合，或者术后缝线裂开形成。

● 不建议用可吸收线进行折叠。

● 解决方法通常需要通过开放切口，根据情况重新折叠或者重新切除。

● 明确建议患者定期使用肉毒素（前面已讨论）。

> 下颌下腺问题

- 术后颏下三角区的膨出通常是由于膨大的腺体造成。
- 这一情况通常术前就已经存在，而在术中没有进行处理。
- 解决方法需要通过开放切口处理腺体。

> 二腹肌问题
- 去除了皮下脂肪后可能会暴露二腹肌。
- 表现为颏下区域持续的膨出。

- 解决方法是经原切口切除肌腹。

> 提拉方向问题
- 提拉方向不对，尤其是当有很多松弛的皮肤时，可能会造成耳后或耳屏前的明显的瘢痕。
- 在任何方向上的过度提拉，都可能会形成条带、突起或类似吊床的表现。
- 解决方法需要重新打开切口，重新安排皮肤覆盖。

本章精要

❖ 颈部是面部的延续，颈部承担着很多重要的生理功能，同时也是人体美的一个表现。

❖ 术前对皮肤松弛程度的评估决定着最终皮肤提拉的方向。

❖ 小切口手术的重要前提条件是良好的皮肤弹性。

❖ Kybella 禁止用于有吞咽困难的患者，不能注射在面神经下颌缘支内或周围，不能注射在唾液腺、淋巴结或肌肉的周围。

❖ 保持在颈阔肌平面以上，否则牵拉有可能会造成下颌缘支的损伤。

❖ 术后各种问题的原因主要来自于术前对患者评估有误，以及术式的选择有误。

参考文献

[1] Ellenbogen R, Karlin JV. Visual criteria for success in restoring the youthful neck. Plast Reconstr Surg 66:826, 1980.

[2] Vistnes AM, Souther SG. The anatomical basis for common cosmetic anterior neck deformities. Ann Plast Surg 2:381, 1979.

[3] Nahai F, ed. The Art of Aesthetic Surgery: Principles & Techniques. New York: Thieme Publishers, 2010.

[4] Cardoso de Castro C. The anatomy of the platysma. Plast Reconstr Surg 66:680, 1980.

[5] Aston SJ. Platysma muscle in rhytidoplasty. Ann Plast Surg 3:532, 1979.

[6] Guerrerosantos J. The role of platysma muscle in rhytidoplasty. Clin Plast Surg 5:29, 1979.

[7] Guerrerosantos J. Neck lift. Simplified surgical techniques, refinements, and clinical classification. Clin Plast Surg 10:379, 1983.

[8] Connell BF, Shamoun JM. The significance of digastric muscle contouring for rejuvenation of the submental area of the face. Plast Reconstr Surg 99:1586, 1997.

[9] Singer DP, Sullivan PK. Submandibular gland I: an anatomic evaluation and surgical approach to submandibular gland resection for facial rejuvenation. Plast Reconstr Surg 112:1150; discussion 1155. 2003.

[10] Brandt FS, Bellman B. Cosmetic use of botulinum A exotoxin for the aging neck. Dermatol Surg 24:1232, 1998.

[11] Kane MA. Nonsurgical treatment of platysmal bands with injection of botulinum toxin A. Plast Reconstr Surg 103:656, 1999.

[12] Matarasso A, Matarasso SL, Brandt FS. Botulinum A exotoxin for the management of platysmal bands. Plast Reconstr Surg 103:643, 1999.

[13] Oni G, Hoxworth R, Teotia S, et al. Evaluation of a microfocused ultrasound system for improving skin laxity and tightening in the lower face. Aesthet Surg J 34:1099, 2014.

[14] Jones BM, Grover R. Reducing complications in cervicofacial rhytidectomy by tumescent infiltration: a comparative trial evaluating 678 consecutive face lifts. Plast Reconstr Surg 113:398, 2004.

[15] Courtiss EH. Suction lipectomy of the neck. Plast Reconstr Surg 76:882, 1985.

[16] Tapia A, Ferreira B, Eng R. Liposuction in cervical rejuvenation. Aesthetic Plast Surg 11:95, 1987.

[17] Zins JE, Fardo D. The "anterior only" approach to neck rejuvenation: an alternative to facelift surgery. Plast Reconstr Surg 1155:1761, 2005.

[18] Gryskiewicz JM. Submental suction-assisted lipectomy without platysmaplasty: pushing the (skin) envelope to avoid a facelift

for unsuitable patients. Plast Reconstr Surg 112:1393, 2003.

[19] Mladick RA. Neck rejuvenation without facelift. Aesthet Surg J 25:285, 2005.

[20] Knize DM. Limited incision submental lipectomy and platysmaplasty. Plast Reconstr Surg 101:473, 1998.

[21] Connell BF. Cervical lifts: the value of platysmal muscle flaps. Ann Plast Surg 1:34, 1978.

[22] Connell BF. Contouring the neck in rhytidectomy by lipectomy and a muscle sling. Plast Reconstr Surg 61:376, 1978.

[23] Hamilton JM. Submental lipectomy with skin excision. Plast Reconstr Surg 92:443, 1993.

[24] Gradinger GP. Anterior lipectomy with skin excision. Plast Reconstr Surg 106:1146, 2000.

[25] Millard DR, Pigott RW, Hedo A. Submandibular lipectomy. Plast Reconstr Surg 41:513, 1968.

[26] Robbins LB, Shaw KE. En bloc cervical lipectomy for treatment of the problem neck in facial rejuvenation. Plast Reconstr Surg 83:53, 1989.

[27] Sullivan PK, Freeman MB, Schmidt S, et al. Contouring the aging neck with submandibular gland suspension. Aesthet Surg J 26:465, 2006.

[28] Guyuron B, Jackowe D, Lamphongsai S. Basket submandibular gland suspension. Plast Reconstr Surg 122:938, 2008.

[29] Eaves FE, Nahai F, Bostwick J. The endoscopic neck lift. Op Tech Plast Reconstr Surg 2:145, 1995.

[30] Baker DC. Lateral SMASectomy. Plast Reconstr Surg 100:509, 1997.

[31] Adamson JE, Horton CE, Crawford HH. The surgical correction of the "turkey gobbler" deformity. Plast Reconstr Surg 34:598, 1964.

[32] Cronin TD, Biggs TM. The T-Z plasty for the male "turkey gobbler" neck. Plast Reconstr Surg 47:534, 1971.

[33] Biggs TM, Koplin L. Direct alternatives for neck skin redundancy in males. Clin Plast Surg 10:428, 1983.

[34] Fuente del Campo A. Midline platysma muscular overlap for neck restoration. Plast Reconstr Surg 102:1710; discussion 1715, 1998.

[35] Labbe D, Franco RG, Nicolas J. Platysma suspension and platysmaplasty during neck lift: anatomic study and analysis of 20 cases. Plast Reconstr Surg 117:2001, 2006.

[36] Fogli AL. Skin and platysma muscle anchoring. Aesthetic Plast Surg 32:531, 2008.

[37] Guerrerosantos J. Managing platysmal bands in the aging neck. Aesthet Surg J 28:211, 2008.

[38] Feldman JJ. Corset platysmaplasty. Plast Reconstr Surg 85:333,1990.

[39] Feldman JJ. Neck Lift. New York: Thieme Publishers, 2006.

[40] Giampapa VC, Bitzos I, Ramirez O, et al. Long-term results of suture suspension platysmaplasty for neck rejuvenation: a 13-year follow-up evaluation. Aesthetic Plast Surg 29:332, 2005.

[41] Giampapa VC, Bitzos I, Ramirez O, et al. Suture suspension platysmaplasty for neck rejuvenation revisited: technical fine points for improving outcomes. Aesthetic Plast Surg 29:341, 2005.

[42] Giampapa VC, Di Bernardo BE. Neck recontouring with suture suspension and liposuction: an alternative for the early rhytidectomy candidate. Aesthetic Plast Surg 19:214, 1995.

[43] Meade RA. Neck lift. In Janis JE, ed. Essentials of Plastic Surgery. New York: Thieme Publishers, 2006.

第 44 章　鼻整形术
Rhinoplasty

Ashkan Ghavami, Jeffrey E. Janis, Bahman Guyuron　著

王克明　译

一、鼻的功能 [1]

- 管理气流、加湿、嗅觉、过滤。
- 鼻气道：气道 50% 的阻力。
- 鼻周期的特征如下。
  - 更换每侧鼻道鼻黏膜的收缩、舒张。
  - 通常一个周期为 4h。
  - 鼻周期异常可以由阻塞、过敏或血管舒缩异常（如，对冷热变化敏感）。

二、相关解剖

（一）皮肤（图 44-1）

- 皮肤的厚度和油脂分泌情况常常容易在预测术后鼻部形态时被低估 [2]。
- 皮肤在鼻部下 1/3 最厚（鼻尖，鼻翼）。
- 皮肤在鼻部上中 1/3 更薄，并且曲线更加流畅。
- 理解每个患者鼻部皮肤的收缩性对于术后效果至关重要。
  - 厚而收缩性差的皮肤会遮盖其下方的骨性和软骨结构的调整（尤其在穹窿旁和鼻尖区域）。
  - 对皮肤和软组织的削减可作为重要的手段。

（二）鼻部肌肉（图 44-2）

- 鼻部表浅肌肉腱膜系统（SMAS）
  - 包括鼻孔开大肌，横向肌纤维。
  - 扩张鼻孔。
- 提上唇鼻翼肌

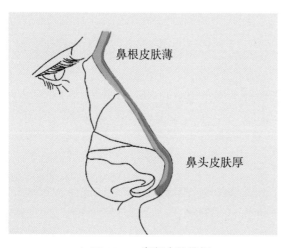

▲ 图 44-1　鼻部皮肤特征

鼻根与鼻尖区皮肤和软组织与鼻背相比呈现明显增厚和弹性降低

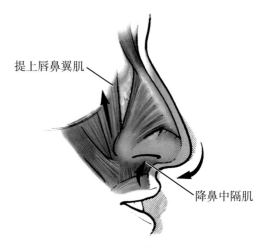

▲ 图 44-2　鼻部肌肉

降鼻中隔肌和其他肌肉系统可以影响鼻子的形态和鼻尖的位置

> 协助保持外鼻阀开放。

> 提升鼻孔。

■ 降鼻中隔肌 [3,4]

> 导致动态型鼻尖下垂的重要肌肉。

> 提升上唇同时降低鼻尖。

> 可作为鼻整形术的一部分进行转位或横切 [5]。

> 在诊断和治疗时可以被化学去神经。

（三）血供 [5]（图 44-3）

■ 绝大部分血供位于皮下组织层。

警告　当削减鼻部软组织时，不要侵犯真皮下血管丛的血供。

■ 角动脉

> 该动脉在鼻翼沟上方 2 ～ 3mm 处分出侧鼻分支。

注意　鼻翼基底切除术时需始终低于鼻翼沟，以保护该血管。

● 100% 尸体标本发现单侧或者双侧鼻动脉供

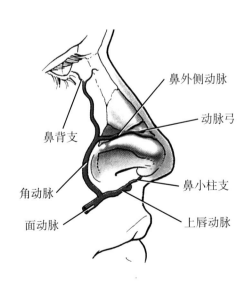

▲ **图 44-3　鼻外侧鼻动脉**

鼻部血供最重要的血管之一，保留该血管有利于鼻部组织愈合并且可以预防手术后的皮肤坏死。防止术后皮肤损害

应鼻尖皮下血管丛。

> 过度削减皮肤，破坏皮下血管丛会影响鼻尖 / 鼻小柱区域皮肤的血供。

小贴士　在进行再次鼻整形手术时，因为瘢痕组织会使软组织更难以削减，既往手术分离过的鼻尖皮肤在分离时更容易出现血供不足。

■ 面动脉

> 分支：上唇动脉和角动脉。

● 通过鼻小柱供应鼻尖。

> 从上唇动脉分出鼻小柱分支。

■ 眼动脉

> 发出如下分支：筛前支，鼻背支，鼻外侧支供应鼻侧壁和鼻部上 1/3。

（四）内鼻阀

■ 鼻气道最狭窄的部分。

■ 构成了 2/3 的气道阻力。

■ 上外侧软骨（ULC）尾端与鼻中隔的角度应大于 10°～ 15°。

■ 上外侧软骨长度，稳定性和强度很重要。

（五）外鼻阀

■ 动态结构：动态的鼻翼侧壁和鼻中隔尾端。

■ 鼻翼的拱形结构以及肌肉组织为吸气时提供了支撑性。

■ 吸气形成负压时内鼻阀收缩变窄，同时外鼻阀扩张。

■ 下外侧软骨（LLC）的大小、形状、强度和方向可以帮助确定外鼻阀功能是否完好。

■ 外鼻阀功能不足 [1,6]。

> 下外侧软骨松弛或强度不足。

> 裂缝样鼻缘（垂直 / 狭窄：医源性或天生）。

> 鼻翼侧壁薄弱。

> 下外侧软骨位置错位（向头侧旋转）。

● 下外侧软骨的尾端距离鼻孔缘距离太远，故吸气时不能提供足够的鼻翼缘支撑。

小贴士 外鼻阀功能不全是鼻整形术后气道并发症的主要原因。需要对潜在的外鼻阀功能不全进行术前诊断，并且保留至少 6mm 条状下外侧软骨，同时可能需要使用鼻翼轮廓移植物和（或）外侧脚支撑移植物的。

（六）鼻拱（图 44-4）

- 鼻拱的三个组成部分：鼻骨，上外侧软骨，下外侧软骨。

1. 骨性鼻拱

- 由成对的鼻骨和上颌骨向上延伸部分组成。
- 占鼻的 1/3 ～ 1/2。
- 人种间会存在长度差异。

2. 上部软骨鼻拱

- 又称为中鼻拱。
- 由成对的上外侧软骨组成。
  - ➤ 在鼻骨下存在 6 ～ 8mm 处重叠（拱顶石区域）。
    - 鼻背最宽的部分。
  - ➤ 上卷区：上外侧软骨与下外侧软骨衔接区域。
  - ➤ 内鼻阀：位于上外侧软骨的尾端与鼻中隔连接处。
  - ➤ 上外侧软骨在鼻背与鼻中隔软骨相交，形成 T 字形。
    - 是鼻背美学线条的影响因素。

- 撑开植入物放置在该连接处。

小贴士 "鼻背成分缩减"技术可以通过将上外侧软骨与邻近的黏膜软骨膜和鼻中隔分离，从而保留上外侧软骨 – 鼻中隔的关系，提高鼻背缩减的效果 [7]。

3. 下部软骨鼻拱

- 由成对的下外侧软骨外侧脚，中部和内侧脚（软骨）构成。
- 构成鼻尖形状和外鼻阀的支撑。

（七）鼻尖

- 鼻尖的形状和位置是鼻整形术的关键。
- "三脚架概念"：下外侧软骨与内侧角围成的形状像三脚架的三条腿 [8, 9]（图 44-5）。
  - ➤ 每个结构长度和强度的变化会影响鼻尖的位置和形状。
- 鼻尖由以下几个韧带连接支撑 [9-11]（图 44-6）。
  - ➤ 梨状韧带：下外侧软骨与梨状孔毗邻。
  - ➤ 穹窿悬韧带。
  - ➤ 上外侧软骨和下外侧软骨的连接纤维。
  - ➤ 内侧脚韧带。
  - ➤ 鼻中隔前角。

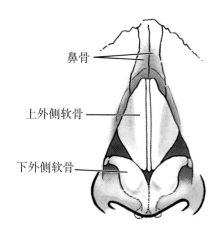

▲ 图 44-4 鼻拱

鼻拱的 3 个组成由鼻骨（骨性鼻拱）、上外侧软骨（中鼻拱）和下外侧软骨（下鼻拱）界定

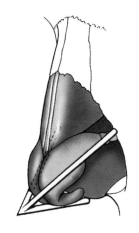

▲ 图 44-5 鼻尖"三脚架概念"

有助于理解鼻尖形态的动力学改变以及由中内侧脚和双侧下外侧软骨界定的鼻尖位置

（八）鼻中隔（图 44-7）

- 鼻中隔软骨、筛骨垂直板、梨骨。
- 筛骨垂直板是筛状板的延续。
  - ➢ 筛骨垂直板的手术或创伤性骨折会导致脑脊液鼻漏。
  - ➢ 鼻部骨折手术需要小心谨慎，操作轻柔，并且侧向操作，以防止筛状板损伤。

（九）内鼻阀（图 44-8）

- 由上外侧软骨的尾端和鼻中隔构成。
- 正常的内鼻阀夹角是 10°～15°。
- 内鼻阀夹角小于 10° 会导致鼻腔气道阻塞。
- 内鼻阀构成了 50% 的气道阻力。

- 撑开移植物和自体组织撑开瓣通过增加内鼻阀夹角实现功能改善。

（十）外鼻阀

- 由下外侧软骨尾端，鼻翼软组织，膜性鼻中隔，鼻槛组成。
- 动态性结构。
- 在吸气时由鼻部肌肉协助保持其扩张。
- 鼻翼轮廓移植物和鼻翼外侧脚支撑移植物可以强化和加固外鼻阀。

（十一）鼻甲

- 分为上鼻甲、中鼻甲和下鼻甲。
- 是鼻腔外侧壁的延伸。

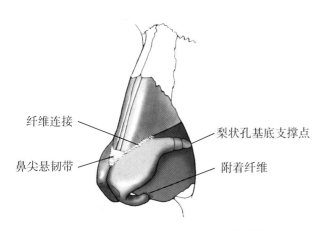

▲ 图 44-6　影响鼻尖突度的悬韧带结构

这些结构在开放式鼻整形入路的手术和衰老过程中易被影响或导致韧带力量薄弱。（易被"开放入路手术"和老化所削弱）

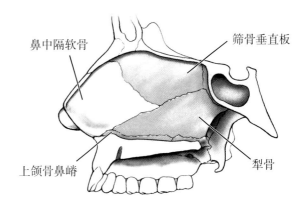

▲ 图 44-7　鼻中隔解剖结构

鼻中隔所有的解剖学部分都要重视包括鼻上颌以及犁骨嵴，尤其是存在着鼻腔通气功能障碍的情况下

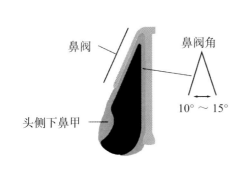

▲ 图 44-8　鼻阀结构

内鼻阀是鼻中隔成形术中最重要的一个方面，必须用可使其扩张的移植物和（或）皮瓣来保持其开放

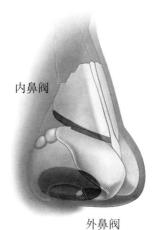

423

- 鼻甲中部和外侧的前端突向气道，会影响气道阻力。
- 下鼻甲构成了内鼻阀区域 2/3 的气道阻力。

小贴士 通常下鼻甲一个简单的爆裂骨折（微小或者细小），伴或不伴黏膜切除，就可以减轻由鼻甲肥大导致的鼻腔气道阻塞。很少需要鼻甲完全切除，因为会导致"空鼻症"畸形，使得气道阻力失衡。

三、鼻塞 [1, 6, 12-14]

（一）鼻气道阻塞的种类

- 过敏性鼻炎：季节性或由于尘土、花粉或其他抗原引起的阻塞。
- 双侧堵塞：可能是存在严重的黏膜病变。
- 持续固定性阻塞：常由固定的畸形导致，如鼻中隔偏曲。

（二）鼻塞主诉

- 鼻痂。
- 口干（常因经口呼吸，尤其在睡眠时）。
- 经常咽痛。
- 鼻窦疾病。

（三）鼻塞病史

- 发病时间。
- 鼻塞的持续时间。
- 诱因。
- 鼻溢（量，持续时间）。
- 鼻衄。
- 创伤史或手术史。
- 药物、鼻部喷雾使用情况。
- 乙醇、烟草、毒品（尤其是可卡因）使用情况。
- 头痛、视觉障碍、中耳症状等相关病史。

小贴士 鼻中隔偏曲或其他鼻腔阻塞可引发偏头痛。故应仔细询问偏头痛病史。若偏头痛由鼻腔阻塞引起，鼻塞纠正后偏头痛将会得到明显改善。

（四）体格检查

- 视诊
  - ➢ 变应性黑眼圈：下眼睑出现黑圈提示过敏性鼻炎。
  - ➢ 鼻翼上方缩窄或中鼻拱过窄（反 V 形畸形）提示内鼻阀功能可能存在缺陷。
  - ➢ 吸气时观察中鼻拱运动。
    - • 若发生动态塌陷，需要对中鼻拱进行支撑。

专家提示 许多有呼吸问题的患者可能并不知道还有其他的呼吸方式，他们一生都在用嘴呼吸。在观察时应让患者张开嘴，并对鼻腔内部进行细致的检查，这样可以防止混杂问题。检查鼻中隔时可以发现偏曲、粘连或穿孔。

- 科特尔测试
  - ➢ 特异性不佳，大多数呈阳性，但有实用。
  - ➢ 方式：扶住单侧的脸颊，固定同侧鼻部侧壁，堵塞对侧鼻腔气道。
    - • 深吸气时同侧鼻道通气功能显著改善，说明存在内鼻阀狭窄。
- 鼻翼缘
  - ➢ 评估是否有切迹或潜在切迹，特别在软三角区。
  - ➢ 动态性切迹可能是患者对抗外鼻阀塌陷的表现。
  - ➢ 评估下外侧软骨的位置（"括号型鼻尖"）。
- 鼻腔内检查
  - ➢ 可以用大拇指向上推起鼻翼缘，观察内鼻阀角度而非由于使用鼻镜等人工支架使其开放。
  - ➢ 使用鼻镜观察鼻中隔、鼻阀、鼻甲，可使用血管收缩剂也可不用。
  - ➢ 评估息肉、皮屑、黏膜颜色（大量红斑提示过敏）。
  - ➢ 鼻中隔是否有鼻中隔骨刺、偏曲、穿孔（手术或使用可卡因导致）。

（五）内科治疗

- 流行性感冒（病毒性鼻炎）是鼻黏膜疾病最常见病因。
  - 细菌性鼻炎会将病毒性鼻炎复杂化。
  - 急慢性细菌感染可以使用以下组合进行治疗。
    - 生理盐水鼻腔灌洗。
    - 短期服用抗充血剂［喷剂和（或）口服］。
    - 鼻腔甾体类抗炎药喷剂。
    - 黏液溶解疗法。
  - 检查伴随的鼻窦疾病，因为鼻窦炎很常见，通常互相伴随，彼此加重对方。
- 过敏性鼻炎的诊疗包括以下方面。
  - 避免接触过敏原（环境暴露）。
  - 抗组胺药。
  - 鼻内激素治疗。
  - 过敏原试验检查。
    - 药物性鼻炎：血管舒张性反弹，鼻黏膜肿大，分泌量过多。
    - 由过度使用鼻腔去充血药（血管收缩剂）导致，如新福林和阿福林。
    - 治疗真正造成鼻塞的病因，以减少去充血药的使用。
      - 过敏性鼻炎，鼻腔息肉、鼻中隔偏曲，鼻甲肥大。
    - 治疗：停用去充血药，使用抗组胺剂，鼻腔使用或口服类固醇。
- 臭鼻：原发性萎缩性鼻炎。
  - 病因：黏膜下鼻中隔切除过多，鼻甲完全切除。
  - 黏膜柱状细胞鳞状上皮化生。
  - 治疗：生理盐水灌洗，大剂量维生素 A，可能的话手术缝合鼻孔。

四、适应证和禁忌证

（一）美学

- 由患者提出要求。

- 选择合适的患者很关键。
  - 对于任何美学操作，患者的期望必须切实可行（见第 1 章）。
  - 对于二次鼻整形的患者来说想达到美学要求是有挑战性的（见第 46 章）。
  - SIMON：首字母缩写用于形容男性鼻整形患者。
    - 单身（single），不成熟的（immature），男性（Male），有执念的（obsessive），自恋的（narcissistic）。
    - 可作为一个粗略的指导来提醒外科医生哪些是"有问题的鼻整形患者"。
  - 整形医生需要将自己的分析和目标与患者进行良好的沟通，达成一致。
    - 若整形医生和患者的目标相差甚远，那么继续做鼻整形手术可能是鲁莽的。
    - 询问患者他们最想改变的 3 个地方或许是一个很好的想法（尤其对于那些没有明确美学目标或不确定目的的患者）。
  - 通常，鼻整形需要解决鼻和面部的不平衡[12, 15-17]。
    - 需要指出明确的需要和诉求，同时应指出其他相关的缺陷 (当有需要的时候)，如下巴的缺陷。
    - 例如，一个患者可能存在过宽的鼻尖，但只想"让驼峰消失"。
      - 各部位的动态相关性需要向患者详细解释。
      - 例如，驼峰过度缩小但不提升下垂的鼻尖会导致一个不平衡的鼻部形态，看起来平坦且过度下垂。

小贴士　鼻整形的历史大部分源于种族性鼻整形。不同种族患者可能为一种独特的挑战。需要在术前评估和制订手术计划时考虑患者的诉求，面部鼻部形态和解剖学细微差异的临床相关变化[2, 12, 15, 18-20]。

（二）功能

■ 此章节不专注于功能性技巧。然而当实施鼻整形术时，全方位关注鼻腔气道至关重要。

■ 在术前没有鼻塞的患者或许会在术后发生鼻塞，除非采取了预防措施。

  ➤ 例如下列情况。

    ● 当实施鼻背缩小术或截骨术时，使用撑开移植物和皮瓣可以帮助减少内鼻阀狭窄 [12, 21]。

    ● 通过放置外侧脚支撑移植物和（或）鼻翼轮廓移植物以预防外鼻阀功能失调，并发现鼻翼位置异常。

■ 鼻中隔成形术 [1, 6, 13, 14, 22] 技术要点如下。

  ➤ 需要同时进行。

  ➤ 是美容鼻整形中绝大多数移植物最好的来源。

  ➤ 必须使 L 形支架保持完整，鼻背部至少 1cm（最好 2cm），尾部保留 1cm（图 44-9）。

  ➤ 所有的骨性突出和骨板都必须切除以保证气道通畅。

    ● 最关键的位置是由下鼻甲区域通过。

    ● 鼻上颌嵴突突起很常见，需要彻底处理。

小贴士　在鼻中隔成形术后，一个大的剥离子（Boies）或鼻内镜应该能自由的，没有任何阻力的进入两侧的鼻气道。

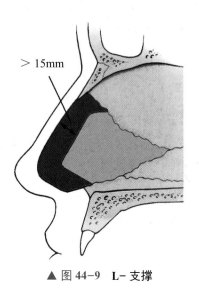

> 15mm

▲ 图 44-9　L- 支撑

专家提示　若鼻背支撑＜ 2cm，可能会导致术后鼻背下沉，并在术后慢慢发展出驼峰。对鼻部尾侧端偏斜矫正最常见的失败原因在于未能发现脱位的鼻中隔尾部并将其复位至鼻棘和上颌嵴。这需要切除多余的重叠软骨以帮助鼻中隔复位至中线。

五、术前评估 [12, 16, 23, 24]

小贴士　成功的鼻整形术的关键部分是准确、详细和全面的术前分析。由于术前对鼻部不平衡和美学缺陷评估的进步，鼻整形术已发展成为一项术后效果可以更好预测的手术。经过合理的术前分析，便可制定出针对鼻子各个部分的手术计划，以指导外科医生更好地进行鼻整形术。

■ 术前分析需要进行外部检查，包括前后、侧面、基底面的观察，同时要检查内部气道。

■ 种族相关形态差异应考虑在内，因为鼻面部形态的解剖学变化，以及特定的文化需求不一定总是清晰的（见第 47 章）。

  ➤ 应该避免种族不协调。

    ● 鼻子与其余面部的种族特征不和谐。

    ● 皮肤的厚度和油性程度在前后方向观察得最清楚。

小贴士　厚皮肤需要更多的软骨结构改善和更保守的软组织削减以展现真实的鼻部形态 [2, 18-20, 23]。

（一）前后观

1. 对称和鼻偏曲（图 44-10）

■ 面部的前后方向观察可以分成 5 部分来帮助评估（图 44-10A）。

  ➤ 内眦间距和鼻翼宽度应与面部的 1/5 宽度相等。

■ 检查鼻背偏曲的程度可以画一条平分鼻背，上唇，上唇缘和中切牙的直线（图 44-10B）。

- 需要考虑面部本身的非对称性。
- 鼻偏曲可能位于尾端，呈现一个扭曲的外观。
- 需要评估不对称的程度以及鼻部和颧骨形态。

2. **美学线条和测量**（图 44-11）

- 鼻背美学线（图 44-11A）
  - 对称，偏曲，宽度和形状至关重要。
  - 从两侧眉毛内侧（眉脊）开始，两条曲线分别柔和的延伸至两侧的鼻尖表现点。
- 骨性基底的宽度（图 44-11B）
  - 应为鼻翼基底宽度的 75% ～ 80%。
  - 由于鼻骨倾斜存在不同角度以及上颌骨的上升突的存在而导致不对称。
  - 通常一侧（向外侧更突出）相比另一侧更宽。
- 鼻翼的宽度（图 44-11C）
  - 应与内眦间距同宽（一般情况下）。
  - 若鼻翼宽度大于内眦间距，那么鼻翼外扩程度将决定手术计划。
  - 评估以下内容。
    - 测量鼻翼外扩的最大宽度与鼻翼基底部宽度的差值。
      - 若 > 2mm，那么证明鼻翼外扩存在。
      - 若 < 2mm，说明鼻翼基底部本身宽（过大的鼻翼间宽度）。
- 鼻翼缘 [25-27]
  - 需要评估回缩或遗传导致的过度"鼻孔显露"。
  - 侧面观，鼻翼 - 鼻小柱的关系应该是平衡的。
  - 鼻翼应该自然张开和倾斜。
  - 鼻尖下转折点的外轮廓应该像"平滑飞行的海鸥"。
- 鼻尖（图 44-11D）
  - 4 个明确鼻尖的点：2 个穹窿的顶点，1 个鼻尖上转折点，1 个鼻小柱小叶转折点。
  - 可以通过画线评估是否对称。
  - 需要评估穹窿角度和穹窿分开角度。
  - 鼻尖部美学轮廓不平衡有各种描述，如球状，盒状，不定形的和过宽的。

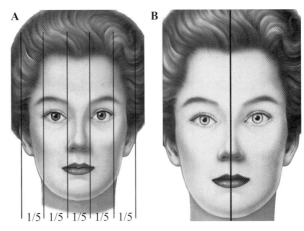

▲ 图 44-10　鼻背偏曲程度检查

A. 将面部垂直五等分，有助于理解鼻部宽度在整个面部宽度所占的比例；B. 自鼻背至鼻尖、丘比特弓、颏部作垂直线，有助于确定鼻背偏移、鼻尖偏移和颏部不对称

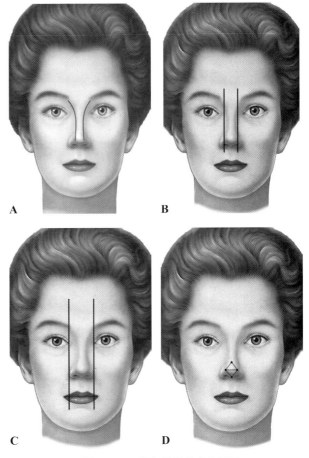

▲ 图 44-11　鼻部美学线条和测量

A. 女性鼻背美学轮廓线呈曲线，从眉内侧滑向鼻尖表现点；B. 鼻骨一般比鼻翼基底的宽度窄 20% ～ 25%；C. 鼻翼基底宽度一般等于内眦间距；D. 通常，美观的鼻尖高光点呈菱形

427

小贴士 评估鼻尖美学，和评价鼻部其他部分一样，需要仔细注意观察光线是如何在鼻尖被反射的。外部的阴影和高亮可以提供鼻部内部框架很重要的线索。例如，鼻尖表现点不对称会揭示鼻部外侧脚、中间脚、内侧脚在高度、宽度、形状和位置的不对称。

专家提示 内眦间距中线应当作为参考（而非平分眉间距的点），因为患者可能会不同程度地抬起眉毛来减少鼻偏曲对于面容的影响。

- 鼻小叶
  - 鼻小柱过大或悬垂的鼻小柱会导致鼻尖下小叶冗余。
  - 转折点应该形成一个和谐的钻石形。
    - 警告：应考虑种族和性别的差异。

（二）基底观[26, 28, 29]（图 44-12）

- 鼻翼缘应该形成一个等边三角形。
- 鼻孔高度（鼻小柱的长度）与鼻尖下小叶的高度比应该近 60：40。
- 鼻孔倾斜度数应大约为 60°。

注意 不同种族特征差异巨大。

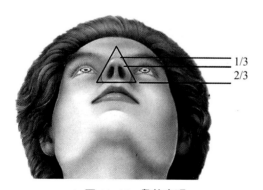

▲ 图 44-12 鼻基底观

鼻孔高度约为基底到鼻头高度鼻部高度的60%，下面观鼻尖下小叶高度约占整个高度的鼻尖高度则占40%. 特别是鼻孔长度和形态存在种族差异

- 鼻孔应是泪滴形。
- 鼻翼缘形态不应过凹或过凸，应该是近似于等边三角形。

（三）侧面观

- 多种长度和角度共同构成一个美观的鼻部侧面观（图 44-13）。
- 鼻额角（NFA）的特征如下。
  - 位于上睑睫毛和重睑线（图 44-14）。
  - 由眉间、鼻根软组织和鼻背切线等线条交叉组成。
  - 鼻额角大约为 140°。
- 鼻背曲线的特征如下。

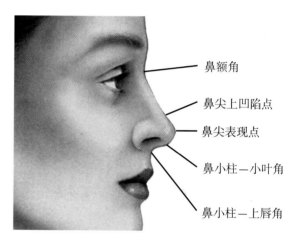

鼻额角

鼻尖上凹陷点

鼻尖表现点

鼻小柱—小叶角

鼻小柱—上唇角

▲ 图 44-13 鼻部侧面观

多个关键点和角度有助于明确美观的鼻侧面

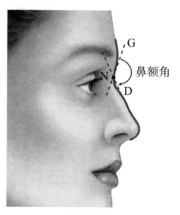

▲ 图 44-14 鼻额角及其位置

影响了鼻的长度以及男性和女性的特征差异。D. 鼻背；G. 眉间；N. 鼻根点

> 由鼻额角鼻根处画线延伸至鼻尖表现点决定（图 44-15）。
> 女性鼻背应在此线的后 2mm。
> 男性鼻背应在此线或轻微靠前。
> 该线的角度和起始点可改变长度。
> • 鼻根可高可低。
> • 鼻根深而靠下会显得鼻部长度较短（图 44-16）。

■ 鼻尖突出度（图 44-17）[16] 有以下特征。

> 理想的鼻尖突出度应该是鼻翼 - 面颊沟到鼻尖最顶端的连线距离的 50% ～ 60%（图 44-17A）。
> 亦可以是鼻部长度的 67%[5]。
> 也可以由基底面观察。
> 须与下颌和嘴唇的突出度相匹配。

■ 鼻尖旋转度（图 44-18）的特征如下。

> 画一条经过鼻翼缘前后的直线。

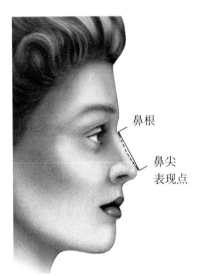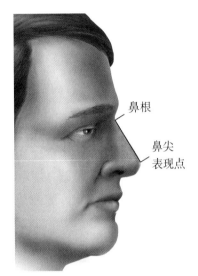

▲ 图 44-15　男性和女性鼻根部差异

男性与女性相比，鼻根通常更高，鼻额角更钝

> 画一条垂直于面部自然水平面的垂线。
> 两条线相交形成的夹角名叫鼻唇角（NLA）（图 44-18A）。
> 女性鼻唇角为 95° ～ 110°，男性为 90° ～ 95°。

注意　种族差异应该考虑在内。

> 鼻小柱上唇角：鼻小柱连接上唇的地方，随着鼻小柱的饱满程度变化。
> 鼻小柱小叶角：鼻小柱和鼻尖下小叶的连接处（30° ～ 45°）。

六、知情同意

应包括但不限于以下情况。

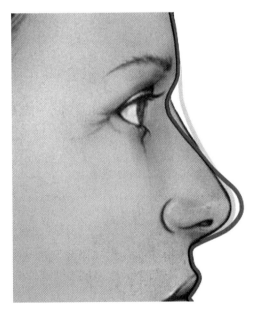

▲ 图 44-16　鼻尖突出度、鼻背曲度和鼻根深度

影响鼻面平衡，各值的变化对于辨识患者偏好非常重要

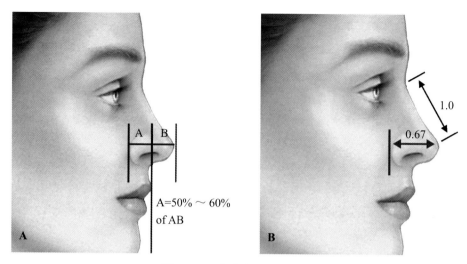

▲ 图 44-17　鼻尖突出度

A. 鼻尖高度一般为从鼻翼—颊交界处到鼻尖的全鼻突度的 50%；B. 鼻尖突出突度大约为鼻长度的 67%（鼻根到鼻尖最突出点）。存在形态变异和个体偏好倾向的不同

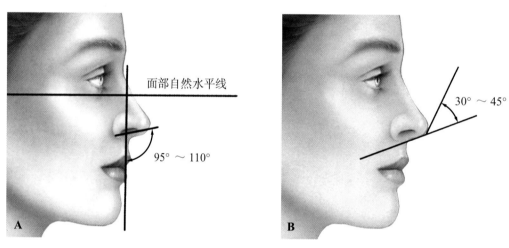

▲ 图 44-18　鼻尖旋转度

A. 鼻孔垂线与面部自然水平线之间的交角为鼻唇角；B. 鼻小柱—小叶上唇角因鼻尖形态和拐点断点的不同而有所差别

■ 肿胀：由组织破坏程度和软组织厚度决定。油性皮肤，皮肤较厚的患者会肿胀时间更长，再次手术时也由于需要多种移植物而肿胀更久。鼻尖（形状和改善情况）是水肿消退的最后一个地方，之后显示手术效果。

■ 瘀斑：通常会局限在下眼睑，但也有可能在整个眶周。

　▷ 若没有进行截骨术，可能不会出现。

■ 着色：一些深色皮肤种族的患者会在薄弱的眼睑组织出现长时间"着色"。

■ 粘连：伤口愈合延迟，组织丢失，严重瘢痕。

　▷ 分段式鼻背缩小术时，如果在鼻背缩小前未将上外侧软骨从鼻中隔上分离，会导致内鼻阀区域的粘连。

　▷ 鼻小柱切开处一般恢复较好，但皮肤较薄，吸烟和二次手术的患者恢复可能较差。

■ 感染：形成脓肿很少见，一般蜂窝组织炎在短期口服抗生素后能消退。

　▷ 感染在使用多种移植物时更常见。

　▷ 在使用非自体移植物时发生率更高。

- 血肿：鼻中隔血肿或鼻黏膜长期流血很少见，因为手术一般会留有引流口。
- 效果差，不对称性加重或不完全改善。
  - 偏曲复发或形成新的偏曲。
  - 轮廓不规则。
  - 皮肤收缩性不规律或较差。
    - 通常出现在皮肤较厚的患者中。
- 加重或形成新的鼻通气阻塞。
- 嗅觉、味觉和周期性鼻炎改变。
  - 通常是暂时的。
  - 鼻部生理学或许会永久改变，并且鼻部对于感染、鼻炎、冷热变换的反应会出现明显的不同。

七、器械

小贴士　为了准确性，剪刀和骨凿需要保持锋利。

关键器械

- 剪刀
  - 反向角度。
  - 长的，Stevens 式剪刀。
  - 组织剪（小）用于修剪黏膜和皮肤。
  - 鼻中隔剪。
- 剥离子
  - 9 号口腔颌面剥离子在鼻背骨膜下剥离非常有用（具有理想的宽度）。
  - 鼻中隔双头剥离子（Cottle）。
  - Freer 式。
  - Boies 式（"黄油刀"）。
- 拉钩
  - 反式或其他用于鼻部皮肤的拉钩。
  - 具备链条或配重的自我保持型拉钩较适用。
  - 球状尖端双钩型拉钩。
  - 双钩及单钩型。
- 镊子
  - Adson-Brown 式。
  - 小头 Adson 式用于闭合皮肤。
- 骨凿
  - 2mm。
  - 4mm 和 6mm 弯曲带防护。
  - 4mm 和 6mm 带防护的直型：用于鼻背缩小术。
- 特殊（其他）
  - Takahashi 镊子。
  - 眉间和鼻背锉（Fomon 向下咬合式）。

八、手术技术：开放入路

（一）优点[11]

- 双眼均可看清术野。
  - 可以三维地评估鼻部框架的增量改变。
- 可以全面、无失真的评估所有畸形及不对称。
- 促进精确的诊断及矫正畸形。
- 双手均可操作。
- 增加使用自体组织的机会并更好地放置软骨移植物（精确固定）。
- 使用电刀直接止血。

（二）缺点

- 切口在鼻外部（鼻小柱）。
- 延长了手术时间。
- 加重鼻尖水肿。
- 鼻小柱切口并发症（裂开或延迟愈合）。
- 移植物需要缝合固定。

（三）基本原则

- 在下外侧软骨最尾侧端行双侧软骨下切口。
  - 双侧切口在鼻小柱内侧（沿着内侧脚）处与鼻小柱切口汇合。
- 跨越鼻小柱的切口可以是阶梯状也可以是倒 V 字形。

小贴士　最安全可靠的方法是自外侧向中间掀起鼻部皮肤，助手使用 Brown 镊对抗牵引以帮助暴露外侧脚尾侧端。内侧脚的软三角区（穹窿区）附近最容易不经意切断或者裂伤软骨。

- 用 15 号刀片后侧缘在多个点做交叉切口，这可在手术结束时帮助评估。
- 在内侧脚掀起皮肤，一旦从穹窿处掀起后，使用双拉钩于穹窿下对抗牵引，向尾侧端牵拉。
  - 在骨膜层或者骨膜下分离。
- 使用有角度剪刀分离至拱顶石区域，使用 9 号剥离子或者 Joseph 剥离子行骨膜下剥离至鼻根。
- 在内侧脚之间分离以暴露鼻中隔尾侧端，必要时暴露前鼻棘。
  - 这还可有效切断或者切除隆鼻中隔肌。

九、手术技术：闭合入路 [12, 15]

（一）优点

- 没有外部的切口瘢痕。
- 只在需要区域行组织分离。
- 可以分离出合适的放置移植物的腔隙，无须缝合固定。
- 若腔隙较大也可经皮固定移植物。
- 术后水肿较轻微。
- 手术时间较短。
- 恢复时间较短。
- 完整的鼻尖移植物腔隙。
- 允许复合移植物放入鼻翼缘。

（二）缺点

- 需要经验丰富，且极大的依赖于术前评估。
- 术中无法允许术者与学生同时观看到术野。
- 无法直视鼻部解剖。
- 难以分离出鼻翼软骨，尤其是当其解剖位置错位时。

专家提示 尽管闭合入路有诸多优点，但我们认为在绝大多数的案例中，开放入路可清晰看到内部鼻解剖结构同时进行动态和相关操作，这是更

加重要的。多年来我们从不恰当的闭合入路鼻整形术后的修复中学到了非常多的经验。精确的手术操作及丰富的经验对于两种术式而言都很重要。

（三）基本原则

- 切口的位置与鼻畸形的类型相关。
- 术前诊断（开放入路也同样）非常重要。
- 整个术中都需要评估内部结构改变对于皮肤覆盖物的影响。

切口类型

- 鼻翼软骨切口（图 44-19）
  - 软骨间切口：在上外侧软骨和下外侧软骨之间。
  - 经软骨切口：经下外侧软骨（可在常规的头侧修剪切口线区域进行）。
    - 能够劈开软骨的入路。
  - 边缘切口：下外侧软骨尾侧端相邻鼻翼缘。
- 软骨分离技巧
  - 沿着软骨下切口（或者边缘切口）行软骨间切口，然后将下外侧软骨由原来的解剖腔隙中分离出来。
  - 也可使用倒退式或翻转式入路。
  - 方便于绝大多数鼻尖缝合技巧。
- 鼻中隔切口
  - 贯穿切口可以是：完全的、部分的（限制性）、单侧的或者高位鼻中隔的。
  - 完全的：软骨间切口或者经软骨切口的延续。
    - 将鼻中隔尾侧端和膜性鼻中隔及内侧脚分开。
    - 完全释放鼻尖以暴露鼻棘、隆鼻中隔肌及其他结构。
  - 部分的：保留内侧脚踏板和鼻中隔尾侧端的粘连。
  - 单侧的贯穿切口特征如下。
    - 在鼻中隔尾侧端和鼻小柱的连接处做单侧切口。

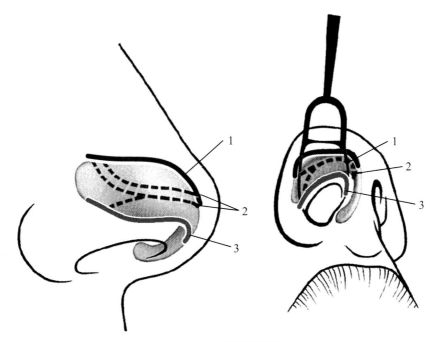

▲ 图 44-19 **鼻翼软骨切口**

鼻翼边缘切口可从尾端进入下外侧脚，当联合与经鼻小柱切口时相结合，可以形成开放的鼻成形术手术入路。1. 软骨间；2. 经软骨；3. 鼻翼边缘切口

- 用于消除鼻中隔尾侧端的偏斜、和（或）鼻尖旋转或纠正鼻小柱。
  - ➤ 高位鼻中隔：不会破坏鼻中隔尾侧端和内侧脚或膜性鼻中隔的连接。

十、手术技术：鼻背

注意 手术技术讲解针对开放入路手术，但绝大多数也适用于闭合入路的手术。

（一）鼻背驼峰去除

- 是鼻整形术的第一步，应在修缮鼻尖之前。
- 暴露鼻背骨软骨框架。
- 非必要情况不应破坏软骨膜。
- 应用分段式鼻背削减[7,30]。
  - ➤ 在分离黏膜软骨膜时将上外侧软骨与鼻中隔分离。
  - ➤ 保留上外侧软骨。
  - ➤ 用鼻中隔剪刀修剪鼻中隔背侧并用 15 或 11 号刀片微调。

- 递增式进行。
- 可以在锉骨和截骨后进一步修剪。
  - ➤ 使用向下咬合式骨锉削去骨性驼峰，用双侧保护截骨刀（4mm 或 6mm）将骨性及软骨驼峰作为一个整体削去（适用于较大的驼峰）。
  - ➤ 用三根手指触诊皮瓣以检查形状不规则处。
  - ➤ 用骨锉磨去所有不规整区域。

小贴士 不要认为随着时间推移鼻子外形会变好，在离开手术室之前就应尽可能达到满意。术中应纠正所有的轮廓不规整问题，需要评估鼻基底面观察鼻孔是否对称，因患者会注意并反馈该问题。矫正下垂的鼻尖后，可能反映出术前未被发现的鼻孔不对称。

  - ➤ 上外侧软骨切除或自体撑开瓣[21]。
    - 应保守的切除上外侧软骨的水平部分。
    - 可使用上外侧软骨自体组织撑开瓣帮助打开内鼻阀并创造平滑的鼻背美学曲线。
    - 自体组织撑开瓣

○ 需要足够的长度（基于鼻中隔背部的切除程度）。

○ 可以选择对其进行雕刻或不雕刻。

○ 不进行雕刻可得到功能性和活性更好的组织瓣。

专家提示 鼻部弯曲时不能修剪上外侧软骨或将其当作撑开瓣使用，除非截骨完成且鼻骨位置复位后，因上外侧软骨在截骨后会有不同的反应。

➢ 真正的撑开移植物[12-14, 31]（图 44-20）特征如下。

• 经典尺寸［(5～6) mm×32mm］。

• 可以根据指征不对称地放置（厚度或位置）。

• 较长的（延伸撑开移植物）可用于延长短鼻。

• 鼻中隔软骨可用于制作上外侧软骨和软骨鼻中隔间的撑开移植物。

• 作用：矫正偏斜（凹或塌陷的中鼻拱可用相比对侧更加凸起的更大的撑开移植物），拉直或支撑偏斜的中隔，保持鼻背美学曲线。

（二）截骨[32, 33]（图 44-21）

■ 可在鼻尖手术之前或之后进行。

➢ 因为其与鼻背美学相关，截骨是与其他鼻背操作一起进行，在更加精细的鼻尖手术之前完成。

■ 平均鼻骨长度 2.5cm。

➢ 亚洲人及黑人鼻骨可能很短。

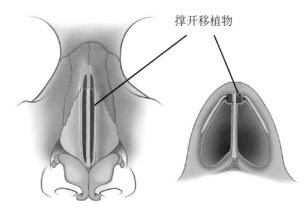

撑开移植物

▲ 图 44-20 撑开移植物可使内鼻阀保持通畅

• 当鼻骨较短时截骨可能有害，可导致骨性鼻拱塌陷。

■ 存在以下指征。

➢ 缩窄较宽的鼻侧壁。

➢ 消除平台畸形。

➢ 矫正歪曲的鼻部金字塔结构。

■ 相对禁忌证包括 4 个方面。

➢ 鼻骨宽而短的种族人群。

➢ 年龄较大骨质较薄的患者。

➢ 需要佩戴较沉眼镜的患者。

➢ 鼻骨较短，特征如下。

• 尾侧端边缘在内眦间连线下方 < 1cm。

■ 鼻根处内眦连线上方较厚的鼻骨。

■ 较厚的鼻骨区域可能适合内侧或 J 形截骨。

■ 在较薄的尾部区域不可用力过大。

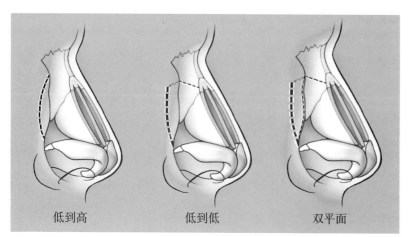

低到高　　　　低到低　　　　双平面

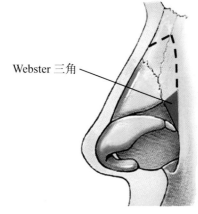

Webster 三角

▲ 图 44-21　各种类型截骨手术的起点和终点

■ 所有截骨过程需要锋利的骨刀。

■ 侧面截骨分型有 4 类。

> 低到高：用于鼻基底轻微较宽和（或）较小的平台畸形；从低位开始（邻近梨状孔，延伸至内眦间连线，在鼻侧壁上向高处弯曲）。

> 低到低：最常见的。适用于矫正骨性鼻背过宽或者较大的平台畸形；可汇聚更多的鼻骨并向中央靠拢；使得由上颌骨升突向鼻背过渡的曲线更加自然流畅。

> 可以结合内部构件或者内眦水平 J 形延伸以达到更加可控的"转折"点。

> 双平面：适用于不对称，尤其是对于接近或者位于上颌骨连接处存在过度凸起；在鼻上颌缝附近行侧方截骨，然后行低到低截骨；也适用于复杂的二次鼻骨畸形修复。

■ 鼻内入路与经皮入路[34, 35]特征如下。

> 鼻内入路：可能对鼻黏膜造成更多的破坏导致更加水肿 / 瘀斑。

> 经皮入路：使用 2mm 的锋利骨刀及一个较小的隐蔽切口进行。

● 可以是连续的或不连续的。

● 可控性好。

● 使用利多卡因 – 肾上腺素局部浸润麻醉（在术前及术中，截骨前注射）。

● 将 2mm 骨凿放置于平行上颌骨的鼻锥中部。

● 双手轻压鼻骨触诊并作为空间参考。

● 将骨膜及延伸至上颌骨的角动脉远离鼻侧壁以限制出血。

● 进入骨膜下后，轻轻敲击自尾端向头端进行截骨。

● 保持骨凿始终与鼻骨接触。

● 截骨完成后使用拇指和示指矫正鼻骨使其位置居中。

小贴士　术前应在皮肤上标记截骨的路径，用冰过的或者冷纱布按压，手术台呈头高足低位。骨凿要有一定角度，以保持一边接触，增加锋利程

度及控制能力。两次截骨中间可保留 1 ~ 2mm 骨质。如果鼻骨仍保持稳定，截骨完成之后可做最后的修饰磨削，应将位置改变的鼻骨边缘打磨光滑。

■ 内侧截骨特征如下。

> 可帮助缓解狭窄的上鼻拱，厚或者宽的骨性拱顶，高位鼻畸形。

> 分型：内侧倾斜和旁正中。

> 必须自尾侧向内眦之间水平操作。

> 当骨软骨机构暴露后，可从鼻背入路行截骨。

> 先行内侧截骨再行侧面截骨可促进形成稳定的骨性基底。

（三）鼻背充填

■ 具有以下指征。

> 鼻背较低和（或）较宽。

> 有种族特征的患者（亚洲人、黑人、西班牙人）鼻背低平。

> 鼻背美学曲线不醒目，需要行鼻背填充扩张。

> 当需要时可只填充鼻根。

● 鼻背存在驼峰的患者需要保持或增加鼻背高度时。

■ 可与截骨相结合以达到较窄的鼻背效果。

> 需要合适的鼻骨长度。

■ 填充物来源如下。

> 鼻中隔软骨，耳软骨（次优选），自体或经辐射的肋软骨，人造真皮（lifecell），氧化纤维素 (Ethicon) 或者颞筋膜包裹的颗粒软骨（颗粒软骨筋膜移植物），硅胶。

> 警告内容如下。

● 经辐射的肋软骨移植物吸收率非常高。

● 自体肋软骨是最强壮的移植物，但需要技巧以防止弯曲。

○ 弯曲概率可能被低估，并且当它发生时需要再次手术。

● 硅胶需要固定牢固并放置于较厚的软组织下以防突出。

- 目前最流行的技术之一是使用筋膜包裹的颗粒软骨移植物。
- 人脱细胞真皮基质只能用于修饰（使外表平滑）或当需要微小地鼻背填充时，但单纯筋膜技术似乎取代了该项技术。

■ 使用鼻中隔软骨填充物技术特点如下。
  ➤ 部分切开（划开）用以将软骨弯曲成 V 形、U 形（最好用于薄皮肤患者），以及 A 形（图 44-22）。
  ➤ 可以叠加软骨皮并可使用颞筋膜或其他筋膜覆盖（乳突处、腹直肌）。

■ 使用耳软骨填充物技术特点如下。
  ➤ 难以预测并且很难保持笔直形状。
  ➤ 将其按压成颗粒形状会有所改善。

■ 使用肋软骨填充物技术特点如下。
  ➤ 当需要填充超过 3mm 时应使用肋软骨，以及在许多鼻背被过度削除的再次鼻整形中。
  ➤ 推荐使用缝线固定并穿入 0.028in 克氏针以防止移植物活动及弯曲。
  ➤ 克氏针应放置于鼻背并在 1 周后移除。
  ➤ 将克氏针穿过软骨或软骨膜可减少弯曲的发生率。
  ➤ 用线将软骨缝合至鼻中隔尾部前侧。

专家提示　将软骨移植物放置盐水中 30min 以判断其弯曲特性。应用 Gibson 的平衡软骨雕刻原则进行雕刻。

■ 颞筋膜包裹的鼻背软骨移植物 [36] 技术特点如下。
  ➤ 在氧化纤维素包裹技术问世之后逐步发展 [37]。

➤ 筋膜包裹颗粒软骨应用日渐广泛。
➤ 移植物存活时间可观。
➤ 短期随访结果良好。
➤ 可塑性好，外形美观。
➤ 技术简单可使颗粒软骨得到应用。
➤ 可以分成各个部分。
  - 仅使用筋膜（修饰）。
  - 不同大小的软骨颗粒或包裹松紧度不同会影响最终的美学效果。
  - 反对者认为这一方法较远期吸收率比预想结果要高，而移植条状肋软骨最坏的预期为因弯曲而行二次手术。

（四）鼻中隔成形术

■ 详见手术技术章节：偏曲及气道梗阻。
■ 应在所有鼻背操作完成后进行，包括截骨。
■ 截骨会影响鼻背美学曲线。
■ 为了在截骨后使鼻背平滑可能需要最后对鼻背修饰性切除。
■ 需要确定切除多少鼻中隔软骨仍保持其 L 形支撑结构。
■ 增加鼻中隔及鼻长。
  ➤ 多种形态的鼻中隔延伸移植物可以延长鼻中部的长度 [38]。

十一、手术技术：鼻尖 [39-47]

（一）鼻尖突出度

■ 支撑结构对于鼻尖的形状、位置及突出度非常重要。
  ➤ 悬吊韧带。

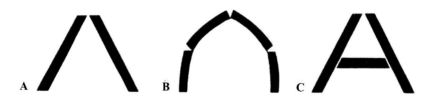

▲ 图 44-22　鼻背嵌入移植物支架
可以为不同形状结构，但整体上必须边缘形态光滑并且边缘没有不明显的边界。A. V 形支架；B. U 形支架；C. A 形支架

➢ 上外侧软骨与下外侧软骨之间的纤维连接。

➢ 当鼻尖切开后，由于支撑结构的离断，鼻尖突出度会下降。

（二）影响鼻尖突出度的结构

■ 下外侧脚和内侧脚的长度及强度。

➢ 包括踏板的形状及位置。

■ 整个鼻尖复合体的位置会影响鼻尖突出度。

■ 内侧脚对整体鼻尖突出度影响甚微，但可以通过鼻尖缝合技术进行改善。

■ 前鼻棘的位置。

（三）增加鼻尖突出度

■ 逐步增加（图44-23）。

■ 鼻小柱支撑物以稳定并提高鼻尖突出度。

■ 跨穹窿缝合可轻微提高突出度。

■ 最后放置覆盖移植物可进一步提高突出度并修饰鼻尖。

➢ 应注意移植物的可触性及在皮肤较薄的患者中容易显形。

■ 鼻小柱支撑移植物（图44-24）。

➢ 放置于内侧脚之间并将其与内侧脚缝合固定。

➢ 保持和（或）增加鼻尖突出度。

➢ 有两种类型。

○ 类型1：漂浮移植物

◆ 放置在前鼻棘区域之前的软组织上方（2mm）；可活动。

◆ 使用于仅需要增加1～2mm的鼻尖突出度时。

○ 类型2：固定移植物

◆ 缝合或者克氏针固定，不可活动。

◆ 适用于鼻尖突出度需增加大于3mm时。

◆ 患者可能觉得鼻尖变得"过于僵硬"。

◆ 适用于复杂的修复患者。

（四）鼻尖缝合技术 [39-47]（图44-25）

■ 可增加1～2mm鼻尖突出度。

■ 通过重塑穹窿提高鼻尖突出度。

小贴士 鼻尖缝合是一种重要的鼻尖塑形方式。打结的松紧、方向、线结、距离以及缝线材料都会对软骨产生不同的影响。需要注意策略，且当缝合没能达到满意的效果时，应拆除重新开始直至到达精确的效果。

■ 内侧脚缝合（图44-26）特点如下。

➢ 使内侧脚靠紧形成整体。

➢ 经常需要至少两处缝合。

➢ 鼻小柱支撑移植物可在其尾侧或头侧缝合联合。

➢ 若内侧脚强壮，则不需要鼻小柱支撑移植物，单纯的缝合即可增加鼻尖突出度并提供稳定的平台。

■ 贯穿穹窿缝合特点如下。

➢ 在中间脚的内外侧膝之间行水平褥式缝合。

➢ 该处缝合越靠近下外侧软骨外侧，更多的外侧脚加入鼻尖综合体，也就更多地增加了鼻尖突出度。

➢ 也可帮助纠正穹窿以及鼻尖的不对称。

➢ 缝合越紧，穹窿处及鼻尖突出度越锋利。

小贴士 鼻尖突出度及精细程度密切相关。术前仔细检查鼻部皮肤上方的高光与阴影可帮助发现鼻尖不对称、细化鼻尖形态，中鼻拱突起及其他不规则。从而提高整个鼻部形态细腻程度及对称性。

■ 穹顶间缝合特点如下。

➢ 置于下外侧软骨穹窿之间。

➢ 根据缝合的紧密程度，穹窿间空隙递减式变窄。

➢ 不同位置缝合以协助穹窿位置均衡，达到"计时"效应。

■ 内侧脚鼻中隔缝合特点如下。

➢ 将内侧脚缝在鼻中隔上。

➢ 帮助固定鼻尖位置，减轻鼻小柱显现，改变

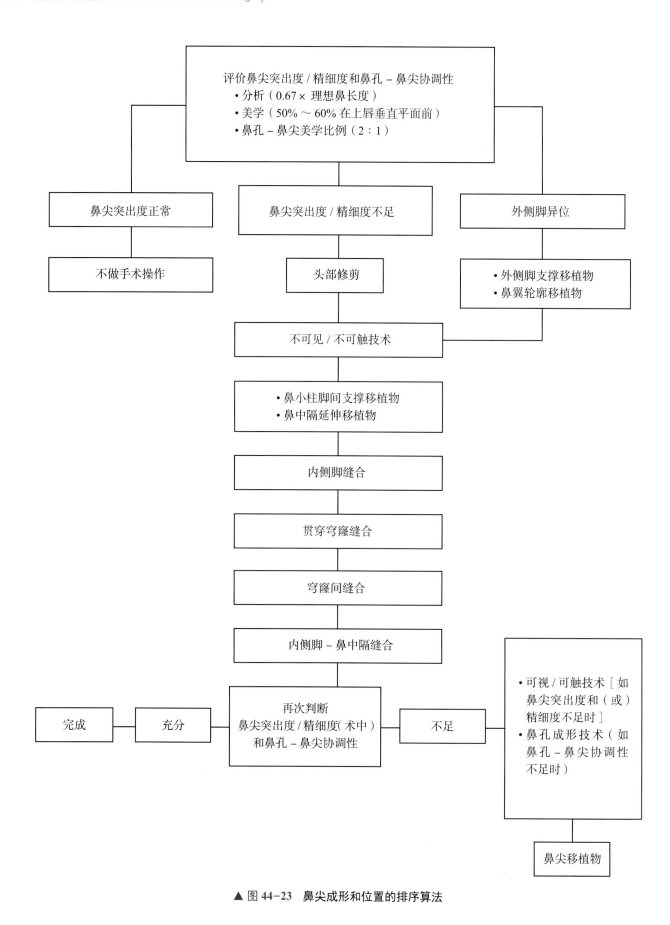

▲ 图 44-23　鼻尖成形和位置的排序算法

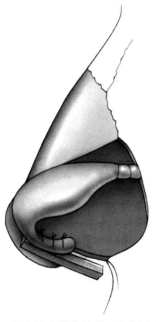

▲ 图 44-24　鼻小柱支撑移植物可加强合适的鼻尖突出度和稳定性

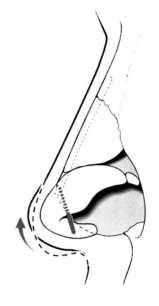

▲ 图 44-26　在鼻中隔尾侧或鼻小柱支撑物上高位行内侧脚缝合可以旋转鼻尖复合体

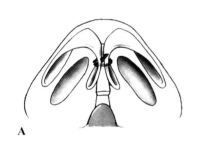
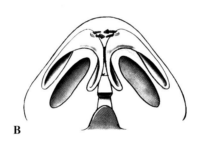
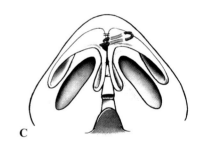

A　　　　　　　　　　B　　　　　　　　　　C

▲ 图 44-25　缝合类型
A. 内侧脚缝合；B. 贯穿穹窿缝合；C. 穹窿间缝合

鼻小柱及鼻唇角。

> 有助于改善下垂的或老化的鼻尖。
> 有力的缝合使鼻尖位置稳固。
> 增加鼻尖坚硬程度。

（五）鼻尖移植物（图 44-27）

■ 鼻尖小叶下移植物（图 47-27A）

> 改善鼻尖下小叶形状及内侧脚缺陷。
> 可提供合适的鼻尖下及鼻尖上转折。
> 包括不同的盾形移植物。
> 常用六边形或钻石形。
> 钻石形移植物水平部分切断使转折点突出。

小贴士　所有的移植物都应精心搭建，以最大程度达到其在鼻尖形状及突出度的作用。边缘须柔合并具有斜面。移植物可为双层结合或缝合在一起，或者与原有软骨和软组织缝合以增加稳定性。轻微压碎可减少术后移植物显形及弯曲程度。移植物上方覆盖皮肤可帮助评估其对鼻尖轮廓的影响。

■ 鼻尖盖板移植物（图 44-27B）

> 增加穹窿（鼻尖）突出度。
> 其形状将对鼻尖形态产生影响。
> 其宽度与长度会改变鼻尖轮廓。

439

➢ 改进：雕刻出 8 字形并将每个椭圆缝于相应的穹顶上。

➢ 可放置 2 ～ 3 层以进一步增加鼻尖突出度及穹窿的棱角。

■ 帽状移植物（图 44-27C）

➢ 可使用头侧修剪后剩余的软骨。

➢ 薄，柔韧并且视觉难以察觉或难以触及。

➢ 可修饰软骨轮廓。

■ 穹顶下移植物[48]（图 45-27 D、E ）

➢ 有助于纠正穹顶不对称及夹捏鼻尖。

■ 复合移植物

➢ 将多个移植物缝合在一起以改善鼻尖形状并控制转折点。

➢ 可增加鼻尖突出度，对皮肤较厚并有鼻尖旋转度严重不足的患者效果较好（如黑人）。

专家提示 鼻尖移植物与鼻小柱支撑移植物不能混用，鼻小柱支撑移植物主要用于鼻小柱较短者，鼻尖移植物主要用于鼻小叶容量不足导致的鼻尖突出度不足时。

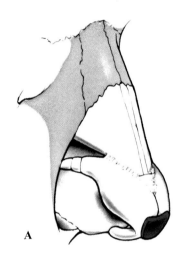
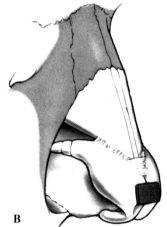
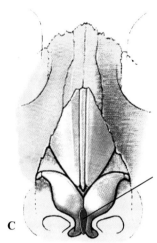

应用头侧修剪残余物组成一到两层帽状移植物

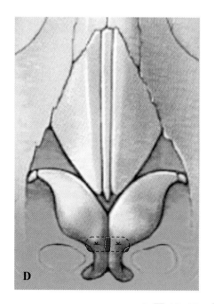
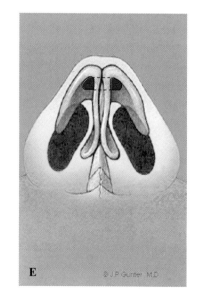

▲ 图 44-27　鼻尖移植物

A. 鼻尖下小叶下移植物；B. 鼻尖盖板移植物；C. 软帽状移植物可放置在穹窿间凹陷区的顶端或柔化鼻尖表现点和轮廓；D 和 E. 穹顶下移植物可以重新定位和稳定穹窿

（六）降低鼻尖突出度

- 分级技术
  - 全贯穿切口。
  - 释放下外侧脚和内侧脚之间的韧带连接。
  - 这使得鼻尖复合体能够自由运动。
  - 横切下外侧脚并将其缝合至自身更向后的位置。
  - 需要破坏鼻前庭。
  - 非常有效。
  - 纠正对于可能由鼻尖过度突出导致的凸起畸形。
  - 必要时横断内侧脚（如 Lipsett 所述）[49]。
  - 在内侧脚和中间脚的连接处后方 2mm 横断（"内侧膝"）。
- 闭合入路
  - 贯穿切口。
  - 将下外侧脚与鼻中隔软骨分离。
  - 破坏并截断下外侧脚与其上覆盖软组织的连接。
  - 同时纠正位置不正。
  - 横断内侧脚与其上覆盖软组织的连接。

小贴士　鼻尖可看作是三脚架结构，两个外侧脚及内侧脚代表三个支架。鼻尖的位置及旋转度可通过增量式，系统的调整内外侧脚的长度而改变。

（七）盒形鼻尖[44]（图 44-28）

- 鼻尖缺乏表现点，基底面观察时宽且成矩形。3种不同的解剖变异导致了该形态学改变。
  - Ⅰ型：两侧穹窿间的夹角增加（大于 30°），需要行穹窿间缝合以缩小该角度。
  - Ⅱ型：穹窿顶部较宽，但穹窿间夹角正常。需要行穹窿头部修剪和贯穿穹窿缝合。
  - Ⅲ型：穹窿顶部宽，穹窿间的夹角大于 30°，应行穹窿间及贯穿穹窿缝合。
- 警告：可能需要额外的缝合及移植物以加强框架改善，特别是对皮肤较厚的患者。

十二、手术技术：鼻翼基底与鼻孔

（一）矫正宽的鼻翼基底（图 44-29）

- 评价鼻翼扩张
  - 比较鼻翼最大宽度和鼻翼基底宽度。
    - 若差异＞ 2mm，则问题在于鼻翼过度扩张，需要精确进行鼻翼楔形切除，不包括鼻前庭（鼻槛）。
    - 若差异＜ 2mm，则问题在于鼻翼基底过宽（鼻翼间距增加）。
      - 楔形切除；包括鼻前庭 – 鼻槛
  - 手术步骤如下。
    - 使用 11 号刀片从外侧 30° 方向切，保留外侧鼻翼"皮瓣"组织唇部以防止鼻槛存在张力。

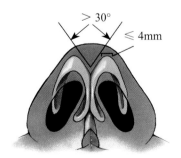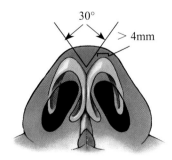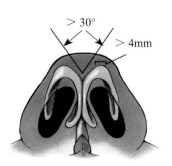

▲ 图 44-28　Ⅰ～Ⅲ型合形鼻尖

基于穹窿间角和每侧穹窿的穹顶宽度，可将盒形鼻尖分为Ⅰ～Ⅲ型

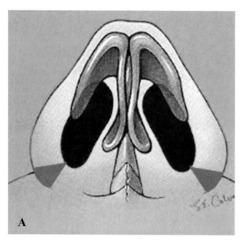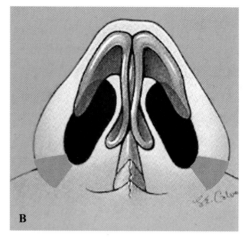

▲ 图 44-29　矫正宽鼻翼基底

A. 鼻翼缩小矫正鼻翼过宽；B. 切口延伸到鼻槛，能够缩窄鼻翼间距离，同时缩小鼻孔的大小

- 应用"减半原则"缝合以防形成皱褶。

（二）鼻翼缘畸形

- 通常是下外侧脚过度切除或初次鼻整形手术中不适当的支撑所引起。
- 如鼻翼 – 鼻小柱差异及下外侧脚错位等先天存在问题的形态，都会导致鼻翼缘问题。
- 鼻翼轮廓移植物[25]（图 44-30）有以下特点。
  - 应用于鼻前庭衬里轻微丢失，并至少有 3mm 的下外侧软骨保留的二次鼻整形手术。
    - 鼻翼缘和软三角四陷。
    - 作为治疗或预防。

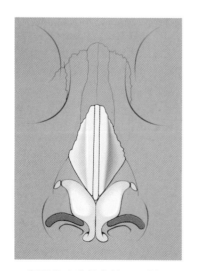

▲ 图 44-30　鼻翼轮廓移植物放置于新的"无解剖结构的"皮下区

- 在下外侧软骨错位中可以和外侧脚支撑移植物联合使用。
- 不建议用于下述情况。
  - 过多的前庭衬里丢失。
  - 严重的鼻翼瘢痕。
  - 下外侧脚剩余不足。
- 技术：6mm×2mm（需要时使用更宽的移植物）；偏好于使用鼻中隔软骨；鼻翼缘皮下分离紧密的间隙。
  - 移植物的使用不应该破坏和鼻尖形态相关的鼻翼缘美学形态。

专家提示　当鼻翼挛缩严重时，内部的 V-Y 推进可以提供一种更好的矫正畸形的方法，而无须复合移植物。对于皮肤厚度正常或较厚的患者，使用鼻尖上区缝合可消除无效腔并减少鼻尖上区畸形的发生。

- 外侧脚支撑移植物[50]（图 44-31）特点如下。
  - 切取鼻中隔或耳软骨，将其置于前庭皮肤与下外侧软骨之间。
  - 常在鼻翼缘皮下间隙中，延伸至梨状孔区域。
  - 可在使用时伴随或者不伴随横断 / 重置原本的下外侧脚。

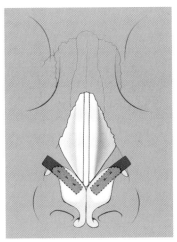

▲ 图 44-31　外侧脚支撑移植物

可以放置在有或无横切以及移位的下外侧脚

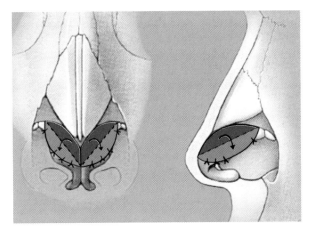

▲ 图 44-32　下外侧脚翻转皮瓣

翻转一个头侧的皮瓣覆盖下外侧脚，可矫正凸和凹，同时产生更强的双层结构

➢ 指征包含以下几点。

● 严重的鼻翼切迹。

● 下外侧软骨异位和（或）薄弱。

● 鼻翼退缩。

● 鼻翼缘塌陷。

● 凹陷的下外侧软骨。

➢ 技术要点如下。

● 头侧修剪后，分离前庭皮肤。

● 支撑物（来自于鼻中隔或耳软骨）应被修剪成直片状，（3～4）×（15～25）mm 大小。

● 放置并缝合于下外侧软骨的下方，向外侧延伸至梨状孔附近的皮下间隙中。

● 放置于鼻翼沟尾侧端。

● 如果需要行下外侧软骨横断，可将其缝合于下外侧软骨外侧。

● 可将其放置于靠近鼻尖表现点处以增加鼻尖突出度。

■ 控制外侧脚凸起的缝合[51]。

➢ 在外侧脚最凸起点行 6mm 距离的水平褥式缝合。

➢ 可通过缝合使凸起的下外侧软骨变平滑。

■ 下外侧脚翻转皮瓣[52]（图 44-32）。

➢ 位置：将外侧脚头侧部分翻转置于外侧脚尾侧。

➢ 目的：加强外侧脚力量，改善位置及形状。

十三、手术技术：偏曲与鼻部气道阻塞

（一）鼻部偏曲 [13, 14, 22]

■ 原因：鼻中隔偏斜，上外侧软骨形变，鼻骨不对称（包括之前外伤所致）。

基本原则

■ 广泛暴露。

■ 松解偏曲部分的粘连。

■ 分离导致变形的力量，如将上外侧软骨或下外侧软骨与鼻中隔分离（及卷轴区）。

■ 鼻中隔偏斜必须矫正，包括纠正凹凸、倾斜及与前鼻棘连接不在正中的情况。

➢ 鼻中隔偏斜

● L 形支撑移植物尾侧和背侧保留至少 10mm 宽。

● 慎重使用撑开移植物（不对称或双侧的）或自体组织撑开瓣。

○ 可能需要延伸移植物或固定于正中的鼻小柱支撑移植物（多见于修复鼻整形患者）。

● 削减鼻中隔尾端至前鼻棘，使用 8 字缝合固定至骨膜或钻洞。

● 可能需要在鼻中隔尾端使用垂直切割方式形成"摇窗"结构。

○ 若不够的话，可以凹面行刻痕并在凸面切除一个小楔形。

- 若鼻中隔偏曲在头侧应注意以下事项。
  ○ 除去凸面的偏曲。
  ○ 在凹面使用鼻背撑开移植物。
  ○ 可能也需要行刻痕。
- 若高位鼻背偏曲存在应注意以下事项。
  ○ 全厚，部分（＜50%）切除 L 形支撑物。

警告 不要在邻近拱顶石区域做切口，因为鼻中隔在其于筛骨垂直板联合处很脆弱，容易造成塌陷。

  ○ 使用撑开移植物。
  ➢ 鼻骨不对称
  - 倾斜性不对称使用骨锉。
  - 侧向不对称，有必要的话倾斜（内侧）截骨术。
  - 鼻骨不对称可能需要内侧截骨术。
  - 在修复手术或创伤后畸形中需考虑进行双平面截骨。

专家提示 当鼻中隔尾部前端偏曲时，可使用我之前提到的中隔旋转缝合，将鼻中隔拉回中线。

（二）鼻气道阻塞 [1, 6, 13, 14]

- 必须纠正鼻中隔偏曲。
- 常常需要鼻中隔整形术。
  ➢ 若鼻甲没有得到治疗可能会揭露或加重鼻甲肥大。
- 内侧脚踏板过宽（图 44-33）。
  ➢ 踏板切除或缝合拉紧（4-0 铬线），伴随内侧脚间软组织切除。
- 内鼻阀塌陷或狭窄。
  ➢ 使用真正的撑开移植物或自体组织撑开瓣。
  ➢ 鼻翼铺板移植物能支撑过度切除或脆弱的外侧脚外侧。

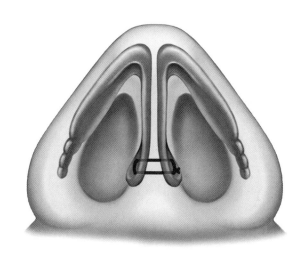

▲ 图 44-33　内侧脚间缝合
能够缩小鼻小柱基底的宽度并能提高对称性

- 外鼻阀塌陷。
  ➢ 外侧脚支撑移植物和（或）鼻翼轮廓移植物。
  ➢ 下外侧脚翻转移植物。
  ➢ 若下外侧软骨有严重错位，应纠正其位置，并将其缝合至支撑移植物侧面进行侧向支撑和位置保持。
  ➢ 距离鼻翼缘最近的下外侧脚对外鼻阀能够提供更好的支撑。
  - 若下外侧脚本身很脆弱，需要放置支撑移植物。
- 鼻甲肥大特征如下。
  ➢ 在严重鼻中隔偏曲时，对侧下鼻甲会逐渐肥大以使两侧气道阻力平衡（代偿性鼻甲肥大）。
  ➢ 纠正鼻中隔偏曲有可能会加重鼻甲肥大侧的气道阻塞。
  ➢ 可以使鼻甲侧向骨折或使用黏膜下消融以减小体积 [53-55]。
  - 可以使用 2mm 骨刀做小切口并造成骨性鼻微骨折。
  ➢ 应避免过多切除鼻甲，否则会导致空鼻综合征。
  - 暴露的鼻黏膜区域对干燥气流不适应。
  - 过度黏膜蒸发（增加黏性）。
  - 鼻血增多，鼻腔纤毛功能失调。
  - 因为上述的功能失调，患者虽气道通畅但仍觉阻塞。

> 技术：黏膜下切除。

- 在前侧黏膜做小的 1.5cm 切口行针尖烧灼或射频消融。
- 剥离子掀起前侧黏膜。
- 使用 Takahashi 钳切除暴露的鼻甲骨（也可以用 2mm 骨刀或使用 Cottle 剥离子在不移除骨组织情况下行简单微型骨折）。
- 可使用 Boies 剥离子或长窥镜造成骨折，并推挤鼻甲骨至外侧清移除气道。

小贴士 不要行完全的下鼻甲切除，这样会导致臭鼻症、结痂及萎缩性鼻炎。告诫患者鼻甲手术术后可能出现长期的臭味，流涕及更长时间的术后渗漏。

十四、术后护理

需要给予患者精细的术后护理指导，具体如下。

- 避免抽烟。
- 术后两周内避免食用需要过度唇部运动的食物，如苹果或玉米棒。术后的 3 ～ 4d 内可能有鼻腔分泌物带血，应勤换鼻子下的垫板。
- 不要揉擦或弄脏鼻子，会产生刺激。
- 为了防止出血，术后 2 周内不要用力鼻腔吸气或者擤鼻涕。
- 尽量不要打喷嚏，如果不能控制应通过口来进行。
- 由于鼻夹板固定，你可能需要在美容院进行头发清洗。
- 术后 6 ～ 7d 移除鼻夹板。
- 鼻夹板移除后 4 周内不要戴眼镜或放置任何东西在鼻子上，应将眼镜固定在前额。
- 一旦消肿彻底可以配戴隐形眼镜。
- 使用半强度的过氧化氢处理过的棉签清洁鼻孔内侧缘及缝线，并应用轻薄的抗菌乳膏。

- 可将棉签放入鼻腔内至棉球部完全进入，但不要更深。
- 术后 6 个月内不要将鼻部长期暴露于阳光下。
- 术后 3 周内避免剧烈运动（心率升高至 100 次/分以上），例如有氧运动、举重或仰卧起坐。
- 术后 3 周内避免负重 10 镑以上重量。
- 拆线及鼻夹板移除后建议用盐水（海洋喷雾或者一般的生理盐水鼻部喷雾）清除鼻内的结痂，特别是经历了内鼻手术如鼻中隔重建或下鼻甲切除后。
- 如果鼻出血增加，为红色鲜血（30 ～ 40min 须更换敷料）时应及时通知医生，这时需要坐起来并按压鼻尾部 15min，可以暂时使用 Afrin 喷雾阻止渗血。通常这些策略可以有效止血。
- 通常最后 10% 的水肿消退需要约 1 年。术后当你微笑时会感觉鼻部僵硬，并且没有术前灵活。他人不会注意到这些变化，并且随着时间推移，这些感觉会重新回到正常。

十五、并发症

（一）功能性 – 器质性并发症

- 这些并发症总体比美学或外形相关并发症发生率低。

1. 出血

- 严重鼻衄非常少见，通常在 48h 内停止。
- 通常出现在鼻中隔前部（Kiesselbach 三角）。
- 在鼻甲操作后更易出现。
- 可使用填塞，收缩血管和控制血压等治疗手段。
- 有报道称 DDAVP 注射有助于改善术前术后鼻衄[56]。

2. 感染

- 少见。
- 在美国某些耐甲氧西林金黄色葡萄球菌（MRSA）高发区域，需要预防性和术后在鼻孔内外使用莫匹罗星软膏。
- 在非自体移植物中更常见。
- 多种移植物或可引起感染。
- 通常，葡萄球菌或其他皮肤菌群是感染源。

445

- 口服抗生素和（或）莫匹罗星软膏能有效治疗感染。
- 可能通常需要使用导管多次灌洗。

3. 气道阻塞

- 没有恰当的解决气道阻塞。
- 没有纠正偏曲。
- 内鼻阀狭窄或粘连。
- 中鼻拱过度狭窄或鼻骨塌陷。
- 外鼻阀塌陷或功能不全。
- 最早在术后 3 个月大部分水肿消退时可以评估气道阻塞情况。

（二）美学并发症

- 鼻整形术后最常见并发症是美学和外形相关症状。

1. 皮肤和软组织

- 收缩性差。
  - ➤ 常在鼻部皮肤厚的种族更常见。
- 过多削减组织和侵犯皮下血管丛导致皮肤软组织过度菲薄。
  - ➤ 会导致难以治疗的皮肤表浅损伤。
  - ➤ 可通过软组织填充治疗。
    - 不恰当软组织填充及软骨支撑导致鼻尖上及鼻尖下膨隆。
    - 穹窿旁和鼻侧壁区域存在不美观的阴影或者线条，导致夸张的术后形态。

2. 鼻尖外形不规则

- 过度狭窄。

- ➤ 过度鼻尖缝合（绷紧，携带组织过多）或者过度 / 不恰当的放置移植物。
- 穹窿不对称，过高，内侧脚排列不佳。
- 移植物显形和弯曲。
- 鼻尖突出度过高或不足。
- 鼻尖形状未改善。
  - ➤ 术前分析不足和（或）鼻尖塑形技术差。
  - ➤ 使用破坏性操作，没有使用支撑移植物。

3. 截骨术

- 持续偏曲。
- 不对称。
- 位置过高导致截骨线可见。
- 过度狭窄。
- 塌陷。
- 倒 V 畸形。

4. 鼻部形态和平衡不恰当（外观呈现手术过度或者不足）

- 鼻尖和鼻背比例失调。
- 鼻尖下小叶过于冗余。
- 鹦鹉嘴畸形。
- 持续鼻尖下坠。
  - ➤ 鼻尖复合体位置不恰当。
  - ➤ 缺乏鼻小柱支撑或鼻尖平台支撑。
  - ➤ 由于缺乏治疗导致持续性降鼻中隔肌过度活跃。
  - ➤ 鼻中隔尾部切除不足。

本章精要

❖ 二次鼻整形术时，由于瘢痕组织的存在，去除软组织会更加困难，且之前切开过的鼻尖皮肤在二次手术时更容易出现血供不足。

❖ 通常改善由鼻甲肥大导致的鼻腔气道阻塞，仅需下鼻甲的简单骨折（轻度或微型），可包含或不包含黏膜切除。鼻甲完全切除很少推荐，因其会导致空鼻畸形合并两侧气道阻力失衡。

❖ 鼻背支撑小于 2cm 可能会导致鼻背下沉，且术后逐渐形成驼峰，而在术中不会立刻显现。

❖ 在存在偏曲的鼻部，截骨术完成且鼻骨已复位之前不应修剪上外侧软骨或使用扩张组织瓣，因为上外侧软骨对截骨的反应不同。

❖ 在美国某些耐甲氧西林金黄色葡萄球菌高发区域，需要预防性和术后使用莫匹罗星软膏涂抹在鼻孔内外。

参考文献

[1] Beekhuis GJ. Nasal obstruction after rhinoplasty: etiology, and techniques for correction. Laryngoscope 86:540, 1976.

[2] Ghavami A, Rohrich RJ. The ethnic rhinoplasty. In Aston SJ, Steinbrech DS, Walden JL, eds. Aesthetic Plastic Surgery. London: Saunders, 2009.

[3] Rohrich RJ, Huynh B, Muzaffar AR, et al. Importance of the depressor septi nasi muscle in rhinoplasty: anatomic study and clinical application. Plast Reconstr Surg 105:376, 2000.

[4] Ghavami A, Janis JE, Guyuron B. Regarding the treatment of dynamic tip ptosis using botulinum toxin A. Plast Reconstr Surg 118:263, 2006.

[5] Rohrich RJ, Gunter JP, Friedman RM. Nasal tip blood supply: an anatomic study validating the safety of the transcolumellar incision in rhinoplasty. Plast Reconstr Surg 95:795, 1995.

[6] Howard BK, Rohrich RJ. Understanding the nasal airway: principles and practice. Plast Reconstr Surg 109:1128, 2002.

[7] Rohrich RJ, Muzaffar AR, Janis JE. Component dorsal hump reduction: the importance of maintaining dorsal aesthetic lines in rhinoplasty. Plast Reconstr Surg 114:1298, 2004.

[8] Anderson JR. A reasoned approach to nasal base surgery. Arch Otolaryngol 110:349,1984.

[9] Janeke JB, Wright WK. Studies on the support of the nasal tip. Arch Otolaryngol 93:458, 1971.

[10] Adams WP Jr, Rohrich RJ, Hollier LH, et al. Anatomic basis and clinical implications for nasal tip support in open versus closed rhinoplasty. Plast Reconstr Surg 103:255, 1999.

[11] Gunter JP. The merits of the open approach in rhinoplasty. Plast Reconstr Surg 99:863, 1997.

[12] Sheen JH, Sheen A, eds. Aesthetic Rhinoplasty, ed 2. St Louis: CV Mosby, 1987.

[13] Gunter JP, Rohrich RJ. Management of the deviated nose. The importance of septal reconstruction. Clin Plast Surg 15:43, 1988.

[14] Rohrich RJ, Gunter JP, Deuber MA, et al. The deviated nose: optimizing results using a simplified classification and algorithmic approach. Plast Reconstr Surg 110:1509, 2002.

[15] Joseph J, ed. Nasenplastick und Sonstige Gesichtsplastik Nebst Einen Anhang Ueber Mammaplastik. Leipzig: Curt Kabitzsch, 1931.

[16] Byrd HS, Hobar PC. Rhinoplasty: a practical guide for surgical planning. Plast Reconstr Surg 91:642, 1993.

[17] Toriumi DM. New concepts in nasal tip contouring. Arch Facial Plast Surg 8:156, 2006.

[18] Rohrich RJ, Muzaffar AR. Rhinoplasty in the African-American patient. Plast Reconstr Surg 111:1322, 2003.

[19] Daniel RK. Hispanic rhinoplasty in the United States with emphasis on the Mexican American nose. Plast Reconstr Surg 112:244, 2003.

[20] Rohrich RJ, Ghavami A. Rhinoplasty for Middle Eastern noses. Plast Reconstr Surg 123:1343, 2009.

[21] Byrd HS, Meade RA, Gonyon DL Jr. Use of the autospreader flap in primary rhinoplasty. Plast Reconstr Surg 119:1897, 2007.

[22] Guyuron B, Behmand RA. Caudal nasal deviation. Plast Reconstr Surg 111:2449, 2003.

[23] Guyuron B. Dynamics of rhinoplasty. Plast Reconstr Surg 88:970, 1991.

[24] Janis JE, Ahmad J, Rohrich RJ. Clinical decision-making in rhinoplasty. Nahai F, ed. The Art of Aesthetic Surgery, ed 2. New York: Thieme Publishers, 2010.

[25] Rohrich RJ, Raniere J Jr, Ha RY. The alar contour graft: correction and prevention of alar rim deformities in rhinoplasty. Plast Reconstr Surg 109:2495, 2002.

[26] Gunter JP, Rohrich RJ, Friedman RM. Classification and correction of alar-columellar discrepancies in rhinoplasty. Plast Reconstr Surg 97:643, 1996.

[27] Guyuron B. Alar rim deformities. Plast Reconstr Surg 107:856, 2001.

[28] Daniel RK. Rhinoplasty: large nostril/small tip disproportion. Plast Reconstr Surg 107:1874, 2001.

[29] Guyuron B, Ghavami A, Wishnek SM. Components of the short nostril. Plast Reconstr Surg 116:1517, 2005.

[30] Rohrich RJ, Muzaffar AR, Janis JE. Component dorsal hump reduction: the importance of maintaining dorsal aesthetic lines in rhinoplasty. Plast Reconstr Surg 114:1298; discussion 1309, 2004.

[31] Sheen JH. Spreader graft: a method of reconstructing the roof of the middle nasal vault following rhinoplasty. Plast Reconstr Surg 73:230, 1984.

[32] Guyuron B. Nasal osteotomy and airway changes. Plast Reconstr Surg 102:856, 1998.

[33] Gruber R, Chang TN, Kahn D, et al. Broad nasal bone reduction: an algorithm for osteotomies. Plast Reconstr Surg 119:1044, 2007.

[34] Rohrich RJ. Osteotomies in rhinoplasty: an updated technique. Aesthet Surg J 23:56, 2003.

[35] Rohrich RJ, Janis JE, Adams WP, et al. An update on the lateral nasal osteotomy in rhinoplasty: an anatomic endoscopic comparison of the external versus the internal approach. Plast Reconstr Surg 111:2461; discussion 2463, 2003.

[36] Daniel RK, Calvert JW. Diced cartilage grafts in rhinoplasty. Plast Reconstr Surg 113:2156, 2004.

[37] Erol O. The Turkish delight: a pliable graft for rhinoplasty. Plast Reconstr Surg 105:2229, 2000.

[38] Byrd S, Andochick S, Copit S, et al. Septal extension grafts: a method of controlling tip projection, rotation, and shape. Plast

Reconstr Surg 100:999, 1997.

[39] Gruber RP, Friedman GD. Suture algorithm for the broad or bulbous nasal tip. Plast Reconstr Surg 110:1752, 2002.

[40] Ghavami A, Janis JE, Acikel C, et al. Tip shaping in primary rhinoplasty: an algorithmic approach. Plast Reconstr Surg 122:1229, 2008.

[41] Behmand RA, Ghavami A, Guyuron B. Nasal tip sutures part I: the evolution. Plast Reconstr Surg 112:1125, 2003.

[42] Guyuron B, Behmand RA. Nasal tip sutures part II: the interplays. Plast Reconstr Surg 112:1130, 2003.

[43] Tebbetts JB. Shaping and positioning the nasal tip without structural disruption: a new systematic approach. Plast Reconstr Surg 94:61, 1994.

[44] Rohrich RJ, Adams WP Jr. The boxy nasal tip: classification and management based on alar cartilage suturing techniques. Plast Reconstr Surg 107:1849; discussion 1864, 2001.

[45] Tardy ME Jr, Cheng E. Transdomal suture refinement of the nasal tip. Facial Plast Surg 4:317, 1987.

[46] Daniel RK. Rhinoplasty: creating an aesthetic tip. Plast Reconstr Surg 80:775, 1987.

[47] Daniel RK. Rhinoplasty: a simplified, three-stitch, open tip suture technique. Part I: primary rhinoplasty. Plast Reconstr Surg 103:1491, 1999.

[48] Guyuron B, Poggi JT, Michelow BJ. The subdomal graft. Plast

Reconstr Surg 113:1037, 2004.

[49] Lipsett E. A new approach to surgery of the lower cartilaginous vault. Arch Otolaryngol Head Neck Surg 70:52, 1959.

[50] Gunter JP, Friedman RM. Lateral crural strut graft: technique and clinical applications in rhinoplasty. Plast Reconstr Surg 99:943, 1997.

[51] Gruber RP, Nahai F, Bogdan MA, et al. Changing the convexity and concavity of nasal cartilages and cartilage grafts with horizontal mattress sutures: part II. Clinical results. Plast Reconstr Surg 115:595, 2005.

[52] Janis J, Trussler A, Ghavami A. Lower lateral crural turnover flap in open rhinoplasty. Plast Reconstr Surg 123:1830, 2009.

[53] Buyuklu F, Cakmak O, Hizal E, et al. Outfracture of the inferior turbinate: a computed tomography study. Plast Reconstr Surg 123:1704, 2009.

[54] Lee DC, Jin SG, Kim BY, et al. Does the effect of inferior turbinate outfracture persist? Plast Reconstr Surg 139:386e, 2017.

[55] Sinno S, Mehta K, Lee ZD, et al. Inferior turbinate hypertrophy in rhinoplasty: systematic review of surgical techniques. Plast Reconstr Surg 138:419e, 2016.

[56] Faber C, Larson K, Amirlak B, Guyuron G. Use of desmopressin for unremitting epistaxis following septorhinoplasty and turbinectomy. Plast Reconstr Surg 128:728e, 2011.

第 45 章 鼻整形修复术
Secondary Rhinoplasty

Richard Y. Ha, Lily Daniali, Cecilia Alejandra Garcia de Mitchell, Bahman Guyuron　著

王克明　译

一、指征

（一）术后功能或外观不佳

- 术前诊断不明确。
  - 没有合理确定框架结构问题导致功能障碍或外观不佳[1]。
- 手术计划不合理或技术不充足，导致骨软骨支撑框架歪曲。
- 伤口愈合不佳。
  - 长期水肿、瘀斑、瘢痕增生、阻塞性或限制性条带，以及偶尔的感觉过敏。

（二）患者不满意

- 功能或外观效果不满意。
  - 呼吸困难及不对称是最常见的抱怨[2]。
- 术前对术后恢复过程，恢复的时间以及预期效果沟通不明确。
- 不切实际的期望。
  - 即使术前告知充分仍有患者有不切实际的期望。
  - 若术前未能识别，这些患者无论如何都会对术后效果不满意[3, 4]。
- 术后畸形与患者的不满意并不一定总是相关的。

（三）最常见的畸形或问题

- 解剖结构的移位 / 偏曲。
- 由于医生过于谨慎导致切除不足。
- 由于医生过于激进导致过度切除[5]。

- 框架结构破坏或瘢痕增生导致的轮廓不规则。
- 假体并发症，包括感染、凸出、炎症、假体可触及或可见（例如鼻背硅胶移植物）。

二、手术障碍 [6]

- 皮下组织瘢痕导致与下层的软骨框架粘连并破坏组织平面。
- 骨软骨的畸形或损害需要框架支撑的重建。
- 由于之前使用鼻中隔软骨或耳软骨导致软骨移植物来源有限。

皮肤厚度的改变

- 即使是很小的下方畸形，在皮肤较薄的患者中也会显形。
  - 移植物容易凸出。
- 较厚的皮肤较易水肿或形成瘢痕，可塑性差且不容易显现出满意的轮廓效果。
- 由于前次手术的切口及瘢痕导致修复手术血供损伤。

三、手术入路

（一）鼻内 / 闭合入路

- 优点
  - 由于组织有限分离，降低了术后水肿及瘢痕的发生。
- 指征
  - 可独立于整体框架之外单独解决某一畸形。

> ➤ 严重的瘢痕增生的鼻子导致血供问题。

（二）鼻外／开放入路

- 修复手术建议用此入路[7]。
- 优点包含以下几方面。
  - ➤ 暴露充分，提供开阔的手术视野。
  - ➤ 可充分释放导致畸形的组织粘连。
  - ➤ 可在直视下精确诊断并纠正畸形问题。
  - ➤ 可直接止血。
- 缺点包含以下几方面。
  - ➤ 增加术后水肿的发生。
- 经鼻小柱切口有以下特点。
  - ➤ 如果原始的瘢痕隐藏良好但位于鼻小柱不正确的位置，可忽略原始瘢痕，将切口设计在合适的位置。

四、术前评估及计划

此部分为第44章中描述的初次鼻整形评估的补充。

（一）病史

- 所有之前经历的鼻部手术。
  - ➤ 通过既往手术史了解可使用的移植物，是否存在假体及之前的手术技术，这可帮助评估计划本次手术。
- 既往创伤史。
- 过敏史。
- 可卡因／药物应用。
- BDD体像障碍筛查（见第1章）
  - ➤ 精神问题，包括对自身身体的扭曲想象，其定义如下。
    - 专注于自己想象中的躯体畸形。
    - 对于自身某一细微缺陷产生过度夸张的担忧。
  - ➤ 50%的BDD患者中，鼻子是他们首要担心的问题[8, 9]。
  - ➤ BDD在鼻整形修复咨询患者中发生率约为12%，占所有初次美容手术患者的2%～7%[8, 9]。
  - ➤ 通常是整形医生首先发现这部分患者，因此

识别该问题很重要。
- 必要时要有心理咨询介入。

警告 应避免对BDD患者行修复手术[10]。

专家提示 需要确定的鼻整形手术患者的担忧是真实的，并且严重程度和医生判定的一致。通过让患者给自身问题1～10分打分来仔细评估担忧被夸大的程度，10分为最高。如果有超过3～4分的差距则应慎重考虑。

（二）对鼻部和面部进行综合评估

- 与初次鼻整形章节描述一致（第44章），同时应注意以下常见的鼻整形修复缺陷。
- 骨性金字塔特征如下。
  - ➤ 过度狭窄或突起。
    - 继发于截骨后排列或夹板固定不整齐。
  - ➤ 形状不规则／台阶畸形。
    - 计划外的骨折断裂造成。
  - ➤ Rocker畸形（图45-1）。
    - 发生于内部截骨位置不佳，导致鼻背上部较宽。
- 中鼻拱／上外侧软骨缺陷特征如下。
  - ➤ 鼻背美学曲线不对称。
  - ➤ 鼻部弯曲。
  - ➤ 倒V畸形（图45-2）。
    - 中鼻拱塌陷导致鼻骨尾侧边缘显形。
      - ○ 这一边缘形成了倒V畸形。

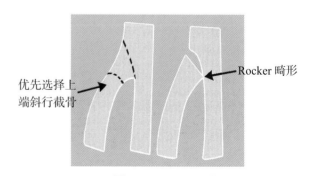

优先选择上端斜行截骨　　　　Rocker畸形

▲ 图 45-1　**Rocker 畸形**

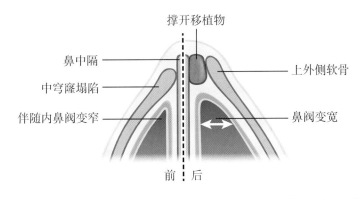

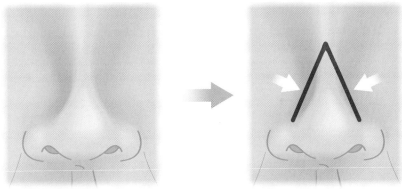

▲ 图 45-2　倒 V 畸形

- 由于鼻背中鼻拱及上外侧软骨的过度切除或鼻骨的不充分骨折所导致。

➢ 鞍鼻畸形（图 45-3）。

- 过度切除导致上鼻部及中鼻拱塌陷。

■ 鼻尖上区缺陷特征如下。

➢ 鹦鹉嘴畸形[11]。

- 凸起处正位于鼻尖头侧。

- 继发于无软骨的尾侧鼻背过度切除，有软骨的鼻背区域切除不足和（或）鼻尖上区死腔中瘢痕过度形成（图 45-4）。

■ 鼻尖复合体[12, 13]缺陷特征如下。

➢ 球状或盒形鼻尖畸形。

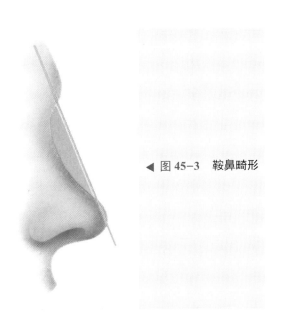

◀ 图 45-3　鞍鼻畸形

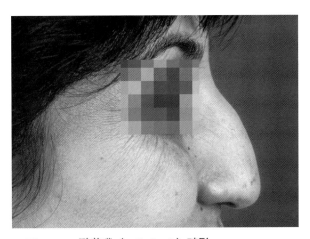

▲ 图 45-4　鹦鹉嘴（polly beak）畸形

鼻整形修复术后患者的侧面轮廓：由鼻尖突度不足和鼻背尾段去除不足造成的鼻尖畸形

451

- ➢ 鼻尖夹捏畸形。
  - 由于外侧脚支撑破坏导致鼻翼缘塌陷。
- ➢ 鼻尖突出度丢失。
  - 由鼻尖支撑丢失造成：下外侧软骨（LLCs）和（或）软骨间连接破坏。
- ➢ 过度旋转。
  - 鼻唇角圆钝。
- ➢ 鼻尖表现点不对称。
  - 继发于鼻尖缝合位置不佳或不经意对软骨造成了破坏。
- ➢ 鼻尖下小叶。
  - 鼻尖下小叶过度突出。
    - ○ 由于内侧脚过长和屈曲造成。
  - 缺乏表现点。
    - ○ 内侧脚过宽。
  - 可由突出的鼻中隔尾端或圆钝的鼻中隔角造成[14]。
- ■ 鼻翼缺陷特征如下。
- ➢ 基底过宽。
- ➢ 鼻翼缘塌陷导致外鼻阀功能不全（图45-5）。
  - 在初次手术时破坏了下外侧软骨完整性，并且没有重建框架。
  - 术前轻压鼻翼感受其抵抗力，进行临床评估。
  - 软骨薄弱对于诊断鼻翼已经或倾向于塌陷是有意义的。
- ➢ 鼻翼退缩。

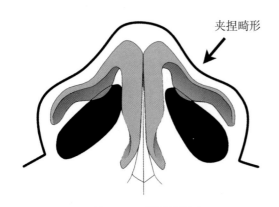

夹捏畸形

▲ 图 45-5　鼻翼缘塌陷

鼻翼缘塌陷由于下外侧软骨支撑力度不足

- ➢ 鼻翼扩张。
  - 基底过宽。
- ➢ 切迹。
  - 继发于之前切口位置选择或关闭不佳，瘢痕，以及支撑移植物放置失败。
- ■ 鼻小柱缺陷特征如下。
- ➢ 回缩，偏斜，和（或）下部弯曲。
- ■ 鼻内缺陷特征如下。
- ➢ 鼻整形修复术中最常忽略对气道阻塞的诊断及治疗。
  - 寻求修复的患者最常见的主诉为呼吸困难[2]。
- ➢ 鼻中隔修复缺陷有以下特征。
  - 偏曲。
  - 移植物可见。
- ➢ 鼻甲修复缺陷有以下特征。
- ➢ 内鼻阀的功能缺陷有以下特征。
  - 可因截骨而向内塌陷[15]。

专家提示　有鼻中隔成形手术史不一定意味着鼻中隔软骨损耗，需全面检查鼻中隔软骨是否充足。

（三）制订治疗计划

- ■ 手术入路。
- ■ 填充或削减。
- ■ 矫正扭曲/移位/形状不规则。
- ■ 需要移除假体材料。
- ■ 框架软骨材料的数量和来源如下。
- ➢ 肋软骨。
- ➢ 耳软骨。
- ➢ 鼻中隔软骨。
- ➢ 髂骨/颅骨。
- ➢ 异体材料（存在争议）。
- ■ 任何修复手术应在首次手术至少12个月后实行。
- ➢ 保证最大程度的消肿、瘢痕成熟及血供改善。
- ➢ 术后只有发现大型畸形或严重的技术错误时应考虑早期修复，可在术后12d内进行[16]。

■ 将术前分析及治疗方案与患者进行交流沟通。

> 使用可视影像：照片、电脑成像，或者网上追踪。

> 加深交流以建立真实的期望值及手术目标。

五、知情同意

（一）非手术治疗

■ 观察。

■ 对微量填充或形状不规则进行注射填充剂。

（二）手术治疗

■ 开放 vs 闭合鼻整形。

六、技术

■ 二次鼻整形成功的基础是对骨软骨框架的重建。

■ 注意皮肤质量、可用的移植物、瘢痕及血供。

专家提示　初次甚至二次鼻中隔鼻整形手术后残留鼻中隔尾端畸形最常见的原因是没能消除过度重叠的移动鼻中隔尾侧端前侧部分，以使鼻中隔位于中线上。

（一）移位／偏斜的解剖结构

■ 鼻骨

> 二次截骨复位。

> 偶尔需要锉磨鼻背以使轮廓平滑。

> 术后使用外鼻夹板固定以防移位。

■ 中鼻拱／鼻中隔

> 切除偏斜的骨或软骨中隔，保留能提供充足支撑的 L 形支架。

> 软骨划痕以阻止弯曲的趋势。

> 缝合以固定位置。

> 撑开移植物：单侧或双侧以保持中隔排列，支撑上外侧软骨，保持内鼻阀的完整。

> 鼻中隔成形术。

■ 鼻尖

> 夹捏鼻尖

● 鼻翼撑开移植物[17]。

> 球形或盒形鼻尖

● 使用穹窿间和贯穿穹窿缝合。

○ 注意皮肤肤质，较厚的皮肤需要更多的框架改变以达到满意的效果。

● 使用鼻尖移植物。

○ 当鼻小叶较小且单纯缝合不足以改善时，可加强鼻尖表现点的对称性及突出性。

> 鼻尖偏斜

● 矫直鼻中隔尾端。

○ 将鼻中隔尾端与软骨移植物或鼻棘缝合以保持合适的排列。

○ 铺板移植物提供必要的支撑并保持位置。

● 鼻小柱支撑移植物。

○ 当需要较大强度时可将其缝合于鼻棘上或用克氏针固定。

● 鼻尖下小叶缺陷。

○ 过度突出[14]：内侧脚缝合。

○ 缺乏表现点：若内侧脚较宽，鼻尖表现点不突出且不对称，应考虑内侧脚部分切除。

○ 可能需要切除冗余的鼻中隔尾侧端。

（二）切除不足

■ 鼻背驼峰

> 鼻背分段降低（见第42章）。

■ 鼻尖上区

> 鼻尖上区过于膨隆或呈鹦鹉嘴畸形。

> 鼻尖与鼻中隔之间必须存在 6 ～ 10mm 高度的以得到合适的鼻尖上转折点[18]。

> 增加鼻尖突出度。

● 鼻小柱支撑移植物。

○ 如果可以，使用鼻中隔软骨移植物。

○ 当鼻中隔软骨不足或需要更多支持时可使用肋软骨。

● 鼻中隔延长移植物[18, 19]（图 45-6）。

○ 撑开型。

○ 铺板型。

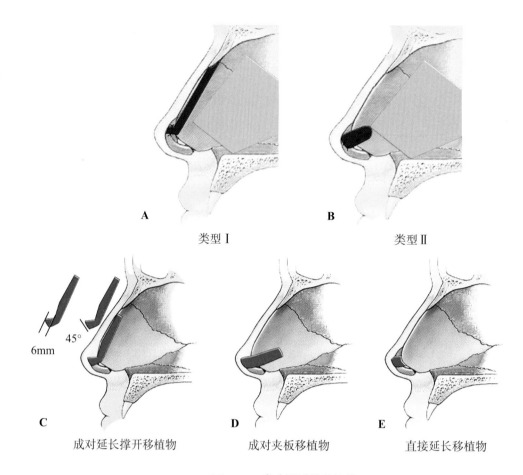

A	B
类型 I	类型 II

C	D	E
成对延长撑开移植物	成对夹板移植物	直接延长移植物

▲ 图 45-6　鼻中隔延长移植物

A. 鼻中隔延长移植物 I 型；B. 鼻中隔延长移植物 II 型；C. 撑开移植物；D. 夹板移植物；E. 直接中隔延长移植物

○ 直接中隔延长型。
● 鼻尖缝合。
　○ 贯穿穹窿。
　○ 穹窿间。
● 当小叶较小时可用鼻尖移植物。
　○ Sheen 式盾形移植物[20]。
　○ Peck 改良盖板移植物[21, 22]。
➤ 若鼻背尾侧过度突出应进一步降低背部鼻中隔。
➤ 鼻尖上区过度的瘢痕组织应保守切除，警惕潜在的血供损伤。
➤ 若鼻尖上区皮肤较厚，可在鼻尖上区将皮下组织缝合至软骨以增加此区域的突出度[11]。
■ 鼻尖
➤ 持续的球形鼻尖。

➤ 头侧修剪。
➤ 鼻尖移植物包括以下两类。
● Sheen 式盾形移植物。
● Peck 盖板鼻尖移植物。
➤ 鼻尖缝合方式有两种。
● 贯穿穹窿缝合。
● 穹窿间缝合。
■ 鼻翼
➤ 持续鼻小柱悬垂。
➤ 下外侧软骨头侧修剪。
➤ 软组织边缘切除（保守）。
■ 软组织
➤ 冗余。
➤ 去除鼻尖、鼻尖上区或鼻翼多余软组织。

专家提示 鼻小柱较短时使用鼻小柱支撑移植物。鼻尖下容积不足时使用鼻尖移植物。这两者的使用不可互换以保证鼻尖突出度。

警告 这很复杂且会导致更多的瘢痕或长时间的水肿，且不能保证预期效果，应注意避免进一步破坏血供。

（三）过度切除

■ 鼻背

➢ 鞍鼻或倒 V 畸形。

➢ 微小的过度切除需要 < 3mm 的填充矫正。

 ● 延伸撑开移植物。

➢ 中度至重度过度去除：鞍鼻或倒 V 畸形。

➢ 鼻背填充。

 ● 肋软骨盖板移植物。

 ● 鼻中隔软骨移植物。

  ○ A 形或 V 形[7]。

 ● 悬臂骨移植物：肋骨或劈开的颅骨。

 ● 筋膜包裹的颗粒软骨。

➢ 修复鼻截骨。

■ 中鼻拱

➢ 内鼻阀塌陷和阻塞。

 ● 双侧或单侧撑开移植物。

  ○ 可以的话使用中隔软骨。

■ 鼻尖

➢ 继发于鼻尖过度旋转的短鼻畸形。

 ● 鼻小柱支撑移植物。

 ● 鼻中隔延伸移植物[18]。

■ 鼻翼

➢ 外侧脚头侧过度去除或鼻尖过度缝合。

➢ 鼻翼回缩。

 ● 轻度：少量前庭黏膜丢失及保留至少 3mm 的下外侧软骨缘。

  ○ 这是鼻翼轮廓移植物（ACG）使用的指征[23]（图 45-7）。

 ● 中度：鼻翼撑开移植物或外侧脚支撑移植物[17]。

 ● 重度：严重的皮肤或黏膜缺损。

  ○ 建议使用复合耳软骨移植物来重建这种多层次的缺失。

  ○ 可能需要软骨间移植物以连接上外侧软骨与下外侧软骨间的间隙从而延长鼻侧壁，见 Gruber et al 所述[24]（图 45-8）。

  ○ Guyruon 所述的 V-Y 推进[15]。

➢ 外鼻阀塌陷：继发于薄弱的或异位的下外侧软骨。

 ● 鼻翼软骨移植物，鼻翼撑开移植物，或外侧脚支撑移植物。

➢ 切迹。

 ● 鼻翼软骨移植物：可用来治疗或预防切迹。

专家提示 在鼻尖上区域切除任何纤维脂肪组织后使用鼻尖上区缝合消灭无效腔至关重要。

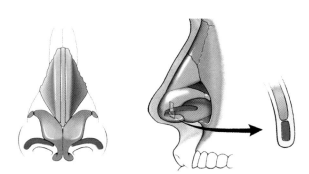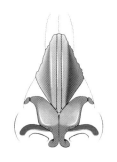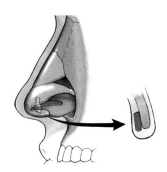

▲ 图 45-7　**鼻翼软骨支撑移植物**
最重要的是恰当的位置和形状，移植的软骨要放在软弱的鼻翼软骨表面，并将加捏的鼻翼延展开

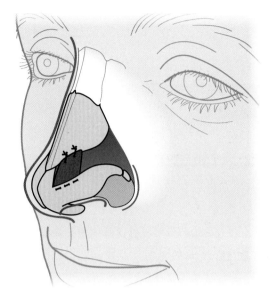

▲ 图 45-8　软骨间移植物

将中隔软骨移植物放置在上外侧软骨和下外侧软骨外侧角之间，软骨移植物的上端是缝合在上外侧软骨的表面，软骨的下端是缝合在下外侧软骨的底面上的

（四）外形不规则

- 轻至中度骨性畸形可以使用骨锉纠正。
- 严重的骨性不对称应行二次截骨术。
- 取出或重新调整移位或部分吸收的鼻尖或其他显形的移植物。
  - 轻度外形不规则可以使用压碎的软骨覆盖。
- 轻度不规则可以通过注射玻尿酸或羟基磷灰石钙凝胶纠正。
  - 避免使用颗粒状填充物，若注射后局部软组织缺血，不能使用透明质酸酶逆转[25]。
- 皮肤较薄的患者可使用生物皮肤替代物（如 AlloDerm、LifeCell）来掩盖轻度外形不规则[26]。

（五）假体相关并发症

- 偏曲
  - 修复鼻整形术最常见的异体原因[27]。
    - 移植物间隙不对称或过大。
  - 纠正：移除移植物和包膜（在不损伤软组织鞘的情况下尽可能多的去除），纠正所有潜在的偏曲并使用自体移植物。

- 感染
  - 蜂窝织炎使用抗生素，若感染持续应尽早取出植入物。
- 凸出
  - 可触及或显形。
  - 通常由植入物延伸入鼻尖，在植入物与鼻尖软组织间没有阻隔而引起。
  - 纠正：移除植入物，仅限使用自体组织填充鼻尖。
    - 针对假体并发症的修复鼻整形术常常需要取出假体。
  - 取出植入物会暴露下方有大量的骨和软骨萎缩。
- 在纠正畸形时不要低估所需的自体组织量[27]。

七、鼻整形修复的移植物

- 相比异体材料，自体移植物是更受欢迎的，因为其较低的感染或突出风险。
- 为重建骨软骨框架，理想的移植材料需要具备吸收率低和高强度的特性。
- 鼻整形修复术有 5 个潜在的自体组织供体。
  - 髂骨
    - 很少使用。
    - 处理难度大且吸收程度不可预期。
  - 颅骨
    - 与髂骨类似。
  - 耳软骨
    - 偶尔使用，作为盖板移植或加固的来源。
    - 刚性不足，不能用于重建框架[28]。
  - 鼻中隔软骨
    - 因为其位置和强度适合而推荐使用。不会出现供体并发症，获取时不需要另行切口。
    - 然而常常由于上次手术损伤或取出而难以获得足量的中隔软骨。
  - 肋软骨[29]
    - 在鼻整形修复手术中当无法获得鼻中隔软骨时，推荐使用肋软骨。

- 优点：量大，用途广泛，足够的强度以提供支撑。
- 获取：通常使用第九或第十肋，因为此处易获取，且软骨的形状和长度也满足需要。
  - 也可使用第五、六或七肋软骨作为替代[30]。
  - 使用一段长而直的肋软骨。
  - 女性患者可在乳房下皱褶上方几毫米切开以隐藏切口。

缺点

- 增加供区切口。
  - 对于女性患者切口可以置于乳房而不至于显著。
- 术后疼痛。
  - 通常在手术结束时供区局部注射长效麻醉剂可以减轻疼痛。
  - 有人提倡使用疼痛泵。
- 有发生气胸风险。
  - 通常因仅仅损伤壁层胸膜导致，并非损伤肺实质。
  - 若发现气胸，在胸膜腔内放置红色乳胶引流管，分层关闭切口。在持续正压通气下边抽吸边拔出引流管。
    - 术后拍摄正位 X 线片随访。
- 移植物弯曲。
  - 在移植物中放置克氏针可减少弯曲。
- 年龄较大患者存在肋软骨骨化。
  - 有人建议在这部分人群中行部分 CT 扫描以评估可用的肋软骨。
  - 部分 CT 扫描软骨和胸骨以评估可用的软骨。
  - 若广泛的骨化使得自体肋软骨移植不可用，可使用经过辐射的供体肋软骨。

八、术后护理及随访

- 术后护理与初次手术基本相同，但有少许例外。
  - 水肿的消散可能需要更久的时间。
    - 需要在术前和术后告知患者。
    - 针对部分区域胶带固定可能会使患者受益。
  - 皮下注射类固醇可以用于治疗瘢痕组织增生，但需避开真皮层。

九、手术并发症

（一）严重并发症

- 鼻部组织血供不足。
- 感染。
- 移植物或假体吸收、丢失、偏曲或外露。
- 内、外鼻阀塌陷导致气道阻塞。

（二）一般并发症

- 外形不规则。
- 软组织瘢痕。

（三）发生率

- 修补手术次数越多，并发症发生的概率越高。

（四）常规治疗手段

- 若持续感染，则取出植入物。
  - 使用自体组织填充。
- 待术后软组织完全恢复后（一般需要 1 年），考虑使用前述技巧进行修复
  - 和患者良好的沟通，以建立对手术效果合理的期望。
  - 使用支撑性最好的自体软骨组织：肋软骨。

本章精要

❖ 二次鼻整形手术成功关键是充分的术前评估和对骨软骨框架的重建。

❖ 筛查 BDD 患者并且避免对该类患者再次手术。

457

❖ 鼻整形修复术至少需与上次手术间隔12个月。

❖ 鼻整形修复的5个手术难点分别是瘢痕，框架破坏，移植物取材部位受限，皮肤过厚或过薄，以及血供受损。

❖ 外路或开放入路是鼻整形修复的推荐入路。

❖ 鼻整形修复术的供体材料推荐使用肋软骨。

❖ 鼻整形修复相比初次手术，术后水肿消散需要更长的时间。需要和患者解释清楚。

参考文献

[1] Constantian MB. Four common anatomic variants that predispose to unfavorable rhinoplasty results: a study based on 150 consecutive secondary rhinoplasties. Plast Reconstr Surg 105:316; discussion 332, 2005.

[2] Lee M, Zwiebel S, Guyuron B. Frequency of the preoperative flaws and commonly required maneuvers to correct them: a guide to reducing the revision rhinoplasty rate. Plast Reconstr Surg 132:769, 2013.

[3] Guyuron B, Bokhari F. Patient satisfaction following rhinoplasty. Aesthetic Plast Surg 20:153, 1996.

[4] Gruber RP, Roberts C, Schooler W, et al. Preventing postsurgical dissatisfaction syndrome after rhinoplasty with propranolol: a pilot study. Plast Reconstr Surg 123:1072, 2009.

[5] Gubisch W, Eichhorn-Sens J. Overresection of the lower lateral cartilages: a common conceptual mistake with functional and aesthetic consequences. Aesthetic Plast Surg 33:6, 2009.

[6] Byrd HS, Constantian MB, Guyuron B, et al. Revision rhinoplasty. Aesthet Surg J 27:175, 2007.

[7] Gunter JP, Rohrich RJ. External approach for secondary rhinoplasty. Plast Reconstr Surg 80:161, 1987.

[8] Constantian MB. Identify BDD patients prior to rhinoplasty. Cosmetic Surgery Times, June 2001.

[9] Constantian MB. Emotional matters. Presented at the Rhinoplasty Symposium at the Annual Meeting of the American Society for Aesthetic Plastic Surgery, New York, April 2007.

[10] Sarwer DB, Wadden TA, Pertschuk MJ, et al. Body image dissatisfaction and body dysmorphic disorder in 100 cosmetic surgery patients. Plast Reconstr Surg 101:1644, 1998.

[11] Guyuron B, DeLuca L, Lash R. Supratip deformity: a closer look. Plast Reconstr Surg 105:1140, 2000.

[12] Constantian MB. The boxy nasal tip, the ball tip, and alar cartilage malposition: variations on a theme—a study in 200 consecutive primary and secondary rhinoplasty patients. Plast Reconstr Surg 116:268, 2005.

[13] Constantian MB. The two essential elements for planning tip surgery in primary and secondary rhinoplasty: observations based on review of 100 consecutive patients. Plast Reconstr Surg 114:1571; discussion 1582, 2004.

[14] Rohrich RJ, Liu JH. Defining the infratip lobule in rhinoplasty: anatomy, pathogenesis of abnormalities and correction using an algorithmic approach. Plast Reconstr Surg 130:1148, 2012.

[15] Guyuron B. Nasal osteotomy and airway changes. Plast Reconstr Surg 102:856, 1998.

[16] Gruber RP. Early surgical intervention after rhinoplasty. Aesthet Surg J 21:549, 2001.

[17] Gunter JP, Rohrich RJ. Correction of the pinched nasal tip with alar spreader grafts. Plast Reconstr Surg 90:821, 1992.

[18] Byrd HS, Andochick S, Copit S, et al. Septal extension grafts: a method of controlling tip projection shape. Plast Reconstr Surg 100:999, 1997.

[19] Ha RY, Byrd HS. Septal extension grafts revisited: 6-year experience in controlling nasal tip projection and shape. Plast Reconstr Surg 112:1929, 2003.

[20] Sheen JH. Tip graft: a 20-year retrospective. Plast Reconstr Surg 91:48, 1993.

[21] Peck GC. The difficult nasal tip. Clin Plast Surg 1:478, 1975.

[22] Peck GC. The onlay graft for nasal tip projection. Plast Reconstr Surg 71:27, 1983.

[23] Rohrich RJ, Raniere J Jr, Ha RY. The alar contour graft: correction and prevention of alar rim deformities in rhinoplasty. Plast Reconstr Surg 109:2495; discussion 2506, 2002.

[24] Gruber RP, Kryger G, Chang D. The intercartilaginous graft for actual and potential alar retraction. Plast Reconstr Surg 121:288e, 2008.

[25] Kurkjian TJ, Ahmad J, Rohrich RJ. Soft-tissue fillers in rhinoplasty. Plast Reconstr Surg 133:121e, 2014.

[26] Gryskiewicz JM, Rohrich RJ, Reagan BJ. The use of AlloDerm for the correction of nasal contour deformities. Plast Reconstr Surg 107:561; discussion 571, 2001.

[27] Won TB, Jin H. Revision rhinoplasty in Asians. Ann Plast Surg 65:379, 2010.

[28] Lee MR, Callahan S, Cochran S. Auricular cartilage: harvest and versatility in rhinoplasty. Am J Otolaryngol 32:547, 2011.

[29] Marin VP, Landecker A, Gunter JP. Harvesting rib cartilage grafts for secondary rhinoplasty. Plast Reconstr Surg 121:1442, 2008.

[30] Cochran CS, Gunter JP. Secondary rhinoplasty and the use of autogenous rib cartilage grafts. Clin Plast Surg 37:371, 2010.

第46章 丰唇
Lip Augmentation

Michael Larsen, Robert K. Sigal　著

潘柏林　译

一、疾病定义

唇部衰老

- 胶原蛋白结构松弛，真皮层变薄，口轮匝肌变薄，丧失弧度，体积重新分布，日光损害累积。
- 与先前教学内容相反，唇部体积并未减少，但发生了从厚度到长度的重新分布[1,2]。
- 唇部衰老导致以下缺陷。
  - ➢ 人中变平。
  - ➢ 唇红缘变平。
  - ➢ 丰满度降低。
  - ➢ 唇下垂（上唇皮肤拉长）。
  - ➢ 唇红内翻（导致唇红变薄）。
  - ➢ 牙齿显露过少。
  - ➢ 唇弓曲线变平缓或丧失。
  - ➢ 口角下垂。
  - ➢ 口周皱纹。
- 先天性变异的情况如下。
  - ➢ 唇部发育不全、上唇皮肤过长、上唇皮肤过短伴门牙或牙龈暴露过多、唇红形态不理想、不对称。

二、治疗目标

恢复或创造美观唇部特征

- 体积：嘴唇突出（上唇与下唇一致或上唇在前）、中间丰盈。

- 形状：人中嵴和唇弓轮廓清晰、唇红缘突出呈"跳台滑雪式"过渡[3]。
- 均衡：上唇皮肤 / 上唇红比例 < 3（理想比例为 1.1 : 2.3），上 / 下唇红厚度比例为 1 : 1.6（图 46-1）。

三、治疗适应证和禁忌证

（一）适应证

- 改善唇部体积、形状、均衡。
  - ➢ 改善个人形象。

（二）禁忌证

- BDD 体像障碍。
- 情绪 / 心理不稳定。

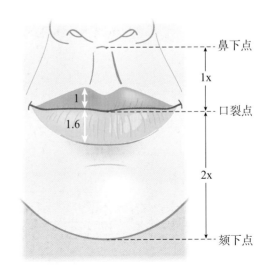

鼻下点

1x

口裂点

2x

颏下点

▲ 图 46-1　唇部正面像

459

- 抱有不切实际的期望。
- 患者要求得到保证。
- 怀孕或哺乳。
- 免疫抑制。
- 出血性疾病。

四、术前评估

（一）病史

- 评估患者的要求和期望。
  - 要求患者提供自己感觉满意的以往唇部照片。
- 患者有无丰唇手术史。
  - 使用了哪些填充物或方法？
  - 患者对之前的结果是否满意？
- 调查患者既往病史。
  - 出血性疾病或免疫抑制。
  - 过敏或过敏反应史。
    - 某些产品中含有抗生素。
  - 对以前使用的异体移植物过敏或瘢痕形成过度。
  - 如有可能，建议患者在手术前至少 2 周停止服用阿司匹林、非甾体类抗炎药、维生素 E、草本补充剂及其他抗凝血或抗血小板药物，以最大程度降低出血和肿胀。
  - 怀孕或哺乳。
  - 吸烟。
    - 建议患者在手术前至少 2 周停止吸烟；最好永久戒烟。
  - 口唇疱疹。
    - 建议患者在围术期（术前和术后 3d）服用阿昔洛韦或伐昔洛韦。

（二）体格检查

- 患者体位：直立静息。
- 排除当前口周感染。
- 测量唇部尺寸。

理想的唇部尺寸[4]

- 正位观见图 46-1。
  - 唇部的长度应该与双眼内侧角膜缘之间的距离相等。
  - 上 / 下唇红显露比例应为 1 : 1.6（黄金比例）（见第 2 章）。
  - 上唇皮肤 / 上唇红比例 < 3（理想比例为 1.1 : 2.3）。
  - 瞳孔连线与口裂线（口角连线）应该平行且水平。
- 衰老导致口角下斜（静息状态下表现为不悦）。
  - 鼻下点与口裂点之间的距离应为口裂点与颏下点之间距离的一半。
  - 静息状态下嘴唇闭合。
    - 无法闭合可能是由上颌骨垂直向过度发育、上唇发育不全、牙齿前突或肌肉萎缩导致的。
  - 双唇微张时，门牙应显露约 2mm。
  - 微笑时，牙龈显露应极少。
    - 牙龈显露过多可能是由上颌骨垂直向过度发育、牙龈过度生长（需要做牙龈切除术）、上唇发育不全或肌肉过度活跃导致的。
  - 唇弓呈"平缓的 M"形，口裂点呈"低垂的 M 形"，下唇红呈"平缓的 W 形"，其两个顶点在对应的上唇 M 形两个顶点外侧 2 ～ 3mm 处。
  - 上唇有 3 处增厚：一处唇珠及两处外侧的增厚，两处外侧增厚与唇珠之间被两处弓形结构分隔。
  - 下唇有两处旁正中增厚，与上唇弓形结构的轮廓对应
- 侧位观[5] 见图 46-2。
  - 鼻唇角应为 85° ～ 105°。
  - 唇红缘稍外翻，呈突出的"跳台滑雪式"过渡[3]。
  - 唇部应突出到鼻下点与颏前点连线之外。
  - 上唇与下唇处于同一垂直平面内，或比下唇略靠前（约 2mm）。
  - 下唇比软组织颏前点靠前（2mm）。

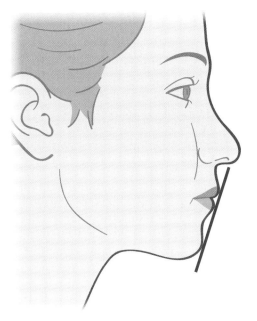

▲ 图 46-2 唇部侧位观

图中红线即连接上唇、下唇和下巴的 Riedel 线

> 上唇、下唇和下巴应与同一条假想直线接触（Riedel 线）。

> 下巴应在一条经过下唇红与皮肤边界的垂直线前后 1mm 内。

> 鼻孔中点与下巴的连线（Steiner 线）应与上唇接触。

> 唇颏沟约 4mm 深。

- 注意不对称及轮廓不规则之处。
- 评估口周区域。

> 评估垂直唇纹、鼻唇沟、下颌唇沟（木偶纹）和下颌前沟。

> 评估皱纹的特征（动态与静态）。

> 明确是否进行口周年轻化的辅助疗法（见第 40 章），例如肉毒杆菌毒素使用、化学或激光换肤，填充剂或植入物使用。

- 评估结构 / 骨丢失，齿列和软组织体积丧失。
- 在充足的照明下拍摄术前照片（静息状态下的正位和侧位观，双唇张开时的正位和侧位观），以显示患者的术后改善（见第 3 章）。

（三）患者咨询与手术设计 [6]

- 概括美观度目标。
- 讨论各种手术和选项（在本章后面讨论）。

> 丰唇和改善唇部的方法有很多。

> 虽然解决一个问题的方法很多，但大概不存在一个普遍适用的最佳方案。

> 在各种情况下，每种选项都有其优点和缺点。

> 为患者制订个体化的治疗方案。

- 控制患者的期望，着重强调能够实现的美观效果。
- 如果将进行手术干预，应告知患者可能形成增生性或凹陷性瘢痕的风险。
- 患者常常会关心疼痛问题。

> 向他们解释手术过程中可能会遇到哪些情况，以及减轻疼痛的方案。

- 向患者解释术后治疗方案。

五、使用注射填充剂丰唇 [7]（见第 21 章）

（一）优点

- 微创。
- 可逆。
- 由于填充剂是暂时性的，患者在决定采用半永久或永久性治疗之前可以"试用"丰唇术。

（二）缺点

- 对中、小体积需求有效，但对大体积需求无用。
- 对衰老、没有弹性、下垂的唇部效果不佳。
- 不能修复上唇皮肤拉长。

> 这类患者可能形成"鸭嘴"或"鳟鱼"唇。

- 不可用于有过敏反应史、多种严重过敏或对细菌蛋白过敏的患者。

（三）举例

1. 胶原蛋白

- 牛胶原蛋白（Zyderm 和 Zyplast，艾尔建公司）：3% ～ 5% 的人出现超敏反应。必须提前数周做一次皮试。

- 人胶原蛋白（Cosmoderm 和 Cosmoplast，艾尔建公司）：无超敏反应。
- 猪胶原蛋白（Evolence，Ortho-McNeil 制药厂）：比其他胶原蛋白持续时间更长（＞6 个月）。
  - 不需要皮试，但不可用于有过敏反应史或反复过敏的患者。
- 有报道称胶原蛋白会引起结节形成。
- 一般来说，胶原蛋白注射剂的持续时间较短（3～6 个月）。
- 由于黏度较低，它们对于浅表垂直唇纹和唇红缘效果很好。

2. 微粒化脱细胞真皮移植物（Cymetra，LifeCell 公司）

- 持续时间短（3 个月）。
- 很少使用。

3. 透明质酸（HA）（Restylane、Galderma Juvéderm，艾尔建公司）

- 丰唇中最常用的填充剂。
- 为细胞外基质的天然成分；其亲水性有助于吸收流体体积。
- 人体本身的透明质酸只能持续几天时间，因此会通过交联提高合成产品的稳定性和寿命。
- 并发症罕见。
- 比胶原蛋白持续时间长（6～12 个月）。
- 唇部皮肤比较薄时，使用较软的凝胶（Juvéderm）效果更好。

4. 羟基磷灰石钙［Radiesse(原名 Radiance)，Merz 公司］

- 高黏度和高弹性。
- 持续时间长（＞12 个月）。
- 用于深纹和局部填充。
- 某些专家沿唇红缘使用它，但很多专家主张避免将它用于唇部。
  - 唇部是高度动态的，活动时可能使填充剂结块。
  - 这导致在使用长期或永久性填充剂时，会形

成难以治疗的肿块和结节。

专家提示　请勿将 Radiesse 注射到唇红。图 46-3 显示了注射之后经常会出现的白色结块的实例。这些肿块在很长一段时间以后才会消失，并且需要精细切除。清澈的透明质酸、脂肪和真皮是远胜于它的替代品。

5. 聚左旋乳酸（PLLA）（Sculptra，高德美公司）

- 注射到真皮深层和皮下间隙。
- 作用机制：引起炎性反应，导致胶原蛋白沉积，代替填充剂。
- 需要多次治疗才能达到期望的丰唇效果。
- 持续时间长。
- 强烈建议不要将它用于唇部。

6. 硅胶（Silikon 1000，Alcon 公司）

- 永久性。
- 皮肤薄者禁用。
- 不建议唇部使用。

7. 聚甲基丙烯酸甲酯（PMMA）（Bellafill，Suneva 医药公司）

- PMMA 微球悬浮于 3.5% 牛胶原蛋白中。
  - 因此，使用前需要做皮试，测试敏感性。
- 牛胶原蛋白会在 1～3 个月内被吸收，但 PMMA 微球会被纤维组织和巨噬细胞包裹。

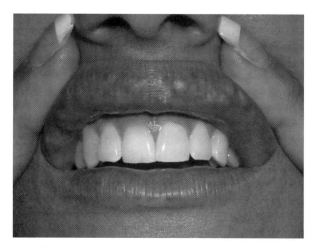

▲ 图 46-3　将 Radiesse 注入唇红后出现明显的结节

- 永久性。
- 可能形成结节或肉芽肿。
  - 但是，较新的制剂并发症发生率较低，约为 0.01%。
- 已成功用于鼻唇沟、放射状唇纹和白边。
- 正确的注射方法至关重要。
  - 采用 26G 钝针在恒定压力下线性注射到深层真皮。
- 不面向唇红使用。
  - 许多专家警告不得将它用于唇红，因为使用后形成肿块和结节的风险很高。

（四）知情同意

- 针痕、肿胀、发红、瘀斑、疼痛、瘙痒。
- 对填充剂或麻醉剂产生局部反应。
  - 这些反应通常是自限性的。
- 不对称和轮廓不规则。
- 矫正不足或矫正过度。
- 并发症（列在本章的后面）。

（五）设备

- 优质顶灯。
- 用于低黏度产品的 30 ～ 32G 的极小号针，或用于高黏度产品的稍大号的针（27G 左右）。
- 麻醉剂。
- 制备填充剂。
  - 粉末状填充剂应在注射前 2h 复原。

（六）方法[8]

- 本段描述了透明质酸或胶原蛋白的注射方法。
- 如需均匀融合，应进行术后按摩（揉捏和辗压）。

1. 使用麻醉剂

- 有多种可行的途径。
  - 冷冻镇痛：注射前在注射部位敷上冰或冷敷贴。
  - 局部麻醉剂共溶性合剂（EMLA）或其他局部麻醉剂：必须在注射前 45 ～ 60min 使用。
  - 局部麻醉剂注射：避免大量渗透，否则会引起组织变形。
  - 由于唇部具有高度敏感性，因此应用碳酸氢钠作为麻醉剂的缓冲剂。
  - 沿唇红缘和需要丰唇的区域注射。
  - 肿胀应在 10min 之后消散。
  - 某些填充剂中预先混有局部麻醉剂。
    - 对于没有预加麻醉剂的填充剂，可添加局部麻醉剂。
- 局部麻醉：可沿上牙龈沟注射 0.5ml 的 1% 利多卡因，并沿下牙龈沟注射 0.5ml。
  - 或者可以用棉签或 2cm×2cm 纱布沿黏膜沟涂抹外用苯唑卡因。
  - 由于黏膜表面吸收快，因此麻醉剂只需在注射填充剂前几分钟使用即可。
- 神经阻滞：向眶下孔和颏孔各注射约 0.25ml。
  - 这样会阻止唇部的正常活动，影响美学效果。
  - 有人认为这样做会使注射过于激进。

2. 灭菌方法

- 使用灭菌方法是预防感染和生物被膜所必需的：卸妆，用杀菌剂准备注射部位，注意避免破坏黏膜。

3. 注射方法

- 注射方法：顺行线状注射法、逆行线状注射法、扇形注射法、连续穿刺注射法和垂直交叉注射法[9]（图 46-4）。
  - 顺行和逆行线状注射法和连续穿刺注射法是丰唇术中最常用的注射方法。
  - 顺行线状注射法：在针前进过程中在针的前方注射一段填充剂。
    - 请勿在一个区域注入大团填充剂。
  - 逆行线状注射法：将针进到期望位置，然后在针后退过程中注射一段填充剂。
  - 连续穿刺注射法：将针刺入，注入少量填充剂，直至遇到阻力。抽出针，然后在一小段距离外再次进针，再次注入少量填充剂。
- 用非惯用手拉伸或捏起唇部，提供一个坚实、稳固的表面。

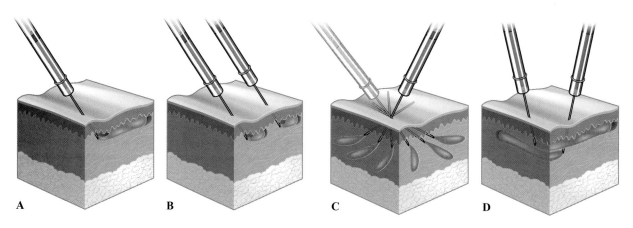

▲ 图 46-4 注射技术

A. 线状注射法。随着针的前进（顺行）或后退（逆行）注射填充剂；B. 连续穿刺注射法。填充剂被注入多个相邻的注射点；C. 扇形注射法。填充剂线性注射，但在针被完全退出之前又朝另一个径向前进；D. 垂直交叉注射法。填充剂沿多个平行和垂直路径被注入

- 将针的斜面朝向深处，以防止填充剂沉积在浅表。
- 注射前先抽吸，以免将填充剂注入血管内。
- 视需要在唇红、唇红缘和人中嵴处注射，进行个体化丰唇，力求突出患者的唇部结构。
  - 慢速（< 0.3ml/min）、和缓的注射方法引起的疼痛较小，还能降低血管闭塞及其他不良反应的风险。
- 密切注意唇部精细的结构。
  - 对人中嵴要保守处理。即使微小的改变也会很明显。
  - 保留唇弓。即使微小的改变也会很明显，并可能导致唇部变形。
  - 避免让上唇红上部变得丰满，这样会使唇红缘变得圆钝，形成一种扁平的、像猴子一样的面容。
  - 突出上唇的三处和下唇的两处增厚。
- 过度填充会消除唇部轮廓，导致腊肠唇或鸭嘴唇。
- 采用保守的处理方式，先进行不充分的矫正，然后在一段时间内逐渐塑形，这样会使唇形更加自然。

4. 注射平面
- 唇红（黏膜）：黏膜下、紧贴口轮匝肌上方。

- 唇红缘：针置于唇红、白之间可能存在的间隙内。
  - 位于正确的平面内时受到的阻力小。
  - 这样处理可以使唇红轮廓清晰（跳台滑雪式过渡）。
- 人中（皮肤）：中层真皮[9]（图 46-5）。
  - 年轻的唇：注入人中的尾侧半、上下唇红的中间 3/5。
  - 年长的唇：注入整个人中和整个唇红。
- 在湿唇红进行黏膜下注射可在一定程度上使唇红外翻和上唇皮肤短缩。
- 如使用胶原蛋白，应过度矫正 10% ~ 20%。
- 间歇性采用冰敷法消除肿胀和疼痛。

5. 常用丰唇途径
- 常用的丰唇途径有很多。本文介绍以下两种。
  - 前向流动或连续穿刺法[3, 10, 11]（图 46-6）
    - 患者取直立坐位。
    - 站在患者身侧注射，不时从正位观重新评估。
    - 先从右侧向中间，然后从左侧向中间注射。
    - 拉伸唇部，确保针从口角进入（下颌唇沟）。
    - 在黏膜侧将针与唇成 5° 角刺入潜在的唇红间隙。在与唇成 20° 处改变方向。
    - 注射填充剂，推到针的前方。

- 当遇到阻力且填充剂不再流动时，移到下一个位置注射。

- 完成半个下唇的注射，然后沿上下唇连接处的嘴边注射，从而抬高唇角并缩小下颌唇沟。

- 进行上唇的注射。

- 从下颌边缘向下唇外侧注射，形成"支撑"，以恢复垂直高度（垂直高度消失继发于骨吸收）。

- 在另一侧重复上述步骤。

- 注入上唇的总量为 1ml、下唇和支撑为 3ml。

➤ 六步注射法[12]（图 46-7）

- 12 次注射，每次约 0.1ml。

- 患者取仰卧位。

- 第 1 步：显现人中嵴的轮廓。用非惯用手捏起人中嵴，同时以逆行线状的方式注入真皮层。对另一侧人中嵴重复上述操作。

- 第 2 步：唇弓。从人中嵴底部进针，进入到干、湿边界。以逆行线状的方式注射，为每个唇峰制造一个支柱。

- 第 3 步：显现一部分唇红-皮肤交界处的轮廓。沿唇红-皮肤交界处从唇峰向外侧注射一段，一直到与口角之间距离的一半。在另一侧重复上述操作。

- 第 4 步：下唇旁正中结节（侧唇珠）。患者将下唇向外翻时，在中线到口角约 1/3 处将针插入干、湿边界。将 0.1ml 注入口轮匝肌。在另一侧重复上述操作。

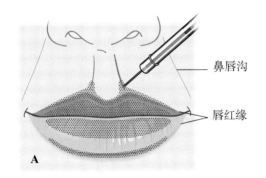
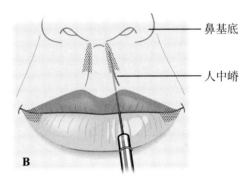

▲ 图 46-5　注射图样

A. 年轻的唇；B. 年长的唇

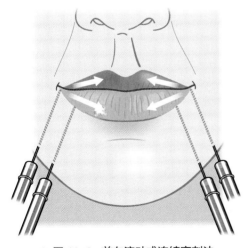

▲ 图 46-6　前向流动或连续穿刺法

在唇红部从外侧向内侧注射，在唇角注射，以形成从下颌到下唇外侧的"支撑"

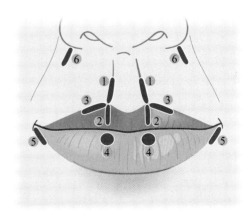

▲ 图 46-7　六步注射法

1. 显现人中嵴的轮廓；2. 唇弓；3. 显现一部分唇红-皮肤交界处的轮廓；4. 下唇旁正中结节；5. 支撑口角；6. 鼻唇沟

465

- 第5步：支撑口角。在紧贴口角正下方将填充剂注射到下唇外侧皮肤。在另一侧重复上述操作。
- 第6步：鼻唇沟。在鼻唇沟向上注射。据说这样做可促使唇部外翻。

专家提示 在将填充剂注入唇部时，微型钝针会是外科医生最好的伙伴。众所周知，唇动脉的解剖结构变化多样[13]。用一支25G微型钝针的圆钝针尖从口角进入，并向内侧延伸，可在不造成瘀伤的情况下完成填充（图46-8A和B）。但注射人中嵴需要用锋利的针头。

对敏感的唇红进行麻醉很容易，应用加肾上腺素的1%利多卡因在沟壑内进行连续黏膜下注射。为了使这种疼痛相对较轻的注射完全无痛，可在注射前1～2min将外用麻醉剂涂抹到黏膜上（图46-8C和D）。我们联合使用10%利多卡因、10%丙胺卡因和4%丁卡因。这种方法可将麻醉剂直接注射到唇部，预防扭曲解剖结构的问题。

（七）术后护理

- 预约下一次治疗（可能在2～4周内需要修补），以确保患者能够继续治疗。
- 停工休息极短时间或不需要停工休息。
- 随后的数小时内继续间歇性冰敷。
- 避免按摩口周，短时间内尽量减少面部活动。
- 术后第一晚睡觉时头抬高。
- 24h后恢复护肤品和化妆品的使用。
- 随访时拍摄术后照片。

（八）并发症 [14-17]

- 本段列出了透明质酸和胶原蛋白注射的并发症（图46-9）。

1. 轻度并发症

- 肿胀（发生率73%～89%）、瘀斑（发生率为10%～61%）、红斑（发生率为40%～93%）。这些并发症是自限性的，通常在7d内消退。
- 短暂性色素沉着过度。
- 感染（高达5%）。
  - ➢ 治疗：抗生素。
- 毛细血管扩张。

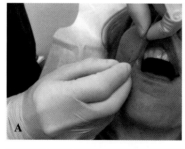
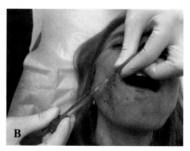
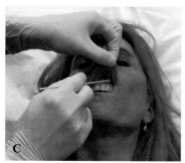
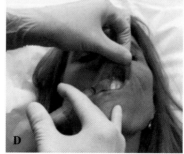

◀ 图46-8 **使用微型钝针填充唇部**

A 和 B. 用一支25G微型钝针的圆钝针尖从口角进入，并向内侧延伸，可在不造成瘀伤的情况下完成填充；C 和 D. 先用外用麻醉剂，后用局部麻醉剂，可实现无痛注射

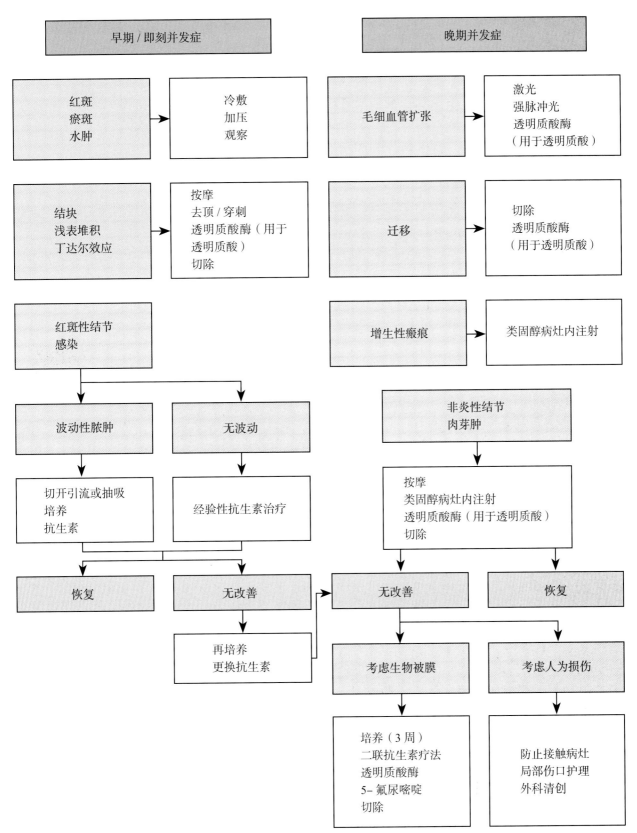

▲ 图 46-9　透明质酸和胶原蛋白注射的并发症和治疗方案

© 牛津大学出版社

> 治疗：脉冲染料激光。

■ 肿块或结节（约 11%）。

> 由填充剂过多、错位或随肌肉运动而移位所致。

> 治疗技术要点如下。

- 按摩该区域并在几天后观察它们是否消退。
- 如果肿块或结节仍然存在，并且为孤立性病变，可插入 22G 或 25G 针抽出液体。
- 如有多个或深部肿块，或结节持续存在，则应注射透明质酸酶（从 150U 滴定至全部溶解）并按摩该区域。用这种方法可以溶解透明质酸。
- 如果患者离开诊室之后出现肿块，则在 12～24h 内先不要处理，因为这些通常是由针刺肿胀引起的。

■ 迟发结节特征如下。

> 据称生物被膜在其中发挥了一定作用。

> 这种情况很难治疗，因为细菌的代谢很慢，并且会分泌一种保护性基质。

> 治疗技术要点如下。

- 透明质酸酶可促进保护性基质的分解。

> 考虑使用抗生素（氟喹诺酮和第三代大环内酯类抗生素）、病灶内注射 5- 氟尿嘧啶、病灶内激光治疗。

■ 注射位置太浅导致的发青，即丁达尔效应。

> 治疗要点如下。

- 使用透明质酸酶。
- 一般 15～50U 即可。

■ 局部或全身性超敏反应（血管性水肿、过敏）。

> 发生于 3%～5% 的牛胶原蛋白病例和 < 0.5% 的透明质酸病例。

> 治疗要点如下。

- 使用 0.1% 他克莫司软膏。
- 局部或全身性类固醇加抗组胺药或环孢霉素。

> 肉芽肿发病特点如下。

- 属于Ⅳ型超敏反应，在数周到数月后出现。
- 发病率为 0.01%～1.3%。

- 治疗要点如下。
  - 类固醇病灶内用药能有效治疗。
  - 切开引流或切除。

2. 严重并发症

■ 很罕见，估计发病率 < 0.001%。

■ 血管堵塞特征如下。

> 由血管针刺伤、填充剂血管内栓塞、填充剂从外部压迫血管导致。

> 患者往往在注射时即感觉疼痛，然后出现变白、发暗或瘀斑症状。

> 也可能出现延迟症状，可能是因透明质酸压迫血管所致。

> 症状在接下来的 1～2d 内逐渐发展（红斑、水肿、变色、持续疼痛）。

> 治疗要点如下。

- 按摩。
- 热敷。
- 硝酸甘油药膏。
- 透明质酸酶，无论哪种填充剂均适用，因为它能减轻水肿和相关压力。
- 考虑用类固醇来减轻炎症及相关损伤。

3. 组织坏死

■ 血管闭塞后未经处理所致。

■ 治疗要点如下。

> 局部伤口治疗。

> 抗生素。

> 清创。

六、用植入物丰唇（见第 26 章）

（一）优点

■ 永久性。

■ 生物相容性：已经在医疗器械中使用多年。

■ 体积稳定可靠，收缩率极小。

■ 可逆。

（二）缺点

■ 不会完全融合：有可能移位或突出。

- 不能治疗上唇皮肤过长。
- 有发生炎症反应和感染的风险。
- 虽然宣传称其软而柔韧，但很多人认为它们给人一种不自然的感觉。
  - 这可能取决于使用哪种产品。
- 有人认为它们会抑制唇部的自然活动（对上唇的影响大于下唇）。
- 昂贵。

专家提示 在唇部使用植入物几乎从来都不是一个好办法。植入到唇部这种高度活动性区域的物体，无论是否与唇部融合，都很可能会使唇部结构变形并变得显而易见——在做幅度最大的表情时尤为明显。由于它们很少或不会随时间而缩小，因此在 50 岁时看起来比例协调的植入物在 70 岁时就会显得很夸张。最后，将它们移除往往并不容易。融合的植入物很难从包埋组织中分离出来，而没有融合的植入物通常会留下难以处理的囊腔。

（三）举例

1. 膨体聚四氟乙烯（ePTFE）

- 早期产品（Gore-Tex、SoftForm、UltraSoft；组织技术公司）孔隙度低，无法实现充分的孔内生长。
  - 外科医生和患者报道称效果不佳，包括植入物硬化、可触及以及明显可见[18]。
- 较新的双重孔隙产品（Advanta，Atrium 医疗公司）可容许更多孔内生长，给人一种更加柔软、自然的感觉，唇部活动也更加自然。
  - 据报道这些产品比旧的设计柔软 3 倍。
- 当 Advantra 被用于鼻唇沟或唇部植入物时，患者对它的满意度为 90%[19]。
- 有各种形状（圆形、椭圆形），直径（1.80 ～ 5.0mm），长 15cm。
- 可带或不带套管针。

2. 生理盐水（VeraFil，Evera 医疗公司）

- 外壳由两层膜组成：外层的 ePTFE 壳和内层的硅胶壳。
  - 据称这种结构容许一定的孔内生长（以最大程度上降低移位），但也有限度（以最大限度降低硬化）。
- 可能比 ePTFE 更柔软。
- 可能会破裂 / 变瘪。
- 长度：3cm、4cm 或 5cm；直径：5mm、5.5mm 或 6.5mm；内含 0.25 ～ 0.6ml 生理盐水填充物。

3. 硅胶（Permali，SurgiSil 公司）

- 无孔内生长。
- 可能比 ePTFE 制品更柔软。
- 3 种直径（3mm、4mm 和 5mm）和 3 种长度（55mm、60mm 和 65mm）。

（四）知情同意

- 植入物可触及、移位和突出。
- 感染，需要移除植入物。
- 轮廓不规则、不对称。
- 感觉、言语能力、口腔能力变化；通常是暂时的。
- 矫正过度或不充分：约 4% 的患者需要调整尺寸。
- 肿胀可能需要几个星期才能完全消退。
- 可能会出现持续几周到几个月的瘀斑、唇部动作幅度降低和感觉迟钝。
- 并发症。

（五）设备

- 优质顶灯。
- 加肾上腺素的 1% 利多卡因。
- 切腱剪。
- Bunnell 肌腱穿刺钳。
- 11 号或 15 号手术刀。
- 尺子。
- 缝线。

（六）方法[18]

- 在唇部被拉伸或患者嘴张大时测量唇部的长度。
- 选择合适的植入物尺寸。
- 实施麻醉。
  - ➤ 通常采用联合神经阻滞（眶下和颏神经阻滞）、用于血管收缩和止血的局部麻醉以及口服或静脉注射镇静药物（即氯胺酮和安定）的组合以安抚患者。
- 术前和术后使用抗生素。
  - ➤ 有些外科医生会在植入前将植入物浸泡在抗生素溶液中。
- 在上唇两侧口角内侧几厘米处各做一个 3～5mm 的穿刺切口。

注意 切口必须足够靠外，以保证植入物不会被放置到切口的正下方。

- 用切腱剪或 Bunnell 肌腱穿刺钳横穿唇红，制造一条黏膜下或肌内隧道。
  - ➤ 有些人会沿着唇部干、湿边界制造隧道，也有人会将隧道放在唇红缘。
  - ➤ 如果植入物放置位置过高，可能会导致隆起或使唇红与皮肤交界处变得圆钝，而如果放置位置过低，则会出现回缩外观。
- 不同执业医生主张使用的隧道层次也不相同，分为黏膜下、肌内或肌肉下。
  - ➤ 如果位置过浅，则植入物可触及，也可能会向外突出。
  - ➤ 有人认为当隧道放置在肌内时，植入物容易移位。
- 确保整个唇部的隧道深度一致。
- 用肌腱穿引钳插入植入物。
- 无接触方法：避免接触植入物或让植入物接触黏膜（口腔菌群）或皮肤。
- 如使用单个植入物跨越整个上唇，则口唇活动时可能会出现拉直或异常活动。

- ➤ 用两个串联起来的植入物（唇部每侧各一个）可以使唇部活动更为自然。
- ➤ 下唇可以用单个植入物填充。
- 在下唇重复上述操作。
- 可以再用更多植入物填充更大体积。
- 有些移植物（Advanta）预装了套管针，可以经皮置入。
- 有些移植物是锥形的；有些需要切割，使末端成锥形。
- 双手触按，以确保放置位置正确。
- 缝合穿刺伤口。

（七）术后护理

- 抗生素治疗 5～7d。
- 术后 8h 冷敷。
- 几天内限制说话 / 咀嚼（软食），1～2 周内减少面部活动（微笑、大笑、噘嘴）。
- 术后几天内睡觉时头抬高。
- 1～2 周内避免剧烈活动。
- 保持良好的口腔卫生。
- 使用凡士林或润唇膏。

（八）并发症[18-22]

- 出血、血肿。
- 感染（0.2%～4.2%）。
  - ➤ 治疗：抗生素。
  - ➤ 取出植入物。
- 收缩（发生于 0.2%～3% 的较新产品使用者、约 16% 的旧产品使用者）。
- 移位、包膜挛缩、可触及、僵硬、不对称。
  - ➤ 翻修率 1.5%～10%，VeraFil 除外，据报道它的翻修率高达 25%。
  - ➤ 0.8%～7.5% 的患者需要取出植入物。旧产品（Gore-Tex、SoftForm、UltraSoft）的取出率明显更高，报道称某些旧产品的取出率高达 100%。
- 麻木。
  - ➤ 通常是自限性的。

- 过敏反应（非常罕见）。
- 肉芽肿：罕见。
- 溃疡。
- 突出（约 1%）。

七、使用移植物丰唇

（一）优点

- 生物相容性好。
- 可完全融合。
- 感觉很自然。
- 并发感染时往往不需要取出移植物。

（二）缺点

- 由于再吸收率高低不一，因此无法完全预测结果。
- 移植物无法解决上唇皮肤过长的问题。

（三）举例

1. 异体移植物 [23]

- 分为人真皮基质（Alloderm，LifeCell）、人阔筋膜张肌（Fascian，Fascia 生物系统）、人胶原蛋白基质（Dermalogen，Collagenesis）、猪胶原蛋白基质（Surgisis）。
- 寿命较长（1 ～ 3 年）：一年存留率约为 80%。
- 不需要供区。
- 术前必须记录过敏情况，因为很多此类产品都用抗生素浸渍过。
- 非常昂贵。
- 约 4% 的并发症发生率。

2. 自体移植物

- 如果在同期手术（例如：眼睑成形术、面部除皱手术、脂肪抽吸术）中采集，则费用不高；否则，手术室费用和材料费很昂贵，而且会留下额外的瘢痕。

专家提示　脂肪移植术可在诊所里在局部麻醉下完成。

- 再吸收率高低不一。
- 各种可使用的自体移植物包括下述几类。
  - 肌肉、筋膜：眼轮匝肌、表浅肌肉腱膜系统（SMAS）、颞肌筋膜、耳后筋膜、帽状腱膜、掌长肌、胸锁乳突肌。
    - 肌肉会萎缩。
    - 在 4 ～ 6 周的时间内，筋膜会因压缩过程而非再吸收而收缩 20%。
- 脂肪：脂肪注射和轴状脂肪移植物。
  - 感觉自然。
  - 相比其他面部亚单元，唇部是最差的受区，非动态受区效果更好 [24]。
    - 已报道的寿命长短不一。
    - Eremia 等 [25] 研究表明，即便做多次治疗，在第 8 ～ 9 个月都会达到完全吸收。
    - Churukian [26] 发现，做 5 次以上治疗有可能获得长期疗效。
    - 据 Colic [27] 的报道，在口轮匝肌进行肌内注射时再吸收率 < 20%
      - 再吸收还与年龄相关，年龄大的患者再吸收率较高。
  - 真皮 – 脂肪移植物的特征如下。
    - 比单独移植脂肪的再吸收率更低。
    - 在其他手术中、从现有伤疤或不显眼区域（例如：小腹，髂嵴下，耻骨弓上褶皱，臀沟或乳房下褶皱）采集。

专家提示　对于脂肪移植不能满足需求的唇部，真皮–脂肪移植物是恢复唇部饱满度的极好方式。在采集一条真皮时，必须先去上皮。（该操作在采集皮肤之后无法完成）如果从腹部采集，应切取所需量的近两倍，而如果在耻骨附近采集，要注意不要带上毛囊。

在将移植物穿过两侧口角切口之前，应尽可能将真皮下面的脂肪清除（我喜欢用止血钳夹在真皮末端，将它搭在我的非惯用手 / 手指上，以暴露脂肪）。将真皮穿过唇部后，置于中心，然

471

后将嘴唇向面部外提起到最大长度。通过这个操作可以将尽可能多的真皮拉入唇部。剪掉多余部分，但要留下 2mm，以便在缝合时固定于切口。我用的是 5-0 加铬肠线，确保将真皮边缘放入口角缝合处，以固定真皮。

（四）知情同意

- 矫正不足或矫正过度。
- 由于预计会出现再吸收，短期内唇部可能看起来有些矫正过度。
- 轮廓不规则、不对称。
- 需要多次治疗才能接近永久性效果。
- 需要二次手术来修正瑕疵或增加体积。
- 预计会出现持续几周到几个月的瘀斑、唇部动作幅度降低和感觉迟钝。
- 并发症。

（五）设备

- 与植入物丰唇术中所用设备相同（见上文）。
- 尖头凝固器 / 烧灼器。

（六）方法

- 在拉伸状态下测量唇部的长度。
- 麻醉特点如下。
  - 与植入物丰唇术中所用麻醉方式相同。

1. 异体移植物 / 肌肉 / 筋膜或真皮 - 脂肪移植方法

- 从供区采集移植物，确保止血。
  - 如使用真皮 - 脂肪移植物，应去掉移植物的上皮。
- 如使用人非细胞真皮基质，一般一块 3.5cm × 7cm 的移植物足够双唇使用 [28]。
  - 必要时应按照说明书对产品进行补水。
- 将移植物修剪到理想的尺寸和形状。
  - 常用的尺寸范围为（3 ~ 5）cm ×（5 ~ 10）cm ×（> 10）cm。
  - 一些专家只简单地将移植物切成条状，而不是勾画轮廓，因为他们认为这样勾画轮廓会导致不对称和表面不规则。

- 异体移植物可以卷起来或切成多个厚窄（2 ~ 5mm）条插入。
- 有些人主张上唇用两个移植物（每侧一个），重叠约 3mm，从而突出或制造自然的唇珠。
- 用肌腱穿引钳以与植入物丰唇术类似的方式将移植物插入黏膜下或肌内隧道。

2. 经皮移植物植入

- 将 14G 或 16G 血管导管插入紧贴口角内侧的唇红缘，从黏膜下穿过并从中线出来。
- 用 5Fr 吸引装置的探针穿过导管，勾住移植物，通过隧道退出，将移植物放置到合适的位置。
- 在另一侧重复上述操作。
- 处理下唇时可以从一侧穿到另一侧。

3. 脂肪移植方法

- 详见第 22 章。
- 脂肪注射 [29]。
  - 脂肪的采集采用干式及肿胀麻醉吸脂法。
  - 可能的供区包括脐周、下臀部、转子、胁腹或大腿。
  - 采用无损伤脂肪采集技术。
    - 大号插管（17G）、低负压、轻柔插入。
  - 可采用离心或重力分离法处理抽出物。
    - 使用中间的脂肪层。
  - 使用注射导管以肌内或黏膜下注射的方式将脂肪注入唇部。
  - 为减少并发症（例如：血管闭塞、脂肪栓子、血肿）风险，使用肾上腺素、分次少量注入法和大号钝针。
  - 在抽出针管的同时注入少量（0.1 ~ 0.2ml）脂肪，以降低推注所需的力量，从而最大限度上减少脂肪细胞损伤。
  - 进行多次注射，每次都制造不同的接触点。
  - 典型注射量：上唇 1 ~ 2ml，下唇 1.5 ~ 3ml。
  - 由于再吸收的影响，需要多注射约 30%。
- 核心脂肪移植 [30]。
  - 用 0.5% 盐酸利多卡因与肾上腺素（1 : 100 000）对供区（通常是下臀部或脐周）进行浸润麻醉。

- ➤ 将 1ml 注射器的针尖斜切。
- ➤ 在供区做一个 5mm 切口。
- ➤ 以钻孔的方式（旋转前进）将注射器的倾斜末端插入皮下脂肪，同时将注射器的活塞轻轻向后拉，为轴状脂肪腾出空间。
  - ● 不能产生抽吸。
- ➤ 将注射器插入唇部黏膜深处的隧道，在退出注射器的过程中，轻推活塞将轴状脂肪注入隧道内。
- ➤ 应向双唇多矫正 10% ～ 15% 的脂肪。

（七）术后护理

- ■ 与植入物丰唇的术后护理相似。
- ■ 不需要抗生素。
  - ➤ 可在切口上涂抹抗菌药膏。

（八）并发症

- ■ 血肿。
- ■ 感染。
  - ➤ 治疗：抗生素。
  - ➤ 一般不需要取出移植物。
- ■ 移植物纤维化、硬化和僵硬。
- ■ 移植物暴露。
- ■ 脂肪坏死（脂肪移植或真皮 – 脂肪移植）。
- ■ 表皮囊肿（真皮 – 脂肪移植）。
- ■ 脂肪液化囊肿、纤维化（脂肪移植）。
  - ➤ 动物试验研究显示，当在脂肪移植物中加入富血小板血浆（PRP）时，炎性反应和脂肪液化囊肿会减少。
- ■ 动脉闭塞（脂肪注射）。
  - ➤ 治疗：可尝试用与注射填充剂类似的方法进行治疗。
  - ➤ 脂肪栓塞及其导致的脑卒中或失明（有两个已知的由面部下 1/3 脂肪注射引起的并发症的案例报道）。

八、用 V-Y 皮瓣推进术丰唇

（一）优点

- ■ 用自体组织进行丰唇（不需要担心超敏反应）。
- ■ 永久性。
- ■ 瘢痕不明显。

（二）缺点

- ■ 可能导致人中过于突出的不理想情况。
- ■ 无法改变上唇皮肤长度。
- ■ 推进术可导致术后唇部运动能力变差。
- ■ 可能对衰老薄唇的效果不佳。
  - ➤ 对 40 岁以下、弹性组织良好的人效果更佳。
- ■ 掌握这项技术的难度很高。

（三）知情同意

- ■ 预计会出现唇部干燥。
- ■ 不对称。
- ■ 感觉异常。
- ■ 人中突出。
- ■ 长期严重水肿，导致进食、吐字或噘嘴困难。
- ■ 并发症。

（四）设备

- ■ 优质的顶灯。
- ■ 加肾上腺素的 1% 利多卡因。
- ■ 15 号手术刀。
- ■ 切腱剪。
- ■ 尺子。
- ■ 缝线。

（五）方法

- ■ 麻醉。
- ■ 从多种 V-Y 推进方式中选出一种（图 46-10）。
  - ➤ 垂直 V-Y：做一个宽 V 形切口，V 形的底部朝向唇沟，末端朝向干、湿边界。
    - ● 将皮瓣推进并缝合成 Y 形。
    - ● 这种方法通过将黏膜向前推进，使唇红显露更多。

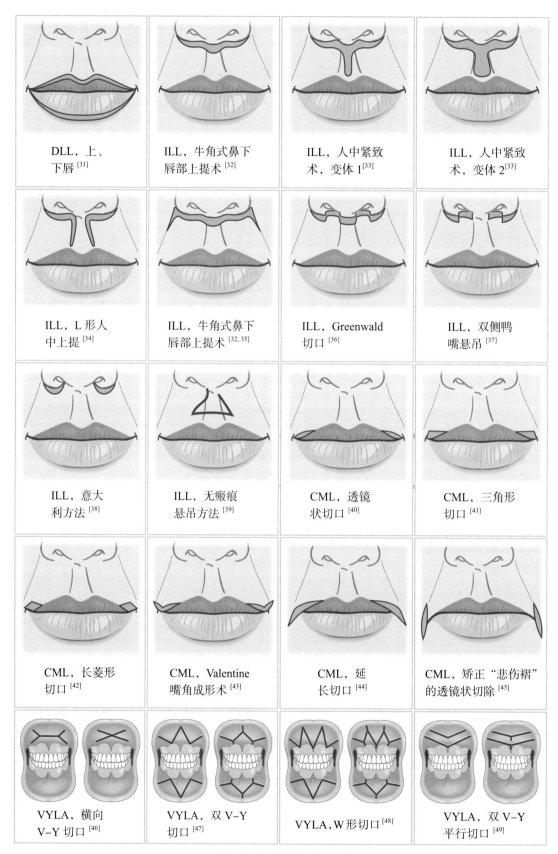

▲ 图 46-10 **V-Y 推进方式**

红色阴影区域表示切口或准备切除的区域。CML. 嘴角上提；DLL. 直接上提唇部；ILL. 间接上提唇部；VYLA. V-Y 丰唇术

> 双垂直 V-Y：做一个大 V 形切口，几乎横跨整个唇部宽度，V 形的底部朝向唇沟，末端靠近干、湿唇红边界。

- 在更靠近干、湿边界处做一个稍小的 V 形切口，与之前的 V 形平行，宽度恰好覆盖唇部的中 1/3。
- 推进时，大皮瓣使整个唇部突出，而小皮瓣突出唇部的中 1/3。

> W 成形术：在湿黏膜上做一个或两个 W 形切口，底部朝向唇沟，末端朝向干、湿边界。

- 这种成形术无法保留唇部的自然轮廓。

> 连续垂直 V-Y：在上唇做三个 V 形切口，可在下唇做两个 V 形切口。

- 这些切口位置的目的是保留和增强自然轮廓及饱满区域，即唇珠和外侧增厚。

> 水平 V-Y[50]：在湿黏膜外侧做一个水平 V 形切口，底部指向口角，末端朝向内侧。

- 当皮瓣被推进变成 Y 形时，外侧组织被向内侧推移，使内侧变得饱满。
- 用这种方法可以缩短唇部的横向长度。

> 双 V-Y 成形术：在湿黏膜内中央做一个 12 ～ 15mm 的水平 V 形切口，两个分支朝着两侧的口角延伸。

- 在形成的四个皮瓣下进行广泛挖除。
- 将两个外侧皮瓣朝对向内侧推移，直至稍微重叠。
- 用这种方法可以缩短唇部的横向长度。

- 切开黏膜和黏膜下层，并深入到肌肉层。皮瓣潜行剥离，推进并单层缝合。
- 可以将口轮匝肌折叠，以增加厚度。

（六）术后护理

- 与移植物丰唇术的术后护理类似。
- 抗菌剂漱口。

（七）并发症[51]

- 使人虚弱的水肿，持续 3 周以上（9.4%）。

- 不对称（2.8% ～ 25%）。
- 矫正不足（4% ～ 21%）。
- 矫正过度（3%）。
- 感觉异常（12%）。
- 感染。
- 伤口裂开（6%）。

专家提示　V-Y 黏膜推进技术很难学习，而且衰老（薄、长）唇部对该技术的需求很少。我们在临床上很少做这种手术，而是用填充和直接皮肤切除的组合来代替。

九、辅助手术

- 使用填充剂丰唇可修补唇部体积和形状。

> 但是，衰老唇部还有一个方面的问题没有解决——上唇皮肤伸长。

> 影像研究证实，衰老唇部的体积实际上并未减少，而是重新分布到了现已伸长的组织。

- 单独使用丰唇术可能会导致不自然的"鸭嘴"唇或"鳟鱼"唇。
- 唇部上提术是将伸长的上唇皮肤缩短的唯一方法[52]。
- 唇部上提术不受欢迎的原因是它会留下明显的瘢痕。

> 但是，由于做出了尽可能使瘢痕不显眼的改良，此手术似乎正再度兴起。

十、间接唇部上提术（ILL）、鼻下上提术、"牛角式唇部上提术"

（一）优点

- 可通过切除紧贴鼻下的一部分上唇，缩短上唇皮肤的长度。
- 增加丰盈度。
- 可以很好地隐藏瘢痕，在鼻孔底部宽、人中平坦和鼻孔槛明显的患者中最不明显。

（二）缺点

- 主要缩短上唇的中央部。
  - 可与嘴角上提术结合，以平衡唇部。
- 矫正过度会导致上门牙显露过多。

（三）知情同意

- 产生明显瘢痕的风险。
- 预计会有持续几周到几个月的瘀斑和感觉迟钝。
- 矫正过度或矫正不足。
- 并发症。

（四）设备

- 与 V–Y 推进术中使用的设备相同。

（五）方法

- 实施麻醉。
  - 通常采用区域（眶下神经）阻滞和局部麻醉，以实现血管收缩。
  - 为让患者感觉舒适，可添加镇静药。
- 使用尖头笔沿着鼻孔槛下方的鼻皱褶划一条曲线（牛角形）标记（其各种变化见图 48–10）。
  - 可沿着鼻唇沟将切口向下外侧延伸，以减小下垂的鼻唇沟。
  - 可以留下鼻小柱下方的皮肤。
    - 切口始于鼻翼，弯曲进入鼻孔，继续朝着鼻小柱内侧基底，形成贯穿切口。
    - 将鼻小柱从鼻中隔上分离。
    - 这种方法可与唇部悬吊术结合使用。
    - 采用这种形式可以让瘢痕不那么显眼。

专家提示 要让这种达到自然的唇部上提是极其困难的，最好仅留给经验最丰富的外科医生来完成。

注意 任何横穿人中嵴的切口都会让瘢痕变得更明显。

- 可沿人中嵴将切口的中央部分向下延长，以

突出或形成唇弓。

- 可增加中线三角形切口或宽垂直切口，以缩窄过宽的人中或改善唇弓不明显的缺陷。
- 切口可以呈阶梯状向上进入鼻槛。
- 待切除皮肤的高度应为 3～5mm。
  - 无论门牙显露情况如何，都必须确保从鼻底到唇弓的高度至少为 12mm，否则唇部会显得过短。
- 切除的部分包括皮肤和皮下组织，一直到口轮匝肌筋膜。
- 对上唇皮肤可不潜行剥离，或者广泛潜挖到接近唇红缘。
  - 不进行潜挖可将上唇缩短更多。
  - 广泛潜挖会使唇部皮肤／唇红比例降低更多（增加唇红高度）。
- 用 6–0 缝线进行细致的双层缝合。

专家提示 不管何种直接切除口周组织的手术方式，选择合适的患者都至关重要，特别是在唇部上提术中。需要特别注意的是鼻唇角的锐度（角度越小越好）、鼻宽与口宽的比例（越大越好）以及鼻孔槛处解剖结构的个体差异。某些鼻孔槛在牛角形切除的范围内（例如：唇部皮肤看起来像是进入了鼻孔中），而有些呈线状，鼻孔槛处从鼻孔到唇部皮肤有突兀的转变。

唇部上提术中增加的垂直部分是缩窄一个将像猴子一样的过宽上唇的有力方法。必要时，垂直部分可以一直延伸到唇红，在这里缝合形成的切口猫耳朵正好可在唇弓中央形成凸起。

在潜挖上唇皮肤时要非常谨慎。如果皮瓣下的术后出血（在血管区）未被清除，最好的情况下也会导致结块，最坏的情况下会使唇部在很长一段时间内变得"僵硬"。

（六）术后护理

- 与移植物丰唇的术后护理相同。
- 术后 5～7d 早期拆除缝线。

（七）并发症 [51, 53, 54]

- 一个月以上的长期水肿发生率为 10%，3 个月以上的水肿为 8.3%。
- 矫正不足（2.4%）。
- 感染（1.6% ～ 2.1%）。
- 增生性瘢痕（5.3%）或需要用磨皮术矫正的瘢痕（20%）。

十一、唇部悬吊术

（一）优点

- 无可见瘢痕。
- 可增加鼻尖高度。
- 手术时间短。
- 可通过拆除悬吊缝线轻易恢复。

（二）缺点

- 可能会使鼻尖出现不理想的变化。

（三）知情同意

- 可能在一段时间内出现瘀斑、唇部动作幅度降低和感觉异常。
- 并发症。

（四）设备

- 15 号手术刀。
- 切腱剪。
- 尖头电凝。
- 3-0 号不可吸收的单丝悬吊缝线。

（五）方法

- 从鼻孔底开始做一个切口，向上经过鼻中隔（将下外侧软骨从鼻中隔分离的贯穿切口），然后以软骨间切口结束（将下外侧软骨从上外侧软骨分离）。
  - 需要在两侧做切口。
- 用切腱剪将皮下组织从口轮匝肌上分离。
  - 该分离部分水平延伸到鼻底全长，并向下延伸到与唇红 - 皮肤边界之间的中点。

- 通过切口的软骨间一面对鼻尖和鼻背进行潜挖，使鼻小柱和下外侧软骨能够作为一个亚单元自由活动。
  - 如果内侧脚张开，导致外鼻阀阻塞，则应将其切除。
- 用 3-0 悬吊缝线穿过切口下部，并向下到达与唇红 - 皮肤边界之间的距离的一半。
  - 将缝线穿过口轮匝肌和筋膜，然后向上返回并固定到鼻前棘。
- 上唇皮肤随着缝线拉紧被向上提拉，皮肤重新分布到鼻前庭（此处可切除多余组织），并向上通过鼻小柱和鼻尖，使鼻尖旋转并突出。
- 对于鼻尖过高的患者可以开展鼻尖成形术。
  - 同样，对于鼻小柱下垂的患者，可以切除鼻中隔尾侧。
- 将鼻小柱缝合到鼻中隔，并缝合切口。

专家提示 对于这种方法，我们没有经验，奉劝大家不要寄予过高期望，毕竟仅靠悬吊方法很难达到对软组织进行无限制的提升改善并且维持持久，尤其是非固定的缝合。

（六）术后护理

- 与移植物丰唇的术后护理相同。
- 术后 5 ～ 7d 早期拆除缝线。

（七）并发症

- 粘连。
- 鼻腔狭窄。
- 悬吊缝线松弛（1%）。
- 缝合处脓肿（2%）。
- 感觉异常。
- 矫正不足。
  - 只有 85% 的患者上唇总高度变小。
  - 79% 的患者矢状面丰盈度增加。
  - 74% 的患者门牙显露增加，25% 的患者唇红显露增加。

十二、直接唇部上提、鸥翼形唇部上提、唇红上提

（一）优点

- 通过沿唇红切开并直接推进，可实现对理想唇红位置的最佳控制。
- 可缩短上唇皮肤并增加唇红高度。

（二）缺点

- 有丧失唇嵴结构的风险。
- 瘢痕通常会逐渐淡化至不显眼，但这个过程可能需要几年时间。
- 通常仅用于 50 岁以上患者，因为瘢痕在年轻的皮肤上会更为明显。

（三）知情同意

- 瘢痕在几个月内很可能会比较明显。
- 存在唇红缘消失的风险。
- 预计在几周到几个月内会出现瘀斑、嘴唇干燥、唇部动作幅度降低和感觉异常。
- 并发症。

（四）设备

- 与 V–Y 推进术中使用的设备相同。

（五）方法

- 用极细的笔以垂直线标记中线和唇峰。
- 描画唇红缘（或唇嵴上方约 0.25mm）。
- 标记新唇峰（一般比原来高 3 ～ 5mm）和新的中心部分（一般比原来高 2 ～ 3mm）。
  - 保留并增大唇弓曲线。
- 可以留下唇弓内侧的组织，使瘢痕变得不那么明显。
  - 这本质上是一种嘴角上提术。
- 从唇峰向外侧与唇红平行的方向继续画标记线，朝着外侧唇红口角附近逐渐变细。
- 对上唇过度上提 1mm，因为在术后 6 个月时组织会沉降 1mm 左右。

- 延伸到或超过口角可能会导致明显的外侧瘢痕。
- 用利多卡因和肾上腺素混合液（1∶100 000）对上唇进行浸润麻醉。
- 切除被标记的皮肤。
  - 有些外科医生会向下切到肌肉。
  - 也有人主张只切到真皮层下，保留尽可能多的皮下组织，以保留或创造唇红缘的自然脊线。
- 有些外科医生会潜行分离 1 ～ 2mm，有些则不会。
- 必须用 6-0 缝线进行细致的缝合。
  - 用垂直褥式缝合法缝合唇峰和唇谷有助于形成边缘外翻。
  - 对于切口的其余部分，可进行表皮下缝合，如果想要进一步外翻，则可以采用单纯连续缝合法。
- 沿着切口进行磨皮或激光换肤术可让瘢痕变得不那么明显。

专家提示　虽然经我们的检验下唇推进术（即沿整个唇部的唇红缘处切除唇部皮肤）是一种可靠的方法，但我们很久以前就放弃在上唇上实施这种方法，因为在接受该技术的前 14 名患者中有 4 人出现无法修复的狭窄问题。

如果嘴角上提术只延伸到唇峰并保持唇部中心皮肤完整，会安全得多。然后可以通过唇部上提术缩短唇部的中心部位。

（六）术后护理

- 与移植物丰唇的术后护理相同。
- 术后 5 ～ 7d 早期拆除缝线。
- 有些外科医生认为在切口处贴微孔纸胶带 6 周可减少瘢痕形成。
- 用口红或文唇遮盖瘢痕。

（七）并发症 [51, 55, 56]

- 不对称、轮廓不规则、跳台滑雪式过渡消失。

- 矫正过度。
- 矫正不足（6.25% ～ 26%）。
- 血肿。
- 不对称（5% ～ 13%）。
  - 大约 10% 的患者做了修复。
- 增生性瘢痕（3% ～ 27%）。
- 感染（约 5%）。

十三、嘴角上提术、嘴角成形术

- 与直接唇部上提术相似，但切除部分位于唇峰的外侧。

（一）优点

- 可用于嘴角下垂，或与间接唇部上提术（上提中心部分）联合使用，以平衡口唇。

（二）缺点

- 与直接唇部上提术的缺点相似。
- 如果矫正过度，可导致永久性假笑。

（三）知情同意

- 瘢痕可能比较明显。
- 有外侧唇红缘消失的风险。
- 并发症。

（四）设备

- 与 V-Y 推进术中所用设备相同。

（五）方法

- 用加肾上腺素的利多卡因对唇部进行浸润麻醉
- 存在很多种标记样式（图 46-10）。
  - 最初的方法是在唇部外侧做一个透镜状标记，但会造成一个经过口角向外侧延伸的瘢痕。
  - 可在唇部外侧做一个三角形切除范围上提口角（消除皱褶）。
    - 这样做可能会导致多余皮肤卷绕堆积到下唇缘。
  - 同样地，矛头状和长菱形也能让嘴角上翘。
  - 可以用透镜状图案，先向外侧然后向下延伸，

将木偶纹包含在内。
  - 沿唇部外侧的简单椭圆形是最常用的样式。
    - 这本质上是对唇峰外侧部分的直接上提。
  - 切除皮肤。
  - 用 6-0 缝线细致缝合。

（六）术后护理

  - 与直接唇部上提术的术后护理类似。

（七）并发症 [39, 51]

- 术后早期的瘢痕增生和红斑（18.8%），这些都会在一段时间后消失。
- 唇红上方的错位瘢痕。
  - 治疗：手术翻修，将瘢痕重新放置到唇红缘。
- 感染（约 3.7%）。
- 矫正不足（4%）。
- 明显的增生性瘢痕（15%）。
  - 术后 6 个月，22.3% 的患者对不化妆时的瘢痕感到满意，8% 对化妆后的瘢痕满意。
  - 1 年后，87.5% 的患者对不化妆时的瘢痕感到满意，89.5% 对化妆后的瘢痕满意。
- 凹陷性瘢痕（7%）。

专家提示 在为衰老唇红塑形时，口角上提术是一种非常有用的方法。在我们的实践中，该术式已经过 3 次改进：

第一次是切除经过嘴角的外侧唇部皮肤，这样做会留下上文所述的瘢痕。它是我们经常使用的三种变式中上提效果最强的一种，但存在给 20% 的患者留下"胡须样"瘢痕的缺陷，因此仅用于在下垂最严重的情况。

环绕式嘴角上提术的切口围绕嘴角延伸到下唇的唇红缘，其距离足以消除折角。它的上提效果中等，但可能使嘴角变得圆钝。

以嘴角为终点并向内侧逐渐变细的单纯皮肤切除是我们最常用的嘴角上提术。它的缺点是不能上提嘴角，但在 95% 的情况下瘢痕会极小。

本章精要

❖ 虽然口周年轻化术由于很多方法都涉及"患者一眼可见"的可怕切口瘢痕，但它对实现协调的面部年轻化至关重要。对口唇的间接处理方法(面部拉皮手术、面中部提升)对鼻唇沟内部没有任何效果，因此必须至少掌握本章中所述的部分方法。

❖ 优点是，虽然所有这些术式推荐在大范围的面部年轻化手术中同时实施，但也都可以在诊室内在局部麻醉下完成。因此，如果患者对其面部拉皮手术很满意，但又因担心自己的上唇皮肤过长或嘴角下垂而复诊，则外科医生可以用极低的费用为其实施这些手术。这是一个很大的优势，因为此时外科医生已经在患者心中建立了信任关系。

参考文献

[1] Iblher N, Kloepper J, Penna V, et al. Changes in the aging upper lip—a photomorphometric and MRI-based study (on a quest to find the right rejuvenation approach). Plast Reconstr Surg 61:1170, 2008.

[2] Iblher N, Stark GB, Penna V. The aging perioral region—do we really know what is happening? J Nutr Health Aging 16:581, 2012.

[3] Klein AW. In search of the perfect lip: 2005. Dermatol Surg 31:1599, 2005.

[4] Raphael P, Harris R, Harris SW. Analysis and classification of the upper lip aesthetic unit. Plast Reconstr Surg 132:543, 2013.

[5] Guyuron B, Eriksson E, Persing J, eds. Plastic Surgery: Indications and Practice. Philadelphia: Elsevier, 2009.

[6] Ali MJ, Ende K, Maas CS. Perioral rejuvenation and lip augmentation. Facial Plast Surg Clin North Am 15:491, 2007.

[7] Sarnoff DS, Saini R, Gotkin RH. Comparison of filling agents for lip augmentation. Aesthet Surg J 28:556, 2008.

[8] Barton FE Jr, Carruthers J, Coleman S, et al. The role of toxins and fillers in perioral rejuvenation. Aesthet Surg J 27:632, 2007.

[9] Hilinski JM, Cohen SR, eds. Techniques in Aesthetic Plastic Surgery Series: Facial Rejuvenation with Filler. Philadelphia: Elsevier, 2009.

[10] Carruthers J, Klein AW, Carruthers A, et al. Safety and efficacy of nonanimal stabilized hyaluronic acid for improvement of mouth corners. Dermatol Surg 31:276, 2005.

[11] Aston SJ, Steinbrech DS, Walden JL, eds. Aesthetic Plastic Surgery. Philadelphia: Elsevier, 2009.

[12] Sarnoff DS, Gotkin RH. Six steps to the "perfect" lip. J Drugs Dermatol 11:1081, 2012.

[13] Edizer M, Magden O, Tayfur V, et al. Arterial anatomy of the lower lip: a cadaveric study. Plast Reconstr Surg 111:2176, 2003.

[14] de Vries CG, Geertsma RE. Clinical data on injectable tissue fillers: a review. Expert Rev Med Devices 10:835, 2013.

[15] DeLorenzi C. Complications of Injectable Fillers, part I. Aesthet Surg J 33:561, 2013.

[16] Glogau R, Bank D, Brandt F, et al. A randomized, evaluator-blinded, controlled study of the effectiveness and safety of a small gel particle hyaluronic acid for lip augmentation.

Dermatol Surg 38:1180, 2012.

[17] Ozturk CN, Li Y, Tung R, et al. Complications following injection of soft-tissue fillers. Aesthet Surg J 33:862, 2013.

[18] Clymer MA. Evolution in techniques: lip augmentation. Facial Plast Surg 23:21, 2007.

[19] Truswell WH. Using permanent implant materials for cosmetic enhancement of the perioral region. Facial Plast Surg 15:433, 2007.

[20] Maloney BP, Truswell W, Waldman SR. Lip augmentation: discussion and debate. Facial Plast Surg 20:327, 2012.

[21] Narsete T, Ersek R, Narsete MP. Further experience with permafacial implants for lip augmentation: a review of 100 implants. Aesthet Surg J 31:488, 2011.

[22] Niamtu J. Advanta ePTFE facial implants in cosmetic facial surgery. J Oral Maxillofac Surg 64:543, 2006.

[23] Brown C, Watson D. Lip augmentation utilizing allogenic acellular dermal graft. Facial Plast Surg 27:550, 2011.

[24] Mojallal A, Shipkov C, Braye F, et al. Influence of the recipient site on the outcomes of fat grafting in facial reconstructive surgery. Plast Reconstr Surg 124:471, 2009.

[25] Eremia S, Newman N. Long-term follow-up after autologous fat grafting: Analysis of results from 116 patients followed at least 12 months after receiving the last of a minimum of two treatments. Dermatol Surg 26:1150, 2000.

[26] Churukian M. Red lip augmentation using fat injections. Clin Facial Plast Surg 5:61, 1997.

[27] Colic MM. Lip and perioral enhancement by direct intramuscular fat autografting. Aesthetic Plastic Surgery 23:36, 1999.

[28] Rohrich RJ, Reagan BJ, Adams WP Jr, et al. Early results of vermilion lip augmentation using acellular allogeneic dermis: an adjunct in facial rejuvenation. Plast Reconstr Surg 105:409; discussion 417, 2000.

[29] Metzinger S, Parrish J, Guerra A, et al. Autologous fat grafting to the lower one-third of the face. Facial Plast Surg 28:21, 2012.

[30] Guyuron B, Majzoub RK. Facial augmentation with core fat graft: a preliminary report. Plast Reconstr Surg 120:295, 2007.

[31] Meyer R, Kesserling UK. Aesthetic surgery in the perioral region. Aesthet Plast Surg 1:61, 1976.

[32] Cardoso AD, Sperli AE. Rhytidoplasty of the upper lip. In Hueston JT, ed. Transactions of the fifth international congress of plastic and reconstructive surgery, 1971 Feb 22–26. Melbourne, Australia, Butterworhts, Sydney, Australia (1971).

[33] Austin HW. The lip lift. Plast Reconstr Surg 77:990, 1986.

[34] González-Ulloa M. The aging upper lip. D. Marchac, J.T. Hueston (Eds.), Transactions of the sixth meeting of the international confederation for plastic and reconstructive surgery and the international society of aesthetic plastic surgery, Masson, Paris (1975), pp. 443-446.

[35] Marques A, Brenda E. Lifting of the upper lip using a single extensive incision. Br J Plast Surg 47:50, 1994.

[36] Greenwald A. The lip lift. Plast Reconstr Surg 79:147, 1987.

[37] Cardim VLM, Dos Santos A, Lucas R, et al. Double duck nasolabial lifting. Rev Bras Cir Plast 26:466, 2011.

[38] Santachè P, Bonarrigo C. Lifting of the upper lip: personal technique. Plast Reconstr Surg 113:1828, 2004.

[39] Echo A, Momoh AO, Yuksel E. The no-scar lip-lift: upper lip suspension technique. Aesthet Plast Surg 35:617, 2011.

[40] Greenwald A. The lip lift: cheiloplexy for cheiloptosis. Am J Cos Surg 2:16, 1985.

[41] Austin HW. Rejuvenating the aging mouth Semin Plast Surg 8:27, 1994.

[42] Perkins SW. The corner of the mouth lift and management of the oral commissure grooves. Facial Plast Surg Clin N Am 15:471, 2007.

[43] Ching S, Flowers RS. Perioral rejuvenation using the valentine anguloplasty. Paper presented in American society for aesthetic plastic surgery annual meeting. 2005 Apr 28–May 3 (2005).

[44] Parsa FD, Parsa NN, Murariu D. Surgical correction of the frowning mouth. Plast Reconstr Surg 125:667, 2010.

[45] Borges AF. Sad pleats. Ann Plast Surg 22:74, 1989.

[46] Delerm A, Elbaz JS. Cheiloplastie des lèvres minces. Proposition d'une technique. Am Chir Plast 20:243, 1975.

[47] Aiache AE. Augmentation cheiloplasty. Plast Reconstr Surg 88:222, 1991.

[48] Ho LCY. Augmentation cheiloplasty. Br J Plast Surg 47:257, 1994.

[49] Mutaf M. V-Y in V-Y procedure: new technique for augmentation and protrusion of the upper lip. Ann Plast Surg 56:605, 2006.

[50] Lassus C. Surgical vermilion augmentation—different possibilities. Aesth Plast Surg 16:123, 1992.

[51] Moragas JSM, Vercruysse HJ, Mommaerts MY. "Non-filling" procedures for lip augmentation: a systematic review of contemporary techniques and their outcomes. J Craniomaxillofac Surg 42:943, 2014.

[52] Ponsky D, Guyuron B. Comprehensive Surgical Aesthetic Enhancement and Rejuvenation of the Perioral Region. Aesthet Surg J 31:382, 2011.

[53] Holden PK, Sufyan AS, Perkins SW. Long-term analysis of surgical correction of the senile upper lip. Arch Facial Plast Surg 13:332, 2011.

[54] Knize DM. Lifting of the upper lip: Personal technique [discussion]. Plast Reconstr Surg 113:1836, 2004.

[55] Yoskovitch A, Fanous N. Correction of thin lips: a 17-year follow-up of the original technique. Plast Reconstr Surg 112:670, 2003.

[56] Weston GW, Poindexter BD, Sigal RK, et al. Lifting lips: 28 years of experience using the direct excision approach to rejuvenating the aging mouth. Aesthet Surg J 29:83, 2009.

第 47 章 颏成形术
Genioplasty

Ashkan Ghavami, Bahman Guyuron　著

潘柏林　译

一、相关解剖结构

（一）肌肉（图 47-1）

■ 颏肌特征有以下几个方面。
  ➤ 从切牙窝到上覆皮肤的圆锥形垂直纤维。

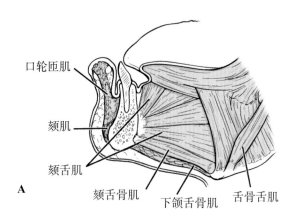

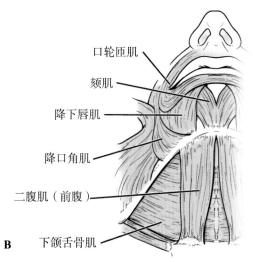

▲ 图 47-1　颏成形术相关肌肉解剖结构

  ➤ 可引起皱纹，如果肌肉活动过度，则在下唇下方可见。
  ➤ 有颏部陷凹处中线处可见纤维之间的空隙。
■ 口轮匝肌（下部纤维）。
■ 降口角肌。
■ 下唇方肌（降肌）。
■ 颏舌骨肌、颏舌肌、下颌舌骨肌和二腹肌前腹。
  ➤ 附着于颏部的舌面（后面）。

（二）骨性标志

■ 颏孔。
■ 二腹肌窝。
■ 颏隆突。
■ 颏棘。
■ 下颌下窝。

（三）神经分布

■ 包括下牙槽神经和颏神经（从颏孔穿出的终末支）。
  ➤ 颏神经：位于第一或第二对尖牙底部。
  ➤ 下牙槽神经有以下特点。
    ● 在颏成形术中有损伤风险。
    ● 截骨术应在颏孔下 5～6mm 处进行，以防损伤神经分支或牙根尖。

注意　在半侧颜面短小或其他面部畸形患者中，下牙槽神经可能不存在或扭曲。

（四）血供

- 面动脉唇支（主要供给）。
- 下牙槽动脉。

（五）重要的头部测量点（图 47-2）

- 颏前点（Pog）：下颌骨最突出的部分。用于衡量下巴相对于其他结构（例如鼻根和唇的位置）的发育过度或不足。
- 颏下点（Me）：下巴的最低处（最尾端）。
- 上齿槽座点（A）：鼻小柱与唇的交接点。
- 颏上点（B）：颏前点与门牙之间的最低点。
- 鼻根点（N）：鼻额交接点。

二、适应证和禁忌证

（一）颏截骨成形术

- 适应证包含以下几方面。
  - 任意程度的水平不对称。
  - 垂直面和矢状面发育不足或过度。
    - 中到重度小颏畸形。
  - 颏截骨成形术或植入物成形术的继发症。

- 作为正式的正颌手术的辅助。
  - 颏部植入物成形术几乎不与正式的下颌或上颌正颌手术联合使用。
- 禁忌证包含以下几方面。
  - 骨量不足（例如老年、骨病患者）。
  - 齿列异常或严重牙科病。
  - 患者不愿意做截骨术。
- 与普遍的观点相反，它可以是一种相对简单和有效的手术。
- 与植入物成形术相比用途更广。
  - 可进行多维度的下巴矫正，包括颏部缩小。

（二）植入物隆颏术

- 适应证包含以下几方面。
  - 轻度单纯矢状向发育不足。
  - 只需要增加唇颏沟的深度。
  - 相关手术：同时进行颈部除皱术 / 面部除皱术。
    - 这两种手术有利于同时进行植入物隆颏术。
- 禁忌证包含以下几方面。
  - 水平向发育不足。

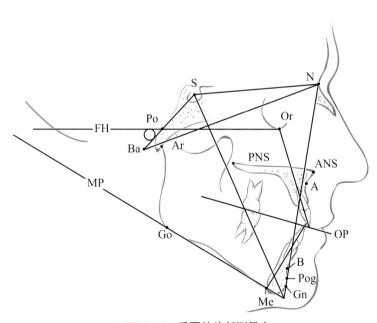

▲ 图 47-2　重要的头部测量点

A. A 点；ANS. 前鼻棘点；Ar. 关节；B. B 点；Ba. 颅底点；FH. Frankfort 水平面；Gn. 颏顶点；Go. 下颌角点；Me. 颏下点；MP. 下颌平面；N. 鼻根点；OP. 牙合平面；Or. 眶点；PNS. 后鼻棘点；Po. 耳点；Pog. 颏前点；PNS. 后鼻棘点；S. 蝶鞍点

➤ 任何垂直向发育不足。

➤ 下颌不对称。

➤ 继发骨侵蚀。

➤ 咬合不正：需要正颌手术。

建议 一般而言，植入物隆颏术只能用于颏部轻到中度矢状向发育不足和唇颏沟浅的患者。

■ 警告：美容外科患者似乎更偏爱植入物隆颏术，而倾向于避免截骨术。
  ➤ 面部除皱术/颈部除皱术中常常会做一个颏下切口，可轻易用于放置颏部植入物。
  ➤ 大众媒体偏向于植入物隆颏术，并且认为任何"骨切割"的"创伤性很大"。

■ 咬合不正需要考虑正颌手术和更广泛的检查（头影测量分析、牙合模型），可能需要与口腔颌面外科医生合作。

■ 严重小颏畸形通常需要做颏截骨成形术，因为使用过大的植入物会显得不自然。

三、术前评估

■ 并发症
  ➤ 糖尿病和免疫抑制患者：不适合做假体植入

物颏部成形术。
  ● 截骨部位可能愈合不佳。
  ➤ 年龄：年龄较大的患者可能有骨质减少——不适合做颏截骨成形术。

■ 咬合类型（图47-3）
  ➤ 正常咬合（Angle Ⅰ类）
    ● 上颌第一磨牙的近中颊尖咬在下颌第一磨牙的颊沟（图47-3A）。
  ➤ Angle Ⅱ类错咬合
    ● 上颌第一磨牙的近中颊尖咬在颊沟的内侧（图47-3B）。
    ● 是北美白人中最常见的错咬合类型。
    ● Ⅱ类错咬合通常是需要进一步评估的征兆，有可能需要采用上颌和下颌截骨术进行正颌手术。
  ➤ Angle Ⅲ类错咬合
    ● 上颌第一磨牙的近中颊尖咬在下颌第一磨牙的颊沟的外侧（图47-3C）。

小贴士 获取之前的口腔正畸史很重要；因为患者之前可能做过牙合矫正，但没有解决上颌和下颌不协调的问题（畸形被掩盖）[1-4]。

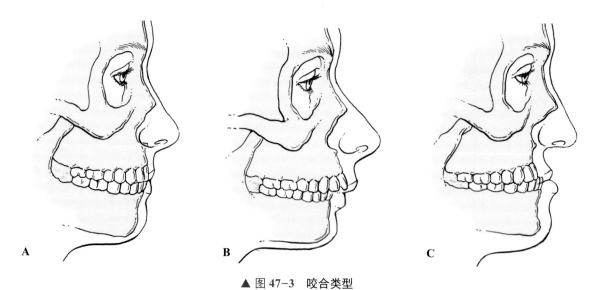

▲ 图47-3 咬合类型

A. Angle Ⅰ类；B. Angle Ⅱ类；C. Angle Ⅲ类

- 齿列
  - 在 15 岁之前，恒牙列可能还未完全长成。
    - 在截骨术中受到损伤的风险较大。
  - 老年患者可能出现牙槽嵴后移（如果缺牙），从而导致颏垫下垂
    - 存在骨量小的问题。
    - 可能更适合用植入物隆颏术。
  - 齿列发育不良或齿列感染患者在完全治愈之前非常不适合用任何形式的颏成形术。

（一）与实物等大的照片[2]

- 双侧矢状位、正位和双侧斜视（3/4）照片。

（二）面中部高度

- 上颌骨垂直向发育过度：当伴有深唇颏沟时尤为重要。
  - 患者最好采用正式的正颌矫正手术，可附带或不附带颏成形术。

（三）鼻 – 颏 – 唇评估（图 47–4）

- 鼻面协调与颏部的尺寸有关，反之亦然。
- 颏部投影应位于鼻 – 唇 – 颏平面（NLCP）后方 3mm 处[5]。
- 鼻长：面中部高度的 2/3，且正好等于颏部的垂直长度[5]。

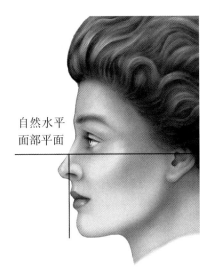

自然水平面部平面

▲ 图 47–4　鼻 – 颏 – 唇评估

1. 面部下 1/3 的对称性

- 下颌骨和颏部的左右对称性可能需要多次截骨成形，以使颏部居中，或倾斜截骨线并弯曲固定板。
- 单用植入物隆颏术很难矫正。

（四）软组织分析

- 软组织垫：一般为 9 ～ 11mm 厚。
  - 患者静息状态下和微笑时可在颏前点触及，并偏离中线。
  - 根据软组织可预测隆颏术的效果。
- 口裂点：静息状态下上、下唇之间的接合点。
- 上 / 下唇：深覆合、唇部体积过大或过度覆盖导致的下唇外翻可能会使颏唇沟变深[4]。
- 颏唇沟特征如下。
  - 下唇与下颌骨最低点（颏下点）之间的凹陷或折痕，在矢状位观察最清楚。
  - 沟的美感取决于下颌骨和面长的垂直比例[3]。
    - 例：深沟可能在较长的脸上比较好看[3]。
  - 高度评估（若将口裂点与颏下点的连线分成三等份，则颏唇沟通常位于上、中两份的交界处）。
    - 如果颏唇沟过低，则隆颏术可能只能解决颏垫问题[4]。
  - 深度评估特征如下。
    - 男性的颏唇沟深度约为 6mm，女性约为 4mm[6]。
    - 如果颏唇沟较深且水平，则隆颏术可能导致唇颏沟过深，下巴过于突出。
    - 如果颏唇沟较浅，则垂直隆颏术可能会进一步抹平颏唇沟。
- Riedel 线：在矢状位沿面部平面垂直划下的一条线，与前面的上唇和下唇相切（图 47–5）。
  - 下唇应在上唇最突出部分之后 2 ～ 3mm 处。
  - 颏前点不得突出此线之外，并且应该比这条线稍微靠后一点（或刚与线接触）。

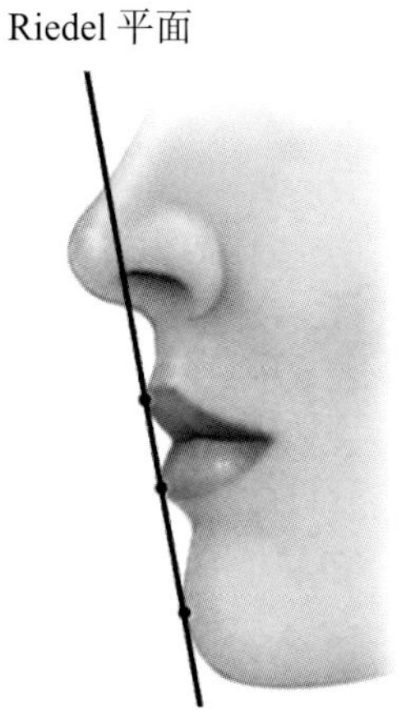

▲ 图 47-5　**Riedel 平面**

Riedel 平面是经过连接上、下唇最突出部分的一条线，在比例协调的面部，该线应与颏前点相接触

专家提示　评估颏部突出度失调的最简单、最有用的方法是 Riedel 线，它连接上下唇最突出的点，并且应该与颏前点接触。

（五）动态和静态颏垫分析[4]

- 微笑时颏垫较薄：可使颏垫展平、骨骼更突出（天生或隆颏术）。
  - 可能需要用骨钻缩小颏部或进行截骨后移术。
- 如果颏垫较厚，则开展骨后移术时，颏下软组织的丰满度可能会增加、颈颏角可能变钝。

（六）女巫下巴畸形

- 定义：软组织下垂至颏下点的尾侧，颏下皱纹明显。
- 矫正时需要进行软组织/肌肉切除和（或）重新定位。
- 隆颏术会加重畸形。

小贴士　将颏肌向上固定对预防任何软组织下垂都至关重要。继发病例可能需要用 Mitek 器械（DePuy Synthes）进行软组织固定，以防止下垂复发[7]。

（七）颈颏角

- 矢状位下巴与颈部之间的角度不能太钝或太锐（105°～120°）。
- 辅助的颈部软组织轮廓塑造技术：颏下脂肪切除术、颈阔肌成形术、二腹肌前腹切除术和（或）下颌下腺切除或悬吊术可进一步提高下巴的美感。

（八）影像学

- X 线头颅定位片和（或）全景 X 线片。
  - 用于所有继发病例。
  - 必需：怀疑有上颌/下颌失衡或咬合不正时。
  - 如果担心有任何神经错位或牙根尖位置不确定和（或）牙齿疾病，则需要获取全景 X 线片。

（九）软组织反应/骨活动比例

- 截骨术和植入物隆颏术：0.8～0.9：1.0。
- 截骨术：0.25～0.50：1.0。

（十）颏畸形分类（图 47-6）

- 小颏畸形：后缩的下巴。
- 巨颏畸形：突出的下巴。
- 合畸形：短或长巨颏/小颏畸形。
  - 也可能存在水平（偏心）不对称。
- Guyuron 等[8]提出的分类系统可用作手术规划指导（表 47-1）。

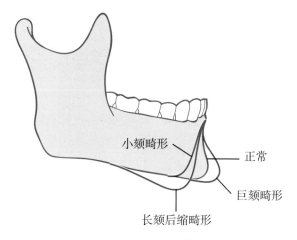

小颏畸形

正常

巨颏畸形

长颏后缩畸形

▲ 图 47-6　**颏畸形**

表 47-1 颏畸形与矫正的分类系统

类型	畸形	方向和手术治疗
Ⅰ类	巨颏畸形	水平方向：截骨后移术或截骨术
		垂直方向：截骨术和切除术
		水平和垂直方向：截骨术、切除术和后移术
Ⅱ类	小颏畸形	水平方向：截骨前移术、自体或植入物隆颏术
		垂直方向：截骨术和延长术，可包括或不包括移植
		水平和垂直方向：截骨术、延长术和前移术，可包括或不包括移植
Ⅲ类	复合畸形	水平方向巨颏畸形和垂直方向小颏畸形：截骨延长术和后移术
		水平方向小颏畸形和垂直方向巨颏畸形：截骨加水平段切除术和前移术
Ⅳ类	不对称	面前下部短小：在短小侧加楔形骨块
		面下部高度正常：从长的一侧取楔形骨块；添加到短的一侧
		面前部高度过长：在长的一侧取楔形骨块
Ⅴ类	女巫下巴	软组织矫正
Ⅵ类	假巨颏畸形	软组织调整（不可预测）
Ⅶ类	假小颏畸形	上颌骨截骨术

四、知情同意

应该包括但不限于以下几点。

- 可能损伤该区域神经，导致暂时性或永久性感觉变化。
  - ➤ 颏部和唇部的感觉神经改变。
- 不对称和可触摸到的骨塌陷。
- （颏截骨成形术中）愈合不良、不愈合、固定板/金属件突出需后期取出。
- 需要说明（植入物隆颏术中）可能出现的植入物移位、突出（暴露）、可触及、后期需要取出，植入物下骨吸收。

- 矫正过度和矫正不足。

小贴士 术前应该向患者指出不对称之处，但不能对矫正效果作任何保证。

五、设备和植入物材料

（一）植入物隆颏术：一般设备

- 对于植入物隆颏术，建议用内固定或透明尼龙缝线（3-0 到 4-0）穿过植入物，将其固定。
  - ➤ 很多植入物有预置的小孔；硅胶植入物可被缝线轻松穿过。

➢ 理想的固定应该是中心固定，并且一个固定点应该位于骨或骨膜外侧。

➢ 可以用颅面螺钉（因此也要用骨钻和合适的拧螺钉装置）直接拧入植入物，颅面螺钉最好用于比较结实的聚乙烯植入物。

■ Colorado 针式电凝止血器和 9mm 骨膜剥离器，用于制作囊袋（植入物放置和截骨术）。

（二）植入物类型[9]

■ 人工植入物

➢ 硅胶（聚硅氧烷）：有光滑型或粗糙型。

● 聚硅氧烷硫化橡胶。

● Terino 开发了大量的解剖型植入物[10, 11]。

○ Terino[10, 11]：根据分区解剖结构研发出颏部植入物系统，其外侧边缘呈锥形，也可用于填充下颌体（中外侧 –M 型），以加宽下巴前部轮廓（图 47-7）。

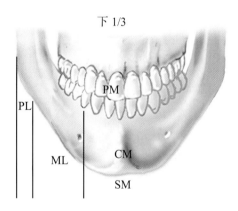

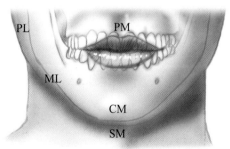

▲ 图 47-7　下颌前下颌轮廓面部美学分区

CM. 中央颏；ML. 中外侧；PL. 后外侧；PM. 前颌骨；SM. 下颌下

● 优点：容易进行蒸汽或辐射灭菌，容易雕刻，可以用螺钉或缝线（Mitek 骨锚系统）固定，极少出现过敏反应，不会组织嵌入生长，因此便于取出。

● 缺点：可引起深方骨吸收（位置不正时骨吸收增加），有可能移位，如果皮肤薄可能会比较明显。

➢ 多孔聚乙烯（Porex 公司的 Porex 或 Stryker 公司的 Medpor）：带有直径 125 ～ 250μm 的小孔，可使组织向孔内生长，与植入物结合，而非包裹植入物（如硅胶和无孔假体）。

● 优点：结实但延展性和可切割性好，感染率可能低于硅胶植入物（可能是由于血管长入所致）不容易移位和侵蚀深方骨组织，很容易用螺钉或缝线固定。

● 缺点：需要更大的软组织囊袋，比光滑植入物更难置入，比光滑的硅胶假体更难取出，通常尺寸较大，需要术中修剪 / 定制。

➢ 可根据三维建模定制（用硅胶或聚乙烯制成）植入物（当需要多个面部植入物可能更有用）。

（三）生物隆颏术

■ 自体颅骨。

■ 肋骨或耳郭软骨移植物。

■ 脱细胞软骨。

（四）颏截骨成形术：特殊设备

■ 最好有正颌外科或颏成形手术托盘，带有往复式矢状锯（侧切）。

■ 四孔低阶梯板（2.0mm 板和螺钉系统）。

■ 在矫正水平向不对称或开展跳跃式颏成形术时有时需要两块板。

六、手术方法：颏截骨成形术（图 47-8）

小贴士　下 / 后部过度剥离可能导致截骨术后下骨段的血液供应被阻断。只需暴露外侧以显示颏神经。

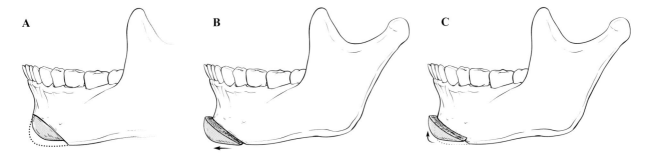

▲ 图 47-8　颏截骨成形术的常见类型
A. 减容式颏成形术；B. 滑动式颏成形术；C. 跳跃式颏成形术

专家提示　对于长面畸形和水平向小颏畸形患者，必须清楚，如果患者不做上颌骨垂直向缩小并将下巴前移到最佳位置，可能导致面部看起来更长，且患者不满意的可能性很大。在这种情况下，颏前移时要保守一些。

（一）颏缩小成形术

- 适应证：用于矫正垂直高度过高或矢状向发育过度。
- Zide 等[11] 开发了一个无须头影测量的评价体系。
  - ➢ 术前评估包括以下要点和方法。
    - 评估患者微笑时的颏垫厚度。颏垫较薄的患者微笑时颏部可能会明显突出。这种情况需要更激进地缩小颏部。
    - 颏垫比例：颏垫比例高意味着颏部的外形尺寸较大，需要缩小得更多。
    - 下唇白边到唇颏沟的倾斜度：骨突度相似而唇到沟倾斜度不同者，颏部所需的缩小量也不同。
      - ○ 倾斜度越大，所需的缩小量也越大。
- 向下斜截骨会产生垂直向缩小。

注意　下颌骨垂直高度过高需要正式的正颌手术，一般还会同时进行颏成形术。

- 骨切除术

  - ➢ 适应证：大幅降低高度。

小贴士　可利用颏下软组织手术［抽脂手术、脂肪切除术和（或）颈阔肌成形术］增强颏成形术的效果。

（二）滑动式颏成形术

- 适应证：用于水平向（矢状向）发育不足的标准术式。
- 双层颏成形术：两个节段前移。
  - ➢ 很少需要，用于矢状向和（或）垂直向极端不足者。

小贴士　用斜切或前切或与骨成直角切割可提供一小段完整的颏肌肌肉，有助于缝合时对合软组织。

（三）跳跃式颏成形术

- 适应证：颏高度多余部分非常小。
- 下方骨段"跳跃"并覆盖到上段。

（四）间置骨移植物（或羟基磷灰石）

- 适应证：增加垂直长度。
- 添加到向上倾斜的截骨段。

（五）颏居中成形术

- 适应证：用于矫正不对称问题。
- 常常需要使用楔形自体骨移植物或羟基磷灰石。

（六）颏部过长、不突出的矫正 [12]

- 该问题给医生提出了一个独特的挑战，可采用一刀切原位轮廓修整跳跃式颏成形术和口外垂直缩小／矢状隆颏术成功治疗。
  - 降低过量的颏高度，控制矢状向前移，使颏前点突出，并预防标准楔形骨切除术的风险。

专家提示 余留至少 10mm 的附着在唇部切口头侧部分的黏膜和肌肉有助于软组织的重附着，并降低唇下垂的可能性。

（七）手术方法：颏成形术

- 在前龈颊沟（前方 1cm 以上）上做一个 3 ～ 4cm 的横向切口（针尖电灼术），余留一段足够的齿龈组织用于缝合切口。
- 向斜前方或与骨成直角切开和切割黏膜，余留一小段颏肌。
- 骨联合骨膜下剥离，向下只延伸到足够做截骨术的位置（过多的向下／向后剥离可能会导致截骨术后下骨段的血液供应被阻断）；向外侧继续暴露至颏神经；在磨牙根下方向后切割。
- 用骨钻或锯在中线上做一个垂直虚线标记作参照。
- 用往复式截骨锯在颏孔下至少 5 ～ 6mm 处向后切割，进行水平截骨。
  - 切割的方向／角度（倾斜）决定了活动方向和矫正程度（见前文的建议）。
- 松动截骨段（可能需要离断二腹肌肌腱），术中用之前的测量结果进行评估，以确定所需的前移量、左右重新定位或缩小量。
- 骨移植：必要时采用。
- 固定：在中线处用单块板固定。不对称矫正、多节段或跳跃式颏成形术需要两块板。（有些医生喜欢用可生物降解的螺钉／板系统。）
- 冲洗、肌肉修复（颏肌固定对于预防软组织下垂至关重要）和适当的高位固定；继发病例可

能需要采用 Mitek 软组织固定，以防止软组织下垂复发 [7]。

- 黏膜缝合（用 4-0 铬制肠线），包含肌肉层，或者用 4-0 Vicryl 缝线或 4-0 透明尼龙缝线进行肌肉层缝合，并用 1 英寸 Microfoam 胶带加压包扎和（或）戴下巴托带。

专家提示 截骨平面应该在颏孔下方 5mm 处，以降低神经损伤的可能性。

七、手术方法：植入物隆颏术

（一）入路：优点和缺点

- 口外入路包括以下优缺点。
  - 颏下暴露可以让放置更精确。
  - 可以减少位置不正和颏神经损伤的风险。
  - 软组织／肌肉缝合要牢固，以防止软组织下垂。
  - 可与面部拉皮手术和（或）颈部提拉术同时进行。
- 口内入路包括以下优缺点。
  - 无明显瘢痕。
  - 相近的感染率。
  - 植入物放置位置不当（经常太靠上）——囊袋不能直接可见。
  - 板／螺钉突出的概率可能更高。

（二）固定

- 方法中需要以下材料。
  - 螺钉 [13]。
  - 缝线 [4, 7, 14]、Mitek。
- 如果不固定，则精确的囊袋剥离和软组织闭合就变得更为重要。

小贴士 固定植入物花费的时间是值得的。不需要骨孔，通过在重要位置余留一段软组织和骨膜，固定时只需用 3-0/4-0 透明尼龙缝线或 3-0/4-0 PDS 缝线进行缝合固定即可。

（三）植入物位置

- 正确位置：必须在颏前点正上方。
- 位置偏上时会产生以下问题。
  - 可增加骨和（或）牙根吸收 / 侵蚀、活动和不对称。
    - 在口内入路手术中发生的可能性更大。
- 位置太浅时产生以下问题。
  - 可能会看到、触摸到植入物，并显示出不规则的外观。
  - 在骨膜下放置。
  - 聚乙烯（Porex）可能更容易显露在外。

小贴士　剥离的囊袋过大可能会增加位置不正的发生率。聚乙烯植入物则需要较大的囊袋，以方便直接固定。

专家提示　缺齿患者的颏神经往往明显错位，且更靠近牙槽嵴。

（四）取出植入物 / 继发病例

- 常常需要采用以下方法。
  - 用较小的植入物替代并固定或采用颏截骨成形术。
  - 颏截骨成形术可有效填充软组织空隙。
  - 通过软组织 / 肌肉处理（切除、重新定位）以防止下列问题出现。
    - 软组织垫"卷成一团"。
    - 颏垫下垂。
    - 肌束震颤或颏下点凹陷——不可预防，但可以用肉毒杆菌毒素 A 注射治疗[7]。
  - 近期一项研究展示了一种毛面固定植入物在原发和继发病例中的疗效[15]。
    - 初次手术适应证：下巴紧绷和唇间隙过宽（3mm）、担心植入物活动 / 位置不正、患者不愿意用硅胶假体。
    - 继发手术适应证：位置不正和（或）骨侵蚀

之后更换植入物，患者不愿做截骨术。

- 技术警告：采用清醒镇静和区域阻滞；必要时钻孔，标记颏前点和植入物中线，仔细雕刻植入物以精确适应囊袋。

八、术后护理

（一）包扎

- 3 ～ 4d 后拆除 Microfoam 胶带（如使用）和下巴托带，以检查轮廓和切口。
- 叮嘱患者在术后 5 ～ 7d 内每天 2h、在接下来的 1 ～ 2 周每晚佩戴下巴弹力套。

（二）位置和活动

- 指示患者在 5 ～ 7d 内减少能增加心率的活动。
- 3 ～ 5d 内将床头抬高（成 45° 角）。
- 在接下来的 1 ～ 2 周内尽可能仰睡。

（三）饮食

- 可根据自己的耐受程度恢复以前的饮食。
  - 有些患者如果不想提早活动，则蛋白质奶昔补充剂对他们有好处。
- 在颏截骨成形术之后的前 3d，应避免硬食物，如苹果。
- 每次进餐后用水和（或）Peridex 漱口。
- 限制盐的摄入量。

（四）预防性抗生素治疗

- 做切口前使用一剂第一代头孢菌素；之后持续3 ～ 5d 每 8 小时口服一剂即可。
- 如果采用口内入路，则使用 3d 的 Peridex 漱口水会有帮助，每 8 小时及每次进餐后使用一次。

（五）类固醇

- 建议使用类固醇以减少水肿。
- 应在围术期静脉给药。
- 建议术后采用类固醇逐渐减量治疗（即甲强龙5d 逐渐减量）。

491

（六）草药、其他术后用药

- 术后 3 ～ 5d 口服山金车及菠萝蛋白酶（高剂量菠萝提取物）可能对患者有益。

九、并发症

（一）美容效果

- 美容效果不佳：可能是最常见的"并发症"
  - ➤ 然而，这类手术的不满意率非常低。
  - ➤ 具有较高的满意率[16]。
    - 颏截骨成形术：90% ～ 95%。
    - 植入物隆颏术：85% ～ 90%。
- 矫正过度：在女性中比较常见；可能导致下巴过于突出和男性化。
- 植入物隆颏术与颏截骨成形术比较：争议很大，报道有限。
  - ➤ 一项研究显示患者对颏截骨成形术的满意度和自尊心提高率稍高[16]。
- 不对称：与不恰当的软组织／肌肉（颏肌）分离和固定／对合方法有关。
  - ➤ 颏截骨成形术引起的骨性不对称：如果截骨位置不够靠后则出现这种情况的概率会增加。

（二）血肿

- 罕见；常出现在外侧截骨部位。
- 用简单抽吸和抗生素可有效治疗；可覆盖口腔菌群。

（三）感染

- 不常见［在植入物（Proplast，Vitek 公司）隆颏术中发生率＜ 5%，在截骨成形术中约 3%］[1, 16]。
- 截骨术中与血肿并发的可能性更大。
- 总的来说在植入物隆颏术中更常见（可能需要取出植入物）。

- 有些外科医生报道称没有出现感染[13]。
- 植入物突出：非常罕见，与感染和放置位置过高有关。

（四）位置不正

- 口内入路植入物置入中更常见。
- 可导致骨吸收率增高。
- 最好采用毛面易固定植入物隆颏术或截骨方法预防。

（五）骨吸收

- 最常见于位置不正和使用不固定光滑硅胶植入物的患者。
- 可使用毛面易固定植入物防治。
- 由于骨量不足，常常不能采用截骨术。

（六）神经损伤

- 神经失用症：通常是牵拉损伤，并会在 2 ～ 6 周内消除。
  - ➤ 永久性：非常罕见，很可能因切割过程中直接切断或撕裂，或植入物不慎直接压迫颏神经所致。
  - ➤ 如果出现严重感觉异常，而怀疑是植入物压迫神经所致，则必须尽快再次手术。

小贴士 尽量减少对颏神经的牵拉和操作。

- 下唇感觉异常：发生率为 5% ～ 6%。
  - ➤ 可能出现暂时性流涎。如果持续 6 周以上，则考虑取出、修剪植入物。
  - ➤ 永久性缺陷非常罕见；一般与截骨方法使用不当和下齿槽神经损伤（因为它向尾部行进）有关。

本章精要

❖ 半侧颜面短小畸形或其他面部畸形患者的下齿槽神经可能不存在或者扭曲。

❖ 有些患者的颏突度、高度和（或）对称性相对于其他面部结构不协调。

❖ 一般而言，植入物隆颏术只能用于颏部轻到中度矢状向发育不足或唇颏沟浅的患者[1-4]。

❖ 术前应该向患者指出不对称之处，但不能对矫正效果作任何保证。

参考文献

[1] Cohen SR. Genioplasty. In Achauer BM, Eriksson E, Guyuron B, et al, eds. Plastic Surgery: Indications, Operations, and Outcomes, vol 5. St Louis, Mosby–Year Book, 2000.

[2] Guyuron B, ed. Genioplasty. Boston: Little Brown, 1993.

[3] Rosen HM. Osseous genioplasty. In Aston SJ, Beasley RW, Thorne CN, eds. Grabb and Smith's Plastic Surgery, ed 5. Philadelphia: Lippincott-Raven, 1997.

[4] Zide BM, Pfeifer TM, Longaker MT. Chin surgery: I. Augmentation—the allures and the alerts. Plast Reconstr Surg 104:1843, 1999.

[5] Byrd HS, Hobar PC. Rhinoplasty: a practical guide for surgical planning. Plast Reconstr Surg 91:642, 1993.

[6] Michelow BJ, Guyuron B. The chin: skeletal and soft tissue components. Plast Reconstr Surg 95:473, 1995.

[7] Zide BM, Boutros S. Chin surgery III: revelations. Plast Reconstr Surg 111:1542; discussion 1551, 2003.

[8] Guyuron B, Michelow BJ, Willis L. Practical classification of chin deformities. Aesthetic Plast Surg 19:257, 1995.

[9] Yaremchuk MJ. Facial skeletal augmentation. In Mathes SJ, Hentz VR, eds. Plastic Surgery: The Head and Neck, ed 2. Philadelphia: Saunders Elsevier, 2006.

[10] Terino EO. Alloplastic facial contouring by zonal principles of skeletal anatomy. Clin Plast Surg 19:487, 1992.

[11] Zide BM, Warren SM, Spector JA. Chin surgery IV: the large chin—key parameters for successful chin reduction. Plast Reconstr Surg 120:530, 2007.

[12] Warren SM, Spector JA, Zide BM. Chin surgery V: treatment of the long, nonprojecting chin. Plast Reconstr Surg 120:760, 2007.

[13] Yaremchuk MJ. Improving aesthetic outcomes after alloplastic chin augmentation. Plast Reconstr Surg 112:1422, 2003.

[14] Zide BM, Longaker MT. Chin surgery: II. Submental ostectomy and soft-tissue excision. Plast Reconstr Surg 104:1854, 1999.

[15] Warren SM, Spector JA, Zide BM. Chin surgery VII: the textured secure implant—a recipe for success. Plast Reconstr Surg 120:1378, 2007.

[16] Guyuron B, Raszewski RL. A critical comparison of osteoplastic and alloplastic augmentation genioplasty. Aesthetic Plast Surg 14:199, 1990.

第 48 章　耳整形
Otoplasty

Joseph M. Brown, Jeffrey E. Janis, Charles H. Thorne　著

陈昭阳　译

一、耳的正常解剖和发育[1-5]（图 48-1）

- 外侧皮肤（舟状窝）薄、黏附紧、皮下组织较少。
- 中间皮肤厚、松弛、皮下纤维脂肪组织多。
- 6 岁时耳郭大小可达到其成年的 85%。
- 10 岁男孩耳郭的平均长度约为 60mm。
- 耳软骨会随着年龄的增长而逐渐变硬变脆。
- 新生儿的耳软骨质地柔软可塑。

小贴士　刚出生后的前几周，循环的母体内激素仍处在较高水平的时候，这时如果通过相关的塑形技术对耳郭外形给予相应的干预，则仍可以获得较好干预的效果。

二、胚胎发育

耳在怀孕后 3 ~ 4 个月开始突出。

三、血液供应（图 48-2）

- 颈外动脉发出两个终末支供应耳郭。
  - 耳后动脉。
  - 颞浅动脉。

四、神经分布

- 耳颞神经（CN V）
  - 分布于耳屏和耳轮脚。
- 耳大神经（C_2 ~ C_3）。
  - 有前后两个分支。
  - 分布于舟状窝和耳垂。
- 迷走神经耳支（CN X）
  - 分布于外耳道和耳甲腔。
- 枕小神经（C_2 ~ C_3）。

五、耳软骨的解剖结构（图 48-3）

- 耳软骨后表面有两个重要的解剖标志点。
  - 耳小桥是耳后肌的附着点。

六、耳郭的正常解剖位置[4,6]（图 48-4）

- 耳郭的长轴向后倾斜，与正中垂线形成约 20°的夹角。

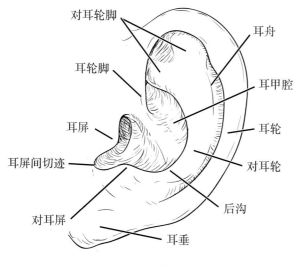

对耳轮脚

耳轮脚

耳舟

耳甲腔

耳屏

耳轮

耳屏间切迹

对耳轮

对耳屏

后沟

耳垂

▲ 图 48-1　外耳的解剖

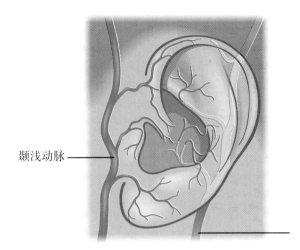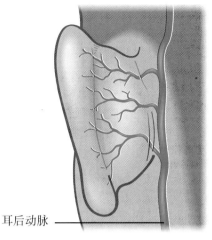

颞浅动脉

耳后动脉

▲ 图 48-2 外耳的血液供应

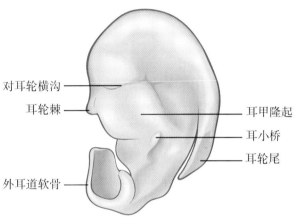

对耳轮横沟

耳轮棘

耳甲隆起

耳小桥

耳轮尾

外耳道软骨

▲ 图 48-3 耳软骨结构（后位视图）

- 耳郭长轴与鼻梁并不平行。
  - 通常存在一个 150° 的微分。
- 耳郭大约位于眦外侧缘后方约一个耳郭长度（5.5～7cm）的位置，在眉毛和鼻小柱的水平面之间。
- 宽度为长度的 50%～60%。
  - 宽度 3～4.5cm。
  - 长度 5.5～7cm。
- 耳轮的前外侧面向前突出与头皮形成 21°～30° 的夹角。
- 耳轮的前外侧面距头皮的距离为 1.5～2cm。
  - 但存在较大的种族和性别差异。
- 耳垂和对耳轮折叠处在同一平面并呈锐角向乳突区过渡。

- 前位观耳轮比对耳轮向外突出 2～5mm。

七、流行病学 / 病理学 [6-9]

- 常染色体显性遗传特征。
- 白种人中发病率约为 5%。
- 三种重要的导致形态异常的因素。
  - 对耳轮嵴发育不良
    - 耳甲与耳舟的夹角呈钝角（大于 90°）。
    - 耳舟和耳轮缘前倾致耳郭中上部前突。
  - 耳甲前突
    - 过深的耳甲腔（大于 1.5cm）[10] 或增大的颅耳角。
    - 均导致耳中部前突。
  - 耳垂前倾
    - 导致耳郭下 1/3 前突。
- 许多研究 [5, 6, 11, 12] 表明前突的耳郭可以招致他人的嘲笑，长此以往将导致患者出现情绪和行为方面的问题。
- 最近有文献通过对矫形术后患者的研究指出，耳矫形手术有助于改善患者的自我认知、心理健康和生活质量。

八、手术治疗的目标 [9]

- 矫正耳郭上 1/3 的前突。
- 正面观使双侧耳轮高于（位于外侧）对耳轮。

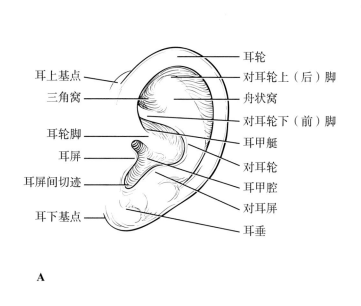

A

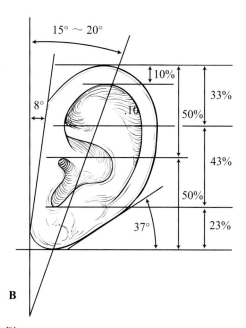

B

▲ 图 48-4　耳郭的解剖比例

A 正常耳郭及其各部结构；B. 耳郭的重要解剖比例

■ 使耳轮轮廓沿其长轴平滑规整。

■ 后位观耳轮缘的轮廓应呈一条直线。

■ 不应过度降低或扭曲耳后沟。

■ 耳轮到乳突的正常距离范围，上 1/3 为 10 ～ 12mm，中间 1/3 为 16 ～ 18mm，下 1/3 为 20 ～ 22mm。

■ 两侧耳郭在头部的投影边界位置相差应在 3mm 以内。

九、术前评估 [13]

■ 应完整了解患者的病史。

➤ 应包括患者的动机和意愿以及任何心理应激的征象。

■ 体格检查应集中评估以下几个方面。

➤ 对耳轮突起的程度。

➤ 耳甲腔的深度。

➤ 耳垂的平面的畸形（如果存在）。

➤ 耳轮缘和乳突平面的夹角。

➤ 耳软骨质量和弹性。

● 评估是否有必要行耳软骨划痕。

专家提示　首要问题：突出的耳郭外形正常或合并有畸形（如收缩耳畸形，Stahl 耳畸形）。

■ 应获取患者术后的照片。Spira[14] 推荐采集两张正面和左右侧面及一张局部的照片。

➤ 两张正面的照片有助于适应患者的眨眼反射。

➤ 局部照片有助于进一步了解可能被光线或阴影掩蔽的畸形。

专家提示　作者认为正位的照片至关重要，且比先前提及的其他位的照片更加有意义。

十、适应证和禁忌证

■ 手术干预存在下述禁忌证。

➤ 手术干预应在患者 4 岁之后进行。新生儿期非手术治疗方法通常非常有效，因循环中雌激素水平的升高可使耳状软骨具有可塑性使其能对矫形器做出反应。

■ 6 到 7 岁时耳郭基本已发育成熟，这时应在合适的患者中考虑行手术治疗。

注意　然而，重要的是根据患者的情况差异来决定手术的时机，因为有些患者可能在更小的时候就会受到明显的欺凌，因此早期干预变得更为必要。

- Balogh and Millesi [15] 通过对 76 名接受软骨切除耳矫形手术的患者平均 7 年的术后随访发现，患者的耳郭生长术后并没有停止。
- 患有招风耳畸形的患者通常不关心术后耳郭的生长是否会受到轻微的抑制。

十一、知情同意

- 重要的是解决每个患者所关心的具体问题同时设定适当的期望值。
- 尽管手术的目的是通过矫正畸形改善患者的自我认知，但手术本身不能保证给患者带来更好的生活。
- 手术风险包括矫正不足、矫正过度、轮廓不自然或过于凸显、血肿、感染、软骨炎、畸形复发［早期和（或）晚期］、两侧耳郭不对称、固定缝线外露。

十二、设备

- Dingman 耳磨蚀器或 Adson–Brown 组织镊可用于软骨划痕。
- 除此之外该手术不需要其他特殊的设备。
- 亚甲蓝作为一种有用的工具，用 25G 针的针头蘸取后可将耳郭前外侧面标记点刺入耳郭背面。

十三、手术技术

- 常用以下手术方法。
  - Mustardé[16]：软骨塑形法。
  - Furnas[17]：软骨塑形法。
  - Converse–Wood–Smith[18]：软骨切开法。
- 其他技术包括以下几种。
  - Stenstroem[19]：软骨划痕法。
  - Chongchet[20]：软骨划痕法。

注意　应用软骨划痕技术的依据是根据下列观察到的现象：当软骨膜和软骨的最外层被切开后，因为软骨表面的交互应力的释放，会使软骨向切开的对侧面弯曲[21, 22]。

小贴士　即使只行单侧的耳郭矫形手术，术中评估对称性时也最好将双侧耳郭纳入。为了防止术后两侧耳郭不对称的发生，即使当只有一侧耳郭看起来特别前突，也应考虑同时行双侧耳郭的矫形。

- 年幼患者应在设施完备的手术室内全身麻醉下接受矫形。
- 老年患者可在诊所内局部麻醉下接受矫形。成年通常可在局部麻醉下接受矫形。

（一）Mustardé 技术（图 48-5）

- 用于矫正对耳轮嵴形态不显。
- 用于矫正耳郭上 1/3 部分的畸形。
- 几乎不单独使用，通常与其他塑形方法联合应用。
- 手术过程描述如下。
  - 向后适度按压耳郭舟状窝以显现对耳轮嵴及其上脚的轮廓。
    - 标记上述结构的外侧边界。
    - 用 25G 的针头从耳郭外侧面标记点刺入耳郭背面。
    - 用亚甲蓝浸湿的棉签弄湿针头。
    - 拔出针头使皮肤和软骨着色。

小贴士　用一个 Bovie 垫刮除针头外面的硅胶层，可以使其保留更多的亚甲蓝，留下更明显的标记。

- 在耳郭背面纹入的标记点之间标记新月形皮肤切口。

专家提示　在某些情况下，可能不需要行皮肤切除。

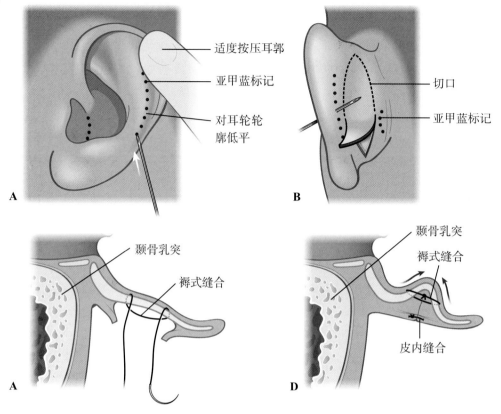

▲ 图 48-5　Mustardé 技术

A. 在耳甲和对耳轮外侧标记数对标志点；B. 用蘸有墨水的 25G 针头将耳郭外侧面的标记点刺入耳郭背面；C. 切开皮肤至下方软骨。充分止血后行几针软骨全层缝合。通常只需要完好的缝合 2 ～ 3 针；D. 几针缝线同时打结。4-0 尼龙线皮内缝合关闭切口

➢ 1% 利多卡因内含 1∶1 000 000 肾上腺素用 30G 针头行软骨膜下方平面浸润麻醉使其形成水分离。

● 浸润的范围包括耳郭的背面、耳甲的外侧面、舟状窝和耳甲腔。

➢ 在软骨膜下方平面行锐性分离。

● 范围为沿耳郭背面近耳轮缘处，从耳轮尾（图 48-3）至舟状窝的最上点。

● 如果需对软骨进行划痕，可在耳轮尾和耳甲软骨之间开一窗孔，用锐头解剖剪分离至舟状窝前表面。

● 在耳郭前表面软骨膜上分离可借助 Joseph 拉钩完成。

小贴士　只分离需要划痕的软骨区域，因其可使耳郭前表面形成的无效腔最小。

➢ 不可吸收缝线（4-0 透明尼龙或 4-0 线带）沿标记点穿过耳软骨全层行褥式缝合，缝合时确保缝针穿过前方的软骨膜，但不刺穿表面的皮肤。每缝完一针 Mustardé 褥式再行下一针缝合之前，都应检查缝针是否穿透耳郭外侧的皮肤全层。

注意　要注意确保不穿透耳郭前方的皮肤。

小贴士　舟状窝处褥式缝合的宽度要比耳甲处宽。跨度应像是轮子上辐条，而不是平行式的褥式缝合（图 48-5）。形成一个更加弯曲和自然的对耳轮 [23]。

➢ 打结前将所有的褥式缝线排好（通常需要
4～6针褥式缝合）。

● 一旦打结即可发挥作用。

● 可能需要"飘"着缝合或有意打"空结"。

➢ 然后将皮肤切口用5-0的普通羊肠线间断缝
合对齐。

（二）FURNAS 技术（图 48-6）

■ 通过处理耳甲前突来矫正耳郭中 1/3 畸形。

■ 几乎从不单独使用；常与其他方法如 Mustardé
褥式缝线和耳垂前突矫正联合；或与其他

技术结合（如 Mustardé 技术矫正对耳轮嵴
缺失）。

■ 手术过程描述如下。

➢ 小心地将内侧解剖范围跨过颅耳角扩展到乳
突筋膜区。

➢ 解剖的范围沿耳甲软骨向内侧扩展直至解剖
出耳后肌的附着点耳小桥。

● 识别并切除耳后肌，以便行耳甲乳突缝合。

● 切除乳突筋膜前方的耳后及纤维脂肪组织以
增加向后折叠的程度[24]。

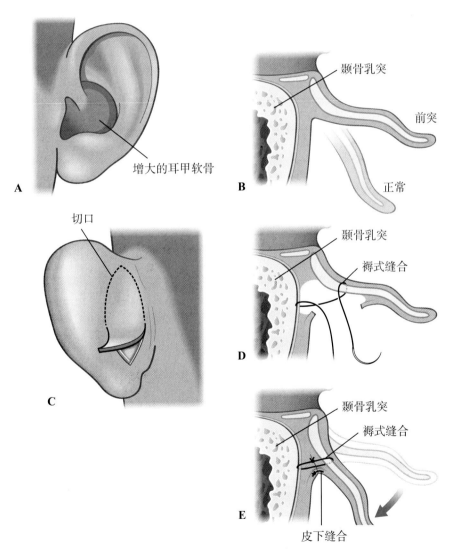

▲ 图 48-6　Furnas 技术

A. Furnas 技术非常适合矫正耳郭上 2/3 前突的患者；B. 招风耳深的杯状增大的耳软骨与正常软骨在横截面上的对比；C. 在颅耳沟处做一新月形的切口，暴露耳后的肌肉和韧带，然后行分离和切开；D 和 E. 用几针褥式将耳甲软骨缝合到乳突筋膜上。褥式缝合的缝线应穿过耳甲软骨的全层。缝合完毕后同时打结。

警告 一些耳大神经终末支将不可避免地被切断。

➤ 乳突区的解剖范围也应扩大到2cm左右。

➤ 切开一段乳突筋膜暴露下面的软骨膜。注意保持乳突筋膜的完整，以便于后期的缝合固定。

➤ 然后适度按压耳郭直至获得理想的效果。

➤ 用不可吸收缝线（4-0透明尼龙或4-0线带）进行1～2针褥式缝合。

● 要确保缝合耳软骨的全层，包括后面的软骨面和前面的软骨膜，且不穿透软骨前方的皮肤。

● 乳突筋膜处应缝合牢固以防术后发生撕脱。

➤ 缝线打结后即可矫形的效果。可能需要复位缝合。

小贴士 如果遇到耳甲过大的情况，可将耳甲中间部分前置来缩小外耳道（图48-7）。这种情况下，可将旁边宽约1cm的软骨膜瓣及其下方的软骨提起，并缝合到乳突区域，以获得相似的结果（图48-8）[14]。

➤ 皮肤切口可用5-0的铬制羊肠线连续缝合对齐。

（三）Converse – Wood-Smith 技术（图48-9）

■ 是一种软骨切开技术，而非先前探讨的软骨塑形技术。

■ 用于矫正非常严重的招风耳畸形（当畸形累及整个耳郭时）。

■ 缺点：可导致耳软骨成脊、边缘锐利及对耳轮和上脚过显，遗留明显的术后外观。

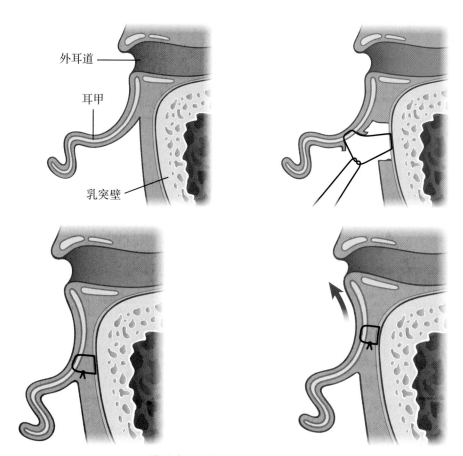

外耳道

耳甲

乳突壁

▲ 图 48-7　通过将耳甲中间部分前置缩小外耳道

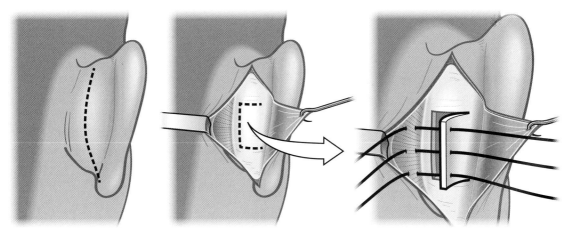

▲ 图 48-8 将软骨膜及下方的耳软骨提起并缝合到乳突区

■ 手术过程[18] 描述如下。

> 将耳郭向后适度按压，在期望的位置形成对耳轮嵴，方式与 Mustardé 技术类似。

> 标记三角窝的上缘、对耳轮上脚的上边界及耳轮和耳舟的交界。

> 标记耳甲边缘的全长。

> 用 25G 针头将这些标记点刺入，标记新月形切除的皮肤，局部浸润麻醉，后解剖至下方的软骨，方法与 Mustardé 技术类似。

> 用手术刀切开软骨的全层，保留外侧的皮肤。

> 用不可吸收缝线（4-0 透明尼龙或 4-0 线带）全层褥式缝合形成对耳轮，缝线打结后即可看到效果。

> 通过向内按压新形成的对耳轮评估耳甲的突出程度，然后切除一定量的耳软骨。

> 用不可吸收缝线缝合耳甲和对耳轮的新切缘。

小贴士 注意避免软骨切口边缘外翻，以免形成永久性软骨脊。

> 皮肤切口可用 5-0 的铬制羊肠线连续缝合对齐。

（四）耳垂前倾矫正（下 1/3）（图 48-10）

■ 用改良的鱼尾形切除矫正（Wood-Smith）[25]。

■ 手术过程描述如下。

> 在耳郭后下表面标记一延伸的 V 形切口，用于矫正招风耳畸形（例如 Furnas 或 Mustardé）。

> 在标记液未干前将标记线转移到乳突区皮肤，形成一鱼尾形的镜像图形。

> 沿标记线切除皮肤和多余的纤维脂肪组织。

> 缝合皮肤切口。

（五）耳轮脚前突矫正[10]

■ 可以 Hatch 缝合法矫正耳轮脚前突（图 48-11）。

■ 手术过程描述如下。

> 用 15 号手术刀片在耳轮脚与头皮邻接的沟处做一切口。

> 切口内侧向下分离至颞深筋膜，外侧向下分离至耳轮脚的软骨。

> 用不可吸收缝线（4-0 透明尼龙或 4-0 线带）在颞深筋膜和软骨之间行褥式缝合，缝线打结后即可看到效果。

（六）矫正特殊耳畸形的相关技术

■ 达尔文结节：有将近 10% 的患者会有耳轮中上 1/3 交界处突出增厚。可以通过全层切除多余的皮肤和软骨的方式矫正，瘢痕将隐藏在耳轮前外向后内的过渡处而不明显。术后耳轮的轮廓得到改善，明显的突出也会进一步减轻（图 48-12）。

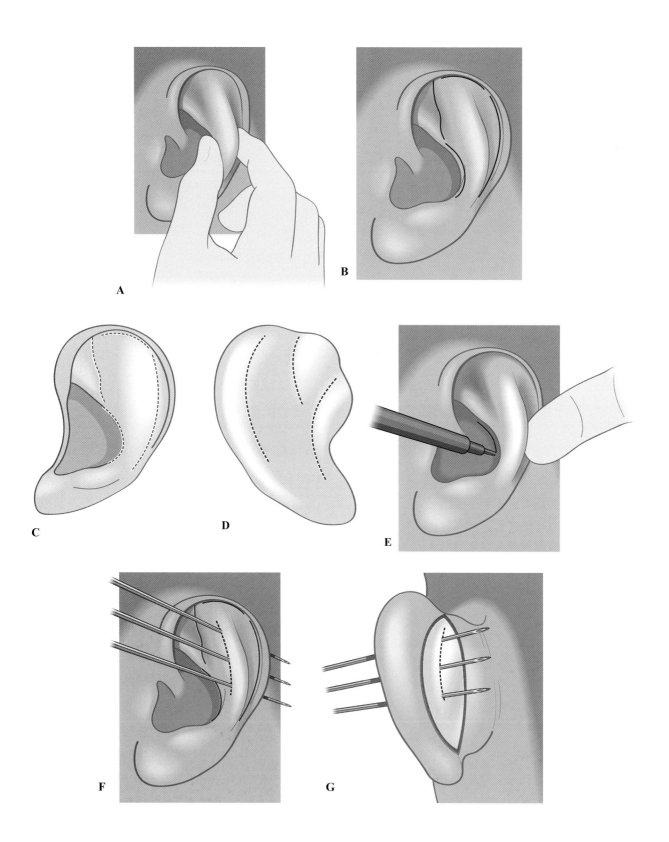

A

B

C

D

E

F

G

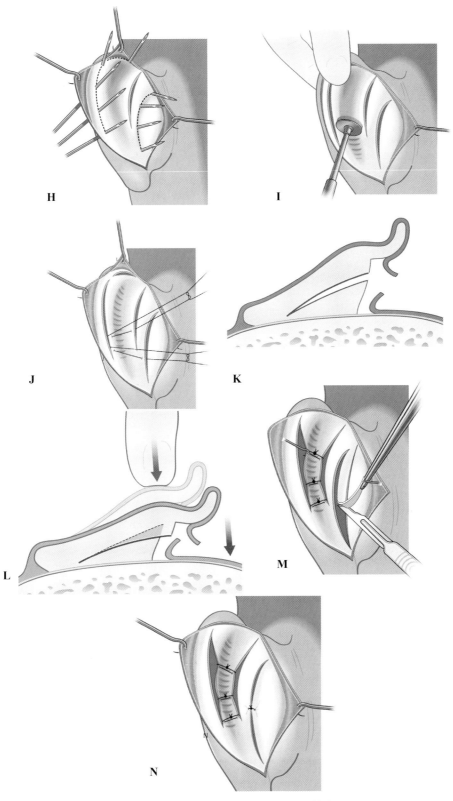

▲ 图 48-9　Converse-Wood-Smith 技术

A. 将耳郭向后折叠形成对耳轮上脚及其连接；B. 用亚甲蓝标记对耳轮的前后边界、对耳轮上脚的上界和耳甲边缘；C 和 D. 设计的软骨切口；E. 可以通过按压耳舟显现耳甲边缘；F 和 G. 用 25G 针头标记对耳轮及其上脚的中线。设计包含上述标记点的新月形皮肤切口然后切开；H. 软骨膜下方平面分离并掀起皮肤，软骨节段用针头标记。切开软骨全层，表面皮肤不切开；I. 如果有必要可用电磨头将厚而坚硬的软骨磨薄；J. 褥式缝合形成对耳轮及其上脚；K. 切开耳甲边缘；L. 手指按压评估耳甲突出的程度；M 和 N. 切除适量的耳甲软骨，用单缝线缝合对耳轮和耳甲切缘

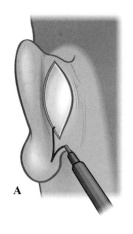 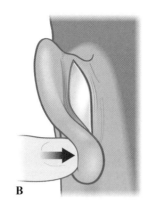 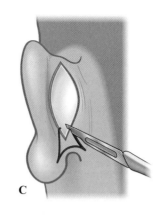 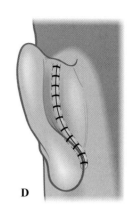

▲ 图 48-10　改良鱼尾形切除矫正耳垂前倾

A. 在耳垂后画一从耳郭后方延伸而来的 V 形切口线；B. 在标记液未干前将耳垂压向后方的乳突区皮肤；C. V 形切口的镜像被印在乳突区的皮肤上。切除所处于改良鱼尾形切口边界内的皮肤；D. 切口用 4-0 尼龙线连续缝合关闭

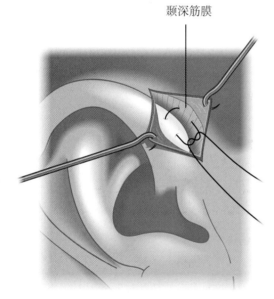

颞深筋膜

▲ 图 48-11　Hatch 缝合法

做一深及软骨和颞深筋膜的切口。用一针褥式缝合将两个结构缝合到一起，打结后观察矫正的效果

- Stahl 耳：存在第三或水平的对耳轮上嵴和尖的上耳轮。导致耳郭上和中间 1/3 前突。多种技术可单独或联合应用矫正该畸形。[26] 因术后复发率高，耳郭上极的轻度突出也应尽快矫正。

- 乳突骨前突：可通过切除耳甲和乳突间的软组织缓解由乳突骨前突导致的耳甲突出。或者可以用磨钻小心磨除部分乳突的骨皮质。

十四、术后护理

- 术后护理通常包括用大量疏松敷料行保护性包扎。

- Spira[14] 通常术后 48h 内进行术后首次查房，评估内容包括患者的出血、疼痛及一般情况。

    - 术后 7 ~ 10d 去除敷料包扎，并用稀释的过氧化氢清洗切口。

    - Spira 常规让患者术后口服 5d 的抗生素（通常是头孢氨苄）。

    - 外部皮肤切口缝线可自行吸收脱落。

十五、并发症

（一）血肿

- 最为紧急和棘手的术后并发症。

- 如果患者术后突然出现的持续性、单侧的疼痛，那么手术医生应该警惕发生血肿的可能性。

- 出现血肿时按下述方法处理

    - 去除敷料包扎。

    - 拆除缝线。

    - 清除血凝块。

    - 重新轻度加压包扎。

- 如为活动性出血，则应进入手术室重新探查和止血。

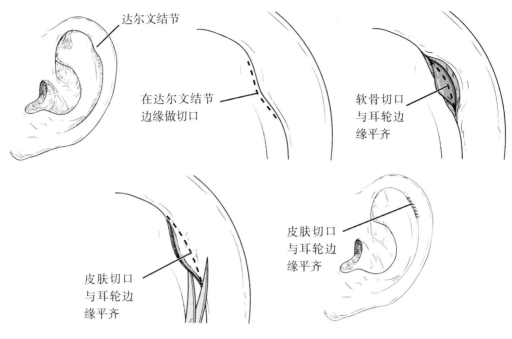

图中标注：
- 达尔文结节
- 在达尔文结节边缘做切口
- 软骨切口与耳轮边缘平齐
- 皮肤切口与耳轮边缘平齐
- 皮肤切口与耳轮边缘平齐

▲ 图 48-12　达尔文结节

（二）感染

- 术后感染不常见。
  - 如果术后 3 ～ 4d 时单侧的疼痛突然增加，则应怀疑发生感染的可能。
- 常见致病菌是葡萄球菌或链球菌属偶为假单胞菌属。
- 可用磺胺米隆预防感染的播散及软骨炎的发生。
- 一些作者提倡对于化脓性感染，应在细菌培养和药敏检测后积极入院同时静脉应用抗生素，防止感染进展为软骨炎[14]。

（三）软骨炎

- 手术感染需要及早识别并清除坏死软骨。

（四）晚期畸形

- 通常会在术后 6 个月内出现。
  - 1 年后的复发少见。

- 更多依赖于手术医生而不是所选用的具体技术。
- Tan[27] 发现存在下述情况。
  - 24% 的患者用 Mustardé 技术矫正后需要"重新手术"。
  - 10% 的患者用 Stenstroem 技术矫正后需要"重新手术"。
    - 原因：15% 左右病例为缝线导致窦道形成和伤口感染所致。
  - 软骨切开技术（如 Luckett，Converse，和 Wood-Smith）会比非软骨切开技术（如 Mustardé 和 Stenstroem）遗留更多的"锐利边缘"和"轮廓不规则"。

小贴士　手术医生需要"打断软骨环"来防止出现电话柄样耳郭畸形。

本章精要

❖ 耳郭畸形矫正的手术目标是后位观耳轮缘的轮廓呈一条直线。直线型轮廓可以使耳郭上、中、下 1/3 的后界更加协调自然。

❖ 除了耳垂前倾矫正时切除耳垂后面三角形的皮肤外，不要再行其他的皮肤组织切除操作。

❖ 注意确保没有缝线穿透皮肤外露。因外露的缝线将不可避免地导致肉芽肿形成或炎症感染，而需要进一步手术去除。

参考文献

[1] Allison GR. Anatomy of the external ear. Clin Plast Surg 5:419, 1978.

[2] Tan ST, Abramson DL, MacDonald DM, et al. Molding therapy for infants with deformational auricular anomalies. Ann Plast Surg 38:263, 1997.

[3] Tan ST, Shibu M, Gault DT. A splint for correction of congenital ear deformities. Br J Plast Surg 47:575, 1994.

[4] Farkas LG, Posnick JC, Hreczko TM. Anthropometric growth study of the ear. Cleft Palate Craniofac J 29:324, 1992.

[5] Adamson JE, Horton CE, Crawford HH. The growth pattern of the external ear. Plast Reconstr Surg 36:466, 1965.

[6] Macgregor FC. Ear deformities: social and psychological implications. Clin Plast Surg 5:347, 1978.

[7] Hao W, Chorney JM, Bezuhly M, et al. Analysis of health-related quality-of-life outcomes and their predictive factors in pediatric patients who undergo otoplasty. Plast Reconstr Surg 132:811e, 2013.

[8] Braun T, Hainzinger T, Stelter K, et al. Health-related quality of life, patient benefit, and clinical outcome after otoplasty using suture techniques in 62 children and adults. Plast Reconstr Surg 126:2115, 2010.

[9] McDowell AJ. Goals in otoplasty for protruding ears. Plast Reconstr Surg 41:17, 1968.

[10] Campobasso P, Belloli G. [Protruding ears: the indications for surgical treatment] Pediatr Med Chir 15:151, 1993.

[11] Bradbury ET, Hewison J, Timmons MJ. Psychological and social outcome of prominent ear correction in children. Br J Plast Surg 45:97, 1992.

[12] Janz BA, Cole P, Hollier LH Jr, et al. Treatment of prominent and constricted ear anomalies. Plast Reconstr Surg 124(1 Suppl):27e, 2009.

[13] Ellis DA, Keohane JD. A simplified approach to otoplasty. J Otolaryngol 21:66, 1992.

[14] Spira M. Otoplasty: what I do now—a 30-year perspective. Plast Reconstr Surg 104:834, 1999.

[15] Balogh B, Millesi H. Are growth alterations a consequence of surgery for prominent ears? Plast Reconstr Surg 89:623, 1992.

[16] Mustardé JC. The correction of prominent ears using mattress sutures. Br J Plast Surg 16:170, 1963.

[17] Furnas DW. Correction of prominent ears by conchamastoid sutures. Plast Reconstr Surg 42:189, 1968.

[18] Converse JM, Wood-Smith D. Technical details in the surgical correction of the lop ear deformity. Plast Reconstr Surg 31:118, 1963.

[19] Stenstroem SJ. A "natural" technique for correction of congenitally prominent ears. Plast Reconstr Surg 32:509, 1963.

[20] Chongchet V. A method of antihelix reconstruction. Br J Plast Surg 19:276, 1966.

[21] Gibson T, Davis W. The distortion of autogenous cartilage grafts: its cause and prevention. Br J Plast Surg 10:257, 1958.

[22] Fry HJ. Interlocked stresses in human nasal septal cartilage. Br J Plast Surg 19:276, 1966.

[23] Thorne C, Wilkes G. Ear deformities, otoplasty, and ear reconstruction. Plast Reconstr Surg 129:701e, 2012.

[24] Elliott RA. Complications in the treatment of prominent ears. Clin Plast Surg 5:479, 1978.

[25] Wood-Smith D. Otoplasty. In Rees T, ed. Aesthetic Plastic Surgery. Philadelphia: Saunders, 1980.

[26] Weinfeld AB. Stahl's ear correction: synergistic use of cartilage abrading, strategic Mustarde suture placement, and anterior anticonvexity suture. J Craniofac Surg 23:901, 2012.

[27] Tan KH. Long-term survey of prominent ear surgery: a comparison of two methods. Br J Plast Surg 39:270, 1986.

第八部分
乳房手术
Breast Surgery

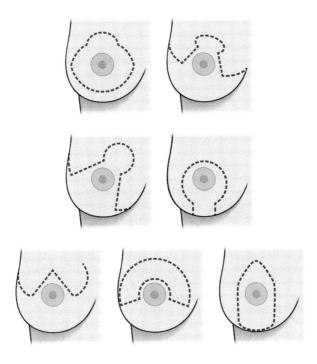

第 49 章　乳房解剖
Breast Anatomy

Melissa A. Crosby, Glyn Jones　著

徐伯扬　译

一、胚胎学，发育，生理学

（一）胚胎学

- 乳房由外胚层分化而来。
- 乳房的生长始于胚胎发育第 8～10 周，由位于胚胎胸部的上皮细胞分化而来。
- 第 6 周，乳线嵴由腋窝发生并延伸至腹股沟区。
- 第 7 周至分娩，位于胸壁上的乳腺原基发育为包含有 15～20 个导管的上皮胚芽，乳头则出现环状分布的平滑肌纤维。
- 出生后 7 周内，在母体激素的刺激下，新生儿乳房中可能分泌出类似初乳的透明液体，其中含有水分、脂肪和细胞碎片。
- 正常乳房发育部位为胸部前外侧、第四肋间隙水平。
- 多乳房畸形和多乳头畸形可能发生在乳线嵴沿线。
  - 多乳房畸形好发于左侧乳房下皱襞下方的胸壁。
  - 多乳头畸形是最常见的先天性乳房发育异常，发病率约 2%。
- 乳线嵴的异常退化可导致乳房的发育不全，即乳房发育不良。
- 乳房的完全缺失，即无乳房畸形通常伴有同侧的胸肌和胸壁发育不全，即 Poland 综合征。

（二）发育

- 青春期开始于 10—12 岁，由下丘脑分泌促性腺激素释放激素，进入下丘脑—垂体门静脉系统而激发。
- 垂体前叶释放卵泡刺激素（FSH）和黄体生成素（LH）。
- 卵泡刺激素（FSH）促进卵泡成熟及分泌雌激素。
- 雌激素促进乳腺导管上皮细胞的纵向生长。
- 伴随卵巢中卵泡的成熟和排出，黄体分泌的黄体酮和雌激素共同促进乳房发育。
- 乳房发育包括 5 个阶段（Tanner[1] 描述）。
  - 阶段 1：青春期前只可见乳头隆起，无可触及的腺体组织和乳晕区的色素沉着。
  - 阶段 2：乳晕下区出现腺体组织，乳头和乳房组织呈单个隆起。
  - 阶段 3：腺体组织进一步增加，伴有乳头和乳房增大，但仅为在单一平面的轮廓增大。
  - 阶段 4：乳晕增大及颜色加深，乳头及乳晕在乳房原有水平上形成继发隆起。
  - 阶段 5：青春期末期发育为轮廓平滑的乳房外形，不伴有乳头乳晕的隆起。
- 常见乳房发育异常有下述几个方面。
  - 婴幼儿期乳房增生
    - 由母体来源的雌激素跨过胎盘屏障而导致。
    - 男女均可发生，可能与婴儿期泌乳相关。
    - 可见于超过 50% 新生儿中。
  - 青春期的男性乳房发育

- 可见于 70% 男性。
- 可发生于单侧或双侧。
- 质软。
- 可持续 2 年。

➤ 乳房发育过早

- 女性 8 岁前乳房开始发育，但未伴有骨龄成熟或其他青春期表现。
- 多见于双侧，也可仅累及单侧。
- 好发于 2 岁前，3—5 岁后逐渐消退。

➤ 乳房发育延迟

- 14 岁前乳房未发育，但未伴有内分泌异常或其他慢性疾病。
- 具有乳房发育延迟家族史。
- 较为罕见，需检测促性腺激素水平，排除原发性卵巢功能不全。

（三）月经周期

- 月经前期：雌激素高峰，乳房肿胀且更加敏感。
- 卵泡期（第 4 ～ 14 天）：乳房上皮细胞进行有丝分裂和增殖。
- 黄体期（第 5 ～ 28 天）：黄体酮水平升高，乳腺导管增粗，乳腺腺泡上皮细胞分化为分泌细胞；雌激素刺激乳房血流增加。
- 月经期：乳房缩小，激素水平下降。
- 乳房肿胀度及软硬度（月经期后至少 5 ～ 7d）：此时进行乳房触诊最易发现乳房肿物，而且患者舒适度高。

（四）妊娠期和哺乳期

- 雌激素、黄体酮、胎盘催乳素、泌乳素、促绒毛膜性腺激素，促进乳腺导管增粗，乳腺小叶及腺泡增生。
- 孕早期：雌激素刺激乳腺导管萌出、乳腺小叶形成，乳房进行性增大，浅静脉扩张，乳头 – 乳晕复合体色素沉着。
- 孕中期：乳腺小叶主要受孕激素影响，乳腺腺泡内出现初乳聚积。

- 孕晚期：分娩前乳房体积增大至原先的 3 倍左右，主要由血管扩张，上皮细胞增殖和初乳聚积引起。
- 分娩后，随着胎盘催乳素和性激素的撤退，乳房变化主要受泌乳素影响。
- 垂体前叶分泌的泌乳素刺激乳汁产生及分泌。
- 垂体后叶分泌的缩宫素刺激肌上皮细胞收缩并泌乳。
- 哺乳时婴儿对乳头的刺激促进泌乳素和缩宫素的分泌。
- 停止哺乳后的 3 个月内乳房缩小，主要特征为小叶外间质的退化。

（五）更年期

- 乳腺腺体被脂肪取代。
- 绝经后乳房主要由脂肪、结缔组织和乳腺导管组成，仅存少量乳腺小叶。

二、血供 [2]（图 49-1）

（一）动脉血供

- 皮肤
  ➤ 真皮下血管网，通过穿支与滋养乳房实质的深层血管相通。
- 乳房实质
  ➤ 血供
  - 胸廓内动脉穿支。
  - 胸外侧动脉。
  - 胸背动脉。
  - 肋间动脉穿支。
  - 胸肩峰动脉。
- 乳晕乳头复合体
  ➤ 乳房实质及真皮下血管网。

（二）静脉回流

- 与动脉伴行。

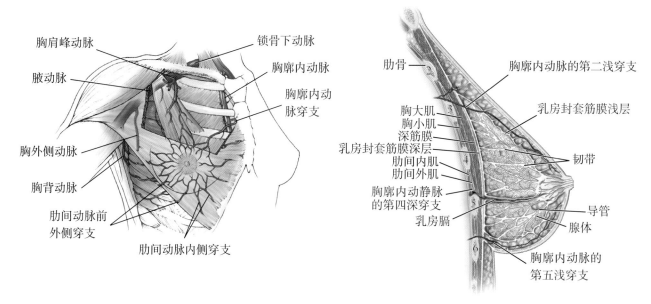

▲ 图 49-1 乳房的血供

三、神经支配 [2]（图 49-2）

- 同皮神经分布区域。

- 发自 $T_3 \sim T_5$ 肋间神经前外侧支及前内侧支。

- 乳房上、外侧部分的感觉由来自颈丛的锁骨上神经支配。

- 乳头 - 乳晕的感觉由 T_4 肋间神经的前内侧和前外侧支支配。

- 肋间臂神经经腋窝走行，支配上肢内侧感觉。解剖腋窝时易损伤此神经，导致麻木及感觉异常。

解剖学研究

- Schlenz 等 [3] 的研究简述如下。

- 28 例单侧女性乳房标本。

- 发现乳头 - 乳晕感觉由发自第 3 ～ 5 肋间神经的前皮支（ACB）及外侧皮支（LCB）支配。

- 93% 的标本中，乳头 - 乳晕感觉由外侧皮支（LCB）从后方支配。

  - 第 4 肋间神经外侧皮支（LCB）在 93% 的标本中被发现支配乳头 - 乳晕感觉，并且在 79% 的标本中为唯一支配神经。

- 前皮支（ACB）走行表浅，支配乳头 - 乳晕内侧感觉。

  - 57% 的标本中，第 3、4 肋间神经前皮支联合支配乳头 - 乳晕感觉。

- Würinger 等 [4, 5] 的研究简述如下。

- 28 例单侧女性乳房标本，14 例灌注后女性乳房标本。

- 定义了 "类胸罩样"（brassierelike）结缔组织悬吊系统。

- 发现支配乳头的神经及血管沿着结构明确的悬吊系统分布。

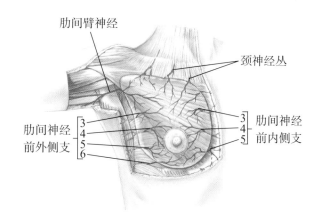

▲ 图 49-2 乳房的神经支配

- 垂直韧带发自胸小肌 (外侧) 和胸骨 (内侧)。
  - ▶ 定义了乳房实质的边界以及相应的血管神经结构。
  - ▶ 乳房横膈源自第 5 肋水平胸肌筋膜：Würinger 膈 (图 49-3)。
    - 与外侧及内侧与垂直韧带相融合。
    - 在向乳头 - 乳晕走行的同时将乳房实质分为头、尾两部分。
    - 头侧包含有胸肩峰动脉和胸外侧动脉分支。
    - 尾侧包含有第 4 ～ 6 肋间动脉分支。
    - 支配乳头 - 乳晕复合体的主要神经——第 4 肋间神经外侧皮支——位于乳房横膈内。
- O'Dey 等 [6] 的研究内容描述如下。
  - ▶ 14 例灌注后女性乳房标本。
  - ▶ 描绘了 4 个动脉分区。
  - ▶ 面积较大的分区包括：胸廓内动脉分支 (分区 1) 和胸外侧动脉分支 (分区 2)。
  - ▶ 基于乳头 - 乳晕供血血管的可靠及常见程度，评估了 8 种蒂的安全性。
  - ▶ 结论显示在包含有外侧或内侧乳房组织的情况下，蒂更为安全。
  - ▶ 研究并未解释为何基底更宽乳房的蒂更为安全。

四、皮肤和实质 [2] (图 49-4)

- 成人乳房范围上至第 2 肋，下至第 7 肋，内至胸肋关节线 (sternocostal junction)，外至腋中线
  - ▶ 外侧亦可延伸至腋窝，呈水滴形 (Spence 尾)。
- 成人乳腺由多个乳腺小叶组成，并由 16 ～ 24 个主输乳管相连。
- 乳腺小叶 (lobule) 是乳房的功能单位。
  - ▶ 每个小叶由数百个腺泡 (acini) 组成。
    - 腺泡具有分泌潜力，通过小叶间导管与输乳管 (lactiferous duct) 相连。
  - ▶ 乳腺小叶呈放射状分布。
- 每个主输乳管在接近乳头处膨大，形成腺泡 (输乳窦或中心集合管)，用于存储乳汁。
- 输乳管开口于乳头，同时也是细菌入侵的通道。
- 蒙氏结节 (Morgagni tubercle) 位于乳晕周围，是蒙氏腺 (Montgomery gland) 导管开口形成的隆起。
- 蒙氏腺是能够分泌乳汁的大皮脂腺，其形态介于汗腺和乳腺之间。
  - ▶ 蒙氏腺能够在泌乳时候起到润滑乳晕的作用。
- 脂肪含量的不同，决定了乳房的体积、轮廓、柔软度、一致性和形态。
  - ▶ 哺乳后或绝经期，脂肪组织逐渐取代腺体。
- 乳房由多层浅筋膜支撑。
  - ▶ 浅层浅筋膜与真皮层相接，只有在较瘦患者中才能将它与皮肤分离。
  - ▶ 深层浅筋膜位于乳腺深面，该层与覆盖肌肉的深筋膜层间存在结构较为疏松的平面。

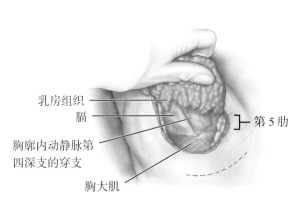

▲ 图 49-3　**Würinger 膈**

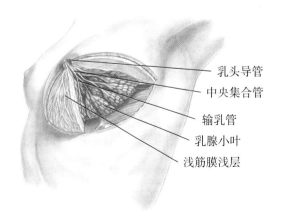

▲ 图 49-4　乳腺小叶呈放射状分布

■ Cooper 韧带穿过深层浅筋膜、乳房实质、止于皮肤，这一结构的松弛导致乳房下垂。

■ 乳房下皱襞是乳房的下界，解剖结构特殊，在手术中应尽可能保留。它表现为深浅筋膜及皮肤相融合的结构，通过特殊的纤维交叉结构将皮肤固定于原位（类似于臀沟）[7]。

五、深层肌肉结构（图 49-5）

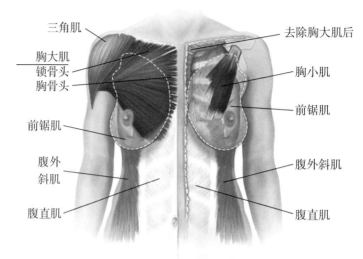

▲ 图 49-5　深层肌肉结构

（一）胸大肌

■ 起点：锁骨内侧，胸骨，肋骨前侧（第 2～6 肋），腹外斜肌及腹直肌筋膜。

■ 止点：肱骨上方的肱骨结节间沟的外侧，距离肱骨头 10cm。

■ 功能：上肢内收、内旋。

■ 血供：胸廓内动脉穿支，胸肩峰动脉，肋间动脉穿支，胸外侧动脉。

■ 神经：胸内侧神经（胸骨部分），胸外侧神经（锁骨部分）（以来源的臂丛神经束命名）。

■ 乳房的上、内侧部分位于胸大肌表面。

■ Poland 综合征表现为胸大肌胸骨头的缺失。

（二）胸小肌

■ 起点：第 3～6 肋前外侧。

■ 止点：肩胛骨喙突。

■ 功能：肩胛骨向前、下方运动。

■ 血供：胸肩峰动脉胸支，胸外侧动脉，腋动脉分支。

■ 神经：胸内侧神经。

小贴士　胸小肌是腋窝解剖过程中的重要标志，因为其外侧缘是腋窝浅层结构与深层淋巴组织的分界。

（三）前锯肌

■ 起点：第 1～8 肋的前外侧。

■ 止点：肩胛骨内侧缘。

■ 功能：当上肢外展和抬高时，在水平方向稳定肩胛骨；肩胛骨向前、外侧方向运动。

■ 血供：胸外侧动脉，胸背动脉分支。

■ 神经：胸长神经。

（四）腹直肌

■ 起点：耻骨嵴。

■ 止点：第 3～7 肋软骨。

■ 功能：弯曲脊柱，紧张腹壁。

■ 血供：腹壁上、下动静脉，肋下动脉和肋间动脉穿支。

■ 神经：发自第 7 ～ 12 肋间神经的节段性运动神经。

（五）腹外斜肌

■ 起点：前下侧和外侧肋骨的外侧面。
■ 止点：髂嵴，腹部内侧腱膜。
■ 功能：紧张腹部。
■ 血供：下部 8 根肋骨的肋间动脉。
■ 神经：第 7 ～ 12 肋间神经。

六、淋巴回流 [2]（图 49-6）

■ 浅层和深层淋巴结构共同形成的分布广泛的淋巴回流网。
■ 浅层淋巴回流起始于乳晕周围淋巴丛，并伴有静脉回流。
■ 深层淋巴回流起始于每个输乳管和乳腺小叶的淋巴管，穿过下方肌肉的深筋膜向深层引流。
■ 乳房外上象限的淋巴回流，沿胸大肌流向胸部深层淋巴结，或者直接汇入肩胛下淋巴结。
■ 乳房的淋巴管途经腋窝中心淋巴结，腋窝顶部淋巴结至锁骨上淋巴结。
■ 内侧淋巴管与胸廓内穿支血管伴行，汇入胸骨旁淋巴结。

■ 乳房淋巴主要汇入腋窝淋巴结，包括以下 3 组。
  ➢ Ⅰ组：位于胸小肌外侧缘的外侧。
  ➢ Ⅱ组：位于胸小肌后方以及腋静脉下方。
  ➢ Ⅲ组：位于胸小肌内侧缘的内侧。
■ Rotter 淋巴结：位于胸大肌与胸小肌之间。

七、乳房形态和美学 [8]（图 49-7）

■ 乳房上极略平，而乳房下极应饱满。
■ 乳房、躯干、臀部的比例应协调。
■ 乳头 - 乳晕：距离胸骨上凹 19 ～ 21cm，距离中线 9 ～ 11cm，距离乳房下皱襞 7 ～ 8cm。
■ 内侧乳沟：胸大肌内侧起源和乳腺实质最内侧的功能。
■ 双侧乳房的大小、形态、体积和下垂程度应对称。
■ 下垂程度：乳头与乳房下皱襞和乳房实质的相对位置（见第 51 章）。

小贴士 完美对称的乳房十分罕见，对于已有的乳房不对称，在术前应给予注意并记录。女性对乳沟的追求往往很难通过手术实现，术前咨询时应注意这一点。

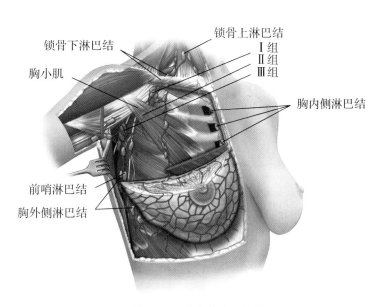

▲ 图 49-6　乳房的淋巴回流

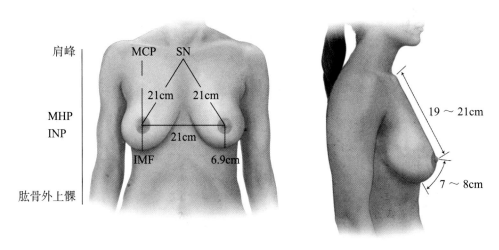

▲ 图 49-7　理想的乳房数值

IMF. 乳房下皱襞；INP. 理想乳头平面；MCP. 锁骨中点；MHP. 肱骨中点平面；SN. 胸骨上凹

乳房投影[9]（图 49-8）

- 乳房投影在胸壁有 4 个体表标志。
  - 乳房上界。
  - 乳房下皱襞。
  - 乳房内界。
  - 乳房外界。

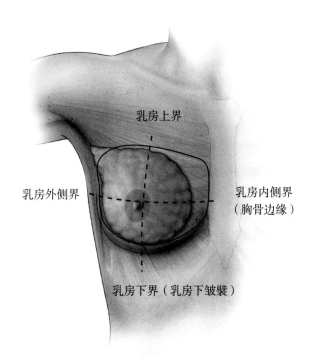

▲ 图 49-8　乳房的"脚印"

八、乳房相关检查[2, 10]

- 病史，包括既往乳房疾病、手术、常规体检、家族史、月经史及生育史。
- 月经结束后的一周最适宜进行乳房查体，因为此时乳房的敏感性最低、充血程度最轻。
- 触诊应从锁骨上淋巴结开始，再到颈前、颈后淋巴结。
- 随后，检查并对比双侧乳房。
  - 双侧乳房大小差异在一定范围内（10% 以下）是正常的。
  - 注意有无皮肤改变、凹陷，或乳头异常。
  - 乳房下象限的异常情况会在患者抬高上肢或收缩胸肌时更加显著。
  - 乳房和乳头的位置，乳房宽度和胸壁的宽度之比是重要的指标。
- 评估乳房下皱襞位置和腋皱襞的饱满度。
- 站立位和仰卧位下均应进行乳房触诊，包括腋窝和淋巴结。

小贴士　仰卧时，嘱患者将被触诊乳房同侧的手枕于头后，可使乳房的外侧象限更加紧贴胸壁，有利于查体的进行。

- 评估有无脊柱侧凸和胸廓不对称。
- 嘱患者每月进行乳房自查，并规律进行乳房 X 线检查。

- 乳房测量和拍照（图 49-9），取决于手术类型（见第 3 章）。

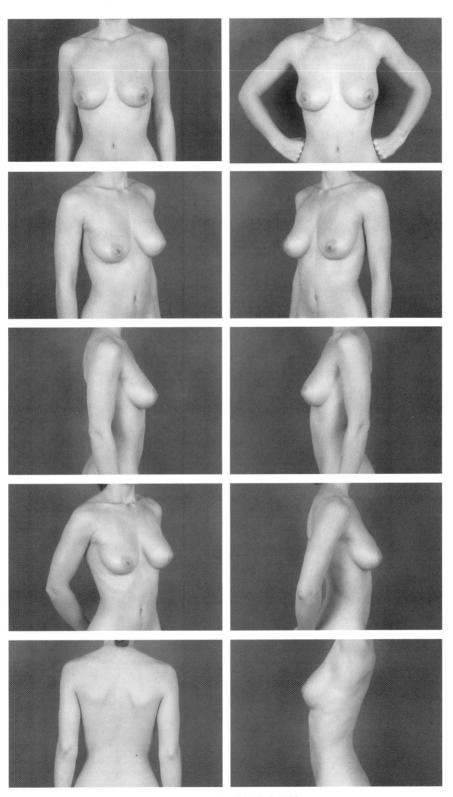

▲ 图 49-9　标准的乳房照片

本章精要

❖ 尽管大多数停经后或者年老女性的乳房主要由纤维及脂肪组织构成，部分女性的乳房依旧保持一定程度的致密腺体组织，将增加在乳房缩小手术时乳房蒂旋转的难度。

❖ 尽管第 4 肋间神经是支配乳头感觉最主要神经，在假体隆乳手术中，所有肋间神经的皮支都应尽可能保留，以避免感觉丧失。

❖ 在乳房切除手术中，应保留第 2、3 肋间胸廓内动脉的穿支，因为它们是乳房内侧的最重要血供。

❖ 乳头－乳晕复合体的感觉由第 4 肋间神经的前皮支和外侧皮支支配。

❖ 多乳头／乳房畸形分布在从腋窝至腹股沟的乳线嵴沿线。

❖ Cooper 韧带的松弛导致乳房下垂和乳房的活动度增加。

❖ 肋间臂神经的损伤会导致上肢内侧感觉异常及麻木。

❖ 腋窝淋巴结分为 3 组。

❖ Poland 综合征表现为胸大肌胸骨头的缺失。

参考文献

[1] Tanner JM, ed. Growth at Adolescence, ed 2. Oxford: Blackwell Scientific, 1978.

[2] Bostwick J III. Anatomy and physiology. In Bostwick J III, ed. Plastic and Reconstructive Breast Surgery, ed 2. New York: Thieme Publishers, 2000.

[3] Schlenz I, Kuzbari R, Gruber H, et al. The sensitivity of the nipple-areola complex: an anatomic study. Plast Reconstr Surg 105:905, 2000.

[4] Würinger E, Mader N, Posch E, et al. Nerve and vessel supplying ligamentous suspension of the mammary gland. Plast Reconstr Surg 101:1486, 1998.

[5] Würinger E, Tschabitscher M. New aspects of the topographical anatomy of the mammary gland regarding its neurovascular supply along a regular ligamentous suspension. Eur J Morphol 40:181, 2002.

[6] O'Dey DM, Prescher A, Pallua N. Vascular reliability of nipple-areola complex-bearing pedicles: an anatomical microdissection study. Plast Reconstr Surg 119:1167, 2007.

[7] Muntan CD, Sundine MJ, Rink RD, et al. Inframammary fold: a histologic reappraisal. Plast Reconstr Surg 105:549, 2000.

[8] Jones G, ed. Bostwick's Plastic and Reconstructive Breast Surgery, ed 3. New York: Thieme Publishers, 2010.

[9] Hall-Findlay EJ, ed. Aesthetic Breast Surgery: Concepts & Techniques. New York: Thieme Publishers, 2011.

[10] August DA, Sondak VK. Breast. In Greenfield LJ, Mulholland M, Oldham KT, et al, eds. Surgery: Scientific Principles and Practice, ed 2. Philadelphia: Lippincott-Raven, 1997.

第 50 章　隆乳术
Breast Augmentation

Evan B. Katzel, Thornwell H. Parker III, Jeffrey E. Janis, Dennis C. Hammond　著

曾　昂　译

一、背景

- 隆乳术是美容手术里第二常见的手术（仅次于脂肪抽吸术）[1]。
- 1964 年硅胶假体引入市场。
- 20 世纪 70 年代以后，盐水假体开始进入市场。
- 出于对自身免疫性疾病和结缔组织病的顾虑，FDA 于 1992 年暂停硅胶假体在初次隆胸术中的应用。
  - 1999 年，NIH 医学研究中心和美国国家科学院回顾了 17 项流行病学研究，未能发现硅胶假体和自身免疫病或产前疾病有关联。
  - 研究发现，假体周围的乳腺组织、淋巴结和巨噬细胞内有硅酮成分。
  - 研究未能发现其他部位有硅酮的成分存在（正常的肝脏、肺和脾）[2]。
- 20 世纪 90 年代，由于民众对硅酮的担忧，盐水假体的应用明显增加。
- 硅胶假体已经经过数代更迭（表 50-1）。

注意　有些学者认为毛面和解剖型假体的引入是第四或第五代假体技术的标志。

- 2006 年 11 月，FDA 解除硅胶假体不能用于隆乳的禁令。
  - 解禁之前，硅胶假体仅能用于乳房重建、假体更换和治疗盐水假体导致的并发症病例[3,4]。

表 50-1　硅凝胶假体技术的改进

假体技术	生产时期	特点
第一代	1960s	厚壳（平均 0.25mm） 黏稠的凝胶 涤纶背板
第二代	1970s	薄壳（0.13mm） 稀薄的凝胶 无背板
第三代	1980s	厚壳（含屏蔽层）
第四代	1992 至今	严格的制造工艺 对第三代技术改进
第五代	1993 至今	黏聚凝胶 内层防凝胶渗漏 形状稳定

- 黏聚凝胶假体具有明显的优势。
  - 1995 年欧洲开始上市。
  - 加拿大于 2000 年上市。
  - 优点：更自然的外形、波纹症更少、即便假体破裂也很少出现凝胶渗漏。
  - 缺点：需要更长的切口、更贵、手感偏硬。

二、适应证和禁忌证

（一）适应证

- 增加乳房容积。
- 恢复乳房未哺乳时的形态。
- 矫正乳房不对称。
- 改进乳房形态，更加丰满。

- 改善身体外形，外形更加对称、协调。
- 衣着更加合身。
- 让乳房看起来不再下垂，形成乳沟。
- 改善生育后乳房干瘪的外形。

（二）禁忌证 [5]

- 严重的乳房疾病（例如严重的纤维囊性病变、乳腺导管增生、乳腺癌等）。
- 胶原血管性疾病。
- 体像障碍。
- 心理不稳定。
- 社会生活不稳定因素（例如离婚或者分居、寻找配偶期间等）。
- 因其他人（朋友、亲人或者伴侣）的压力而要求手术者。
- 不足 18 岁。
- FDA 并未允许硅凝胶假体植入年龄小于 22 岁的女性（见第 1 章）。
- 下列情况应当谨慎考虑 [6]。
  - 术前沟通后，医生对患者印象不佳。
  - 患者抱有过高期望。
  - 患者的要求超出了常规美学的范畴。
  - 患者对之前的医生刻薄指责，或对当前就诊的医生过分恭维。
  - 患者撒谎，隐瞒病史。
  - 患者拒绝检查，或者拒绝拍照。
  - 患者是完美主义者，要求效果有保障。
  - 患者偏执、幻想或者抑郁。
  - 患者沟通困难，或者不能理解知情同意的内容。

三、术前评估

（一）病史／术前沟通

- 以开放式问题开始。
- 患者讲和术者听。
- 评估下列内容。
  - 手术动机。

- 心理状态。
- 理解能力。
- 期望值。
- 自我评价。

（二）病史

- 完整的病史包括下述内容。
  - 个人或者家族的乳腺癌或者乳腺疾病病史。
  - 生育史和未来的生育计划。
  - 乳房在生育前、中、后的大小。
  - 乳腺检查的结果（35 岁以上女性，或者乳腺癌高发患者）。
  - 40 岁以上女性应该每 2 年行乳腺检查 1 次；50 岁以上女性应该每年检查乳腺 1 次 [7]。
  - 乳腺手术史。
  - 吸烟史，或者药物应用史。
  - 抗凝药物应用情况。
  - 目前乳房的大小。
  - 希望实现的乳房大小（很多患者会携带图片来表达自己的意愿）。

（三）查体

- 乳房检查包括以下内容。
  - 肿物、凹陷、溢液、淋巴结。
  - 肿瘤筛查。
- 皮肤质地检查包括以下内容。
  - 牵拉性、弹性、张力等。
- 不对称性检查：胸廓、脊柱侧弯、乳房。
  - 乳房容积的差异。
  - 乳房下皱襞的差异。
  - 乳头乳晕位置的差异。
- 软组织夹捏试验内容如下。
  - ＜ 2cm，建议放置胸大肌后层次。
  - 乳房下垂（见第 51 章）。
  - 轻度下垂可以用隆胸来改善。
  - 中至重度下垂需要乳房上提术改善。
- 测量（站立位）以下内容。
  - 乳房最宽处的宽度。

- ➢ 乳房的高度。
- ➢ 双乳间距。
- ➢ 胸骨中线。
- ➢ 下皱襞。
- ➢ 身高、体重和体型（小到大）。
- ➢ 胸乳线（SN–N）。
- ➢ 乳头到下皱襞的牵拉距离（N–IMF）。
- ➢ 乳房基底的宽度。
- ➢ 乳腺腺体的厚度（夹捏试验）。
- ➢ 乳房上极。
- ➢ 乳房下极。
- ➢ 前向皮肤牵拉实验。
- ➢ 乳房容积中腺体的占比。
- ■ 照相（所有饰物都应摘除）（见第 3 章）下述范围及体位。
  - ➢ 从颏部到脐下。
  - ➢ 正位、双斜位、侧位，上臂外展和静息两个体位。
- ■ 术前需向患者指出以下几点。
  - ➢ 胸壁的畸形。
  - ➢ 脊柱的弯曲。
  - ➢ 不对称（乳头大小和形状、乳头位置、下皱襞位置、乳房大小、乳房下垂）。

四、知情同意

- ■ 不仅仅是一个签字。
- ■ 照片可用于回顾下述情况。
  - ➢ 提醒患者术前存在乳房不对称、下垂的情况，以及当前乳沟的情况。
  - ➢ 以上情况可能不会因为隆胸术而改善。
- ■ 假体选择时应与患者充分讨论下述问题。
  - ➢ 假体形状、大小、外壳性状、假体放置位置及切口等问题。
  - ➢ 硅胶假体应用的局限性。
- ■ 患者应该对以下情况充分知情。
  - ➢ 风险和并发症。
  - ➢ 出血。
  - ➢ 感染。

- ➢ 包膜挛缩。
- ➢ 乳头和皮肤的感觉障碍。
- ➢ 瘢痕。
- ➢ 乳腺的钙化。
- ➢ 假体相关性间变性大细胞淋巴瘤（BIA-ALCL）。
- ➢ 血清肿。
- ➢ 血肿。
- ➢ 乳房静脉血栓。
- ➢ 手术失败。
- ➢ 假体露出。
- ➢ 对乳腺放射学检查可能存在影响。
- ➢ 假体边缘可见或者可被触及。
- ➢ 波浪样畸形。
- ➢ 假体移位或位置差。
- ➢ 假体外渗。
- ➢ 哺乳功能障碍。
- ➢ 胸壁畸形。
- ➢ 乳房的动态畸形（胸肌后层次）。
- ➢ 高强度运动受限。
- ➢ 效果不满意。
- ➢ 再次手术时注意下述情况。
  - • 很多医疗保险并未覆盖美容手术及并发症的处理，需自行支付相关费用。
- ➢ 假体重量、衰老、体重增加或者降低、妊娠都可能导致隆胸后乳房形态的改变。
- ➢ 益处有以下几点。
  - • 改善体形。
  - • 改善妊娠或者哺乳后乳房萎缩的情况。
  - • 改善不对称。
  - • 更换破裂或者移位的假体。
- ➢ 其他选项内容包括下述几点。
  - • 盐水假体。
  - • 脂肪移植。
  - • 自体组织瓣移植。
  - • 放弃手术。
- ■ 可以使用 ASPS 官方的知情同意书。
- ■ 需记录患者期望的假体类型、大小、形态。

五、设备

（一）手术器械

- 双爪钩。
- 头灯或者带光源拉钩。
- 乳房拉钩。
- 长电凝头。
- 内镜拉钩（经腋窝入路、经肚脐入路）。
- 盐水假体充注装置。
- 容积测试假体。
- 三联抗生素冲洗液按以下方法配制。
  - 将 50 000U 的杆菌泰，1g 头孢唑啉，80mg 庆大霉素加入 500ml 盐水（可能降低感染发生率和包膜挛缩发生率）[8]。
- Keller 递送带有以下用途。
  - 可以让假体经更短的切口，不接触皮肤进入假体植入腔穴。
- 乳房假体。

（二）假体填充材料

1. 盐水

- 优点
  - 历史上曾报道低包膜挛缩发生率。
  - 可以迅速和体温协调一致。
  - 如果发生渗漏，可很容易被发现，而且对人体无害。
  - 容积选择余地更大——可以很容易调整容量，适合矫正乳房不对称。
- 缺点
  - 波纹症。
  - 不自然的外观和手感。
  - 一旦破损，会完全渗漏。
- 构成
  - 硅酮外壳，内充填生理盐水。

2. 硅胶假体

- 优点
  - 比盐水假体具有更自然的手感和外形。

- 缺点
  - 历史上报道过更高的包膜挛缩发生率。
  - 根据 FDA 要求，只能应用于 22 岁以上的女性。
  - 和体温协调变化的过程慢（例如游泳以后假体会有凉感）。
  - 假体一旦破裂，不易于被发现，而且可能导致周围的炎症和肉芽肿。
  - FDA 建议 3 年后行 MRI 检查，然后每 2 年复查 1 次，监测假体破裂。
  - 昂贵。
- 构成
  - 硅酮外壳和硅酮填充物。
  - 硅酮：学名为二甲基硅氧烷聚合物。如果聚合物为长链、高交联，则黏稠度更高。

3. 双腔假体（Becker 假体，曼托）

- 优点
  - 具有硅酮的自然手感。
  - 术后可以通过调整内腔盐水的容积，从而调整假体的大小。
  - 适用于双侧不对称及对理想中的尺寸不确定的患者。
- 缺点
  - 注射泵需要暂时埋在皮下，需要二次手术取出。
  - 可能存在注射阀故障。
- 构成
  - 具有内、外两层硅酮壳：外腔填充硅凝胶，内腔填充盐水，容积可变。

六、容积

- 患者的倾向性包括下述几个方面。
  - 将假体放置在文胸内，观察外形（并不建议）。
  - 其他女性的照片。
  - 数字成像。
- 外科医生的经验如下。
  - 125 ～ 150ml 可增加一个杯罩。

➤ 体形越大，需要更大的假体。

■ 乳房分析包括以下内容。

➤ High Five 系统 [9]。

➤ 通过客观测量，决定假体最佳容积和型号。

➤ 容积取决于乳房基底的宽度。

➤ 容积的增减，取决于皮肤牵拉度、乳房原有容积和乳头至下皱襞的距离。

■ 术中应用 Sizer 确定最终假体容积。

■ 大容量假体的缺点如下。

➤ 过度牵拉和压迫组织。

➤ 导致腺体和皮肤的萎缩。

➤ 更容易触及假体边缘。

➤ 容易出现波纹症。

警告　大容量假体可能会对乳腺组织造成损伤。

七、光面假体和毛面假体

（一）光面假体

■ 优点

➤ 包膜更薄。

➤ 更不容易被触及：适合皮肤更薄的患者。

■ 缺点

➤ 更高的包膜挛缩发生率。

➤ 需要分离更大的腔穴。

➤ 术后需要按摩以减少包膜挛缩。

（二）毛面假体

■ 所有解剖形假体都是毛面假体，以防止假体移位。

■ 优点包括 2 个方面。

➤ 包膜挛缩发生率低（表面胶原不规则排列）。

➤ 假体移位和旋转发生率更低。

■ 缺点包括 4 个方面。

➤ 需要精准的腔穴分离。

➤ 更容易被触及。

➤ 更容易发生波纹症。

➤ 基于目前的数据，和假体相关性 ALCL 发生

关联程度似乎更大。

■ 技术要点如下。

➤ 术中假体的放置位置非常重要，因为假体一旦放置到位后，很难再改变其位置。

➤ 假体下缘必须准确位于下皱襞水平。

（三）聚氨酯外壳假体

■ 优点

➤ 明显降低包膜挛缩发生率（10 年数据低于 1%）。

■ 缺点

➤ 由于聚氨酯外壳降解物可能存在致癌的风险，已经从美国退市。

■ 构成

➤ 聚氨酯外壳数周或者数月后会融入包膜组织中，降低包膜的挛缩力度。

➤ 毛面假体技术就是基于聚氨酯降低包膜挛缩的物理原理。

八、圆形和解剖形假体

（一）圆形假体

■ 优点

➤ 有不同的突度和容量可以选择。

■ 缺点

➤ 外形与自然形态略有不同。

■ 低突假体。

■ 中突假体。

■ 中高突假体。

■ 高突假体。

➤ 一定基底宽度的前提下，可以增加突度。

➤ 一定容量的前提下，可以增加突度。

➤ 适合于乳房下极缩窄或者乳房基底过窄的患者。

（二）水滴形 / 解剖形假体

■ 假体高度和宽度不一致。

■ 假体宽度一定的情况下，高度和突度可以增加。

■ 上极平直，下极丰满，减少上极坍塌的风险，充分填充乳房下极。

- 大多数为毛面假体，以维持位置稳定。
- 优点有 3 个方面。
  - 形态更加自然。
  - 上极不会过于饱满。
  - 上极形态自然。
- 缺点有 3 个方面。
  - 必须放置位置准确。
  - 更易于发生转位。
  - 在美国可供选择的余地小。

九、假体大小

- 基于以下因素。
  - 患者的期望值。
  - 乳房基底的直径。
  - 假体的直径应当比乳房的直径略小。
  - 乳房的形态和顺应性。
- 大容量假体（＞ 400ml）更易产生并发症。
  - 许多外科医生对于大容量假体有特定的知情同意书。
  - 假体容积每增加 125 ～ 150ml，即可增加一个杯罩。

专家提示　虽然解剖形假体可能会形成更加自然的乳房外观，但其实这些假体最明确的优势在于减少了皱褶的形成。由于外壳的制作工艺和高凝聚凝胶的填充，解剖形假体可以维持形态稳定，避免外壳因皱褶而长期承受应力，因此可以减少假体破裂的风险。10 年长期观察的数据也证实了这一点，因此这种假体对于医生和患者而言，是一个有吸引力的选择。

十、技术

（一）标记

- 乳房下皱襞。
- 胸骨中线。
- 切口位置。

（二）剥离腔穴的位置

- 基于植入的假体类型（图 50-1）确定位置。
  - 光面形假体需要更大的腔穴，而且术后需要按摩以避免包膜挛缩。
  - 毛面假体剥离范围应当仅比假体基底略大一点，以避免假体的移位。

1. 腺体后 / 筋膜后隆胸

- 腺体后隆胸：假体植入腺体后层次。
- 筋膜后隆胸：假体植入胸大肌和胸大肌筋膜后。
- 优势有 3 个方面。
  - 避免因胸大肌的收缩，而导致的假体移位。
  - 形态更加自然。
  - 假体突度更佳。
- 缺点有 4 个方面。
  - 包膜挛缩发生率高。
  - 假体边缘皱缩更常见，尤其是软组织覆盖不够的患者。
  - 假体边缘易于被触及。
  - 可能干扰乳腺的影像学检查。
- 技术要点如下。
  - 分离层次位于胸大肌表面、腺体后。
  - 如果乳房表面的夹捏试验大于 2cm，假体可以安全的放置于腺体后 / 筋膜后层次。
    - 如果乳房上极的夹捏试验小于 2cm，可以认为软组织覆盖不够。

2. 全胸大肌后隆胸

- 美容外科领域很少放置该层次。

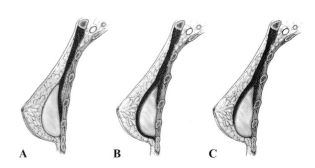

▲ 图 50-1　假体剥离的层次
A. 腺体后隆乳；B. 肌肉后隆乳；C. 双平面隆乳

- 优点有 3 个方面。
  - 包膜挛缩发生率低（＜ 10%）。
  - 假体表面软组织覆盖厚。
  - 乳头的感觉可以更好地保留。
- 缺点有 4 个方面。
  - 假体会随胸大肌收缩而移动。
  - 胸大肌收缩时，会出现"跳舞的乳房"征象。
  - 远期来看，假体容易移位（向外、向上）。
  - 乳房上极效果不易控制。
- 下述人群注意相对禁忌证。
  - 肌肉发达或者喜欢运动的人。
- 技术要点如下。
  - 在胸大肌和胸小肌之间分离层次。
  - 假体完全放置在胸大肌后方。
  - 如果是"全肌肉后"，勿将胸大肌起点离断。

3. 双平面 [10]

- 该技术需要将胸大肌从乳房下皱襞起点处全部离断，但保留内侧起点的完整性。
- 假体的上半部分放置在胸大肌下，假体的下半部分放置在腺体后。
- 胸大肌和腺体之间适量分离（根据分离程度不同，形成 Ⅰ、Ⅱ、Ⅲ型双平面）。
- 优势包括下述几个方面。
  - 降低因胸大肌收缩导致了假体移位的风险。
  - 假体上极可以被更厚的软组织覆盖。
  - 相比腺体后层次，包膜挛缩发生率更低。
  - 相比胸大肌后层次，双平面可以更好控制乳房下皱襞的位置。
  - 不同的双平面技术可以让不同的乳房类型和假体更加匹配。
  - 包膜挛缩更低。
  - 增加了假体和腺体接触面积，更好的扩张乳房下极，防止双泡畸形。
- 缺点如下。
  - Ⅱ、Ⅲ型双平面通常需要通过下皱襞入路完成。
- 禁忌证如下。

- 乳房下皱襞皮肤夹捏厚度＜ 0.4cm。
- 原理表述如下。
  - 全肌肉下层次限制了乳房下极的扩张，导致假体向上、向外移位。
  - 如果乳房松垂，假体植入后会导致乳腺腺体在假体表面向下移动，形成 A 型双泡畸形。
  - 双平面技术松解了胸大肌下缘的起点，胸大肌也会向上退缩。
  - 双平面技术可以让假体充分扩张乳腺腺体，而且假体上极还可以被更厚的软组织覆盖。
- Ⅰ型双平面 [10]（图 50-2）操作要点如下。
  - 完全离断胸大肌在下皱襞的起点，止于下皱襞的内侧缘。分离胸大肌后间隙。
  - 乳腺后层次不做任何分离。
  - 适应证：大多数常规隆胸。
  - 所有乳腺腺体位于下皱襞上方。
  - 乳腺和胸大肌之间的连接紧密。
  - 最低限度的拉伸乳房下极（乳头至下皱襞距离 4 ～ 6cm）。
- Ⅱ型双平面有以下操作要点。
  - 完全离断胸大肌在下皱襞的起点，止于下皱襞的内侧缘。
  - 胸大肌表面分离至乳晕下水平。
  - 适应证：移动度高的乳房。
  - 大多数腺体位于下皱襞上方。
  - 乳腺和胸大肌表面连接疏松（乳腺相比胸大肌的移动度更大）。
  - 乳房下极牵拉度中等（乳头至下皱襞的距离 5.5 ～ 6.5cm）。
- Ⅲ型双平面有以下操作要点。
  - 完全离断胸大肌在下皱襞的起点，止于下皱襞的内侧缘。
  - 胸大肌表面分离至乳晕上水平。
  - 适应证：腺性下垂和乳房下极缩窄，包括筒状乳房。
    - 包括乳房腺性下垂或者真性下垂（乳房腺体 1/3 或者更多的部分位于下皱襞下方）。

523

无腺体 – 肌肉交界面分离　　　胸大肌止点剥离　　　胸大肌相对于假体位置

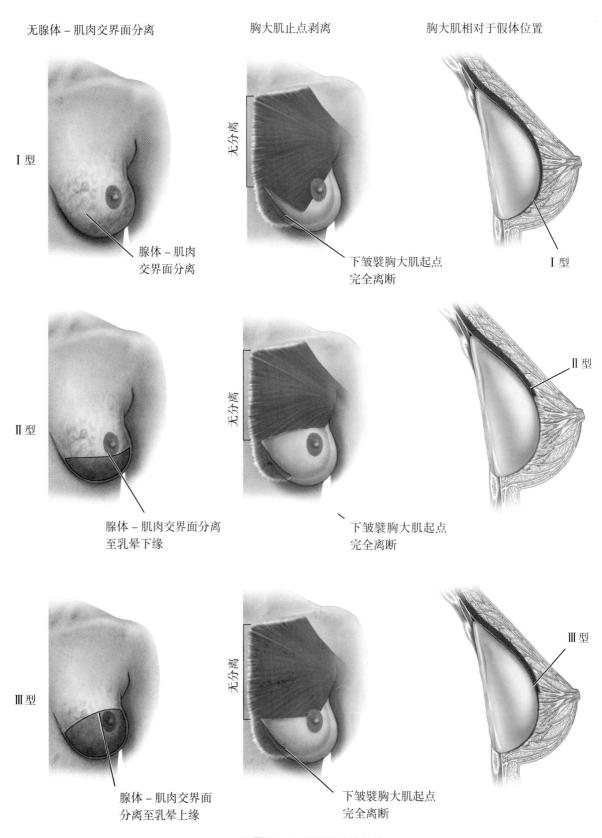

Ⅰ型

腺体 – 肌肉
交界面分离

无分离

下皱襞胸大肌起点
完全离断

Ⅰ型

Ⅱ型

腺体 – 肌肉交界面分离
至乳晕下缘

无分离

下皱襞胸大肌起点
完全离断

Ⅱ型

Ⅲ型

腺体 – 肌肉交界面
分离至乳晕上缘

无分离

下皱襞胸大肌起点
完全离断

Ⅲ型

▲ 图 50-2　双平面隆乳技术

不同类型的双平面技术里，腺体和胸大肌之间分离程度范围存在差异，导致胸大肌和假体的覆盖关系也不相同

- 乳腺和胸大肌的连接非常疏松（腺体很容易在胸大肌表面移动）。
- 乳房下极牵拉度大（乳头至下皱襞的距离为 7 ～ 8cm）。
- 乳房下极发育不佳、紧致，乳头至下皱襞距离短。
- 乳腺腺体发育不佳，仅局限于乳房中央部位或者乳房基底很窄。乳腺腺体需要同时切开松解。
> 乳头至下皱襞距离短(筒状乳房)（2 ～ 5cm）。
> 乳房的腺体需要同时做放射状切开。

专家提示　乳腺和胸大肌之间分离的范围，甚至还可以更大，上方甚至可以达到腋窝水平。这样可以让胸大肌的覆盖位于乳头上方。这可以被认为是 Ⅳ 型双平面，或者"联合腔穴"，可以减少术后因胸大肌收缩而导致的假体移位的现象，同时在假体的内上方仍然保证有胸大肌的覆盖。

（三）切口选择（表 50-2）

1. 乳房下皱襞切口

■ 优势

> 可以很好地隐藏在略微下垂的乳房下皱襞里。
> 可控性最好。
> 无论是腺体后还是胸大肌后层次，完全直视。

■ 缺点

> 瘢痕可见。

■ 技术

> 切口位置应该位于新乳房下皱襞，而非原有的乳房下皱襞。
> 切口从下皱襞外侧开始，至乳头垂线附近。
> 切口的 2/3 位于乳头外侧，因为切口太靠内侧，更容易被发现。
> 盐水假体的切口可以小于 3cm。
> 硅凝胶假体的切口需要根据假体大小而定，有时候需要 5cm 以上切口。
> 切口切开后，垂直切开 Scarpa 筋膜。

表 50-2　隆乳术的切口选择

因素	腋窝	乳晕缘	下皱襞	经脐 *
假体放置层次				
肌肉后	+	+	-	-
腺体后	-	+	+	+
假体类型				
盐水圆形	+	+	+	+
盐水解剖形	-	+	+	+
硅凝胶圆形或解剖形	-	+	+	-
术前乳房容积				
大容量（＞200g）	+	+	+	+
小容量（＜200g）	+	+	-	+
术前乳房位置				
高	+	+	+	+
低	-	+	+	+
乳房形态				
筒状	-	+	-	-
腺性下垂	+	+	+	+
下垂（Ⅰ、Ⅱ度）	-	+	-	-
乳晕特点				
直径小	+	-	+	+
颜色浅或者边界清楚	+	+	+	+
下皱襞				
无	+	+	-	+
高	+	+	+	+
低	+	+	+	+
再次手术	-	+	+	-

* 并不推荐
+. 适用；-. 通常不适用

> 显露胸大肌筋膜。
> 继续分离乳房后间隙，或者显露胸大肌起点，在下皱襞水平将其离断，但保留胸大肌内侧起点，形成双平面。
> 如将假体放置在胸大肌后层次，应首先分离外侧，辨别胸大肌外侧缘。

525

➢ 应特别注意内侧的肋间穿支，离断前应予以预止血处理。

➢ 外侧的肋间神经应予以保留，以维持乳头的感觉。

➢ 胸大肌下应在疏松结缔组织层分离，避免分离胸小肌。

➢ 可以术中用假体容量模具来确定假体容积（根据医生的习惯）。

➢ 术中患者 90° 坐位来评估双侧的对称性和评估假体的位置。

➢ 术中调整假体位置至理想状态，彻底止血。

➢ 术中用三联抗生素冲洗。

➢ 更换手套。

➢ 皮肤用碘伏再次消毒。

➢ 植入假体时，应用"非接触技术"或者应用递送带。

➢ 多层缝合关闭切口。

2. 环乳晕切口

■ 在乳晕 – 皮肤交界处设计切口。

■ 可以将假体放置在腺体后或者胸大肌后层次。

■ 优势包含 3 方面。

➢ 切口可以非常隐蔽。

➢ 可以调整乳房下皱襞。

➢ 如果乳晕直径大于 3.5cm，手术操作会更方便。

■ 缺点包括以下方面。

➢ 显露相对有限。

➢ 对乳腺导管有损伤，可能会增加表皮葡萄球菌感染的风险。

➢ 可能会影响乳头的感觉敏感度。

➢ 切口可能会明显：乳晕内可能会出现白色或者脱色素瘢痕。

➢ 可能会出现增生性瘢痕。

➢ 可能形成乳腺组织内瘢痕。

➢ 不适合乳晕直径小于 3.5cm。

■ 技术要点如下。

➢ 切口设计于乳晕边缘的下半缘。

➢ 切口两侧不超过 3 点和 9 点位置。

➢ 直接切开腺体至胸大肌筋膜。

➢ 按照下皱襞入路分离腺体后或者双平面、全胸大肌后层次，假体植入相应的腔穴。

➢ 如果乳房下极缩窄，可以放射状切开腺体，松解乳房下极。

■ 手术分离方式有两类。

➢ 垂直切开法

● 直接劈开切开腺体。

● 并不建议采用，因为可能存在腺体污染、乳腺导管损伤和乳房内瘢痕形成。

➢ 腺体绕行法

● 切开皮肤后，皮下向下分离至乳房下缘，经此分离假体放置腔穴。

● 因为腺体破坏少，因此优先推荐。

3. 经腋窝切口

■ 优点

➢ 可以钝性分离或者内镜下分离。

➢ 内镜技术可以实现精准分离，离断胸大肌起点进而形成双平面技术，并可以彻底止血。

➢ 避免乳房区域的瘢痕。

➢ 可以放置盐水或者硅凝胶假体，可以形成肌肉后、腺体后或者双面平层次。

■ 缺点

➢ 修复类手术一般需要另做切口。

➢ 很难实现精准的假体位置调整。

➢ 没有内镜的辅助，很能直视分离腔穴。

➢ 术后患者穿无袖衣服或者上抬胳膊，可能暴露手术瘢痕。

➢ 植入硅凝胶假体比较困难。

■ 技术

➢ 上臂内收时，腋窝顶点处设计切口。

➢ 手术时上臂外展 90°。

➢ 切开切口后，直接分离至胸大肌外侧缘，注意避免肋间神经的损伤。

➢ 用 Montgomery 剥离子或者内镜辅助，完成腺体后、双平面或者肌肉后层次分离。

➢ 常规植入假体。

> 分层缝合切口。

4. 经脐切口

- 优点包括两方面。
  - 一个隐蔽的切口。
  - 瘢痕远离乳房。
- 缺点包括以下方面。
  - 难度大，盲视下剥离。
  - 很难调整腔穴。
  - 仅限于盐水假体的应用。
  - 止血和假体的植入非常困难。
  - 假体可能植入位置不当或者双侧不对称。
  - 修复类手术需要另做切口。
  - 需要额外的设备。
- 技术要点如下。
  - 术前需要在患者平卧位时，标记肚脐至乳晕内侧缘连线。
  - 腋窝顶点设计 2～3cm 长切口，该切口位于胸大肌外缘 1cm 处。
  - 皮下浅层向胸大肌外侧缘分离，然后垂直切开胸大肌筋膜，进入胸大肌后或者腺体后层次。
  - 肚脐切口的长度应能容下术者的示指。
  - 剥离子经肚脐切口，在腹直肌筋膜浅面分离。
  - 钝性分离腔穴。
  - 如果是腺体后层次，直接向乳房下皱襞方向分离。
  - 隧道分离远端至乳晕上缘。
  - 取出剥离子，用内镜评估剥离腔穴，并协助止血。
  - 撤出内镜，经隧道将扩张器植入腔穴。
  - 扩张器扩张至最终所需容量的 150%。
  - 撤出扩张器。
  - 同法植入永久盐水假体。
  - 分层缝合切口。
- 20 世纪 70 年代常用钝性分离技术，目前更多地采用内镜技术[11]。

（四）技术细节[12]

- 术前应用抗生素。
  - 切开皮肤前 30～59min 内，应用第一代头孢菌素。
- 三联抗生素冲洗腔穴[8]。
  - 1g 头孢唑啉，80mg 庆大霉素，50 000U 杆菌肽加 500ml 盐水。
  - 腔穴浸泡 5min。
  - 2000 年，FDA 禁止碘伏和假体的接触，因为假体腔内应用碘伏可能导致假体分层或者渗漏，但是目前并无研究证据显示腔外应用碘伏会对假体产生不利影响[13]。
- 精准的腔穴分离。
- 彻底止血。
- 手控的单极电凝。
- 如果腔穴内有缝合操作，应在假体植入前完成，而且线结须远离假体。
- 假体放置前，皮肤再次消毒。
- 只能应用无粉手套。
- 假体放置前，需更换手套。
- 建议使用"无接触技术"。
  - 防止假体被皮肤污染[14]。
- 盐水假体的充注只能使用无菌生理盐水。

小贴士　避免腋窝深层的分离，以保护肋间臂神经和臂丛的皮支。

（五）乳房下皱襞的处理

- 适当调整下皱襞的高度，使假体的中心点位于或者低于乳头的水平线。
- 乳头至下皱襞的距离应该和假体容量匹配（表 50-3）
  - 250ml 假体大致为 7cm，300ml 假体大致为 8cm，350ml 假体大致为 8.5cm，375ml 假体大致为 9cm，400ml 假体大致为 9.5cm。
  - 乳晕缘至下皱襞的距离：略等于假体的半径或乳房基底宽度的一半。

表 50-3　假体容量和乳头至下皱襞的距离

假体容积	250ml	300ml	350ml	375ml	400ml
乳头至下皱襞的距离（cm）	7	8	8.5	9	9.5

小贴士　如果双侧假体容积差异较大，或者乳房不对称性较大的时候，应当适当下降乳房下皱襞的位置。

十一、术后护理

- 门诊手术护理常规。

（一）药物

- 镇痛治疗通常选用乙酰氨基酚类药物或者非甾体类抗炎药。
  - ➤ 毒麻药只在严重疼痛时才应用。
- 卡利普多（肌安宁、Vanadom）：有助于松弛胸大肌。
- 没有证据显示术后常规应用抗生素有益，但是多数医生会建议患者口服抗生素 3d。

（二）包扎

- Steri-Strips 应用 6 周。
- 文胸的选择要点如下。
  - ➤ 术后佩戴无钢丝或无推挤效果的文胸 6 周。

（三）活动

- 术后 24h 可以淋浴。
- 光面假体，术后 1 ~ 3d（或者以不引起患者疼痛时开始）开始按摩。
  - ➤ 按摩方式：向内侧和上方推挤假体。
  - ➤ 1 个月内，每日 3 次，每次 10 推；1 个月后，每日 1 次。
- 2 ~ 3 周内不宜有氧运动。
- 6 周内禁止提重物。
- 术后复查时间为：1 ~ 3d，2 周，4 ~ 6 周，3 月，1 年。

- 术后每次复查应该拍照。

十二、并发症

（一）围术期

1. 乳头感觉障碍 [15, 16]

- 15% 发生永久性的感觉障碍。
- 感觉过敏 / 感觉丧失。
- 继发于外侧肋间神经分支的横断伤或者牵拉伤。
- 所有切口入路发生该并发症的概率类似。

2. 血清肿

- 多数医生术后不用引流。
- 多数血清肿在术后 1 周内吸收。
- 持续性血清肿需要在 B 超引导下穿刺引流。

3. 血肿

- 发生率：0.5%。
- 可能导致疼痛、不对称和包膜挛缩。

4. 感染

- 不到 1% 的发生率。
- 多数培养结果为表皮金葡菌。
- 一般需取出假体。

5. 泌乳 [17]

- 罕见。
- 被认为继发于胸神经的横断。
- 可用溴隐亭治疗。

6. 不对称

（二）迟发性并发症

1. 并乳 [18]

- 继发于单侧或者双侧假体跨越中线的移位。
- 原因包括以下几点。
  - ➤ 乳房内侧腔穴的过度分离。
  - ➤ 假体过大。
  - ➤ 假体宽度相对于胸廓过宽。

2. 胸壁畸形

- 胸壁发育不良，漏斗胸。
- 同期乳房上提和隆胸。
- 畸形矫正非常困难。

3. 波纹症

- 继发于假体充盈不足或者牵拉。

- 充盈度低的假体，上极容易发生。

- 盐水假体可以通过足量注射或者过度注射来避免。

- 牵拉导致的波纹症更常见于毛面假体。

  - 预防方式：增加被覆软组织的厚度、剥离腔穴和假体大小匹配。

4. 假体破裂或者渗漏

- 盐水假体

  - 5 年发生率为 2% ～ 5%，10 年发生率为 5% ～ 10%，每年发生率为 1%[19]。

  - 存在下述风险因素。

    - 充盈欠缺量大于 25ml。

    - 腔内注射抗生素或激素。

  - 需要更换假体。

- 硅凝胶假体 [20]

  - 真实的发生率难以评估。

    - 5 年发生率约为 30%。

    - 10 年发生率约为 50%。

    - 17 年发生率约为 70%。

  - 腔内破裂：硅酮假体破裂局限于包膜腔内。

  - 腔外破裂：硅酮渗漏不局限于包膜腔内。

  - 通常会导致肉芽肿形成。

  - FDA 建议隆胸术后 3 年开始用磁共振复查乳房假体是否破裂，此后可以每 2 年复查 1 次（"面条征"）。

- 病因学

  - 皱褶破裂。

  - 充盈不足。

  - 生产质量问题。

  - 手术技术原因。

  - 薄壁的假体更容易发生（第 2 代假体）。

- 诊断

  - 体征

    - 不对称。

    - 乳房变扁（更常见于盐水假体）。

- X 线检查

  - 敏感性低。

  - 中等特异性。

  - 费用低。

- 超声

  - 特点：暴风雪征、楼梯征。

  - 敏感性中等。

  - 特异性中等。

  - 费用中等。

- MRI

  - 特点：面条征、硅酮外渗。

  - 敏感度高。

  - 特异性高。

  - 费用高。

- 处理

  - 一旦发现，需马上处理，以减少乳房外形的影响、减少包膜挛缩、降低局部肉芽肿发生的风险。

  - 取出假体和渗出物。

  - 包膜切开（切除）。

  - 可能需要更换假体。

5. 包膜钙化 [21]

- 和假体老化相关。

- 假体植入 10 年内发生率为 0%。

- 假体植入 23 年后发生率为 100%。

- 包膜切除术。

6. 假体移位和对组织的影响

- 假体下移

  - 乳头至下皱襞距离增加。

  - 和局部软组织特性、假体容积和分离范围相关。

专家提示　一般通过术中将 Scarpa 筋膜和胸壁缝合固定，可以有效避免假体下移畸形。术中需将患者体位调整到超过 60° 的半坐位，否则容易固定位置过高。通过缝合，形成对假体下皱襞的有力支撑，从而维持假体理想的位置。

■ 双泡畸形 A 型（瀑布征）（图 50-3）
　➤ 假体位于乳腺组织上方。
　➤ 由于放置在胸大肌后层次或者由于包膜挛缩，导致假体位于胸壁过高的位置。而腺体在胸大肌表面向下移动，导致该畸形形成。

■ 双泡畸形 B 型
　➤ 假体位于乳腺组织下方。
　➤ 由于腔穴下方分离过大，导致假体下缘超过下皱襞而形成。

7. 包膜挛缩

■ 人体对植入物形成包膜是一个自然发生的过程。
■ 包膜挛缩是指包膜过度收缩，导致假体因压力而出现变形现象。
　➤ 可导致不对称、疼痛和假体破裂。
■ Baker 分 I ～Ⅳ级[22]。
　➤ I 级：不可触及包膜。乳房软，触摸不到假体。
　➤ Ⅱ级：轻度变硬。可以触及假体，但无可见畸形。
　➤ Ⅲ级：中度变硬。乳房更硬，假体很容易被触及，畸形可见。
　➤ Ⅳ级：严重挛缩。乳房很硬、触痛、冰凉，伴疼痛。
　　● 畸形明显。

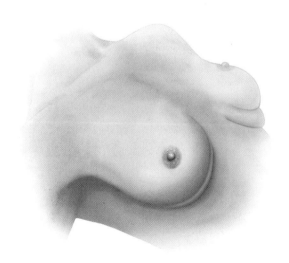

▲ 图 50-3　双泡畸形的表现

■ 治疗
　➤ 包膜切除术
　　● 适应证[23]
　　　○ Ⅲ级和Ⅳ级。
　　　○ 钙化或包膜增厚。
　　　○ 假体破裂。
　　　○ 硅酮肉芽肿形成。
　　　○ 假体周围感染。
　　　○ 聚氨酯假体。
　　　○ 更换为更大容积的假体。
　　　○ 需要分离新的层次（例如腺体后层次更换到胸大肌后层次）。
　　● 优势
　　　○ 低包膜挛缩发生率。
　　　○ 可以去除潜在的污染源。
　　● 缺点
　　　○ 止血困难。
　　　○ 假体前方软组织变薄。
　　　○ 假体后方包膜去除可能存在气胸的风险（尤其胸大肌后层次的包膜）。
　　● 技术
　　　○ 腺体后层次包膜挛缩建议切除，但是可能会导致假体前方的软组织覆盖变薄，需要谨慎考虑。
　　　○ 如果是胸大肌后层次的包膜挛缩，可以考虑仅行包膜前壁的切除，以避免切除后壁导致的气胸。
　　　○ 假体层次更换（腺体后层次更换为胸大肌后层次）。
　➤ 开放式包膜松解术
　　● 切开包膜，松解挛缩。
　　● 同心圆或者放射状切开。
　　● 复发率高（37% ～ 89%）。
　➤ 闭合式包膜松解术
　　● 手法包膜松解术（挤压或者压迫）。
　　● 存在假体破裂的风险，复发率高（31% ～ 80%），目前并不建议。

> 乳房按摩和锻炼
  • 早期开始：术后 2 周内。
> 药物治疗
  • 白三烯受体拮抗药（例如扎鲁司特、安可来）：可能存在肝损伤。
  • 盐酸罂粟碱（罂粟碱）。
  • 口服维生素 E。
  • 腔内注射激素：减少包膜挛缩，但是会增加假体破裂率、皮肤破损率，发生软组织萎缩和下垂。
  • 环孢素(新斯的明)、丝裂霉素 C(自力霉素)。
■ 病因
> 亚临床感染[24-27]。
> 目前明确存在相关性，但是是否为明确病因尚未明确。
> 表皮金黄色葡萄球菌最为常见，但也可能存在其他细菌的感染。
> 瘢痕增生假说。
■ 时间周期
> 多数挛缩发生于 1 年内。
> 后期可能继发于全身性感染因素或者包膜的成熟。
■ 历史数据和风险因素
> 放置层次[20]
  • 腺体后：32% 的包膜挛缩发生率。
  • 肌肉后：12% 的包膜挛缩发生率。
> 填充材质[28]
  • 硅凝胶：50% 包膜挛缩发生率。

  • 盐水：16% 包膜挛缩发生率。
> 假体表面性质[29, 30]（图 50-4）
  • 光面假体：10 年包膜挛缩发生率为 58%。
  • 毛面假体：10 年包膜挛缩发生率为 11%。
■ 2006 年 FDA 解禁假体准入后的数据（框 50-1 和框 50-2）[31-37]
> 包膜挛缩发生率明显降低，数据显示假体表面性质、假体填充材料和假体放置腔穴关联性不大。
> 盐水假体的临床研究：2001 年，曼托公司（圣塔芭芭拉，加州）[32]。
  • 初次隆胸术后 9% 包膜挛缩发生率。
  • 再造术后包膜挛缩发生率为 30%。
> 盐水假体的临床研究，艾尔建公司（欧文，加州）[33]。
  • 初次隆胸术后 9% 包膜挛缩发生率。
  • 再造术后包膜挛缩发生率为 25%。
> 硅凝胶假体上市前临床观察数据：曼托公司 2006 年，艾尔建公司 2006 年，Sienta 公司（圣塔芭芭拉，加州）2012 年[34]。

（三）乳房假体相关性间变性大细胞淋巴瘤（BIA-ALCL）[38, 39]

■ 本病是一种罕见的、可治疗的 T 淋巴细胞淋巴瘤，并非乳腺癌。病变发生于假体周围。
■ 根据过去 20 年的假体销售情况和发病数量统计，目前估计美国植入毛面假体的患者发生本病的终身风险概率约为 1 ∶ 30 000。

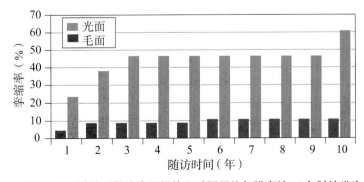

▲ 图 50-4　腺体后层次光面假体和毛面假体包膜挛缩 10 年随访发生率

531

框 50-1　2006 年生产厂家提供的数据

Mentor 公司（3 年数据） ■ 初次隆胸（551 例） ➤ 总体并发症发生率 36.6% ➤ 总体再次手术率 15.4% ➤ Ⅲ/Ⅳ级包膜挛缩发生率 8.1% ➤ MRI 队列研究假体破裂率 0.5%（非 MRI 组报告率为 0%） ■ 修复性隆胸手术（146 例） ➤ 总体并发症发生率 50% ➤ 总体再次手术率 28% ➤ Ⅲ/Ⅳ级包膜挛缩发生率 18.9% ➤ MRI 队列研究假体破裂率 7.7%（非 MRI 组报告率为 0%） **艾尔建公司（4 年数据）** ■ 初次隆胸（455 例） ➤ 总体并发症发生率 41.3% ➤ 总体再次手术率 23.5% ➤ Ⅲ/Ⅳ级包膜挛缩发生率 13.2% ➤ MRI 队列研究假体破裂率 2.7%（非 MRI 组报告率为 0.4%）	**■ 修复性隆胸手术（147 例）** ➤ 总体并发症发生率 56.9% ➤ 总体再次手术率 35.3% ➤ Ⅲ/Ⅳ级包膜挛缩发生率 17% ➤ MRI 队列研究假体破裂率 7.7%（非 MRI 组报告率为 0%） **Sientra 公司（3 年数据）** ■ 初次隆胸（1115 例） ➤ 总体并发症发生率 20.2% ➤ 总体再次手术率 12.6% ➤ Ⅲ/Ⅳ级包膜挛缩发生率 6% ➤ MRI 队列研究假体破裂率 2.5%（非 MRI 组报告率为 0） ■ 修复性隆胸手术（362 例） ➤ 总体并发症发生率 26.3% ➤ 总体再次手术率 20.3% ➤ Ⅲ/Ⅳ级包膜挛缩发生率 5.2% ➤ MRI 队列研究假体破裂率 0%（非 MRI 组报告率为 0.4%）

框 50-2　FDA 更新数据（2011 年）

Mentor 核心研究（8 年数据） ➤ 大宗研究（2007—2009）数据（3 年随访） ➤ 41 900 例硅凝胶假体，1030 例盐水假体 ➤ 初次隆胸假体破裂率为 10.1% ➤ 修复性隆胸假体破裂率为 6.3% ➤ 初次隆胸再次手术率为 10.8% ➤ 修复性手术再次手术率为 14.6% ➤ 初次隆胸假体破裂率为 0.2% ➤ 修复性假体破裂率为 1.0% ➤ 初次隆胸Ⅲ/Ⅳ级包膜挛缩发生率 5.3% ➤ 修复性隆胸Ⅲ/Ⅳ级包膜挛缩发生率 11.8%	**艾尔建核心研究（10 年数据）** ➤ 大宗研究（2007—2010）数据（2 年随访） ➤ 41 342 例硅凝胶假体，15 646 例盐水假体 ➤ 初次隆胸假体破裂率为 13.6% ➤ 修复性隆胸假体破裂率为 15.5% ➤ 硅酮假体再次手术为 6.5%，盐水假体类为 4.5% ➤ 硅酮假体破裂率为 0.5% ➤ 盐水假体破损率为 2.5% ➤ Ⅲ/Ⅳ级包膜挛缩发生率：硅酮类为 5.0%，盐水类为 2.8%

- 本病并非乳腺原发淋巴瘤。后者发病率大约为四百万之一。
- 应该向所有植入假体的患者告知本病的风险[38]。
- 假体植入后，发生本病的时间为 2 ~ 28 年，平均为 8 年。
- 目前尚无光面假体植入后发生本病的报道。但目前的证据并不能支持光面假体和本病毫无关联的结论。
- BIA-ALCL 的发生可能和假体表面粗糙度相关，但是该推论并未被证实。不同厂家的毛面制造技术可能导致发生 BIA-ALCL 的风险也不一样，但是目前的发病数量尚不足以验证该推论。
- BIA-ALCL 可以发生在硅凝胶假体和盐水假体，可以发生在隆胸类和重建类手术。
- 多数患者表现为迟发性血清肿。诊断需基于超声引导下细针穿刺活检结果，通过免疫组化明确存在 CD30 阳性和 ALK 阴性的 T 淋巴细胞。
- 阳性诊断结果后，需要进一步行 PET-CT 和 MRI 扫描。乳腺钼靶通常无帮助。
- 病情评估需要多学科协作完成，通常需要乳腺肿瘤外科医生和淋巴瘤专科医生参与。

- 包膜不完全切除会导致复发和生存率降低。
- 大多数患者可以通过双侧包膜切除和假体取出术治愈。极少数患者会出现肿块，可能需要进一步行放疗和化疗。具体的治疗方式需要参考美国肿瘤协作网站（NCCN）发布的 BIA-ALCL 治疗指南（www.nccn.org）。
  - 93% 的患者术后 3 年随访仍可无瘤生存，这意味着如果治疗方式选择恰当，本病的预后良好。
- 目前建议的治疗方式是双侧包膜全切和假体取出术，因为少数患者偶尔会发现对侧乳房同时存在病变[39]。
- FDA 建议任何可疑或者怀疑 BIA-ALCL 病例都要在 PROFILE 网站登记，并向假体厂家报告。登录 ThePSE.org/PROFILE 网站可以完成网络登记。登录 www.accessdata.fda.gov 网站，可以将信息递交假体厂家和医疗器械用户回访数据库（MAUDE），后者主要收集医疗器械各种不良事件报告（包括器械相关的死亡、严重损失和致残等事件）。

（四）再次手术

- 大规模前瞻性临床研究（2004 年 FDA 要求 Inamed 公司提供数据）[28-30]。
- 目前 3 年再手术率为：盐水假体为 13%，硅凝胶假体为 21%。

（五）肿瘤监控

- 假体干扰正常钼靶的成像。
- Eklund 法钼靶成像可以将乳腺和假体分隔开，适合隆胸术后乳腺的影像学评价。
- 目前的影像学检查未能发现隆胸术会增加乳腺癌发生的风险；隆胸术也不会延误乳腺癌的诊断；隆胸术对女性诊断乳腺癌后的生存率和复发率也无影响[40, 41]。

专家提示　术前咨询需要明确患者的意愿和需求。术前评估需要明确 3 个重要的参数：假体基底的直径、容量和突度。适当的借助视觉评估工具（例如文胸、计算机辅助成像、虚拟成像技术等）可以帮助医生更清晰地明确患者的手术需求。下皱襞下移并不适用于所有的患者，因为下移下皱襞可能会导致乳房的变形。如果需要下移下皱襞，选择一个小假体有助于减少乳房变形的风险。双平面技术或者多平面技术也有助于减少乳房变形的风险。解剖型高聚凝胶假体有助于减少假体皱褶，减少 10 年假体的破裂率。对于一些乳房下垂的患者，选择解剖型假体有助于起到乳房提升的效果。

本 章 精 要

❖ 30—35 岁的患者行乳房手术术前需要行乳腺的影像学检查。

❖ Eklund 钼靶成像技术有助于隆胸术后乳腺组织的影像学评估。

❖ 术前评估时，需向患者充分沟通双侧乳房不对称的情况。术前存在的不对称，术后依然会存在。

❖ 隆胸术会改善乳房的轻度下垂。但是乳头至下皱襞距离大于 9.5cm 时需考虑行乳房上提手术。

❖ 胸壁组织覆盖薄的患者（乳房上极皮肤夹捏试验小于 2cm）不适合乳腺后层次隆胸。

❖ 大容积假体可能对乳房造成长期的不利影响。

❖ 历史数据显示，光面假体、硅凝胶假体和乳腺后层次都曾经出现过包膜挛缩发生率高的报道。

❖ 毛面假体改变了包膜表面胶原收缩的方向，因此减少了包膜挛缩的发生。

❖ 腺体后层次放置假体增加了污染的风险，可能导致亚临床感染和后期的包膜挛缩。

❖ 术中使用抗生素液体冲洗及其他技术，可以显著降低包膜挛缩发生率。

❖ 双平面技术保证了假体上极充分的软组织覆盖，而且让假体最大量填充乳房下极。

❖ MRI 技术是评价假体破裂或者渗漏时，敏感性最高和特异性最高的检测技术。

❖ 迟发性血清肿（尤其是毛面假体植入者）应该怀疑 BIA-ALCL 的可能。

参考文献

[1] American Society of Plastic Surgeons. Procedural statistics trends 1992-2004. Available at *www.plasticsurgery.org/public_education/Statistical-Trends.cfm.*

[2] Barnard JJ, Todd EL, Wilson WG, et al. Distribution of organosilicon polymers in augmentation mammaplasties at autopsy. Plast Reconstr Surg 100:197, 1997.

[3] Silicone gel-filled breast implants approved. FDA Consum 41:8, 2007.

[4] Tillman DB. Department of Health and Human Services, Food and Drug Administration. Letter to Mentor Corporation, Department of Clinical and Regulatory Affairs re: Silicone Gel-Filled Breast Implants, November 17, 2006.

[5] Rohrich R. Streamlining cosmetic surgery patient selection—just say No! Plast Reconstr Surg:104:220, 1999.

[6] Gorney M. Patient selection criteria. Medico-legal issues in plastic surgery. Clin Plast Surg 26:37, 1999.

[7] National Breast Cancer Foundation. Early detection. Available at *http://www.nationalbreastcancer. org/early-detection-of-breast-cancer.*

[8] Adams WP, Rios JI, Smith SJ. Enhancing patient outcomes in aesthetic and reconstructive breast surgery using triple antibiotic breast irrigation: six-year prospective clinical study. Plast Reconstr Surg 117:30, 2006.

[9] Tebbetts JB, Adams WP. Five critical decisions in breast augmentation using fi ve measurements in 5 minutes. The high five decision support process. Plast Reconstr Surg 116:2005, 2005.

[10] Tebbetts JB. Dual plane breast augmentation: optimizing implant-soft-tissue relationships in a wide range of breast types. Plast Reconstr Surg 107:1255, 2001.

[11] Price CI, Eaves FF III, Nahai F, et al. Endoscopic transaxillary subpectoral breast augmentation. Plast Reconstr Surg 94:612, 1994.

[12] Rohrich RJ, Kenkel JM, Adams WP. Preventing capsular contracture in breast augmentation: in search of the Holy Grail. Plast Reconstr Surg 103:1759, 1999.

[13] Wiener TC. Betadine and breast implants: an update. Aesthet Surg J 33:615, 2013.

[14] Mladick RA. "No-touch" submuscular saline breast augmentation technique. Aesthetic Plast Surg 17:183, 1993.

[15] Courtiss EH, Goldwyn RM. Breast sensation before and after plastic surgery. Plast Reconstr Surg 58:1, 1976.

[16] Mofid MM, Klatsky SA, Singh NK, et al. Nipple-areola complex sensitivity after primary breast augmentation: a comparison of periareolar and inframammary incision approaches. Plast Reconstr Surg 117:1694, 2006.

[17] Rothkopf DM, Rosen HM. Lactation as a complication of aesthetic breast surgery successfully treated with bromocriptine. Br J Plast Surg 43:373, 1990.

[18] Spear SL, Bogue DP, Thomassen JM. Synmastia after breast augmentation. Plast Reconstr Surg 118(7 Suppl):S168, 2006.

[19] Gutowski KA, Mesna GT, Cunningham BL. Saline-filled breast implants: a Plastic Surgery Educational Foundation multicenter outcomes study. Plast Reconstr Surg 100:1019, 1997.

[20] Biggs TM, Yarish RS. Augmentation mammoplasty: a comparative analysis. Plast Reconstr Surg 85:368, 1990.

[21] Peters W, Smith D. Calcification of breast implant capsules: incidence, diagnosis, and contributing factors. Ann Plast Surg 34:8, 1995.

[22] Baker JL Jr. Augmentation mammaplasty. In Owsley JQ Jr, Peterson RA, eds. Symposium on Aesthetic Surgery of the Breast, vol 18. St Louis: CV Mosby, 1979.

[23] Young VL. Guidelines and indications for breast implant capsulectomy. Plast Reconstr Surg 102:884, 1998.

[24] Virden CP, Dobke MK, Stein P, et al. Subclinical infection of the silicone breast implant surface as a possible cause of capsular contracture. Aesthetic Plast Surg 16:173, 1992.

[25] Dobke MK, Svahn JK, Vastine VL, et al. Characterization of microbial presence at the surface of silicone mammary implants. Ann Plast Surg 34:563, 1995.

[26] Burkhardt BR, Dempsey PD, Schnur MD, et al. Capsular contracture: a prospective study of the effect of local antibacterial agents. Plast Reconstr Surg 77:919, 1986.

[27] Burkhardt BR. Effects of povidone iodine on silicone gel implants in vitro: implications for clinical practice. Plast Reconstr Surg 114:711, 2004.

[28] Gylbert L, Asplund O, Jurell G. Capsular contracture after breast reconstruction with silicone gel and saline-filled implants: a 6-year follow-up. Plast Reconstr Surg 85:373, 1990.

[29] Collis N, Coleman D, Foo IT, et al. Ten-year review of a prospective randomized controlled trial of textured versus smooth subglandular silicone gel breast implants. Plast Reconstr Surg 106:786, 2000.

[30] Marotta JS, Widenhouse CW, Habal MB, et al. Silicone gel breast implant failure and frequency of additional surgeries: analysis of 35 studies reporting examination of more than 8000 explants. J Biomed Mater Res 48:354, 1999.

[31] U.S. Food and Drug Administration. Center for Devices and Radiological Health. FDA update on the safety of silicone gel-filled breast implants, June 2011. Available at *www.fda.gov/downloads/ medicaldevices/productsandmedicalprocedures/implantsandprosthetics/breastimplants/ ucm260090.*

[32] Mentor Corporation. Saline implant premarket approval information, 2001. Available at *http:// www.fda/gov/ downloads/medicaldevices/productsandmedicalprocedures/ implantsandprosthetics/ breastimplants/ucm232436.pdf.*

[33] Allergan Corporation. Saline implant premarket approval information, 2001. Available at *www. fda.gov//downloads/ medicaldevices/productsandmedicalprocedures/ implantsandprosthetics/breastimplants/ ucm064457.pdf.*

[34] Mentor, Allergan, and Sientra Corporations. Silicone breast implant premarket approval information, 2003. 2005, 2012. Available at *www.fda.gov/medicaldevices/ productsandmedicalprocedures/ implantsandprosthetics/ breastimplants/ucm063871.htm.*

[35] Mentor Corporation. Saline implant premarket approval information, 2001. Available at *http:// www.accessdata. fda.gov/scripts/cdrh/cfdocs/cfpma/pma.cfm?start_ search=1&sortcolumn=do_de sc&PAGENUM=500&pmanumb er=P990075.*

[36] Inamed Corporation. Saline implant premarket approval information, 2001. Available at *http:// www.accessdata. fda.gov/scripts/cdrh/cfdocs/cfpma/pma.cfm?start_ search=1&sortcolumn=do_de sc&PAGENUM=500&pmanumb er=P990075.*

[37] Inamed Corporation. Silicone breast implant premarket approval information, 2003 and 2005. Available at *http://www. accessdata.fda.gov/scripts/cdrh/cfdocs/cfpma/pma.cfm?start_ search=1&sortcolumn=do_desc&PAGENUM=500&pmanumb er=P990075.*

[38] Clemens MW, Miranda FN, Butler CE. Breast implant informed consent should include the risk of anaplastic large cell lymphoma. Plast Reconstr Surg 137:1117, 2016.

[39] Clemens MW, Medeiros LJ, Butler CE, et al. Complete surgical excision is essential for the management of patients with breast implant-associated anaplastic large-cell lymphoma. J Clin Oncol 34:160, 2016.

[40] Hoshaw SJ, Klein PJ, Clark BD, et al. Breast implants and cancer: causation, delayed detection, and survival. Plast Reconstr Surg 107:1393, 2001.

[41] Jakubietz M, Janis JE, Jakubietz R, et al. Breast augmentation: cancer concerns and mammography: a review of the literature. Plast Reconstr Surg 113:117e, 2004.

535

第 51 章 乳房上提术
Mastopexy

Joshua Lemmon, Smita R. Ramanadham, James Christian Grotting 著

徐伯扬 译

一、乳房形态变化及下垂分度 [1, 2]

（一）乳房形态变化由多因素导致

■ 乳房实质含量受年龄、体重、妊娠及体内激素水平影响。

➤ 乳房实质含量增加时，皮肤受到牵拉延展。

➤ 起支撑作用的韧带结构及乳腺导管也将受到牵拉。

➤ 当乳房实质含量减少后，皮肤及支撑结构并未相应回缩，导致乳房下垂。

● 此时，乳房位于胸壁的较低位置，失去了年轻乳房的轮廓及形态。

（二）乳房下垂 Regnault 分度 [1]（图 51-1）

■ 乳头 – 乳晕复合体及乳房下皱襞的相对位置确定了乳房下垂的程度。

➤ 一度（轻度下垂）

● 乳头 – 乳晕复合体与乳房下皱襞水平平齐。

➤ 二度（中度下垂）

● 乳头 – 乳晕复合体在乳房下皱襞之下，但仍在大部分乳房实质组织上方。

➤ 三度（严重下垂）

● 乳头 – 乳晕复合体在乳房下皱襞之下，且位于乳房大部分实质组织的下方。

➤ 假性下垂或腺体下垂

● 乳头 – 乳晕复合体在乳房下皱襞上方或与之平齐，但乳房大部分实质组织位于乳房下皱襞下方。

● 乳头至乳房下皱襞距离增加。

二、手术适应证及禁忌证 [3-5]

（一）适应证

■ 希望在不改变乳房体积的前提下改善乳房形态的女性。

■ 寻求更挺拔、自信及年轻态的乳房外观，并希

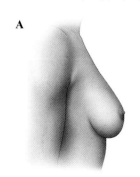
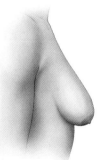

乳头
乳房下皱襞

乳头
乳房下皱襞

▲ 图 51-1 乳房下垂 Regnault 分度

A. 假性下垂；B. 一度下垂；C. 二度下垂；D. 三度下垂

望改善乳房上极凹陷，乳头、乳晕和乳房下垂，以及乳房皮肤松弛情况的女性。

（二）禁忌证

- 主动吸烟者。
- 希望改变乳房体积的女性。

三、术前评估 [2, 6]

（一）病史

- 年龄：女性绝经后乳房萎缩。
- 乳房相关病史：哺乳情况，妊娠变化，随体重增加或减少的大小变化，肿瘤，既往手术史，乳腺癌家族史，近期乳房 X 线摄像检查。
- 患者期望。
- 用药史：包括使用抗精神病药物，口服避孕药以及激素类药物史。

（二）测量

- 胸骨切迹到乳头距离：可发现乳头位置不对称。
- 乳头至乳房下皱襞距离：测量乳房下极皮肤的富余量。
- 评价下垂的严重程度（图 51-1 ）。

（三）其他需要注意的方面

- 乳房位置：乳房在胸壁上位置本身较低而非明显下垂的患者无法从该手术中明显获益 [7]。
- 皮肤质量及皮肤量：弹性较差的皮肤出现皮肤纹路；皮肤松弛程度。
- 乳房实质的质量：脂肪、纤维、腺体实质及整体体积。
- 乳晕形状及大小：乳晕通常会被拉伸，从而变大且不对称。

（四）照相

- 前、侧及斜位照片 (详见第 3 章)。

（五）患者期望

- 乳房大小

- 乳房上提术包括少量的乳房切除（文献表明通常切除量 < 300g[3] ）、整形及切除相应的皮肤，这些步骤将使乳房变小。
  - 术后乳房体积平均会减少一个罩杯，与患者沟通很重要 [3]。
- 许多患者希望重塑乳房上极的饱满形态，可能需要同期植入假体才能实现。
  - 若结合假体植入，乳房上提、隆乳术联合乳房上提和乳房缩小手术均能增加乳房及乳房上极的突度 [8]。
- 对于乳房体积不大的患者，也可以进行假体隆乳联合乳房上提 [7]（详见第 52 章)。
- 瘢痕位置
  - 乳房上提是以瘢痕为代价换取形态的改善。
  - 术前应向患者详细介绍瘢痕的位置和性状。
- 其他需要考虑的问题
  - 全面的患者教育是术前准备的重要组成部分，应包括手术并发症、术后引流、下垂复发的可能性等。

四、知情同意

推荐知情同意项目中包括以下事项。

- 全面描述切口位置，术后引流的潜在可能。
- 所有潜在可能风险包括以下几个方面。
  - 出血及血肿。
  - 感染。
  - 延迟愈合及切口裂开。
  - 乳头及皮肤感觉改变。
  - 可能影响哺乳。
  - 不对称及美学效果不佳。
  - 瘢痕愈合不佳。

小贴士　术后瘢痕是常见不满诉求，因此应该在术前详尽告知患者。但不应牺牲乳房形态来减少瘢痕。

五、乳房上提术式

- 历史上，乳房上提主要依靠于皮肤的切除，然而自 20 世纪 90 年代中期以来，开始强调依靠各种支持材料或乳腺实质蒂部支撑来对内部组织进行塑形[4]。
- 术式取决于乳房下垂的程度。

六、环乳晕术式

（一）概述

- 环乳晕切口。
- 瘢痕被掩饰在乳晕与周围皮肤的相接处。

（二）患者选择

- 用于轻、中度下垂。
- 皮肤弹性好，无皱纹，乳腺实质为纤维型或腺体型。

（三）术式

- 单纯双环法
  - ➢ 乳房实质未重新定位，因此只对轻度下垂有效。
  - ➢ 可改变乳头位置。
  - ➢ 有限的椭圆形切除皮肤可使乳头 – 乳晕复合体提升 1 ～ 2cm[2]。
- Benelli 法[9]（图 51-2）
  - ➢ 适用于下垂程度更大的患者。
  - ➢ 乳房实质重新定位。
  - ➢ 使用乳晕环标记新的乳晕直径，然后标注一更宽的椭圆形，标示多余皮肤的切除范围及

乳头 – 乳晕复合体的重新定位。
  - ➢ 皮下潜行分离乳腺。
  - ➢ 切开乳腺组织，形成上蒂。
  - ➢ 分离乳房外侧和内侧瓣，并在中线处交叉或套叠，缩窄乳房宽度，使乳房形成锥形。
  - ➢ 环乳晕切口以不可吸收线做荷包缝合。
- 其他环乳晕术式
  - ➢ 以上术式的变化有用网片支撑乳房实质[10]，或植入乳房假体以减少需切除的皮肤量[11, 12]。

（四）优点

- 瘢痕较短。
- 瘢痕隐藏在乳晕边缘。

（五）缺点

- 常见瘢痕和乳晕变宽。
- 降低乳房突出度。
- 荷包缝合会形成皮肤皱褶，需数月才可消退。

专家提示 如果术后一段时间还能触摸到乳晕荷包缝合线，可在 6 周后行门诊手术取出。

七、垂直切口术式

（一）概述

- 垂直切口乳房上提是由垂直切口乳房缩小术演变而来。
- 切口包括：环乳晕切口及延伸至下皱襞的垂直切口。

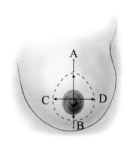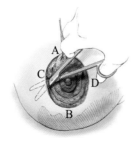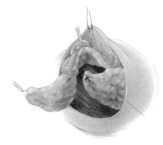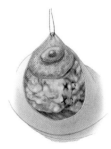

▲ 图 51-2　Benelli 环乳晕乳房固定术

标记，潜行分离，实质锥体化

■ 此术式依靠乳房实质从下方的支撑，使乳房缩窄和增加突度。

（二）患者选择

■ 各种程度的乳房下垂。

（三）术式

■ 不进行皮下游离的垂直切口乳房上提（Lassus 法）[13]（图 51-3）。

> 皮肤切口，见图 51-4A。

> 整体切除下方的松弛皮肤、脂肪及腺体。乳头向上方移位，不做皮下游离。

> 内侧和外侧乳腺实质对合缝合。

> 结合皮下游离及吸脂的垂直切口乳房上提（Lejour 法）[14]。

● 如图 51-4B 中所示皮肤切口。

● 对较大的乳房行脂肪抽吸术以减少乳房实质体积，并增加上蒂的活动度。

● 切除下方的皮肤、脂肪及腺体。

● 皮下广泛游离，然后在下方对合内、外侧乳腺实质。

● 垂直切口缝合皮肤，富余的皮肤量表现为切口两侧的细小皱褶。

■ 短瘢痕环乳晕下蒂乳房缩小 / 上提（Hammond 法）[15]。

> 如图 51-4C 中所示切开皮肤。

> 以下蒂携带乳头 - 乳晕复合体。

> 通过腺体悬吊使乳头重新定位。

> 下方皮肤根据具体情况裁剪以形成期望的形态，垂直切口缝合皮肤。

■ 内侧蒂垂直切口乳房上提（Hall-Findlay 法）[16]

> 以内侧蒂携带乳头 - 乳晕复合体。

> 外侧和下方组织被去除或向上方移位。

> 将乳头移至理想位置。

> 在下方对合内、外侧乳腺实质，为乳房实质提供支撑。

> 垂直切口缝合皮肤。

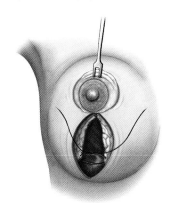
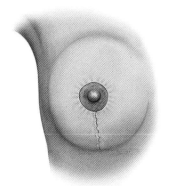

▲ 图 51-3　不进行皮下游离的垂直切口乳房上提

下方的皮肤、脂肪和腺体整体切除。将乳头转至期望位置。内侧和外侧乳腺实质垂直缝合

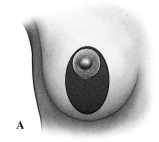
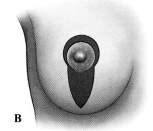
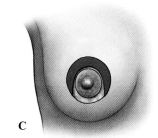

A　　　　　　　　B　　　　　　　　C

▲ 图 51-4　垂直切口乳房上提术

A. Lassus 法；B. Lejour 法；C. Hammond 法

- 多余皮肤集中在垂直缝合处。

(四)改良术式

- 下胸壁皮瓣法[17]
  - 行垂直切口乳房上提，真皮 – 腺体下蒂潜行穿过一条胸大肌深面，在上方进行悬吊。
  - 目的是增加乳房上极饱满度及乳房突度。

(五)优点

- 较短的垂直切口，避免了乳房下皱襞的水平瘢痕。
- 乳腺实质在下方闭合，提供支撑力，防止下垂复发。

(六)缺点

- 术后即刻乳房上极过度饱满，数月后可逐渐恢复。
- 某些情况下，乳房下方堆积的多余皮肤无法完全回缩，需要进行后续手术。

小贴士 为了尽可能减少乳房下方多余的皮肤量，垂直切口可适当向外下方延长（L 形切口），同时可以避免内侧的横向瘢痕。

八、倒 T 切口术式

(一)概述

- 切口包括：环乳晕切口，延伸至下皱襞的垂直切口，及沿下皱襞的水平切口。

(二)患者选择

- 重度乳房下垂。
- 皮肤质量较差且乳房实质以脂肪为主。

(三)技术要点

- W 型皮肤切除（Wise-pattern）较为常用，得益于 W 型乳房缩小术的普及。
- 也存在其他多种皮肤切除方法（图 51–5），以减少水平长度。
- 乳房肥大的患者需切除部分乳房实质。
- 绝大多数的乳房上提术式均是通过左右两侧乳腺实质的对合在下极提供支撑力。
- 可以通过将原先位于下方的乳房实质重新定位，使上极更为饱满，或提供支撑。
  - 在胸大肌束潜行形成隧道[17]。
  - 翻折至上蒂深面，并固定于胸大肌筋膜上[18]。
  - 自身进行束状折叠，为乳房下极提供支撑[19]。

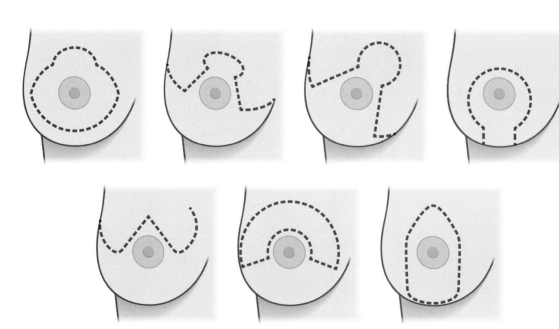

▲ 图 51–5　倒 T 法乳房固定术的数种皮肤切口图示

小贴士 在传统的倒 T 切口乳房上提术中，乳房形态是单独由皮肤罩完成保持的。现代改良的术式则主要依靠乳房实质的支撑以使术后效果维持更久。

（四）优点

- 因相似术式广泛应用于乳房缩小术，故术者对此术式熟悉 [20]。
- 术后效果较易预测。

（五）缺点

- 瘢痕明显。
- 若未利用乳房实质进行支撑，则乳房下垂可能复发。

九、术后护理

- 引流应在术后 1 ～ 3d 内拔除。
- 使用口服镇痛药缓解术后疼痛。
- 术后 6 周内穿戴支撑性胸罩，在恢复期确保对乳房的足够支撑。
- 术后第 3 周开始在医师指导下进行瘢痕的预防及治疗。
- 如需行瘢痕修复手术，应在初次手术 1 年后进行。

十、并发症 [2, 6]

- 血肿
  - 相对少见。
  - 术前 10d 应停用阿司匹林和抗凝血药物。
  - 张力性血肿需要紧急处理，引流、止血及缝合。
- 感染
  - 相对少见。
  - 围术期常规应用抗生素以降低感染风险 [21]。
- 切口愈合不良
  - 常见于倒 T 形切口。
  - 常见于吸烟患者，对该类患者不应进行手术。

- 乳头和乳房不对称
  - 术前向患者充分交代不可能获得绝对对称的乳房。
  - 术后乳头位置、乳晕大小和乳房形态的明显不对称应进行再次手术修复。
- 瘢痕
  - 环乳晕瘢痕增宽、和内侧下皱襞处的横向瘢痕是患者术后不满意的常见原因。
  - 初次手术 1 年后可以进行瘢痕修复手术。
- 下垂复发
  - 乳房上提术后，重力作用和自然衰老仍会持续对乳房造成影响。
  - 下方乳房实质（非真皮）提供的支撑能够在一定程度上减少下垂复发。
  - 乳房上提术只是暂时的解决方案，远期随访常会发现一定程度的下垂复发 [2]。

十一、特殊情况

（一）假体隆乳联合乳房上提术（详见第 52 章）

- 乳房下垂会造成乳房上极欠饱满，因此很多医生提倡在乳房上提术同时，于乳腺后或胸大肌后放置假体 [2, 6, 12]。
- 假体隆乳与乳房上提的作用在一定程度上是相互拮抗的 [22]。
  - 乳房上提术目的在于乳头的重新定位，重塑乳房形态同时最大程度减小皮肤张力，减轻瘢痕，并减少多余的皮肤量。
  - 假体隆乳会造成皮肤延展，乳房增大，更易因重力作用下垂，并增加切口张力。
- 对于中、重度乳房下垂患者，假体隆乳及乳房上提术应考虑分期进行。

（二）假体取出后乳房上提术

- 部分曾行硅凝胶假体植入的患者会要求取出假体，原因包括假体破裂、担忧、假体包膜挛缩等。
- 多数情况下，假体包膜切除同时置换假体能够改善乳房形态，使多数患者受益[23, 24]。

> 若假体取出前即存在乳房下垂，则必须通过乳房上提术才能矫正。

> 适用于非吸烟、轻到中度乳房下垂、软组织厚度足够（＞4cm）的患者。

> 对于软组织覆盖不佳或严重下垂的患者，应在假体取出后3个月再行乳房上提术。

小贴士 对所有吸烟患者应避免行乳房上提术。

■ 根据术前乳房下垂程度选择乳房上提术式（表51-1）。

表51-1 乳房下垂分类及术式选择

下垂类型	特点	术式
假性下垂	乳房容量充足 乳头位置良好 乳头至乳房下皱襞距离：6cm	乳房下皱襞处楔形切除
一度	乳头位移＜2cm 乳晕直径＜50mm	环乳晕乳房上提 垂直切口乳房上提
二度	乳头位移2～4cm	W切口乳房上提
三度	乳头位移＞4cm 软组织厚度＜4cm	延期乳房上提（术后3个月，吸烟者）

（三）管状乳房畸形[25]

■ 定义如下。

> 包含一系列不同程度的畸形[26]。

> 乳房在水平及垂直方向上均存在发育缺陷。

● 乳房基底缩窄。

● 乳房下皱襞位置高。

● 乳房实质在乳晕区域疝出，使乳晕过大，比例失衡。

■ 患者通常因希望行乳房上提术或假体隆乳术而就诊。

专家提示 患者通常意识不到自身存在的解剖结构异常，常规乳房上提术对此类患者并不适用，因此准确的术前判断和患者告知很重要。

■ 治疗目标[27] 包括以下方面。

> 扩大乳房基底。

> 增大乳房下极皮肤罩。

> 松解乳腺组织及乳晕间的异常粘连。

> 降低乳房下皱襞位置。

> 若条件适合，增加乳房体积。

> 缩小乳晕，回纳乳腺实质疝。

> 矫正乳头位置不佳及乳房下垂。

■ 治疗方法[26] 内容如下。

> 环乳晕乳房上提可用于缩小乳晕，及乳头-乳晕复合体的重新定位。

> 对于乳房实质，经常需要在下极做辐射状划痕，进行部分游离，或增加活动度，以达到修饰目的。

> 往往需要联合应用假体或扩张器来增加乳房体积。

十二、结果[28]

■ 远期乳头位置

> Ahmad 和 Lista[29] 回顾了1700例接受垂直瘢痕术式病例，评估了乳头-乳晕复合体位置随时间变化的测量结果。

● 相比术前标记位置，乳头-乳晕复合体在术后第5天增高1.3cm，术后4年增高1cm。

● 乳头-乳晕复合体下缘至乳房下皱襞距离并不随时间延长而增加，未见假性下垂。

> Swanson[28] 回顾了82篇有关乳房上提术和缩乳术的发表文献，涉及多种测量评估方式，包括乳房突度、乳房上极突度、乳头水平以及乳房饱满度。

● 涉及的术式包括：倒T法（内/上侧蒂，中央蒂，下侧蒂），垂直瘢痕法，环乳晕法，下皱襞法，外侧法。

● 乳房突度及上极突度并未见在术后显著增加。

- 术后常见乳头过高（41.9%），水滴形乳晕畸形在开放式乳头重置术式后明显增多（53.8%）。
- 增加乳房上极饱满及突度的方法大多不能保证远期效果，包括筋膜缝合以及自体隆乳[30]。

十三、不同术式之间研究对比

■ 基于一项多名整形外科医师参与的研究调查，医师对于环乳晕法不满意度最高[31]，术后修复率也最高。

■ 尽管倒 T 法最常用，但相比短瘢痕法和环乳晕法，也报道了其较常见的乳房凹陷（$P=0.043$）和乳房下皱襞较长瘢痕（$P=0.001$）。

专家提示　当患者合并严重的下极皮肤含量不足时，需要进行组织扩张，并分期放置永久性乳房假体。

本章精要

❖ 乳房下垂程度的分类是由乳头 – 乳晕与乳房下皱襞的相对位置确定的。
❖ 现代乳房上提术依靠下部的乳房实质对合为乳腺形成支撑，提升其在胸壁上的高度，限制下垂的复发。
❖ 轻度乳房下垂用通过单纯环乳晕术式矫正。
❖ 中、重度乳房下垂需在垂直方向进行皮肤切除，亦可结合水平方向皮肤切除。
❖ 乳房上提术与假体隆乳术作用在一定程度上相互拮抗，同期手术时应谨慎注意。
❖ 管状乳房畸形需要应用特殊术式进行矫正，因此术前的准确识别非常重要。

参考文献

[1] Regnault P. Breast ptosis. Definition and treatment. Clin Plast Surg 3:193, 1976.

[2] Bostwick J III. Mastopexy. In Bostwick J III, ed. Plastic and Reconstructive Breast Surgery, ed 2. New York: Thieme Publishers, 1999.

[3] Weichman K, Doft M, Matarasso A. The impact of mastopexy on brassiere cup size. Plast Reconstr Surg 134:34e, 2014.

[4] Nahabedian MY. Breast deformities and mastopexy. Plast Reconstr Surg 127:91e, 2011.

[5] Ibrahim AM, Sinno HH, Izadpanah A, et al. Mastopexy for breast ptosis: utility outcomes of population preferences. Plast Surg (Oakv) 23:103, 2015.

[6] Grotting JC, Chen SM. Control and precision in mastopexy. In Nahai F, ed. The Art of Aesthetic Surgery: Principles and Techniques. New York: Thieme Publishers, 2005.

[7] Hidalgo DA, Spector JA. Mastopexy. Plast Reconstr Surg 132:642e, 2013.

[8] Swanson E. Prospective photographic measurement study of 196 cases of breast augmentation, mastopexy, augmentation/mastopexy, and breast reduction. Plast Reconstr Surg 131:802e, 2013.

[9] Benelli L. A new periareolar mammaplasty: the "round block" technique. Aesthetic Plast Surg 14:99, 1990.

[10] Goes JC. Periareolar mammaplasty: double skin technique with application of polyglactin or mixed mesh. Plast Reconstr Surg 97:959, 1996.

[11] Spear SL, Giese SY, Ducic I. Concentric mastopexy revisited. Plast Reconstr Surg 107:1294, 2001.

[12] Kirwan L. Augmentation of the ptotic breast: simultaneous periareolar mastopexy/breast augmentation. Aesthet Surg J 19:34, 1999.

[13] Lassus C. A 30-year experience with vertical mammaplasty. Plast Reconstr Surg 97:373, 1996.

[14] Lejour M. Vertical mammaplasty and liposuction of the breast. Plast Reconstr Surg 94:100, 1994.

[15] Hammond DC. Short scar periareolar inferior pedicle reduction (SPAIR) mammaplasty. Plast Reconstr Surg 103:890, 1999.

[16] Hall-Findlay EJ. A simplified vertical reduction mammaplasty: shortening the learning curve. Plast Reconstr Surg 104:748, 1999.

[17] Graf R, Biggs TM, Steely RL. Breast shape: a technique for better upper pole fullness. Aesthetic Plast Surg 24:348, 2000.

[18] Flowers RS, Smith EM Jr. "Flip-flap" mastopexy. Aesthetic Plast Surg 22:425, 1998.

[19] Svedman P. Correction of breast ptosis utilizing a "fold over" de-epithelialized lower thoracic fasciocutaneous flap. Aesthetic

Plast Surg 15:43, 1991.

[20] Rohrich RJ, Gosman AA, Brown SA, et al. Current preferences for breast reduction techniques: a survey of board-certified plastic surgeons in 2002. Plast Reconstr Surg 114:1724, 2004.

[21] Platt R, Zucker JR, Zaleznik DF, et al. Perioperative antibiotic prophylaxis and wound infection following breast surgery. J Antimicrob Chemother 31(Suppl B):43, 1993.

[22] Spear S. Augmentation/mastopexy: "Surgeon, beware." Plast Reconstr Surg 112:905, 2003.

[23] Rohrich RJ, Beran SJ, Restifo RJ, et al. Aesthetic management of the breast following explantation: evaluation and mastopexy options. Plast Reconstr Surg 101:827, 1998.

[24] Rubin JP, Toy J. Mastopexy and breast reduction in massive-weight-loss patients. In Nahai F, ed. The Art of Aesthetic Surgery: Principles and Techniques, ed 2. New York: Thieme Publishers, 2011.

[25] Rees TD, Aston SJ. The tuberous breast. Clin Plast Surg 3:339, 1976.

[26] von Heimburg HD, Exner K, Kruft S, et al. The tuberous breast deformity: classification and treatment. Br J Plast Surg 49:339, 1996.

[27] Versaci AD, Rozzelle AA. Treatment of tuberous breasts utilizing tissue expansion. Aesthetic Plast Surg 15:307, 1991.

[28] Swanson E. A retrospective photometric study of 82 published reports of mastopexy and breast reduction. Plast Reconstr Surg 128:1282, 2011.

[29] Ahmad J, Lista F. Vertical scar reduction mammaplasty: the fate of nipple-areola complex position and inferior pole length. Plast Reconstr Surg 121:1084, 2008.

[30] Jones GE. Mastopexy. In Jones GE, ed. Bostwick's Plastic & Reconstructive Breast Surgery, ed 3. New York: Thieme Publishers, 2010.

[31] Rohrich RJ, Gosman AA, Brown SA, et al. Mastopexy preferences: a survey of board-certified plastic surgeons. Plast Reconstr Surg 118:1631, 2006.

第 52 章 隆乳术联合乳房上提术
Augmentation–Mastopexy

Purushottam A. Nagarkar　著

曾　昂　译

一、总体原则

- 隆乳术联合乳房上提手术适合于皮肤松弛和乳房萎缩的患者。
- 隆乳术可以矫正乳房容积量不够的问题。
- 乳房上提术可以矫正乳房松弛的问题。
- 如果容量缺失和皮肤过量的问题不能用单一术式解决，那就需要同时施行两种手术。
- 返修率会更高（8% ～ 20%）[1-3]。
- Gonzales–Ulloa[4] 在 1960 年报道了这个术式，1966 年 Regnault[5] 也报道了同样的手术理念。
- 术前设计取决于乳头和乳房下皱襞的相对位置（下垂程度）。Regnault 将其分为 3 种程度[6, 7]（图 52–1）。
- Ⅰ级：乳头位于乳房下皱襞水平。
- Ⅱ级：乳头低于乳房下皱襞水平。
- Ⅲ级：乳头位于乳房下极。

- 假性下垂：乳头位于乳房下皱襞水平或者位于其上方，而乳腺下缘低于下皱襞水平[8]（图 52–2A）。
- 腺性下垂：更多的乳腺组织位于乳房下极[8]（图 52–2B）。

二、其他治疗方式

（一）仅行隆乳术

- 皮肤松弛量轻微：例如轻度下垂，仅少量腺体位于乳房下皱襞下方。
- 单独的隆乳术可以改善乳房突度，通过相对减少皮肤的富余量，来矫正乳房下垂。

（二）仅行乳房上提术

- 适用于乳房容量缺失不严重的情况。
- 皮肤的切除手术可以适当提升乳头的位置，并改善乳房的突度。

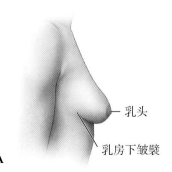
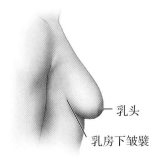
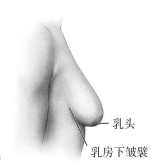

▲ 图 52–1　Regnault 提出的乳房下垂分级

A. Ⅰ级；B. Ⅱ级；C. Ⅲ级

545

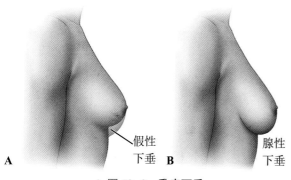

▲ 图 52-2　乳房下垂

A. 假性下垂；B. 腺性下垂

三、适应证

- 乳房下垂(皮肤松弛)合并有明显的乳房容积缺失。
- 环乳晕切口合并隆乳术适合[9]以下情况。
  - 乳头低于乳房下皱襞水平不超过 2cm。
  - 乳头–乳晕复合体（NAC）位于或高于乳房下缘，乳头并非朝向下方。
  - 乳房下垂程度不超过 3 ～ 4cm。
- 更严重的乳房下垂需要垂直切口或者 Wise 切口来矫正。

四、一期法或两期法[10]

（一）一期法

- 效果并不可控，总体返修率高于两种手术返修率的单独叠加数值[11]。
- 导致诉讼的一个常见手术[12]。
- 禁忌证[13,14]包括以下方面。
  - 缩窄乳房或者乳房皮肤缺损。
  - 联合手术的益处并不明确的情况下。
    - 例如下列情况可能不需要乳房上提术[13]
      - 无下垂或无假性下垂（乳房腺体低于乳房下皱襞不超过 2cm）。
      - 或者如其他学者提出的[15]，乳房下极皮肤牵拉度不超过 4cm、乳头至乳房下皱襞距离小于 10cm。
  - 明显的不对称，需要不同的手术矫正。
  - 明显的皮肤松弛，需要大面积的切除手术。

（二）二期法

- Per Lee、Unger 和 Adams[15] 提出，乳房垂直皮肤多余量大于 6cm 可以考虑分期手术。
  - 如果首要目标是矫正下垂，则先行乳房上提术，后期行隆胸术。
  - 如果首要目标是改善乳房的突度和上极的饱满度，则先放假体，后期行乳房上提术。

（三）效果（表 52-1 和表 52-2）

- 多个大宗临床观察显示一期法的再次手术率为 8% ～ 20%[1-3]。
- Adams 提出一种临床选择策略，可以实现以下目标。
  - 一期法的再次手术率为 6.5%。
  - 二期法的再次手术率为 7%。

五、术前评估

- 根据 AMA 和 ACOG[16] 指南，以下患者需要有术前 1 年内的乳腺影像学评估资料。
  - 大于 40 岁。
  - 或大于 35 岁，伴有乳腺癌高发风险。
  - 或既往有乳腺癌病史。
- 详细的乳房既往史，包括手术史。
- 手术目标明确，患者知道手术的目的。
  - 增加容积。
  - 改善突度。
  - 提升效果（乳头和腺体的提升）。
- 教育患者术前乳房的不对称性，因此术后患者对于乳房不对称的形态可以接受。
- 教育患者再次手术率可能高达 20%。

六、术前设计

- 测量（基于组织学特点）[15,17]下列内容。
  - 乳房上极的提捏试验：有助于假体的选择。
  - 皮肤牵拉试验（SS）：乳头轻轻牵拉，评价乳房的松弛性[15]（图 52-3 A 和 B）。
  - 乳头至乳房下皱襞最大牵拉距离：评价皮肤

的松弛度[15]。

➤ 垂直皮肤多余量（VE）：预期切除的皮肤量。

➤ 乳房基底直径（BD）：选择假体和定义新的
下皱襞。

■ 明确是否需要分期手术[15]（图 52-4）。

■ 选择合适的假体、位置和层次。

➤ 材料：硅凝胶假体和盐水假体；通常基于患
者和医生的倾向性。

➤ 通过组织学测量确定假体的大小和放置层次。

● 一般而言，乳腺后层次放置假体的并发症发
生率更高。

● 隆胸术合并乳房上提术的风险会更高，因为

组织分离和破坏更加广泛。

➤ 切口：取决于乳房上提术的切口。

● 乳晕下缘切口。

● 垂直切口和 Wise 切口乳房上提术可选择乳
房下皱襞切口。

■ 选择乳房上提术切口[9, 18]

➤ 环乳晕切口

● 轻度下垂：乳头低于下皱襞水平线不超过
2cm 及以下情况。

● 乳头位于乳房下缘上方，无向下朝向，以及
以下情况。

● 不超过 3～4cm 的乳房腺体下垂。

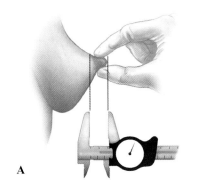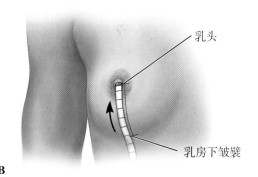

▲ 图 52-3　乳房松弛性评价

A. 皮肤牵拉试验；B. 乳头至下皱襞牵拉试验

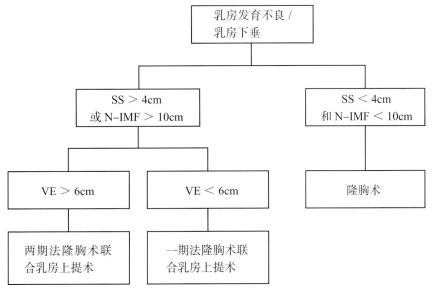

▲ 图 52-4　选择乳房上提术、一期法或二期法隆胸术联合乳房上提术的临床策略

N-IMF. 乳头至乳房下皱襞的距离；SS. 皮肤牵拉实验；VE. 垂直皮肤多余量

> 垂直切口
  - 乳头低于下皱襞水平超过 2cm，以及以下情况。
  - 水平方向皮肤松弛。
  - 垂直方向皮肤轻度松弛。
> Wise 切口
  - 乳头低于下皱襞水平超过 2cm。
  - 水平和垂直方向皮肤均明显松弛。
- 术中细节
  > 标记要点如下。
    - 根据切口不同，手术操作有所区别（参见第 51 章）。

  - 中线、乳房下皱襞、乳房中线。
  > 先放置乳房假体，然后再行上提手术。
    - 明确假体植入后对乳房下垂的矫正效果。
    - 根据假体植入后的效果最终决定去除皮肤的范围，避免组织量去除过量[19]。

七、术后护理

- 伤口可用半通透性敷料（例如 Tegaderm）或皮肤黏合剂（如多抹棒）覆盖。
- 直立位时可穿戴外科文胸，减轻伤口的张力。
- 术后半年内应避免伤口承受任何张力。

八、术后效果和并发症 [1, 3, 15]（表 52-1 和表 52-2）

表 52-1　一期法隆胸术联合乳房上提术的并发症报道结果

并发症	Stevens[1] 等报道的数据（321 例患者）（%）	Calobrace[3] 等报道的数据（235 例初次隆胸及乳房上提患者）（%）
再手术率	14.6	20
组织相关性	3.7	11.5
假体相关性	10.9	8.5
假体破裂	3.7	0.4
瘢痕因素	2.5	2.1
下垂复发或者假体下沉畸形	2.2	3.0
乳头位置不佳或不对称	2.2	3.0
包膜挛缩	1.9	3.8
乳房不对称	1.6	2.1
感染	1.3	0.4
乳头感觉丧失	1.2	NA
乳头丧失或色素脱失	0.6	2.6
假体移位	0.3	0.4
血肿	0.6	1.3
血清肿	NA	0.4

表 52-2　并发症发生率的比较

手术	病例数	并发症（%）	再次手术率（%）
一期法隆胸术联合乳房上提术	91	10	6.5
二期法隆胸术联合乳房上提术	14	7	7
仅做乳房上提术	71	14	1.4

本章精要

❖ 隆胸术联合乳房上提术的目标是矫正乳房下垂的同时，恢复乳房的容积。

❖ 由于这两种手术对乳房产生的力学反应相反，因此联合手术难度大，效果更佳不可预测。

❖ 隆胸术联合乳房上提术需要谨慎选择适应证，手术细节需要尤为注意。

❖ 如果选择一期法手术，需要先植入假体，再行皮肤富余量的评估和切除，以避免皮肤短缺的情况发生。

参考文献

[1] Stevens WG, Freeman ME, Stoker DA, et al. One-stage mastopexy with breast augmentation: a review of 321 patients. Plast Reconstr Surg 120:1674, 2007.

[2] Spear SL, Boehmler JH IV, Clemens MW. Augmentation/mastopexy: a 3-year review of a single surgeon's practice. Plast Reconstr Surg 118(7 Suppl):S136, 2006.

[3] Calobrace MB, Herdt DR, Cothron KJ. Simultaneous augmentation/mastopexy: a retrospective 5-year review of 332 consecutive cases. Plast Reconstr Surg 131:145, 2013.

[4] Gonzales-Ulloa M. Correction of hypotrophy of the breast by exogenous material. Plast Reconstr Surg Transplant Bull 25:15, 1960.

[5] Regnault P. The hypoplastic and ptotic breast: a combined operation with prosthetic augmentation. Plast Reconstr Surg 37:31, 1966.

[6] Regnault P. Breast ptosis: definition and treatment. Clin Plast Surg 3:193, 1976.

[7] Kirwan L. Augmentation of the ptotic breast: simultaneous periareolar mastopexy/breast augmentation. Aesthet Surg J 19:34, 1999.

[8] Hall-Findlay EJ, ed. Aesthetic Breast Surgery: Concepts & Techniques. New York: Thieme Publishers, 2011.

[9] Davison SP, Spear SL. Simultaneous breast augmentation with periareolar mastopexy. Semin Plast Surg 18:189, 2004.

[10] Nahai F, ed. The Art of Aesthetic Surgery: Principles & Techniques, ed 2. New York: Thieme Publishers, 2011.

[11] Spear SL. Augmentation/mastopexy: "surgeon, beware." Plast Reconstr Surg 118(7 Suppl):S133, 2006.

[12] Gorney M. Ten years' experience in aesthetic surgery malpractice claims. Aesthet Surg J 21:569, 2001.

[13] Spear SL, Giese SY. Simultaneous breast augmentation and mastopexy. Aesthet Surg J 20:155, 2000.

[14] Spear SL, Dayan JH, Clemens MW. Augmentation mastopexy. Clin Plast Surg 36:105, 2009.

[15] Lee MR, Unger JG, Adams WP Jr. The tissue-based triad: a process approach to augmentation mastopexy. Plast Reconstr Surg 245:215, 2014.

[16] American College of Obstetricians-Gynecologists. Practice bulletin no. 122: breast cancer screening. Obstet Gynecol 118(2 Pt 1):372, 2011.

[17] Tebbetts JB, Adams WP. Five critical decisions in breast augmentation using five measurements in 5 minutes: the high five decision support process. Plast Reconstr Surg 116:2005, 2005.

[18] Kirwan L. A classification and algorithm for treatment of breast ptosis. Aesthet Surg J 22:355, 2002.

[19] Jones GE, ed. Bostwick's Plastic and Reconstructive Breast Surgery, ed 3. New York: Thieme Publishers, 2010.

第 53 章　乳房缩小术
Breast Reduction

Joshua Lemmon, Michael R. Lee, Daniel O. Beck, Elizabeth Hall-Findlay　著

徐伯扬　译

一、病理生理学

- 乳房肥大的病因是乳房组织对循环系统中雌激素的异常应答[1, 2]。
- 乳房肥大患者体内雌激素受体数量及循环中雌激素水平处于正常范围，因此有猜想认为，雌激素受体对雌激素敏感度的提高可能是乳房肥大的病因[3]。
- 乳房肥大通常源于青春期或孕期的激素环境异常。
- 伴随肥胖患者逐渐增多，肥大乳房组织常来源于过多的脂肪组织而不单是腺体组织增生。
- 有研究表明，乳房缩小手术中切除组织标本的脂肪组织含量为 46% ~ 61%[4, 5]。

二、手术适应证

乳房缩小术有极高的患者手术满意度。研究表明，乳房缩小术能显著改善患者的自我体像[6, 7]。

（一）临床指征

乳房肥大患者存在以下症状时，具有手术治疗指征。

- 颈部疼痛。
- 背部疼痛。
- 肩部疼痛。
- 胸罩造成勒痕。
- 摩擦部位感染，皮疹，溃烂和疼痛持续存在或反复发作。
- 慢性头痛。
- 极端的病例中颈椎及胸椎的退行性关节炎。

（二）医学证据

- Netscher 等[8]
  - ➤ 相比切除组织体积，临床症候群更适于定义有症状的乳房肥大。
- Kerrian 等[9, 10]
  - ➤ 有症状的乳房肥大和其他严重慢性疾病（如肾移植、心绞痛）一样，会影响患者的生活质量。
  - ➤ 在评估乳房肥大带来的健康负担及手术收益时，临床症状比肥大体积更为重要。
  - ➤ 减轻体重、特制胸罩、药物治疗均对于乳房肥大无效。

（三）美学指征

- 经常对乳房的大小和形态感到不满意的乳房肥大女性。
- 不满意的内容包括筒状乳房外观和乳头 – 乳晕复合体宽度过大。
- 乳房肥大可能限制患者选择衣服和参与体育活动。

小贴士　从医学或美学角度来决定乳房缩小术必要性时，标准是相对模糊的，并且在美国并未被

医疗保险公司标准化。

三、术前评估

（一）病史

- 年龄（Shermak 等 [11] 的研究表明，当患者年龄大于 50 岁时，手术并发症发生率更高）。
- 并发症的用药史，凝血功能障碍。
- 乳房相关手术史。
- 吸烟史。
- 乳房疾病家族史，麻醉相关问题，深静脉血栓。
- 哺乳史，怀孕及体重波动时乳房变化情况，肿瘤史。
- 既往乳房肥大的治疗史或用药史。

（二）体格检查

- 胸骨角 - 乳头距离：用于检测出乳头位置的对称性。
- 乳头 - 乳房下皱襞距离：用于测量乳房下极皮肤罩的冗余程度。
- 乳房基底宽度：用于检测出乳房外缘位置的对称性。
- 乳晕直径：乳晕增宽在乳房肥大患者中很常见（正常乳晕直径为 38 ～ 45mm）。
- 乳房下垂严重程度（参考第 52 章）。
- 有无肿块或淋巴结肿大。

（三）其他

- 乳房皮肤质量：乳房表面若存在皮纹，则提示皮肤弹性不佳。
- 乳腺实质成分：以脂肪组织、纤维组织或腺体组织为主。

（四）乳房 X 线检查

- 必要时进行。

（五）术前照相（参考第 3 章）

- 应包括前后正位，左右侧位，左右斜位。

- 存在胸罩勒痕或皮疹时，应在照片中清晰体现。

（六）患者预期

- 乳房形态
  - 乳房缩小术无法使乳房回复少女外观。
  - 手术能够回复适度下垂的、成熟的乳房形态，乳房大小与患者的体型相称。
- 乳房大小
  - 患者对乳房的期望大小存在差异，应在面诊中进行详细沟通。
  - 当预期切除组织量较大（大于 700g），或患者的 BMI 指数较高时，应详细告知患者手术相关并发症的发生率提高 [12]。

小贴士 尽管医生和患者经常用罩杯的大小来描述乳房大小，具有代表性的照片更有助于医生对患者的意愿的理解。

四、知情同意

推荐将以下内容纳入知情同意中。

- 手术步骤和切口位置的大致描述。
- 潜在风险的充分描述，包括下列内容。
  - 出血及血肿。
  - 感染。
  - 伤口延迟愈合或裂开。
  - 完全或部分乳头坏死。
  - 乳头及皮肤感觉减退或异常。
  - 哺乳功能可能受到影响。
  - 深静脉血栓和肺栓塞（患者 BMI 指数大于 30 时高风险 [13]）。
  - 乳房不对称或不美观。
  - 泌乳不足（70% 的患者在术后能够哺乳，但通常需要添加辅助喂养 [14, 15, 16]）。
  - 瘢痕明显。

五、手术方式

- 多数乳房上提术式都来源于乳房缩小手术。大部分乳房肥大患者同时存在乳房下垂。短切口乳房上提术详见第 51 章。
- 脂肪抽吸术可单独或辅助应用于治疗乳房肥大。
- 将切除组织作为乳房缩小手段时，手术包含以下 4 个要点。
  - 选择蒂部，为乳头 – 乳晕复合体提供血供和神经支配。
  - 决定进行组织切除的乳房象限。
  - 处理过多的皮肤组织。
  - 塑造一个大体美观的乳房[17]。

六、脂肪抽吸术

- 脂肪抽吸术通常与其他切除组织的术式联合使用以减少瘢痕形成，也可以单独应用[18]。

（一）患者选择 / 手术指征

- 理想条件有如下几个方面。
  - 乳头 – 乳晕复合体位置正常。
  - 皮肤质量良好。
  - 肥大乳房组织以脂肪组织为主。
- 对于乳房肥大相关症状明显，但不太关注美观的年长患者，脂肪抽吸术是行之有效的治疗手段[19]。

（二）优点

- 瘢痕不明显。
- 保留了哺乳功能和乳头 – 乳晕复合体的血供。
- 保留了现有的感觉功能。
- 可以在局部麻醉或静脉麻醉下进行。

（三）缺点

- 多数医生认为，仅通过脂肪抽吸术无法充分治疗乳房下垂，而且可能加重乳房皮肤质量不佳的问题。
- 术后组织水肿及硬结通常需要数月时间才能得到缓解。
- 抽吸得到的乳房组织无法进行有效的病理学评估。
  - 可能漏诊未预期的乳房恶性肿瘤[20, 21]。
  - 缺乏病理学评估已经为这种方法带来诸多争议[15, 22-24]。

（四）手术方法

- 在乳房下皱襞的外侧或中部做小切口。
- 注射肿胀液。
- 使用直径 3 ～ 5mm 吸脂针在浅表和深层进行脂肪抽吸。
- 术后穿戴加压胸罩 6 周。

注意 超声辅助脂肪抽吸术已经用于乳房手术，但建议医生在使用前取得患者充分的知情同意，并告知超声波对乳房组织存在的潜在未知影响。

七、组织切除术式

（一）蒂部选择

- 下蒂，上蒂 / 内上蒂，中央蒂。

1. 下蒂法（图 53-1）

- 已成为首选的手术方式(在美国)，且易于教学。
- 由位于乳房下极的真皮腺体蒂携带乳头 – 乳晕复合体[25]。
- 可切除外侧、中央和上极的乳房组织。
- 通常使用倒 T 形皮肤切口。
- 可使用 Hammond[26] 提出的环乳晕短疤下蒂法（ SPAIR, short-scar periareolar inferior pedicle ）。
- 优点有以下方面。
  - 可以安全切除大量乳房实质。
  - 可靠的蒂部血管神经供应。
  - 多数患者可以保留哺乳功能[14, 15]。
  - 整体并发症发生率低（ 11.4% ）[27]。
- 缺点有以下方面。
  - 乳头至下皱襞的距离大于 18cm 时，蒂部体

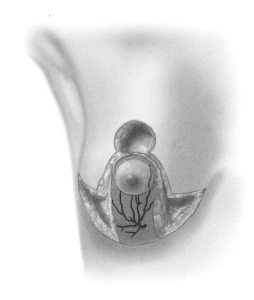

▲ 图 53-1　下蒂技术

积过大，乳房缩小程度受限。

➢ 乳房塑形受到皮肤切除模式的限制。

➢ 常导致矮胖的乳房形态。

➢ 术后乳房下极膨出率较高。

2. 上蒂法 / 内上蒂法（图 53-2）

■ Lasus[28, 29] 提出了上蒂法乳房缩小。

■ Lejour[22, 30] 改良并推广了这一项技术。

■ Hall-Findlay[31] 推广了内上蒂技术。

■ Nahabedian 和 Mofid[32] 及 Lista 和 Ahmad[33] 也做

出了贡献。

■ 改良术式包括 Strombeck 提出的水平双蒂技术[34]。

■ 由位于乳房上极或内上的真皮腺体蒂携带乳头 – 乳晕复合体。

■ 可切除外侧、内侧和下极的乳房组织。

■ 优点有以下几方面。

➢ 可安全切除大量乳房实质，包括下垂部位的组织。

➢ 蒂部保留了乳头、乳晕的主要供血血管[35]。

➢ 蒂部位于上方，利于塑造饱满的乳房上极，符合多数患者期望。

➢ 在乳房下极形成柱型支撑，限制下极膨出。

➢ 利于应用短切口。

➢ 能较为可靠地保留乳头 – 乳晕复合体的感觉。

■ 缺点有两个方面。

➢ 学习曲线较长。

➢ 在乳房附属区形成无效腔，可能导致积液。

3. 中央蒂技术（图 53-3）

■ 由位于乳房中央的乳腺实质（无真皮）蒂携带乳头 – 乳晕复合体。

■ 可切除外侧，内侧，上方和下方的乳房组织，保留中央的乳房实质。

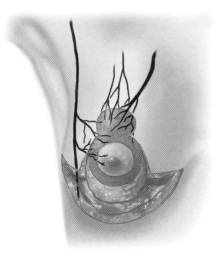

A

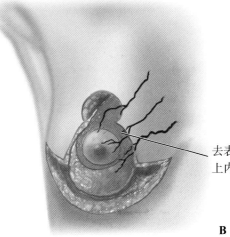

去表皮组织的上内侧蒂

B

▲ 图 53-2　（内）上蒂技术

A. 上蒂；B. 上内侧蒂

553

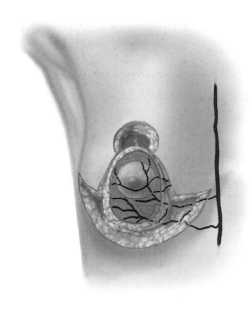

▲ 图 53-3 中央蒂技术

- 优点有 3 个方面。
  - ➤ 乳头 – 乳晕复合体的神经血供支配稳定。
  - ➤ 保留泌乳功能较为理想。
  - ➤ 可以切除多个不同象限上的乳房实质组织。
- 缺点有以下 4 个方面。
  - ➤ 常发生组织切除量不足。
  - ➤ 蒂部血供来源于胸壁，在潜行分离时可能损伤。
  - ➤ 乳房外形及支撑依赖于真皮罩。
  - ➤ 可能出现乳房下极膨出。

小贴士 无论应用何种蒂，在切薄乳房瓣之前均应确认乳头血供。若血供不足，可进行乳头 – 乳晕复合体游离移植，并在不影响乳房体积的情况下对蒂部缺血组织进行适当清创。

（二）皮肤切除类型

- 乳房上提术（或切除组织量很小的乳房缩小术）可应用环乳晕切口，仅切除皮肤，但这一方法不适用于真性乳房肥大（true hypermastia）患者。

1. 垂直切口（图 53-4）
- 可以切除水平方向上松弛的皮肤。
- 通过向外侧延长切口（Lazy-j 切口）可以处理垂直方向上松弛的皮肤[36, 37]。
- 一些作者提倡通过临时缝合（tailor-tacking）辅助定位切口。
- 获得理想乳房形状和皮肤轮廓后，标记临时缝合的范围并进行切除。
- 一些术式为避免水平方向瘢痕，将多余皮肤在垂直方向上拉拢缝合，在乳房下皱襞处留下猫耳畸形[31]，其中 5% 的患者需要二期手术来切除多余皮肤。
  - ➤ 最近更多医学证据表明，应谨慎使用拉拢缝合[38]。
    - 尽管术中即刻能够减少切口长度，但并不能

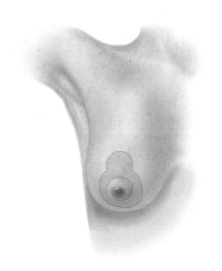
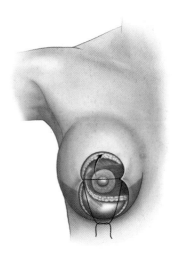

▲ 图 53-4 垂直切口

改变乳晕下皱襞距离，或减少因皮肤皱褶而行二次手术的概率。

- 拉拢缝合不利于皮肤供血和伤口愈合。

专家提示　若乳房下皱襞处猫耳畸形过大，应直接通过较低水平切口切除。小水平切口也是二次修复手术的首选，即便在门诊手术进行。

2. 倒 T 形切口（wise 式）（图 53-5）

- 切除包括垂直及水平方向上的皮肤。
- 水平方向上的多余组织通过垂直切口切除。
- 垂直方向上的多余组织通过位于乳房下皱襞的水平切口切除。
- 在切除乳房组织量大，皮肤冗余量大的情况下特别有效。
- 在乳房下皱襞的交界点处常出现伤口裂开。

八、手术方法

（一）联合倒 T 形切口的下蒂法 [39]（图 53-6）

1. 术前设计

- 第一步：让患者处于直立位。
- 第二步：标记正中线。
- 第三步：标记乳房正中线（meridian）来确定新乳头的水平位置。

- 第四步：通过下皱襞在乳房前表面的投影位置，确定乳头垂直高度（Pitanguy 点）。
- 第五步：标记乳房下皱襞的位置，并将切口标记在上方几毫米处。这样能够保证在术后乳房基底变窄的情况下，下皱襞瘢痕仍位于乳房表面而非胸壁上。
- 第六步：测量胸骨角及正中线至双侧乳头距离，确保对称性。
- 第七步：在张力状态下测量垂直切口（limb）的长度，以 7～8cm 较为适宜。
  - ➢ 过长的垂直切口可以通过术中调整来改善。

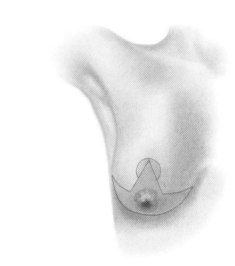

▲ 图 53-5　倒 T 形切口

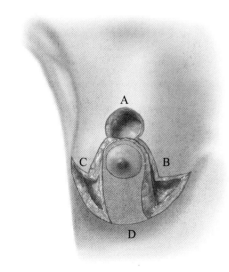

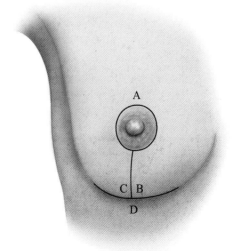

▲ 图 53-6　联合倒 T 形切口的下蒂法

而过短的垂直切口将导致缝合时张力过大，影响乳房形态及皮肤血供。

➤ 差异角决定了皮肤切除量。

- 第八步：参照 lazy-S 法，将垂直切口与下皱襞切口的内外侧相连。
- 第九步：以乳房中线为轴，标记蒂部宽度为 10 ～ 12cm。
- 第十步：标记乳晕的直径约 42mm，在 38mm 处替代，以减少对于乳晕的牵拉及扭曲。
- 第十一步：标记需要脂肪抽吸的区域。

2. 技术提示

- 在掀起皮瓣前分离出蒂部，为避免误伤，操作时应尽量远离蒂部。
- 如果需要，可通过术中坐位及临时缝合（tailor-tack）获得理想乳房形态。
- Hidalgo[40] 对倒 T 形切口的术前设计进行了综述，并提出了改善美观的方法。

（二）联合倒 T 切口的内上蒂法（图 53-7）

1. 术前设计

- 第一步：让患者处于直立位。
- 第二步：标记正中线。
- 第三步：标记乳房上界。
- 第四步：标记乳房下皱襞。
- 第五步：确保新的乳头位于乳房正中线上，上界以下 8 ～ 10cm 位置。

- 第六步：以新乳头位置上方 2cm 为环乳晕切口的顶点。
- 第七步：基于此点标记环乳晕切口，使缝合后获得 4cm 的乳晕直径。
- 第八步：将乳房分别向内外侧旋转，标记垂直切口位置。
- 第九步：内外侧垂直切口在乳房正中线上、下皱襞以上 2 ～ 4cm 处交汇。
- 第十步：设计蒂部基底宽度为 6 ～ 10cm；若应用内上蒂，基底部可轻微偏离乳房正中线。
- 第十一步：标记需要脂肪抽吸的区域。

2. 技术提示

- 内外侧垂直切口交汇处设计成 V 形而非 U 形，有助于防止缝合后出现皮肤皱褶。
- 在乳房实质切除后，大致固定乳房力柱（pillar），定位乳头 – 乳晕复合体，拉拢缝合垂直切口。
- 参考 Hall-Findlay[31, 41] 对这项技术的论文综述。

小贴士 乳房最终形态及体积的对称性取决于留下的组织，而非切除的组织。

（三）青春期乳房缩小术

患者乳房体积应在 12 ～ 24 个月内保持大致稳定。只有当患者存在严重身体不适或心理症状时，才考虑提前进行手术。

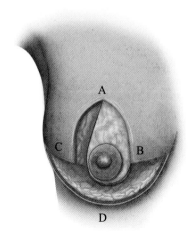
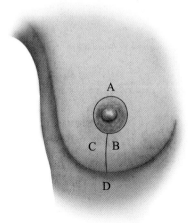

▲ 图 53-7　联合倒 T 切口的内上蒂法

- McMahan 等 [42] 研究结果如下。
  - 研究包括 48 名女性，平均手术年龄 17.8 岁。
  - 94% 的患者表示对手术满意（会向朋友推荐手术）。
  - 60% 的患者抱怨手术瘢痕明显。
  - 35% 的患者存在乳头感觉的改变。
  - 80% 的患者疼痛得到缓解。
  - 72% 的患者术后仍有乳房组织的生长发育，但只有 1 例患者需要通过再次手术来处理乳房肥大。

（四）二次修复乳房缩小术

- 原因包括症状复发和初次手术切除不足。
- 二次手术方式根据现有乳房畸形，畸形原因，既往术式及患者期待决定。
- 关于是否使用与既往手术相同的蒂类型，现有证据还存在争议 [43]。
- 复发性乳房肥大检查及治疗的临床决策（图 53-8）[44]。
  - 排除恶性肿瘤引起的乳房肥大。
  - 当初次手术切除组织量不足时，手术方式应根据需要切除的组织量和既往手术蒂类型来综合选择。

（五）二次手术离断原有蒂部后的临床结果

- Hudson 和 Skoll [45]
  - 2 位患者在术中离断了初次手术蒂，均出现乳头 - 乳晕复合体受损。
  - 在未离断蒂的患者中，1/5 出现伤口愈合相关并发症。
  - 若初次手术蒂未知，作者推荐乳头游离移植。
- Losee 等 [46]

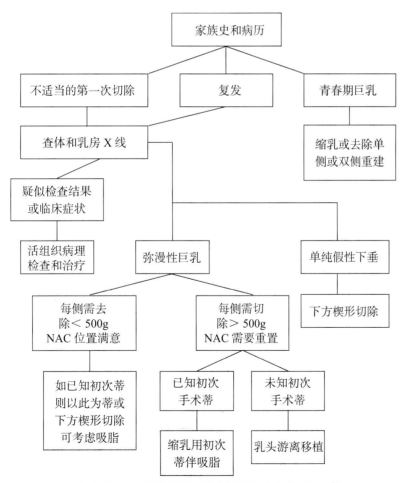

▲ 图 53-8　复发性乳房肥大检查及治疗的临床决策

➢ 离断初次手术蒂后，2/3 患者出现并发症，保守治疗后痊愈。

➢ 作者认为在二次手术中更改蒂类型是安全的。

■ Mistry 等[43]

➢ 即使初次手术蒂未知，二次修复手术也是安全且可预测的。

➢ 提出 4 个要点。

• 通过去除表皮可以提高乳头 - 乳晕复合体位置，而不需要设计新蒂。

• 多余的乳房组织通常位于下极和外侧。

• 切除联合脂肪抽吸能够上移存在下极膨出的下皱襞。

• 乳房下皱襞以下的皮肤不应通过横切口切除。

（六）放疗后乳房缩小术

■ Spear 等[47]

➢ 三例患者均未出现并发症。

➢ 手术应在放射治疗结束 6 个月后进行。

➢ 尽量缩短蒂部长度，减少潜行分离皮瓣。

■ Parrett 等[48]

➢ 12 例患者进行了双侧乳房缩小术，平均手术时间在切除及放疗后 86 个月。

➢ 放疗后乳房缩小的并发症为 42%，包括下述情况。

• 血清肿、脂肪坏死、伤口裂开、软组织蜂窝织炎。

➢ 25% 的患者术后乳房不对称。

➢ 12 例患者中的 4 例再次接受了二次手术，其中 2 例原因为术后并发症，另 2 例原因为双侧乳房不对称。

（七）乳房注射肿胀液

注射稀释的肾上腺素肿胀液可以减少术中出血。

■ Wilmink 等[49]

➢ 41 例患者在注射肿胀液后行乳房缩小手术，29 例患者直接进行乳房缩小手术。

➢ 肿胀液成分：0.25%（prilocaine）丙胺卡因 +

1 : 800 000 肾上腺素。

➢ 单侧乳房注射量：20ml 注射于乳腺后平面，20ml 注射于切口周围。

➢ 缩小术式：内上蒂、下蒂或双蒂（McKissock 法）。

➢ 两组患者平均切除组织量均为 1000g。

➢ 肾上腺素肿胀液组的手术的出血量显著降低，评价指标包括以下几方面。

• 总出血量（ml）。

• 总出血量与切除组织量比值。

• 术后红细胞压积及血红蛋白下降程度。

• 治疗组患者住院时间更短。

• 治疗组和非治疗组的皮瓣血供，术后引流量及手术时长均没有显著差异。

■ Samdal 等[50]

➢ 12 例患者进行双侧乳房缩小术，其中一侧乳房注射肿胀液。

➢ 对侧乳房则不注射肿胀液。

➢ 肿胀液成分：1 : 1 000 000 肾上腺素。

➢ 腺体后平面注射 200ml，切口周围注射 40ml。

➢ 缩小术式：内上蒂或下蒂。

➢ 平均切除乳房组织量为 685g（注射肿胀液）和 669g（未注射肿胀液）。

➢ 注射肾上腺素肿胀液侧的乳房术中出血量明显减少，少于未注射侧 50%。

➢ 肾上腺素的使用能显著减少手术时长。

➢ 两组皮瓣血供及术后引流量无显著差异。

九、技术改良

以下建议可用于改进术后乳房形态及最终美学效果。

（一）乳头的定位

■ 适宜的乳头位置对最终手术效果至关重要。

➢ 在外形成熟且以脂肪为主的乳房上，乳头的位置应稍微降低。

➢ 在皮肤紧致且以腺体为主的年轻患者中，乳头的位置应稍微升高。

专家提示　在联合垂直切口的上蒂法乳房缩小中，缝合力柱（pillar）后，体积越大的乳房其乳头位置上移越高，因此在标记时，新乳头的位置应适当降低。

■　术后乳头位置过高一旦发生，很难纠正。

（二）倒 T 形切口皮肤切除

■　锁孔角（keyhole angle）越大，倒 T 形切口下缘的皮肤缝合难度越大。
　➤　乳房质韧、腺体为主的患者尤其如此，将导致伤口裂开和瘢痕增宽。
　　●　因此在这类患者中，应避免锁孔角大于 60°。
　➤　角度过大可能导致术后乳房下极形态过平。
■　过去曾推荐通过缩短垂直切口来减少位于下极的乳房组织的下移。但目前这种依赖真皮实现长期塑形的方法已经过时 [51]。
　➤　较短的垂直切口会增加 T 区皮肤张力。
　➤　垂直切口长度不应小于 7cm，而在乳房质韧、腺体为主的患者中，可能需要 8 ～ 10cm 的垂直切口来保证切口的安全缝合。

小提示　可通过在三角区保留小块楔形皮肤来减少最终缝合的张力（图 53-9）。

（三）垂直切口皮肤切除

■　较倒 T 形切口设计难度更高。
■　应由乳房实质而非皮肤来承担张力。
■　避免水平方向上的皮肤冗余，因为这将导致车轨样瘢痕（train-track scars）。
■　盒式缝合 Boxing suture 可有效缩短乳头至下皱襞距离。
■　如果需要做 Lazy-J 切口，请确认在新下皱襞处拐弯。

（四）腋窝臃肿

■　肥大乳房一般宽于正常乳房。
■　并存在乳房外侧边界不清晰。
■　乳房组织向外及向上延伸到腋窝和腋中线。
■　可使用脂肪抽吸术，但该部位较差的皮肤弹性造成效果受限。
■　可直接在此区域切除皮下脂肪，然后缝合上层皮肤。

十、术后引流

■　现有研究中未能阐明术后引流在降低并发症或血肿发生率上的作用。
　➤　Wrye 等 [52]
　　●　连续有 49 例患者进行了下蒂法乳房缩小术。

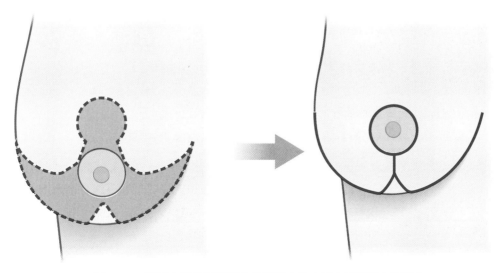

▲ 图 53-9　通过在三角区保留小块楔形皮肤来减少最终缝合的张力

- 对每名患者，随机选择其中一侧乳房术后引流，对侧则不引流。
- 两组并发症及血肿的发生率无差异。

➤ Corion 等[53]

- 107 例患者进行了内上蒂法乳房缩小术。
- 前瞻性地随机选择患者进行术后引流。
- 引流组与未引流组术后乳房血肿发生率无统计学差异。
- 术后引流组的整体并发症发生率更高（40% vs. 23%）。

➤ Matarasso 等[54]

- 研究目的：明确不使用术后引流的乳房缩小术后患者的并发症发生率。
- 50 例患者：84% 使用内上蒂，14% 使用下蒂，2% 直接离断。
  ○ 平均切除组织量 953g。
- 3 例患者共发生 6 项并发症。
  ○ 脂肪坏死（4%），伤口、血肿（2%），乳头部分坏死（2%）。
- 未出现感染或乳头全部坏死。
- 并发症发生率和既往文献报道数据无统计学差异。
- 作者认为乳房缩小术后不必要常规使用负压引流。

➤ Ngan 等[55]

- 针对 182 例乳房缩小术患者（333 只乳房）的回顾性研究。
- 患者年龄大于 50 岁，切除组织量大于 500g 时，术后总引流量增加。
- 蒂部的类型和 BMI 指数不影响引流量。
- 作者认为患者年龄小于 50 岁且切除组织量小于 500g 时，不需要使用术后引流。

十一、术后效果研究

■ Miller 等[56]

➤ 93% 的患者的症状得到减轻。

➤ 62% 的患者的术后活动量增加。

■ Dabbah 等[57]

➤ 97% 的患者的症状通过手术得到改善。（59% 的患者的症状完全缓解）。

■ Davis 等[6]

➤ 患者对手术的整体满意度为 87%。

➤ 不满意主要针对乳房大小、形状和术后瘢痕。

十二、乳腺癌检测

■ 关于术前是否进行乳腺 X 线检查存在广泛差异。

➤ 至少应遵旨美国癌症协会指南进行治疗。

➤ 许多医生建议年龄大于 25 岁的患者在术前进行乳房 X 线检查[58]。

➤ 将所有标本送病理学检查。

➤ 乳房缩小术中肿瘤的发生率报道为 0.06% ～ 1.8%。

➤ 在术后 1 年行乳腺 X 线检查，作为之后评估的基线。

➤ 脂肪坏死导致的组织坏死征象可能难以同乳腺癌区分。

➤ 常规检查不能明确判断时，可采用 CT 或 MRI 检查。

十三、其他考虑

乳头游离移植

■ 相对手术指征

➤ 患者乳房肥大特别严重，保留蒂部将限制乳房缩小程度。

➤ 患者存在系统性疾病（如糖尿病），蒂部血供受到影响。

➤ 患者要求缩短麻醉时间。

■ 手术步骤

➤ 在手术开始切除乳头 – 乳晕复合体。

➤ 去除脂肪组织，类似取皮。

➤ 切除多余皮肤和乳房组织并塑形（倒 T 形切口几乎是唯一可用的方法）。

➤ 自体组织（如乳房下极腺体瓣[59]）可用于增

加上极丰满程度和乳房突度。

➤ 将乳头 – 乳晕复合体移植至合适位置。

➤ 对移植后的乳头 – 乳晕复合体进行固定包扎。

■ 缺点

➤ 哺乳功能可能完全丧失。

➤ 感觉功能的恢复较差。

➤ 补丁状皮肤色素减退常见。

➤ 乳房的形态很少能做到理想。

注意 此项技术不推荐用于美容性手术。

十四、术后护理

■ 若使用引流,通常在术后 3d 内拔除。

■ 并非所有的乳房缩小术都需要使用术后引流。

■ 术后疼痛可应用口服止痛药缓解。

■ 术后 3 周后可按医生推荐方式进行抗瘢痕治疗。

■ 如有必要,可在术后 1 年进行祛瘢手术。

十五、并发症

(一)乳头 – 乳晕复合体血供受损

■ 是乳房缩小术最严重的并发症。

■ 不超过 1% 的患者会出现乳房乳晕复合体受损。

■ 当患者存在系统疾病、吸烟史、乳房体积过大、缝合张力过大时,乳头 – 乳晕复合体血供受损更为常见。

■ 尽管有无创检测手段(激光多普勒流量仪),通过体格检查评估术中乳头 – 乳晕复合体血供仍最常使用。

乳头青紫或坏死时的处理 [60]

■ 在掀起皮瓣或游离蒂部过程中做处理。

➤ 停止分离组织。

➤ 确保患者有充足的血压,尿量和体温。

➤ 观察乳晕或蒂部边界上是否有鲜红出血点 10 ～ 15min。

➤ 当明确为静脉阻塞且无解决办法时,为避免完全性的乳头坏死,可考虑更改手术方式为乳头游离移植。乳头下方失去活性的乳腺组织也需要去除。

■ 在缝合过程中进行处理。

➤ 打开皮瓣并仔细检查。

➤ 清除可能存在的血肿。

➤ 检查蒂部是否扭曲。

➤ 确保患者有充足的血压、尿量和体温。

➤ 如有必要,可多切除一些组织来减轻对蒂部的压迫。

➤ 如果乳头恢复至正常颜色,再次缝合。

➤ 如果再次缝合时出现乳头血供不良,可选择其他方法。

■ 更改手术方式为乳头游离移植。

■ 粗略固定,待 2 ～ 3d 后组织水肿缓解,之后再行二期缝合。

■ 术后处理包括以下内容。

➤ 如果存在明显血肿,拆除环乳晕缝线,并回到手术室进行探查。

➤ 如果无明显血肿,拆除环乳晕缝线。

● 如果乳头颜色恢复,旷置伤口待组织水肿缓解后二期缝合。

● 如果乳头颜色仍青紫,返回手术室并按照前述方法处理。

(二)乳头感觉的变化

■ 在乳房缩小术后,乳头乳晕的感觉可能会完全丧失,减退或变得更加敏感 [51](可能由于神经牵拉得到缓解)。

■ 9% ～ 25% 患者术后乳头的感觉发生变化。

■ 切除组织量越大,乳头感觉改变的发生率越高。

■ 在极重度乳房肥大患者中,术后乳头感觉反而改善,可能是由于相关神经受到的牵拉在术后得到缓解。

■ 切除组织量越大,乳头感觉的丧失越严重 [61-63](在切除量极大的患者中高达 52%)。

■ 一些研究提示相比内侧蒂和上蒂,下蒂更利于维持乳头乳晕感觉功能 [64]。

561

注意 尽管有研究使用高灵敏度方法来测定乳头感觉，患者对于乳头感觉下降并不敏感，即便客观测量指标提示下降，患者们常常并无感受。临床上，严重的乳头感觉障碍并非像研究中那样多见。

（三）其他并发症

- 4% 的患者对术后瘢痕不满意。
- 高达 19% 的患者存在伤口愈合相关的并发症。当组织切除量大，特别是在高张力下进行缝合时，这一并发症更为常见。

（四）哺乳

- Aboudib 等 [65]

- 91% 的患者术后可正常哺乳。
- Sandmark 等 [66]

- 65% 的患者术后可哺乳。
- 所有患者都需要添加辅助喂养。
- Brzozowski 等 [15]

- 69% 的患者术后可以哺乳。
- 18% 的患者需要添加辅助喂养。
- 其他并发症

- 脂肪坏死，瘢痕增生，瘢痕增宽，乳房不对称，切除组织量不足或过多，持续性疼痛，感染，远期乳房形态改变，血肿（放置引流不能使术后血肿的发生率降低；血肿在高血压患者中更常见）。

本章精要

❖ 乳房过大与身体习惯成比例可能会导致乳房美学不理想，以及乳房肥大的医疗和身体并发症。

❖ 乳房缩小术的患者满意度极高，并已证明能改善自我形象。

❖ 从医学或美学角度判断乳房缩小术必要性的标准是相对模糊的，而且在美国并未被医疗保险公司标准化。

❖ 虽然有无创性监测选择（激光多普勒流速计），但临床检查是评估术中生存能力最常用的方法。

参考文献

[1] Pang S. Premature thelarche and premature adrenarche. Pediatr Ann 10:29, 1981.

[2] Root AW, Shulman DI. Isosexual precocity: current concepts and recent advances. Fertil Steril 45:749, 1986.

[3] Jabs AD, Frantz AG, Smith-Vaniz A, et al. Mammary hypertrophy is not associated with increased estrogen receptors. Plast Reconstr Surg 86:64, 1990.

[4] Lejour M. Evaluation of fat in breast tissue removed by vertical mammaplasty. Plast Reconstr Surg 99:386, 1997.

[5] Cruz-Korchin N, Korchin L, González-Keelan C, et al. Macromastia: how much of it is fat? Plast Reconstr Surg 109:64, 2002.

[6] Davis GM, Ringler SL, Short K, et al. Reduction mammaplasty: long-term efficacy, morbidity, and patient satisfaction. Plast Reconstr Surg 96:1106, 1995.

[7] Glatt BS, Sarwer DB, O'Hara DE, et al. A retrospective study of changes in physical symptoms and body image after reduction mammaplasty. Plast Reconstr Surg 103:76, 1999.

[8] Netscher DT, Meade RA, Goodman CM, et al. Physical and psychosocial symptoms among 88 volunteer subjects compared with patients seeking plastic surgery procedures to the breast. Plast Reconstr Surg 105:2366, 2000.

[9] Kerrigan CL, Collins ED, Striplin D, et al. The health burden of breast hypertrophy. Plast Reconstr Surg 108:1591, 2001.

[10] Kerrigan CL, Collins ED, Kneeland TS, et al. Measuring health state preferences in women with breast hypertrophy. Plast Reconstr Surg 106:280, 2000.

[11] Shermak MA, Chang D, Buretta K, et al. Increasing age impairs outcomes in breast reduction surgery. Plast Reconstr Surg 128:1182, 2011.

[12] Nahai FR, Nahai F. MOC-PSSM CME article: breast reduction. Plast Reconstr Surg 121(1 Suppl):1, 2008.

[13] Young VL, Watson ME. Patient safety: the need for venous thromboembolism (VTE) prophylaxis in plastic surgery. Aesthet Surg J 26:157, 2006.

[14] Harris L, Morris SF, Freiberg A. Is breast feeding possible after reduction mammaplasty? Plast Reconstr Surg 89:836, 1992.

[15] Brzozowski D, Niessen M, Evan HB, et al. Breast-feeding after

inferior pedicle reduction mammaplasty. Plast Reconstr Surg 105:530, 2000.

[16] Cruz-Korchin N, Korchin L. Breast-feeding after vertical mammaplasty with medial pedicle. Plast Reconstr Surg 114:890, 2004.

[17] Hammond DC, Loffredo M. Breast reduction. Plast Reconstr Surg 129:829e, 2012.

[18] Matarasso A. Suction mammaplasty: the use of suction lipectomy alone to reduce large breasts. Clin Plast Surg 29:433, 2002.

[19] Lejour M. Reduction mammaplasty by suction alone [discussion]. Plast Reconstr Surg 92:1285, 1993.

[20] Brown MH, Weinberg M, Chong N, et al. A cohort study of breast cancer risk in breast reduction patients. Plast Reconstr Surg 103:1674, 1999.

[21] Colwell AS, Kukreja J, Breuing KH. Occult breast carcinoma in reduction mammaplasty specimens: 14-year experience. Plast Reconstr Surg 113:1984, 2004.

[22] Lejour M. Vertical mammaplasty and liposuction of the breast. Plast Reconstr Surg 94:100,1994.

[23] Goldwyn RM. Outcome study in liposuction breast reduction [discussion]. Plast Reconstr Surg 114:61, 2004.

[24] Brauman D. Reduction mammaplasty by suction alone. Plast Reconstr Surg 94:1095, 1994.

[25] Courtiss EH, Goldwyn RM. Reduction mammaplasty by the inferior pedicle technique: an alternative to free nipple and areolar grafting for severe macromastia or extreme ptosis. Plast Reconstr Surg 59:500,1977.

[26] Hammond DC. Short scar periareolar inferior pedicle reduction (SPAIR) mammaplasty. Plast Reconstr Surg 103:890, 1999.

[27] Mandrekas AD, Zambacos GJ, Anastasopoulos A, et al. Reduction mammaplasty with the inferior pedicle technique: early and late complications in 371 patients. Br J Plast Surg 49:442, 1996.

[28] Lassus C. A technique for breast reduction. Int Surg 53:69, 1970.

[29] Lassus C. Breast reduction: evolution of a technique—a single vertical scar. Aesthetic Plast Surg 11:107, 1987.

[30] Lejour M. Vertical mammaplasty: early complications after 250 personal consecutive cases. Plast Reconstr Surg 104:764, 1999.

[31] Hall-Findlay EJ. A simplified vertical reduction mammaplasty: shortening the learning curve. Plast Reconstr Surg 104:748, 1999.

[32] Nahabedian MY, Mofid MM. Viability and sensation of the nipple-areolar complex after reduction mammaplasty. Ann Plast Surg 49:24, 2002.

[33] Lista F, Ahmad J. Vertical scar reduction mammaplasty: a 15-year experience including review of 250 consecutive cases. Plast Reconstr Surg 117:2152, 2006.

[34] Strombeck JO. Mammaplasty: report of a new technique based on the two pedicle procedure. Br J Plast Surg 13:79, 1960.

[35] Michelle le Roux C, Kiil BJ, Pan WR, et al. Preserving the neurovascular supply in the Hall-Findlay superomedial pedicle breast reduction: an anatomical study. J Plast Reconstr Aesthet Surg 63:655, 2010.

[36] Bozola AR. Breast reduction with short L scar. Plast Reconstr Surg 85:728, 1990.

[37] Chiari Júnior A. The L short-scar mammaplasty: a new approach. Plast Reconstr Surg 90:233, 1992.

[38] Matthews JLK, Oddone-Paolucci E, Lawson DM, Hall-Findlay EJ. Vertical scar breast reduction: does gathering the incision matter? Ann Plast Surg 77:25, 2016.

[39] Jones G, ed. Bostwick's Plastic and Reconstructive Breast Surgery, ed 3. New York: Thieme Publishers, 2010.

[40] Hidalgo DA. Improving safety and aesthetic results in inverted T scar breast reduction. Plast Reconstr Surg 103:874; discussion 887, 1999.

[41] Hall-Findlay EJ, Shestak KC. Breast reduction. Plast Recontr Surg 136:531e, 2015.

[42] McMahan JD, Wolfe JA, Cromer BA, et al. Lasting success in teenage reduction mammaplasty. Ann Plast Surg 35:227, 1995.

[43] Mistry RM, MacLennan SE, Hall-Findlay EJ. Principles of breast re-reduction: a reappraisal. Plast Reconst Surg 139:1313, 2017.

[44] Rohrich RJ, Thornton JF, Sorokin ES. Recurrent mammary hyperplasia: current concepts. Plast Reconstr Surg 111:387,2003.

[45] Hudson DA, Skoll PJ. Repeat reduction mammaplasty. Plast Reconstr Surg 104:401, 1991.

[46] Losee JE, Cladwell EH, Serletti JM. Secondary reduction mammaplasty: is using a different pedicle safe? Plast Reconstr Surg 106:1004, 2000.

[47] Spear SL, Burke JB, Forman D, et al. Experience with reduction mammaplasty following breast conservation surgery and radiation therapy. Plast Reconstr Surg 102:1913, 1998.

[48] Parrett BM, Schook C, Morris D. Breast reduction in the irradiated breast: evidence for the role of breast reduction at the time of lumpectomy. Breast J 16:498, 2010.

[49] Wilmink H, Spauwen PH, Hartman EH, et al. Preoperative injection using a diluted anesthetic/ adrenaline solution significantly reduces blood loss in reduction mammaplasty. Plast Reconstr Surg 102:1913, 1998.

[50] Samdal F, Serra M, Skolleborg KC. The effects of infiltration with adrenaline on blood loss during reduction mammaplasty: an early survey. Scand J Plast Reconstr Hand Surg 26:211, 1992.

[51] McKissock PK. Reduction mammaplasty with a vertical dermal flap. Plast Reconstr Surg 49:245, 1972.

[52] Wrye SW, Banducci DR, Mackay D, et al. Routine drainage is not required in reduction mammaplasty. Plast Reconstr Surg 111:113, 2003.

[53] Corion LU, Smeulders MJ, van Zuijlen PP, et al. Draining after breast reduction: a randomized controlled inter-patient study. J Plast Reconstr Aesthet Surg 62:865, 2009.

[54] Matarasso A, Wallach SG, Rankin M. Reevaluating the need for routine drainage in reduction mammaplasty. Plast Reconstr Surg 102:1917, 1998.

[55] Ngan PG, Igbal HJ, Jayagopal S, et al. When to use drains in breast reduction surgery? Ann Plast Surg 63:135, 2009.

[56] Miller AP, Zacher JB, Berggren RB, et al. Breast reduction for symptomatic macromastia: can objective predictors for operative success be identified? Plast Reconstr Surg 95:77, 1995.

[57] Dabbah A, Lehman JA Jr, Parker MG, et al. Reduction mammaplasty: an outcome analysis. Ann Plast Surg 35:337, 1995.

[58] Lemmon JA. Reduction mammaplasty and mastopexy. Sel Read Plast Surg 10(19), 2007.

[59] Ribeiro L, Accorsi A, Buss A, et al. Creation and evolution of 30 years of the inferior pedicle in reduction mammaplasties. Plast Reconstr Surg 110:960, 2002.

[60] Hall-Findlay EJ, ed. Aesthetic Breast Surgery: Concepts & Techniques. New York: Thieme Publishers, 2011.

[61] Gonzalez F, Brown FE, Gold ME, et al. Preoperative and postoperative nipple-areola sensibility in patients undergoing reduction mammaplasty. Plast Reconstr Surg 92:809, 1993.

[62] Makki AS, Ghanem AA. Long-term results and patient satisfaction with reduction mammaplasty. Ann Plast Surg 41:370, 1998.

[63] Greuse M, Hamdi M, DeMey A. Breast sensitivity after vertical mammaplasty. Plast Reconstr Surg 107:970, 2001.

[64] Hamdi M, Greuse M, DeMey A, et al. A prospective quantitative comparison of breast sensation after superior and inferior pedicle mammaplasty. Br J Plast Surg 54:39, 2001.

[65] Aboudib JH Jr, de Castro CC, Coelho RS, et al. Analysis of late results in postpregnancy mammoplasty. Ann Plast Surg 26:111, 1991.

[66] Sandsmark M, Amland PF, Abyholm F, et al. Reduction mammaplasty: a comparative study of the Orlando and Robbins methods in 292 patients. Scand J Plast Reconstr Hand Surg 26:203, 1992.

第 54 章　男性乳腺发育症
Gynecomastia

Ronald E. Hoxworth, Kuylhee Kim, Dennis C. Hammond　著

徐伯扬　译

一、适应证与禁忌证

- 通常情况下，新生儿和青春期病例能够自行消退[1]。
  - 新生儿病例：几周内自行消退。
  - 青春期病例：75% 未接受治疗的患者在 2 年内可自行消退[2]。
- 在发生乳腺组织纤维化前，药物相关病例可在停药后自行消退。
- 病因如果是病理性的则有必要进行正规的检查，并特别注意相关并发症。
  - Klinefelter 综合征（47 岁，XXY）患者的男性乳腺癌发病率为正常男性的 50 倍。（男性乳腺癌中 Klinefelter 综合征发生率为 7.5%）[3, 4]
- 乳腺肥大症状持续超过 12 个月则易发生乳腺纤维化，通常需要手术治疗[5, 6]。

二、流行病学

- 报道发病率：普通人群中达 36%[7]。
- 发生于 65% 的青春期男性（其中双侧受累达 75%）[8]。

三、病因学因素

- 通常为多因素引起的，包括雌激素过多、雄激素过少，伴或不伴有雄激素受体缺陷。

（一）临床分类

- 特发性：最常见（占 25%）。

- 不同年龄阶段做以下生理性分类。
  - 新生儿：母体雌激素的影响。
  - 青春期：雌二醇 / 雌激素比值升高。
  - 老年性：芳香化酶催化睾酮向雌激素的外周转化。
- 病理性：肝硬化，肾衰竭，睾丸 / 肾上腺皮质 / 垂体肿瘤，性腺功能减退，甲状腺功能亢进，肾上腺皮质增生和支气管源性肺癌。
- 药物性：雌激素、促性腺激素、雄激素、抗雄激素、化疗药物、钙通道阻滞药、血管紧张素转化酶抑制药、洋地黄、中枢神经系统药物、抗结核药物和其他药物的滥用。

（二）组织学特点[5]

- 持续性的男性乳腺发育以细胞改变为主要特点。
- 鲜红型：症状＜ 4 个月；细胞间质和导管增多。
- 中间类型：症状 4 ～ 12 个月；鲜红型和纤维型相混杂。
- 纤维型：症状＞ 1 年；少量导管、广泛乳腺间质的纤维化。

四、术前评估

（一）病史

- 发病年龄。
- 持续时间。
- 伴随症状。
- 目前 / 最近服用药物史。

- 滥用药物史。
- 既往史。
- 家族史（乳腺癌）。

专家提示 注意多余的乳房组织是否引起疼痛。这是决定手术切除范围的重要依据。

（二）查体

- 乳房：肥大以脂肪为主或纤维组织为主，乳房下垂，肿块，皮肤冗余，单 / 双侧，乳汁状液分泌（泌乳素瘤）。
- 睾丸检查：大小、肿块、硬度。
  - ➤ 超声检查异常发现（如：肿块）。
- 器官肿大：肝脏、甲状腺、腹部脏器等。
- 女性化症状。
- 缺乏男性特征（如：毛发分布）。

（三）实验室检查

- β– 人促甲状腺激素 / 游离甲状腺素、绒毛膜促性腺激素、促卵泡激素、黄体生成素、血清睾酮和雌二醇水平与异常生理表现相关。
- 因肝肿大考虑肝功能检查。
  - ➤ 必要时行内分泌检查和染色体分析。

（四）影像学检查

- 乳房造影或超声检查：可能存在争议，因为男性乳房发育症比男性乳腺癌更常见。
- 乳房钼靶 X 线：若怀疑乳腺癌 [9]，有助于评估增生乳腺组织的性质（脂肪或纤维组织为主）。

小贴士 需要在病历中记录睾丸检查情况，如发现阴囊肿物或任何异常情况则需要进行超声检查。

（五）分级 [10]

- Ⅰ级：轻度肥大（< 250g），无乳房下垂。
- Ⅱ级：中度肥大（250 ～ 500g），无乳房下垂。
- Ⅲ级：重度肥大（> 500g）伴Ⅰ度乳房下垂。

- Ⅳ级：重度肥大（> 500g）伴Ⅱ、Ⅲ度乳房下垂。

（六）知情同意

- 若有手术指征，需与患者讨论切口位置及术后外观。
  - ➤ 图片 / 图表可用以辅助解释。
- 一般和相关并发症都需要告知（见之前章节）。
- 外形不对称、轮廓不规则、是否需要进一步治疗都要事先告知患者，特别是接受单纯吸脂或分期切除术式的患者。

五、治疗方法

（一）非手术治疗

- 建议对新生儿（数周至数月）、青春期（起病 2 年内）和特发性病例进行观察随访。
- 如怀疑药物相关（药物或毒品），须停药或换药。
- 必要时可应用激素治疗。
  - ➤ 睾酮、抗雌激素药物（他莫昔芬）和丹那唑疗效有限。
- 病理性病例需要治疗基础疾病或原发病（睾丸肿瘤；肝脏、垂体或甲状腺疾病）。
- 男性乳房发育症状持续超过 12 个月后会出现乳腺组织的致密纤维化和透明样变，通常无法自行缓解。

（二）手术治疗

专家提示 若乳腺发育症状开始对患者的正常社交生活和体育运动产生不利影响，应适当放宽手术指征。

- 患者站立位行术前设计。
  - ➤ 标记手术范围。
  - ➤ 描绘从乳晕向外延伸的同心圆作为等高线。
- 对乳房进行触诊，确认乳腺实质（纤维组织）与脂肪组织的分布。
- 辨认乳房下皱襞，在吸脂后其可能需要剥离和重新定位。

> 重点关注外周粘连区，视需要进行松解。

■ 手术在全身麻醉或局部麻醉下进行的，在手术室或有资质的手术中心进行全身静脉麻醉。

■ 应用标准的外科器械包，包括光源拉勾或头灯。

小贴士　不同于女性乳房手术，男性乳房发育分离乳房下皱襞有助于达到满意的术后效果，需要着重考虑。

（三）手术切除

■ 尽管很多人认为手术不必要，其仍是严重病例（Ⅲ和Ⅳ级）的主要治疗手段。

■ 保留皮肤术式：仅腺体组织增多而不伴有多余皮肤。

> 切口：乳晕下半圆切口（首选）、经乳晕横切口、乳头切口、放射/半径乳晕横切口（最次选）。

> 乳晕下放的致密腺体组织应和脂肪组织一起切除。

> 在乳晕下方保留少量腺体组织，以防止过度切除造成的"碟形畸形"。

■ 皮肤切除术式：需要同时去除腺体和皮肤。

> 类乳房缩小术式，真皮瓣或游离乳头移植。

> 扩大切除需放置引流。

小贴士　手术应避免出现"碟形畸形"，但在一些情况下，为满足患者对增生组织"全部"切除的期望，会对乳晕下腺体进行适当过度切除。

专家提示　存在严重皮肤过多时，水平椭圆切口是切除多余皮肤的最佳术式。既可以避免垂直瘢痕，且能将瘢痕隐藏于乳房下皱襞。通过下蒂保存乳头－乳晕复合体血供。

（四）超声辅助脂肪抽吸术（UAL）

■ 如前述进行术前标记。

■ 全身麻醉或局部静脉麻醉。

■ 患者仰卧位，双臂外展。

■ 用 11 号刀片手术刀沿下皱襞外侧做 3 ~ 4mm 切口，以获得最佳手术入路。（部分作者主张腋窝上部或乳晕切口。）

■ 超声波发生器（Mentor 或 Lysonix），5mm 钝针（5 mm blunt–tip titanium cannula） 或 4mm golf tee 针（4mm golf tee cannula）和负压吸脂机是必要的。

■ 使用 3mm 针和注水泵在皮下均匀注射肿胀液。

> 使用"超湿化"技术。

> 记录注液量以便在不同部位之间进行比较。

■ 超声乳化工作参数需进行适当设定，依据术前设计，针道呈放射状均匀分布。

> Mentor 超声发生器应设定 70% ~ 90% 能量水平，90% 针对致密纤维组织效率最高。

> Lysonix 超声发生器应设定 5 ~ 7 能级，根据组织密度和效果调整强度。

> 双手同时操作来评估进针位置和深度。

■ 乳晕下方的致密纤维组织需要重点治疗。

■ 乳房下皱襞应进行彻底松解，以便于皮肤软组织重新分布。

■ 记录每个区域的治疗时间。

> 通过评估治疗时间和操作阻力来判断治疗终点。

■ 乳化脂肪通过吸脂针吸出。

> 记录来自不同区域吸出的脂肪体积，以便进行比较。

■ 以 3.7mm（或更小直径）吸脂针进行轮廓修饰。

> 修饰轮廓，松解乳房下皱襞及粘连区域。

> 建议双手操作。

■ 切口以可吸收线缝合。

■ 适当包扎。

567

（五）负压脂肪抽吸术（SAL）

- 术前准备与切口入路如前述。
- 采用"超湿化"或"肿胀麻醉"技术进行注射浸润，使用 2.7 ～ 5.2mm 针按标准方法进行吸脂。
  - 开始时用直径较小的吸脂针进行分割，切断纤维条索。
  - 用直径较大的吸脂针处理组织更加致密区域。
- 有必要双手协同操作，非主力手可以通过夹捏判断术区组织量。
  - 通过夹捏试验和轮廓评估来判断治疗终点。
  - 乳晕下方组织致密，操作阻力高。
- 辐射状抽吸。
- 切口及包扎与 UAL 相同。

（六）联合／分次手术

- 部分作者主张根据临床分期和纤维化程度，决定是否联合应用切除及脂肪抽吸[11, 12]。
- 通常情况下，UAL 和 SAL 对于乳晕下方致密腺体组织效果欠佳，多需直接切除。
  - 脂肪抽吸后更易判断是否需要切除。
  - 可以通过"拽出切除法"[11] 来减小切口。
- 部分作者主张首先进行脂肪抽吸，待术后皮肤回缩后进行延迟切除。
  - 如果皮肤回缩理想，延迟手术可以缩小切除范围，甚至完全避免切除。

六、术后护理

- 若术后放置引流管，则应告知患者进行引流管护理并记录引流量。
  - 每 24 小时引流量＜ 25ml 时拔除引流管。
- 包扎：24h 穿戴弹力背心外部加压 4 周，之后改为仅在夜间穿戴 2 周。
- 围术期预防性使用抗生素。
- 病理学检查：根据文献，青少年男性乳房发育伴发乳腺癌的可能性低于 1%（最大）[13]。部分作者认为病理学检查作为常规会增加经济负

担[14]。然而，随着患者年龄增加，男性乳腺发育的恶变概率也随之提高[15]。因此建议所有的男性乳房发育症患者进行组织学评估。

专家提示 *标准术后弹力背心难以合身且舒适度差，可以建议患者术前购买紧身运动压缩上衣带进手术室。以增加穿着舒适度，提高患者依从性。*

七、并发症

- 并发症和再次手术率在术者间差异很大，主要取决于操作技术。
- 并发症率为 10%～25%[16, 17]，包括血肿，血清肿，切除不足／过度切除，瘢痕（增生性瘢痕、乳头内陷），乳晕色素沉着，以及瘢痕性胸毛缺失。
- 再次手术率从 0%～42% 不等，取决于患者自身条件及术中操作。
- 部分研究表明，无论是同期手术还是延迟手术，皮肤切除会增加并发症概率，从 14%～40% 不等。

八、手术效果

- 脂肪抽吸和切除[18]
  - 比较单纯脂肪抽吸（16 例）与脂肪抽吸联合切除（48 例）。
  - 64 例患者的回顾性研究。
  - 脂肪抽吸联合切除手术效果更好，患者满意度更高。
  - 推荐脂肪抽吸联合切除作为标准治疗方法。
- 切除[19]
  - 基于患者体型决定治疗方式。
  - 患者期望取决于自身体型。
  - 所有患者均行皮下腺体切除术。
  - 针对患者形体／愿望采用相应治疗能够提高患者满意度。
  - 并发症：312 例中，血清肿 6 例（2%），血肿

3 例（1%）。

- 切除 [6]
  - 18.7% 的病例存在过度切除。
  - 18.7% 的病例出现明显瘢痕。
  - 16% 的病例发生血肿。
  - 9% 的病例发生血清肿。
  - 22% 的病例存在切除不足。
- UAL（Gingrass and Shermak）[20]
  - 无血肿、皮肤坏死或其他并发症。
  - 4 年随访结果显示良好至优秀。
- UAL[10]
  - 61 例。
  - 对于持续性男性乳腺发育（长于 12 个月）出现的致密纤维组织，超声辅助脂肪抽吸（UAL）较负压脂肪抽吸（SAL）对持续性（12 个月）治疗效果更好。
  - 总体上，87% 的患者可通过单纯 UAL 治疗。
  - 33% 的Ⅲ度患者和 57% 的Ⅳ度患者需要分期皮肤切除。

- 为满足最大限度的皮肤回缩，分期手术在 UAL 术后 6 ～ 9 个月进行。
- UAL 联合切除 [11]
  - 无乳头 - 乳晕复合体坏死、血肿或感染。
  - 瘢痕挛缩 1 例，血清肿 1 例，切口皮肤灼伤 1 例，表皮松解 1 例，乳头 - 乳晕复合体感觉减退 1 例。
  - 所有患者对治疗效果满意。
- SAL 联合切除 [12]
  - 治疗既往使用合成类固醇患者 20 例。
  - 血肿 2 例，血清肿 2 例，复发 3 例。
- 脂肪抽吸联合组织刮除术 [21]
  - 226 例男性乳腺发育患者中，76 例采用脂肪抽吸联合组织刮除术治疗。
  - 血清肿 2 例，血肿 1 例，超声烧伤 1 例，皮肤纽扣孔征 1 例，因复发行二次手术 4 例。
  - 与单一方式手术治疗（切除或脂肪抽吸）患者相比，并发症概率无显著差异。
  - 该方法能够提高患者满意度。

本章精要

❖ 大约 75% 的青春期男性乳腺发育不需要治疗。乳腺增生肥大持续超过 12 个月会出现纤维化，需要手术治疗。

❖ 大约 25% 男性乳腺发育病因不明。

❖ 男性乳腺发育病因包括药物源性或者病理性，如肿瘤和慢性疾病。应详细采集病史，进行全面的体格检查。

❖ 多种技术可用于治疗男性乳腺发育，如直接切除，传统脂肪抽吸术，UAL，SAL，切除联合脂肪抽吸。

❖ 脂肪抽吸后延期皮肤切除能够减小瘢痕，同时缩小切除范围。

参考文献

[1] Wise GJ, Roorda AK, Kalter R. Male breast disease. J Am Coll Surg 200:255, 2005.

[2] Shulman DI, Francis GL, Palmert MR, et al; Lawson Wilkins Pediatric Endocrine Society Drug and Therapeutics Committee. Use of aromatase inhibitors in children and adolescents with disorders of growth and adolescent development. Pediatrics 121:e975, 2008.

[3] Hultborn R, Hanson C, Köpf I, et al. Prevalence of Klinefelter's syndrome in male breast cancer patients. Anticancer Res 17:4293, 1997.

[4] Brinton LA. Breast cancer risk among patients with Klinefelter syndrome. Acta Paediatr 100:814, 2011.

[5] Banyan GA, Hajdu SI. Gynecomastia: clinicopathologic study of 351 cases. Am J Clin Pathol 57:431, 1972.

[6] Courtiss EH. Gynecomastia: analysis of 159 patients and current recommendations for treatment. Plast Reconstr Surg 79:740, 1987.

[7] Nuttall FQ. Gynecomastia as a physical finding in normal men. J Clin Endocrinol Metab 48:338, 1979.

[8] Niewoehner CB, Nuttal FQ. Gynecomastia in a hospitalized male population. Am J Med 77:633,1984.

[9] Mathew J, Perkins GH, Stephens T, et al. Primary breast cancer in men: clinical, imaging, and pathologic findings in 57 patients. AJR Am J Roentgenol 191:1631, 2008.

[10] Rohrich RJ, Ha RY, Kenkel JM, et al. Classification and management of gynecomastia: defining the role of ultrasound-assisted liposuction. Plast Reconstr Surg 111:909, 2003.

[11] Hammond DC, Arnold JF, Simon AM, et al. Combined use of ultrasonic liposuction with the pull-through technique for the treatment of gynecomastia. Plast Reconstr Surg 112:891, 2003.

[12] Babigian A, Silverman RT. Management of gynecomastia due to anabolic steroids in bodybuilders. Plast Reconstr Surg 107:240, 2001.

[13] Kwan D, Song DH. Discussion. Breast cancer incidence in adolescent males undergoing subcutaneous mastectomy for gynecomastia: is pathologic examination justified? A retrospective and literature review. Plast Reconstr Surg 127:8, 2011.

[14] Senger JL, Chandran G, Kanthan R. Is routine pathological evaluation of tissue from gynecomastia necessary? A 15-year retrospective pathological and literature review. Can J Plast Surg 22:112, 2014.

[15] Lapid O, Jolink F, Meijer SL. Pathological findings in gynecomastia: analysis of 5113 breasts. Ann Plast Surg 74:163, 2015.

[16] Weisman IM, Lehman A Jr, Parker MG, et al. Gynecomastia: an outcome analysis. Ann Plast Surg 53:97, 2004.

[17] Li CC, Fu JP, Chang SC, et al. Surgical treatment of gynecomastia: complications and outcomes. Ann Plast Surg 69:510, 2012.

[18] Kim DH, Byun IH, Lee WJ, et al. Surgical management of gynecomastia: subcutaneous mastectomy and liposuction. Aesthetic Plast Surg 40:877, 2016.

[19] Innocenti A, Melita D, Mori F, et al. Management of gynecomastia in patients with different body types: considerations on 312 consecutive treated cases. Ann Plast Surg 78:492, 2017.

[20] Gingrass MK, Shermak MA. The treatment of gynecomastia with ultrasound-assisted lipoplasty. Semin Plast Surg 12:101, 1999.

[21] Petty PM, Solomon M, Buchel EW, et al. Gynecomastia: evolving paradigm of management and comparison of techniques. Plast Reconstr Surg 125:1301, 2010.

第九部分
体形雕塑
PART IX   Body Contouring

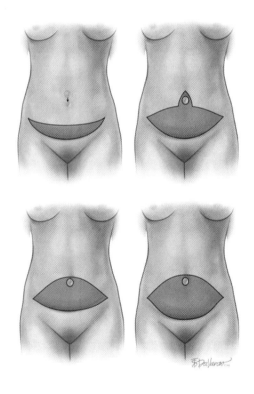

第 55 章　脂肪抽吸术
Liposuction

Cedric L. Hunter, Rohit K. Khosla, Jeffrery R. Claiborne, Simeon H. Wall, Jr.　著

张　诚　译

- 第一次有记录的脂肪切除手术可以追溯到 20 世纪 20 年代，法国外科医生 Dujarier 尝试使用子宫刮匙去除一位舞蹈演员小腿上的脂肪[1]。
  - ➢ 血管损伤最终导致腿部截肢。
- 在 20 世 纪 70 年 代 中 期，Giorgiio Fischer 及其父亲 Arpad Fischer，研制了细胞吸除器（cellusuctiotome），是一种由中空的刮匙与刀片组成的设备，与吸气泵相连。该方法发生出血这种并发症的概率很高。
- Yves-Gerard Illouz 和 Pierre Fournier 改进了先前的技术，将 20 世纪 70 年代时使用的锐性刮匙换成了一根连接有抽吸系统的针管，引入了由生理盐水和透明质酸酶组成的"湿性液体"，还采用了"交叉"注射技术。
  - ➢ 这些方法减少了出血及轮廓塑形相关并发症。
- 在 20 世纪 80 年代，一位叫 Jeffrey Klein 的皮肤科医生发明了肿胀技术。
  - ➢ 肿胀技术：在皮下注射大量的稀释后的利多卡因注射液和肾上腺素注射液的混合液，扩张了脂肪室使其变得膨胀、紧实或肿胀。
  - ➢ 达到局部麻醉并减少出血。

一、解剖

（一）皮下层（图 55-1）

- 全身皮下脂肪组织由 Scarpa 筋膜或相对应的浅筋膜分为浅层和深层[2]。
- 为了实现体型雕塑的目标，皮下脂肪被人为地

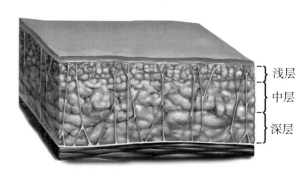

▲ 图 55-1　身体不同部位皮下组织的差异

浅层
中层
深层

分为 3 层。[3]

- ➢ 浅层
  - 致密脂肪，附着于皮肤。
  - 抽吸该层脂肪时应使用侵入性的、撕脱性的或热力性的方法，同时应高度小心以防躯体轮廓不平和损伤皮肤。
- ➢ 中层
  - 最安全的层次。
  - 最常用的脂肪抽吸层次。
- ➢ 深层
  - 疏松和欠致密的层次。
  - 在大多数部位均可安全抽吸。

（二）黏附区域（图 55-2）

- 髂胫束远端。
- 臀沟。
- 臀外侧凹陷。
- 大腿内侧中间。
- 大腿后侧远端。

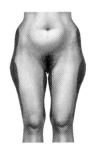
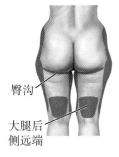
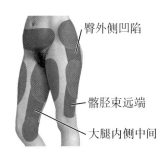

臀外侧凹陷

臀沟

大腿后
侧远端

髂胫束远端

大腿内侧中间

▲ 图 55-2　黏附区域

警告　在黏附区域去除脂肪时应特别小心。坚韧的纤维网使这些区域更易发生术后躯体轮廓畸形。

专家提示　对于黏附区域坚韧的纤维粘连，可以使用没有连接负压的铲针（exploed tip）（即分离和平整）。采用这种方法会使组织变得更柔软而且和周围组织间的过渡更平滑，使在这些区域进行注射和治疗时更加安全。

（三）脂肪团（女性脂肪代谢障碍）

- 橘皮征和床垫样畸形主要见于女性和肥胖患者。
- 脂肪团包含两种类型[4]。
  - ➤ 原发性或脂肪团肥胖：由位于浅筋膜系统分隔间的浅层脂肪的脂肪细胞肥大引起。
    - 当患者仰卧或站立时呈典型的表现，见于年轻女性。
    - 通常不能通过皮肤收紧来改善。
  - ➤ 继发性脂肪团或脂肪团松弛：由皮肤增多和浅筋膜松弛引起。
    - 站立时明显而仰卧时不明显，通常见于 35 岁以上的患者。
    - 使用皮肤和浅筋膜收紧手术进行治疗。

二、术前评估

（一）体格检查

- 检查与理想体型的偏差（图 55-3）
  - ➤ 理想的女性体型有以下特点。
    - 胸腔下方有凹陷并逐渐变为髋部和大腿的凸起。
    - 大腿中间和外侧轻度凸出。
    - 臀沟向外侧延伸和大腿融合。

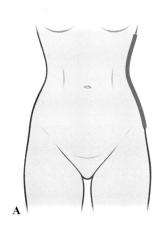
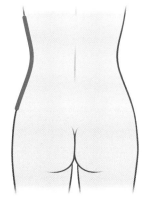
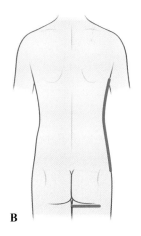

A

B

▲ 图 55-3　理想体型

A. 女性；B. 男性

573

➤ 理想的男性体型有以下特点。

- 线条感更强，胸腔下方到大腿凹凸相对不明显。
- 臀沟呈方形和直线条。
- 前面的脐下区域扁平。

➤ 注意以下任何表现。

- 不对称。
- 酒窝征/橘皮征。
- 脂肪堆积的部位。
- 黏附区域。
- 疝以及肌肉筋膜分离。

➤ 检查皮肤松弛度。

➤ 检查脊柱是否侧凸。

- 可能导致不对称。

➤ 评估疝/分离。

（二）病史

- 应该避免服用影响凝血功能的药物。
  - ➤ 阿司匹林。
  - ➤ 非甾体类消炎药（NSAID）。
  - ➤ 贯叶金丝桃（St. John's wort）。
  - ➤ 维生素 E。
  - ➤ 草药补剂。
  - ➤ 其他抗凝药。
- 注意有无深静脉血栓形成或栓塞的个人史和家族史。
- 照相技术应用要点如下。
  - ➤ 应对拟治疗区域进行标准化的照相。
  - ➤ 关于照相的更多内容，参见第 3 章。

专家提示 选择适合手术的患者非常重要。常见的雷区如下：有多余皮肤和皮肤质量差的患者，有过多腹内脂肪的肥胖患者和怀有不切实际期望的患者。

三、围术期注意事项

（一）术前

- 如果进行大容量脂肪抽吸术（总的脂肪抽吸量大于 5L），需进行全血细胞计数检查。
- 围术期静脉使用抗生素。
- 预防深静脉血栓形成。
  - ➤ 术中应使用间歇性气压装置。
  - ➤ 高风险者应使用药物预防（见第 11 章）。

（二）低体温

- 充气保温毯。
- 考虑使用温水循环床垫。
- 遮盖身体的暴露部位。
- 加温静脉输注的液体。
- 保持手术室温暖。
- 温热肿胀液。

（三）体位

- 衬垫所有受压点。
- 俯卧位应注意以下问题。
  - ➤ 保护面部、乳房和生殖器。
  - ➤ 髂嵴下衬垫软性臀垫。
- 仰卧位应注意以下问题。
  - ➤ 上肢外展< 90° 以防止臂丛神经损伤。
  - ➤ 垫枕头使髋部和膝部屈曲 30°。

专家提示 采用多种体位可以使目标区域得到彻底的治疗，而不像使用单一仰卧位或仰卧/俯卧位时看到的手术台上的组织变形和受压。三种体位：仰卧、侧卧和对侧侧卧可以环周完全暴露身体，同时避免了更繁重、更费时的俯卧位。要说明的是，如果手术医生的优势手很明显，在例行的标准三种体位上增加俯卧位可以更好地帮助术中评估和防止不对称。除此之外，采用多种体位可以交叉进行，有助于确保完全治疗，也降低了形成医源性躯体轮廓畸形的风险。

（四）标记（图 55-4）

- 在患者站立或直立时标记。
- 用记号笔标记拟治疗区域的轮廓。
- 使用平行线或交叉的平行线画出阴影来标记黏附区域或其他需要避免的区域。

（五）切口

- 相比于负压吸引辅助脂肪抽吸术（SAL）2 ～ 3mm 的切口，超声辅助脂肪抽吸术（UAL）的切口更长可达 6 ～ 8mm。
- 切口可位于治疗区域周围的任何地方。
- 为了到达治疗区域，可选用多个切口，理想情况下应将其策略地排列以便交叉抽吸。
  - ➤ 从单一入路切口抽吸脂肪可能引起躯体轮廓畸形。
- 位置见图 55-5 和框 55-1。

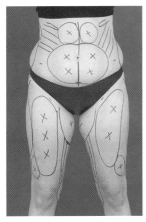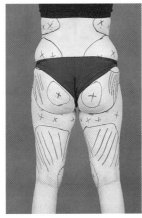

▲ 图 55-4 标记

隆起部位用圆圈加打叉，黏附部位用平行线

框 55-1 脂肪抽吸术的切口位置

- 胸部（男性）：腋前皱襞和（或）乳晕周围
- 侧背部：外侧胸罩线
- 正后背：正中线
- 侧腹部 / 髋部：骶骨、腹股沟皱襞、腋中线和内裤线的交点
- 腹部：外侧下腹部 / 耻骨上 / 脐部
- 臀部：骶骨，腋中线和内裤线的交点
- 大腿外侧：腋中线和内裤线的交点
- 大腿后侧：腋中线和内裤线的交点
- 大腿内侧：内侧腹股沟皱襞（groin crease）和腹股沟（inguinal crease）
- 大腿前侧：腹股沟
- 上臂：腋前皱襞和腋后皱襞，尺骨鹰嘴手肘皱襞

（六）吸脂针 [5]

- 多数吸脂针的头端为钝性，头端向后设置多个开口，以便抽吸脂肪进入吸脂针。
  - ➤ 钝头降低了操作时穿透一些不该穿透的结构的风险，如筋膜、腹膜、血管和神经。
- 吸脂针的直径从 1.8mm 到 1cm（常用 2.5 ～ 5.0mm），长度不等。
  - ➤ 较大的吸脂针通常用于较深的组织。
  - ➤ 随着吸脂针的尺寸的增加，每一抽吸去除脂肪的速度增加，发生躯体轮廓不平的风险也增加。

四、脂肪抽吸的物理学和理论 [6]

- SAL 移除破碎的脂肪并通过吸脂针和软管进入容器。
- 脂肪的破碎

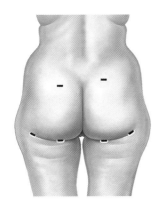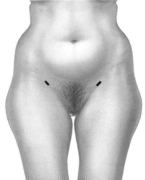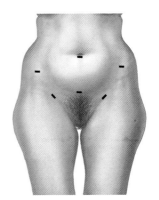

▲ 图 55-5 臀部、大腿内侧和腹部切口

➢ "冲击钻效应"：吸脂针不断冲击脂肪组织。

➢ 随着吸脂针反复的进出，脂肪被吸脂针撕脱成岛状。

■ 抽吸速度特点如下。

➢ 与吸脂针和吸脂管的直径成正比。

➢ 与负压成正比。

➢ 与吸脂针的长度成反比。

➢ 泊肃叶定律的概念。

• $R=(L/r^4)\times K$，R 是阻力，r 是吸脂针的半径，L 是吸脂针的长度，K 是一个常数。

五、肿胀液

（一）目的

■ 容量置换。

■ 止血。

（二）肿胀液技术[8]（表 55-1）

表 55-1　不同技术下肿胀液注射量和出血量估计

技术	注射量	估计失血量（% 容量）
干性	无	20 ～ 45
湿性	每个部位 200 ～ 300ml	4 ～ 30
超湿性	注射 1ml：吸出 1ml	< 1
肿胀	注射 3 ～ 4ml 注射：吸出 1ml	< 1

注射液可以包含利多卡因、肾上腺素和（或）碳酸氢钠，根据手术医生的偏好而定

（三）肿胀液中的利多卡因[7, 9-11]

■ 可提供术后长达 18h 的镇痛。

■ 混用肾上腺素时，推荐的最大剂量是 7mg/kg（不混用肾上腺素时 4mg/kg）。

■ 在肿胀麻醉技术中，预估利多卡因最大安全用量为 35mg/kg。

➢ 血浓度峰值在注射后 10 ～ 14h。

➢ Klein 最初的研究表明利多卡因多至 52mg/kg 也没有不良反应，这在其他研究中也得到了证实。

➢ 当血浓度 > 5μg/ml 时会有利多卡因中毒的客

■ 止痛。

■ 增强气穴效应（UAL）。

■ 散热。

■ 成分各有不同，例如下列几种。

➢ 21℃的乳酸林格液 1000ml。

➢ 1% 的普通利多卡因 30ml（如果大容量则为 15ml）。

➢ 1∶1000 的肾上腺素 1ml。

■ Klein 配方[7] 如下。

➢ 生理盐水 1000ml。

➢ 1% 的普通利多卡因 50ml。

➢ 1∶1000 的肾上腺素 1ml。

➢ 8.4% 的碳酸氢钠 12.5ml。

• 碱化可以降低注射时的疼痛，但全身麻醉时不需要。

观体征。

■ 以下原因使得大剂量应用利多卡因成为可能。

➢ 稀释溶液。

➢ 缓慢注射。

➢ 肾上腺素的缩血管作用。

➢ 脂肪层相对无血管。

➢ 利多卡因的高脂溶性。

➢ 注射物压迫血管。

注意　这种湿性条件可能会在 20 ～ 30min 后消失。

（四）利多卡因中毒[12]（表 55-2）

表 55-2 利多卡因血浆浓度与中毒症状

血浆浓度（μg/ml）	症状
3 ～ 6	主观（口周麻木、耳鸣、困倦、头晕、注意力不集中）
5 ～ 9	客观（震颤、抽搐、寒战）
8 ～ 12	痉挛，心脏抑制
12 ～ 14	意识丧失，昏迷
15 ～ 20	呼吸停止
＞ 20	心跳停止

六、脂肪抽吸技术

（一）负压吸引辅助脂肪抽吸术（SAL）[8, 13]

- 依靠手术医生的手臂提供动力。
- 吸脂针的运动引起机械性的撕裂和破碎有助于脂肪细胞被抽吸。
- 外源性负压源使脂肪组织的去除更加容易（通常 300 ～ 600mmHg）。

（二）超声辅助脂肪抽吸术（UAL）[13-16]

- Zocchi[15] 于 1992 年首次报道。
- 探头内的压电晶体将电能转化为高频声波，作用于组织以创造间质腔隙和细胞碎片，这样一个过程称为"空腔效应"。
  - 相比于肌肉、筋膜或神经组织，脂肪组织对超声波的敏感性更高。
  - 乳化后的脂肪通过吸脂针移除。
  - 产热是不良反应。
- 使用中空的吸脂针或实性的探针。
- 在纤维区域用 UAL 改善躯体轮廓优于 SAL，例如以下几个部位。
  - 上腹部。
  - 背部。
  - 侧腹部。
  - 男子女性型乳房。
- 三步法操作过程如下。

- 第一步：皮下注射肿胀液。
- 第二步：使用超声乳化脂肪。
- 第三步：使用 SAL 排出乳化的脂肪并最终塑形。

- UAL 有下述几个关键点。
  - UAL 吸脂针的抽吸速率比传统的 SAL 慢，以留出空腔化的时间。
  - 在干性技术中坚决不能使用 UAL（最低也要在超湿环境下）。
  - 吸脂针 / 探针必须一直处于移动中以限制热损伤。
  - 当探针前进失去阻力时即为治疗终点（表 55-3）。

表 55-3 UAL 和 SAL/PAL 的治疗终点

治疗终点	UAL	SAL/PAL
主要指标	失去组织阻力 抽吸出血	最终的躯体轮廓 对称的夹捏试验
次要指标	治疗时间 治疗量	治疗时间 治疗量

PAL. 能量辅助脂肪抽吸术；SAL. 负压吸引辅助脂肪抽吸术；UAL. 超声辅助脂肪抽吸术

- UAL 的并发症包括以下几种情况。
  - 热损伤（烧伤或皮肤起水疱）。
  - 血清肿。
  - 色素沉着。
- 浅层 UAL 的特点如下。
  - 可引起皮肤收缩，但是有增加躯体轮廓畸形的风险。
  - 相比于深层治疗，能量设置和负压均应降低。
  - 小心防止皮肤热损伤。
- UAL 的优点如下。
  - 降低医生在纤维化程度更高的组织操作时的劳累程度。
  - 可促进皮肤收紧。
- UAL 的缺点有下述几方面。
  - 设备成本高。
  - 切口略大。

➤ 手术时间更长。

➤ 增加了皮肤热损伤的风险。

➤ 脂肪组织床瘢痕增加。

➤ 吸脂针阻力的消失可能给吸脂针带来错误引导。

（三）能量辅助脂肪抽吸术（PAL）[5, 13, 17, 18]

■ PAL 是一种增强的 SAL，其使用外源性能量驱动吸脂针往复运动，复制了操作者手臂的往复运动[19]。

■ 运动幅度约 2mm，速度高达 4000～6000 次/分钟。

➤ 电能或医用压缩空气（电动或气动）。

➤ 相比于 UAL，肿胀液的用量更少。

■ PAL 有以下优点。

➤ 减少手术医生疲劳。

➤ 可大容量吸脂。

➤ 修复性脂肪抽吸术。

➤ 缩短手术时间。

■ PAL 有以下缺点。

➤ 手柄振动给操作者带来不适。

➤ 噪音。

➤ 设备昂贵。

（四）激光辅助脂肪抽吸术（LAL）[5, 17, 20]

■ 该技术通过一个小的皮肤切口在皮下插入光纤。

➤ 光纤装入吸脂针或单独使用。

■ 在美国，最常使用的波长如下。

➤ 924/975nm，1064nm，1319nm，1320nm，1450nm。

■ 激光作用于细胞，破坏细胞膜，通过光热作用乳化脂肪。

➤ 不同的波长的光，对不同靶向脂肪细胞和小血管光凝作用的选择性不同，同时排除周围结构。

■ 以前宣传有紧肤作用（多为传言）。

➤ 推测：皮下组织的热量可能和紧肤作用有关。

➤ 研究表明 LAL 和传统技术在这一点上没有区别。

■ 四步法内容如下。

➤ 第一步：皮下注射肿胀液。

➤ 第二步：设置能量后使用激光探针作用于皮下组织。

➤ 第三步：使用 SAL 排出乳化的脂肪。

● 有些人提倡在一些较小的区域（如颈部）跳过该步骤，让身体自行吸收液化的物质。

➤ 第四步：在真皮下刺激皮肤。

■ LAL 有以下优点。

➤ 减少术中出血。

➤ 减轻术后瘀斑。

➤ 可能的紧肤作用（未经证实）。

■ LAL 有以下缺点。

➤ 潜在的皮肤热损伤。

➤ 设备昂贵。

➤ 手术时间延长。

➤ 脂肪组织床瘢痕增加。

➤ 阻力消失对吸脂针引导错误。

（五）水动力辅助脂肪抽吸术（WAL）[21, 22]

■ WAL 采用两用吸脂针以脉冲形式呈扇形喷射加压的肿胀液，同时抽吸脂肪组织和灌注的液体。

➤ 注射的液体使脂肪组织疏松，同时尽量减少对周围软组织的损伤。

■ 可以采用局部麻醉在门诊手术室完成。

■ 两步法内容如下。

➤ 第一步：使用肿胀液进行皮下预注射。

● 使用标准肿胀液进行局部麻醉并使血管收缩。

➤ 第二步：同时注射"冲洗液"（rinsing solution）和抽吸。

● 较慢的注射设置和较低浓度的利多卡因。

➤ 手术终点：最终的轮廓和夹捏试验。

■ WAL 有以下优点。

➤ 减轻患者疼痛。

➤ 降低对全身麻醉的需求。

> 患者清醒并可以改变体位。

- WAL 有以下缺点。

> 设备昂贵。

> 手术时间延长。

（六）射频辅助脂肪抽吸术（RFAL）[23, 24]

- RFAL 使用双极射频来破坏脂肪细胞膜和脂肪分解。

> 中空的吸脂针可以同时抽吸液化的脂肪。

- 可保持恒定的治疗深度。

- 真皮下表面的可控热损伤，可带来紧肤效果。

- 外部电极有热传感器，可以测量皮肤的温度以防止热损伤。

> 一旦皮肤的温度达到 38 ～ 42℃，加热即完成，然后使用 SAL 或 PAL 进行塑形。

> 约 30% 的抽吸发生在 RFAL 中。

- 三步法内容如下。

> 第一步：皮下注射肿胀液。

> 第二步：射频治疗，乳化脂肪。

> 第三步：排出乳化的脂肪并使用 SAL 或 PAL 进行最终塑形。

> 手术终点：向前进针时阻力消失，而不是夹捏或触诊。

- RFAL 有以下优点。

> 减轻医生的疲劳，特别是在纤维区域。

> 减轻瘀斑。

> 可能的紧肤作用。

- RFAL 有以下缺点。

> 潜在的热损伤。

> 设备昂贵。

> 手术时间延长。

小贴士 热力抽脂法（激光、超声、射频和其他）明显降低了吸脂针的阻力，减少了目标组织和非治疗组织之间的阻力差异。因此，外科医生的精度受到损害，因为触觉反馈是钝化的。除此之外，这些设备形成了明显的瘢痕负担，并且随着

术后皮肤的松弛，纤维化使患者更容易发生真皮和深层组织的粘连，导致躯体轮廓畸形和不自然的轮廓。

（七）分离、抽吸、均衡的脂肪抽吸术（SAFELipo®）[25, 26]

- 由 Wall 于 2004 年首次命名，并于 2010 年正式公布。

- 一种用于全面脂肪管理的非热力、多步骤的方法，包括减少（SAFELipo）、均衡和增加（膨胀震动脂肪填充）。

- 这是为了应对脂肪抽吸修复案例和躯体轮廓畸形矫正所带来的独特挑战而开发的。

- 允许更积极或完整的治疗与较低的躯体轮廓畸形的风险。

- 三步程序：分离、抽吸、脂肪均衡。

> 第一步：分离 - 采用没有负压的多翼扩口吸脂针。

● 在抽吸之前先乳化和液化治疗区域的脂肪组织。

● 利用治疗区域组织和其他关键结构之间阻力的差别，以允许更大的控制、精度和安全。

● 占用总治疗时间的 40%。

专家提示 使用 PAL 装置进行同步性分离和肿胀（simultaneous separation and tumescence，SST），可以实现即刻的血管收缩及目标脂肪的分离，极大地缩减了手术时间。

> 第二步：抽吸—采用带负压的多孔的非扩口钝性吸脂针。

● 低阻力 / 分离的（液化的）脂肪被优先抽吸，不会对血管和网状基底层造成撕扯损伤。

● 占总治疗时间的 40%。

> 第三步：平整脂肪—采用不带负压的多翼扩口吸脂针（图 55-6）。

● 当所有分离的脂肪被抽吸后，需要平整不均

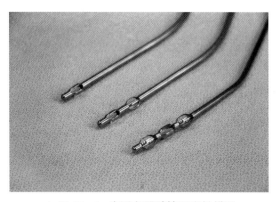

▲ 图 55-6　弯形多翼壁笼吸脂针样品

用于脂肪分离、平整脂肪和膨胀震动脂肪填充。吸脂针上膨出的"翼"结合快速运动，在皮下脂肪内制造高压区和低压区，使得相对低阻力的脂肪液化，同时让相对阻力更高的非目标组织（血管、间充质支撑结构）保持完整无损

匀去除脂肪的残余区域，治疗区域比原来多余的区域要大得多，以最大化皮肤退缩。

● 均衡有效地分离了更多的脂肪，所有这些脂肪都保留并作为局部脂肪移植来充填任何的缺陷和防止粘连。

● 纠正任何组织厚度的不平整。

● 这个步骤对于消瘦的患者尤为重要，因为对于这些患者，即使是较小的组织厚度差别也能明显地看到。

● 占总治疗时间的 20%。

■ 分离和平整脂肪可以软化深层的贯穿皮下层的基底层分隔网，并松解筋膜的粘连。

■ 坚硬的皮下粘连牵拉皮肤，是躯体轮廓不平整的原因之一。

■ 弯吸脂针只用于 SAFELipo，其可以覆盖更广的区域并提供更好的操控。

■ 膨胀振动脂肪填充（EVL）可以同时进行脂肪平整和脂肪移植，EVL 采用的原则和 SAFELipo 的去脂阶段相同。

■ SAFELipo 有以下优点。

➢ 减少躯体轮廓畸形的发生率。

➢ 增强紧肤作用。

➢ 可完整、广泛、环绕地对治疗区域进行治疗，

可在多余的区域或穿过粘连区域进行治疗而不用担心躯体轮廓畸形。

➢ 减轻瘀青。

➢ 精准度提高，可结合脂肪移植和 EVL 进行综合治疗。

■ SAFELipo 有以下缺点。

➢ 需增加手术时间以更好地施行该技术。

小贴士　通过松解皮肤和深层结构间的粘连，皮肤可被控制和重新分配，根据需要从富余区域转移到不足的区域。

七、脂肪抽吸术中的液体复苏 [27, 28]

■ 1L 的等渗液体在 167min 内经间质被吸收。

■ 所有未经抽吸去除的注射液将会经正常的平衡机制慢慢重新吸收和动员。

警告　随着抽吸量的增加，发生严重液体转移的可能性也增加，可能导致容量过载。

■ 超湿性注射技术优于肿胀技术 [29]，两者有同等量的失血量，但前者发生容量过载及充血性心力衰竭的风险更低。

■ 静脉注射（使用超湿性注射时）要点如下。

➢ 以维持速率静脉注射晶体液（根据尿量和重要生命体征调节）。

● 当患者进行大容量脂肪抽吸术（总抽吸量＞5L）时应安置气囊导尿管。

➢ 抽吸量＞5L 时，以 0.25ml/kg 进行容量置换静脉注射。

➢ 术中液体的比例目标如下。

比例 =（术中液体量 + 脂肪抽吸量 + 超湿性注射液量）/ 脂肪抽吸量。

➢ 小容量脂肪抽吸术：1.8。

➢ 大容量脂肪抽吸术：1.2。

● 术后保持静脉注射，直到经口摄入量足够。

八、传统脂肪抽吸术各步骤的细节 [30]

（一）第一步：注射

- 皮下注射肿胀液。
- 记录每个区域的注射量。
- 操作终点是皮肤均一地变白和肿胀。
- 至少等待 7 ～ 10min，使肾上腺素最大限度地发挥血管收缩作用。

专家提示　同步性分离和肿胀（SST）可以更有效地进行注射和分布，而且可使最大化血管收缩所需时间大大减少 [31]。

（二）第二步：UAL 治疗（如果只使用 SAL/PAL 则可以忽略）

- 非对称放置切口。
- 使用端口保护器和湿毛巾保护皮肤。
- 首先治疗后侧区域（可以从该体位治疗环周 70% ～ 80% 的区域）。
- 退针至切口 3cm 内以重新改变方向并最小化扭矩。
- 从浅至深治疗（与 SAL 的由深到浅相反）。

（三）第三步：排出脂肪和最终塑形 [32]

- 将负压设为常用负压的 60% ～ 70%。
- 从深层开始，移向浅层。

专家提示　使用弯角吸脂针可以减轻皮肤擦伤、增强操控性和吸脂针的驾驭感，可以更完整的覆盖治疗区域，降低术者的劳累程度。在治疗完成后，滚动夹捏试验可以检查组织间厚度的差异。

九、不同部位的脂肪抽吸术 [33, 34]

（一）臀部和侧腹部

- 侧腹部（男性）
  - 从棘突旁区域开始。
  - 髂嵴上方最宽。
  - 向前和腹直肌鞘外侧的下腹部脂肪融合。
  - 从肋缘下的凸起开始：沿着髂嵴变得凸出和饱满。
  - 向下与沿着髂嵴的黏附区分开。
- 髋部（女性）
  - 与侧腹部相似的区域，只是更加向下，髋部的凸起位于髂嵴下。
  - 比侧腹部的终点更低。
- 臀窝
  - 位于髋部和大腿外侧上方的凸起下方。
  - 该区域也被称为"鞍区"。
- 技术细节
  - 俯卧位时屈髋屈膝。
  - 平均注射量：臀部 500 ～ 800ml。
  - 避免破坏外侧臀窝。

（二）大腿

- 大腿无论是前面还是后面都应该呈浅浅的弓形凸起。
- 大腿外侧从臀窝延伸至膝部。
- 臀部从骶骨延伸至臀沟。
- "香蕉卷"是指臀沟和后侧上方大腿之间的区域的粘连所产生的饱满感。
- 从髂嵴到大腿远端的曲线不应该被破坏。
- 大腿内侧上 1/3 应该有轻度的凸起；中下 2/3 应该是平的或轻度凹陷。
- 技术细节如下。
  - 俯卧位使术者可以在两侧进行操作，并评估大腿外侧和后侧的对称性。
  - "蛙腿"位用于治疗大腿内侧区域。
  - 深层和中间层都要抽吸。
  - 浅层抽吸会恶化先前存在的躯体轮廓不平整。

（三）臀部

- 理想的臀部有以下特征。
  - 轻度凸出。
  - 不下垂。

> 紧实并伴有轻度的外侧臀窝。

- 女性的臀部呈圆形并逐渐移行到大腿外侧。
- 男性的臀部棱角更分明，外侧几乎呈方形（更多的肌肉，更少的脂肪，更结实）。
- 技术细节如下。
  > 应小心谨慎地进入该区域，因为一个外观上令人满意的臀部应根据年龄、地域、种族而不同。
  > 避免深部侵入性的抽吸以保护臀沟的完整性。
  > 深层和浅层的过度治疗可能导致臀部下垂。
  > 大腿近端的后外侧的过度抽吸可能导致女性患者臀沟的延伸和臀部区域的男性化。

（四）腹部

- 边界定义如下。
  > 向上至剑突。
  > 向下至耻骨支。
  > 向外沿着腹股沟韧带至髂前上棘。
- 从上到下有明显的腹白线凹陷的轮廓。
- 为了得到环绕性的效果提升，需要同时对髋部/侧腹部进行仔细的评估。
- 前侧有以下特征。
  > 轻度的脐上凹陷。
  > 脐下凸出。
- 女性腹部有以下特点。
  > 以双侧凹陷（呈沙漏形）为主要特征，即从肋骨到髂峭的侧腹部凹陷。
- 男性腹部有以下特点。
  > 没有双侧凹陷。
  > 髂峭没有向外张开。
  > 脐下区域应该是平坦的。
- 技术细节如下。
  > 应该采用短程的控制性强的动作以防止意外穿透筋膜。
  > 深层2/3的脂肪抽吸是安全和有效的。

（五）臂部

- 理想的臂部应该是苗条的，三角肌有向前的凸

起并和二头肌的凸起融合。

- 臂的后面从腋窝到肘部应该是轻度凸起的。
- 经夹捏试验确认脂肪至少有1.5 cm厚的患者是手术合适的候选人。
- 技术细节如下。
  > 当患者位于俯卧位时：切口位于腋后襞，SAL切口位于肘部桡侧。
  > 沿着手臂远端1/3和肘部区域，由于贵要静脉和前臂内侧皮神经位于深筋膜浅层因此易被损伤。
  > 桡侧长程的操作路径有助于预防波纹/躯体轮廓畸形。

警告 从桡侧切口进行UAL只是为了防止尺神经的损伤。

（六）背部

- 首选俯卧屈髋屈膝位。
- 脂肪非常致密和纤维化。
- 沿着胸罩线的脂肪营养不良对UAL的反应良好，UAL可以打破褶痕并去除多余的脂肪。
- 技术细节如下。
  > 切口位于胸罩/泳衣线。
  > 抽吸时避免暴力，防止组织致密引起吸脂针方向走偏、不安全。

（七）颈部

- 放置肩垫，使患者颈部处于过伸位。
- 过度抽吸会导致颈部形成凹陷性和骨感化的外观，或者引起下颌缘神经的神经失用。

专家提示 对于大多数案例，资深作者倾向于进行全身的准备并采用3种体位（仰卧和双侧侧卧位）。俯卧位通常不是必需的。通过使用长的弯角吸脂针并联合SAFELipo方法，可以最小化切口，并使所有切口位于隐蔽的部位。所有的入路切口都不缝合以利引流，可将血清肿的风险降到

最低。必须进行仔细的分析和计划以避免男性患者出现体型女性化。同时进行的膨胀振动脂肪填充，可联合大多数抽脂手术，均显现了更好的效果，而且可以被轻松地整合到 SAFELipo 步骤中。大腿外侧进行抽脂时应避免做臀沟切口，这样可以防止臀部塌陷和其他严重的大腿和臀部轮廓畸形。大多数"香蕉卷"实际上为臀部后侧凸出的支撑柱，无法通过脂肪抽吸术改善。与此相反的是，这种畸形可以使用臀部和大腿后侧的 EVL 治疗，以增强大腿和臀部的支撑，最大程度改善凸起，改善"香蕉卷"外观。

十、引流

- 非常规使用，除非进行躯干环形的大容量脂肪抽吸。
- 脂肪抽吸术联合切除时可以考虑使用。

十一、入路切口管理

- 按摩排出多余的液体。
- 切口可以关闭，也可以开放引流。
- 使用抗生素软膏、纱布和纸胶带或黏性敷料包扎。
- 根据手术医生的偏好和手术的实际情况穿戴塑身压力衣。
  - ➤ 术后首周可以将压力泡沫放置在塑身压力衣下以贴合塑形。

十二、术后护理

- 手术当日开始下床活动。
- 术后 1 ～ 2d 可以洗澡。
- 术后穿塑身衣。
  - ➤ 根据手术医生的偏好而定，没有统一的标准。
  - ➤ 示例：患者术后应 24h 穿戴塑身衣 2 周，此后再夜间穿戴 2 周。
- 小容量吸脂的患者在术后 3 ～ 5d 可以返岗工作。
- 大容量吸脂的患者需休息 7 ～ 10d 后方可返岗工作。

- 3 ～ 4 周后在机体耐受的情况下可以恢复全部的活动。
- 患者要知道，有些体重的增加是由于术后液体的转移造成的，随着时间推移会恢复。

专家提示 资深术者倾向于所有脂肪抽吸的入路切口均进行脂肪平整，以最大限度地减少轮廓凹陷的发生，并且术后所有切口保持开放引流。术后数周使用半英寸或一英寸的泡沫，并穿戴塑身衣轻度加压以使泡沫固定在位。

注意 脂肪抽吸术的最大安全量目前没有数据支持。请关注相关的州立法规。

- 无论麻醉的方法如何，大容量的脂肪抽吸术（总抽吸量＞ 5L）应该在有急诊的医院或被认可的或有执照的机构进行。
- 术后应该监测重要的生命体征和尿量，患者应在合适的机构由有资质的且熟悉脂肪抽吸术围术期护理的医护人员进行过夜监护[35]。

十三、恢复过程

- 术后 1 ～ 3d：入路切口引流直至愈合。
- 术后 3 ～ 5d：水肿巅峰，引流减慢。
- 术后 7 ～ 10d：瘀斑吸收。
- 术后 4 ～ 6 周：水肿吸收。
- 术后 8 ～ 10 周：大容量区域形成硬结。
- 术后 3 ～ 6 个月：最终外观（脂肪抽吸术修复手术需 1 年达到平衡）。

十四、并发症的预防和干预

（一）脂肪抽吸术的安全指南

- 选择合适的患者（ASA 分级Ⅰ级，抽吸量在身体理想体重的 30% 以内）。
- 使用超湿性注射技术。
- 认真仔细地监测容量状态（导尿管、非侵入性的血流动力学监测、与麻醉医生交流）。

- 每次均进行明智而谨慎的液体复苏。
- 大容量脂肪抽吸术（总抽吸量＞5L）患者应在合适的机构进行过夜监护。
- 全身麻醉手术或手术时间＞1h的患者应使用气压装置。
- 保持总的利多卡因剂量＜35mg/kg（肿胀液）。

（二）局部麻醉毒不良反应的治疗（最后）[36]

- 输注20%的脂肪乳。
  - ➤ 1min的时间经静脉弹丸式注射1.5 ml/g（去脂体重）。
  - ➤ 以0.25ml/(kg·min)的速度进行连续的输注。
  - ➤ 持续的心血管虚脱需重复弹丸式注射1～2次。
  - ➤ 如果血压仍然很低，则输注速度加倍，至0.5ml/(kg·min)。
  - ➤ 循环恢复稳定后继续输注至少10min。
- 建议最初30min脂肪乳输注速度的上限为10～12ml/kg。

本章精要

❖ 判断是否选择了正确的手术方法：脂肪抽吸术还是皮肤切除术？

❖ 在患者清醒时取立位进行标记，这样可以听取患者对治疗区域选择的意见。

❖ 脂肪抽吸术的热力学方法消除了吸脂针的阻力并降低了术者的劳动强度，但会烧伤患者，导致不可修复的轮廓畸形。

❖ 每一个手术步骤中均反复进行评估以防止躯体轮廓畸形。

❖ 相比于过度治疗，更应该选择治疗不足，过度治疗可导致难以修复的躯体轮廓畸形。

❖ 浅层的脂肪抽吸需要高度小心，防止躯体轮廓畸形。

❖ 术后使用塑身衣对于防止躯体轮廓畸形和慢性血清肿形成尤为重要，而且可以在早期恢复阶段增加患者的舒适性。

参考文献

[1] Grazer FM. Suction-assisted lipectomy, suction lipectomy, lipolysis, and lipexeresis. Plast Reconstr Surg 72:620, 1983.

[2] Lockwood TE. Superficial fascial system (SFS) of the trunk and extremities: a new concept. Plast Reconstr Surg 87:1009, 1991.

[3] Rohrich RJ, Smith PD, Marcantonio DR, et al. The zones of adherence: role in minimizing and preventing contour deformities in liposuction. Plast Reconstr Surg 107:1562, 2001.

[4] Lockwood TE. Superficial fascial system (SFS) of the trunk and extremities: a new concept. Plast Reconstr Surg 87:1009, 1991.

[5] Neligan P, Warren RJ, eds. Plastic Surgery, vol 2, ed 3. Philadelphia: Saunders Elsevier, 2013.

[6] Young VL, Brandon HJ. The physics of suction-assisted lipoplasty. Aesthet Surg J 24:206, 2004.

[7] Klein JA. Tumescent technique for local anesthesia improves safety in large-volume liposuction. Plast Reconstr Surg 92:1085; discussion 1099, 1993.

[8] Iverson RE, Pao VS. MOC-PS(SM) CME article: liposuction. Plast Reconstr Surg 121(4 Suppl):S1, 2008.

[9] Achar S, Kundu S. Principles of office anesthesia: part I. Infiltrative anesthesia. Am Fam Physician 66:91, 2002.

[10] Ostad A, Kageyama N, Moy RL. Tumescent anesthesia with a lidocaine dose of 55 mg/kg is safe for liposuction. Dermatol Surg 22:921, 1996.

[11] Lozinski A, Huq NS. Tumescent liposuction. Clin Plast Surg 40:593, 2013.

[12] Matarasso A. Lidocaine in ultrasound-assisted lipoplasty. Clin Plast Surg 26:431, 1999.

[13] Berry MG, Davies D. Liposuction: a review of principles and techniques. J Plast Reconstr Aesthet Surg 64:985, 2011.

[14] Rohrich RJ, Beran SJ, Kenkel JM, et al. Extending the role of liposuction in body contouring with ultrasound-assisted liposuction. Plast Reconstr Surg 101:1090; discussion 1117, 1998.

[15] Zocchi M. Ultrasonic liposculpturing. Aesthetic Plast Surg 16:287, 1992.

[16] Kenkel JM, Janis JE, Rohrich RJ, et al. Aesthetic body contouring: ultrasound-assisted liposuction. Oper Tech Plast Reconstr Surg 8:180, 2002.

[17] Shridharani SM, Broyles JM, Matarasso A. Liposuction devices: technology update. Med Devices (Auckl) 7:241, 2014.

[18] Rebelo A. Power-assisted liposuction. Clin Plast Surg 33:91, 2006.

[19] Fodor PB. Power-assisted lipoplasty versus traditional suction-assisted lipoplasty: comparative evaluation and analysis of output. Aesthetic Plast Surg 29:127, 2005.

[20] Badin AZ, Gondek LB, Garcia MJ, et al. Analysis of laser lipolysis effects on human tissue samples obtained from liposuction. Aesthetic Plast Surg 29:281, 2005.

[21] Sasaki GH. Water-assisted liposuction for body contouring and lipoharvesting: safety and efficacy in 41 consecutive patients. Aesthet Surg J 31:76, 2011.

[22] Man D, Meyer H. Water jet-assisted lipoplasty. Aesthet Surg J 27:342, 2007.

[23] Paul M, Mulholland RS. A new approach for adipose tissue treatment and body contouring using radiofrequency-assisted liposuction. Aesthetic Plast Surg 33:687, 2009.

[24] Theodorou SJ, Paresi RJ, Chia CT. Radiofrequency-assisted liposuction device for body contouring: 97 patients under local anesthesia. Aesthetic Plast Surg 36:767, 2012.

[25] Wall SH Jr. SAFE circumferential liposuction with abdominoplasty. Clin Plast Surg 37:485, 2010.

[26] Wall SH Jr, Lee MR. Separation, aspiration, and fat equalization: SAFE liposuction concepts for comprehensive body contouring. Plast Reconstr Surg 138:1192, 2016.

[27] Rohrich RJ, Leedy JE, Swamy R, et al. Fluid resuscitation in liposuction: a retrospective review of 89 consecutive patients. Plast Reconstr Surg 117:431, 2006.

[28] Commons GW, Halperin B, Chang CC. Large-volume liposuction: a review of 631 consecutive cases over 12 years. Plast Reconstr Surg 108:1753; discussion 1764, 2001.

[29] Rohrich RJ, Janis JE. Discussion of article by Cardenas-Camarena: lipoaspiration and its complications: a safe operation. Plast Reconstr Surg 112:1442, 2003.

[30] Kenkel JM, Gingrass MK, Rohrich RJ. Ultrasound-assisted lipoplasty. Basic science and clinical research. Clin Plast Surg 26:221, 1999.

[31] Wall SH Jr, Del Vecchio D. Expansion vibration lipofilling (EVL)—concepts and applications of a new paradigm in large volume fat transplantation. Seventeenth Annual Dallas Cosmetic Surgery Symposium, Dallas, TX, Mar 2014.

[32] Zocchi ML. Ultrasonic assisted lipoplasty. Technical refinements and clinical evaluations. Clin Plast Surg 23:575, 1996.

[33] Stephan PJ, Kenkel JM. Updates and advances in liposuction. Aesthet Surg J 30:83, 2010.

[34] Koehler J. Complications of neck liposuction and submentoplasty. Oral Maxillofac Surg Clin North Am 21:43, 2009.

[35] Iverson RE, Lynch DJ; American Society of Plastic Surgeons Committee on Patient Safety. Practice advisory on liposuction. Plast Reconstr Surg 113:1478; discussion 1491, 2004.

[36] Weinberg GL. Lipid emulsion infusion: resuscitation for local anesthetic and other drug overdose. Anesthesiology 117:180, 2012.

第 56 章　上臂成形术
Brachioplasty

Tyler M. Angelos, Jeffrey E. Janis, Constantino G. Mendieta　著

韩愚弟　许莲姬　译

一、适应证

- 经过保守治疗仍不能解决的上肢皮肤松弛和（或）皮下组织堆积。

二、禁忌证

（一）绝对禁忌

- 上肢的神经或血管性疾病。
- 胶原血管疾病（埃勒斯－当洛斯综合征，早衰综合征，弹性真皮综合征）。
- 上肢淋巴水肿。
- 患者期望值过高。

（二）相对禁忌

- 严重的伴随疾病（包括心脏病，血栓栓塞性疾病，糖尿病）。
- 不稳定的增重或减重。
- 有怀孕计划。
- 重度吸烟者。
- 既往有瘢痕疙瘩或增生性瘢痕病史。

三、解剖（图 56-1）

- 皮肤：上肢及肩部的皮肤可以在其包裹的下层组织结构表面平顺的大幅度移动。
  - 内侧皮肤较薄，向外侧逐渐加厚。
- 皮下组织：脂肪堆积在上臂的后下部，其中内侧的堆积最少。

- 浅层筋膜：浅层筋膜从腋窝到肘部完整包裹皮下脂肪。
  - 随着年龄和体重的增长浅层筋膜强度逐渐减弱，造成了上臂后内侧的下垂。
- 深层筋膜：深层筋膜包裹了所有的肌肉以及神经血管结构。
  - 上臂成形术以及脂肪抽吸术中深层筋膜结构绝对不要损伤。

小贴士　在上臂以远 1/3，肘关节内侧部位，贵要静脉和臂内侧皮神经伴行于深筋膜的表面，容易受伤，特别是在距离肱骨内上髁近端平均 14cm 处，此处为神经穿过深筋膜的地方[1]。

小贴士　唯一位于深筋膜浅面的神经为臂内侧皮神经和肋间臂神经。其余重要神经血管结构均位于深筋膜的深面。

四、术前评估

- 术前了解患者全面的病史，特别是增重减重情况，体重稳定度，吸烟情况以及是否瘢痕体质。

小贴士　大量减重的患者施行任何体形塑造的手术都必须在体重稳定 6 ～ 12 个月后。

- 体格检查须注意多余皮肤的量，多余皮下组织

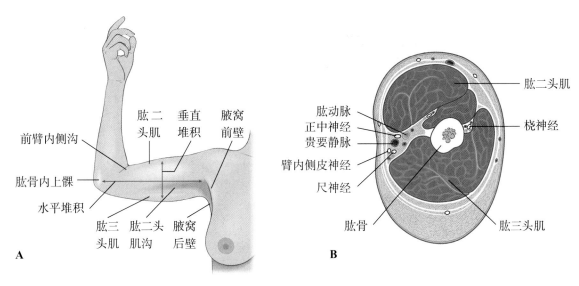

▲ 图 56-1　上臂的解剖

A. 外表标志；B. 横断面

的量，以及上臂松弛的程度。

- 然后患者被分到三组中的一组（表 56-1）。
- 可以使用一种推演法（图 56-2）来帮助外科医生决定哪种手术方式是最适合患者的[2]。

表 56-1　上臂外形的分级

分型	皮肤冗余	脂肪堆积	皮肤松弛部位
I	轻度	中度	N/A
ⅡA	中度	轻度	近端
ⅡB	中度	轻度	全臂
ⅡC	中度	轻度	臂和胸部
ⅢA	中度	中度	近端
ⅢB	中度	中度	全臂
ⅢC	中度	中度	臂和胸部

五、知情同意

- 患者需要被告知，上臂成形术可以获得更好的臂部外形，但需要付出遗留瘢痕的代价。
- 瘢痕是一个不可忽视的问题，其显现的程度决定于所穿衣服的袖长。

- 增厚的瘢痕会存在很长一段时间。
- 上臂成形术的瘢痕可能是所有美容手术中最明显的。

专家提示　术前咨询时，使用记号笔表示出瘢痕可能的范围并帮助患者理解手术的过程，以此使患者的期望贴近实际，并将这个步骤记载入病历中。

小贴士　在讨论上臂成形术的术后效果时，照片是非常必要的。

- 常见的上臂成形术术后并发症包括：增宽的增生性瘢痕，切口裂开，血清肿，感染，感觉异常 / 麻木，腋窝瘢痕挛缩，以及皮肤松弛复发。

六、手术器械

- 上臂成形术不需要特殊的手术器械，除非需要同时进行脂肪抽吸术。
  - 此时，需要肿胀麻醉和吸脂器械。

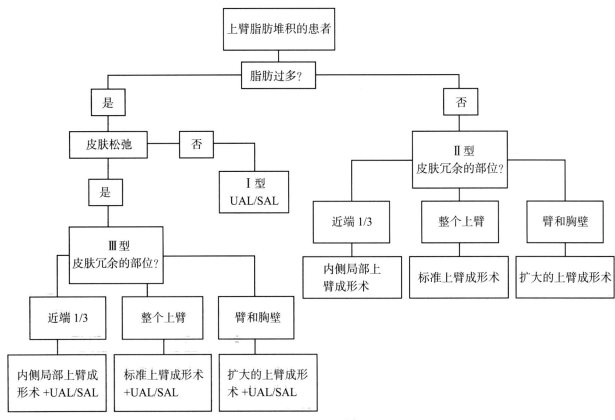

▲ 图 56-2 上臂脂肪堆积患者的治疗程序

SAL. suction-assisted liposuction 负压辅助脂肪抽吸术；UAL. ultrasound-assisted liposuction 超声辅助脂肪抽吸术

七、手术技术

(一) 术前标记

■ 外科医生所讨论的上臂成形术的施术区也就是切口瘢痕产生的部位。

■ 大多数人选择肱二头肌间沟为切口所在位置，然而另外一些人选择臂后部的切口。

■ 一项面向整形外科医生及大众的流行性病学调查显示，内侧肱二头肌间沟处的横行切口更易被患者所接受[3]。

■ 上臂成形术的切口位置选择取决于施行哪种上臂成形术。

■ 上臂成形术术式的选择取决于皮肤冗余的位置（表 56-1）。

> Ⅰ 型：轻度皮肤冗余，中度脂肪堆积。

● 如果皮肤质地较好，单独采用负压吸引脂肪抽吸术即可。

> ⅡA 型：近端的中度皮肤冗余，轻度脂肪堆积。

● 可进行上臂微小成形术[4]，局限于腋窝壁。

● 如果皮肤冗余只是水平方向的，可以在腋窝的外侧壁选择一个楔形或椭圆形的切口（图 56-3A）。

● 如果皮肤冗余是水平方向加垂直方向的，则选择一个"T形"切口（图 56-3B）。

> ⅡB 型：全臂的中度皮肤冗余（从腋窝到肘部），轻度的脂肪堆积。

● 标准上臂成形术，其切口位置位于内侧肱二头肌间沟处。

● 如果只有水平方向的皮肤冗余，则选择一个线性的水平切口（图 56-4A）。

● 如果合并有垂直方向的皮肤冗余，则选择一

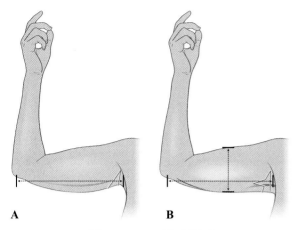

▲ 图 56-3　ⅡA 型手术标记

A. 只有近端水平皮肤冗余的切口选择；B. 近端垂直加水平皮肤冗余的"T 形"切口设计

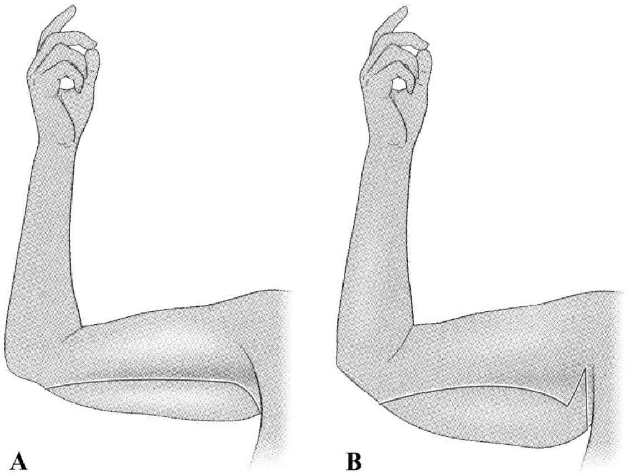

▲ 图 56-4　ⅡB 型手术标记

A. 水平冗余的切口设计；B. 水平加垂直冗余的"L 形"切口设计

个腋窝部位向垂直方向延伸的"L 形"切口（图 56-4B）。

> ⅡC 型：中度的臂和胸臂皮肤冗余，轻度脂肪堆积。

- 需要进行扩大的上臂成形术，将切口延伸到胸臂。
- 这是典型的大量减重患者发生的类型。
- 切口线通过肱二头肌肌间沟一直向下延伸到胸壁。
- 通常此切口还向远处延伸越过肘关节（图 56-5）。

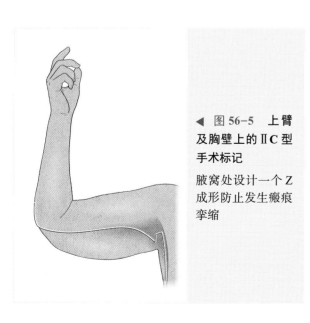

◀ 图 56-5　上臂及胸壁上的 ⅡC 型手术标记

腋窝处设计一个 Z 成形防止发生瘢痕挛缩

> ⅢA 型：中度近端的皮肤冗余，中度脂肪堆积。

> ⅢB 型：中度全臂的皮肤冗余，中度脂肪堆积。

> ⅢC 型：中度臂及胸壁的皮肤冗余，中度脂肪堆积。

- 这种情况下（Ⅲ型），脂肪堆积和皮肤冗余都是中度的。
- 治疗的选择包括术前的进一步减肥，分阶段吸脂手术后再施行冗余皮肤的切除，或者同步进行吸脂及上臂成形术。
- 皮肤的切除方式同Ⅱ型。

（二）双椭圆形技术（图 56-6）

- 外椭圆的大小取决于组织冗余量。
- 内椭圆的大小调整到可以关闭切口即可
> 避免过多切除组织，以及伤及血管。
- 步骤方法表述如下。
> 患者取坐位，上臂外展 90°，肘部弯曲 90°。
> 沿腋窝皱褶到肘部，在上臂的内侧及外侧，使用夹捏试验标记需要切除的冗余组织量（图 56-7A）。
> 内椭圆于外椭圆之间的距离为 1/2 个 X，X 为夹捏试验的厚度（图 56-7B）。

589

➢ 标记参考线来指导切口的缝合（图 56-7C）。

注意 切口线是设置在内侧还是后侧是一个经常争论的观点。内侧切口相对更为隐蔽（只在上臂外旋以及外展时可见）；然而，此处的真皮条件不好容易产生较宽的瘢痕。后部的切口则是一个线性的瘢痕，然而此处的切口在患者着半袖衣物时是比较明显的。

注意 一个较新的观点认为，切口可以设置在后内侧，即后侧和内侧（肱二头肌肌间沟）的中间。既满足了真皮条件，又可使瘢痕尽可能不明显。此技术使得决定切除的组织量与实际稍有偏差，因此使用此技术时，切除的范围需要保守一些，以避免术后造成的皮肤过紧（Kenkel，JM，personal communication，2012）。

八、操作步骤

■ 静脉导管以及血压监测袖带需要放置在肘关节的远端或者下肢部位。

■ 消毒范围涉及上肢的全周长以及胸壁。

■ 将前臂及手部用无菌巾包裹，便于术中移动上臂。

■ 如果需要吸脂，则应该首先完成。

■ 再次标记术前标记好的切口范围。

➢ 3 ～ 5 个垂直交叉线等量的标记于切除部位，保证切除后皮肤的对合[5]（图 56-8）。

➢ 切口下部的标记可通过单纯的夹捏试验确定。

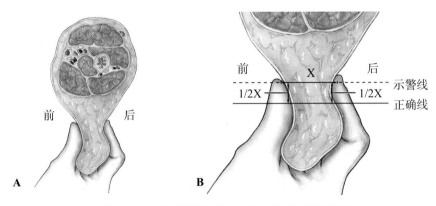

▲ 图 56-6 双椭圆形技术中组织切除量判断及纠正

A. 夹捏试验中，术者手指之间的厚度距离超出了实际的组织切除量；B. 为了纠正这个误差，标记需要向内缩小 1/2 个 X 的距离

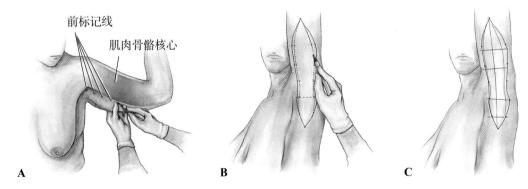

▲ 图 56-7 双椭圆形技术中标记线的确定方法

A. 在肌肉的下方进行夹捏试验，并标记出前方和后方的标记线。标记线可以延伸到前臂的远端以去除多余的组织；B. 标记线延伸到腋窝皱襞，这些标记线有助于内椭圆，也就是实际切口线的标记；C. 中间线的标记有助于指导切除以及安放夹持的巾钳。垂直交叉线的标记有助于指导对位缝合

- 标记肱二头肌肌间沟，随后确定切口上部的标记。
  - 向下牵拉使皮肤偏移来标记。
  - 通常上方的标记线要比肱二头肌肌间沟高出 1～2cm。
- 沿上切口线垂直切开皮肤，向下形成一个带有皮下组织的皮瓣，注意不要损伤深筋膜。
- 如果切口进入肱骨内上髁 5cm 以内，注意不要损伤通常与贵要静脉伴行的前臂内侧皮神经。
- 向下剥离皮瓣直到夹捏试验确定的下切口线。
  - 此步骤使切口周围的皮肤在缝合时有更大的活动性。
- 在确定皮下组织切除范围之前，再次提拉皮下组织以确保切除后不会导致皮下组织过紧。
- 用巾钳或大号镊子向上夹起皮瓣，以确定可以安全切除的组织量。
- 沿最内侧的垂直交叉线劈开皮瓣，直到达到可以承受的最大张力。
  - 用缝线或巾钳将相对应的两点对合。
  - 沿剩余的 3～4 个垂直交叉线，向外侧重复此步骤，分步部分切除多余组织。

小贴士 分步的切除和缝合可以确保切口的安全闭合，避免因水肿引起的过度切除。水肿可能会很严重，如果在全部切除多余组织之后再行闭合，可能会造成切口无法缝合。

- 用 0 号尼龙线，将切口下极皮瓣内侧部分的浅筋膜锚定于锁胸筋膜，以达到将组织悬挂于腋窝的目的[6]。
- 将真皮逐层缝合并放置引流。尽早地将两侧皮肤边缘对齐可以有效防止因水肿造成的切口无法缝合。
- 缝合完毕后，使用弹力绷带小心地将上臂包扎。
- 上臂成形术中最严重的直接并发症就是过度切除和切口无法闭合。
  - 如果发生这类问题，可以尝试使用脂肪抽吸术减少上臂剩余组织量。然而，使用切除组织

制成中厚皮片，行皮肤游离移植也是必要的。

警告 上臂成形术中使用倒刺缝线缝合需要非常谨慎，因为上臂内侧的真皮层较薄，倒刺缝线有可能会造成切口愈合问题。

小贴士 如果切口跨越腋窝，那么需要在拟切除的皮肤上附加一个 Z 成形来避免瘢痕挛缩穿过腋窝[7]（图 56-8）。

九、脂肪抽吸术

- 上臂分型为 I 型时（轻度皮肤冗余，中度脂肪堆积），可单独采用脂肪抽吸术。
- 上臂分型为 III 型时（中度皮肤冗余，中度脂肪堆积），一种选择是联合使用脂肪抽吸术和上臂成形术。
- 吸脂可以在成形术之前进行，也可以联合进行。
- 水肿对于皮肤缝合的不利影响已经成为一个共识。
- 在进行上臂成形术时，吸脂可以在切口以外的部位安全和有效的同时进行[8,9]。
- 在上臂肥厚的情况下，尤其上臂外侧较厚，此时一般都需要吸脂来协助进行切口部位多余组织的消减和塑形。
- 建议上臂成形术联合脂肪抽吸术时逐侧进行，并遵循以下步骤。

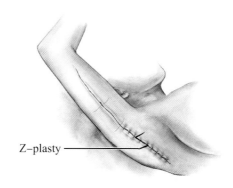

Z-plasty

▲ 图 56-8　上臂成形术中的垂直交叉线标记
在腋窝拟切除皮肤上附加 Z 成形以避免挛缩穿过腋窝

- ➤ 肿胀麻醉（按预计吸脂体积 1:1 注射肿胀液）。
- ➤ 等待 5min。
- ➤ 进行负压脂肪抽吸术。
- ➤ 即刻进行组织切除。
- ➤ 关闭切口。
- 吸脂针的进针部位通常设置在尺骨鹰嘴上方，和（或）腋窝皮肤切口的内侧。

小贴士 不要从肱骨内上髁进针以免损伤尺神经。

专家提示 脂肪抽吸术并不能使只存在皮肤冗余和"泄气样"外观上臂的患者获得更佳的治疗效果。

十、术后注意事项

- 切口闭合并防止负压引流后，使用弹力绷带包扎全臂以减轻肢体肿胀。
  - ➤ 绷带从手部开始缠绕一直到肩部。
- 48h 后撤除绷带并检查伤口。
- 然后患者可以洗澡；术后 2 周仍然建议患者使用弹力衣或者继续弹力绷带包扎上臂。
- 静置上臂 2 周，不要举臂或外展肩部。
  - ➤ 2 周后可进行轻微的活动。
- 术后 1 周拔除引流。

十一、并发症

- 到目前为止，患者对于此类手术最不能接受的问题是增宽、不雅观的瘢痕。
- 术前咨询时有必要告知患者，术后 12 个月瘢痕才能达到稳定状态。
- 常见的上臂成形术后并发症包括：加宽的增生性瘢痕，伤口裂开，血清肿，感觉异常 / 麻木，腋窝瘢痕挛缩，畸形，皮肤松弛复发。
- 上臂成形术术后并发症率为 25% ～ 40%，二次手术率为 3% ～ 25%[10-12]。
- Zomerlei 等[13] 的研究显示，大约 8.3% 接受上臂成形术的患者需要二次手术修复瘢痕问题。
- 最常见的与瘢痕无关的并发症为血清肿的形成（6% ～ 70%）[10, 13]。
  - ➤ 这类情况可在门诊进行吸引治疗。

本 章 精 要

- ❖ 最常见的术后并发症为切口瘢痕；因此，注意在术前咨询时用记号笔将可能的瘢痕部位标示出来。咨询后将记号保持一段时间，看患者是否能够适应。
- ❖ 确定你选择的瘢痕部位，并使用体表标志协助其标示。
- ❖ 联合脂肪抽吸术会使上臂成形的效果更佳。
- ❖ 切开皮肤之前，使用巾钳再次确定皮肤的切除范围。
- ❖ 考虑术中引流放置的位置。

参 考 文 献

[1] Knoetgen J, Moran S. Long-term outcomes and complications associated with brachioplasty: a retrospective review and cadaveric study. Plast Reconstr Surg 117:2219, 2006.

[2] Appelt EA, Janis JE, Rohrich RJ. An algorithmic approach to upper arm contouring. Plast Reconstr Surg 118:237, 2006.

[3] Samra S, Sawh-Martinez R, Liu YJ, et al. Optimal placement of brachioplasty scar: a survey evaluation. Plast Reconstr Surg 126:77, 2010.

[4] Abramson DL. Minibrachioplasty: minimizing scars while maximizing results. Plast Reconstr Surg 114:1631, 2004.

[5] Aly AS, ed. Body Contouring After Massive Weight Loss. New York: Thieme Publishers, 2006.

[6] Lockwood T. Brachioplasty with superficial fascial system suspension. Plast Reconstr Surg 96:912, 1995.

[7] Shermak MA, Mallalieu J, Chang D. Barbed suture impact on wound closure in body contouring. Plast Reconstr Surg 126:1735, 2010.

[8] Bossert RP, Dreifuss S, Coon D, et al. Liposuction of the arm concurrent with brachioplasty in the massive weight loss patient: is it safe? Plast Reconstr Surg 131:357, 2013.

[9] Baroudi R. Body sculpturing. Clin Plast Surg 11:419, 1984.

[10] Gusenoff JA, Coon D, Rubin JP. Brachioplasty and concomitant procedures after massive weight loss: a statistical analysis from a prospective registry. Plast Reconstr Surg 122:595, 2008.

[11] Cannistra C, Valero R, Benelli C, et al. Brachioplasty after massive weight loss: a simple algorithm for surgical plane. Aesthetic Plast Surg 31:6, 2007.

[12] Knoetgen J III, Morgan SL. Long-term outcomes and complications associated with brachioplasty: as retrospective review and cadaveric study. Plast Reconstr Surg 117:2219, 2006.

[13] Zomerlei TA, Neman KC, Armstrong SD, et al. Brachioplasty outcomes: a review of a multipractice cohort. Plast Reconstr Surg 131:883, 2013.

第57章 隆臀术
Buttock Augmentation

Sammy Sinno, Constantino G. Mendieta 著

韩愚弟 许莲姬 译

一、背景 [1]

- 接受隆臀术的人群增长迅速。
  - 据美国整形美容协会统计，美国 2014 年接受隆臀术的病例增加了 58%。
  - 在美国和巴西，有超过 35 000 例患者接受了假体隆臀手术。
  - 在美国，每年有接近 10 000 例患者接受自体脂肪隆臀手术。
  - 名人和媒体对隆臀手术的关注引起了普通民众对此的更大兴趣。
- 隆臀有 3 种手术方式。
  - 自体脂肪移植。
  - 硅胶假体。
  - 皮瓣隆臀（在大剂量减重患者中）。

二、适应证 [2-4]

- 身体健康状况良好，对臀部的形状和形态有更高要求者。
- 体形纤瘦的患者通常有更惊艳的效果。
- 超重患者希望通过吸脂来提升臀部的形态。
- 轻度超重患者适用于自体脂肪移植。
  - 骶骨超长，后腰部及臀后三角区肥胖的病例可达到最佳效果。

专家提示 手术方式的选择，即选择自体脂肪移

植还是硅胶假体填充，一般取决于所需要脂肪的量。如果患者有足够的脂肪，则进行脂肪移植。不过脂肪不充足，则进行假体隆臀。目前，还没有系统评价比较两种手术方式的安全性和有效性。

三、禁忌证

- 怀孕。
- 肿瘤。
- 严重的伴随疾病。

四、术前评估

- 理解臀大肌的解剖（图 57-1）。
  - 肌肉的起点为骶骨的外侧缘以及髂后上棘。
  - 附着于上部髂脊。
  - 止于髂胫束以及股骨大转子。

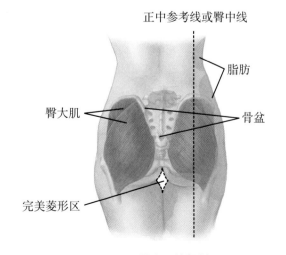

▲ 图 57-1 臀大肌的解剖

■ 将一侧的臀部分成四个象限。

小贴士　理想情况下，每个象限内组织体积相同。

■ 理解重要的解剖标志物（见后文）。

小贴士　理想的后内侧臀褶是菱形的。

■ 从臀部外侧进行评估。
  ➤ 骶前区应该成低弯度的"S 形"。
■ 术前的夹捏试验可以用来评估脂肪的供区。

专家提示　自体脂肪移植需要以足够的供区脂肪为前提，因为隆臀术中单侧需要的脂肪量可达 450 ～ 1800ml。

五、知情同意

■ 患者需要知道自体脂肪移植手术中脂肪的获得是主要目的，而不是脂肪抽吸术，即去除脂肪本身。
■ 选择假体隆臀的患者需要知道术后伤口裂开、假体暴露、包膜挛缩、感染、血清肿、挤压和移位的风险。
■ 患者术前需要避免服用提升出血风险的药物。
■ 术前灌肠。
■ 术前应用抗生素。

专家提示　不同种族之间对于完美臀部的审美也是不一样的。

六、手术器械

（一）自体脂肪移植 [2, 5]

■ 大孔径吸脂针（4mm 和 5mm）。
■ 脂肪处理过程中可以用到一些技巧，比如脂肪的离心，但是比较耗时。

小贴士　可以使用一个金属的过滤器来清洗和纯化自体脂肪。

■ 大容量的注射器（60ml），不需要自体输液装置。

（二）硅胶假体植入

■ 光源拉钩。
■ 长柄手术器械。
■ 植入假体有如下选择（硅胶）。
  ➤ 高聚合凝胶填充的毛面假体。
  ➤ 高聚合凝胶填充的聚氨酯表面假体。
  ➤ 弹性实心假体。
  ➤ 假体形状可以选择解剖型、椭圆形以及圆形的。

七、手术技巧

（一）自体脂肪注射移植（MENDIETA） [6-10]

■ 将臀部分成 10 个美学单位的概念十分必要。
■ 尊重美学单位的概念对于获得一个流畅的形体外观至关重要（图 57-2）。
■ 全身或静脉镇静麻醉。
■ 患者站立位时标记所有的美学区域。
■ 辨别体表标志。
  ➤ 髂后上棘（标志臀大肌的高度）。
  ➤ 骶骨前"V"形区（臀间沟的最高点，髂后凹陷）

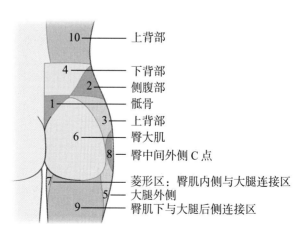

▲ 图 57-2　**Mendieta 美学亚单位的 10 个分区**

- 1区。
- 在此区域吸脂可以创造出更加令人满意的轮廓。
  ➢ 臀中间外侧轮廓注意下述问题。
  - 理想的情况下不应有凹陷。
- 术前给予激素类药物预防水肿，给予抗生素，给予防食管反流药物（患者需要呈俯卧位）。
- 肿胀麻醉。
- 俯卧位。
- 使用 5mm 的吸脂针吸取皮下深层脂肪，使用 4mm 的吸脂针吸取皮下浅层脂肪。
  ➢ 绝大多数脂肪可以从 1、2、3 和 4 区获取。

小贴士 一般情况下，可以通过 4 区对 1 区进行吸脂，5 区的吸脂需要谨慎，8 区因为肌肉的缺乏，脂肪的移植较困难。

- 吸脂可以在侧卧位或俯卧位进行，取决于手术范围。

小贴士 无菌绑带对于手术床上频繁的搬动患者是非常有帮助的。

- 在金属滤器中过滤脂肪。
- 将脂肪填充到大一号的注射器中进行注射。
  ➢ 脂肪移植的目的是填充容量和提升轮廓。
- 脂肪注射需要在患者仰卧、侧卧或俯卧位时进行。
- 可以放置引流降低血清肿的发生率，但是不是必需。

（二）硅胶假体植入 [11, 12]

- 可以在皮下（极少）、臀大肌下、臀大肌间、筋膜下四个层面植入（图 57-3）。
  ➢ 臀大肌下入路有损伤坐骨神经的可能。
  ➢ 臀大肌间入路存在剥离困难以及血清肿的可能，尽管此入路在美国比较普遍。
- de la Peña 阐述了一种基于解剖的筋膜下入路，从而大大降低了植入物相关的并发症率 [13]。
  ➢ 需要毛面假体。
- 全身麻醉或硬膜外麻醉进行如下标记。
  ➢ 标记位于中线外侧 1cm 的旁正中切口线。
  ➢ 顺臀大肌轮廓标记（图 57-4）。

小贴士 保留骶三角和臀下皱褶。

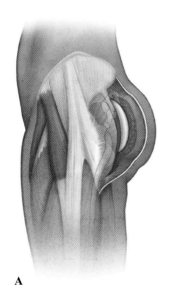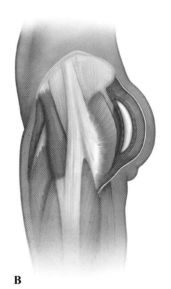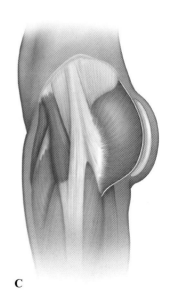

A   B   C

▲ 图 57-3　隆臀术中常见的硅胶假体放置层面
A. 肌肉下层；B. 肌肉中间；C. 筋膜下层

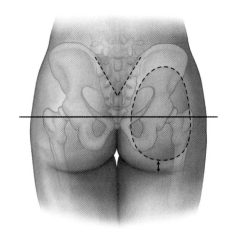

▲ 图 57-4　皮肤标记

> 切口起于肛门上方 4cm 向外侧延伸 6 ～ 7cm。
> 在骶骨前筋膜的浅层切开，向外侧剥离至骶骨。
> 在臀大肌腱膜层，做一个 8 ～ 10cm 与骶骨外侧缘平行的切口，深达筋膜下区域。

小贴士　在臀大肌筋膜下应用水分离技术可以帮助区分出乏血管层。

- 在肌肉腱膜之间做锐性分离。
- 结扎术中所遇到的臀上动脉和臀下动脉的穿支。
- 在最终选择合适大小的假体之前，可使用无菌的尺寸测定器试植入。
- 仔细止血，并放置引流。
- 使用不接触技术植入最终选择的假体。
- 2-0 可吸收线重新对合肌腱。
- 4-0 可吸收线缝合浅层和深层腱膜。
- 可使用生物胶对合皮肤。
- 使用长效局部麻醉剂减轻疼痛。

臀大肌间假体植入（Vergara 及其同事）[14, 15]

- 臀沟处行单切口或双切口。
- 沿肌肉纤维走行切开筋膜，切口长度约 5cm。
- 钝性分离肌肉组织。
- 深入臀大肌内部 2.5 ～ 3cm。
- 按筋膜切口走向及长度分离肌肉。
- 使用深部拉钩在肌肉内部制造一个腔隙

> 此腔隙无规定位置，只要保证表面肌肉厚度 3cm 即可。
- 向外侧剥离时注意有一个向深部的弧度。

小贴士　可使用特制的肌肉剥离装置帮助分离腔隙。

- 使用圈垫包扎伤口预防出血。

（三）自体组织填充（ COLWELL 和 BORUD ）[16]

- 大量减重患者在髂脊和臀肌上缘之间有多余的皮肤和脂肪。
  > 通常伴随有臀中部及下部的皱褶。
- 患者站立位进行手术标记。
- 按前述美学区域进行详细标记。
- 分别标记：第 5 腰椎凹陷，及其下方 5cm 处菱形区的下极。
- 于髂后上棘处做上切口，并向外侧延伸到臀中肌上。
- 上部皮瓣是固定的。

小贴士　切口设计在背部和臀部交界线上。

- 下切口沿臀中皱褶的上缘。
- 使用超声多普勒探查穿支血管。
- 在两侧穿支血管周围设计皮瓣，长度为中线两侧各 6 ～ 9cm（ 图 57-5 ）。
- 可将皮瓣中间不含穿支血管的部分修薄。
- 皮瓣去皮肤。
- 在臀肌上方制造一个腔隙，将皮瓣向内下旋转插入此腔隙，并用 0 号 PDS 线固定于筋膜上。
- 将臀下的皮肤向上提拉。
- 逐层关闭切口。
- 放置两根引流管。

八、术后注意事项

- 适用于所有类型隆臀手术。
  > 精确的细节由个人经验决定。

597

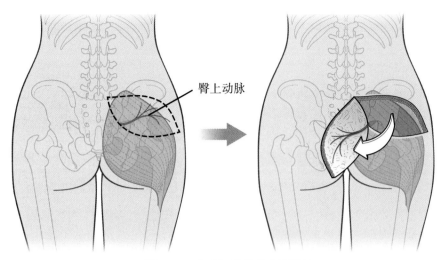

臀上动脉

▲ 图 57-5 向内下旋转的皮瓣设计

- 穿弹力衣 1 个月。
- 2 周内不能坐便。
- 如果不能做到上述，则 6 周内不能给臀部压力。
- 2 周后恢复正常活动。
- 3 个月内不能剧烈运动，3 ～ 6 个月不能骑自行车和骑马（避免伤口开裂）。

九、并发症 [17, 18]

- 自体脂肪：不常见。
  - 皮肤不平整。
- 感染：2%。
  - 疼痛或坐骨神经痛：2%。
  - 血清肿：3%。
  - 脂肪再吸收。
  - 油囊形成。
  - 伤口愈合问题。
- 脂肪栓子综合征和肉眼可见的脂肪栓塞。
  - 脂肪进入血管后发生的并发症。
  - 脂肪有可能先通过臀下静脉进入髂静脉，最后进入下腔静脉。
  - 在脂肪容量填充，肌间平面假体植入，及梨状肌周围（臀部血管位置）脂肪注射时，发生栓塞的概率较高。
  - 如果患者术后出现意识不清、皮肤瘀斑、发热、呼吸抑制等体征，则要高度怀疑是否发生了栓塞。
  - 可导致最严重的并发症，包括死亡。
  - 可通过将注射针头与身体平行，皮下注射，避免超大容量移植，保持湿式操作等方式避免此并发症。

小贴士　一项文献综述显示自体脂肪移植的并发症率可达 8%。

- 硅胶假体植入：更常见 [19]。
  - CT 三维重建研究显示，假体可导致周围肌肉的萎缩。
  - 伤口裂开：10%。
  - 血清肿：5%。
  - 感染：2%。
  - 感觉异常：1%。
  - 假体暴露。
  - 包膜挛缩。
  - 慢性疼痛。

小贴士　一项文献综述显示硅胶假体植入的并发症率为 20% ～ 40%。

本章精要

❖ 隆臀术在人群中越来越流行。

❖ 隆臀的三种主要手术方式为：自体脂肪移植，硅胶假体植入，自体脂肪填充。

❖ 手术方式的选择一般主要取决于患者自身所能提供的脂肪量。

❖ 知道并理解 Mendieta 提出的臀部 10 分区；1 ～ 4 区通常需要进行吸脂塑形。

❖ 臀肌筋膜下的水分离法可以更方便地找到乏血管区。

❖ 大量减重患者的臀部塑形可以应用自体组织填充法。

❖ 在现有的文献中，臀部组织填充联合假体植入与自体脂肪移植相比，整体的并发症率更高。脂肪移植是更佳的臀部塑形及填充方法。

❖ 脂肪含量较少无法进行脂肪移植的患者可以考虑假体植入隆臀术。

参考文献

[1] American Society for Aesthetic Plastic Surgery. Statistics, surveys, and trends. Available at *http://www.surgery.org/media/news-releases/statistics-surveys-and-trends*.

[2] Tardif M, de la Peña JA. Gluteal augmentation. In Aston SJ, Steinbrech DS, Walden JL, eds. Aesthetic Plastic Surgery. Philadelphia: Saunders Elsevier, 2009.

[3] Cádenas-Camarena L, Arenas-Quintana R, Robles-Cervantes JA. Buttocks fat grafting: 14 years of evolution and experience. Plast Reconstr Surg 128:545, 2011.

[4] Centeno RF, Young VL. Clinical anatomy in aesthetic gluteal body contouring surgery. Clin Plast Surg 33:347, 2006.

[5] Guerrerosantos J. Autologous fat grafting for body contouring. Clin Plast Surg 23:619, 1996.

[6] Mendieta CG. Classification system for gluteal evaluation. Clin Plast Surg 33:333, 2006.

[7] Mendieta CG. Gluteal reshaping. Aesthet Surg J 27:641, 2007.

[8] Mendieta CG. Gluteoplasty. Aesthet Surg J 23:441, 2003.

[9] Nahai F. The Art of Aesthetic Surgery: Principles & Techniques. New York: Thieme Publishers, 2005.

[10] Peren PA, Gomez JB, Guerrerosantos J, et al. Gluteus augmentation with fat grafting. Aesthetic Plast Surg 24:412, 2000.

[11] Robles JM, Tagliapietra JC, Grandi MA. Gluteoplastia de augmento: implante submuscular. Cirplast Ibero Latinoam 10:365, 1984.

[12] Serra F, Aboudib JH, Marques RG. Intramuscular technique for gluteal augmentation: determination and quantification of muscle atrophy and implant position by computed tomographic scan. Plast Reconstr Surg 131:253e, 2013.

[13] de la Peña JA. Subfascial technique for gluteal augmentation. Aesthet Surg J 24:265, 2004.

[14] Vergara R, Amezcua H. Intramuscular gluteal implants: 15 years' experience. Aesthet Surg J 23:86, 2003.

[15] Vergara R, Marcos M. Intramuscular gluteal implants. Aesthet Plast Surg 20:259, 1996.

[16] Colwell AS, Borud LJ. Autologous gluteal augmentation after massive weight loss: aesthetic analysis and role of the superior gluteal artery perforator flap. Plast Reconstr Surg 119:345, 2007.

[17] Bruner TW, Roberts TL, Nguyen K. Complications of buttocks augmentation: diagnosis, management, and prevention. Clin Plast Surg 33:449, 2006.

[18] Sinno S, Chang JB, Brownstone ND, et al. Determining the safety and efficacy of gluteal augmentation: a systematic review of outcomes and complications. Plast Reconstr Surg 137:1151, 2016.

[19] Mofid MM, Gonzalez R, de la Peña JA, Mendieta CG, et al. Buttock augmentation with silicone implants: a multicenter survey review of 2226 patients. Plast Reconstr Surg 131:897, 2013.

第 58 章　腹壁成形术
Abdominoplasty

Wesley N. Sivak, Luis M. Rios, Jr., James Christian Grotting　著

韩愚弟　许莲姬　译

一、解剖

- 腹壁由 7 层结构组成。
  - 皮肤。
  - 皮下脂肪。
  - Scarpa 筋膜（腹壁最浅层的筋膜系统）。
  - Scarpa 筋膜下脂肪。
  - 腹直肌前鞘。
  - 肌肉。
  - 腹直肌后鞘。

（一）皮肤

- 腹壁的皮肤血供丰富，由来自各个肌肉以及筋膜的穿支血管供养。
- 个体的腹壁皮肤情况不同，由种族、年龄、孕产史，以及增重和减重史所决定。
- 有些人的腹壁可能存在许多皮纹，这是由于真皮层断裂或真皮层缺失所导致的。

（二）脂肪

- 腹壁由浅层和深层两层脂肪构成，由 Scarpa 筋膜隔开（图 58-1）。
  - 浅层脂肪较厚，紧实，血供更丰富。
  - 深层脂肪较疏松，主要血供来源于真皮下血管网和其下方的肌肉皮肤穿支。

专家提示　深层脂肪组织的血供与皮肤截然不同，因此在腹壁成形修薄皮瓣的过程中，更易将其修剪下来。相比之下，对浅层脂肪的修剪有可能造成其表面皮肤的血供障碍。

- 腹壁有 4 群成对的肌肉。
  - 腹直肌。
  - 腹外斜肌。
  - 腹内斜肌。
  - 腹横肌。

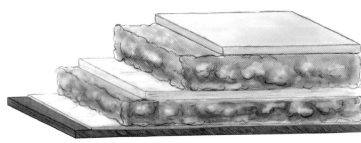

皮肤
浅层脂肪
Scarpa 筋膜（SFS）
深层脂肪
腹壁肌肉层

▲ 图 58-1　脂肪的分层（SFS. 浅层筋膜系统）

- 腹横肌的腱膜，以及腹内外斜肌包裹着腹直肌，组成了腹直肌前鞘和后鞘，在中线处融合而形成了白线。
- 弓状线代表了一个过渡地带。
  - 弓状线的上方有明确的腹直肌前鞘和后鞘。
  - 弓状线的下方，腹横肌和腹内外斜肌的腱膜只构成腹直肌前鞘而没有后鞘。
  - 弓状线大约位于脐与耻骨联合的中点处。

二、腹壁的血供

- Huger[1] 将腹壁按血供分成了 3 个区域（图 58-2）。
  - I 区
    - 位于腹直肌鞘外侧缘、肋缘，以及髂前上棘连线之间的区域。
    - 主要由腹壁深动脉和腹壁浅动脉的浅层分支提供血供。
  - II 区
    - 两侧髂前上棘连线，阴部和腹股沟皱褶之间的区域。
    - 由旋髂动脉和阴部外动脉的浅支提供血供。
  - III 区
    - II 区之上，I 区之外的区域。
    - 由肋间、肋下和腰部血管提供血供。
- 腰部的感觉主要是由 $T_7 \sim T_{12}$ 的肋间神经支配。

三、腹壁的神经解剖

（一）外侧皮肤分支

- 于腋中线处穿过肋间肌肉。
- 在皮下走行。

（二）前部的皮肤分支

- 在腹横肌和腹内斜肌之间走行，在腹直肌外侧缘处穿过腹直肌后鞘。
- 支配腹直肌，进而发出分支支配表面的筋膜和皮肤。

（三）股外侧皮神经（图 58-3）

- 支配大腿外侧的皮肤。
- 在髂前上棘附近穿出。

小贴士　髂前上棘部位的脂肪层予以保留，以避免伤及皮神经。

- 脐部位于正中线和髂脊连线交点附近。
  - 脐部准确位于正中线的患者只占总患者人数的 1.7%[2]。
  - 一个符合审美的脐部须符合以下几个特征 [3]。
    - 上方下兜。
    - 中间凹陷。

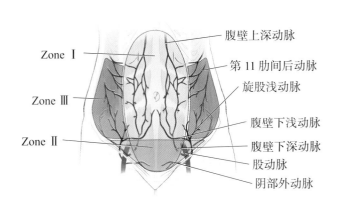
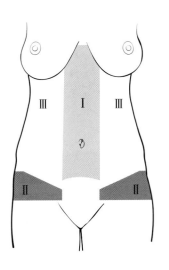

▲ 图 58-2　**Huger** 血供分区

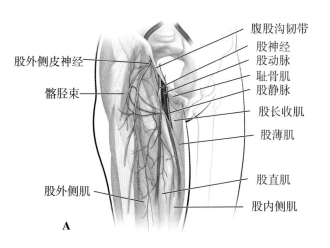
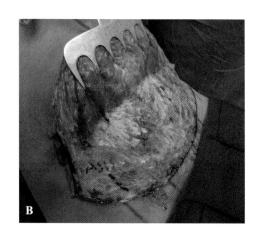

股外侧皮神经
髂胫束
股外侧肌

腹股沟韧带
股神经
股动脉
耻骨肌
股静脉
股长收肌
股薄肌
股直肌
股内侧肌

▲ 图 58-3　股外侧皮神经
A. 神经解剖示意图；B. 髂前上棘与脐的关系

- 圆形或椭圆形。
- 深度较浅。
- 脐部的血供（图 58-4）包含以下几方面。
  - 真皮下血管网。
  - 左右两侧的腹壁下深动脉。
  - 圆韧带。
  - 脐正中韧带。

四、腹壁成形术的美学考虑 [4]

- 切口尽量靠下且对称。
- 脐的特征如下。
  - 向内凹陷的瘢痕。
  - 上方下兜。
  - 呈圆或椭圆形。

- 舟状腹壁。
- 切口处平滑过渡。
- 阴阜形态符合审美。

五、适应证和禁忌证

- 腹壁成形术式众多，最重要的是在获得理想效果的基础上，通过选择适合患者的技术来尽可能降低并发症率（表 58-1）[5]。术式的选择主要是基于患者的意愿以及体格检查。

禁忌证

- 绝对禁忌如下。
  - 严重的健康风险，不切实际的手术预期，身体畸形恐惧症是腹壁成形最主要的禁忌证。

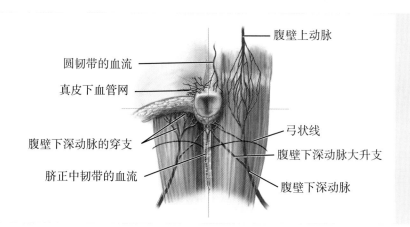

圆韧带的血流
真皮下血管网
腹壁下深动脉的穿支
脐正中韧带的血流

腹壁上动脉
弓状线
腹壁下深动脉大升支
腹壁下深动脉

◀ 图 58-4　脐部的血供

表 58-1　适应证

术式	脂肪堆积	皮肤冗余	皮肤质地	腹直肌分离
脂肪抽吸术 [6]	轻度	无	好	无
吸脂 + 内镜下修复	轻度	无	好	有
局部腹壁成形	脐周	脐周	好	有
经典腹壁成形或吸脂腹壁成形	重度且不仅限于脐周	重度且不仅限于脐周	一般到差	有
环形腹壁成形	轻度到中度	延伸到背部	一般到差	有
外侧高张力腹壁成形	轻度到中度	腹部外侧和大腿	差	有
Fleur-de-lis	轻度到中度	水平和垂直	一般到差	有
反向腹壁成形	轻度到中度	上腹部	一般到差	有

■ 相对禁忌如下。
  ➢ 左侧，右侧，或双侧上腹部瘢痕。
  ➢ 严重的伴随疾病［心脏病，糖尿病，病理性肥胖（BMI > 40），吸烟］。
  ➢ 有怀孕计划。
  ➢ 血栓栓塞性疾病病史。
  ➢ 很多肋下瘢痕的患者也不适合传统腹壁成形手术。
    ● 这些瘢痕可能会对术后皮瓣的血供造成一定的影响。
■ 有瘢痕疙瘩和增生性瘢痕体质的患者需要知道此手术带来的风险。
■ 切口连接处粗糙的畸形外观可能会造成患者低满意度。
  ➢ 传统腹壁成形并不能解决大多数的大量减重患者的腹壁问题，此时需要环形腹壁成形。
■ 腹压增加可以造成一些严重的术后问题，可能导致腹腔膈疝。
  ➢ 在腹压增加的病例中，腹壁提拉的高度超过了仰卧位时肋缘与髂脊之间的水平线。
  ➢ 在非舟状腹患者中，不管折叠腹直肌与否，腹壁成形术都应谨慎进行。

六、术前评估

■ 术前须采集患者详细病史，重点包括以下几方面。

➢ 剖腹产或其他腹部手术史。
➢ 孕史。
➢ 体重的波动和稳定性。
➢ 是否接受过腹部吸脂。
➢ 血栓栓塞风险。
➢ 吸烟状况。
➢ 激素使用情况。
➢ 术前恶心及呕吐病史。

小贴士　腹壁成形将对腹壁的血供造成极大的破坏。为了尽可能的降低风险，避免对活跃的吸烟者进行手术。如患者吸烟，则坚持在患者戒烟后进行手术。对患者进行一次吸烟相关术后风险的谈话是非常必要的。在某些病例，术前尿尼古丁含量的检测是必需的。

■ 其他需要注意的患者信息如下。
  ➢ 体重的波动及稳定性。
  ➢ 日常活动量。
  ➢ 胃肠功能，包括肠易激综合征，便秘等。
  ➢ 心肺功能，包括阻塞性呼吸睡眠暂停。
  ➢ 有怀孕计划（建议患者暂停手术）。
■ 查体需要检查横向和竖向的腹部组织冗余情况，及其和深部腹壁的联系；需要注意身体相邻区域的畸形，因为其影响术后的最终效果。

603

小贴士 如果只在站立位和仰卧位检查过患者，也许会错误的判断患者只有少量或者没有皮肤的冗余。须在患者站位，坐位，仰卧位三个体位进行检查。

■ 肌筋膜组织的松弛需要被彻底的纠正（图58-5）。
> 可在患者站立位和弯腰情况下采用跳水姿势试验来观察下腹部的饱满情况，此表明腹壁筋膜的松弛程度。
> 同样可以采用夹捏试验，通过牵拉腹壁时腹部饱满程度的减少量，也可以判断松弛的程度。
> 腹直肌分离情况需要在患者仰卧位时通过触诊来进行评估。

小贴士 几乎所有产后女性都有不同程度的肌肉筋膜组织松弛和皮肤松弛。

> 术前对于存在的侧腹部疝或脐疝的检查是十分必要的。需要对包括切口疝，上腹部疝，脐周疝，和腹股沟疝进行一一鉴别，特别是有腹部手术史和大量减重的患者。

小贴士 对于疝气的彻底检查再强调也不过分。术前对于疝情况的掌握，可以使术者在进行切除时避免伤及患者的肠道。疝发生的部位以及整形医生在术中是否方便，可以决定是否在手术的同时进行疝的修复。在不确定的患者，还可以通过CT进行鉴别。

> 腹部瘢痕的存在可能预示着血供的变异，因此需要彻底的评估。
● 上腹部中线部位的瘢痕可能会限制腹部皮瓣向下的移动，需要在手术时进一步松解。
● 肋缘的瘢痕代表术后腹壁皮瓣上外侧的血供可能受到影响（这类患者术后并发症风险较高）。

警告 为了避免切口愈合并发症，有肋缘切口的患者，其肋缘瘢痕下的腹壁皮瓣不要潜行剥离。皮下剥离的局限性，有限的效果，以及并发症高风险需要与患者进行讨论。很多此类患者不适合腹壁成形手术。

> 明确患者是否有腹壁的皮疹和表皮剥脱，特别在肥胖和大量减重合并血管翳者。
> 术前和术后从8个角度拍摄照片：正面，前侧面，侧面，后侧面，后面，正面坐位，弯腰位（正面和侧面）（见第3章）。
● 在进行手术方案规划时，多角度展示的患者腹壁拉紧及松弛状态的照片是有帮助的。
● 各角度展示的患者夹捏腹部中间及腰部多余组织的照片同样有用。

七、知情同意

■ 除了手术的常规风险，术者还需要与患者讨论瘢痕的位置与长度。需要考虑以下因素。
> 标准的下腹部横向切口。
> 标准的腹部环形切口。
> 腹部中线纵向切口的可能。
> 皮肤不平整或腹壁成形术切口外侧"猫耳"形成。

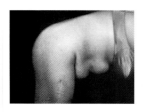
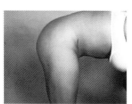
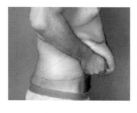

◀ **图58-5 跳水姿势试验**
经典的"跳水姿势"试验可用来判断腹壁松弛的程度

- 脐部以下的皮纹可以在腹壁成形术的同时进行去除。而脐部以上的皮纹无法去除，甚至在术后将变得更加明显。
- 腰部的横行切口以及脐部都可能因为腹壁成形术而导致血供不足，因此还需要与患者讨论切口愈合不良的问题。
- 须与患者讨论脐部移位或消失问题，患者需要知道只有 1.7% 的患者脐部准确的位于中线上 [2, 7]。
- 须与患者讨论术后血清肿的问题，患者需要知道术后引流的目的和必要性。
- 须与患者详细讨论术后护理的措施。患者需要知道术后弹力衣的作用以及将产生的额外费用问题。
- 须告知患者二次手术的可能性。

小贴士　绝大多数患者要求行腹壁成形术时还要去除臀部，侧腰部，和大腿的部分多余脂肪。患者更关注这些部位的术后效果。可以推荐患者在手术的同时进行吸脂或者吸脂后再进行手术。如果术前不告知患者这些情况，可能会造成患者对术后效果不甚满意。

- 术前需要与患者讨论其责任以及费用问题，并达成一致。讨论需要涉及二次手术的费用问题。
- 患者需要知道术后几天他们可能无法直立地行走。术后 2 周无法工作，术后 6 周无法从事重体力劳动及体育活动。
- 患者需要知道静脉血栓栓塞的风险及致命性。告知预防措施，及如果发生此风险所必须采取的治疗措施（如：早期活动，充气压力装置，药物预防等）[8]（见第 11 章）。

小贴士　麻醉诱导前使用 SCD。

- 感染：文献报道的概率为 0% ～ 0.8%。手术护理提升方案（SCIP）可以指导如何降低感染的风险（框 58-1）。

框 58-1　SCIP 指导步骤

> 不要求备皮。不使用刮胡刀
> 术前 30 ～ 59min 静脉预防性使用抗生素
> 术后 24h 抗生素预防
> 当 Hgb A1c ＜ 7 时，谨慎进行手术
> 避免术中低体温
> 术后 24h 之内撤除导尿管

八、术式选择

传统腹壁成形术

1. 术前标记

小贴士　推荐患者在手术当天穿内衣协助切口的设计。

- 标记前先找到耻骨和髂前上棘两个体表标志。
- 切口横行经过耻骨水平。
  - ➤ 需要在切口与外阴上联合之间保留至少 5cm，以防止术后畸形。
- 设计的切口线外侧需要在髂前上棘（ASIS）以下。
- 尽可能地将切口设计在低位。
- 在患者站立位时标记腹部皱褶的外侧部，此可以协助向外侧延伸切口的设计。
- 夹捏试验可以帮助测量所要切除皮肤组织的量，并可以确定上切口。
- 确定吸脂的辅助切口。

2. 手术技术

- 在脐部缝两根牵引线来引导脐部方向，两根缝线呈 180° 夹角。
- 在脐部周围做环形切口，组织剪将其与周围皮下脂肪分离，直到腹直肌前鞘层面。

小贴士　在脐蒂部周围保留一圈脂肪袖，过度剥离脐蒂将会破坏其血供，造成脐部术后坏死。

- 从两侧向中间做下方切口，切口经过 Scarpa 筋膜。

小贴士 在髂前上棘处的肌肉筋膜层上保留部分脂肪组织，以防伤及股外侧皮神经。此神经的损伤会造成疼痛，还有臀部及大腿内侧的麻木及感觉异常（感觉异常性股痛）。van Uchelen 等发现10% 经历腹壁成形术的患者，都有此神经的损伤 [9]（图 58-3B）。

- 从肌筋膜表面疏松脂肪层掀起腹壁皮肤和脂肪，向上走行，外侧到肋缘，内侧到剑突。
- 脐部到剑突的皮下潜行分离需要保守一些。

小贴士 在肌肉筋膜中央进行剥离时，小心不要切断脐蒂部，脐周的一些穿支血管会提醒术者放慢分离速度，并保留脐蒂。

- 掀起腹部皮瓣后，修复腹直肌分离（图 58-6）。需要用不可吸收缝线或长时间可吸收缝线对腹直肌进行瓦合缝合 [10]。
  - 使用蘸有美兰的棉签标出椭圆形腹直肌鞘，以作为要叠瓦状缝合的区域。
  - 从标记的椭圆形边缘处进针，间断叠瓦状缝合腹直肌鞘。
  - 可从剑突到脐部，脐部到耻骨再加强缝合一次。
  - 如果有必要，可再行水平方向的叠瓦状缝合。

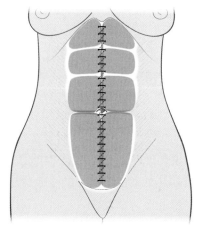

▲ 图 58-6　叠瓦状缝合腹直肌，包括水平缝合

小贴士 从剑突下方开始腹直肌折叠很重要，这样做的目的是为了防止术后上腹部的突起。

- 引流管必须从切口外侧拔出，这样可以预防耻骨联合处的皮肤瘢痕。需要在引流管的穿出部位做固定。
- 将手术床折叠，患者呈半坐位，大腿屈曲约30°。在无张力状态下标记可被切除的皮肤和脂肪量。
- 切除多余皮肤及脂肪组织。
- 彻底冲洗，暂时覆盖创面。

专家提示 为了预防"猫耳"的产生，可先从内侧开始缝合，如果需要不要犹豫延长外侧切口。

- 可使用 2-0 可吸收缝线将皮瓣逐步减张缝合固定于腹壁上（此方法可以避免放置引流）。
- 用记号笔在脐水平外覆皮肤上标出相应的位置，将脐插入相应位置。
- 缝合浅筋膜系统（如：Scarpa 筋膜），然后逐层缝合真皮深层和皮下层。如果需要，可使用氰基丙烯盐酸黏合剂黏合皮肤。

小贴士 如果使用了氰基丙烯盐酸黏合剂，那么要确保在胶水干透后再包扎敷料。

- 在伤口上覆纱布后使用腹带包扎，患者屈曲位返回病房。

九、逐步减张缝合 [11-13]（图 58-7）（见第 27 章）

- 腹部皮瓣可使用 2-0 Vicryl 可吸收缝线皮下逐步减张缝合于腹壁肌肉筋膜层上。
- 缝合时，皮瓣的张力逐渐分散于各个缝合点上，从而避免了切口张力。
- 切口处的低张力可以避免坏死和增生性瘢痕的产生。

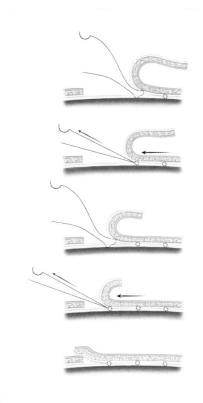

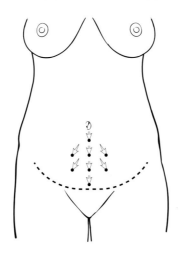

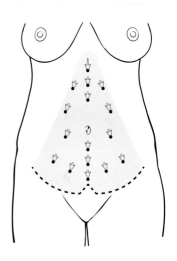

▲ 图 58-7　逐步减张缝合

- 关闭了无效腔，从而避免了血肿和血清肿的发生。
- 此方法可用于吸脂腹壁成形术，其他形式的腹壁成形术，以及形体塑造手术。
- 倒刺缝线与逐步减张缝合一样有效[13]。

十、吸脂辅助腹壁成形术 [14]

- 标记需要吸脂的部位，通常避免在中线靠上的部位进行吸脂。
- 应用超湿化技术。
- 超声或负压辅助脂肪抽吸术都可使用。
- 需要保证腹壁剩余薄层的脂肪组织以保证淋巴回流。至少17%的淋巴管位于Scarpa筋膜下[15]。
- 选择性的潜行分离主要集中于腹部中间区域，并配合腹直肌边缘进行的前鞘折叠[3,16]（图58-8）。
- 腹直肌外侧的腹壁穿支予以保留[8]。
- 逐步减张缝合和（或）放置引流。
- Saldanha 等[14] 的研究显示，使用此技术时血清肿（0.4%），切口裂开、坏死和血肿的发生率较低，是因为约80%的血管、神经和淋巴管可被保留。

- 在 Roostaeian 等[17] 的研究中，激光激发的荧光成像显示，吸脂辅助的腹壁成形术同潜行分离一样可以保留皮瓣血供。吸脂辅助技术与传统腹壁成形术一样安全。

专家提示　吸脂辅助腹壁成形术安全的前提是遵循选择性潜行分离原则。皮瓣血供在吸脂辅助和传统成形术中是一样的。

十一、局部腹壁成形术

- 局部腹壁成形术主要适用于脐下皮肤和脂肪冗余的患者[3,16]。此术式不常用。
- 相对于传统的腹壁成形术来说瘢痕较短，瘢痕长 12 ~ 16cm。
- 此手术会保持脐与腹壁相连，如必要可以将脐蒂部在腹直肌前鞘水平离断。

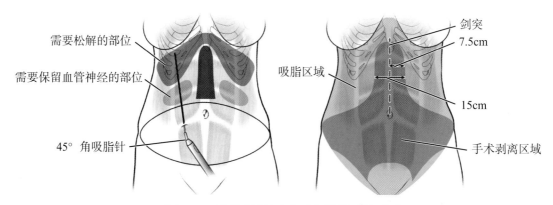

需要松解的部位
需要保留血管神经的部位
45°角吸脂针
剑突
7.5cm
吸脂区域
15cm
手术剥离区域

▲ 图 58-8 腹壁皮瓣的中央（选择性）潜行分离

> 修复脐部离断造成的筋膜缺损。

■ 用不可吸收或长时间可吸收缝线修复腹直肌分离。

■ 切除多余皮肤和脂肪的程度比传统腹壁成形手术保守（图 58-9）。

> 此方法脐部将向下移位 2cm。

■ 脂肪抽吸术可以协助局部腹壁成形术取得更好的形体轮廓，特别是在脐以下部位。

十二、外侧高张力腹壁成形术

■ Lockwood 外侧高张力腹壁成形术脐以下皮肤冗余主要存在于垂直方向上，而上腹部的皮肤冗余主要存在于水平方向[18]。

> Lockwood 认为上腹部皮肤水平方向的松弛是

因为浅筋膜与白线相连，限制了皮肤与脂肪在垂直方向上的下降。

> 术中，外侧去除的皮肤比中间多，形成了斜向的牵拉力。

> 皮下潜行分离只在中央部位进行，以便修复腹直肌分离。

■ 此术式有利于大腿前侧及外侧的提拉，还可以进行腹壁的脂肪雕塑。

■ 患者必须了解此手术将造成更长更高的瘢痕。

■ 术前标记包括以下方法。

> 术前标记始于耻骨上方，距离耻骨底部和会阴联合 7cm 左右。

> 标记髂前上棘，将三点连线。

> 在垂直方向上将脐以下皮肤向下绷紧，并标

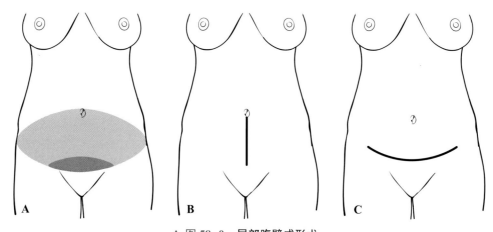

▲ 图 58-9 局部腹壁成形术

A. 皮肤切除和提拉；B. 肌肉筋膜修复；C. 瘢痕

记下切口线在皮瓣上的投影。

➢ 用夹捏试验测试外侧皮肤冗余程度并标记，然后与中间标记相连。

➢ 设计的切口在中部应位于脐以下，在外侧位于脐以上。

➢ 在中央和外侧标记需要吸脂的部位。

■ 手术技巧包括以下几个方面。

➢ 从下方切开皮肤，将皮肤和脂肪与中部的腹直肌筋膜分离直至能进行腹直肌分离的修复，然后修复腹直肌分离。

➢ 外侧的腹部皮瓣仍与下方的腹直肌筋膜相连，但可以通过垂直方向的撑开，Mayo 剪，术者的手指，大号吸脂针，或 Lockwood 皮下剥离管等进行不连续的皮下分离，使之松解。

➢ 通过夹捏试验再次确认中间和外侧需要切除的皮肤和脂肪组织。

小贴士　应用此技术时切记外侧切除的脂肪和皮肤要比中间多。

➢ 脐蒂部可以保留原位置或离断后漂浮。或者，可以解剖后重新定位。

➢ 伤口用订皮机关闭，然后进行吸脂。

➢ 放置引流管并固定。

➢ 修复浅层筋膜系统，然后逐层缝合真皮深层和皮肤。

十三、FLEUR-DE-LIS（鸢尾样）腹壁成形术（图 58-10）

■ 鸢尾样腹壁成形术可以通过一个横切口切除下腹部的多余皮肤和脂肪，以及脐以上部位水平方向的多余皮肤[19]。

■ 中线部位的垂直切口，在上方可以一直到达剑突，在下方可以到耻骨联合，取决于皮肤的松弛程度。

小贴士　除了鸢尾样切口以内的组织，其他部位的皮瓣应尽可能地与深层的筋膜附着，已达到术后血供最优的目的[3]。

■ 虽然此术式可以完全改变腹部轮廓，但是必须和患者在术前讨论预期比较明显的瘢痕问题。

十四、反向腹壁成形术（图 58-11）

■ 大致在乳房下皱襞水平做上腹部横行切口，将上腹部多余的组织向上提拉至此切口并切除[20]。

■ 此术式的主要适应证为下腹壁成形术后上腹部多余组织的纠正，另一个指征为极少数皮肤冗

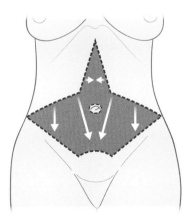

成形式之前

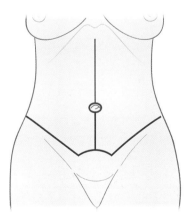

成形术之后

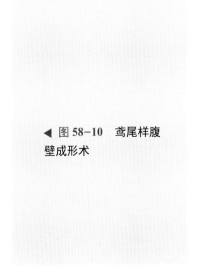

◀ 图 58-10　鸢尾样腹壁成形术

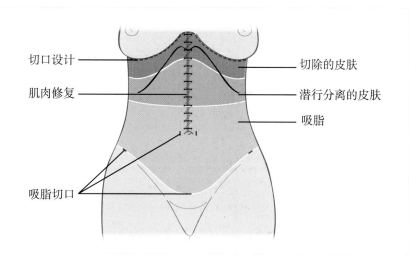

切口设计 —— 切除的皮肤

肌肉修复 —— 潜行分离的皮肤

吸脂

吸脂切口

◀ 图 58-11 反向腹壁成形术

余和腹部突出位于上腹部的患者。

■ 反向腹壁成形术可以与乳房手术（如 Wise 巨乳缩小术）同时进行，因为乳房下皱襞切口对两者都适用。

十五、术后注意事项

■ 手术可以在门诊或病房条件下进行。
> 局部腹壁成形术较易在门诊情况下进行。
> 健康人群的传统腹壁成形术，也可在门诊进行[21]。
> 术前存在瘢痕的患者需要在术后监测血供情况。
■ 术后的早期下床活动是必需的，可以通过频繁的呼吸运动以及使用肺活动装置预防术后肺不张。
■ 引流管必须在连续两个 24h 引流量都小于 30ml 的情况下才能拔除。
■ 患者需要在术后的 2～3 周内保持屈曲位（髋关节屈曲 30°）确保伤口无张力愈合。
■ 术后须评估有无血清肿的形成。
■ 监测患者肠道功能，使用大便软化药物预防便秘以及用力排便引起的腹部紧绷（尤其在腹直肌分离和疝修复患者）。
■ 术后 3 个月内在切口表面应用硅酮类或激素类药物的贴片，防止瘢痕的增生。

■ 术后至少 6 周不要从事重体力劳动（如果同时进行了疝或者腹肌分离的修复，则要等到 8 周）。
■ 拔除引流前持续佩戴腹带，然后换成弹力衣。患者常常喜欢弹力衣带来的压迫感和安全感，选择术后数月都穿戴弹力衣。
■ 术后 1 年避免日光浴防止瘢痕重塑部位的色素沉着，不过不能避免阳光直射，则要做好防晒措施。
■ 患者任何呼吸困难的主诉都要被重视，稳定的患者有必要行静脉多普勒超声检查。

十六、并发症

■ 患者术后常规都会经历疼痛，腹部皮瓣麻木，瘀斑，疲乏和腹部张力带来的不适，这些症状会持续数周。
■ 局部（轻微）并发症包括[22-25]以下几种情况。
> 血肿（0.6%～1.3%）。
> 血清肿（5.0%～15.4%）。
> 伤口感染（0.3%～3.5%）。
> 脂肪液化（2.0%）。
> 伤口裂开（2.0%）。
• 局部的伤口裂开比较常见，通常是自限性的。
• 大范围的伤口裂开主要是由于张力过大和切口边缘坏死。

> 感觉异常和持续性麻木。

- 系统性（严重）并发症包括[22-25]以下方面。

> 深静脉血栓栓塞 / 肺栓塞（0.3% ～ 0.8%）（第 11 章）。

> Caprini 风险模型可以用来预测患者发生深静脉血栓的风险（图 58-12）。

> 呼吸功能损伤和腹腔间隔室综合征。

> 系统性感染。

- 术者需要注意当腹壁成形术联合其他术式，如

脂肪抽吸术时，比其他常规美容手术的系统并发症率高。

- 如果采用药物预防措施，则要用到术后 7d。

- 任何主诉为术后呼吸困难的患者均应行静脉超声检查。

- CT 评估肺栓塞情况。

- 需要进一步研究药物预防指南，剂量和持续时间等。

每个风险选项为 1 分

- ☐　年龄 41—60 岁
- ☐　门诊手术
- ☐　1 个月内经历过大手术
- ☐　静脉曲张
- ☐　炎症性肠病史
- ☐　目前下肢水肿
- ☐　肥胖（BMI > 25）
- ☐　急性心肌梗死
- ☐　1 个月内发生过充血性心衰
- ☐　1 个月内发生过败血症
- ☐　1 个月内发生过严重肺疾病（如肺炎）
- ☐　肺功能异常（COPD）
- ☐　目前因疾病卧床
- ☐　其他风险因素

每个风险选项为 3 分

- ☐　年龄超过 75 岁
- ☐　深静脉血栓或肺栓塞病史
- ☐　家族性血栓形成倾向[*]
- ☐　Leiden 第 V 因子阳性
- ☐　凝血酶原 202 10A 阳性
- ☐　血清同型半胱氨酸升高
- ☐　狼疮抗凝血因子阳性
- ☐　抗心磷脂抗体阳性
- ☐　肝素诱导性血小板减少症
- ☐　其他先天性或后天性血栓形成倾向

如果是，是几型：＿＿＿＿＿＿

* 最常忽视的风险因素

每个风险选项为 2 分

- ☐　年龄 60—74 岁
- ☐　关节镜术后
- ☐　现在或之前恶性肿瘤病史
- ☐　超过 45min 的大手术
- ☐　超过 45min 的腹腔镜手术
- ☐　超过 72h 的卧床
- ☐　小于 1 个月石膏固定
- ☐　中心静脉置管

每个风险选项为 5 分

- ☐　单侧下肢关节置换手术
- ☐　1 个月内髋部，骨盆，或腿部骨折
- ☐　1 个月内脑卒中
- ☐　1 个月内多发伤
- ☐　1 个月内急性脊髓损伤（瘫痪）

女性专属（每个选项为 1 分）

- ☐　口服避孕或激素替代治疗
- ☐　怀孕或产后一个月内
- ☐　不明原因死胎，复发 3 次以上的自然流产，早产合并毒血症或生长抑制的婴儿

风险因素总得分　☐

▲ 图 58-12　**Caprini** 风险预测模型

本章精要

❖ 腹壁成形术属于大手术，必须要系统性的进行预防并发症的发生。

❖ 有必要将切下的可疑皮肤肿物送病理检查。

❖ 按照患者术前愿望和体格检查来精准决定所要采用的术式。

❖ 不要为 BMI 大于 40 的患者进行手术，尽量选择 BMI 小于 30 的患者。

❖ 检查腹壁的瘢痕、皮疹和腹部疝。

❖ 如怀疑发生腹壁疝，则行 CT 检查。

❖ 仰卧位检查腹壁，是否舟状腹和褶皱存在。

❖ 为了获得更好的术后效果，鼓励对下背部以及阴阜处进行吸脂。

❖ 术前的健康评估十分必要。

❖ 对吸烟患者和糖尿病患者要有保险措施。

❖ 对便秘患者进行通便治疗，如术前和术后使用聚乙二醇散剂。

❖ 术前一周每天清理脐部。

❖ 明确患者的术后恶心呕吐病史，并做预防措施。

❖ 监测所有患者的深静脉血栓风险，并为高危患者制定治疗措施。

❖ 使用 SCIP 指导步骤来降低手术部位感染率。

❖ 将切口尽量放在低位。

❖ 术中做好影像的记录。

❖ 延长外侧切口消除"猫耳"。

❖ 尽量保持脐和阴阜的美观。

❖ 不要过度应用抗生素。了解伤口愈合的原理来指导治疗。

❖ 任何术后感到呼吸困难的患者都应进行静脉血栓的检查。

参 考 文 献

[1] Huger WE Jr. The anatomic rationale for abdominal lipectomy. Am Surg 45:612, 1979.

[2] Rohrich RJ, Sorokin ES, Brown SA, et al. Is the umbilicus truly midline? Clinical and medicolegal implications. Plast Reconstr Surg 112:259, 2003.

[3] Nahai F. The Art of Aesthetic Surgery: Principles & Techniques. New York: Thieme Publishers, 2005.

[4] Patronella C. Redefining abdominal anatomy: 10 key elements for restoring form in abdominoplasty. Aesthet Surg J 35:972, 2015.

[5] Hunstad JP, Repta R. Atlas of Abdominoplasty. Philadelphia: Elsevier Health Sciences, 2008.

[6] Rohrich RJ, Beran SJ, Kenkel JM, et al. Extending the role of liposuction in body contouring with ultrasound-assisted liposuction. Plast Reconstr Surg 101:1090, 1998.

[7] Florman LD. Is the umbilicus truly midline? [Correspondence and Brief Communications] Plast Reconstr Surg 113:1089, 2004.

[8] Friedland JA, Maffi TR. MOC-PS(SM) CME article: abdominoplasty. Plast Reconstr Surg 121:1, 2008.

[9] van Uchelen JH, Kon M, Werker PM. The long-term durability of plication of the anterior rectus sheath assessed by ultrasonography. Plast Reconstr Surg 107:1578, 2001.

[10] Nahas FX, Ferreira LM, Augusto SM, et al. Long-term follow-up of correction of rectus diastasis. Plast Reconstr Surg 115:1736, 2005.

[11] Pollock H, Pollock T. Progressive tension sutures: a technique to reduce local complications in abdominoplasty. Plast Reconstr Surg 105:2583, 2000.

[12] Pollock T, Pollock H. Progressive tension sutures in abdominoplasty: a review of 597 consecutive cases. Aesthet Surg J 32:729, 2012.

[13] Rosen A. Use of absorbable barbed suture and progressive tension technique in abdominoplasty: a novel approach. Plast Reconstr Surg 125:1024, 2010.

[14] Saldanha OR, Federico R, Daher PF, et al. Lipoabdominoplasty. Plast Reconstr Surg 124:934, 2009.

[15] Friedman T, Coon D, Kanbour-Shakir A, et al. Defining the lymphatic system of the anterior abdominal wall: an anatomical study. Plast Reconstr Surg 135:1027, 2015.

[16] Landfair AS, Rubin JP. Applied anatomy in body contouring. In Nahai F, ed. The Art of Aesthetic Surgery: Principles & Techniques. New York: Thieme Publishers, 2005.

[17] Roostaeian J, Harris R, Farkas JP, et al. Comparison of limited-undermining lipoabdominoplasty and traditional abdominoplasty using laser fluorescence. Aesth Surg Journal 34:741, 2014.

[18] Lockwood T. High-lateral-tension abdominoplasty with superficial fascial system suspension. Plast Reconstr Surg 96:603, 1995.

[19] Dellon AL. Fleur-de-lis abdominoplasty. Aesthetic Plast Surg 9:27, 1985.

[20] Baroudi R, Keppke EM, Carvalho CG. Mammary reduction combined with reverse abdominoplasty. Ann Plast Surg 2:368, 1979.

[21] Spieglman J, Levine RH. abdominoplasty: a comparison of outpatient and inpatient procedures shows that it is a safe and effective procedure for outpatients in an office-based surgery clinic. Plast Reconstr Surgery 118:517, 2006.

[22] Stewart KJ, Stewart DA, Coghlan B, et al. Complications of 278 consecutive abdominoplasties. J Plast Reconstr Aesthet Surg 59:1152, 2006.

[23] Alderman AK, Collins ED, Steu R, et al. Benchmarking outcomes in plastic surgery: national complication rates for abdominoplasty and breast augmentation. Plast Reconstr Surg 124:2127, 2009.

[24] Winocour J, Gupta V, Ramirez JR, et al. Abdominoplasty: risk factors, complication rates, and safety of combined procedures. Plast Reconstr Surg 136:597e, 2015.

[25] Neaman KC, Armstrong SH, Baca ME, et al. Outcomes of traditional cosmetic abdominoplasty in a community setting: a retrospective analysis of 1008 patients. Plast Reconstr Surg 131:403e, 2013.

第 59 章 大腿内侧上提术
Medial Thigh Lift

Wendy Chen, Jeffrey A. Gusenoff 著

韩愚弟 许莲姬 译

一、解剖

- 大腿内侧真皮和表皮的外层相对较薄。
- 真皮之下是两侧脂肪组织，被一层较疏松的浅筋膜系统所隔开。
- 皮下脂肪的深层是较为结实的 Colles 筋膜系统[1-4]。
  - 附着于骨性骨盆的坐骨耻骨支，腹壁的 Scarpa 筋膜和泌尿生殖膈的后缘。
  - 在会阴与大腿内侧的结合部位加厚。
  - 由此形成了确定会阴和大腿之间皱褶的解剖支架。
  - 在术中通过分离坐耻骨支的内收肌起点，并将会阴皮肤及皮下脂肪向内侧牵拉时最容易发现。
  - 位于会阴软组织最深层的外侧[5]。

- 股三角结构位于 Colles 筋膜的外侧（图 59-1）。
  - 位于耻骨联合和髂前上棘连线的腹股沟中部。
  - 界限分为上界、内侧界和外侧界。
    - 上界：腹股沟韧带。
    - 内侧：长收肌。
    - 外侧：缝匠肌。

注意 术者必须识别股三角，并避免在术中进入股三角，以避免大血管，神经损伤和对淋巴回流造成破坏。

二、适应证和禁忌证

（一）适应证

- 大腿内侧提升术的手术指征为皮肤松弛。如没

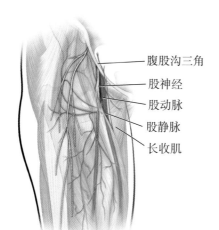
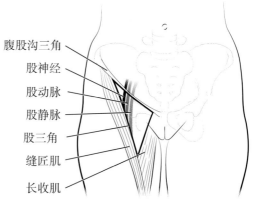

▲ 图 59-1　股三角

有皮肤松弛，则单独应用脂肪抽吸术进行轮廓塑造。

■ 准确的进行轮廓畸形的分型对后续治疗至关重要（表 59-1 至表 59-3）。

（二）禁忌证

■ 大腿内侧提升术的禁忌证与其他美容手术类似。
  ➢ 存在可被纠正的危险因素，包括肥胖。
  ➢ 抑郁症。
  ➢ 不切实际的预期。
  ➢ 不愿接受一道长瘢痕和术后并发症的风险。
  ➢ 伴有不稳定慢性疾病的大量减重患者，如冠心病，静脉炎性疾病或淋巴水肿。

三、术前评估：病史和体格检查

■ 术前采集患者完整病史，特别注意以下几方面。
  ➢ 吸烟情况。
  ➢ 营养情况，肥胖症治疗过程中需要补充足够的蛋白质和维生素。
  ➢ 体重史，特别是体重稳定性。
  ➢ 手术史，如：以前是否经历过形体塑造手术。
  ➢ 精神评估。
  ➢ 是否有其他形体塑造手术的计划和患者最亟待解决的部位。
■ 进行全面体格检查，特别注意以下几个方面。
  ➢ 明确是否有皮肤下垂，以及皮肤下垂的部位和程度——褶皱、膨出、紧张、松垂的类型（如：近端松垂或远端松垂）。
  ➢ 肤色和皮肤与皮下脂肪的关系。
  ➢ 大腿其余部位的情况和身体下部形态畸形。
    ● 大腿内侧和外侧是否有多余的皮下脂肪，身体下部脂肪堆积情况，术中可以通过吸脂进行改善。
■ 采集标准位的影像资料（见第 3 章）。

分型

1. 非大量减重患者（表 59-1）

表 59-1　非大量减重患者的分型以及手术方式推荐

分型	描述	治疗
Ⅰ 型	无皮肤松弛的脂肪堆积	脂肪抽吸术
Ⅱ 型	脂肪堆积合并大腿上 1/3 皮肤松弛	吸脂和大腿内侧皮肤水平切除
Ⅲ 型	脂肪堆积合并中等程度皮肤松弛，超过大腿上 1/3	吸脂和大腿内侧皮肤水平和纵行切除
Ⅳ 型	中等程度皮肤松弛，已经超过大腿全长	比 Ⅲ 型更长的纵行切除
Ⅴ 型	严重大腿内侧皮肤松弛合并脂肪堆积	分期手术： 一期：吸脂 二期：大腿内侧提升

2. 大量减重患者（表 59-2）

表 59-2　大量减重患者的分型和手术方式推荐

分型	描述	治疗
Ⅰ 型	泄气样：皮肤松弛超过大腿全长，但无严重脂肪堆积	水平矢量大腿上提
Ⅱ 型	非泄气样：皮肤松弛合并严重的脂肪堆积	分期吸脂和水平方向大腿内侧提升

3. 匹兹堡分级 [6]（表 59-3）

表 59-3　匹兹堡评定量表

分型	分型	治疗
0	正常	无
1	过度肥胖	UAL 和（或）SAL ± 提升
2	严重肥胖和（或）严重橘皮样外观	UAL 和（或）SAL ± 提升
3	皮肤皱褶	提升

SAL. Suction-assisted liposuction：负压吸脂；UAL. ultrasound-assisted liposuction：超声吸脂

小贴士　仔细分析每个患者的畸形有助于制订最优的手术方案。

专家提示　术前仔细评估患者下肢情况非常重要。许多患者在减重后存在脂肪水肿，需要与之前已经存在的淋巴水肿相鉴别。术前对患者的足部及踝部拍摄照片，从而可在术后与基线进行比较，是否有患者担心的术后水肿发生。

不管患者是否经历大量减重，大腿都可以分成 3 个区域。上 1/3 的皮肤松弛可行大腿内侧成形术（新月形大腿成形术），此术式的瘢痕可完全隐藏于腹股沟内。中部 1/3 的皮肤松弛可行短瘢痕的纵行大腿成形术。整个大腿的皮肤松弛以及松弛皮肤超越膝关节的，则需要行全长的纵行大腿成形术。全大腿肥胖的治疗最好分阶段进行：先进行减脂，再进行皮肤的切除。伴有大腿外侧皮肤松弛的患者，或许最好的治疗是行下肢的环形提拉或 Lockwood Ⅰ 型身体提拉手术，术后允许部分皮肤再松弛。组织的松弛在内下方向；因此，一个分期的大腿内侧提拉手术可以帮助矫正初步身体提拉术后的残余松弛。如果患者已经进行了腹壁成形或单纯腹部下垂皮肤脂肪切除术，内侧大腿成形术可与 Lockwood Ⅱ 型身体下部提升术一起进行。

四、知情同意

■ 患者知情同意需要包括可能的伤口并发症和延长切口 / 瘢痕的可能。

专家提示　大腿成形术可能会引起体形塑造手术中的绝大多数并发症。此手术带来的轻度伤口愈合并发症率非常高，所以需要在术前与患者仔细讨论，以防术后出现纠纷。并发症包括：血清肿，血肿，伤口延迟愈合，瘢痕迁移，持续疼痛，水肿或外阴部变形，组织松弛，下肢水肿 [可能会一直存在并需要持续护理（淋巴水肿）]，大腿外形轮廓不满意，膝关节皮肤松弛纠正不完全，和深静脉或肺栓塞风险。

五、手术器械

■ 大腿内侧上提术术式众多，体位众多，可与其他体形塑造手术联合应用，需要较长手术时间。
■ 除了吸脂器械，还需要预防深静脉血栓的连续挤压装置、引流装置、保温毯、弹力衣，以及保持患者合适手术体位的设备。

六、手术技巧

■ 术前标记可以帮助患者认识和加强对瘢痕的概念和预期。标记在手术当天或前一天晚上进行。
■ 考虑到多余皮肤的生物力学特性，此手术或与躯体提拉和腹壁成形术同时进行。

（一）横行切口的传统大腿内侧提拉术 / 大腿上部新月形切除术

- 术前标记包括以下几个方面。
  - ➢ 身体直立位，膝关节分开。
  - ➢ 牵拉内部和后部的皮肤并标记切除范围。
  - ➢ 标记需要吸脂的部位。
  - ➢ 标记股三角防止术中损伤神经血管和淋巴组织。

- ➢ 在大腿内侧皱褶设计切口线，始于后方坐骨水平，沿内侧臀沟向内下方到大阴唇（女性）。
- ➢ 超出上 1/3 的皮肤冗余可用夹捏试验确定，并设计纵向的补充切口（图 59-2）。
- ➢ 也可以斜卧位标记切口（图 59-3）。

专家提示　术前标记需要在蛙腿位时完成。这样可以确保切除的组织量在安全范围内，防止术后

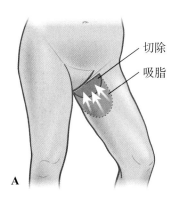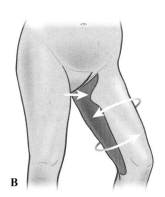

切除
吸脂

A　B

◀ **图 59-2　大腿成形术**

A. 传统 Lockwood 大腿内侧成形术；B. 纵向切口的大腿成形术。深灰色阴影表明吸脂部位；红色阴影表明切除部位；箭头示牵拉的方向

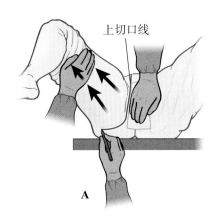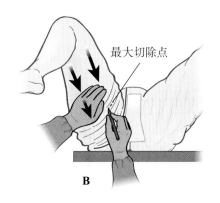

上切口线

A

最大切除点

B

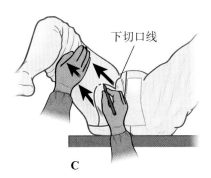

下切口线

C

▲ **图 59-3　大腿内侧上部成形术**

A 患者屈曲髋关节并外展大腿。助手将松弛的大腿皮肤向膝关节部位推动，在大阴唇和大腿之间标记上切口；B. 在大腿屈曲外展姿态下，沿大腿内侧中部标记最大切除点；C. 再次将大腿外展，沿此点向前延伸到阴阜的外侧缘，向后延伸到臀与大腿结合线处，形成一个新月形的切口标记线

下肢伸展时造成的阴唇变形。患者站立位时，切除的组织量会被过高地估计，因此会造成切除过量和下肢伸展时的阴唇变形。

　　将各类型的大腿内侧提升术的切口都置于耻骨区，使得大腿上的瘢痕尽量不明显，随着时间延长瘢痕可能会下移。笔者将切口设置在阴部联合的外侧 4cm 左右处，以便将瘢痕隐藏在近端。

■ 手术技巧包括以下内容。

➤ 手术开始时患者呈俯卧位，先进行臀部及大腿的吸脂，随后进行后部多余脂肪和皮肤的切除，并逐层缝合。

➤ 然后将患者置于仰卧位，进行再次吸脂。

➤ 将下肢摆成蛙腿状，做近端切口，注意不要侵犯股三角，向远端的切口线潜行分离。

➤ 找到坐骨耻骨支附近收肌群起点处附近的 Colles 筋膜。

● 将肌肉向外侧牵引有助于找到此筋膜。

● 在解剖过程中，阴阜和股三角之间的筋膜和软组织束需要被保留，以防止淋巴相关的并发症。

● 将 Colles 筋膜与大腿内侧的浅筋膜缝合在一起。

➤ 放置引流，逐层缝合深层真皮和皮下组织。可以使用皮肤胶水和胶条。

专家提示　脂肪抽吸术在大腿成形术中的应用是可选择的。部分证据显示切除部位以外的吸脂会造成术后感染率上升。为防止破坏形体轮廓，避免在臀沟处进行吸脂。

　　在长收肌腱附近进行浅层剥离，所有的固定缝合都要远离长收肌，以避免损伤淋巴组织和股三角处的其他结构。使用 2-0 可吸收线，在腹股沟处将 Colles 筋膜与浅层筋膜系统进行三针锚定，以防止阴唇变形。缝合在患者仰卧位及下肢呈蛙腿样时进行。不要误将大腿的肌肉或肌肉筋膜进行缝合，因为术后的活动会造成撕扯和出血。

（二）大量减重患者的大腿内侧提升术

■ 大幅减重患者施行大腿内侧提升术时，需要强调特异的水平方向的组织松弛和再次下垂的风险。

➤ 相对于经典术式，此术式增加了一个内侧纵向切口，使用一个水平方向的力来完成大腿的提升。

● 横行切口仅用于皮肤变形部分的切除（猫耳）。

专家提示　所有的大腿成形术都需要将 Colles 筋膜固定来防止术后瘢痕增宽和阴唇变形。

　　腹股沟皱褶处的横行切口通常不平整，需要在两端修剪猫耳，行全长的大腿成形术纵向切口。

■ 术前标记有以下几个方面。

➤ 患者站位，将双膝分开。

➤ 标记大腿远端 1/3 的多余脂肪，准备进行吸脂。

➤ 在内侧合适部位设计纵向切口。

➤ 通过夹捏试验确定后侧以及前侧的皮肤组织切除量，然后进行楔形标记（图 59-4B）。

➤ 斜卧位同样可以进行标记（图 59-4）。

■ 手术技术要点如下。

➤ Ⅱ型大幅减重患者（非泄气样）需要分期手术，一期先进行吸脂，3 ~ 6 个月后再进行手术。

➤ 患者呈仰卧位，下肢呈蛙腿样。

➤ 进行吸脂。

➤ 前切口深达深筋膜。

● 保留淋巴组织及大隐静脉。

➤ 潜行分离至后切口标记线，然后切开。

➤ 将皮肤由远到近切除，皮钉分区闭合伤口，将张力和水肿最小化。

➤ 放置引流。分层闭合伤口（浅筋膜、深层真皮、皮下组织）。也可使用皮肤胶水和胶条。

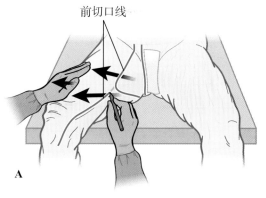

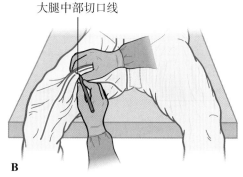

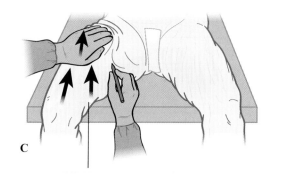

▲ 图 59-4　垂直切口标记

A. 患者坐位将大腿置于床上，夹捏大腿上面和内侧的皮肤，确定前切口线；B. 在大腿中部内侧确定最大切除范围并标记；C. 从此标记出发，画一个从膝关节一直到坐骨结节的扩大后切口线。将前切口线的上半部分后移，从而加大了此纵向切口和上部新月形切口的角度。标记后，让患者站立，如需要可做一些调整

专家提示　分离的层面需要在浅筋膜的深面，这样可以避免碰到大隐静脉。

膝关节附近的分离应表浅。

防止损伤大隐静脉，此结构的损伤与淋巴水肿有关。

（三）大腿内侧提升术中的筋膜束悬吊技术（图 59-5）

■ 鉴于大腿内侧提升术中的并发症问题，此技术

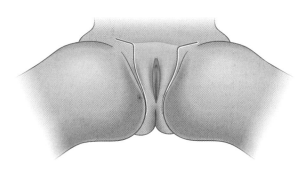

▲ 图 59-5　筋膜束悬吊术

术前切口标记画出，Burow 三角形以使大腿皮瓣向外侧旋转

是为了尽可能少的使用皮下分离和最大程度的悬吊筋膜。

➤ 通过将大腿提升的张力分散于股薄肌和长收肌，而不是 Colles 筋膜或皮瓣。

■ 术前标记如下。

➤ 患者站立位。

➤ 横切口在腹股沟皱褶的内侧，在上方沿两侧的耻骨延伸止于 Burow 三角，在下方切口沿会阴 – 大腿皱褶延伸，向后一直到内侧臀沟。

■ 手术技术要点如下。

➤ 潜行分离皮肤与皮下脂肪，直至股薄肌筋膜层和长收肌。

➤ 将筋膜层从肌肉表面解剖出来。

➤ 将筋膜与切除之后的皮肤和皮下组织一起向上提拉。结果是将下方的大腿筋膜皮肤瓣用最小的张力最大程度的上提到皮肤切口处。

（四）螺旋提升：内侧和外侧的大腿提升合并臀部提升术（SOZER 等[7]）（图 59-6）

■ 梨形轮廓体形的患者通常有臀部下垂和大腿后

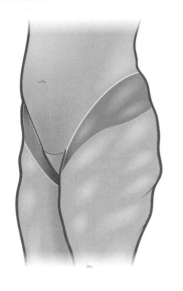
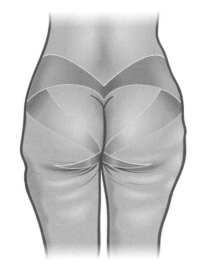

◀ 图 59-6　螺旋状提升术

切除的组织从内侧臀沟开始沿腹股沟和髂前上棘螺旋形延伸，在臀上部与对侧的切口汇合

部松弛，此类患者对于外科医生具有挑战性且不能单独使用脂肪抽吸术解决。

- 术前标记包括以下方面。
  - ➢ 患者呈俯卧位，下肢外展评估外侧的切除量。
  - ➢ 患者站立位时评估两侧的对称性。
  - ➢ 从臀沟下方开始向内侧沿大腿的上内部腹股沟画一条线，一直到会阴部，再穿过髂前上棘到髂后上棘，在臀上方的骶尾部与对侧的线相交，呈 V 形。
  - ➢ 夹捏试验确定需要切除的皮肤量。
- 手术技术要点如下。
  - ➢ 患者呈俯卧位大腿外展，进行大腿及侧腰部的吸脂。
  - ➢ 沿楔形标记切口线切开皮肤，直达筋膜层，将臀部皮瓣去上皮化。
  - ➢ 皮下分离，制造一个放置皮瓣的腔隙。
  - ➢ 患者仰卧位下肢外展再次进行吸脂。
  - ➢ 在大腿内上方呈新月形接后侧的切口切开皮肤。
  - ➢ 将下方的皮瓣的浅筋膜悬吊于会阴内侧的 Colles 筋膜，前方的腹股沟韧带，和外侧的髂前上棘骨外膜上。
  - ➢ 逐层缝合皮肤。

小贴士　为了避免大腿皮肤再次下垂，须将切口悬吊于 Colles 筋膜或使用长收肌和股薄肌筋膜来悬吊法。

专家提示　为了避免腹股沟处靠近 T 点的伤口延迟愈合，在 T 点远端采用不可吸收缝线进行固定。这样可以避免患者术后在坐位时对缝线的巨大张力。

七、术后护理

- 综合镇痛。
- 早期下床活动（POD 0）。
- 因手术时间较长以及术中体液的管理，需要注意术后整个身体的液体潴留问题。如果术后 3d 内没有出现自然的多尿，那么需要口服利尿药。
- 日引流量足够低时可以撤除引流管（30 ～ 50ml，POD 10）。
- 术后即刻或 2d 后穿弹力衣，取决于术者的习惯以及弹力衣对伤口愈合和无菌要求的影响。
- 鉴于伤口的位置和伤口并发症的问题，仔细对伤口进行消毒。
- 术后 1 ～ 4d 可以出院。

- 术后 1 个月内使用连续加压装置，如 Lympha Press（Lympha Press USA）来尽量减轻肢体肿胀。
- 术后 2 周内使用无创机械形体塑形器，如 Endermologie（LPG Systems），来减轻水肿和提升皮肤质量。

专家提示　患者术后用 ACE 缠绕包扎手术区域，直到拔除引流装置（术后 7 ~ 14d）。然后鼓励患者穿戴长度到达踝部的弹力衣。指导患者在术后还不能下床活动的 1 周内进行抬腿锻炼。术后 2 ~ 3 周，随着患者活动量加大，下肢的肿胀会愈发明显。如果水肿持续，需要早期咨询专业领域为淋巴水肿的康复治疗师。向患者明确水肿只是暂时的，会随着时间而消退。

八、并发症

- 此技术最先由 Lewis[8] 提出，然而当时并没有获得广泛的认可，主要是因为下方伤口的移位，瘢痕增宽，外阴牵拉变形和皮肤下垂易早期复发。
- 在现行的手术中，因采取的技术不同，并发症发生率为 43% ~ 67%[9, 10]。并发症包括以下方面。
  - ➢ 血清肿。
    - 高张力非对称性肿胀。
    - 过早撤除引流时可能发生。
    - 发生率为 9.4%[9]。
    - 大号针头吸出积液并进行加压包扎。在复发患者中，有必要重新置入引流。如腔隙已经机化，则需要使用硬化剂治疗或手术切除缝合。

- ➢ 淋巴组织相关并发症。
  - 淋巴水肿或淋巴囊肿。
  - 淋巴囊肿是一种坚实、深在、略软的团块状组织，内含淡黄色的液体，吸出后可再次快速填满囊腔。
  - 解剖股三角区域时，对淋巴管的医源性破坏可能是造成淋巴囊肿的原因。
  - Moreno 等[11] 报道大腿内侧提升术后淋巴组织核素显像的不正常率为 30.8%。
  - 使用持续的封闭引流治疗淋巴囊肿。对于小的囊肿可进行观察，因为通常转向纤维化。
- ➢ 切口并发症，如皮肤坏死和缝合口裂开。
  - 切口裂开的发生率为 20.8%，感染发生率为 5.7%，部分皮肤坏死的发生率为 1.9%[9]。
  - 精细的切口护理和严格无菌操作可以预防切口并发症发生。
  - 使用局部伤口护理治疗切口并发症。
- ➢ 皮肤畸形（猫耳），皮肤不平整，皮肤凹陷。
- ➢ 增生性瘢痕，瘢痕迁移（发生率 17%[9]）。
- ➢ 伤口缝合张力造成的臀部扁平。
- ➢ 大腿下垂复发。
- ➢ 持续的非淋巴性水肿。
- ➢ 阴阜畸形；大腿外阴间瘢痕下降和阴唇变形。
  - 除非是大腿内侧组织过度切除，否则可通过 Colles 筋膜悬吊进行预防。
  - 严重的病例可通过中厚皮片移植或组织扩张法进行治疗。

小贴士　术中小心解剖操作，认清股三角以防止淋巴水肿。

本章精要

❖ 术前标记时，患者呈蛙腿样。通过将大腿组织向腹股沟方向推移来估计横向切除的组织量。通过触诊，沿长收肌腱向下到膝部画一条线。在此线的外侧和内侧反复夹捏组织来确定需要切除的范围。多次重复此步骤来确定最终切除量。将切除范围打码标线，以便排列外侧和内侧切口。检查两腿的

621

对称性。

❖ 将含有 1∶100 000 肾上腺素的稀释液进行局部注射。先切开前侧和腹股沟皱褶处的皮肤，将皮瓣提升到设计的切口线处。在此之前不做任何潜行分离。使用有齿镊和划线笔沿着码表线估量切除组织。通过连续切除以防止过量切除组织。通过反复确定 T 点来防止过量切除。

❖ 将封闭引流置于耻骨区附近防止膝关节瘢痕形成以及方便护理。

❖ 由于术后的不适以及行动困难，患者需要卧床 2d，术后 24h 内给予患者控制的镇痛泵。

❖ 持续引流和切除都无法治愈的淋巴囊肿，可通过造口和负压吸引进行治疗。

❖ 大腿内侧提升需要大量的康复训练，恰当的家庭术后护理对于术后效果非常重要。术后至少 1 周内需要安排家人照顾。

❖ 一些整形外科医生支持切除区域的减脂术，也就是在术前对所要切除部位进行吸脂。这样可以降低淋巴组织损伤风险和预防长期并发症。然而，并没有前瞻性随机对照试验证实此方法是有效的。如果采取此方法，那么术者至少需要离切除的边缘 1～2cm 进行吸脂，以预防切口愈合相关并发症。

❖ 大腿提升术中进行膝关节附近的吸脂，有助于改善这些难处理区域的外形轮廓。

❖ 对于大腿下部的皮肤松弛，可将大腿内侧提升术的切口向下延伸，然而瘢痕不甚美观。

❖ 大剂量吸脂的患者需要将吸脂区域加压包扎以减轻术后水肿。标准的 ACE 缠绕不能足够加压，需要借助物理治疗或强度更大的加压包扎。

参考文献

[1] Lockwood TE. Fascial anchoring technique in medial thigh lifts. Plast Reconstr Surg 82:299, 1988.

[2] Lockwood TE. Transverse flank-thigh-buttock lift with superficial fascial suspension. Plast Reconstr Surg 87:1019, 1991.

[3] Lockwood T. Lower body lift with superficial fascial system suspension. Plast Reconstr Surg 92:1112; discussion 1123, 1993.

[4] Lockwood TE. Maximizing aesthetics in lateral-tension abdominoplasty and body lifts. Clin Plast Surg 31:523, 2004.

[5] Mathes DW, Kenkel JM. Current concepts in medial thighplasty. Clin Plast Surg 35:151, 2008.

[6] Candiani P, Campiglio GL, Signorini M. Fascio-fascial suspension technique in medial thigh lifts. Aesthetic Plast Surg 19:137, 1995.

[7] Sozer SO, Agullo FJ, Palladino H. Spiral lift: medial and lateral thigh lift with buttock lift and augmentation. Aesthetic Plast Surg 32:120, 2008.

[8] Lewis JR. Correction of ptosis of the thighs: the thigh lift. Plast Reconstr Surg 37:494, 1966.

[9] Bertheuil N, Thienot S, Huguier V, et al. Medial thighplasty after massive weight loss: are there any risk factors for postoperative complications? Aesthetic Plast Surg 38:63, 2013.

[10] Gusenoff JA, Coon D, Nayar H, et al. Medial thigh lift in the massive weight loss population: outcomes and complications. Plast Reconstr Surg 135:98, 2015.

[11] Moreno CH, Neto HJ, Junior AH, et al. Thighplasty after bariatric surgery: evaluation of lymphatic drainage in lower extremities. Obes Surg 18:1160, 2008.

第 60 章　大量减肥患者的体形塑造
Body Contouring in Massive–Weight–Loss Patients

Jeff Chang, Rohit K. Khosla, Joseph Hunstad　著

韩愚弟　许莲姬　译

一、病态肥胖的分型 [1, 2]（表 60-1）

- 肥胖：身体质量指数（BMI）> 30kg/m²。
- 严重肥胖：BMI > 35kg/m²。
- 病态肥胖：BMI > 40kg/m²。病态肥胖患者的体重超过理想体重（ideal body weight，IBW）100 磅或超过 IBW 的 100%。
- 超级肥胖：BMI > 50kg/m²。体重超过 IBW 的 225%。

表 60-1　美国国立卫生研究院（NIH）超重和肥胖分型

	BMI（kg/m²）	肥胖分级
体重不足	< 18.5	
正常	18.6 ～ 24.9	
超重	25.0 ～ 29.9	
肥胖	30.1 ～ 34.9	I
严重肥胖	35.0 ～ 39.9	II
超级肥胖	40.0+	III

（一）病态肥胖的伴随疾病 [1, 2]

- 骨关节炎。
- 阻塞性睡眠呼吸暂停。
- 胃食管反流。
- 脂肪代谢异常。
- 高血压。
- 糖尿病。

- 充血性心力衰竭。
- 哮喘。

专家提示　随着大量减重，约 70% 的患者会经历由于"泄气样"外表组织所导致的自我形象的严重下降。

（二）皮肤冗余的并发症

- 擦伤导致的感染 / 皮疹。
- 肌肉骨骼疼痛。
- 功能障碍，特别是影响日常活动、排尿和性行为。
- 心理问题，如抑郁和自卑。

（三）治疗肥胖的手术技巧 [2]

- 通过传统的开放手术或腹腔镜手术。腹腔镜技术明显地降低了术后感染，伤口裂开和切口疝发生的风险。

（四）约束性手术

- 只进行胃部切除。
- 通过限制一次进餐食物的消耗来降低能量的摄入。
  - 垂直捆绑胃成形术（VBG）：不是十分有效，因为超过 50% 的患者不能保持体重的减轻。
  - 腹腔镜下可调式胃带手术（胃束带手术）：达到减少约 50% 的多余体重。

➢ 胃袖状切除。

• 通过胃大弯切除而将胃变成管状。

• 70%糖尿病患者可得到缓解，比例少于消化道旁路手术[3]。

• 在第6年时，平均达到减少约50%多余体重[3]。

➢ Orbera 减肥球囊（Apollo Endosurgery）。

• 在消化道内部放置装满液体的气球来降低消化道容量。

（五）约束性手术联合阻碍吸收手术 [2, 3, 4]

■ 更适用于减轻体重和减少伴随疾病（图60-1）。

■ 阻碍吸收性手术将消化的食物通过旁路绕过十二指肠和其他特定的小肠部位，从而限制了营养和能量的吸收。

➢ 胆胰分流术（Biliopancreatic diversion，BPD）：超重部分减少近75%～80%，引起严重的营养不良。

➢ BPD 联合十二指肠转位术：超体重部分减少超过73%。

➢ 空肠 Roux-en-Y 胃旁路手术（RYGB）：最常见的减肥手术，金标准。超体重部分可减少超过50%。30%～40%的患者出现维生素和矿物质的缺乏。

专家提示 在美国和全世界，容量占据型球囊变得越来越流行。在减肥，特别是低和中BMI的患者中比较有效。腹腔镜下可调式胃带手术由于最后的体重反弹问题而变得不流行起来。

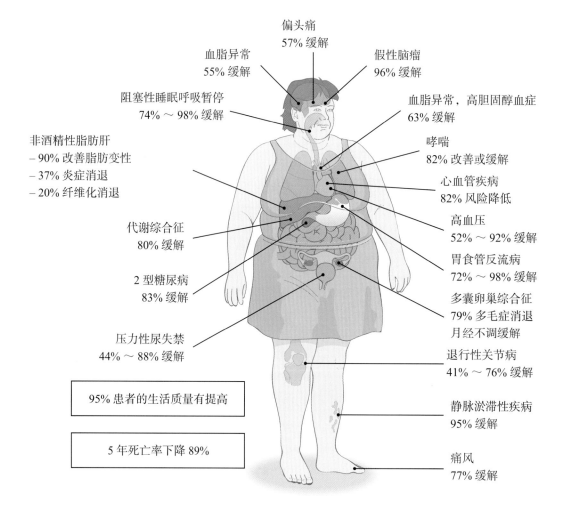

偏头痛
57% 缓解

血脂异常
55% 缓解

假性脑瘤
96% 缓解

阻塞性睡眠呼吸暂停
74%～98% 缓解

血脂异常，高胆固醇血症
63% 缓解

非酒精性脂肪肝
– 90% 改善脂肪变性
– 37% 炎症消退
– 20% 纤维化消退

哮喘
82% 改善或缓解

心血管疾病
82% 风险降低

代谢综合征
80% 缓解

高血压
52%～92% 缓解

2 型糖尿病
83% 缓解

胃食管反流病
72%～98% 缓解

多囊卵巢综合征
79% 多毛症消退
月经不调缓解

压力性尿失禁
44%～88% 缓解

退行性关节病
41%～76% 缓解

95% 患者的生活质量有提高

静脉淤滞性疾病
95% 缓解

5 年死亡率下降 89%

痛风
77% 缓解

▲ 图 60-1　减肥手术后伴随疾病的减少

二、大量减重患者的体形塑造基础 [1, 4, 5]

（一）吸脂

- 在大量减重患者中单独使用效果不好。
- 可以作为一种切除之外的辅助手段用于轻度不规则轮廓区域和塑形。
- 可以在大的切除手术恢复过后用于轮廓的细化。
- 可以在切除同时或分期手术中应用。表 60-2 展示了吸脂在大量减重患者中应用的优点和缺点 [6]。

表 60-2　单次和多次治疗的优缺点

	优点	缺点
单一操作	将需要进一步手术的区域一次性治疗，完成年轻化过程	可能会造成严重的水肿 术后效果不佳 / 瘢痕 影响皮瓣血供
分开操作	需要进一步手术 术前减脂已经完全避免了吸脂造成的水肿	必须进一步手术 进一步手术花费 附加的康复过程 组织变硬使得后期的提升更困难

（二）减肥手术后进行体形塑造的时机 [1, 4, 5, 7]

- 患者体重稳定 6 个月之后进行手术。消化道旁路术后可延迟至 12 ～ 18 个月。
- 体重稳定后进行手术的原因如下。
  - ➤ 患者有时间到达新陈代谢和营养的内在稳态。
  - ➤ 短时间大量减重对伤口愈合不利。
  - ➤ 当患者的体重接近理想体重 IBW 时，手术并发症的风险会从 80% 降至 33%。
  - ➤ 体重接近 IBW 的患者美学结果更好。
- 减肥手术后大多数患者的 BMI 会稳定在 30 ～ 35kg/m[2]。
  - ➤ 对于这类患者中喜欢运动者可考虑从腹部脂膜切除手术及巨乳缩小手术开始，以提高其术后康复锻炼时的舒适度。
  - ➤ 有助于改变其生活方式，进一步减少体重和获得更佳的术后美学效果。

- 大量减重后行体形塑造手术最佳的患者 BMI 为 25 ～ 30kg/m[2]。

专家提示　大量减重患者依据皮下脂肪残留情况可分为"完全型"和"不完全型"。大多数患者为"不完全型"，需要进一步的皮肤和脂肪的切除。

三、术前评估 [1, 4, 8]

- 记录历史最高和目前的 BMI。
- 评估基础伴随疾病和精神问题。
  - ➤ 约 40% 的减肥手术患者因精神相关问题而被治疗。
- 吸烟史。
- 常见的营养不良。
  - ➤ 缺铁性贫血。
  - ➤ 维生素 B_{12}。
  - ➤ 钙。
  - ➤ 钾。
  - ➤ 锌。
  - ➤ 脂溶性维生素（维生素 A、D、E、K）。
  - ➤ 蛋白质缺乏。
- 术前实验室检查需要包括全血细胞计数（CBC），电解质，血尿素氮（BUN），肌酐，尿酸，肝功能，血糖，钙，铁蛋白，总蛋白，白蛋白 / 前白蛋白，维生素 B_{12}/ 叶酸，凝血素 / 部分凝血酶原时间（PT/PTT），脂溶性维生素。

专家提示　"完全型"大量减重患者通常因旁路手术造成贫血，蛋白和其他营养物质的缺乏。术前评估和治疗对于术后的伤口愈合至关重要。

四、手术策略

- 手术的目的是为了缓解皮肤冗余带来的功能，美学和心理上的缺陷。

- 确定患者手术部位一般按照以下先后顺序。
  - ➤ 躯干，腹部，臀部，大腿下部。
  - ➤ 上胸部 / 乳房，上肢。
  - ➤ 大腿内侧。
  - ➤ 面部年轻化。

五、分期手术注意事项 [9]

- 行多部位体形塑造修复的患者一般需要分期手术，以便将并发症疼痛和输血的风险降到最低。
- 单人手术 vs. 团队手术。
  - ➤ 团队在一期手术中可完成更多的工作。
  - ➤ 患者的安全是最重要的。
  - ➤ 长时间的手术会增加并发症的发病率（如：低体温症，贫血，血栓栓塞和伤口相关并发症等）。
  - ➤ 依据患者、术者和实际情况，个体化设计手术时长。
- BMI 下降程度越大，"泄气样"表现越明显。
- 一般情况下，"泄气样"皮肤松弛和 BMI 下降越明显，可以切除的组织就越多。
- 评估患者对手术时长的耐受程度。
- 评估患者出院后能获得康复支持的程度。
- 患者在下一次手术前需要恢复到前一次术前的身体健康程度。手术之间的间隔一般需要 3 个月。

专家提示 大量减重后患者一般需要三次手术才能达到体形塑造的目的。一般需要 1 年时间甚至更长。

六、体格检查

- 评估患者体型。
- 评估肥胖的部位。
- 评估皮肤冗余程度。
- 评估皮肤 – 脂肪层的质量，由"泄气样"程度决定。
- 夹捏试验确定切除组织量。

- 评估"牵拉传导"，即切除部位对远处组织的影响情况。
- 评估陈旧瘢痕。
- 预测可能的瘢痕位置以及瘢痕迁移。

七、组织特性和手术技巧

（一）躯干与腹部 [1, 6, 7, 10]

- 大量减重患者中腹部通常为畸形最明显部位。
- 多数组织沿腋外侧线下垂。
- 躯干呈"倒置锥形"外观（图 60-2）。
- 阴阜会有不同程度的下垂。
- 手术目的如下。
  - ➤ 使轮廓变扁平。
  - ➤ 折叠筋膜，拉紧腹部。
  - ➤ 修复腹壁疝。
  - ➤ 上提阴阜。

1. 躯干与腹部的术前评估

- 评估腹部陈旧瘢痕的位置。
- 评估腹壁下垂向大腿外侧覆盖的程度。
- 评估腹壁疝。
- 评估阴阜下垂的程度。
- 评估后腰和中腰部组织环形隆起程度。

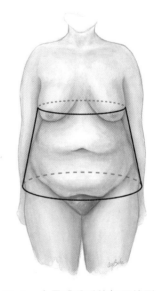

▲ 图 60-2 **大量减重后的躯干体形塑造**

躯干呈"倒锥形"。胸腔水平的软组织较窄，骨盆水平较宽。环形脂肪切除术可以提升锥形的下半部分

- 评估臀部下垂和轮廓。评价患者是否能从自体组织隆臀术中获益。

2. 手术方法 [1, 6, 7, 10]

- 传统腹壁成形术在此类患者的轮廓塑造中不能起到作用，因为它不能解决外侧组织松弛的问题。

- 鸢尾式腹壁成形术（图 60-3）可以在没有大腿后部及外侧下垂的患者中应用。

- 环形带状脂肪切除术 / 躯体下部提升术（图 60-4）可以解决躯体环状的组织下垂问题 [7]。

  ➤ 可切除"倒锥形"畸形的整个下半部分。

  ➤ 可进行臀部和外侧大腿的提升，彻底的上提躯体下部。

- BMI > 35 的患者在环形脂肪切除术 / 躯体下部提升术后有更高的并发症风险 [1]。

- 手术技术的关键步骤如下。

  ➤ 如图所示进行术前标记（图 60-4）。

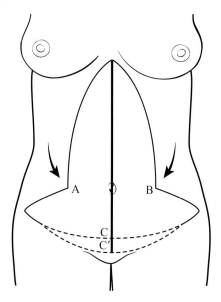

▲ 图 60-3　鸢尾式腹壁成形术的手术标记

三角形切除脐以上垂直方向多余的组织，与下腹部多余皮肤的标准腹壁成形术切口相连。A 点和 B 点在耻骨联合 C 点缝合后呈倒 T 形。在阴阜下垂的患者，C′ 点的标记在 C 点下 4～6cm，用来切除下方多余的组织，达到提升阴阜的目的

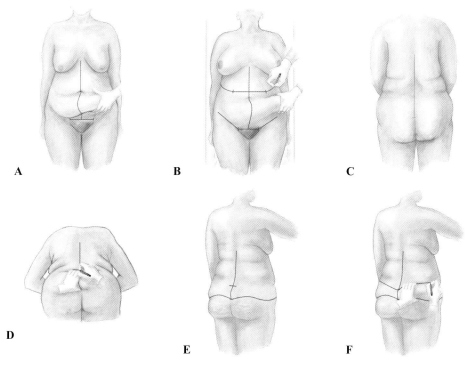

A　**B**　**C**

D　**E**　**F**

▲ 图 60-4　环状脂肪切除的标记线

A. 先标记中线。然后在自然毛发线下方做水平耻骨切口以提升阴阜。缝合后下中线应与耻骨联合平齐。将脱垂的脂肪向内上方抬高，以标记下方切口向外侧的延长线，使之刚好低于髂前上棘；B. 用夹捏法在前面做上标记线以确定切除范围；C. 背部中线标记在尾骨下点；D. 患者微弯腰部，用夹捏法测量切除范围；E、F. 背部上下标记线与腹部标记线于外侧相交

627

- 从俯卧位开始手术。先进行上切口，再向下进行解剖。
- 后部的解剖应到达浅筋膜，在深筋膜表面保留一层脂肪。这样做可使血清肿最小化。
- 进行大腿外侧吸脂来松解粘连的区域，有助于大腿外侧的提升。
- 将最终的缝合切口保持在骨盆环水平以下（水平绕髂脊下方）。这样可以使瘢痕隐藏在绝大多数内衣和比基尼下。
- 先做在腹壁下的切口，与传统腹壁成形术一致。
- 无论使用何种体形塑造技术，都需要行脐部成形以缩短脐蒂使之与新的腹壁轮廓平齐。
- 避免阴阜部位过大张力，此张力会使阴蒂和尿道口上移。
- 前后方广泛引流以预防血清肿形成。

小贴士 提前一天进行手术标记，以防手术当天拖延时间。

将前下方的切口线设置在耻骨水平，尿道口或耻骨基底上方 4 ~ 7cm。

将背部皮肤切除最小化，防止前后方张力的竞争。

前方和外侧的切除范围要大一些，因为这些区域对患者来说最明显。

阴阜分两期轮廓塑造，防止阴蒂和尿道口的变形。

专家提示 附加垂直方向的切口（鸢尾式技术）可以联合腹壁成形术或躯体上提手术。如水平方向的松弛较严重，则垂直切除很有必要。很多患者术前已经有垂直的瘢痕对此有帮助。阴阜肥厚和下垂通常比较严重，有必要进行上半部分的切除以获得正常的清洁和外观。

（二）腰和大腿外侧 [1, 7]

- 大量减重的患者会形成一个腰部和臀部分界不清的轮廓。
- 分界不清的原因是因为腹部，大腿外侧和臀部下垂。
- 垂直方向上最大的松弛发生在躯体的外侧轮廓上。过量的组织在前后方向上沿大腿螺旋式下降。
- 手术目的有以下几个方面。
  - 尽可能缩窄腰部，特别在女性。
  - 从胸部沿腰部再到臀部形成一个流畅的曲线。

手术方法 [1, 7]

- 大腿外侧在结构上属于躯干组织。如果躯干仍然松弛则不可能有效提升大腿。
- 环状脂肪切除 / 躯体下部提升可有效的通过一步法重建腰部和臀部轮廓。

小贴士 在手术床上通过牵拉非手术腿可以使臀部外展，从而在俯卧位和仰卧位下都可减少手术腿的张力。

用不可吸收缝线采用三点法将浅筋膜系统（SFS）缝合到深筋膜上，以保持大腿外侧的提升，可有效地在最终的瘢痕水平形成一个新的粘连区域。

（三）臀部 [1, 5, 7]

- 背部和臀部往往融合在一起，这就会出现一个较长的臀部垂直高度。
- 臀部中央沟下降，使得覆盖尾骨的软组织变得很少。
- 臀部外下方的皱褶水平，亦没有成形的曲线。
- 手术目的如下。
  - 从背部到臀部界定出一个清晰的轮廓。将最终的瘢痕以中央海鸥翅样沿着上臀曲线对齐。
  - 上提臀部，包括臀中央沟。
  - 如有缺陷时用附加的软组织覆盖尾骨。
  - 将臀下褶皱做成一个向上弯的曲线。

手术方法 [1, 5, 7, 11, 12]

- 通过环状脂肪切除 / 躯体下部提升可有效的实

现臀部界限分明的目标。

- 考虑自体组织填充，以提升臀部轮廓特别是中央臀部的突出度。
- 臀部自体组织填充可采用脂肪移植，真皮 / 脂肪瓣，劈开的肌皮瓣或穿支皮瓣的方法。
  - ➤ 按需要隆臀的部位设计真皮 / 脂肪瓣。皮瓣的蒂可以设计在上方、内侧、中央或下方（图 60-5）。

（四）背部 [1, 5, 7]

- 大量减重患者会造成上下背部的卷曲现象。
- 上背部的卷曲一般只有一个，可能为乳房向外侧的延伸。
- 下背部的卷曲可分为多层，可为水平方向或斜向上方。
- 手术目的如下。
  - ➤ 将多余的卷曲尽可能切除。
  - ➤ 使背部轮廓平坦。

手术方法 [1, 5, 7]

- 环状脂肪切除术 / 躯体下部提升术对于卷曲部分的切除是有效的。
- 上背部的卷曲需要吸脂和（或）环状脂肪直接切除分步进行（图 60-6）。

小贴士　将水平和后部的瘢痕设计与胸罩线一致。

（五）大腿内侧 [1, 6]

- 大部分大量减重患者的皮肤冗余在横向上比纵向上多。
- 大腿内侧垂直提升比大腿内侧平行提升更有效（图 60-7）。
- 多数患者需要在纵行切除的基础上加一些水平切除。
- 为了减少阴唇分开的可能，尽量不将张力放置在水平瘢痕上。
- 大腿内侧提升应在大腿外侧手术后单独进行。

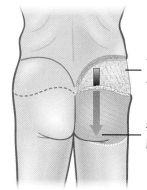

切口向下至下方肌肉筋膜水平

掀起下方至臀肌筋膜的下方至臀沟

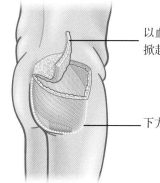

以血管分布为基础掀起皮瓣

下方分离区域

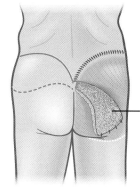

旋转去表皮下的皮瓣插入下方分离区域，固定于下方臀肌筋膜

▲ 图 60-5　内侧臀大肌瓣的设计和插入

- 可以与大腿内侧，前侧，后侧吸脂联合进行，作为矫正轻度轮廓不规整的附加措施。
- 禁忌证包括 3 个方面。
  - ➤ 已存在的淋巴水肿。
  - ➤ 下肢深静脉血栓病史。
  - ➤ 静脉曲张。先治疗静脉曲张。
- 手术目的如下。
  - ➤ 在大腿内侧形成一个平滑曲线。

629

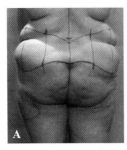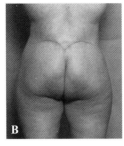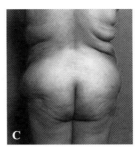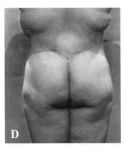

▲ 图 60-6　**A 和 B** 脂肪切除术后的下背部皱褶矫正；**C 和 D** 上背部皱褶可能需要直接切除

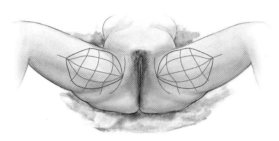

▲ 图 60-7　大腿内侧手术标记

➢ 使阴唇分开最小化。

手术方法 [1, 6]

- 在大腿内侧标记会阴皱褶作为垂直椭圆的上界。
- 从上到下做夹捏试验以估计切除范围。
- 在手术过程中保留浅隐静脉。
- 为降低阴唇分离的可能，避免水平瘢痕的高张力。
- 可沿后下臀部皱褶或前腹股沟皱褶处理切口上部的猫耳。
- 如果皮肤冗余到达了膝关节的下方，则可将切口向膝下延伸。

小贴士　躯体下部提升后 6 ～ 12 个月再进行手术，以使大腿内侧张力最小化。

如果切口在前方，则只切除皮肤以保留腹股沟淋巴结。

如果进行了水平方向的大腿内侧提升，则用不可吸收线将浅筋膜固定于 Colles 筋膜上。

分段切除和缝合技术可以避免过度切除进而皮肤切口张力过大。

高级提示　大腿内侧提升对于大量减重的患者通常来说是不够的。垂直方向的大腿提升对于矫正严重横向大腿松弛是必要的。垂直提升的程度由畸形程度和患者意愿决定。垂直切口如果需要可以向下延伸到小腿。首先对目标区域进行彻底的吸脂可以去除残留的皮下脂肪组织容积，并可以使皮肤的切除更容易，因此保护了神经血管和淋巴结构。这样可以降低垂直大腿提升术后在膝部常见的淋巴囊肿并发症。

（六）乳房 [1, 5, 6]

- 乳房组织的容量和特征在大量减重后变化很大。
- 客观地评估乳房实质的量，以及乳房下皱襞的位置。
- 乳房下皱襞的外侧一般不好确定且向下移位。

1. 手术方法 [1, 5]

- 持续的巨乳应行巨乳缩小手术。
- 在这一类患者中没有一种最好的缩小术式。
- 乳房上提或隆乳术适用于 I／II 度乳房下垂患者。
- 联合或不联合隆乳的乳房上提适用于 III 度乳房下垂的患者。
- 可将局部真皮／脂肪瓣隆乳术作为假体隆乳的替代方案。
- 进行手术的修正。

专家提示　大量减重患者的泄气样乳房的乳头通常靠内侧，因此不能被用来定义乳房的中线。

2. 大量减重患者的乳房上提术 [13]

■ 大量减重后出现的组织泄气样和皮肤冗余造成了乳房的下垂和上极的容量缺失。

■ 需要假体植入来恢复上极的饱满程度。

■ 瘢痕较长。

■ 患者的乳房具有以下特征（图 60-8）。

➢ 形态较差，投影状，皮肤松弛。

➢ 下垂严重和容量缺失。

➢ 扁平。

➢ 扭曲下垂的乳头，一般向内下方移位。

■ 目的有 3 个方面。

➢ 矫正乳头位置。

➢ 重塑皮肤外形。

➢ 去除外侧肥胖褶皱，塑造外侧乳房线条。

■ 治疗原则如下。

➢ 根据乳房形状，容量和下垂程度个体化治疗。

■ 分为Ⅰ～Ⅲ级

➢ 严重程度Ⅰ级（Ⅰ或Ⅱ级下垂或巨乳症）

● 传统乳房上提术（垂直技术）。

● 标准缩乳手术。

● 联合隆乳的乳房上提术。

➢ 严重程度Ⅱ级（Ⅲ级下垂，中度容量缺失或收缩样乳房）

● 传统乳房上提术（Wise 式）。

● 联合隆乳的乳房上提术。

➢ 严重程度Ⅲ级［严重的外侧皱褶和（或）严重容量缺失伴随皮肤冗余］

● 乳房实质重塑和真皮悬吊。

● 自体组织隆乳。

● 避免使用假体。

3. 真皮悬吊自体组织隆胸 – 乳房上提术（图 60-9）

■ 手术技术

➢ 有足够软组织的患者。

● 术前 Wise 乳房悬吊术标记，包括外侧组织卷曲切口的标记。

● 去表皮化。

● 将乳腺组织进行剥离。

● 提升内外侧的组织瓣。

● 将真皮悬吊于肋骨骨膜。

● 折叠真皮重塑乳房外形。

● 使用缝线塑造乳房外侧缘的轮廓。

● 上提皮肤。

● 松解皮肤粘连。

● 缝合切口。

4. 男乳 [6, 9]

■ 较难矫正，原因为皮肤松弛程度不同，乳头移位，多余乳房软组织 – 脂肪的关系和乳房形态的改变。

■ 躯体下部的提升术有可能将胸部的组织拉平，从而避免了后续手术的需要。

■ 大多数男性大量减重的患者需要将多余组织切除。

■ 瘢痕较明显。

■ 倒 T 形乳房悬吊术只适用于皮肤冗余的患者。

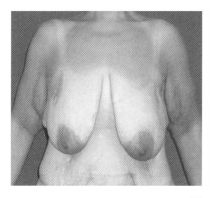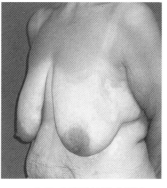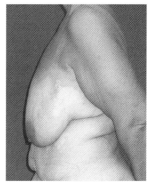

▲ 图 60-8　大量减重后的乳房形态

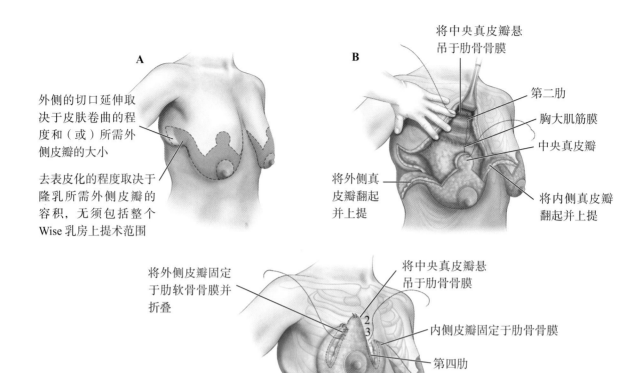

A

外侧的切口延伸取决于皮肤卷曲的程度和（或）所需外侧皮瓣的大小

去表皮化的程度取决于隆乳所需外侧皮瓣的容积，无须包括整个Wise乳房上提术范围

B

将中央真皮瓣悬吊于肋骨骨膜

第二肋

胸大肌筋膜

中央真皮瓣

将外侧真皮瓣翻起并上提

将内侧真皮瓣翻起并上提

将外侧皮瓣固定于肋软骨骨膜并折叠

将中央真皮瓣悬吊于肋骨骨膜

内侧皮瓣固定于肋骨骨膜

第四肋

虚线示被折叠的区域

C

▲ 图 60-9 真皮悬吊自体组织隆胸 – 乳房上提术

A. Wise 悬吊术前标记。阴影示去表皮化区域；B. 旋转乳房内外侧的组织使之达到合适的外形；C. 将乳房锚定与肋骨骨膜，重塑乳腺组织

■ 严重乳头下垂或乳头移位的患者可以尝试游离乳头移植。

（七）上臂 [1, 6]

■ 严重上臂皮肤下垂的患者，其皮肤从鹰嘴延伸到腋窝并连接于胸壁。

■ 多余的上臂皮肤与腋后襞在胸壁外侧相延续。

■ 理想的蝴蝶臂受术者上臂呈泄气样，残余脂肪较少。

■ 手术目的如下。

➢ 去除上臂水平位多余皮肤。

➢ 去除胸部外侧多余皮肤。

➢ 在胸壁外侧到上臂形成平滑过渡。

➢ 尽量减少瘢痕和瘢痕挛缩。

手术方法 [1, 6]

■ 蝴蝶袖矫正术的切口位置置于肱二头肌肌间沟

的后部，此位置从正面观察时相对不明显。然而，不同术者和文献有不同理解。

■ 肱二头肌肌间沟处的瘢痕较宽且不易成熟。

■ 将整个皮下组织切除直至肌肉腱膜。

■ 术中注意解剖，避免伤及尺神经。

■ 切口在腋窝下要成 Z 字形以减少腋窝松垂，并重建一个更自然的腋窝穹顶形态。

提示 皮下脂肪较多的患者在切除术前先进行一期吸脂。

分步切除和缝合可以避免过度切除和皮肤切口张力过大。

专家提示 通过双手触诊，可将所需要干预部位进行肿胀麻醉并彻底的吸出皮下脂肪。然后，可

以再次确定切口位置并即刻在真皮下层次切除多余皮肤。此方法可以避免伤及神经血管和淋巴组织，特别是肱二头肌肌间沟内的前臂内侧皮神经。

（八）面颈部 [6, 14]

- 大量减重患者面部皮肤冗余以及浅表肌肉腱膜系统（superficial musculoaponeurotic system，SMAS）松弛。
- 会出现与年龄不符的老化现象。
- 面中部会出现更多容量的缺失。
- 与身体其他可用衣服遮盖的部位相比，老化面容的多余皮肤更不能令年轻人接受。
- 手术目的如下。
  - ➢ 紧致面颈部皮肤，并重塑正常的下颏和颈部曲线。
  - ➢ 使面部外观与身体其他部位协调。

手术方法 [6, 14]

- 纠正面部皮肤冗余需要更彻底的皮下潜行分离，以形成与典型的除皱术相同的光滑轮廓。
- 需要更多的切除皮肤。
- 图 60-10 表明了面部年轻化手术中面部各部位的拉力矢量。
- 如外侧牵拉时的颈部皮肤冗余太过严重，则可以进行颈中线的皮肤切除。

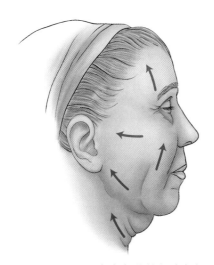

▲ 图 60-10　面部年轻化的紧致方向

- SMAS 筋膜提升不用太多，因为此层次的松弛不是主要问题，做 SMAS 筋膜层的正常折叠即可。
- 如出现颈阔肌条带，则进行颈阔肌成形术。
- 对下颌及颏下三角处的多余脂肪进行辅助吸脂或直接切除。
- 如设计的面部提升方向在后部和上部时，皮肤切口可以进入颞部发际线。
- 切口围绕耳垂，在上方转向耳甲腔后侧。
  - ➢ 颈部提升的方向主要向上，这样可以避免枕部发际切口。
  - ➢ 如颈部的皮肤松弛较严重，则可采用传统的耳郭后切口加枕部发际线切口。
- 也可以考虑对中面部进行容量填充，如自体脂肪移植或长效填充材料。

八、体形塑造手术中的安全关注

（一）麻醉问题（见第 7 章）

- 气管插管时的麻醉问题包括以下方面。
  - ➢ 解剖变异，可使用光纤可视下插管。
  - ➢ 很多患者患有阻塞性睡眠呼吸暂停。
  - ➢ 在胃食管连接部位进行操作的患者，反流和误吸的风险增大。
- 体温降低的麻醉问题有以下方面。
  - ➢ 术中大范围的体表暴露和长时间手术都会造成体温的急剧下降。
  - ➢ 体温需要保持在 35℃以上。
- 避免低体温有以下措施。
  - ➢ 保温毯。
  - ➢ 加热的肿胀液和静脉输液。
  - ➢ 加热的预备液体。
  - ➢ 体位变化时覆盖患者。
  - ➢ 保持室内温度。
- 液体管理：围术期的静脉液体复苏对于大量切除组织的患者十分重要（如：环状脂肪切除）。
  - ➢ 术中液体管理包括基础液量加 10ml/(kg·h) 液量。

> 在术后 24 ～ 48h 密切监测尿量，并继续进行液体复苏。

（二）贫血

- 50% 的大量减重患者有贫血[8]。
- 术前及时发现并纠正。
- 如有必要，术中和术后进行输血治疗。

（三）血栓栓塞（见第 11 章）

- 肥胖是深静脉血栓 / 肺栓塞的危险因素。
- DVT/PE 的风险＜ 0.1%。
- 躯干脂肪切除的栓塞风险较高。腹压的增高导致下肢静脉回流受阻。
- 预防措施有以下几个方面。
  > 术前和住院时的肝素或低分子肝素治疗有助于降低风险。
  > 根据骨科文献[15]，硬膜外麻醉可以降低 DVT/PE 的发生率。对于体形塑造的贡献未知。
  > 全身麻醉前加装间歇压力装置，并在术后保持。
  > 患者术后尽早下床活动。
  > 刺激性肺活量测定。

九、体形塑造手术的并发症 [1, 4, 5, 9]

（一）血肿（1% ～ 5%）

- 一般发生在术后即刻。
- 需要手术引流加探查。

（二）血清肿（13% ～ 37%）

- BMI ＞ 35 的患者中发生率较高，特别在环状脂肪切除术 / 躯体下部提升后的下背部。
- 持续引流，直至 24h 引流量＜ 30ml。
- 在囊壁形成前就进行引流。
- 负压引流管可在门诊置入。需要连续吸引。
- 大的血清肿可能需要经皮置入负压封闭引流。
- 可注射硬化剂使囊腔纤维化。术后等待至少 4 ～ 7d，使早期注射的疼痛最小化。

小贴士 在皮肤切口层面进行张力缝合和三点式缝合消灭无效腔。

在深筋膜表面保留一薄层的脂肪组织有助于保留一些淋巴回流，以减少血清肿的风险。

血纤蛋白黏合剂有助于减少血清肿的发生率。

（三）淋巴囊肿

- 将淋巴结的双侧淋巴管都进行结扎，以预防淋巴囊肿的发生。
- 一般多见于腹股沟，在股三角部位进行过度切除的患者。
- 持续吸引。
- 经皮封闭负压引流。
- 注射硬化剂。
- 如果保守治疗失败，则进行手术探查和渗漏淋巴管结扎。

专家提示 大腿内侧纵行上提术中直接切除组织一般会引起膝关节附近的淋巴囊肿生成。先进行组织冗余部位的双手按压彻底吸脂，而后进行皮肤的切除可以保护血管神经和淋巴结构，极大的降低淋巴囊肿发生的风险。淋巴囊肿一般需要切除和消灭无效腔。

（四）伤口并发症

- 伤口裂开（22% ～ 30%）
  > 大多数在术后前几天发生。
  > 早期裂开主要是由于张力过大和过度活动，多见于躯体提升术的后部切口。
  > 晚期裂开主要是由于潜在的血清肿。
- 皮肤坏死（6% ～ 10%）。
- 伤口感染 / 蜂窝织炎（1% ～ 7%）。
- 缝线暴露。
- 以下危险因素可增加伤口并发症发生率。
  > 吸烟。术前戒烟至少 1 个月。
  > 糖尿病。
  > 系统性激素应用。
  > BMI ＞ 40kg/m²。

小贴士　躯体提升术后的患者在坐位或略屈曲位时要注意。

不要在 SFS 浅表进行不可吸收或长效可吸收缝线的缝合。

术后患者清醒时再进行搬动。配合的患者可以感觉出哪个动作使伤口张力加大。

术后患者移动时进行帮助，比如洗澡和换药时，这些情况下有可能因直立性低血压造成晕倒。

本章精要

❖ 空肠 Roux-en-Y 胃旁路手术是目前最常见、可重复和有效的减肥手术。

❖ 当患者体重稳定至少 6 个月后开始进行体形塑造手术。

❖ 在减肥手术后接近理想体重指数或 BMI 为 25 ～ 30kg/m² 的患者围术期风险最低，美学效果最佳。

❖ 腹部畸形一般最为严重，沿腋外侧线的组织松弛最明显。

❖ 开始体形塑造前要评估营养不良情况。

❖ 将躯干，大腿外侧和臀部作为单独美学单元进行治疗。

❖ 环状脂肪切除术 / 躯体提升术中对躯体多余组织的切除，可以达到提升臀部和大腿外侧部位的作用。

❖ 在进行环状脂肪切除时对大腿外侧行脂肪抽吸术以释放粘连部位，使大腿外侧提升更加有效。

❖ 大量减重患者需要根据乳房容量减少情况决定行缩乳术或乳房上提术。

❖ 早衰面容患者主要是由于面部皮肤冗余而不是 SMAS 筋膜的松弛。

❖ 体形塑造手术中或术后可以使用吸脂辅助，进一步完善身体轮廓。

❖ BMI 越高并发症率越高。

参 考 文 献

[1] Aly AS. Body Contouring After Massive Weight Loss. New York: Thieme Publishers, 2006.

[2] Rubin JP, Nguyen V, Schwentker A. Perioperative management of the post-gastric-bypass patient presenting for body contouring surgery. Clin Plast Surg 31:601, 2004.

[3] Taylor J, Shermak M. Body contouring following massive weight loss. Obes Surg 14:1080, 2004.

[4] Hamad GG. The state of the art in bariatric surgery for weight loss in the morbidly obese patient. Clin Plast Surg 31:591, 2004.

[5] Gilbert EW, Wolfe BM. Bariatric surgery for the management of obesity: state of the field. Plast Reconstr Surg 130:948, 2012.

[6] Kenkel J. Marking and operative techniques. Plast Reconstr Surg 117(1 Suppl):45S; discussion 82S, 2006.

[7] Aly AS, Cram AE, Heddens C. Truncal body contouring surgery in the massive weight loss patient. Clin Plast Surg 31:611, 2004.

[8] Kenkel J. The physiological impact of bariatric surgery on the massive weight loss patient. Plast Reconstr Surg 117(1 Suppl):14S; discussion 82S, 2006.

[9] Kenkel J. Safety considerations and avoiding complications in the massive weight loss patient. Plast Reconstr Surg 117(1 Suppl):74S; discussion 82S, 2006.

[10] Fernando da Costa L, Landecker A, Manta A. Optimizing body contour in massive weight loss patients: the modified vertical abdominoplasty. Plast Reconstr Surg 114:1917; discussion 1924, 2004.

[11] Colwell A, Borud L. Autologous gluteal augmentation after massive weight loss: aesthetic analysis and role of the superior gluteal artery perforator flap. Plast Reconstr Surg 119:345, 2007.

[12] Sozer SO, Agullo FJ, Palladino H. Split gluteal muscle flap for autoprosthesis buttock augmentation. Plast Reconstr Surg 129:766, 2012.

[13] Rubin JP, Toy J. Mastopexy and breast reduction in massive-weight-loss patients. In Nahai F, ed. The Art of Aesthetic Surgery: Principles and Techniques, ed 2. New York: Thieme Publishers, 2011.

[14] Sclafani AP. Restoration of the jawline and the neck after bariatric surgery. Facial Plast Surg 21:28, 2005.

[15] Moran MC. Benefits of epidural anesthesia over general anesthesia in the prevention of deep vein thrombosis following total hip arthroplasty. J Arthroplasty 10:405, 1995.

第 61 章　女性外阴美容手术
Female Genital Aesthetic Surgery

Phillip D. Khan, Christine Hamori　著

韩愚弟　朱　琳　译

- 随着女性追求"完美"的步伐，女性阴部整形变得越来越流行。
  - 寻求阴道美容手术的患者数量增加了 5 倍[1]。
- 通常，阴部的美观和功能，在进行性行为时是成正比的。
- 外阴的美学因文化而异[2]（表 61-1）。
  - 在日本，小阴唇的"蝴蝶展翅"样外观最受欢迎。
  - 在西方，悬垂外翻的内阴唇并不受欢迎。
  - 在非洲的一些地方，有习俗在幼年时开始将内阴唇向外牵扯，人们相信这样有利于性交。

表 61-1　女性外阴美容手术术语及定义

术语	同义词 / 定义
外阴及阴道整形	涵盖以下所有定义
阴道年轻化	不推荐作为医学专业词条
阴唇整形	小阴唇缩小术
阴蒂包皮缩小术	对阴蒂包皮进行缩小
大阴唇缩小术	对大阴唇进行缩小
阴道成形术	对阴道松弛进行矫正
会阴成形术	切除多余的会阴组织，重建会阴肌肉系统
阴道紧缩	同时行会阴成形及一定程度的阴道后部修复
处女膜修复	修复处女膜以便于模拟处女状态

- 阴唇成形术引起诸多关注。
  - 美观和功能是关键。

- 西方女性寻求手术的原因[3]包括以下几个方面。
  - 媒体。
  - 互联网。
  - 巴西式除毛。
  - 功能因素，例如摩擦和卫生。
- 媒体的影响会使得女性更加注意她们的外表[4]。
  - 商业广告中，小而对称的、隐藏的小阴唇才是正常的，因此催生了阴唇缩小的流行[4, 5]。
  - 会阴剃毛习惯的增长，甚至是色情文学的描写，同样可以影响对这个部位完美外观的认知[4]。
- Alter[6] 的一项调查揭示了下述寻求此手术的原因。
  - 85.5% 是由于美观需要，合并需要改善一些穿衣、运动或性交时的不适感。
  - 13.3% 单纯由于美观需求。
  - 1.2% 医源性因素。
- 各解剖部位理想外观有以下特征[2, 7]。
  - 站立位时，小阴唇不超过大阴唇的外缘。
  - 穿紧身的衣服时，大阴唇可以完全包裹小阴唇，而不显得臃肿。
  - 阴蒂包皮不明显。
  - 会阴脂肪垫在穿衣时不明显。

一、小阴唇肥大

- 小阴唇肥大由测量数据进行分型（表 61-2）[8]。

表 61-2　小阴唇肥大的 Felicio 分型

分型	测量值（cm）
I	< 2
II	2 ～ 4
III	4 ～ 6
IV	> 6

（一）条件和病因

- 阴唇的肥大同时存在于长度和宽度上 [9-16]（框 61-1）。
  - 大多数人认为，从小阴唇基底测量至阴唇缘，长 5cm，是正常值的上限 [4]。
  - 一些研究发现，寻求阴唇整形手术的患者平均阴唇宽度为(3.52 ± 0.71)cm [8, 9] 作为手术的指征。
  - Felicio 分型 [8] 见表 61-2。

框 61-1　小阴唇肥大的病因

> **先天性**
> 最常见
>
> **后天性**
> 怀孕，避孕药，衰老，外源性激素 [7, 11]
> 外用雌激素
> 牵拉或重力作用于阴唇 [13]
> 尿失禁造成的继发皮肤炎症 [14]
> 丝虫感染造成的会阴淋巴水肿 [14]
> 骨髓增生异常疾病 [15]
> 反复怀孕、性交、手淫 [16]

- 萎缩或发育不良。
- 矫正的动机如下。
  - 美观问题
    - 自我尊重的缺失 / 社交尴尬。
- 功能性动机有以下几个方面。
  - 有碍性交。
  - 慢性局部瘙痒。
  - 清洁困难。
    - 寻求矫正手术的患者中，近 50% 的人抱怨此部位的清洁很难做到。
  - 行走、骑行、坐姿或穿修身裤子时不适感。

（二）阴蒂和阴蒂包皮肥大 [1, 17]

注意　阴蒂包皮的问题可以单独或与小阴唇肥大合并发生。

- 阴蒂包皮皱褶肥大、皮肤冗余具有以下特点。
  - 可以纵向或横向发生。
  - 与阴蒂包皮平行的外侧皱褶。
  - 站立位时像"窗帘样"分隔前会阴联合 [1]。
  - 有些突出的阴蒂包皮会呈现小阴茎样外观。
  - 过度的阴唇缩小术会使得阴蒂包皮更加明显 [17]。
  - 完全掩盖阴蒂。

注意　行小阴唇缩小术的同时未处理阴蒂包皮或小阴唇过度缩小，经常使阴蒂包皮变得明显。阴蒂包皮冗余是患者进行修复手术的常见原因 [18]。

- 阴蒂包皮造成阴蒂包茎。
- 阴蒂头肥大。
  - 过长或一般尺寸。
  - 激素变化引起的原发性或继发性改变。
  - 两性畸形。
  - 阴蒂包皮形态因人而异且通常是不对称的 [19]。
    - 测量从前会阴联合的中线至最远处阴蒂包皮距离，长度在 2 ～ 6cm。
    - 光滑或有皱褶。
    - 阴蒂包皮的外侧或还有一道平行的褶皱。
    - 厚度因皮下组织的量不同而异(肉膜筋膜)。
    - 肥大后向前突出，成小阴茎状。

（三）大阴唇肥大

- 原发性肥大 [2]
  - 体积增加。
  - 大阴唇脂肪增厚以及阴唇前联合松弛 [20]。
- 继发性肥大
  - 体积减小造成的皮肤冗余。
- 脂肪和皮肤冗余

> 形成突起及下垂，经常在外阴的中央形成皱褶。
> 局部凸起。
  - 两个考虑。
    ○ 脂肪过度堆积，大阴唇过度饱满。
    ○ 脂肪减少，大阴唇皮肤冗余。
- 矫正的动机
  > 与小阴唇矫正术相同。
  > 外观问题。
  > 功能问题。
    - 不适感，衣着合适问题，清洁，继发的性功能障碍，慢性瘙痒。
  > 体重相关因素是核心关注的问题。
    - 增肥或肥胖造成的脂肪堆积和皮肤牵拉。
    - 继发于体重减轻或妊娠。
    - 大量减肥后阴阜松弛，造成大阴唇的松弛以及皮肤冗余。

（四）阴阜

- 脂肪萎缩。
- 组织量减少。
  > 大量减重。
- 皮肤冗余。
  > 大量减重。

注意 阴阜的肥大一般同时发生在纵向及横向维度上[21]。

关键点 阴阜皮下脂肪堆积通常伴随着脂肪过多以及皮肤牵拉造成的大阴唇肥大，单纯通过减肥不能解决[7, 20, 22]。

二、治疗目标

- 因文化而异，特别对于小阴唇。
- 外观和功能都要兼顾。
- 保留神经支配以及生理功能是关键。

（一）小阴唇

- 在使外观变得美观的同时，兼顾功能需求[4, 6]。
- 小阴唇肥大的缩小的要求如下。
  > 纤薄、笔直的小阴唇。
  > 颜色较浅，最理想的情况是与阴唇周边的颜色与质地相匹配。
  > 边缘无冗余。
  > 对称。

注意 有争论者认为，小阴唇不能完全对称，因为较大的一侧具有保护和封闭阴道的生理功能[8]。

> 保护阴道入口。
> 保护血供及神经支配。
> 保护阴唇及边缘的感觉。
  - Malinovsky 等[23] 报道，在小阴唇肥大时有多组不同的神经末端支配。
- 提升萎缩或发育不全小阴唇的体积[8]。
  > 美观。
  > 功能。
    - 可以使性交时更为舒适。
    - 减震以及收紧阴道。

（二）阴蒂及阴蒂包皮

- 去除冗余皮肤。
- 松解。
- 悬吊于耻骨联合。

（三）大阴唇

- 去除冗余皮肤及皮下组织。
- 去脂。
- 塑形。
- 填充。

（四）阴阜

- 提升紧致。
  > 去脂。
  > 悬吊。

> 修整外形。

> 使下腹到会阴过渡自然。

■ 改善阴唇前联合的松弛。

■ 使生殖器外露明显。

■ 降低对膀胱的挤压，以及改善尿急症状。

三、相关解剖 [3, 7, 24, 25]（图 61-1）

（一）阴蒂区域

■ 包括阴蒂、阴蒂包皮、系带、阴蒂帽。

1. 阴蒂

■ 可勃起，通常长 2cm，直径小于 1cm。

■ 由阴蒂悬吊韧带连接于耻骨联合。

■ 由阴蒂脚、体部、阴蒂头组成。

> 体部

● 由两个阴蒂海绵体及阴蒂脚组成，向下、两侧分叉，分别止于两侧的坐骨结节。

● 海绵体包含有纤维弹性的白膜。

> 头部

● 此区域神经最丰富的器官。

■ 由轻度角化的多层鳞状上皮覆盖，上皮内缺乏分泌腺。

■ 阴蒂帽的皮下组织（肉膜）在深筋膜的浅层。

■ 背侧的神经血管束在 11 点及 1 点钟方向从阴蒂头及体部交界处进入。

> 在深筋膜内、白膜上走行。

2. 阴蒂包皮

■ 包绕阴蒂头。

■ 由小阴唇的皱襞形成，在阴蒂背侧走行。

3. 阴蒂系带

■ 由阴蒂腹侧向两侧走行。

■ 与阴蒂包皮相移行，成为小阴唇的一部分。

4. 阴蒂帽

■ 形态因人而异，且通常不对称 [19]。

> 长 2 ～ 6cm。

> 光滑或有皱褶。

> 平行皱襞。

> 厚度不同。

> 阴蒂帽增厚或阴蒂增大时突出。

（二）小阴唇 [3]

■ 也称作女阴。

■ 一组纵向、无毛的皮肤皱襞。

> 大小各异、不含脂肪。

> 位置在大阴唇之间。

> 包绕阴道口。

■ 皮肤光滑、有色素沉着、边缘有轻度卷曲。

> 真皮内结缔组织较多。

● 主要由弹力纤维和毛细血管组成。

> 与眼睑真皮类似，然而有些患者的小阴唇真皮较厚 [16]。

■ 核心是海绵体样组织。

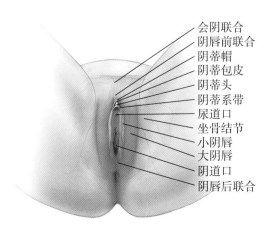
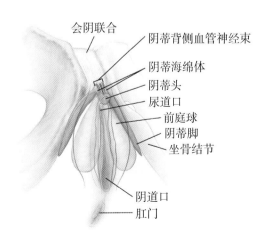

▲ 图 61-1　相关解剖

➢ 由弹力纤维和小血管以及感觉纤维末端构成。

➢ 性刺激后体积变化明显。

■ 两片小阴唇的内侧面有大量的分泌腺及感觉神经末梢。

➢ 黏膜呈现粉红色。

■ 小阴唇后部有可能通过一个皮肤皱褶在中线处相交（阴唇系带或阴唇后联合）。

■ 小阴唇前部特征如下。

➢ 阴唇分为上部（前侧或背侧）和下部（后侧或腹侧）。

● 上部跨过阴蒂与对侧相交。

○ 形成阴蒂包皮。

○ 通常不对称。

● 下部从阴蒂下与对侧相交，形成阴唇系带。

■ 有下述感觉特征。

➢ 阴唇边缘高度敏感，尤其在性刺激时 [10, 26-30]

➢ 此部位有性触觉小体，以及 Pacinian 和 Meissner 小体 [26, 31]。

（三）大阴唇 [25]

■ 阴部裂隙周围最明显的皱襞。

■ 包括以下特征。

➢ 皮下松弛的平滑肌群。

➢ 子宫圆韧带的末端。

➢ 与浅层会阴筋膜相延续的膜状脂肪层。

■ 外侧皮肤有色素沉着、皮脂腺和卷曲的阴毛。

■ 内侧皮肤粉红色、无毛。

（四）阴阜

■ 阴阜及耻骨结节前方富有皮下脂肪的隆起部位。

■ 皮下脂肪丰富。

➢ 青春期开始发育，绝经期开始萎缩。

■ 皮肤与腹壁相延续。

（五）前庭

■ 小阴唇与前庭腺体开口之间的区域。

■ 尿道口在阴蒂头下方 2～3cm。

■ 前庭球有以下特点。

➢ 由阴道开口两侧一对可勃起的组织组成（长约 3cm）。

➢ 覆盖有球体海绵肌。

➢ 相当于男性的阴茎海绵体。

■ 前庭腺体有以下特点。

➢ 前庭大腺后部部分与前庭球重叠。

● 开口于阴道外口处的前庭位置。

● 在性交时分泌黏液。

➢ 前庭小腺特点如下。

● 开口于尿道外口和阴道外口之间。

● 向前庭分泌黏液湿润阴唇。

■ 浅层会阴肌肉包括以下结构。

➢ 会阴浅横肌。

➢ 坐骨海绵体肌。

● 附着于坐骨支部分包绕阴蒂脚。

● 在性兴奋时收缩，血液进入海绵体，挤压背侧深静脉，使阴蒂头勃起 [26]。

➢ 球体海绵肌。

● 起于会阴体部包绕阴道。

● 止于阴蒂。

● 覆盖于前庭球和前庭大腺的表面。

● 轻度收缩阴道。

（六）感觉神经支配

■ 阴唇前部神经包括以下组成部分。

➢ 髂腹股沟神经。

➢ 生殖股神经的生殖支。

➢ 大腿后皮神经的会阴支。

■ 阴唇后部神经有下列特征。

➢ 从后向前分布。

➢ 阴部神经包括 2 个分支。

● 会阴分支。

● 阴唇后部分支。

➢ 大腿后皮神经的终末分支。

■ 骨盆和下腹部神经丛的交感神经支配有以下功能。

➢ 增强阴道分泌功能。

➢ 阴蒂勃起。

➤ 前庭球的勃起。

■ Malinovsky 等 [23] 证明多组不同类型的感觉神经末梢参与了肥大小阴唇的性感觉体验。

（七）血供 [19, 32]

■ 血供呈网络化。
　➤ 阴部外动脉的分支
　　● 阴部外侧浅动脉与阴唇后动脉（阴部内动脉的分支）相吻合。
　　　○ 给大阴唇提供血供。
　　　○ 此血管弓还参与形成小阴唇的血管弓。
　➤ 阴部内动脉的分支
　　● 会阴、阴唇后、阴蒂背侧动脉。
　➤ 旋股内侧动脉。

四、术前评估

■ 与患者充分讨论外观和功能的预期是关键。
■ 在直立位和截石位进行测量。
■ 评估亚单位：耻骨联合，大小阴唇，阴蒂和阴蒂包皮，以及阴道开口。

注意　患者使用镜子与外科医师一同进行解剖结构的辨认和术式的讲解。

（一）小阴唇 [6, 7]

■ 突出度。
　➤ 宽度。
　➤ 长度。
■ 厚度。
■ 对称度。
■ 皮肤质地。
■ 皮肤颜色。
■ 与阴道开口的关系。
　➤ 阴唇后部位置较高。
　➤ 阴道侧切术后外口张开。

（二）大阴唇

■ 皮肤松弛程度。

■ 脂肪多少。
■ 矢状面上的突出度。
■ 阴唇前联合与会阴联合的关系。
　➤ 标志点，特别在会阴提升术中。
■ 必须评估阴阜下垂和阴部脂肪萎缩情况。

注意　分别在大腿张开和合拢情况下评估大阴唇。以避免过度切除大阴唇，和继发的皮肤牵拉，这些并发症会导致阴道张开。

（三）阴蒂和阴蒂包皮

　➤ 分别在直立位和截石位评估。
　➤ 注意突出度，对称度，皮肤角化和色素沉着，皮肤冗余，阴蒂头大小，阴蒂暴露程度。
　➤ 在站立位观察阴蒂包皮。

注意　小阴唇的改变可以影响阴蒂包皮的形态。

（四）阴阜

■ 下垂。
■ 观察与其相关的大阴唇肥大、下垂及突出。
　➤ 评估由阴阜下脂肪垫增厚引起的大阴唇，尤其是阴唇下部的突出情况。
　➤ 上提阴阜后再次检查大阴唇。
■ 层次方面注意下述问题。
　➤ 评估毛发线以下需要横行切除的多余皮肤量。
　➤ 模拟提拉，注意阴唇前联合的位置。
　　● 在会阴联合处进行。
　　● 向上提拉程度以及皮肤切除量的参考点。

注意　去除脂肪后皮肤切除量会随之变化。

五、知情同意

■ 术后事项以及并发症情况。
■ 阴唇肿胀。
　➤ 小阴唇及阴蒂包皮水肿。

- 阴唇前联合位置改变。

- 矫正不足。

- 疼痛。

- 颜色改变。

  ➢ 缝合线两侧的颜色、质地对比明显。

  ➢ 所有类型的大小阴唇缩小术中都会发生。

- 一个亚单位的缩小会引起其他亚单位的明显。

  ➢ 大阴唇缩小术会导致小阴唇或阴蒂包皮的凸显。

- 性功能受损。

- 阴道开口位置、感觉、紧张度的改变。

- 阴蒂头暴露。

- 阴道干燥。

- 性感觉变化。

- 瘢痕。

- 血肿。

- 感染。

- 一过性性交困难。

- 瘘或伤口裂开。

六、手术技巧

所有手术均在截石位进行。手术标记后进行局部麻醉。

（一）小阴唇

体积缩小手术（图 61-2）

- 阴唇成形（小阴唇缩小）

  ➢ 边缘部修整（最常见）[3]。

  ➢ 楔形切除，最初由 Alter[6, 18-20] 报道，衍生术式与此类似。

  ➢ 双侧去表皮技术。

  ➢ 复合缩小术[33]。

  ➢ 激光切除技术[9, 34]。

- 边缘切除

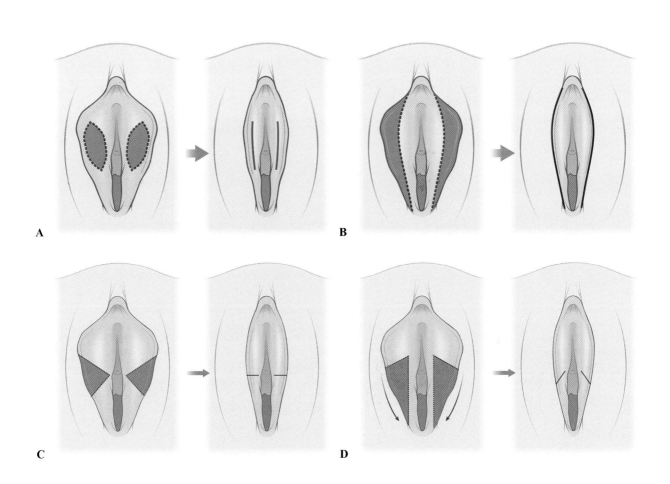

A

B

C

D

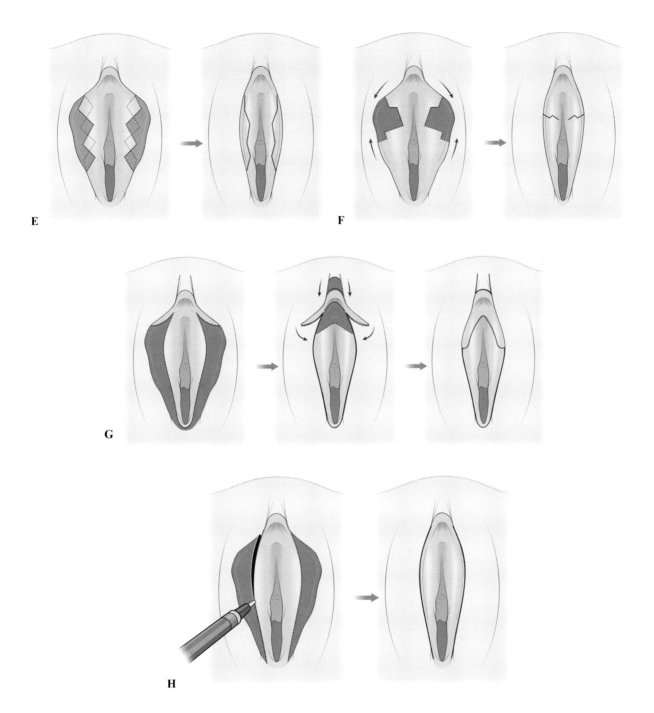

▲ 图 61-2　小阴唇成形

A. 去表皮；小阴唇黏膜中央部分去表皮以及复位缝合；B. 直接切除；在阴唇边缘平行全层切除，保留阴唇系带；C. 中央楔形切除；中央楔形全层切除，阴唇重新定位缝合；D. 下部楔形切除及上方皮瓣转移；在下部行楔形全层切除，阴唇重新定位缝合；E. W 成形（Z 成形技术）；分别沿小阴唇内侧及外侧部分，行互补的 W 形切口，保留阴蒂及阴唇系带。交叉对合；F. Z 形楔状切除术；在阴唇中央行边缘呈 Z 形的楔状切除，重新对合；G. 复合矫正；弧形切口，保留一条窄的以上部为蒂的阴唇皮瓣及阴蒂系带。将阴蒂下部的新月形组织下移，并将阴蒂上部的长方形皮瓣下移，重新对合；H. 激光切除；与上述方法相同

➤ 椭圆形切口[12, 13, 17, 35, 36]（框 61-2）。

➤ 手术标记注意以下几方面。

- 在阴唇最突出处牵引。

- 前部切口范围在阴蒂包皮 1cm 外，保留阴蒂系带。

- 下方标记不超过下联合的中点。

- 前方，切口不超过尿道开口周围 1cm，避免尿道变形。

➤ 手术技术要点如下。

- 全层切除。

- 可吸收线间断或连续缝合。避免张力过大造成瘢痕挛缩。

➤ Z 成形技术（Maas 和 Hage[37]）（框 61-3）。

- 手术标记（图 61-3）

  ○ 标记的切除范围、原则与椭圆形切除类似。

  ○ 内侧面标记连续 W 形切口线。

  ○ 外侧面相应标记。

- 技巧

  ○ 先从内侧面设计线切开，再从外侧面切开。形成内外两侧皮瓣。

  ○ 外侧皮肤瓣和内侧黏膜瓣交错对合，6-0 可吸收缝线间断缝合。

框 61-2　小阴唇缩小：椭圆形切除技术：优点及缺点

优点	缺点
边缘畸形矫正	切口瘢痕，变硬及挛缩
极度肥大患者效果好[35]	容易切除过度，尤其在过度牵拉时做手术标记
将色素沉着的边缘去除	一些色素沉着仍旧存在
可将边缘修薄	阴唇、系带、阴蒂系带之间的过渡区域变形，导致阴唇系带末端不自然，阴蒂包皮凸显

框 61-3　Z 成形技术：优点及缺点

优点	缺点
保留自然边缘	颜色不匹配或不对称
避免边缘瘢痕，边缘更平滑	阴唇边缘色素消失[3]
	肥厚[35]

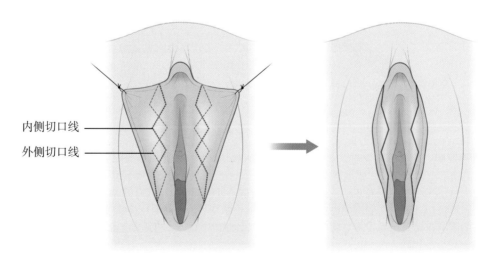

内侧切口线
外侧切口线

▲ 图 61-3　Z 成形技术

实线所示小阴唇内侧 W 形切口线，虚线示小阴唇外侧切口线

> Felicio[8] 报道了 S 形切口线的游离缘切除技术，以避免瘢痕挛缩。

■ 楔形切除

> V 形楔状切除及延长的中央楔形切除（曲棍球棒样延长）（Alter[6]）（框 61-4）。

● 小阴唇中央最突出的部分。

● 切口外缘或曲棍球柄向上外侧弧形延长，这样可以去除多余的阴蒂包皮或猫耳。

● 标记（图 61-4）如下。

  ○ 阴蒂系带和阴蒂包皮下部交汇，构成小阴唇。此点为切除术式的关键点，因人而异。

  ◆ 切口线的上部在此点或此交汇点的下方。

  ○ 在内侧，使用巾钳测试需要楔形切除的量，避免造成阴道外口张力过大或瘢痕挛缩。

  ◆ 楔形顶点位于处女膜缘的外侧。

  ○ 在外侧，使用巾钳测试延长切口的标记。

  ◆ 标记呈"曲棍球柄"样向上，汇于外侧

的阴蒂包皮或包皮皱褶内。

  ○ 在进行标记时，注意阴道外口的张力。

  ◆ 使用两指测试切口间的张力。

注意 内外侧的标记要对称。内侧的标记从阴唇缘起向内侧到阴道外口。外侧的标记从阴唇缘起向外上方到阴蒂包皮，以去除多余的皮肤。

● 手术技巧[8]（图 61-5 和图 61-6）

  ○ 因两侧阴唇可能存在不对称，因此一次只做一侧。

  ○ 先处理内侧。

  ◆ 向外牵拉阴唇，只剥离黏膜，保留菲薄的皮下组织。

  ◆ 将阴唇内侧部分用手术刀小心剔除。

  ○ 外侧切口。

  ◆ 向外牵拉阴唇，在真皮下进行剥离，保留皮下组织。

框 61-4 楔形切除技术：优点及缺点

优点	缺点
通用技术，可以通过延长猫耳进行外侧阴蒂包皮的缩小 缩小阴唇最突出的部位[8] 通过施加后部的张力减少前方阴蒂包皮的隆起[2]	从基底到游离缘的瘢痕 使色素沉着的楔形缝合部位的颜色变浅[37] 阴蒂覆盖增多，可能会引起感觉下降[3]

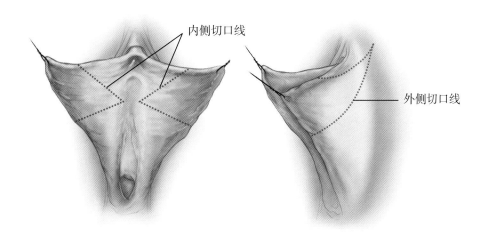

▲ 图 61-4 V 形楔形切除标记和 Alter 描述的延长切口

645

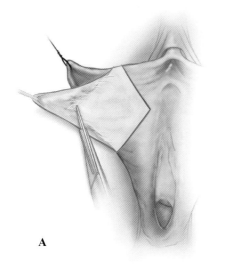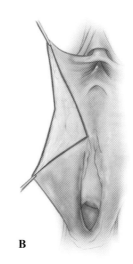

A　　　　　　　　　　　　　　　　　**B**

▲ 图 61-5　V 形楔状切除手术技巧

A.使用缝线向外侧适度牵拉，先进行内侧小阴唇的切除，只切除黏膜层，保留皮下组织；B.彻底切除阴唇内外侧的组织，注意保护皮下组织

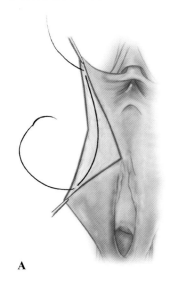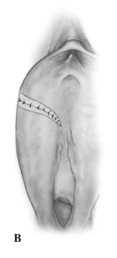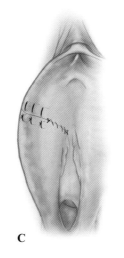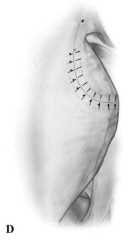

A　　　　　　**B**　　　　　　**C**　　　　　　**D**

▲ 图 61-6　V 形楔状切除手术技巧

A.皮下组织用 5-0 可吸收线缝合。切除多余的向内侧或外侧突出的组织；B.完成的皮下缝合。注意缝合边缘的平滑，避免猫耳形成或缝合处肥厚；C.皮肤缝合使用垂直褥式从外向内缝合。内侧可以连续缝合；D.完成外侧面的缝合

○ 皮下组织缝合。

◆ 5-0 可吸收线叠瓦样缝合。

注意　仔细的缝合是避免切口愈合不良和瘘形成的关键[8]。

◆ 去除多余的皮下组织，避免形成猫耳。

○ 皮肤缝合（图 61-6）。

◆ 从远及近。

◆ 5-0 缝线间断垂直褥式缝合。

◆ 关键点是边缘的缝合，要将内外侧的顶点对合。这是第一针，适度外翻。

◆ 切口内侧部分可使用连续缝合。

○ 延长切口应考虑[8]以下因素。

- 注意术前和术后阴道外口的状态。
  - ▲下部极度突出的阴唇或紧张的阴道外口会造成性交困难。
  - ▲需要切除阴唇下部以及将阴道黏膜缝合到会阴皮肤上。
- 如果同时进行阴道紧缩手术，则必须在阴唇成形术前完成。

> 下楔形切除和上方蒂重建（Munhoz 等[10]）（框 61-5）。

- 形成前上方阴唇瓣并向下转移。
- 具有以下适应证。
  - 中到重度的小阴唇肥大，尺寸大于 3cm 轻度向外侧牵拉小阴唇时，中央部位从基底到游离缘的水平距离。
    - 重要，因为上阴唇瓣重建阴唇依赖于冗余皮肤和黏膜的延展，以及会阴中部附近的穿支血管网。
- 具有以下禁忌证。
  - 轻度肥大或皮肤不松弛。
- 标记：利用小巾钳进行夹捏试验。
  - 将小阴唇的中部轻柔地向下方牵拉，到阴道开口的下部。
    - 模拟楔形切除的范围以及上方瓣的延展状态。
  - 对张力进行评估。
    - 张力大，切口线上移。
    - 组织冗余，下移切除更多组织。
  - 截石位，在阴唇中点及阴唇下游离缘之间标记楔形切除范围。
- 依据组织的松弛程度决定楔形的角度。
- 中度肥大时，在小阴唇下方，呈等腰三角形。
- 重度肥大时，切除的部位包括更靠上的部分，三角形的底边弧度更大更突，以包含更多地冗余组织。

注意　测量时，将两指或三指插入阴道外口内牵拉小阴唇，避免过度切除造成的术后阴道外口张力过大。

- 手术技巧（图 61-7 和图 61-8）如下。
  - 内侧面的切口到皮下层。
  - 外侧面的切口到皮下层。
  - 切除楔形组织。
  - 避免在阴唇瓣基底进行游离，因为小阴唇的上部提供血供。
  - 将阴唇瓣上部的切缘与下方切缘进行对合。
  - 可吸收线缝合内外侧面切口。

> 改良的双楔状"星形"阴唇成形术（Tepper 等[4]）（框 61-6）。

- 在前后阴唇瓣上分别增加了一个水平方向的 V 形切口，从而增加了垂直切口的灵活性。
  - 水平切口的角度进行了调整。附加的组织切除避免了加宽垂直 V 形切口的风险。
- 具有以下适应证。
  - 阴唇肥大，合并皮肤松弛及冗余。

框 61-5　下楔形切除和上方蒂阴唇瓣技术：优点及缺点

优点	缺点
在符合适应证的患者中，上方蒂阴唇瓣有更自然的颜色和质地	上阴唇瓣的下移可能会造成臃肿的外观 　如果发生，阴蒂包皮外侧皮肤就要少向阴蒂后部转移 阴唇切口的下缘是小阴唇最菲薄的部位[35] 　如果上方阴唇瓣的肥厚，皮瓣的转移后可能造成臃肿的外观 　如皮瓣转移不当，可能在阴唇后联合处造成一个向下牵拉的不自然的外观 阴唇瓣的最远端血供不佳，术后效果不可预知 阴唇瓣不是一个轴形皮瓣，因此远端的血供难以预测[38]

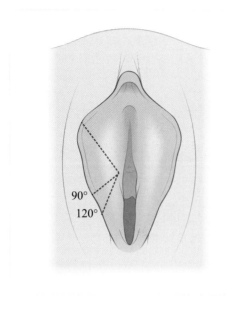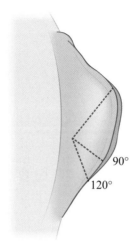

◀ 图 61-7　显示切除的范围和上方阴唇瓣的手术设计示意图

中度肥大时，楔形三角的顶角约为90°。在重度肥大或患者要求极度缩小时，此角度可达 120°

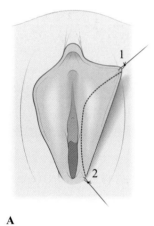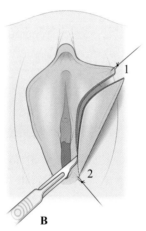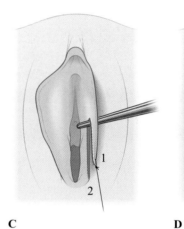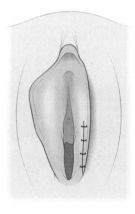

A　　　　　　**B**　　　　　　**C**　　　　　　**D**

▲ 图 61-8　下楔形切除手术技巧

A 和 B. 阴唇内侧面切口，切口直达皮下层。在外侧面行辅助切口，完整切除整个楔形组织；C. 将 1 点处对应到 2 点处；D. 将内侧面外侧面的切口缝合

框 61-6　改良的双楔状"星形"阴唇成形术：优点及缺点

优点	缺点
比 Alter 的垂直楔形切除技术和 Munhoz 的下楔形切除技术更具灵活性 一种全新的阴唇缩小技术，避免了扩大垂直中央 V 形切口的风险	附加的组织切除及缝合线

　○ 阴唇肥大，垂直楔形切除不足以完全矫正。

● 手术标记如下。

　○ 截石位。

　○ 轻柔牵拉阴唇，标记垂直楔形切除范围，与 Alter 的技术一致 [6]。

　○ 在垂直楔形的中部，上下两个方向上设计两个水平楔形。

● 手术技巧（图 61-9）如下。

　○ 小阴唇内侧面切口深达皮下。

　○ 外侧面切口。

　○ 调整水平楔形切除的量。

　○ 可吸收线逐层缝合。

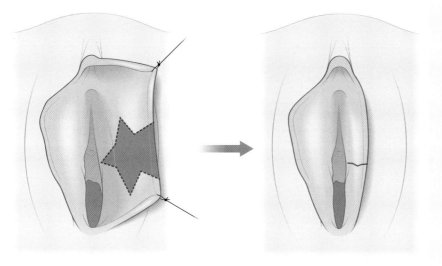

◀ 图61-9 **Matarasso 改良的楔形切除术（星形技术）**
此手术入路通过改变 V 形的大小和角度，以及增加一个或两个水平的辅助楔形切口，增加了术式的灵活性

➢ 阴唇下部楔形切除（Kelishada 等 [26]）（框 61-7）。

▲ 框 61-7 **阴唇下部楔形切除：优点及缺点**

优点	缺点
中央楔形切除有利于去除阴唇肥大最突出的部位 阴唇外侧缘的正常颜色皮肤得以保留	阴唇上部外观不佳的部分被保留，并转向下方

- 阴唇瓣蒂在上方，保留了小阴唇缘的外侧部分。
- 与其他蒂在上方的阴唇瓣不同。
  ○ 切除的范围大部分位于外侧部下方，在小阴唇最外侧缘及最内侧缘之间。
    ◆ 保留最外侧缘或前缘，主要位于最上和最下的边界处。
    ◆ 只保留外侧边缘，因此术后外观更加菲薄，并在理论上减少了上方蒂与剩余阴唇的缝合距离。
    ◆ 减少张力、外观不臃肿。
- 手术标记如下。
  ○ 蒂在上方。
  ○ 利用小阴唇的外侧缘。
    ◆ 切口先从下而上，止于阴唇系带 1cm 内。

  ◆ 继而转向内侧基底，并向下，止于阴唇后联合 1cm 内。
  ○ 平行切口位于阴唇内侧面。
- 手术技巧（图 61-10）如下。
  ○ 缝合多根牵引线。
  ○ 按设计线全层切除。
  ○ 可吸收线叠瓦状缝合基底组织。
  ○ 修剪多余的阴唇组织。
  ○ 可吸收线分三层缝合剩余切口。
  ○ 为何与其他上方蒂阴唇瓣不同 [35]。
    ◆ 小阴唇最薄的外侧缘被保留，切口隐藏在自然皱襞中。
    ◆ 小阴唇基底叠瓦样缝合，以减小宽度，匹配较薄的小阴唇外侧缘。
    ◆ 通常修整外侧缘，使两侧对称。
  ○ 可以同时进行阴蒂包皮和大阴唇的矫正
➢ 带 90° Z 成形的中央楔形切除术（Giraldo 等 [31]）（框 61-8）。
- Alter 技术的变形板，切口增加两个 Z 成形。
  ○ Z 成形围绕阴唇最肥厚突出部位设计。
- 手术标记如下。
  ○ 牵拉阴唇。
  ○ 设计两个 Z 形切口呈 90° 角的楔状切除范

649

内侧面切口线 ------
外侧面切口线 ------

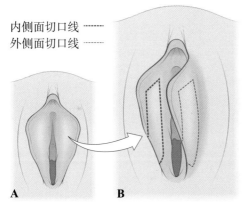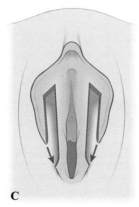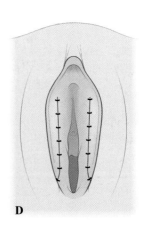

A   B   C   D

▲ 图 61-10　阴唇下部楔形切除手术技巧

A. 肥大小阴唇外观；B. 楔形切除范围；C. 红色箭头指示上方蒂阴唇瓣。切除后剩余的小阴唇转移向下方的基底剩余组织；
D. 术后外观

框 61-8　带 90°Z 成形的中央楔形切除术：优点及缺点

优点	缺点
Z 成形可以减小切口的张力，避免瘢痕挛缩及阴道外口狭窄 [39]。 　　因阴唇黏膜较薄，Alter[18-20] 认为此问题不足为虑 切口不涉及基底，不伤及会阴表浅神经的穿出部位和远处的分 　　支，有利于感觉的保留	上下的颜色不匹配 [39] 全层切除可能会造成术后瘘管形成

围。楔形顶点置于尿道外口腹侧。

- 在相对应的小阴唇外侧面进行标记。

● 手术技巧（图 61-11）如下。

○ 全层切除。

○ 4-0 可吸收线缝合。

➢ 其他方法如下。

● λ 激光阴唇成形术 [9, 34]

○ 中央楔形切除范围呈 λ 型。

○ 上方蒂。

○ V 形不对称，短的一边更圆。

◆ 可以在阴唇的基底处调整 V 形两个臂的
长度。

◆ 理论上可以减小切口张力。

◆ 与其他楔形切除类似，保留阴唇外侧部
分，减少颜色转变 [34]。

○ 使用二氧化碳激光切开。

◆ 减少出血。

◆ 降低因局部麻醉肿胀导致的组织变形可能。

■ 双侧去表皮技术（Choi 和 Kim[40]）（框 61-9）

➢ 中央去表皮技术使垂直方向的组织减少。

➢ 保留阴唇外缘，颜色和神经支配、血供更佳。

➢ 部分厚度的切除。

● 更适合轻度的肥大 [35]。

➢ 手术标记包括以下几个方面。

● 轻柔牵拉，内侧面和外侧面去表皮。

● 保留宽度约 1cm，在阴道外口两侧轻度隆起。

框 61-9　双侧去表皮技术：优点及缺点

优点	缺点
整个阴唇边缘保留 不伤及神经 术后阴道外口紧张或牵拉发生减少	阴唇长径没有变化 可能造成阴唇垂直方向的肥大和组织冗余 [35] 可能会在阴唇中部形成皱褶以及将基底增宽 [39]

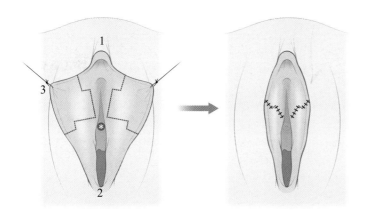

◀ 图 61-11　手术设计图

双侧成对 Z 形切口线呈 90°，划定楔形切除范围，顶点朝向尿道开口腹侧（＊）。1. 阴蒂；2. 阴道；3. 小阴唇中央 1/3 的冗余组织

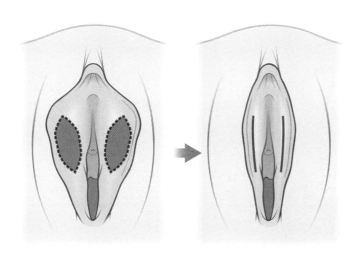

◀ 图 61-12　去表皮技术

➤ 手术技巧（图 61-12）如下。

● 内侧面切口到皮下层，去除表皮。

● 在对应外侧面做类似处理。

● 可吸收线重新对合切口。

（二）阴蒂和阴蒂包皮

■ 阴蒂包皮的切除

➤ 评估垂直方向和水平方向的阴蒂包皮皮肤冗余。

● 上阴蒂包皮的冗余，表现为垂直方向上多余的皮肤，首选 Alter 阴唇楔形切除时所采用的外侧"曲棍球柄"样延长切口（图 61-5 和图 61-6）。

○ 很少进行水平方向多余皮肤的处理。

➤ 手术标记包括以下几个方面。

● 椭圆形标记垂直方向上多余的皮肤。

○ 标记矢状和冠状方向上的冗余。

○ 在阴蒂包皮的内侧面或外侧面进行标记。

○ 切口沿阴蒂包皮长轴并与大阴唇 – 阴蒂包皮间沟平行。

○ 标记完垂直方向的切除范围后，可能还需要切除水平方向的皮肤冗余。

◆ 设计一个倒 V 形切口。

◆ 进行 V–Y 成形，以重新悬吊阴蒂头[6, 16]。

注意　在行包皮切除术时，不能将阴蒂头过度暴露。

注意 同时进行小阴唇矫正时，先行阴唇手术，后进行阴蒂包皮的切除。

➢ 阴蒂成形术餐具有以下特征。

- 矫正阴蒂松弛，悬吊韧带，尤其是有小阴唇肥大的老年患者[16]。
- 阴唇肥大矫正后，阴蒂的下垂会更加明显。
- 将阴蒂向前上方进行悬吊，使其回归正常解剖位置，可以在垂直方向上拉紧小阴唇。
- 阴蒂包皮的 V-Y 成形术可以提供阴蒂悬吊的空间[16]。
  - 可能暴露会阴联合。
  - 可能需要处理阴蒂包皮冗余。
- 在中线处进行向前上方的提升[16]。
  - 此区域较为脆弱，可能会造成阴蒂头的神经血供障碍。
  - Laub[16] 讨论了在中线处进行手术的重要

性，以避免损伤从外侧发出的深阴部神经。
  - 先进行阴蒂成形术[16]，再进行阴蒂包皮和组织冗余的评估。如需要可使用 V-Y 推进移动阴蒂头。

警告 阴蒂成形技术可能会造成阴蒂的变形。建议与泌尿外科医师合作进行手术。

- 手术标记如下。
  - 标记阴蒂边界和阴蒂包皮外缘（倒 V 形）。
  - 在中线部位，垂直方向上，标记 Y 形延长切口。
- 手术技巧（图 61-13）包括以下几个方面。
  - 水平切开，如需要，可延长切口成 Y 形。
  - 只在中线处进行操作，小心显露下方的阴蒂和会阴联合悬韧带。

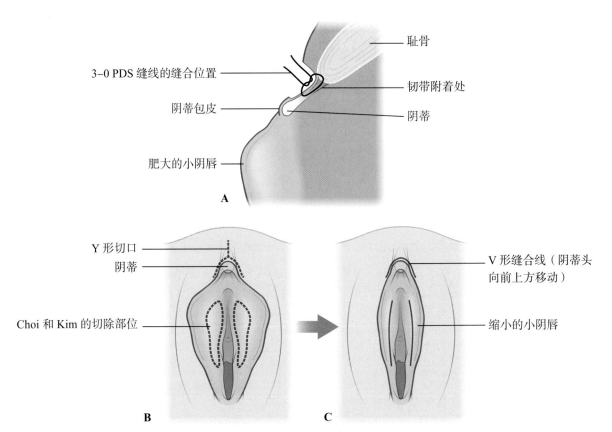

▲ 图 61-13 阴蒂成形术手术技巧

A. 沿中线，在阴蒂和耻骨之间的韧带处进行缝合；B. Laub 阴蒂成形术的手术标记，以及 Choi 和 Kim 小阴唇缩小术；C. 术后外观

注意　向外侧深部分离会损伤感觉神经。

- 使用 3-0 PDS 缝线在悬韧带上进行缝合。
- 向前上方转移，在中线处定位一个新的阴蒂位置。
- 缝线固定于中线的会阴联合上。
  - 无张力 V-Y 推进，缩小阴蒂包皮。
- Y 可以延长，以调整推进幅度。
- 逐层缝合。

（三）大阴唇

- 减少容量
  - 皮肤。
  - 皮下脂肪。
  - 皮肤和皮下脂肪。

注意　无论选择哪种技术，必须保证一定量的皮下脂肪来保持正常的轮廓和脂肪垫厚度[20]。

- 切除
  - 多余皮肤的切除。
  - 脂肪切除。
    - 保证正常的自然轮廓。
    - 虽然不常见，但可以在阴阜提拉时同步从上切口进行。
      - 直接切除多余的皮肤和脂肪。
- 吸脂辅助缩小术
  - 脂肪抽吸。
    - 可在阴阜提升时进行或腹部吸脂时一并处理。
  - 一些学者认为，在阴阜提升时使用上切口进行的切除和吸脂，不够准确和有效[22]。

七、直接切除 [7, 20]（框 61-10）

- 手术标记
  - 截石位。
  - 标记大腿内侧间沟。
  - 标记大阴唇外侧颜色不一样的部位。
  - 标记出冗余的皮肤。
    - 大阴唇内侧新月形切口，从阴唇前联合至阴唇后联合。
    - 患者呈站立位。
      - 使用棉签评估内外侧切口线。
    - 术前进行夹捏试验评估切除量和范围。
    - 分区块切除（"夏威夷短裙"技术）也是一个好的选择。
  - 内侧切口。
    - 紧贴大阴唇内侧毛发线的外侧。
  - 外侧切口。
    - 在外侧切口线的外侧保留至少 2cm 的带有色素沉着的皮肤。
      - 保留足够量的皮肤，避免大腿完全外展时阴道外口张开。
      - 使用棉签对切口线进行测试。
    - 标记脂肪切除的范围。

注意　在双腿完全外展时进行手术标记。过度切除导致双腿外展时阴道外口张开。

- 如果患者有大腿内侧提升手术史[20, 41]。
  - 或许不应考虑同时行经皮肤切口的阴阜提升和大阴唇缩小术，因为此部位的血供可能已经遭到破坏。

框 61-10　大阴唇直接切除缩小：优点及缺点

优点	缺点
直接切除了大阴唇的冗余皮肤和脂肪，因而更为有效和准确的塑造了外形轮廓	过度切除大阴唇的皮肤和脂肪可能会造成阴道外口张开，进而导致阴道干燥、穿衣不适感、活动不适感以及腿部无法完全外展 可能造成主观上的阴蒂包皮和小阴唇突出肥大 皮肤颜色和毛发分布方式的对比关系改变

- 如同时进行此手术或刚进行过该手术，应当考虑继发阴道外口张开的可能。
  - 过度切除皮肤。
  - 大腿内侧松弛 Colles 筋膜提升造成的大阴唇外侧牵拉[41]。
- 需要重点关注的问题如下。
  - 手术的顺序很重要。
  - 与小阴唇缩小同时进行时应关注以下问题。
    - 先进行小阴唇手术。
    - 大阴唇缩小会显露小阴唇。
  - 与阴阜提升同时进行时应关注以下问题。
    - 先进行提升。
    - 提升术会上提阴唇前联合。需要保证一定量的深部组织，以避免淋巴水肿的发生。

注意 需要提前告知患者大阴唇缩小术会引起小阴唇变长。

- 手术技巧（图 61-14）
  - 切除皮肤。
  - 去除脂肪（必要时）有如下技巧。
    - 打开 Colles 筋膜浅层。
    - 使用电刀切除。
    - 切除过程中注意通过触摸识别阴蒂包皮。
      - 在会阴联合外侧以及坐骨表面进行切除时，注意不要损伤阴蒂包皮。
  - 修整皮肤边缘，使两侧达到对称。
  - 缝合技术如下。
    - 如切除了脂肪，则 Colles 筋膜浅层使用 4-0 或 5-0 可吸收线缝合。
    - 皮下组织层使用 5-0 可吸收线连续缝合，缝合时连带 Colles 筋膜的深层，防止无效腔的形成。
    - 皮肤使用 5-0 可吸收线连续皮内缝合
      - 引流只在脂肪切除量大时放置。

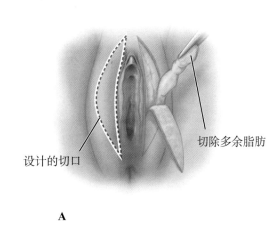
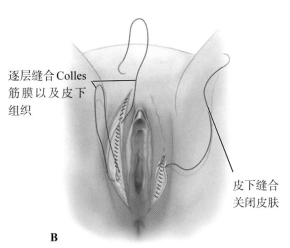

设计的切口　　切除多余脂肪

逐层缝合 Colles 筋膜以及皮下组织

皮下缝合关闭皮肤

A　　　　　　　　B

▲ 图 61-14　大阴唇缩小术

A. 皮肤切口位于大阴唇内侧，呈新月形。新月形的尺寸由皮肤的冗余程度决定。两条切口线于中线处相交。切除皮下多余的脂肪；B. 逐层缝合切口。皮肤采用皮下缝合，如去除的脂肪较多，则放置引流

八、大阴唇脂肪抽吸术（框 61-11）

框 61-11　大阴唇脂肪抽吸术：优点及缺点

优点	缺点
微创	术后吸脂区域会有几周到几个月不等的肿硬感
可与其他轮廓雕塑技术同时使用，例如：阴阜吸脂 / 提升，或腹壁吸脂	没有直接切除精准有效

■ 手术标记
➤ 地形图样标记脂肪的突出程度。
➤ 进针位置如下。
• 在皮肤切除范围内。
• 进针点应位于耻骨上，这样可以兼顾邻近区域的塑形。
• 耻骨上进针点可以同时进行阴阜及腹壁的吸脂。
■ 手术技术
➤ 肿胀麻醉。
➤ 使用 3mm 钝头吸脂针。
• 不要过度切割。
• 吸脂针保持在中线外侧，防止损伤感觉神经。
■ 患者及术者预期
➤ 一周内肿胀消退。
➤ 患者需要知道阴蒂包皮水肿可能会持续几个月。
• 尤其在同时进行阴阜吸脂的患者。
➤ 大阴唇肿硬会持续几个月。

阴阜

■ 阴阜的塑形和提拉紧致需要[21,41]达到以下目标。
➤ 去除多余皮下脂肪和或皮肤。
➤ 体积缩小。
➤ 下垂的矫正。

九、切除术，脂肪抽吸术，提升术，或术式的联合应用[42,43]（框 61-12）

■ 垂直切除法，如需要，可进行提拉[21]。
➤ 中线切口可能形成难看的垂直瘢痕[22]。

• 水平和垂直联合切除。
○ 有限剥离的倒三角形皮肤和皮下组织切除[35,42]
◆ 如有大阴唇的畸形，则延长此倒三角形的切口以缩小大阴唇[35,42]。
○ 最终形成一倒 T 形的皮肤切口。
• 评估切除皮肤及皮下脂肪量时，注意考虑不要使组织过度收紧[20]。
■ 脂肪抽吸术的特点如下。
➤ 常与腹壁和阴阜提升同时进行。
➤ 单独应用脂肪抽吸术，可能不能完全解决皮肤冗余和松弛问题。
■ 技术关键点如下。
➤ 直接剥离或使用吸脂技术重塑阴阜脂肪垫的外形。
➤ 将阴阜悬吊防止其下垂[21,22,43,44]。
■ 手术标记要点如下。
➤ 患者先在镜子前呈站立位，而后呈截石位[20]。
➤ 站立位时，帮助患者用力提拉皮肤来决定毛发线以上阴阜皮肤的切除量。
• 将阴唇前联合提拉至耻骨联合处可以帮助判断。

注意　鉴于去除脂肪后会发生轻度的皮肤退缩，实际切除的皮肤量可能比预计的少[7,21]。

• 此位置即为瘢痕的位置。
• 设计一个顶端向下的楔形皮肤及软组织切除范围，将水平方向的冗余皮肤切除[20]。
➤ 如果只处理阴阜，则可使用仰卧位。其余情

框 61-12　阴阜塑形，联合切除术、脂肪抽吸术及提升术：优点及缺点

优点	缺点
从腹部到阴阜过渡自然	脂肪的过度切除导致阴阜凹陷
阴唇前联合复位到一个更符合正常解剖的位置	过度切除脂肪和皮肤会导致阴唇前联合位置不自然以及阴唇不能覆盖阴道外口[7]
阴阜提升术可以改善大阴唇的松垂；减轻大阴唇的突出，延展组织	尿流改变[43]
大于 75% 的患者都会有外阴的提升效果[43]	吸脂造成的生殖器淋巴水肿[22,43]
多于 50% 的患者都有清洁和性生活的改善[43]	
改善尿失禁[43]	

况使用截石位。

- 单独提拉。
- 保守设计切口标记，尽量隐藏瘢痕。
- 联合现有的腹壁成形切口。

■ 手术技巧（图 61-15 和图 61-16）

- 切口线局部浸润麻醉（含有肾上腺素）。
- 使用稀释的利多卡因和肾上腺素溶液肿胀麻醉。
- 先做上切口，直达腹直肌前鞘。
  - 在腹直肌前鞘表面进行游离，向下到耻骨联合附近。
  - 去除多余的脂肪，从表面到深层逐渐减少，

呈倒三角形止于耻骨联合。

阴阜提升 [7, 41, 44]（图 61-17）

■ 进行三排锚定缝合，将纤维脂肪组织悬吊于上方的腹直肌前鞘。

■ 使用 CTX 缝针和 Ethibond1 号缝线。

■ 第一排（最尾侧）缝合要点如下。

- 在阴唇前联合上 1 ～ 2cm 处，第一针抓住致密的纤维脂肪组织。
- 第二针将皮瓣组织固定于耻骨联合头侧、腹股沟管外环之间的腹直肌前鞘上。
- 缝合时需要包含浅层筋膜系统（SFS）。
- 一排至少进行三针缝合。

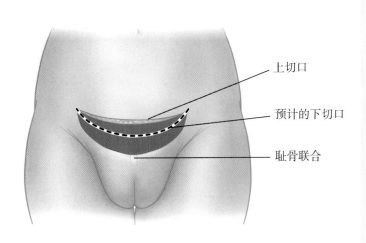

▲ 图 61-15　上切口直达腹直肌前鞘

潜行分离皮瓣，向下至耻骨联合，外侧到腹股沟管的外环

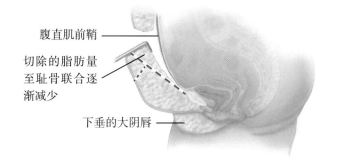

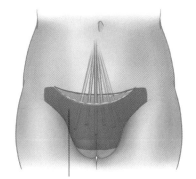

大阴唇上部、阴阜，以及腹股沟区域进行吸脂，余留 1 ～ 2cm 的皮瓣厚度

▲ 图 61-16　脂肪切除向下逐渐减少

切口头侧的厚度与腹壁厚度保持一致。进行阴阜皮瓣和大阴唇的吸脂，尤其是阴唇前部。图中标记了阴阜、大阴唇和腹股沟区的吸脂部位。此步骤可使皮瓣平整

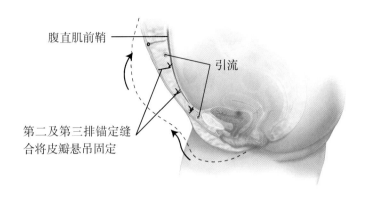
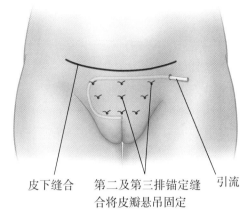

腹直肌前鞘

引流

第二及第三排锚定缝合将皮瓣悬吊固定

皮下缝合　　第二及第三排锚定缝合将皮瓣悬吊固定　　引流

▲ 图 61-17　通常对皮瓣进行三排锚定悬吊

避免形成明显的酒窝。将大阴唇和阴唇前联合向上提拉。在皮瓣下放置一根尖端在耻骨联合处、绕向右侧的闭式引流管

- 第二排和第三排缝合从下而上，方式参照第一排。
- 可能需要对皮瓣上部的组织进行吸脂，使切口两侧的组织厚度匹配。

注意　使用浅层筋膜系统进行悬吊对于获得长久的术后效果以及改善早期和晚期伤口愈合并发症至关重要[43]。

- 对切口进行引流。
  - ➤ 为避免大阴唇不正常的牵拉样外观，减轻缝合造成的酒窝凹陷，获得对称的外观，进行了多种尝试。

十、术后护理

- 术后前两天进行冰敷和抗生素药膏涂抹。
- 术后预防性使用头孢氨苄 2 ~ 3d（有争议）。
- 一些学者支持术前应用抗生素，他们认为术后使用抗生素只会增加患真菌阴道炎的风险[41]。
- 避免以下事项。
  - ➤ 前 3 周避免运动。
    - 前 8 周避免骑马和瑜伽。
  - ➤ 前 6 周避免性生活。
- 80% 的水肿会在前 6 周消除。

- 大部分的水肿和僵硬会在 4 周内消除。
- 中度不适感会持续 2 周左右[3]。
- 有可能发生线结反应。

十一、并发症

- 少见。

（一）小阴唇

- Alter[6] 延伸切口的中央楔形切除技术有以下特点。
  - ➤ 严重并发症为 4%。
  - ➤ 阴唇瘢痕牵拉为 4%。
  - ➤ 阴唇边缘的轻度分离为 2%（最常见）[7]。
    - 大部分不需要翻修，常在 4 ~ 6 周消除。
  - ➤ 小于 1% 的患者有瘘管和切口裂开问题[7]。
- 所有手术技术中最常见的并发症是伤口裂开[3,38]。
- 小阴唇和阴蒂外侧包皮的不对称。
- 瘢痕牵拉、增宽和疼痛。
- 翻修手术最少在 4 个月后进行。
  - ➤ 使组织有时间完全愈合，最重要的是使组织软化。
- 术后几个月持续存在不适感。
  - ➤ 可使用强效可的松乳膏，如：氯倍他索，治疗数周。

- 血肿。
- 感染。
- 皮肤回缩。
- 皮瓣远端坏死。
  - Munhoz 上方皮瓣技术 [10, 36] 的皮瓣远端坏死率为 4.7%。
- 一过性性交困难。
- 阴唇和阴道黏膜干燥。

（二）大阴唇

- 血肿（少见，大量切除脂肪病例中稍多见）。
- 皮肤或脂肪去除不足或阴唇两侧不对称是最常见的并发症 [7]。
  - 可在 6 个月内调整。
- 颜色、疼痛、性交困难，少见。
- 最关注的问题 [7, 22]。
  - 过度切除皮肤造成的阴道外口张开。
    - 变形。
    - 穿衣不适。
    - 阴道干燥。
  - 同期或前期做过大腿内侧提升的患者易发生 [7] 下述情况。
    - 大腿内侧 Colles 筋膜锚定松脱，导致皮肤向下移位，牵拉大阴唇使阴道外口张开。
    - 保守的设计组织切除量可以避免此情况的发生。

（三）阴阜 [7, 20, 22, 43, 45]

- 外形轮廓不自然，局部凹陷。
- 尿流改变。
- 皮肤坏死

- 二期再行大阴唇手术可避免此情况发生。

十二、结果

（一）阴唇成形

- Alter 的研究 [6] 简介如下。
  - 407 例。
  - 严重并发症率 4%。
    - 翻修，等待翻修患者，慢性不适。
  - 二次手术率 2.9%。
  - 平均患者满意评分 9.2/10。
  - 98% 的切口进行了二次处理。
- 轻度并发症率 24% [38]。
- 满意率 95% [3, 6, 38, 44-46]。

（二）阴阜成形

- 外观
  - 患者满意度调查中提升最明显的一项。
- 功能改善
  - 75% 的患者术后可以直接看到生殖器。
  - 大于 50% 的患者有卫生和性生活上的改善。
    - 61.3% 的患者卫生清洁状况改善。
    - 51.6% 的患者性生活改善。
    - 32.3% 的患者性敏感度改善。
  - 改善尿失禁 [45]。

十三、其他功能改善型的生殖器手术 [23]

- 阴道紧缩。
- 处女膜修复。
- 会阴成形。
- G 点增大。

本章精要

- ❖ 尽管美观和功能的标准是固定的，术前询问患者的意愿更加重要，并要向患者解释一个部位的改变会影响其他部位。
- ❖ 外阴作为一个美学单位需要整体考虑。

❖ 存在复合外阴异常的患者中，单独进行小阴唇缩小术，无论采用哪种技术，都会造成一个不自然、不平衡的外观[17]。

❖ 举例来说，一个肥大的阴蒂包皮，和肥大的小阴唇是成比例的，然而在阴唇缩小术后会变得突出[17]。

❖ 术者需要熟悉每种阴唇缩小术式以及相关的解剖。

❖ 细致的术前规划需要包括降低术后并发症的各种预防手段。

❖ 需要向患者深入的解释术后可能会发生的一切问题，包括严重变形、肿胀、水肿，这些情况或者在几周内消失，或者将存在几个月。

❖ 术后严格限制活动是非常重要的。

参 考 文 献

[1] Hamori CA. Postoperative clitoral hood deformity after labiaplasty. Aesthet Surg J 33:1030, 2013.

[2] Dobbleleir JM, Van Landuyt KV, Monstrey SJ. Aesthetic surgery of the female genitalia. Semin Plast Surg 25:130, 2011.

[3] Koning M, Zeijlmans IA, Bouman TK, et al. Female attitudes regarding labia minora appearance and reduction with consideration of media influence. Aesthet Surg J 29:65, 2009.

[4] Tepper OM, Wulkan M, Matarasso A. Labioplasty: anatomy, etiology, and a new surgical approach. Aesthet Surg J 31:551, 2011.

[5] Voracek M, Fisher ML. Shapely centerfolds? Temporal change in body measures: trend analysis. BMJ 325:1447, 2002.

[6] Alter G. Female genital aesthetic surgery. In Nahai F, ed. The Art of Aesthetic Surgery: Principles and Technique, ed 2. New York: Thieme Publishers, 2011.

[7] Mirzabeigi JN, Jandali S, Mettel RK, et al. The nomenclature of "vaginal rejuvenation" and elective vulvovaginal plastic surgery. Aesthet Surg J 31:723, 2011.

[8] Felicio Yde A. Labial surgery. Aesthet Surg J 27:322, 2007.

[9] Murariu D, Chun B, Jackowe DJ, et al. Comparison of mean labial width in patients requesting labioplasty to a healthy control: an anatomical study. Plast Reconstr Surg 129:214e, 2012.

[10] Munhoz AM, Filassi JR, Ricci MD, et al. Aesthetic labia minora reduction with inferior wedge resection and superior pedicle flap reconstruction. Plast Reconstr Surg 118:1237, 2006.

[11] Chavis WM, LaFerla JJ, Niccolini R. Plastic repair of elongated, hypertrophic labia minora. A case report. J Reprod Med 34:373, 1989.

[12] Hodgkinson DJ, Hait G. Aesthetic vaginal labioplasty. Plast Reconstr Surg 74:414, 1984.

[13] Capraro VJ. Congenital anomalies. Clin Obstet Gynecol 14:988, 1971.

[14] Rouzier R, Louis-Sylvestre C, Paniel BJ, et al. Hypertrophy of labia minora: experience with 163 reductions. Am J Obstet Gynecol 182:35, 2000.

[15] Kato K, Kondo A, Gotoh M, et al. Hypertrophy of labia minora in myelodysplastic women. Labioplasty to ease clean intermittent catheterization. Urology 31:294, 1988.

[16] Laub DR. A new method for aesthetic reduction of labia minora (the deepithelialized reduction labioplasty) [discussion]. Plast Reconstr Surg 105:423, 2000.

[17] Hunter JG. Commentary on: Labioplasty: anatomy, etiology, and a new surgical approach. Aesthet Surg J 31:519, 2011.

[18] Alter GJ. Labia minora reconstruction using clitoral hood flaps, wedge excisions, and YV advancement flaps. Plast Reconstr Surg 127:2356, 2011.

[19] Alter GJ. Pubic contouring after massive weight loss in men and women: correction of hidden penis, mons ptosis, and labia majora enlargement. Plast Reconstr Surg 130:936, 2012.

[20] Alter GJ. Aesthetic labia minora and clitoral hood reduction using extended central wedge resection. Plast Reconstr Surg 122:1780, 2008.

[21] Gray H, Pick TP, Howden R, eds. Gray's Anatomy (1901 Edition). Philadelphia: Rounding Press, 1974.

[22] Moore KL, Dalley AF. Clinically Oriented Anatomy, ed 4. Philadelphia: Lippincott Williams & Wilkins, 1999.

[23] Malinovsky L, Sommerova J, Martincik J. Quantitative evaluation of sensory nerve endings in hypertrophy of the labia minora pudenda in women. Acta Anat (Basel) 92:129, 1975.

[24] Puppo V. Anatomy and physiology of the clitoris, vestibular bulbs, and labia minora with a review of the female orgasm and the prevention of female sexual dysfunction. Clin Anat 26:134, 2013.

[25] Hwang WY, Chang TS, Sun P, et al. Vaginal reconstruction using labia minora flaps in congenital total absence. Ann Plast Surg 15:534, 1985.

[26] Kelishadi SS, Elston JB, Rao AJ, et al. Posterior wedge resection: a more aesthetic labiaplasty. Aesthet Surg J 33:847, 2013.

[27] Radman HM. Hypertrophy of the labia minora. Obstet Gynecol 48(1 Suppl):78s, 1976.

[28] Maas SM, Hage JJ. Functional and aesthetic labia minora reduction. Plast Reconstr Surg 105:1453, 2000.

[29] Martin-Alguacil N, Schober JM, Sengelaub DR, et al. Clitoral sexual arousal: neuronal tracing study from the clitoris through the spinal tracts. J Urol 180:1241, 2008.

[30] Martin-Alguacil N, de Gaspar I, Schober JM, et al. Somatosensation: end organs for tactile sensation. In Pfaff DW, ed. Neuroscience in the 21st Century: From Basic to Clinical.

Heidelberg: Springer, 2012.

[31] Giraldo F, González C, de Haro F. Central wedge nymphectomy with a 90-degree Z-plasty for aesthetic reduction of the labia minora. Plast Reconstr Surg 113:1820; discussion 1826, 2004.

[32] Bloom JM, Kouwenberg EV, Davenport M, et al. Aesthetic and functional satisfaction after monsplasty in the massive weight loss population. Aesthet Surg J 32:877, 2012.

[33] Motakef S, Rodriguez-Feliz J, Chung MT, et al. Vaginal labiaplasty: current practices and a simplified classification system for labial protrusion. Plast Reconstr Surg 135:774, 2015.

[34] Hunstad JP, Repta R. Atlas of Abdominoplasty. Philadelphia: Elsevier, 2009.

[35] Smarrito S. Lambda laser nymphoplasty: retrospective study of 231 cases. Plast Reconstr Surg 133:231e, 2014.

[36] Hunter JG. Commentary on: Postoperative clitoral hood deformity after labiaplasty. Aesthet Surg J 33:1037, 2013.

[37] Maas SM, Hage JJ. Functional and aesthetic labia minora reduction. Plast Reconstr Surg 105:1453, 2000.

[38] Schober J, Cooney T, Pfaff D, et al. Innervation of the labia minora of prepubertal girls. J Pediatr Adolesc Gynecol 23:352, 2010.

[39] Martin-Alguacil N, Aardsma N, Litvin Y, et al. Immunocyto-chemical characterization of pacinian-like corpuscles in the labia minora of prepubertal girls. J Pediatr Adolesc Gynecol 23:352, 2010.

[40] Choi HY, Kim KT. A new method for aesthetic reduction of labia minora (the deepithelialized reduction labioplasty). Plast Reconstr Surg 105:419, 2000.

[41] Schober J, Aardsma N, Mayoglou L, et al. Terminal innervation of the female genitalia, cutaneous sensory receptors of the epithelium of the labia minor. Clin Anat 28:392, 2015.

[42] Rubin JP, Matarasso A. Aesthetic Surgery after Massive Weight Loss. Philadelphia: Elsevier, 2007.

[43] Pardo J, Solà V, Ricci P, et al. Laser labioplasty of labia minora. Int J Gynaecol Obstet 93:38, 2006.

[44] Alter GJ. Management of the mons pubis and labia majora in the massive weight loss patient. Aesthet Surg J 29:432, 2009.

[45] Michaels J V, Friedman T, Coon D, et al. Mons rejuvenation in the massive weight loss patient using superficial fascial system suspension. Plast Reconstr Surg 126:45e, 2010.

[46] Goodman MP, Placik OJ, Benson RH III, et al. A large multicenter outcome study of female genital plastic surgery. J Sex Med 7(4 Pt 1):1565, 2010.

第 62 章　无创体形雕塑
Noninvasive Body Contouring

Michael Bykowski, Derek Ulvila, Spero J. Theodorou, Christopher T. Chia　著

陈昭阳　许莲姬　译

一、术前评估

- 既往体重改变史，当前锻炼及饮食情况。
- 是否合并皮肤松弛及接受过手术干预。
- 体格检查包括夹捏试验、卡尺测量、皮肤松弛度、体重指数，以及内脏脂肪评估。

二、知情同意

- 对轻微手术不适和术后红斑 / 水肿的预期。
- 暂时性感觉缺失的风险：麻木和感觉过敏。
- 术区可能出现的校正不足或过度，可能出现的轮廓畸形和表面皮肤情况改变；对术后可能达到的美学效果不能保证。

三、非手术治疗方法

- 冷冻溶脂法（例如 CoolSculpting）。
- 高强度聚焦超声（HIFU）（例如 Liposonix）。
- 小剂量激光疗法（例如 Zerona）。
- 射频消融（例如 Vanquish）。

（一）冷冻溶脂

- 将冷却板应用于脂肪的局部区域，从而导致由细胞凋亡介导细胞死亡和随后的炎症反应[1]。
- 临床前研究显示，治疗后表面脂肪层厚度平均可减少33%[2]，最大减少程度可接近80%[1]。
- 一项关于人体研究的系统回顾显示，治疗后脂肪的平均减少情况，卡尺测量的结果为14.7% ～

28.5%，超声测量的结果为 10.3% ～ 25.5%[3]。

专家提示　治疗后相应的改变最早 3 周后即可观察到，但最显著的效果通常出现在 2 个月以后。

1. 适应证

- 颏下、上臂、马甲线、背部、腹部、体侧、香蕉圈和大腿部位脂肪堆积的治疗，体重指数（BMI）< 30。

2. 禁忌证

- 妊娠期间。
- 既往有寒冷诱发的皮肤病病史（如：冷球蛋白血症、冷性血红蛋白尿症或寒冷性荨麻疹）。
- 曾有过体重剧烈减少的肥胖患者。
- 过度皮肤松弛的患者。

3. 设备

- 带轻度抽真空功能的冷却设备。
- 可附带一个或两个冷却面板（图 62-1）。
- 涂于冷却装置和治疗区之间的传导胶。

4. 技术

- 标记：取决于特定的解剖结构和局部脂肪沉积情况。
- 在治疗区域涂布传导胶。
- 组织被真空吸入冷却板，形成一个密闭的环境（图 62-1）。
- 将冷却板设定为 $60 \sim 70 \text{mW/cm}^2$ 的能量提取率，并保持 $30 \sim 60 \text{min}$ 的治疗时间。

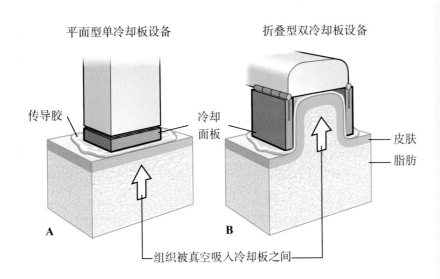

平面型单冷却板设备 　　　　折叠型双冷却板设备

传导胶　　　　　　　　　冷却面板

皮肤
脂肪

A　　　　　　　　　　B

组织被真空吸入冷却板之间

◀ 图 62-1　可适用于特定解剖区域的各种低温融脂设备

A. 平面型适用于相对平坦的脂肪平面（例如，背部或大腿内侧）；B. 折叠型适用于有弧度的脂肪平面（例如，"腰部赘肉"或"腰间赘肉"）

小贴士　所选用的温度和时间对于诱导脂肪组织的选择性低温溶解都很重要。

5. 术后护理

- 术后敷料包扎不是必需的，但可增加患者的舒适感。
- 需要时局部应用和口服止痛药。

6. 并发症

- 轻度
  - 治疗过程中的轻微不适[4]。
  - 治疗区暂时（或几天）的水肿和（或）红斑[1, 4]。
  - 暂时（1～6周）治疗区域轻度的触觉、温度觉及痛觉降低[4]。
- 重度
  - 反常性脂肪增生（发生率：0.52%）[5]。
- 发生率
  - 所有患者都有红斑反应，但通常会在一周内缓解。
  - 67% 的患者在治疗后出现了程序性感觉缺陷（通常会在 2 个月内缓解）[4]。
- 常用的治疗方法
  - 局部和口服止痛药可取得很好的控制效果。
  - 所有轻微的并发症都具有自限性。

（二）高强度聚焦超声（HIFU）

- 高强度聚焦超声将能量聚焦于皮下脂肪组织用于溶解脂肪组织和诱导胶原新生。
- HIFU 通过增加（midlammellar）脂肪层内局部温度，诱导脂肪细胞凝固性坏死从而减少脂肪层厚度。
  - 两个病例系列的研究，分别报告了 282 名和 85 名接受了腹部和体侧脂肪堆积应用 HIFU 治疗的效果，结果显示其平均腰围分别减少了 4.4cm 和 4.7cm[6, 7]。
  - 一项涉及 180 名接受 HIFU 躯干塑形患者的多中心研究，采用随机、假治疗对照、单盲调查方法，结果显示，其治疗组平均腰围减少了 2.5cm 而假治疗组中腰围平均减少了 1.2cm[8]。
  - 一项多中心、随机、非盲的研究显示，对 118 名患者的腹部行单次 HIFU 治疗后，其腰围平均减少了 2.3cm[9]。

专家提示　治疗结果通常在治疗后 8～12 周显现。

1. 适应证

- 无创性腰围减少。

- 理想的接受 HIFU 治疗的患者，要求卡尺测量的组织厚度 > 2.5cm 及 BMI < 30kg/m[2]。

2. 禁忌证

- 怀孕。
- 哺乳期的妇女。
- 治疗区域皮下组织厚度 < 1cm。
- 治疗区域合并有疝形成。
- 肿瘤。
- 体内有植入电刺激装置。
- 伴有体重剧烈减轻的肥胖患者。

3. 设备

- 高强度聚焦超声传感器装置（图 62-2）。

4. 技术

- 标记：取决于特定的解剖结构和局部脂肪沉积情况，标记并应在站立位时进行。
- 患者仰卧于治疗台上，暴露接受治疗区域。
- 治疗区域局部麻醉。
- 确定"治疗节点"。

小贴士　在治疗区域内标记网格有助于指导特定节点的治疗时间。

- 将 HIFU 头对准治疗区域并进行校准，控制聚焦深度 1.1 ～ 1.6cm，总能量剂量 100 ～ 150J/cm[2]（图 62-2）。
- 可通过多种模式的选择使 HIFU 头输出适当的能量剂量。
- 治疗时间通常小于 1h。

小贴士　聚焦的深度是由治疗脂肪组织的厚度所决定的。

5. 术后护理

- 术后敷料包扎不是必需的，但可增加患者的舒适感。
- 需要时局部应用和口服止痛药。

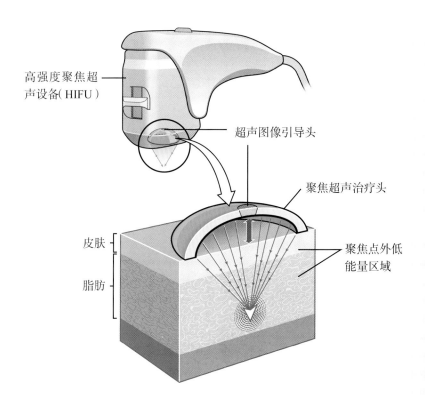

高强度聚焦超声设备（HIFU）

超声图像引导头

聚焦超声治疗头

聚焦点外低能量区域

皮肤

脂肪

◀ 图 62-2　**HIFU 头将超声能量束传送到治疗区域使脂肪受热溶解**

低能量超声束通过聚焦的方式穿过皮肤覆盖区域（使对周围组织的伤害降到最小）到达深部脂肪组织内的聚焦点

6. 并发症

- 轻微并发症的特征如下。
  - 治疗区域压痛、水肿、瘀斑和硬块可在 1～2 周后缓解。
- 发生率较低。
  - 10%～15%的并发症在可 1～2 周内缓解[8]。
- 常规治疗有效。
  - 局部和口服止痛药可取得很好的控制效果。
- 所有轻微的并发症都具有自限性。

（三）低能量激光治疗（LLLT）

- 低能量治疗（635nm 激光）是一种非侵入性、非热性的减肥方法。
  - 可能的机制是 LLLT 使脂肪细胞表面形成暂时性孔隙，从而导致脂质释放和脂肪细胞萎缩[10]。
- 关于疗效方面有如下争论。
  - 激光穿透的深度取决于波长、功率输出和靶组织的生物学参数。
    - 635nm 激光能量密度为 50mW/cm² 时，0.3%的光子穿透深度小于 2cm[2, 11, 12]。
  - 将培养的人脂肪干细胞、尤卡坦猪脂肪组织，或抽脂获取的脂肪组织暴露于 LLLT 下进行研究时，均未在组织学或扫描电镜图片下观察到的相应的脂肪细胞破坏情况[12]。
- 尽管如此，有几个研究报告了 6 项应用 LLLT 的治疗，结果显示可减少总的测量周径。
  - 样本量小，术后没有进行 BMI 控制，但鼓励控制饮食和运动，允许应用膳食补充剂但对使用情况没有进行记录[13-15]。
  - 两周内进行了 6 次治疗。
    - 一项有 67 名患者参与的双盲、假治疗对照的研究，治疗结束 2 周后对其腰围、臀围和大腿进行综合测量（4 次测量结果取均值），结果显示与假治疗组（0.6in）相比 LLLT 治疗组（3.5in）有显著的较少[13]。
    - 一项综合了在 50 个私人诊所中接受 LLLT

治疗的 660 名患者的回顾性分析显示，LLLT 治疗结束 1 周后对其腰围、臀围和大腿进行综合测量（4 次测量结果取均值）后，其总周长平均减少了 3.3in[14]。

- 一项有 40 名患者参与的双盲、假治疗对照的研究，治疗结束 2 周后对其臂围进行测量（3 次测量结果取均值），结果显示 LLLT 治疗组臂围相比假手术组有更加显著的减少（3.7cm vs. 0.2cm）[15]。
  - 连续六周治疗的效果如下。
    - 54 例患者在治疗结束 1 周后，对其上腹部、腰部、臀部和大腿上进行测量（5 次测量结果取均值），结果显示平均周径减少了 5.4in[16]。

1. 适应证
- 上臂、腰部、臀部和大腿的轮廓塑形。

2. 禁忌证
- 怀孕。
- 癌症。
- 伴有体重剧烈减轻的肥胖患者。

3. 设备
- 低能量激光设备。

4. 技术
- 标记：取决于特定的解剖结构和局部脂肪沉积情况。
- 患者仰卧于治疗台上，暴露接受治疗区域。
- 激光二极管模块与皮肤相距约 15cm，依次置于治疗区域前方和后方位置。
- 透皮发射 635nm 激光。

提示 特定的距离、瓦特数、波长和发射时间取决于所使用的设备。

---

5. 术后护理
- 术后敷料包扎不是必需的，但可增加患者的舒适感。
- 需要时局部应用和口服止痛药。

6. 并发症

■ 手术过程中轻度的热觉，持续性红斑（＞ 24h）和皮肤溃疡。

7. 发生率

■ 很少发生在当激光二极管面板与皮肤相距 15cm 时 [13, 14, 16]。

■ 当激光二极管面板直接与皮肤接触时：大于 24h 红斑发生率为 12%，红斑进展到溃疡的发生率为 12%[17]。

■ 常规治疗特点如下。

➢ 许多并发症具有自限性或可以通过局部换药缓解。

本 章 精 要

❖ 一项美国整形外科学会 2010 年的报告显示，寻求无创体形雕塑的患者数量从 2000 年 555 万增加到至 2010 年的 10 150 万 [18]。

❖ 无创体形雕塑并不能代替抽脂、健康的生活方式或药物治疗等的减肥手段。

❖ 无创体形雕塑实施方便，给患者提供一定的缓歇期，但通常需要多种治疗才能达到一定的效果。

❖ 无创体形雕塑的效果通常在治疗后 2 个月左右显现。

参 考 文 献

[1] Manstein D, Laubach H, Watanabe K, et al. Selective cryolysis: a novel method of non-invasive fat removal. Lasers Surg Med 40:595, 2008.

[2] Zelickson B, Egbert BM, Preciado J, et al. Cryolipolysis for noninvasive fat cell destruction: initial results from a pig model. Dermatol Surg 35:1462, 2009.

[3] Ingargiola MJ, Motakcf S, Chung MT, et al. Cryolipolysis for fat reduction and body contouring: safety and efficacy of current treatment paradigms. Plast Reconstr Surg 135:1581, 2015.

[4] Coleman SR, Sachdeva K, Egbert B, et al. Clinical efficacy of noninvasive cryolipolysis and its effects on peripheral nerves. Aesthetic Plast Surg 33:482, 2009.

[5] Karcher C, Katz B, Sadick N. Paradoxical hyperplasia post cryolipolysis and management. Dermatol Surg 43:467, 2017.

[6] Fatemi A. High-intensity focused ultrasound effectively reduces adipose tissue. Semin Cutan Med Surg 28:257, 2009.

[7] Fatemi A, Kane MA. High-intensity focused ultrasound effectively reduces waist circumference by ablating adipose tissue from the abdomen and flanks: a retrospective case series. Aesthetic Plast Surg 34:577, 2010.

[8] Jewell ML, Baxter RA, Cox SE, et al. Randomized sham-controlled trial to evaluate the safety and effectiveness of a high-intensity focused ultrasound device for noninvasive body sculpting. Plast Reconstr Surg 128:253, 2011.

[9] Robinson DM, Kaminer MS, Baumann L, et al. High-intensity focused ultrasound for the reduction of subcutaneous adipose tissue using multiple treatment techniques. Dermatol Surg 40:641, 2014.

[10] Neira R, Arroyave J, Ramirez H, et al. Fat liquefaction: effect of low-level laser energy on adipose tissue. Plast Reconstr Surg 110:912; discussion 923, 2002.

[11] Friedmann DP. A review of the aesthetic treatment of abdominal subcutaneous adipose tissue: background, implications, and therapeutic options. Dermatol Surg 41:18, 2015.

[12] Brown SA, Rohrich RJ, Kenkel J, et al. Effect of low-level laser therapy on abdominal adipocytes before lipoplasty procedures. Plast Reconstr Surg 113:1796, 2004.

[13] Jackson RF, Dedo DD, Roche GC, et al. Low-level laser therapy as a non-invasive approach for body contouring: a randomized, controlled study. Lasers Surg Med 41:799, 2009.

[14] Jackson RF, Stern FA, Neira R, et al. Application of low-level laser therapy for noninvasive body contouring. Lasers Surg Med 44:211, 2012.

[15] Nestor MS, Zarraga MB, Park H. Effect of 635nm low-level laser therapy on upper arm circumference reduction. J Clin Aesthet Dermatol 5:42, 2012.

[16] Thornfeldt CR, Thaxton PM, Hornfeldt CS. A six-week low-level laser therapy protocol is effective for reducing waist, hip, thigh, and upper abdomen circumference. J Clin Aesthet Dermatol 9:31, 2016.

[17] Jankowski M, Gawrych M, Adamska U, et al. Low-level laser therapy (LLLT) does not reduce subcutaneous adipose tissue by local adipocyte injury but rather by modulation of systemic lipid metabolism. Lasers Med Sci 32:475, 2017.

[18] American Society of Plastic Surgeons. National Clearinghouse of Plastic Surgery Statistics: 2010 Report of the 2009 Statistics. Arlington Heights, IL: American Society of Plastic Surgeons, 2010.

第 63 章　性别确认手术
Aesthetics of Gender Affirmation Surgery

Juan L. Rendon, Christopher J. Salgado　著

陈昭阳　潘柏林　译

- 世界跨性别人健康专业协会（WPATH）提倡通过多学科协助的方式来对跨性别患者进行相关的诊治。
- 根据 WPATH 的建议，跨性别患者应该由初级保健医生、心理咨询师、内分泌学家和外科专家进行联合诊治。
- 尽管激素和非手术干预可以帮助跨性别患者进行转变，但手术干预在重建心理健康和自我实现方面仍起着重要作用。
- 接受过性别确认手术专业培训的外科医生可以解决跨性别者所关注的相关美学和功能性问题。

一、面部女性化整形

- 面部女性化手术（FFS）主要是基于改变骨骼结构以弱化男性面部特征。
- 全面病史和体格检查对于患者进行正确诊断和选择特定的手术方案是非常必要的，而不是采用标准化的手术方案进行治疗。
- 目的是利用潜在的方法和现有的手术技术来达到自然和美观的效果，以减轻性别焦虑和促进转变。

（一）美学评估（图 63-1）

1. 颅面部骨性结构
- 上 1/3：发际线和额鼻 – 眼眶复合体。
  - 额鼻 – 眼眶复合体：最重要的面部性别决定因素。
    - 包括前额、眶上缘、眼眶、额突、额颧区、颞缘，以及额鼻过渡。
    - 确定眉毛和眶周软组织的位置，包括眼睑的位置。
    - 一般来说，男性比女性的骨骼体积更大。
- 中间 1/3：鼻、脸颊和上唇。
  - 因为骨骼和软骨体积的增加，男性的鼻部通常比女性的大，最显著的是鼻背和鼻尖。
  - 男性颧骨体积大使脸颊轮廓显著。女性在面部中 1/3 脂肪较多，导致脸颊突出圆润，这与其女性气质是一致的。
  - 在男性，上唇和鼻之间的距离比女性长。
- 下 1/3：下颌和颏部。
  - 男性下颌和颏部特征如下。
    - 下颌角通常呈方形，轮廓感强。
    - 下颌体体积大，使下面部 1/3 更宽，垂直高度更大。
    - 下颏常呈方形，使颏部和下颌体之间呈现明确的过渡。

2. 颈部：甲状软骨（亚当的苹果）
- 甲状软骨是男性性别最显著的特征之一。
- 男性气管体积和直径通常较大。

警告　尽管在面部女性化手术中，可以手术切除甲状软骨最突出的部分，但不应该通过手术改变气管结构来达到面部女性化的目的，因为由此带

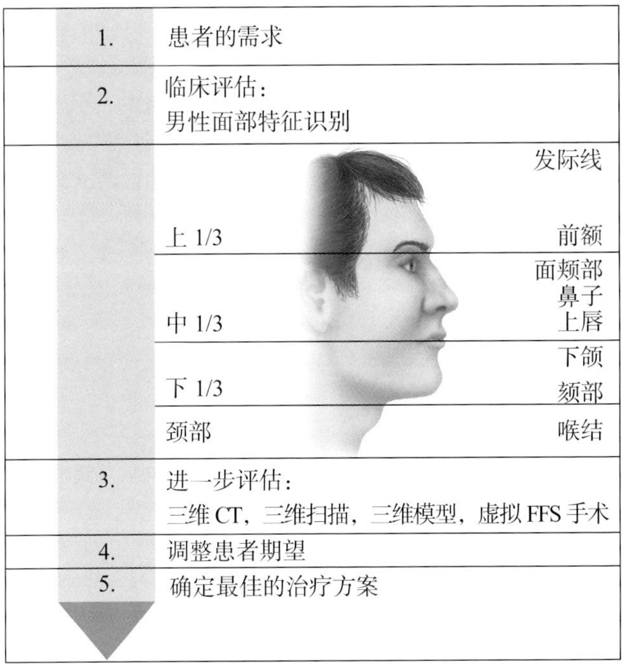

1.	患者的需求
2.	临床评估： 男性面部特征识别
	发际线 上 1/3　前额 面颊部 鼻子 中 1/3　上唇 下颌 下 1/3　颏部 颈部　喉结
3.	进一步评估： 三维 CT，三维扫描，三维模型，虚拟 FFS 手术
4.	调整患者期望
5.	确定最佳的治疗方案

◀ 图 63-1　评估和诊断流程

CT. 计算机断层扫描；FFS. 面部女性化手术

来的对声带损伤和呼吸系统的损害既不可接受也不必要。

3. 次要特征

- 包括头发和发际线的形状，面部毛发情况，皮肤纹理，以及面部脂肪的分布和体积。
- 男性发际线呈 M、颞部有后退，这可能受雄性激素的影响[1]；女性发际线常呈圆形，中心位置比男性稍前突[2]（图 63-2）。
- 几乎所有的男性都有面部毛发分布，这使得其皮肤变得更加厚和粗糙。
- 受到激素水平影响，女性脸中部 1/3（脸颊）脂肪更集中且体积更大[3]。
- 次要特征对激素治疗有很好的应答，应在接受面部女性化手术之前进行[4]。

（二）面部女性化手术

- CT 检查和三维重建，评估面部解剖特征。
  - 如预算有限，可行正位和侧位头影测量。
- 术前、术中和术后（7d、6 个月和 1 年）照相随访，提供对变化的客观依据。

1. 上 1/3

- 额头重建
  - 前额重建可起到改变额鼻 - 眶区形态，使患者表情变得柔和女性化的作用。
  - 目的：重新定位和重塑前额部复合体，以柔化前额、眶上缘、额颞部和颞部凸起。
  - 方法：依据额骨前板的厚度，采用截骨和重置额窦[5]前壁的方法，对此区域进行柔化。
  - 可与毛发移植同期进行达到面部上 1/3 女性化的目的[6]。
  - 采取发际线还是改良的冠状切口应该根据发际线位置和患者的意愿决定。
    - 如果发际线较低，则应使用冠状切口。

专家提示　如果额窦前骨板的厚度 ≤ 3mm，常需要对额骨进行后置来达到良好的矫正效果。

- 发际线
  - 只有高发际线的患者才推荐行发际线降低手术，降低过程中无毛发的头皮将被切除。

667

发际线类型	发际线高度	
	正常	高
圆形	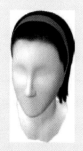类型Ⅰ：理想状态 比例：22% 治疗：不需要	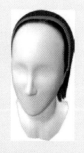类型Ⅲ：自然高位 比例：4% 治疗：HLS or SHT*
M形	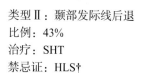类型Ⅱ：颞部发际线后退 比例：43% 治疗：SHT 禁忌证：HLS†	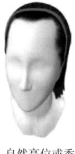类型Ⅳ：自然高位或秃发所致 比例：21% 治疗：SHT* 替代方案：HLS + DHT
不确定	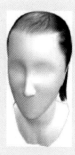类型Ⅴ：进展性秃发 比例：10% 治疗：SHT + DHT 或不治	* 只有在期望达到小程度的发际线前移时（最大达 　1cm）才选择 † 不会改善或矫正发际线后退

▲ 图 63-2　在男变女易性患者中发际线变异和可能的治疗方法

结果基于 492 名曾在我们团队接受面部女性化手术患者的发际线类型的分析。这两种治疗方法，即 SHT（毛囊单位头皮条切去技术）和 HLS 可与前额重建手术同期完成。DHT 治疗（毛囊单位头皮条切去或毛囊单位提取技术）可在二期手术中单独进行。DHT. 延迟毛发移植；HLS. 发际线降低手术；SHT. 同期毛发移植

专家提示 将头皮瓣后缘缝合到额骨骨皮质或钛网或钛板之上，有助于保持发际线降低手术的效果持久。

- 毛发移植
  - 应该在雄激素性脱发稳定后进行。
  - 适用于 M 形发际线的患者，有足够的毛发密度，且没有活跃的雄激素性脱发。
  - 目的：解决鬓角处发际线后退的问题。
    - 如果头发密度足够的话，也可改善发际线中央部分。
  - 可以在前额重建术中或延迟进行[6]。
  - 毛囊头皮条切取（FUS）：在手术切取的一小条头皮条中分离毛囊单位。
  - 毛囊单位提取（FUE）：不需要行手术切开操作而获取单个毛囊单位。

2. 中 1/3

- 面颊
  - 面部女性化手术中，需植入多孔聚乙烯假体增高颧弓，而不是通常认为的降低。
    - 口内切口入路。
    - 手术效果稳定。
  - 自体脂肪移植特点如下。
    - 移植于深部骨膜上方平面。
    - 手术效果自然但受医生手术技术影响。
    - 因移植脂肪会被部分吸收，可能需多次移植。
- 鼻
  - 可采用标准鼻整形技术缩小鼻部，使其与周围的面部特征相协调。
  - 鼻缩小整形通常与前额降低同期进行。
  - 最终效果很大程度上取决于皮肤质地。
  - 建议用软骨移植来加固鼻尖和背骨，以防止术后塌陷。
- 上唇提升
  - 目的：减少上唇和鼻子之间的垂直距离。
  - 方法：改良 bullhorn 技术去除一条皮肤和皮下组织，注意不要损伤口轮匝肌[7]。

- 不建议与开放的鼻整形手术同期进行。

3. 下 1/3

- 下颌与颏部
  - 目的：调整下颌宽度和高度，柔化下颌线（包括下颌角和下颌联合之间的过渡），并调整颏部的大小、形状和位置。
  - 推荐口内切口入路。
  - 方法如下。
    - 行曲面断层或 CT 扫描，评估下牙槽神经和第三磨牙根部的走行，及其与下颌角的位置关系。
    - 磨削：用于减少颏部、联合、下颌体和下颌角的骨量。
    - 标准骨切除术：用于调整颏部的位置。
    - 超声骨刀截骨术：可用于下颌骨底部和下颌骨颏部切除，及对下颌角的重新塑形。

4. 颈部

- 甲状软骨
  - 建议沿颈横纹设计切口线，以隐藏手术瘢痕并防止甲状软骨与覆软组织之间的粘连。
  - 手术切口长度不应超过 2cm。
  - 方法：磨削、咬除或锐性切出。
  - 注意避免声带损伤。

专家提示 手术标记时应与患者面对面，同时应尽最大可能将切口设计成偏向头侧，最大程度隐藏切口。

二、乳房整形

- 对于男变女整形来说，这指的是假体隆胸和（或）自体组织隆胸术。
  - 男变女乳房整形手术可能需要先进行乳房切除手术，因为男性胸壁上乳头的位置通常很低。
- 对于女变男整形来说，这指的是乳房缩小 / 乳房切除手术

➢ 女变男乳房整形时，通常采用效果可靠的双环法（游离乳头组织）。

■ 乳房整形目前仍是性别重置手术中最常见的手术之一，在接受女变男和男变女整形手术之前，患者应该有有资质的心理健康专家开具的推荐信。

■ 乳房整形手术可促进患者的性别角色转换与身份认同，故通常会在行阴部整形手术之前进行（阴道成形术/阴茎成形术）。

■ 对于某些变性患者来说，乳房整形手术将是过渡时期接受的唯一一次外科手术。

（一）适应证

■ Per WPATH [8]

➢ 有持续的、有完整记录的性别认知障碍病历。

➢ 有做出完整的充分的知情同意决定的能力。

➢ 达到所在国家接受手术的法定年龄。

 • 对将要接受乳房整形的患者，需要确保心理健康问题得到良好的控制。

 ○ 需要提供有资质的心理健康专家开具的建议接受手术治疗的推荐信。

（二）其他建议

■ 对于要求行男变女手术的患者，应在行隆胸手术前应至少接受为期1年的雌激素治疗，以最大限度地促进乳房发育以获得良好的手术效果。

■ 通常情况下，对于行男变女的患者来说，接受激素治疗后乳房只能达到全罩杯的一般大小，且停止激素治疗后乳房体积就会随之减少。

（三）男变女乳房整形手术

1. 美学考虑

■ 激素疗法促进乳房发育，其模式类似于女性青春期乳房发育，就像在年轻女孩中看到的那样乳房呈柔软，微突的圆锥形态，或在青少年中发现的小圆锥形形态（Tanner 2～3级）[9]。

➢ 激素治疗效果呈非剂量依赖性。

■ 相较于女性，男性胸廓宽、胸肌筋膜强健、胸大肌发达，同时乳头 – 乳晕复合体（NACs）较小。

2. 注意事项

■ 即使植入大容量和宽基底的乳房假体，仍不能完全避免乳房间的宽乳沟。

■ 乳头 – 乳晕复合体通常位于假体中央位置。

■ 假体植入位置过度偏内侧将会导致乳头位置相对偏外侧，难以接受美学效果 [10]。

■ 假体选择要点如下。

➢ 硅凝胶假体 vs. 盐水假体。

➢ 使用毛面假体可降低包膜挛缩的发生概率。

➢ 解剖型硅凝胶假体可使乳房下极更加饱满。

■ 切口应注意以下方面。

➢ 腋窝切口。

➢ 乳房下皱襞切口假体下缘位置应低于术前乳房下皱襞：因为隆乳术后乳晕下缘和乳房下皱襞会扩展。

➢ 乳晕切口：通常不采用，因男变女患者乳晕较小。

■ 植入腔隙特征如下。

➢ 乳腺后：操作简单；术后疼痛轻、美学效果好，适用于皮下组织和腺体发达的患者（Tanner 4～5级）。

➢ 胸大肌后：假体有更多的软组织覆盖，包膜挛缩发生率低，适用于偏瘦的患者。

3. 脂肪移植

■ 是激素治疗后乳腺体积有增大，患者除假体植入外另一种很好的选择。

■ 可以提供一个从小到中等的隆乳体积选择。

■ 应告知患者部分移植的脂肪可能会被吸收。

➢ 要达到理想的乳房体积可能需要多次注射填充。

■ 也可作为假体隆乳的辅助方法。

➢ 注入乳房皮下平面。

➢ 降低假体的显见性。

➢ 有助于缩小乳房之间宽的乳沟。

（四）女变男乳房整形手术

1. 美学考虑 [11, 12]

- 在变性男性中，激素疗法对乳房大小的影响较小。
- 皮下乳房切除术（SCM）使胸部具有男性特征是女变男整形手术的第一步 [13]。
  - 皮下乳房切除术可以帮助患者实现性别角色转换与获得身份认同，这通常是在行阴部整形手术前所需要的。
- 相较于男性，女性胸部常有多余的皮肤、腺体组织及大量皮下脂肪。
- 女性乳房下皱襞通常比较明显，而男性胸大肌的下缘即为胸部的下缘。
- 皮下乳房切除术中通常会消除乳房下皱襞以获得良好的外形轮廓。
- 皮下乳房切除术有以下目的。
  - 去除多余的乳腺组织和多余的皮肤。
  - 缩小乳头 – 乳晕复合体并进行位置调整。
  - 消除乳房下皱襞。
  - 尽可能减少胸部手术瘢痕以获得令人满意的男性胸部整形效果。

2. 手术注意事项

- 许多技术与男性乳腺发育的手术治疗相似（第 54 章）。
- 采用的技术应该根据多余的皮肤量和皮肤弹性来决定，而不是根据乳房体积 [7, 12]（图 63-3）。
- 皮肤质地和弹性可能会受术前几年是否穿戴紧身胸衣的影响，应在术前仔细评估。
- 女变男性手术最常用的乳房整形术式是双切口乳房切除术和乳头游离移植（图 63-4）。
- 在乳房下皱襞切口外侧应沿胸大肌外侧缘向头侧延伸。
- 手术前 2～3 周停止激素治疗。
- 吸脂。

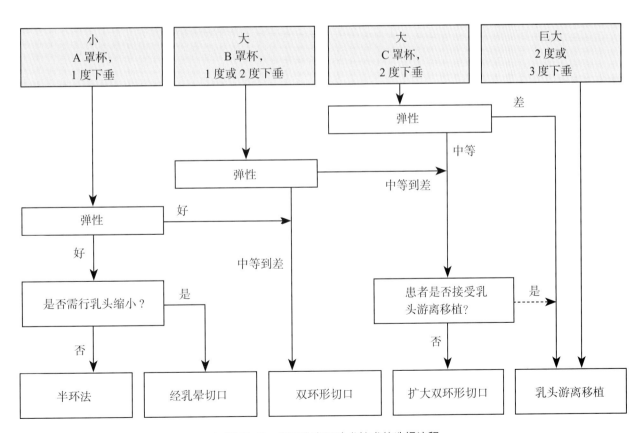

▲ 图 63-3 皮下乳房切除术技术的选择流程

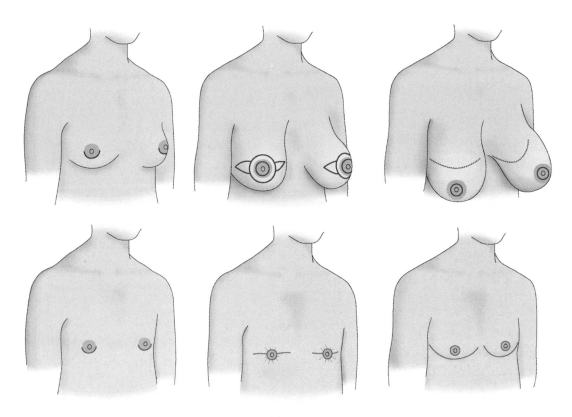

▲ 图 63-4　**Monstrey 皮下乳房切除术技术 SCM 选择示意图**

> 不推荐在乳房前部进行。

> 可较好地辅助解决外侧多余脂肪。

■ 手术切口 [7, 13] 具有下列特征。

> 半环法（图 63-5）

● 适用于乳房较小的患者。

● 应在乳头 - 乳晕复合体下必须保留足量的腺体组织以预防术后乳头凹陷。

● 瘢痕：隐藏好，限于乳晕下半缘。

● 操作窗口小，技术上具有挑战性。

> 经乳晕切口（图 63-6）

● 适用于乳房较小但乳头大而突出的患者。

● 允许直接对乳头上部分进行次全切除（图 63-7）。

● 瘢痕：横穿乳晕水平，经乳头上部，可向中间和外侧延伸。此方法不常用。

● 操作窗口小，技术上具有挑战性。

> 双环切口（图 63-8）

● 适用于乳房中等大小（B 罩杯）或乳房较小

且皮肤弹性差的患者。

● 双环切口可以被设计成圆形或椭圆形，同时能精确估计去表皮的面积。

● 通过下外切口入路去除部分腺体组织。

● 乳头 - 乳晕复合体血供由真皮血管蒂供应，下面不需要保留过多的腺体组织。

● 用不可吸收线行荷包缝合来维持理想的乳晕直径。

● 瘢痕：位于乳头 - 乳晕复合体周围，形状呈圆形；如后期发生显著增生，则可能需要对其进行修整。

● 可以通过在中央或外侧做三角形切除皮肤和皮下组织来扩大切口。

> 双切口乳腺切除合并乳头游离移植（图 63-9）

● 适用于乳房体积较大且伴有下垂的患者。

● 乳头 - 乳晕复合组织切除后修整为全厚皮行游离移植。

● 水平切口位于乳房下皱襞上方 1 ~ 2cm 处，

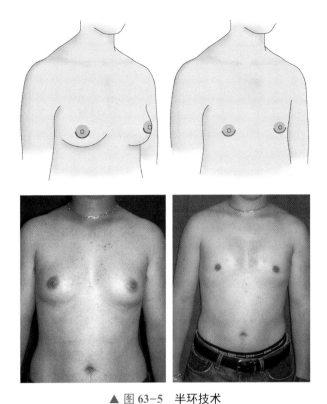

▲ 图 63-5　半环技术

术前（左）和术后（右）照片，切口和手术瘢痕如图所示

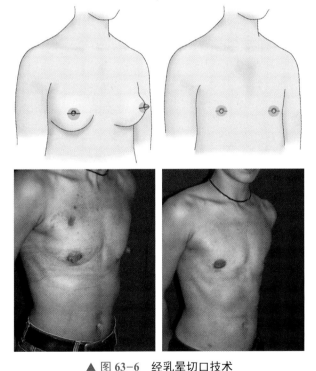

▲ 图 63-6　经乳晕切口技术

术前（左）和术后（右）照片，切口和手术瘢痕如图所示

注意内侧不要超过胸骨正中线水平。

● 可同时行脂肪抽吸对内外侧乳房轮廓行进一步塑形。

● 外侧切口应沿外侧胸大肌外侧缘向上逐渐变窄，以避免术后出现"猫耳"样畸形，获得较好整形效果。

● 乳头 - 乳晕复合体游离移植后行打包加压固定。

● 乳头的位置：经当前的乳头垂线上，胸大肌下缘以上 2 ～ 3cm（通常位于第 4、第 5 肋间隙）。患者术中应始终处于直立位以确定合适的乳头位置[7]。

● 瘢痕：较长的水平瘢痕。

● 乳头游离移植后有发生乳头 - 乳晕复合组织部分或完全坏死及色素和感觉变化的风险。

专家提示　切口的外侧部分应沿胸大肌的外侧缘向头侧延伸。

（五）并发症

■ 轮廓畸形：包括乳房、下皱襞和乳头。

■ 乳头 - 乳晕复合体：包括大小、位置和成活。

■ 皮肤松弛。

■ 瘢痕外观。

  ➤ 在女变男手术时，可考虑用腹腔镜或机器人行子宫和双侧卵巢切除术的同时，行皮下乳腺切除乳房整形，以减少体表切口瘢痕[14, 15]。

■ 在女变男乳房整形手术中，经乳晕切口手术并发症发生率最高为 10.5%；常用的双环切口乳房切除并发症发生率最低，常见并发症为血肿[16]。

获得皮下乳房切除良好手术效果的建议[7]

在分离乳腺腺体组织时，注意保留表面覆盖的皮下脂肪组织，可以防止术后皮瓣与胸壁的粘连。

可以通过将皮瓣下缘向腹部舒展，并小心松

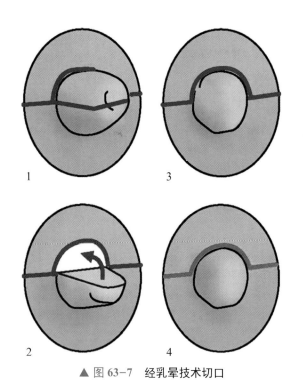

▲ 图 63-7 经乳晕技术切口

解紧密组织带的方法，释放乳房下皱襞。

外侧切口应该沿着胸大肌的头侧延伸，避免术后出现"猫耳"样畸形，提高整形效果。

术中通常会放置引流管，并在术后第一次换药时拔出。弹绷加压包扎或穿戴紧身衣 4~6 周。

三、男变女阴部整形

■ 在施行性别重置手术之前，患者和手术医生必须遵守 WPATH 标准诊疗指南，需要两封（与乳房整形要求的一封不同）来自患者心理治疗师建议做手术的推荐信。

➤ 信中必须包括以下内容。

● 患者接受心理治疗的时间。

● 除了性别认知焦虑外，任何相关的其他诊断。

● 患者在生物学性别中生活的时间。

● 确认接受手术的患者精神状态稳定。

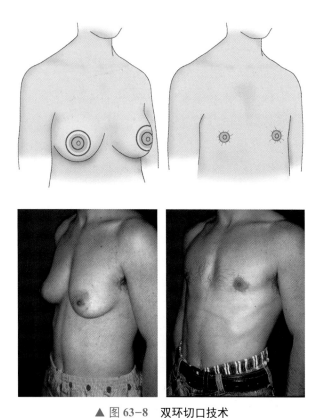

▲ 图 63-8　双环切口技术

术前（左）和术后（右）照片，切口和手术瘢痕如图所示

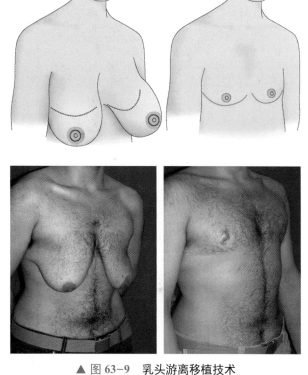

▲ 图 63-9　乳头游离移植技术

术前（左）和术后（右）照片，切口和手术瘢痕如图所示

- 声明心理治疗师熟知 WPATH 标准诊疗指南，同时建议患者行性别重置手术。
- 目的：再造一个具有令人满意的性功能和外观的新阴道，以缓解患者的性别认知焦虑。
  - 新阴道必须要足够宽度和深度。
- 可以使用多种技术，包括各种皮肤移植，阴茎/阴囊皮瓣，膀胱/黏膜皮瓣和肠段瓣[17, 18]。
- 手术最终效果常会因人而异，主要受以下因素的影响。
  - 医生经验。
  - 皮肤弹性和愈合能力。
  - 是否曾行手术治疗。
  - 感染。
  - 分离血管神经蒂部损伤支配阴蒂的神经。
  - 患者骨盆的解剖结构。
- 术前应检查患者的外生殖器（包括阴茎勃起时的长度，以确定是否使用阴茎皮肤翻转和阴囊移植技术）[7]。

（一）美学方面的注意事项

- 新阴蒂的大小和位置。
- 阴茎皮肤表面毛发生长情况：如采用阴茎皮肤翻转技术，建议术前行激光脱毛预防再造阴道内毛发生长。

（二）阴茎皮肤—皮瓣阴道成形手术[7]

- 用阴茎和阴囊皮肤再造一个新的阴道是男变女会阴整形最常采用的术式。
- 优点：阴茎皮肤收缩倾向低，可能保留局部神经支配，能够再造一个相对无毛的阴道。
- 缺点：手术瘢痕，后期挛缩，阴道腔不足，阴道内毛发生长，性交时需要润滑，需要永久扩张。

手术步骤

- 切除双侧睾丸。
- 剥离阴茎。
  - 切开包绕的阴茎皮肤，先从阴茎头背侧分离新阴蒂的神经血管束，再从腹侧对尿道进行剥离。
  - 将海绵体从附着的耻骨支水平切断。同时破坏短的残留部分，防止术后勃起。
- 阴道成形术。
  - 将剥离的阴茎皮瓣塑形为血管化的岛状管形皮瓣。
    - 注意保留皮下组织，以便形成一个长的血管蒂。
    - 在蒂的基底部做一个孔，当新的阴道成形以后，尿道和新的阴蒂即可单独或共同通过这个孔引出。
    - 在管状皮瓣的背侧做一表浅切口，保留皮下层完好；然后将尿道皮瓣嵌入皮管内并缝合固定。
    - 将皮管的远端封闭，然后将新的阴道置入会阴间隙（图 63-10）。
  - 从残存的阴茎背部组织中分离尿道，通过保留尿道海绵来维持其血供。
  - 血管化的尿道皮瓣通常有足够的长度，不是一个限制因素。
  - 将尿道皮瓣衬于新形成的阴道内。
    - 将尿道皮瓣展平形成新阴道的黏膜前部分。
    - 尿道出血应使用缝线结扎的方式止血；使用电凝止血有增加血管危象的风险。
    - 使用尿道皮瓣可在术后增加阴道的湿润度。
- 阴蒂成形术。
  - 用残余的龟头背侧部分形成新的阴蒂。
  - 然后，通过阴茎皮瓣上的 U 形切口将其固定在新的尿道口上方，形成一个新的阴蒂头（图 63-11）。
  - 在尿道、膀胱和直肠之间的会阴部腔内形成一条隧道；将新阴道固定在骶棘韧带上。
  - 固定在骶棘韧带上可以避免阴道的尿道部分脱垂。
- 阴唇成形术。
  - 剩余的阴茎皮肤用来形成小阴唇，将其缝合到新阴蒂的去表皮部分，从而形成阴蒂部分

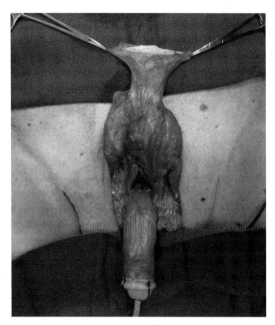

▲ 图 63-10 阴道成形术

从阴茎体上分离并被翻转的阴茎皮，保留了背部的神经血管蒂供养新的阴蒂（还未解剖分离）

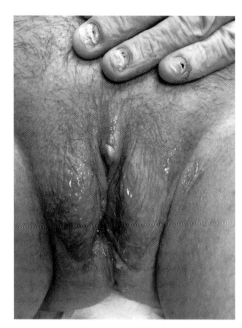

▲ 图 63-11 阴蒂成形术

翻转阴茎皮肤阴道成形术后 6 个月，患者有了性快感、能完成阴道性交并能达到高潮

的突起。

> 阴囊皮肤是用来形成大阴唇，同期切除多余的部分。

（三）术后护理

- 引流：阴道周围腔隙内留置引流管 3d。
- 导尿管：保留 10～14d。
- 抗生素：头孢菌素和甲硝唑联合使用 5～7d。
- 阴道敷料填塞 1 周，然后夜间佩戴阴道支具 6 周，然后行阴道扩张。

> 要求持续 6 个月行每日一次阴道扩张；或者每日有插入式的阴道性交。

> 5 种型号有如下特点。

- 直径：14～35mm。
- 长度：70～163mm。

（四）结肠阴道成形术 [7]

- 腹腔镜下乙状结肠阴道成形术对初次阴道成形或阴道修整来说是一种安全有效的术式。
- 优点：提供足够的阴道深度，能自我润滑，收缩倾向不明显。

- 不足：需涉及肠道手术和肠管吻合。
- 具有下列适应证。

> 阴茎皮肤长度不足不适宜性阴茎皮肤翻转阴道成形术的男变女患者。

> 初次阴道成形术失败的男变女患者（初次阴道成形术后由于部分或完全狭窄导致的阴道深度不足）。

- 具有下列禁忌证。

> 肠道恶性肿瘤。

> 炎症性肠病。

> 多次腹部手术史。

> 吸烟。

> 肥胖（BMI > 30kg/m² ）。

- HIV 阳性患者必须体内有足够的 CD4 细胞计数和不能检测到的病毒载量以降低术后并发症的发生概率。
- 乙状结肠是阴道成形术中最常用的部分。
- 手术必须由两位经验丰富的手术医生来完成：具有资深腹腔镜培训经历的胃肠外科医生，以及性别确认手术经验丰富的整形外科医生。

专家提示 对于那些希望减少阴道扩张和阴道插入时不使用润滑的患者，以及未曾接受过腹部手术且阴茎长度 ≤ 3.5in 的患者，他们更倾向于进行结肠阴道成形术。

1. 会阴手术部分

- 分离形成新的阴道腔隙。
  - 形成以根部为蒂会阴部三角形全厚度皮瓣并内延伸进入会阴间隙。
  - 用电刀切断部分提肛肌，为新的阴道提供足够的宽度。
  - 在邓氏筋膜上钝性分离直到腹膜反折处，然后放入纱布辅助腹腔镜手术医生操作。
- 结扎尿道海绵体的血供，切除尿道海绵体。
- 切除双侧睾丸。
- 缩短并展平尿道。
- 切开阴茎表面的皮肤形成的一个宽基底的皮瓣。
- 在龟头和阴茎皮肤上分别设计阴蒂和小阴唇。
  - 阴蒂的设计方法与阴茎皮瓣翻转阴道成形术相似。
- 分离阴茎海绵体并结扎，并将其与耻骨分开。
- 将新的阴蒂和展平的阴道固定成隆起状，构建一个粉红色、自然、美观的阴蒂。
- 将阴茎皮肤翻转。
- 在翻转的皮瓣上做一垂直切口，将阴蒂、小阴唇、漏斗部和尿道口从切口内引出。
- 修整阴囊的皮肤形成大阴唇。
  - 将瘢痕隐藏于腹股沟褶皱中。

2. 腹腔内手术部分

- 术前行肠道准备。
- 将乙状结肠与外侧腹膜粘连处分开。
- 分辨乙状动静脉及周围的血管构造。
- 切取一段长约6in的乙状结肠，并充分游离供应的血管蒂。

警告 不要损伤供应乙状结肠的动脉或其直肠动脉的共同分支，因其供应乙状结肠的末端。

小贴士 近红外荧光血管成像可用于评价术中对血管灌注情况。

- 在直肠上方用直的肠钳将乙状结肠和系膜分开。
  - 通常需分离供应乙状动脉第一二段动脉，已达到充分游离乙状结肠并与会阴部无张力吻合的目的。
- 盆腔内，在邓氏筋膜至会阴部手术时放置的纱布水平，开放直肠和膀胱之间的腹膜反折。
- 贯通会阴和腹腔，将乙状结肠通过隧道向下牵引。
- 将乙状结肠引到会阴部，注意避免血管张力。
  - 可在腹膜上做表面切口以增加额外的长度。
  - 如果有血管张力存在，则需要进一步游离血管减张。
- 将乙状结肠远端打开缝合固定到再造阴道的外部。
- 再造阴道的长度可通过将阴道扩张器通过会阴部开口引入乙状结肠，直视下确定理想的乙状结肠长度。
  - 在距离阴道口约6in以上水平将乙状结肠横形离断。
- 阴囊和阴茎翻转皮瓣前部用来再造外阴。
- 可通过将再造阴道固定在骨盆骶岬处骨膜上的方式预防再造阴道发生脱垂。
- 乙状结肠近端和直肠用肠吻合器吻合。

3. 并发症

- 再造阴道狭窄。
- 再造阴道瘘管。
- 再造阴道脱垂。
- 结肠癌风险。
- 肠粘连。
- 肠道瘘。
- 肠梗阻。
- 腹腔内感染。

四、女变男阴部整形 [7]

- 通常，相对于男变女性别重置的阴整形和女变男性别重置的乳房整形手术来说，会阴部整形在女变男性别重置中不常见。
- 随着越来越多的私人保险公司将变性患者纳入保险，女变男性别重置中会阴部整形手术的数量也在逐年增加。
- 女变男性别重置会阴整形有以下目标。
  - 男性外生殖器外观和站立排尿。
  - 能行阴道性交并有高潮。

（一）美学和功能方面的注意事项

- 患者对手术的主要关注以下方面。
  - 对自身女性外生殖器的认知焦虑。
  - 想要完成对男性的完全转变。
- 患者有其他方面的考虑。
  - 希望保留插入性交（选择肛门插入或保留阴道的阴蒂阴茎化）。
  - 一次手术或分阶段手术。
- 患者的期望将有助于指导选择合适的手术方式：阴蒂阴茎化或阴茎成形术，是否行子宫切除术和输卵管卵巢切除术，阴道切除术和（或）阴囊成形术。

（二）阴蒂阴茎化手术

- 一次手术阴茎成形。
- 可以进行阴道切除术或不进行，根据是否有尿道延长和（或）阴囊成形术的愿望，决定是否行阴道切除术。
- 再造阴茎长度：3 ～ 8cm。
- 美学上来说，可提供一个自然的小阴茎，并能勃起和产生性快感。
- 功能上来说，可站立排尿。
- 这是女变男性别重置中唯一保留生育功能的会阴部整形手术。
- 对于体型瘦弱到中等、阴阜脂肪不明显的性别重置患者来说是一种理想的选择。

- 这种手术方式利用了激素治疗的优点——能够诱导阴蒂增生肥大，从而允许术中将肥大的阴蒂立起。
  - 分离腱索，切断与小阴唇连接，释放海绵体。
  - 可用尿道扩张结合颊黏膜移植来延长短尿道板。

1. 手术技术 [7]

- 单纯阴蒂阴茎化
  - 术后恢复快。
  - 手术基于腱索的横断和释放，操作不涉及尿道。
    - 术后不能站立排尿。
  - 可与阴道切除同期进行。
  - 残留的黏膜和大前庭大腺可在阴道切除术后仍持续性分泌。
  - 并发症：切口愈合不良或扭转愈合。
- Ring 阴蒂阴茎化
  - 包括腱索释放和尿道板延伸。
  - 术后部分患者可站立排尿。
  - 术后有较高的性满意度。
  - 并发症包括尿道瘘（10% ～ 26%）、狭窄（3% ～ 5%）、性高潮减退。
  - 再手术率：30%。
  - 如有需要，可下期手术时行阴囊成形术。
- Belgrade 阴蒂阴茎化
  - 一期手术完成阴道黏膜切除、阴蒂阴茎化，以及新尿道、阴囊的再造。
  - 术后所有患者均可站立排尿。
  - 术后对勃起质量、新阴茎感觉和性唤起方面的满意度高。
  - 阴道切除术：保留阴道前壁邻近尿道处黏膜用于尿道重建，其余阴道黏膜完全切除。
  - 用颊黏膜和阴道皮瓣延长尿道。
  - 睾丸假体植入或脂肪移植行阴囊成形术。

2. 并发症

  - 轻度并发症包括血肿、伤口感染、皮肤坏死、尿路感染、尿后滴沥、喷尿、尿道瘘。大部分可通过保守治疗解决。

> 严重并发症：皮瓣坏死，伤口愈合，尿道瘘，尿道狭窄，植入睾丸假体移位。需要通过手术处理解决。

■ 尿道延长有助于站立排尿[19]。

> 多种方法可用于延长尿道板和近端尿道。

● 颊黏膜。

● 阴唇黏膜。

● 环形皮瓣。

> 常用阴唇黏膜岛瓣再造尿道的远端。

> 尿道的腹侧部分主要用阴道带蒂皮瓣再造。

（三）阴茎成形术

■ 目的：再造一个功能和美观的阴茎缓解性别焦虑障碍。

> 可完成正常的站立排尿。

> 在插入式性行为中维持一定硬度。

■ 是想要完全转变为男性生活的患者的首选治疗方法。

■ 尽管有几种手术技术可供应用（如游离桡动脉前臂皮瓣，股前外侧带蒂皮瓣，游离背阔肌皮瓣），但术前需与患者进行坦诚的讨论、了解患者期望，包括再造阴茎的长度和周径，以指导手术方法的选择。

■ 手术医生应该术前了解患者达到高潮的能力，以便与术后进行对比。

> 手术虽有助于减轻性别焦虑，但很难改变患者达到高潮的能力。

■ 游离桡动脉前臂皮瓣最常用于阴茎成形术，可使用预构或套管的形式行尿道重建[20]。

■ 优点有如下几个方面。

> 优于其他阴茎再造技术，可再造一个形态良好、具有感觉的新阴茎和有功能的新尿道。

> 提供一个长蒂薄的、可塑和有感觉的组织瓣（皮瓣中至少包含两条感觉神经）。

> 可以作为骨皮瓣切取，或可用阴茎假体作为支撑。

> 供区部位遗留瘢痕，但不会引起功能或显著的感觉缺失。

■ 不足有以下几个方面。

> 需要高超的显微外科技术。

> 供区畸形遗留在显著部位。

> 多阶段手术。

> 尿道并发症多。

> 与其他软组织假体类似，阴茎假体通常因功能障碍、外露或感染等情况，需5年左右的时间更换一次。

美学方面的注意事项

■ 对使用管状技术行尿道成形的患者，建议在术前对皮瓣的尺侧半行激光脱毛。

■ 如果在前臂皮瓣上用黏膜预构了尿道，则不需进一步行激光脱毛。

■ 女变男患者接受外源性雄激素治疗后，阴阜处的毛发会变得更加浓密。

> 阴阜处从毛发浓密到突然被无毛的阴茎所替代，常会带来不佳的美学效果。

> 可以通过术后对阴阜及阴茎区域的脱毛来获得良好的美学效果。

■ 在美学方面有以下禁忌证。

> 患者拒绝接受供区部位瘢痕。

> 患者拒绝接受将非惯用手的前臂文身转移到再造阴茎处。

专家提示 术者可在皮瓣转移时即行龟头的再造，如担心损伤皮瓣远端血供则可延迟再造。

（四）常规手术流程

■ 阶段1：乳房切除。

■ 阶段2：子宫切除和卵巢切除，阴道切除，阴囊成形，重建尿道的延长部分（与阴蒂阴茎化类似），用皮肤或黏膜进行桡前臂皮瓣的预构。

■ 阶段3：阴茎成形。

（五）并发症

- 皮瓣部分或完全坏死。
- 术后皮瓣无感觉。
- 感觉缺失 / 性交疼痛。
- 尿路并发症（41% ～ 80%）[21]：尿道皮肤瘘管（可用旁边的股薄肌皮瓣包绕在尿道吻合口周围以降低发生率[22]）或尿路狭窄。
- 桡骨骨折，如骨皮瓣切取（如用钢板和螺钉固定桡骨，则发生的风险很小）。
- 骨或假体外露，植入假体感染。

（六）睾丸和勃起装置植入

- 通常于再造的最后阶段植入睾丸假体。
  - 通常在阴茎成形术后 12 个月以后，再造阴茎与周围组织血供充分建立后进行，以降低植入过程中发生血管危象的风险。

- 睾丸假体特点如下。
  - 有在售的小、中、大型号的硅胶填充假体。
    - 脂肪移植对预防植入物相关的并发症来说是一个很好的选择。
  - 对于选择充气勃起装置的患者来说，可能只需要植入一个睾丸假体。
- 勃起装置植入要点如下。
  - 有多种样式、长度和大小可供选择。
  - 在女变男性别重置患者中，勃起装置被植入血供较差的脂肪组织中，且没有普通男性的肉膜组织的保护。
  - 女变男性别重置患者术后主要的并发症：感染，皮瓣完全或部分坏死。
  - 假体植入时整形外科医生应该在场，以方便手术医生进行手术操作。

本章精要

❖ 在行显微外科阴茎成形术时，推荐行耻骨弓上方置管。

❖ 建议在阴茎成形术 2 ～ 3 个月后行逆行膀胱尿道造影，以确保在移除导尿管和行排空试验时无瘘管存在。

❖ 不建议在肥胖患者中使用股前外侧皮瓣，因皮瓣转移操作困难且遗留明显的供区畸形。

❖ 手术医生在行阴茎成形术之前，必须确保患者的女性生殖器官被完全切除，因为其术前常被遗忘并有发生癌变的风险。

❖ 如行阴蒂神经端对端吻合术，则只需要使用一条阴蒂神经。剩余一条感觉神经可用于吻合供区的神经。

❖ 冠状沟成形术可在皮瓣转移或延迟后进行；阴蒂头处的组织可用于冠状沟成形时的皮肤覆盖。

参考文献

[1] Norwood OT. Male pattern baldness: classification and incidence. South Med J 68:1359, 1975.

[2] Nusbaum BP, Fuentefria S. Naturally occurring female hairline patterns. Dermatol Surg 35:907, 2009.

[3] Wan D, Amirlak B, Rohrich R, et al. The clinical importance of the fat compartments in midfacial aging. Plast Reconstr Surg Glob Open 1:e92, 2014.

[4] Hembree WC, Cohen-Kettenis P, Delemarre-van de Waal HA,

et al; Endocrine Society. Endocrine treatment of transsexual persons: an Endocrine Society clinical practice guideline. J Clin Endocrinol Metab 94:3132, 2009.

[5] Capitán L, Simon D, Kaye K, et al. Facial feminization surgery: the forehead. Surgical techniques and analysis of results. Plast Reconstr Surg 134:609, 2014.

[6] Capitán L, Simon D, Meyer T, et al. Facial feminization surgery: simultaneous hair transplant during forehead reconstruction.

Plast Reconstr Surg 139:573, 2017.

[7] Salgado CJ, Monstrey SJ, Djordjevic ML, eds. Gender Affirmation Medical & Surgical Perspectives. Stuttgart, Germany: Thieme Publishers, 2017.

[8] Coleman E, Bockting W, Botzer M, et al. Standards of care for the health of transsexual, transgender, and gender-nonconforming people, version 7. Int J Transgenderism 13:165, 2012.

[9] Kanhai RC, Hage JJ, Karim RB, et al. Exceptional presenting conditions and outcome of augmentation mammaplasty in male-to-female transsexuals. Ann Plast Surg 43:476, 1999.

[10] Laub DR, Fisk N. A rehabilitation program for gender dysphoria syndrome by surgical sex change. Plast Reconstr Surg 53:388, 1974.

[11] Hage JJ, van Kesteren PJ. Chest-wall contouring in female-to-male transsexuals: basic considerations and review of the literature. Plast Reconstr Surg 96:386, 1995.

[12] Hage JJ, Bloem JJ. Chest wall contouring for female-to-male transsexuals: Amsterdam experience. Ann Plast Surg 34:59, 1995.

[13] Monstrey S, Selvaggi G, Ceulemans P, et al. Chest-wall contouring surgery in female-to-male transsexuals: a new algorithm. Plast Reconstr Surg 121:849, 2008.

[14] Ergeneli MH, Duran EH, Ozcan G, et al. Vaginectomy and laparoscopically assisted vaginal hysterectomy as adjunctive surgery for female-to-male transsexual reassignment: preliminary report. Eur J Obstet Gynecol Reprod Biol 87:35, 1999.

[15] O'Hanlan KA, Dibble SL, Young-Spint M. Total laparoscopic hysterectomy for female-to-male transsexuals. Obstet Gynecol 110:1096, 2007.

[16] Bregten-Escobar P, Bouman MB, Buncamper ME, et al. Subcutaneous mastectomy in femaleto- male transsexuals: a retrospective cohort-analysis of 202 patients. J Sex Med 9:3148, 2012.

[17] Karim RB, Hage JJ, Mulder JW. Neovaginoplasty in male transsexuals: review of surgical techniques and recommendations regarding eligibility. Ann Plast Surg 37:669, 1996.

[18] Selvaggi G, Ceulemans P, De Cuypere G, et al. Gender identity disorder: general overview and surgical treatment for vaginoplasty in male-to-female transsexuals. Plast Reconstr Surg 116:135e, 2005.

[19] Djordjevic ML, Bizic M, Stanojevic D, et al. Urethral lengthening in metoidioplasty (femaleto- male sex reassignment surgery) by combined buccal mucosa graft and labia minora flap. Urology 74:349, 2009.

[20] Garaffa G, Christopher NA, Ralph DJ. Total phallic reconstruction in female-to-male transsexuals. Eur Urol 57:715, 2010.

[21] Hu ZQ, Hyakusoku H, Gao JH, et al. Penis reconstruction using three different operative methods. Br J Plast Surg 58:487, 2005.

[22] Salgado CJ, Nugent AG, Moody AM, et al. Immediate pedicled gracilis flap in radial forearm flap phalloplasty for trangender male patients to reduce urinary fistula. J Plast Reconstr Aesthet Surg 69:1551, 2016.

相 关 图 书 推 荐

中 国 科 学 技 术 出 版 社

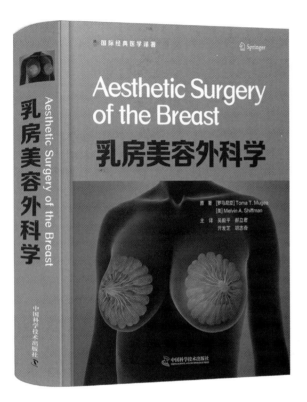

乳房美容外科学
Aesthetic Surgery of the Breast

原　著　[罗马尼亚] Toma T. Mugea
　　　　[美] Melvin A. Shiffman

主　译　吴毅平　郝立君　亓发芝　胡志奇

　　本书是引进自 Springer 出版社的一部高质量乳房整形美容外科技术方面的著作，由罗马尼亚资深整形外科 Mugea 教授编撰，由华中科技大学同济医学院附属同济医院整形美容外科吴毅平教授、哈尔滨医科大学附属第一医院整形美容外科郝立君教授、复旦大学附属中山医院整形外科亓发芝教授、南方医科大学南方医院整形美容外科胡志奇教授共同主持翻译。

　　本书描述详细，配图精美，翻译细致，相信对中文读者解读原著会有所帮助，适合从事乳房美学及整形外科的各级医师和医学院师生阅读参考。

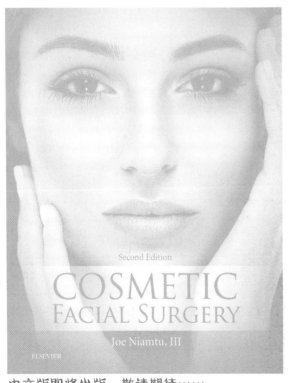

中文版即将出版，敬请期待……

面部美容外科学　原书第 2 版
Cosmetic Facial Surgery　2nd Edition

原著　[美] Joe Niamtu III
主译　师俊莉
主审　郭树忠

　　本书引进自世界知名的 ELSEVIER 出版集团，是一部全面介绍当代面部美容外科学的经典教科书。

　　本书为全新第 2 版，共 15 章。书中所述均基于真实病例及术者经验，并配有 3000 余张手术前后高清照片及手绘插图，生动描述面部美容手术过程中的各项操作，同时阐明重要概念及技巧，使得手术步骤阐释浅显易懂。著者在面颈部提升、眶周年轻化、假体移植、脂肪移植、微创美容等方面有独特的观点与技术，在很多手术方面的一些小技巧也非常实用，特别是有关年轻化的内容，是著者大量实践与创新基础上的理论总结。对国内从事医疗美容工作的医生很有帮助。本书内容实用、阐释简明、图片丰富，既可作为住院医生和刚入门的外科医生的指导书，又可作为中、高级外科医生了解新技术的参考书。